磁共振成像

下册

赵喜平　著

科学出版社

北京

内 容 简 介

本书是一部全面介绍磁共振成像系统的物理原理、工程原理、设备构成、成像技术、医学应用、生物效应、安全性和最新研究成果的学术著作。全书共八篇三十四章。第一篇为概述，介绍磁共振成像的发展史、评价、临床应用价值、最新进展和发展趋势；第二篇是物理原理，用5章的篇幅阐述核磁共振物理学、共振信号的产生及检测理论和图像重建理论；第三篇为成像设备的硬件基础，讨论磁性物理学、磁体、射频线圈及整机的构成和工作原理；第四篇和第五篇为本书的核心，分别介绍成像序列和特殊成像技术；第六篇是超导磁共振成像系统的工程原理，内容有低温物理学、超导电性简介和超导磁体的操作技术等；第七篇和第八篇分别叙述磁共振成像的质量控制和它与环境的相互关系。各种成像技术的临床应用则贯穿于全书的有关章节中。

本书内容丰富、理论严谨、图文并茂，反映了最新发展动态，是从事医学成像、医疗仪器、磁共振波谱和医学信息学研究的学者以及现代化医院里各类维修人员的必读书和工具书。同时，它可用做核磁共振、医学影像、生物医学工程及相近各专业学生的教科书或参考书，也可作为磁共振成像设备使用人员(影像医师、工程师和操作技师)上岗资格考试的教材或辅助教材。

图书在版编目（CIP）数据

磁共振成像/赵喜平著.—北京：科学出版社，2004

ISBN 978-7-03-013302-1

Ⅰ.磁…　Ⅱ.赵…　Ⅲ.核磁共振-成像　Ⅳ.R445.2

中国版本图书馆CIP数据核字（2004）第041460号

责任编辑：马学海　李久进/责任校对：刘凤英

责任印制：赵　博/封面设计：高海英

科学出版社出版

北京东黄城根北街16号

邮政编码：100717

http://www.sciencep.com

北京厚诚则铭印刷科技有限公司印刷

科学出版社发行　各地新华书店经销

*

2004年11月第一版　开本：787×1092　1/16

2004年11月第一次印刷　印张：77 1/2

2022年1月第三次印刷　字数：1 623 000

定价：398.00元

（如有印装质量问题，我社负责调换）

戴建平序

核磁共振(NMR)现象1946年由美国物理学家布洛赫(Felix Bloch)和珀塞尔(Edward Purcell)发现。早先它仅被用在化学分析中，后由于劳特伯(Paul Lauterbur)、曼斯菲尔德(Peter Mansfield)和达马迪安(Raymond Damadian)等学者的开拓性工作而使其进入医学成像领域，成为当今最重要的影像学手段之一。但是，直到1980年前后，磁共振成像装置方才商品化。随着国门的开放，中国的放射学家、医学物理学家和生物医学工程学家很快意识到了磁共振成像的潜在价值。于是，从20世纪90年代开始，我国陆续引进了1.0T、1.5T、2.0T和3.0T的磁共振成像设备，并逐步扩大了应用的广度和深度。这一方面，放射学家经历了一个更新知识、消化吸收和推广应用的过程。

现在，大型医院已基本普及磁共振成像装置，不少中等医院或区县级医院也购置或正准备购置这一现代化影像设备。通过10多年的临床实践，医学影像学家已积累了丰富的诊断经验。总的来说，国内医学磁共振成像的临床应用开展较晚，对这一技术的研究和开发就更晚。但是，我国的磁共振成像目前已进入全面发展阶段：在临床应用方面，我们与发达国家的差距正在缩小；在设备制造方面，我们的磁共振产业已经起步。

磁共振成像系统是集多学科、多技术于一身的高科技产品。无论是新设备的研制、新技术的开发还是临床应用的拓展，都需要人们掌握足够的磁共振理论知识，并对机器的工作原理有所了解。因此，我们正面临两方面的任务：一是学好用好现有设备，使其充分发挥经济和社会效益；二是急起直追，发展自己的磁共振成像产业。这两个目标的实现，都有赖于磁共振成像从业或研究人员专业素质的提高。但是，近年来有关磁共振成像方法、疾病诊断的论文和书籍时有所见，但其中关于磁共振成像原理的描述过于简单，介绍磁共振成像设备最新功能、工作原理和发展动态的资料就更少。赵喜平博士的专著《磁共振成像系统的原理及其应用》曾填补国内这一领域的空白，出版后深受业界欢迎。相信这部《磁共振成像》的出版将更有利于我国医学磁共振成像事业的发展。

该书采用循序渐进和明晰的组织结构，从磁共振成像的发展历程入手，对核磁共振及其信号检测原理、成像原理、成像装置组成、成像技术及其医学应用、生物效应、磁共振成像系统与环境的关系、场所设计、磁共振成像的最新动态和发展趋势等问题进行了详尽论述。书中对核磁共振物理基础和磁共振成像原理的阐述概念清楚、公式推导准确；对成像设备的工程原理(包括机器硬件系统和超导磁体知识)的介绍内容丰富而实用，充分体现出作者渊博的知识；在介绍特殊成像即磁共振成像的其他医学应用时，作者在掌握大量文献资料的基础上，以文献综述形式描述了磁共振成像的前沿应用成果，读来颇受启发；书中用较多的篇幅罗列目前对静磁场、梯度磁场和射频磁场生物效应的研究成果，反映了医学设备以人为本、健康至上的设计理念。与国外的同类著作相比，该书具有医工结合、理论和实践结合、原理和应用结合的特点。论著能跟踪最新成像技术，并以应用为主线来组织材料，因而是一部新颖、系统、全面且文笔流畅的学术专著，值得医学影像从业人员以及生物医学工程等相关专业的学者一读。

该书编著者赵喜平先生既是医学硕士，又是工学博士，其知识结构使他有可能从物理原理和医学应用两个方面对磁共振成像进行深究。读其著作，这一点给人印象至深。更难能可贵的是，作为一名高级工程师，多年从事磁共振成像设备安装和维护工作的经历使作者掌握了大量的第一手资料并取得了丰富的工作经验，这在书中亦有所反映。对于这样一部长达 170 余万字的著述，没有超人的毅力、勤奋和执著的精神，是很难在短期内完成的。在此，我谨对赵博士表示衷心的祝贺！

相信在不久的将来，作者还会有更好的著作问世。

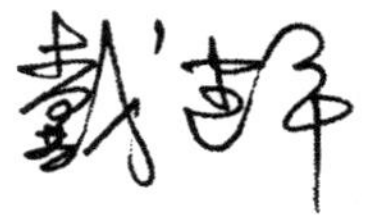

2003 年 9 月 11 日于北京

前　言

磁共振成像(MRI，magnetic resonance imaging)的物理基础为核磁共振(NMR，nuclear magnetic resonance)理论。所谓NMR，是指与物质磁性和磁场相关的共振现象。也可以说，它是低能量电磁波，即射频波与既有角动量又有磁矩的核系统在外磁场中相互作用所表现出的物理特性。利用这一现象不仅能研究物质的成分，还可观察其微观结构。据此，人们以各种射频脉冲序列对生物体进行激励，并用检测线圈记录组织的弛豫、质子密度、流动、化学位移、扩散、灌注、血液氧合状态和组织温度等信息，就出现了MRI技术。从NMR的发现到MRI装置的诞生，这中间经历了几代物理学家及医学家长达数十年的辛勤努力。核磁共振从波谱学实验发展到成像技术是一大飞跃。

MRI是核磁共振的重要应用领域。如今，液体磁共振、固体磁共振和MRI各自比较独立地发展着，形成了三足鼎立的局面。它们在理论上相互补充、在实验技术上彼此借鉴，共同繁荣了核磁共振学科。半个世纪中，核磁共振从物理研究到化学应用和生物应用、再到临床应用所走过的路程，是当今基础科学的发展推动社会进步最有说服力的例子。

随着超导技术、低温技术、磁体技术、电子技术、成像技术、图像处理技术和计算机科学技术的进步，MRI设备和成像法均取得了飞速发展。高场强超导短磁体、开放型磁体、高性能梯度、软线圈、相控阵线圈、多通道采集、并行成像以及计算机网络的应用，显示出MRI系统的硬件发展趋势。几年来先后出现的磁共振血管造影、心脏MRI、电影MRI、快速与超快速成像、功能成像(包括脑功能成像、扩散成像及灌注成像)、MRI导引的介入外科、热成像、弹性成像、微成像和扩散张量成像等，集中反映了MRI在医学应用方面的新成果。技术的进步，使其应用范围不断扩大；医学应用的深入，又对MRI产业提出了新要求，从而促使其进一步发展。MRI走过的正是这样一条良性循环的道路。如今，MRI已成为医学影像领域中最先进、最昂贵的诊断设备之一。

诺贝尔奖评委会于2003年10月6日下午在瑞典卡罗琳斯卡医学院宣布将当年的诺贝尔生理学或医学奖授予30年前对磁共振成像做出重要贡献的科学家。两位诺贝尔奖得主分别为美国化学家劳特伯(Paul Lauterbur，伊利诺伊大学厄巴拉分校，1929年5月6日生于美国俄亥俄州)和英国物理学家曼斯菲尔德(Peter Mansfield，诺丁汉大学物理和天文学院，1933年10月9日生于英国伦敦)。前者发明了梯度场，使磁共振成像技术逐渐走向成熟；后者则在成像方法上进行了开拓性研究并发明了回波平面成像技术，使得图像质量更好、成像过程更快。诺贝尔奖评委会在为此而发布的公告中将MRI的成就归结为如下几个方面：自诞生以来在医学领域获得了飞速发展；可对人体任何部位成像，但在脑和脊髓检查中具有特殊价值；由于可在三维空间内观察病变，使之成为重要的术前定位手段；有利于肿瘤的诊断、治疗和疗效追踪；可取代多种传统的创伤性造影方法，从而能减轻患者痛苦。

MRI是继X射线的发现(1901年获诺贝尔物理学奖)和X射线CT的发明(1979年

获诺贝尔生理学或医学奖）之后又一项取得诺贝尔奖殊荣的医学影像成果。这一科学界最高奖项的获得，充分肯定了 MRI 在人类医疗和保健活动中的巨大意义，也极大地鼓舞了这一领域的学者。它还预示着，21 世纪的医学进展将主要取决于现代科学技术的进步。也就是说，与其他学科的交叉发展，是医学取得突破性成果的关键。正如 19 世纪末（1895 年 11 月 5 日）伦琴发现 X 射线为 20 世纪的医学发展奠定了基础一样，21 世纪的医学成就不仅仅依赖于医学家，更有赖于化学家、物理学家和计算机专家。

现在，全世界有两万余台、我国也有千余台磁共振成像设备正在人类疾病的诊断中发挥着无与伦比的作用。医学界普遍认为：MRI 是 20 世纪医学诊断方面最重要的进展之一；MRI 的潜力尚未完全发挥；21 世纪它仍将以一个新兴学科的面貌在工程技术及医学应用两个方面持续发展。MRI 的采用，不仅代表医院现代化程度的高低，更重要的是标志其诊断水平的提高。

随着众多应用领域的开拓，MRI 设备变得越来越复杂，技术含量也越来越高。各种新名词、新概念与日俱增。如果说 MRI 的进一步发展是对生产厂商的挑战，那么，在如何用好用足自己的 MRI 设备这一课题上，对用户的要求就更高。换句话说，未来的 MRI 将给操作人员提供更丰富的选择，但正确的选择有赖于良好的教育。美国放射技师注册管理处（ARRT，The American Registry of Radiologic Technologists）早在 1993 年就将 MRI 技师的培训问题提至议事日程。ARRT 因此成为美国 MRI 技师管理和继续教育的法定组织。该组织认为，必须建立严格的教育和考试计划，以提高 MRI 从业人员的专业素质。在加拿大，位于温尼伯的红河学院正与加拿大研究院生物诊断研究所联手举办长达 9 个月的 MRI 技术员上岗培训班。我国卫生部对 X 射线 CT、MRI 装置等大型医疗装备使用人员的业务素质提出了更加严格的要求，并于 1997 年 9 月 21 日首次在全国举行了上述人员的上岗资格考试。由此看来，MRI 使用人员的业务培训或继续教育已引起各国政府的广泛重视。

显然，无论是广大的诊断医师、操作技师、物理师、维修工程师，还是磁共振成像的研究人员，都急于掌握 MRI 的全面知识并了解该领域的最新发展动态。作者了解到，全国各大学或医学院数十个生物医学工程专业、医学影像学专业以及核磁共振专业的教师和学生也十分需要这方面的教科书。用“磁共振成像热”来形容出现在医学影像界的上述局面毫不夸张。这种形势进一步说明，在我国出版一本系统介绍磁共振成像的、具有理工和医工结合特色的专著刻不容缓。为此，作者从 1997 年开始编著《磁共振成像系统的原理及其应用》一书。令人欣慰的是，这本书 2000 年 12 月于科学出版社出版后在短短几个月内竟然销售一空，这就更加证实了上述判断的客观性。于是，作者义无反顾地决定在此基础之上再编著一本有关磁共振成像方面的专著。

目前的这本著作不仅修正了原书中的谬误，而且增加了大量新内容、改写了近一半的章节，使总字数由原来的 100 万增至 170 余万。作者力图使其成为一部全面介绍医学 MRI 系统的物理基础、信号处理、设备构成、成像技术、医学应用、工程原理、生物效应、运行安全、场所设计和最新研究成果的学术专著，并尽可能体现更新颖、更系统、更富资料性、更易阅读的写作主旨。

本书共八篇三十四章，170 余万字，包括 621 幅（组）插图。其内容按篇和章的层次加以组织。第一篇为概述，介绍磁共振成像的发展史、临床应用价值、最新进展和发展趋势；第二篇是物理原理，用五章的篇幅阐述核磁共振物理学、共振信号的产生及检测方法、K空间理论和图像重建理论；作为设备的硬件基础，第三篇讨论磁性物理学、磁体、射频线圈、梯度线圈的相关知识以及整机的构成和工作原理；第四篇和第五篇为本书的核心，集中介绍各种成像序列和磁共振的特殊成像领域；第六篇是超导磁共振成像系统的工程原理，内容有低温物理学、超导电性简介和超导磁体的操作技术等；第七篇和第八篇分别叙述磁共振成像的质量控制和它与环境的相互关系。各种成像技术的临床应用则贯穿于全书的有关章节中。八篇内容彼此独立，以便于不同读者选择性阅读。例如，对于影像科医生和MRI设备的操作人员，第四篇和第五篇为必读内容；对于图像处理和医学成像方面的学者，第二篇的内容更显重要；对于MRI设备的维修工程师，第二、六、七和八篇都是不可缺少的内容。书后还有五个附录。

磁共振成像是一门飞速发展的高新技术。因此，要掌握它的全部脉络实际上是困难的。从这一意义上说，书中难免存在挂一漏万和未尽人意之处。有些问题则是作者的知识范围所不能及的。作为磁共振成像领域的新兵，作者深知自己才疏学浅，因而恳切希望海内外专家和热心读者赐教。还应说明的是，鉴于书中引例浩繁，所引前辈学者论文及时贤著作中的成例未能一一注出(仅在各章末尾列出本章主要参考文献)，现致歉于此，以示不敢掠美之意。

书稿的著述得到我国生物医学工程学科的创始人和奠基人、IEEE Fellow、博士生导师、西安交通大学生命科学院生物医学工程研究所蒋大宗教授的鼓励和支持。中华医学会放射学分会主任委员、《中华放射学杂志》总编、北京天坛医院院长戴建平教授欣然为本书作序。加拿大研究院生物诊断研究所的Patrick Stroman博士给作者以热情鼓励并提供部分参考资料。第四军医大学生物医学工程系的杨春智教授、物理学教研室主任杨吉庆教授和该教研室的多位老师、北京大学重离子物理研究所的俎栋林教授以及西安交通大学生物医学工程研究所的郑崇勋教授也审读了部分书稿，并对初稿提出过宝贵修改意见。宁波鑫高益磁材有限公司总裁高大建先生、总经理助理张宁先生；北京万东医疗装备有限公司总经理将达先生、总工程师王晓庆博士和磁共振事业部经理王为民博士；西门子迈迪特(深圳)磁共振有限公司总裁薛敏博士、市场部经理赵建林先生；沈阳东软集团副总裁郑全录教授、东软数字医疗系统有限公司磁共振事业部部长施金泉先生、技术总监秦松茂先生；加拿大研究院生物诊断研究所David I. Hoult研究员等均与作者进行过有益的探讨。丁新荣、吕娟两位女士在文稿录入方面给予大力帮助。陈莉女士绘制了部分插图。科学出版社的首席策划马学海博士也为本书的印行做了大量工作。

本书得到鑫高益磁材有限公司、西门子迈迪特磁共振有限公司和蓝港数网股份有限公司等企业的慷慨资助。

屈指一算，本书的策划、写作、编辑、绘图直至最后定稿正好耗费了三个春秋(包括已出版的那部分内容)。值此书稿出版之际，谨向各位老师、同道、友人以及给拙作以资助的公司和产业界的有识之士表示诚挚的谢意，也对长期理解和支持作者艰苦写作的家人表示敬佩。除此之外，我还要特别感谢带我步入磁共振成像之门的、并使我受益无穷的老师和朋友们！

赵喜平

2003年11月11日于西安

目　　录

第二篇 磁共振成像原理

第四篇　磁共振成像术

第五篇　特殊磁共振成像

第六篇　低温物理学及其在超导磁共振成像系统中的应用

第七篇 磁共振成像的质量控制

第八篇 磁共振成像系统与环境的关系

附　　录

第五篇　特殊磁共振成像

第十八章　磁共振对比度增强剂及其增强成像

磁共振对比度增强剂(contrast enhancement agents 或 contrast media)是指能使磁共振图像信息含量增加的药物制剂，可简称为磁共振造影剂。它是随着 MRI 临床应用的发展而产生的一种新型造影剂。磁共振造影剂种类很多，但应用最广泛的是所谓顺磁性对比度增强剂(PCM，paramagnetic contrast media)。10 多年来，人们已在其临床应用方面积累了丰富经验，初步证明它在改变组织特征参数、提高软组织分辨率、反映组织的血流情况等方面都有重要作用。本章在介绍磁共振图像对比度增强机制的基础上，详细讨论造影剂的化学基础、药物动力学基础、生物学特性和临床应用，并综述各种新开发的 MRI 造影剂。最后预测其发展趋势。

第一节　概　　述

一、图像对比度及其增强

在 MRI 中，图像对比度是指两种组织间的 NMR 信号差，而这种信号差是由体内水和组织中氢质子的不同弛豫所造成的。显然，图像对比度可以通过增加或削弱两种组织之一的信号强度，即扩大二者间的信号差来改变。这一有目的的改变组织信号差的过程就叫做对比度增强。

对于诊断图像来说，不同组织间的对比度越强，就越容易识别病变组织。但是，表面不同的两种组织，如果本身的生物物理特性差别不大，成像时就难以获得足够的信号差，从而给组织的分辨带来困难。这时就需采用对比度增强技术来获取必要的图像对比度。

二、对比度增强剂的定义

磁共振图像对比度的增强有两条途径。首先，对比度可以通过优化与成像方法相关的物理参数而增强。例如，改变 TE、TR 等序列参数，便有可能使组织对比度得到改善(详见第十七章)。

增强图像对比度更常用的方法，就是施用某种药物，使组织间的固有物理特性选择性地得以改变，进而使组织间信号差增大的方法。这就是所谓对比度增强剂增强法。例如，注射二亚乙基三胺五乙酸钆(Gd-DTPA，gadolinium diethylene-triamine pentaacetic acid)可使组织的 T_1 显著缩短(T_2 也有所缩短)，此时通过 T_1 加权的扫描序列就可从血供丰富的组织中获得高对比度像。一般来说，引入的物质至少应增强某一种或两种组织的信号(当它使两种组织的信号均增强时其中一种组织的信号变化幅度必须大于另一种)。具备这种作用的物质就叫对比度增强剂，简称造影剂或对比剂。它早在各种 X 射线摄影或 CT 中广泛使用。如果没有特殊说明，本章所述对比剂均指 MRI 对比度增强剂。

对比度增强剂应符合下述三个基本条件：能有效改变水及其邻近组织中氢质子的信号强度；必须在正常与异常组织间产生不同的分布，即具有特异性组织分布特点；在使用剂量下无任何毒副反应或药物反应。

MRI 对比度增强剂与传统 X 射线造影使用的钡剂、碘剂、油剂以及 CT 中使用的离子型、非离子型碘造影剂均有所不同。MRI 对比度增强剂是通过改变组织的局部磁环境，间接对其弛豫特性施加影响来改变图像对比度的。与此相反，X 射线造影剂(包括 CT 造影剂)则直接通过对 X 光子的散射或吸收来改变接收信号的强度。前者属于间接增强，后者是直接增强。

三、对比度增强剂的产生

磁性物质对共振质子弛豫时间的影响及其重要性，早在布洛赫和珀塞尔发现 NMR 现象的过程中就已经被人们所认识。1946 年，布洛赫曾用顺磁性物质 $Fe(NO_3)_3$ 进行实验，证明三价铁离子溶液能够缩短水质子的 T_1 弛豫时间，其成果以“原子核的感应(Nuclear Induction)”为题发表在美国当年的“Physics Review”杂志上。由此可见，顺磁性物质影响弛豫这一现象几乎与核磁共振同时被发现。

几年后，所罗门(I. Solemon，1955)和布洛依姆伯吉(N. Bloembergen，1957)又将上述成果扩展到了许多种顺磁性的过渡金属。20 世纪 60 年代，顺磁性化学位移试剂和弛豫探测剂的应用为 NMR 波谱学的发展做出了极大贡献。后来，磁共振成像装置的研制者劳特伯不仅提出了对比度增强剂的概念，而且研制出最早的 MRI 对比剂。1978 年，他发表了第一篇关于用顺磁性离子的螯合物来改变实验犬组织弛豫时间的论文，宣布了 MRI 对比度增强剂的诞生。

MRI 是一种高度敏感和具有极大灵活性的成像技术。尽管许多内在和外在的因素均可使其图像表面发生改变，但质子弛豫时间(T_1、 T_2)的差别是正常和疾病状态间图像对比度的决定性控制源。正由于组织间存在天然的优良对比度，在 MRI 技术的发展初期，学术界曾对是否需要对比度增强剂的问题展开过激烈的争论。人们认为，MRI 是以无创伤、高质量的 T_1 和 T_2 加权像为特点才被广泛接受的，即与其他成像设备相比，它利用组织的固有对比度来形成高分辨的解剖图像。磁共振图像的软组织分辨率极佳，即使不用对比度增强剂，也能显示大量 X 射线 CT 所不能显示的病变。如果使用对比度增强剂，MRI 的上述优点将不复存在(静脉注射一般被视为创伤性给药)。因此，当时对比度增强剂的研究并未得到重视，钆等金属离子大剂量注射后对图像的增强效果也未完全肯定。钆的毒性，尤其是长期毒性并未完全明了。

然而，人们很快发现，脑脊膜瘤、小转移灶等异常组织的弛豫时间与正常组织有重叠，这就降低了 MRI 的诊断敏感性和特异性。顺磁性对比度增强剂的出现可以克服大部分这类问题。1976 年前后，对 Gd-DTPA 进行了大量动物实验。1980 年以后逐渐出现其临床应用报告。但是，第一种商品对比度增强剂是 Gd-DTPA 同 N-甲基葡胺(NMG，N-methylglucamine，别名为 meglumine)进一步螯合后的产物，即$(NMG)_2$-Gd-

DTPA(gadolinium diethylentriaminepentaacetic acid dimeglumine 或 gadopentetate dimeglumine)，其别名为钆喷酸葡胺，商品名为马根维显(Magnevist)。该造影剂于 1982 年由德国先灵(Schering AG)公司的威曼(Weinmann)等人制备成功，并在 1984 年报告了首次应用于人体的结果。由于它能在正常和病变组织间增加额外对比度，使 MRI 诊断的敏感性和特异性均得以提高，故很快被人们所接受。这些研究实际上也揭示了 MRI 同真正的功能和代谢成像之间的联系。Gd-DTPA 于 1987 年获美国 FDA 批准。此后的十多年中，出现了多种形式的 MRI 造影剂，其临床应用越来越普遍。

最近被批准进入临床应用的另外 3 种钆螯化物对比剂为：Gd-DTPA-BMA，其商品名为 Omniscan(欧乃影，原奈克明公司)；Gd-HP-DO3A，其俗名和商品名分别为 Gadoteridol 和 ProHance；Gd-DOTA，其商品名为 DOTAREM(Guerbet 公司)。这 3 种对比剂的克分子渗透压浓度都很低，从而保证了高剂量用药和快速团块注射时的高度安全性。

医生们发现，在未增强的磁共振图像上病变组织还不能充分反映，或者说还有可能丢失某些病理表现，例如，一些脑膜瘤以及带有少量水肿的转移瘤。这说明 MRI 对比度增强剂可在早期发现病变、区别肿瘤和水肿等方面提供可能。通过 10 多年的研究和实践，现在一般认为，在显示微小病灶以及区分 T_1、T_2 弛豫时间与正常结构相仿的病灶时，还是应该使用对比度增强剂的。1995 年，有人对 5 家亚洲领先的 MRI 中心使用对比度增强剂的情况进行了调查，发现钆对比度增强剂的使用比例非常高(占全部 MRI 受检人数的 16.6%～50%)，且有逐年上升的趋势。

另一方面，由于 FOV 和运动的影响，体部成像时体内器官的固有灵敏度和分辨率都没有头部高，即体部图像质量较差。这种情况下，如果采用对比度增强剂，其对比度将会大大改善。上述因素证明，对比度增强剂有着巨大的潜在市场。这给 MRI 对比剂的研究和开发提供了机会。

Gd-DTPA 和 Mn-EDTA(乙二胺四乙酸锰，manganese ethylene diaminetetraacetic acid)等低分子质量离子型顺磁性金属盐与金属螯合物制剂的应用，使 MRI 对比度增强剂的开发有了极大的发展。目前，对聚合物、金属卟啉、稳定有机自由基、脂质体、金属微粒、分子氧以及单克隆抗体(包括其他特异性蛋白、蛋白片段和多肽)螯合物等潜在 MRI 对比剂的研究已取得极大进展。

四、物质的磁性

我们知道，在磁场作用下使原来不具磁性的物质呈现出磁性的过程就是磁化。磁化率即为表征磁媒质属性的物理量，通常用符号 χ 表示。在第十章中，我们曾根据磁化率的大小将物质分为顺磁质、铁磁质和抗磁质三大类。这里仅补充与 NMR 信号增强有关的磁化特性。

顺磁质和铁磁质都是具有磁矩的物质。它们的磁矩要比作为 NMR 信号源的核磁矩大很多(约为后者的 657 倍)。一般情况下，顺磁质中的所有小磁矩都是随机取向的，因而对外并不显示磁性。但在外磁场中，部分小磁矩将按外场方向重新取向，从而使局部磁场增强。由于热运动的存在，这些小磁矩对外磁场的贡献实际上非常小。铁磁性物质的磁矩存在于磁畴中，只要很弱的外磁场就可使其重新取向，因而它可对外场做出很大贡献。铁磁性物质甚至在没有外场的情况下对外呈现出磁性。永磁铁就是这样的例子。抗磁质并没有磁矩，但它可在外磁场中诱导出与外场取向相反的磁矩，从而使外磁场减小。实际上，在许多物质中，这种微弱的抗磁特性又会被比它强得多的顺磁性或铁磁性效应所掩盖。

在研究 MRI 对比度增强剂的过程中，为了进一步对物质影响 NMR 信号的情况进行描述，又引入了超顺磁质的概念。

所谓超顺磁质(superparamagnetic material)，是指各种磁性微粒或晶体，其磁性界于铁磁性和顺磁性之间。这种微粒或晶体也由磁畴所组成。在外加磁场中，聚集为粒子的每一微粒(单个磁畴)或小晶体也同顺磁质那样倾向于排列成序。但由于这种粒子或晶体的磁矩要比电子磁矩高出上千倍，故其磁性和磁化率比顺磁质大得多。超顺磁质在外加磁场中更易于磁化，即磁化速度很快。在外加磁场不存在的情况下，超顺磁质微粒或晶体仍具有较大磁矩。但由于各磁畴是随机排列的，它这时对外的净磁矩表现为零。也就是说，外场不存在时超顺磁质的磁性消失。

由于抗磁性物质的磁化率为负值，且已大量存在于体内，因而不能用它来开发对比度增强剂。其他三类物质(铁磁质、顺磁质和超顺磁质)中，有许多种已经或正在被研制为 MRI 对比度增强剂。

五、对比度增强剂的构成要素

当正常组织和病变组织间的 NMR 信号强度差足够大，使得图像上两种组织可以辨别时呈现的对比度就是二者之间的固有对比度。它取决于组织的质子密度 N(H)、纵向弛豫时间 T_1、横向弛豫时间 T_2、共振频率、化学位移、磁敏感性、流动、灌注、扩散以及其他分子运动等固有特性。NMR 信号强度 S 是上述因素综合作用的结果。例如，设序列的 TR≫TE，则自旋回波序列的信号强度 S 除了与序列参数 TR 和 TE 有关外，还决定于组织的固有参数 N(H)、T_1 和 T_2。改变上述因素中的任一个，都会使信号强度发生变化，从而影响到图像对比度。

据此，可得出对比度增强剂的三个构成要素，即：①可由不含氢核的物质构成。如 CO_2、全氟化碳和重水等。这类物质可以减少体素中的氢质子总量即 N(H)，从而起到对比度增强(负增强)的作用。②可由顺磁性物质组成。这类物质有分子氧、自由基、金属离子等。它们可同时使质子的 T_1 和 T_2 弛豫时间缩短。顺磁性物质对弛豫的影响程度决定于局部药物浓度以及所用的成像脉冲序列，因而可以选择性地增大或减小信号强度。可供选择的顺磁性离子很多，例如，元素周期表中的过渡金属铁(Fe^{3+})、钛(Ti^{3+})、镍(Ni^{2+})、钴(Co^{2+})、钒(V^{4+})、铬(Cr^{3+})、锰(Mn^{2+})和铜(Cu^{2+})以及镧系元素中的钆(Gd^{3+})、镨(Pr^{3+})、铕(Eu^{3+})和镝(Dy^{3+})等。它们的核外电子数均为单数。在所有这些正离子中，钆的顺磁性最强。表 18-1 列出了过渡金属和镧系金属两类元素的相关性质。吡咯烷(pyrrolidine)、哌啶(piperidine)等是非金属类顺磁性化合物的例子。③可包含铁磁性、亚铁磁性或超顺磁性的磁性微粒和 O^{17}。它们也能使 T_1 和 T_2 缩短，但对 T_2 的作用更大(比 T_1 大若干倍)。

表 18-1　过渡金属和镧系金属两类元素的相关性质

元素类型	元素	外层电子构形	不成对电子数	磁矩
过渡金属	铬(Gr^{3+})	$3d^3$	3	3.8
	铬(Gr^{2+})	$3d^4$	4	4.9
	锰(Mn^{3+})	$3d^4$	4	4.9
	锰(Mn^{2+})	$3d^5$	5	5.9
	铁(Fe^{3+})	$3d^5$	5	5.9
	铁(Fe^{2+})	$3d^6$	4	5.1
	钴(Co^{2+})	$3d^7$	3	4.5
镧系金属	铕(Eu^{3+})	$4f^7$	7	—
	钆(Gd^{3+})	$4f^7$	7	7.6
	铽(Tb^{3+})	$4f^8$	6	9.5
	镝(Dy^{3+})	$4f^9$	5	10.6
	钬(Ho^{3+})	$4f^{10}$	4	10.4

注：磁矩的单位为磁子(magneton，原子单位)。1个磁子等于单个自由电子的偶极磁矩。

使用MRI对比度增强剂的目的是为了缩短组织的 T_1 和 T_2 弛豫时间，以增加病理和正常组织间的图像对比度。因此，任意一种可行的造影剂还必须满足化学性质稳定、无毒副作用的条件。有时还希望它在不同的组织中产生不同的分布。

铁磁性、顺磁性以及超顺磁性材料改变 T_1、T_2 的能力，为开发出更有效的药物对比度增强剂提供了重要途径。含有这类材料的对比度增强剂可统称为磁性对比度增强剂。为了延长上述材料在体内的停留时间、减小其药物毒性，用它们组成对比度增强剂时，基本上都采用了螯合物的形式。

六、对比度增强剂的分类

磁共振对比度增强剂的分类方法较多，如根据其是否能自由通过血管进入组织分为血池造影剂和扩散型造影剂；根据其分布范围或应用分为胃肠造影剂、肝脏造影剂、淋巴系统和网状内皮系统造影剂、血管成像造影剂等；根据给药途径分为口服或直肠造影剂和静脉注射造影剂；根据其浓度分为低浓度造影剂和高浓度造影剂；根据构成造影剂的材料分为磁性造影剂和非磁性造影剂；根据作用机理分为 T_1 造影剂和 T_2 造影剂；根据图像对比度或信号的增强方向分为阳性造影剂(正增强，如低浓度顺磁性离子 Gd^{3+}、Fe^{2+}、Fe^{3+} 和 Mn^{2+} 对 T_1 加权像的作用)和阴性造影剂(负增强，如高浓度顺磁化合物和较大的超顺磁氧化铁微粒因磁化率效应所致的 T_2 或 T_2^* 加权像上信号的减弱)等。值得注意的是，有些对比剂对 T_1 和 T_2(包括 T_2^*)均有影响。例如，超顺磁性氧化铁对 T_1 的作用较 T_2 小，但在其微粒没有集聚或分隔化、氧化铁在血管内的浓度较低时，它对 T_1 的影响便会加大。表18-2列出了常见磁性造影剂的分类及其性能。造影剂还可按照其组成螯合物时所用的配体进行分类，这是本章第三节的主要内容。

表 18-2 MRI 磁性对比度增强剂的分类

磁性对比度增强剂	对 T_1 的作用	对 T_2 的作用	每个分子或每颗粒子中的原子偶极数
顺磁性螯合物	缩短(低浓度)	缩短(高浓度)	1
超顺磁性微粒	作用不明显	明显缩短	10^{10}
铁磁性微粒	作用不明显	极大缩短	10^{12}

第二节 对比度增强剂的信号增强机制

磁性物质的物理基础是十分复杂的，但它们对 T_1 和 T_2 的缩短作用又非常肯定。目前的绝大多数 MRI 对比度增强剂，都是通过改变组织的弛豫时间来增强图像对比度或改变信号强度的。实际上，磁共振信号强度至少受磁矩、组织浓度、偶极-偶极距离、磁场强度、水交换等因素的影响。在这些因素中，磁矩的大小在质子弛豫增强和图像信号强度的改变中起主要作用。本节介绍顺磁性造影剂的作用原理。

一、弛豫、弛豫率和浓度弛豫率

弛豫现象是 MRI 中使用最为广泛的概念之一。从理论上讲，自旋核附近局部磁场的任何波动，只要其频率与自旋核的共振频率相当，就可引起质子的弛豫。因此，弛豫的种类很多。生物系统中的弛豫就更复杂。但是，在 MRI 中所说的弛豫，主要是指自旋-晶格弛豫(T_1 弛豫或纵向弛豫)和自旋-自旋弛豫(T_2 弛豫或横向弛豫)。关于它们的物理和生物学意义，我们已在第六章进行了较为详细的介绍。下面再补充几个与 MRI 对比度增强剂有关的弛豫概念。

有关弛豫的理论指出，由于布朗运动的存在，质子处于一个剧烈变动的磁环境中。这种局部的磁波动可因其他原子核磁矩而产生，例如邻近的质子或不成对电子。通常把两个相邻质子之间的相互作用所产生的弛豫称为偶极-偶极弛豫或对称振子弛豫(DDR，dipole-dipole relaxation)，又把质子与邻近电子之间的相互作用所产生的弛豫称为标量弛豫或阶弛豫(SR，scalar relaxation)。其中 DDR 是弛豫的重要组成部分，而 SR 的地位远没有 DDR 重要。

在以氢核为对象的 MRI 中，相邻氢质子之间的距离 d 是 DDR 的重要决定因素。设相邻两质子的磁矩分别为 m_1 和 m_2，则 DDR 与 d 之间存在如下关系

$$\mathrm{DDR}=\frac{m_1\,m_2}{d^3} \tag{18-1}$$

显然，随着氢质子间距的变大，DDR 将急剧减小。

顺磁性物质一般都有一个或几个不成对电子，因而具有持久的电子自旋。每个非成对电子的总磁矩是质子磁矩的 657 倍。由于弛豫效率随着磁矩的平方变化，所以电子的弛豫效率约为质子的 10^5 倍($657^2\approx500\,000$)。由此可见，顺磁性物质在 DDR 中的作用远远胜过参与成像的氢质子。因此，如果用顺磁质作为弛豫增强剂，将取得非常高的弛

像增强效果。这样，具有 7 个非成对电子的金属离子钆、具有 5 个非成对电子的金属离子铁和锰等就成了设计金属对比度增强剂最理想的选择。

为了分析对比度增强剂的信号增强原理，文献中有时还使用内、外界弛豫的概念。内界弛豫是指处于配位化合物内界中心的顺磁性离子与邻近分子可逆性结合过程导致的弛豫；外界弛豫则是螯合物外围水分子的扩散运动引起的弛豫效应。内、外界弛豫均可使 T_1 和 T_2 缩短，从而使 NMR 信号增强，但内界弛豫对整个弛豫过程的贡献远大于外界弛豫。

在描述弛豫过程的快慢方面，除了弛豫时间 T_1 和 T_2 之外，我们还介绍过弛豫率(relaxation rate)的概念，指出它也是刻画弛豫过程的物理量。在研究 MRI 的信号增强问题时，经常用 R_1 和 R_2 分别表示纵向(或 T_1)和横向(或 T_2)弛豫率，即 $\frac{1}{T_1}$ 和 $\frac{1}{T_2}$。T_1 或 T_2 越短，R_1 或 R_2 就越大，表示系统的弛豫进行得越快，反之亦然。这里 R_1 和 R_2 的单位应为 s^{-1}。

浓度弛豫率(relaxivity 或 molar relaxivity)是度量顺磁性物质对质子弛豫率影响程度的物理量，通常用 r 表示。它是在一定的场强和一定的温度下通过实验测量的参数。不同的媒质或组织如水、血浆等生理溶液中其测量值均有所不同。由于这里媒质的浓度取 mmol/L，r 的单位便成为 $(\mathrm{mmol/L})^{-1}\mathrm{s}^{-1}$。在考察顺磁性溶液对弛豫的影响时，使用 r 比 R 更加方便。r 是非成对电子数的函数，而且高度依赖于电子-自旋弛豫时间。与 T_1 和 T_2 相对应的浓度弛豫率分别被定义为 r_1 和 r_2。

二、顺磁性环境中的弛豫率

根据所罗门和布洛依姆伯吉的推导，在顺磁性环境中质子的纵向和横向弛豫率 R_1 和 R_2 可分别表示为

$$R_1 = \frac{1}{T_1} = \frac{2}{15}\left[\frac{S(S+1)\gamma^2 g^2 \beta^2}{r^6}\left(\frac{3\tau_c}{1+\omega_i^2\tau_c^2}+\frac{7\tau_c}{1+\omega_s^2\tau_c^2}\right)\right] + \frac{2}{3}\left[\frac{S(S+1)A^2}{h^2}\left(\frac{\tau_e}{1+\omega_s^2\tau_e^2}\right)\right] \tag{18-2a}$$

$$R_2 = \frac{1}{T_2} = \frac{1}{15}\left[\frac{S(S+1)\gamma^2 g^2 \beta^2}{r^6}\left(4\tau_c+\frac{3\tau_c}{1+\omega_i^2\tau_c^2}+\frac{13\tau_c}{1+\omega_s^2\tau_c^2}\right)\right] + \frac{1}{3}\left[\frac{S(S+1)A^2}{h^2}\left(\tau_e+\frac{\tau_e}{1+\omega_s^2\tau_e^2}\right)\right] \tag{18-2b}$$

式中，S 为电子-自旋量子数；γ 为磁旋比；ω_i 和 ω_s 分别为核和电子的自旋角频率；r 为顺磁性物质中心到弛豫中的氢质子之距离(请根据上下文与表示克分子弛豫率的 r 加以区别)；A、h 和 β 均为物理常数。在顺磁性物质的体系中，电子与核的相互作用是以偶极-偶极耦合(dipole-dipole coupling)和标量耦合(scalar coupling)两种方式进行的。上式中的 τ_c 和 τ_e 就分别为偶极-偶极耦合和标量耦合的相关时间。为简单起见，式(18-2) 常称为 S-B 公式。

三、信号增强机制

上面介绍的 S-B 公式是描述顺磁性环境中各种微观粒子间相互作用的解析表达式。现在用它来说明 MRI 对比度增强剂的作用原理。

S-B 公式由前后两项组成。通常将第一项叫做偶极-偶极项(dipole-dipole term)、第二项叫做标量项(scalar term)，它们分别为上述两种耦合方式的数学描述。由式可见，偶极-偶极耦合作用的大小主要取决于电子与核之间的距离，且与该距离的 6 次方成反比。也就是说，要使弛豫进行得最快(R_1 和 R_2 最大)，或者说要取得最佳增强效果，就必须尽量缩短式中的 r。例如，将两个磁偶极子(电子与质子)间的距离减小 10%(如从 0.33nm 缩短至 0.30nm)，则可以使 R_1 和 R_2 提高 1.77 倍。一般认为质子和顺磁性物质电子之间的距离必须小于 0.3nm。这就意味着经历弛豫的质子必须贴近顺磁性离子的第一配位层(first coordination sphere)。一旦其距离大于 0.3nm，质子的弛豫增强效应会迅速减小至零。

为此，MRI 对比度增强剂的配方必须保证金属离子与水分子的充分贴近，或者说对比度增强剂的内部配位体要能够与水分子可复性结合。这一条件实际上是易于满足的。一般来说，只要顺磁性金属离子的第一配位层上包含相当数量的水分子，就可使其弛豫率提高。

S-B 公式中的标量项表达的是，在量子机制水平上顺磁性物质的非成对电子与核质子(如附近的水分子)相作用的可能性即存在紧密结合的可能性。这种可能性用标量相关时间 τ_e 来说明。τ_e 的定义式为

$$\frac{1}{\tau_e}=\frac{1}{\tau_r}+\frac{1}{\tau_s}+\frac{1}{\tau_m} \tag{18-3}$$

式中，τ_r、τ_s 和 τ_m 分别为转动(顺磁性鼓转运动)、电子-自旋弛豫和化学变化的相关时间。

顺磁性物质中非成对电子与附近质子的紧密结合也不是静止的，其动态特性既可以用粒子运动的同步性来说明，也可以用粒子磁矩取向的多变性来说明。由式(18-3)可见，表征这种动态交互作用的相关时间 τ_e 主要取决于 τ_r、τ_s 和 τ_m 中最大者的倒数。在生物系统中，具有高分子质量和非对称形状的物质，其旋转相关时间 τ_r 很长，因而它们可产生最佳的自旋运动相关以及最大的纵向弛豫时间(T_1)增强。这种情况下，τ_e 主要是由 τ_r 决定的。如果使分子质量在 300～500 之间的小分子顺磁性螯合物与分子质量为 50 000～250 000 的大分子相结合，便可取得很好的弛豫增强效果。随着 τ_r 的降低，弛豫增强的效率将比低分子质量的螯合物提高 3～5 倍。

当顺磁性金属离子被高分子的配体所包围时，离子在溶液中的转速变慢，使得 τ_r 增加。其结果是 τ_e 增加，使 τ_e 中 τ_s 和 τ_m 的相对贡献变小。当然，在选择对比度增强剂时，还须考虑 τ_s 和 τ_m 的作用。钆、锰、铁和氧化氮等具有长 τ_s(10^{-8}～10^{-10}s)的物质，都可作为理想的弛豫增强剂。与此相反，镧系元素镝和铕尽管也有 7 个非成对电子，但由于二者的 τ_s 很短(10^{-12}～10^{-13}s)，是不能作为弛豫增强剂使用的。

除上述因素外，R_1 和 R_2 还与顺磁性物质的浓度、含水量以及它结合水的配位数

有关。显然，提高顺磁性物质的浓度可使弛豫加速，即使 R_1 和 R_2 增大(临床上浓度在 0.1～1.0mmol 范围内才能观察到肉眼可辨的信号变化)。顺磁性物质可与水结合的配位点越多，R_1 和 R_2 也越大。例如，Gd^{3+} 的配位数为 8，而 DTPA 仅有 6 个配位点，故当二者结合后 Gd^{3+} 仍保留 1～2 个配位点，使其能与水有效地结合在一起，进而产生所谓内界弛豫；Mn^{2+}、Fe^{3+} 和 Cr^{3+} 等的配位数为 6，这些离子与 DTPA 结合后所有的配位点将被占据而不再产生内界弛豫，故其强化效果不明显。

实际上，顺磁性物质的存在，除了可能延长质子的弛豫时间(改变弛豫率)之外，还有可能使质子的共振频率发生偏移，且两种效应经常兼而有之。我们把具有前一种作用的物质叫做弛豫剂(relaxation agents)，而将具后一种作用的物质称为相移剂(shift agents)。MRI 所用的对比度增强剂以质子的弛豫增强为主。从这种意义上讲，它是弛豫剂的一种。

上面介绍了顺磁性螯合物类对比剂的作用原理。近年来，超顺磁性和铁磁性粒子类对比度增强剂(简称微粒类对比剂)也获得了一定程度的发展。它们的增强原理不尽相同。微粒类对比剂的不成对电子，与其周围环境中水质子间的距离很难近达 0.3nm 以下，但它的磁矩和磁化率却比顺磁性螯合物大得多，因而它对 T_2 或 T_2^* 的影响比 Gd-DTPA 类顺磁质更明显。例如，与 Gd-DTPA 相比，超顺磁性氧化铁粒子的磁矩是前者的 100 倍。由于以团块方式大剂量注射高浓度超顺磁性对比剂时，早期这些超顺磁性微粒主要被 Kupffer 细胞所吞噬(不进入细胞外间隙及肝细胞内)，故它可在体内形成局部的微观不均匀场。当水分子通过此不均匀场扩散时就会使其质子横向磁化的相位发生变化，从而加速相位发散过程，形成有关质子的 T_2 或 T_2^* 弛豫增强。微粒类对比剂的磁化率或磁矩越大，上述相位发散过程进行得也越快。这类对比剂对质子的 T_1 弛豫无太大影响。微粒类对比剂又叫磁化率对比度增强剂。

磁化率对比剂与快速成像技术相结合，就可进行对脑组织血流量和血容量的研究，也可开展心肌或脑的灌注功能研究。此外，利用该对比剂在各种肿瘤组织间分布上的差异，还有助于肿瘤的定性诊断或分级、分期。

综上所述，顺磁性物质对信号或图像的影响主要通过下述两条途径，即偶极-偶极弛豫和局部磁化率效应。偶极-偶极弛豫来自顺磁性物质中非成对电子与附近自旋质子的直接双极耦合。该效应将使 T_1 和 T_2 的弛豫率同时得到增强。由于大多数组织的本征 T_1 弛豫率要比 T_2 弛豫率小，因而在顺磁性离子的作用下，T_1 弛豫率的变化要比 T_2 快得多。正因为如此，通常又将以偶极-偶极弛豫为主的 Gd-DTPA 称为 T_1 增强剂，以强调它对 T_1 弛豫时间的缩短效应。在 T_1 加权的图像上，Gd-DTPA 的浓度同 NMR 信号呈线性关系。

对比度增强剂影响信号或图像的第二个机制是组织局部磁场的变化。这种局部场的变化是由于高磁化率的顺磁性物质注入体内后分布不均匀造成的。该效应主要影响质子的 T_2 弛豫过程，故只能用 T_2 或 T_2^* 加权的序列加以测量。例如，利用 Gd-DTPA 在大脑组织中分布不均匀的特点可以进行脑功能成像。局部场的不均匀程度决定于组织的磁化率差、组织结构的大小及几何形状。毛细血管和红细胞等小组织的磁化率差虽然不是很强，但可在顺磁性物质的作用下形成很大的梯度场。

四、金属离子的作用

通过上面的讨论可知，顺磁性金属离子对质子系统的影响具有不同机制。它们的作用可以归纳为弛豫增强、共振频率偏移及局部不均匀场形成三个方面。这些方面均可从 S-B 公式中得到解释。例如，由于锰具有很长的电子-自旋弛豫时间，它的螯合物在 S-B 公式中表现出的标量项弛豫增强，在整个弛豫效应中就占有主要优势。了解这一原理，对于对比度增强剂的设计有重要意义。

金属离子对 NMR 信号的作用可归纳为如下三个方面：①弛豫增强剂。对于 Gd^{3+}、Fe^{3+} 和 Mn^{2+} 等具有大量非成对电子及较长电子-自旋弛豫时间的金属离子，可以作为弛豫剂使用。它们组成的溶液在延长质子弛豫时间方面有非常显著的作用。②共振频率偏移剂。Dy^{3+}、Ho^{3+}(钬)或 Eu^{2+} 等金属离子具有很强的电子自旋，但其电子-自旋弛豫进行得很快，以至于它们的核弛豫特性可以忽略。然而，这些金属离子在改变共振频率方面却非常有效。③磁化率增强剂。磁化率是总分子磁矩的外在表现。由于 Dy^{3+}、Ho^{3+} 和 Gd^{3+} 三种离子的磁矩都很大，是作为 MRI 磁化率增强剂最敏感的金属离子。

一般来说，金属离子的质子弛豫增强特性还与周围质子(多来自溶解水)穿过邻近环境到达金属离子核的能力有关。金属离子被螯合后，由于束缚的水分子数减少，一般弛豫特性也会降低。这一效应在配位键饱和的情况下非常明显，因为这时顺磁性离子的第一配位层内没有开放的结合点可以利用。但是，只要第一配位层内还有一个水分子，离子的弛豫特性就可以保持。某些配位键已经饱和的金属螯合物，如锰的螯合物还表现出很明显的外界克分子弛豫率(outer sphere relaxivity)，其理论基础尚未阐明。

五、弛豫的定量描述

在不存在顺磁性复合物的情况下，信号强度是组织固有质子弛豫率的函数。施用顺磁性对比剂后，观察到的实际弛豫率是固有弛豫率和对比度增强剂所致弛豫率的线性组合。为区别方便，我们用下标 observed、intrinsic 和 paramagnetic 分别表示实际观察到的、组织固有的和对比度增强剂的弛豫时间，则对比剂作用后组织的 T_1 和 T_2 弛豫率可分别表示为

$$\frac{1}{T_{1(\text{observed})}}=\frac{1}{T_{1(\text{intrinsic})}}+\frac{1}{T_{1(\text{paramagnetic})}} \tag{18-4a}$$

$$\frac{1}{T_{2(\text{observed})}}=\frac{1}{T_{2(\text{intrinsic})}}+\frac{1}{T_{2(\text{paramagnetic})}} \tag{18-4b}$$

顺磁性对比度增强剂的浓度 C 对于总的弛豫增强效果起着至关重要的作用。实际弛豫率和浓度 C、质子的固有浓度弛豫率 r_1 和 r_2 之间存在如下关系，即

$$\frac{1}{T_{1(\text{observed})}}=\frac{1}{T_{1(\text{intrinsic})}}+r_1C \tag{18-5a}$$

$$\frac{1}{T_{2(\text{observed})}}=\frac{1}{T_{2(\text{intrinsic})}}+r_2C \tag{18-5b}$$

需要注意的是，式中，浓度 C 的单位应取 mmol/L，它与 r_1 和 r_2 相乘后得到 s^{-1} 的量纲。

顺磁性对比度增强剂的加入一般使 T_1 和 T_2 均缩短，但 T_1 的缩短使信号强度增加，而 T_2 的缩短使信号强度减弱。在低浓度的情况下，T_1 的缩短占绝对优势；在高浓度的情况下，T_2 的缩短则更加显著。

图 18-1 是在不同的 Gd^{3+} 浓度(mmol/L)下得出的自旋回波信号强度曲线。所用的顺磁性钆为 Gd-DTPA-BMA(gadodiamide，聚甲基丙烯酸丁酯-Gd-DTPA)复合物。T_1 和 T_2 在 10MHz 下用试管样品测得。图中的阴影表示信号的增强区，这时 Gd^{3+} 的浓度较低，T_1 的作用比较突出。随着浓度的继续增加，T_2 的影响逐渐加大，表现为信号的减小。

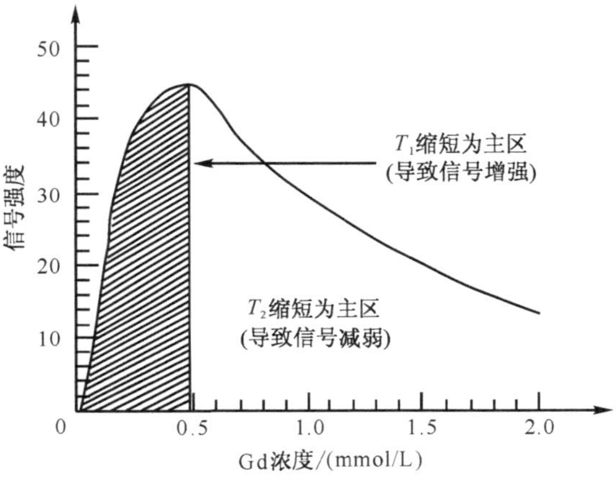

图 18-1　顺磁性造影剂的浓度(mmol/L)与信号强度的关系(自旋回波序列)

第三节　对比度增强剂的配方

对比度增强剂的配方是指顺磁性物质引入生物体时的化学构成形式。由于过量的金属离子进入人体有一定毒性，构成对比度增强剂时必须进行一系列化学、药物学和生物学实验，以确定最佳的药物形式，使之达到既有效又安全的目的。例如，在前面提到的所有金属离子中，钆的顺磁性最强，但由于游离的钆离子对肝脏、脾脏和骨髓均有毒性，就必须与 DTPA 螯合成相当稳定的配合物才能使用。此外，对比剂的配方还与它在体内的分布和代谢有直接关系。

对比度增强剂中具有信号增强作用的成分(如金属离子)可称为 NMR 活性剂。这种活性剂的配方主要取决于它在体内的分布和毒性。一般来说，为了保证对比剂的安全性和有效性，对比剂中还需加入各种类型的赋形剂(excipients)。所谓赋形剂，是指各种无 NMR 活性的化学成分。这些赋形剂必须具有可溶性，以配成一定浓度、黏度和渗透压的溶液。例如，氯酸钠就是经常用来提高渗透压的赋形剂。制剂的渗透性还可通过氧化物来提高。其他类型的赋形剂还被分别用于控制溶液的 pH、延长保存期、保证稳定性以及改变黏度等各种目的。早在 1976 年就有了添加赋形剂来构成造影剂的报告。X 射线 CT 所使用的镧系螯合物就是当时诞生的。

对比剂对其溶液物理性质的要求是：浓度 100mmol/L～1mol/L、黏度 0～3 厘泊($1cP=10^{-3}Pa\cdot s$)和渗透质量摩尔浓度 300～2000mmol/kg(若用渗透浓度时，其单位为 mmol/L)。不仅要求其浓度非常恒定，还要求注入体内的所有成分都必须相当稳定。如果有代谢产物，这些代谢产物也不能有毒性。此外，对比度增强剂的整个剂型至少应在一年的保存期内无菌，同时保证无致热源产生。

在化学中，把一个离子或原子与其他离子或分子以配价键相结合而形成的具有一定特征的复杂化学粒子称为配离子或配分子。又把配离子或配分子组成的化合物称为配合物(coordination compound 或 complex compound)。配合物由中心原子和配体(ligand)所组成。螯合物(chelate compound)是一类很重要的多齿配体配合物。由于它非常稳定，在 MRI 对比度增强剂的构成中获得了广泛应用。通常将生成螯合物从而使配合物稳定性大大提高的现象称为螯合效应(chelate effect)。

在螯合的顺磁性对比剂中，中心离子一般是钆等金属离子。但是，这里所使用的配体却五花八门。为了帮助读者查对，作者将文献中见到的各种配体归纳为 DTPA(无环)类、EDTA(无环)类、大环结构(有环)类和其他结构等 4 类，分别列于表18-3～表 18-6 中。有些配体以及它们所构成的 MRI 对比度增强剂在下面还要加以说明。

表 18-3　MRI 对比度增强剂中的配位体(一)——DTPA 类无环配位体

通　式	结　构　式			缩写词	化学名
	R_1	R_2	R_3		
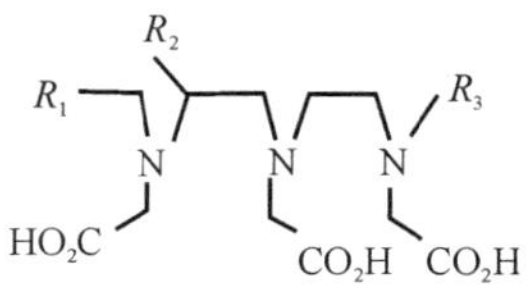	$—CO_2H$	—H	$—CH_2CO_2H$	DTPA	对二亚乙基三胺五乙酸(diethylen-triamine pentaacetic acid)
	$—CONHCH_3$	—H	$—CH_2CONHCH_3$	BMA-DTPA	聚甲基丙烯酸丁酯-DTPA(polybutyl-methacylate-DTPA)
	$—CO_2H$	—H	$—CHCO_2H$ $CH_2OCH_2C_6H_5$	BOPTA	苄氧基丙酸四乙酸(benzyloxypropionatotetraacetic acid)
	$—CO_2H$	$—CH_2C_6H_4OC_2H_5$	$—CH_2CO_2H$	EOB-DTPA	乙氧基苄基单元-DTPA(ethoxybenzyl moiety-DTPA)

表 18-4　MRI 对比度增强剂中的配位体(二)——EDTA 类无环配位体

通　　式	结构式 R_1	结构式 R_2	缩写词	化学名
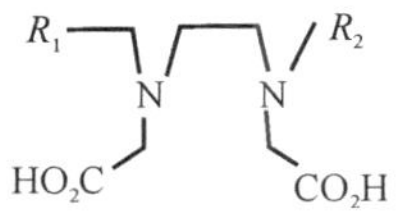	$-CO_2H$	$-CO_2H$	EDTA	乙二胺四乙酸 (ethylene diaminetetraacetic acid)
	$-CH_2N(CH_2CO_2H)_2$	$-CH_2N(CH_2CO_2H)_2$	TTHA	三亚乙基四胺六乙酸 (triethylen tetraaminehexaacetic acid)
	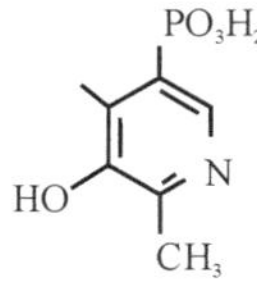	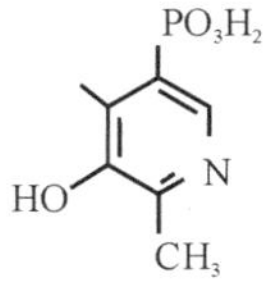	DPDP	二吡啶氧基二磷酸 (dipyridoxyl diphosphate)

表 18-5　MRI 对比度增强剂中的配位体(三)——大环结构类配位体

结　构　式	缩写词	化　学　名
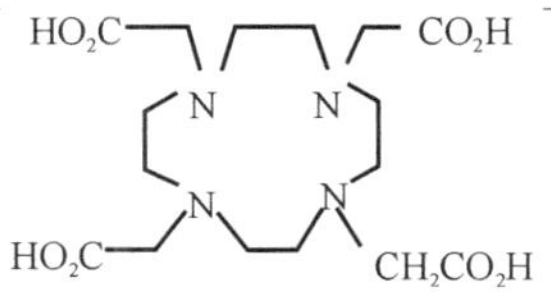	DOTA	1,4,7,10-四氮杂环十二烷-1,4,7,10-四乙酸 (1, 4, 7, 10-tetraazacyclododecane-1, 4, 7, 10-tetraacetic acid)
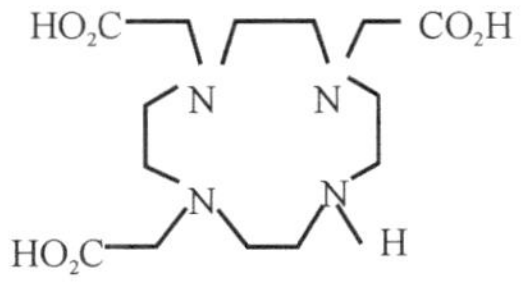	DO3A	1,4,7,10-四氮杂环十二烷-4,7,10-三乙酸 (1,4,7,10-tetraazacyclododecane-4,7,10-triacetic acid)
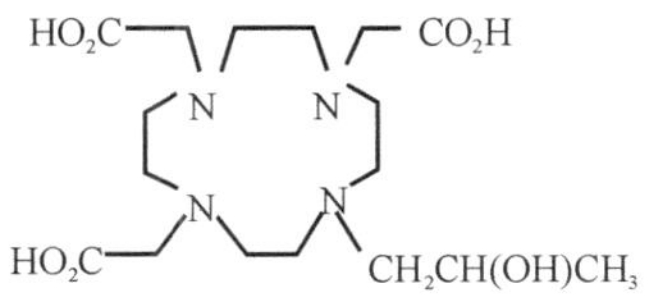	HP-DO3A	1-羟丙基-1,4,7,10-四氮杂环十二烷-4,7,10-三乙酸 (1-hydroxypropyl-1,4,7,10-tetraazacyclodocecane-4,7,10-triacetic acid)
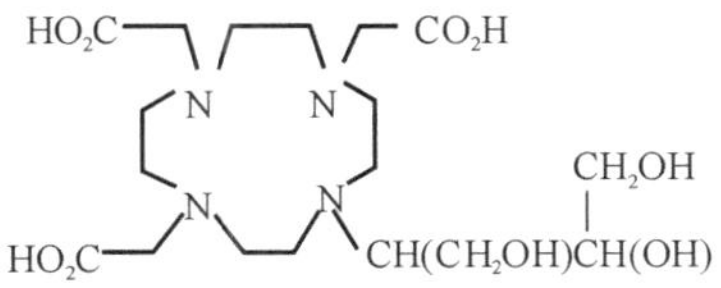	THP-DO3A	1-三羟丙基-1,4,7,10-四氮杂环十二烷-4,7,10-三乙酸 (1-trihydroxypropyl-1,4,7,10-tetraazacyclodocane-4,7,10-triacetic acid)
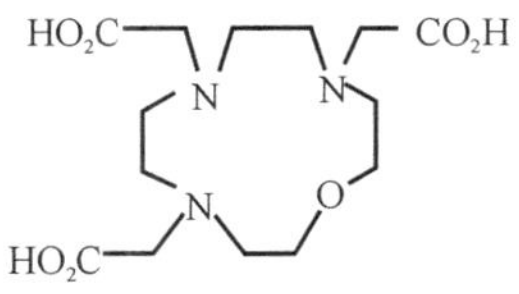	DOXA	1-氧杂-4,7,10-三氮杂环十二烷-4,7,10-三乙酸 (1-oxa-4, 7, 10-triazacyclododecane-4, 7, 10-triacetic acid)

续表

结　构　式	缩写词	化　学　名
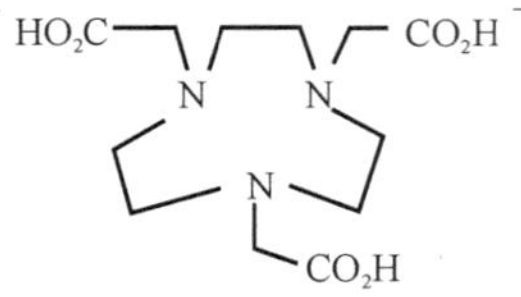	NOTA	1,4,7-三氮杂环壬烷-1,4,7-三乙酸 (1, 4, 7-triazacycolononane-1, 4, 7-triacetic acid)
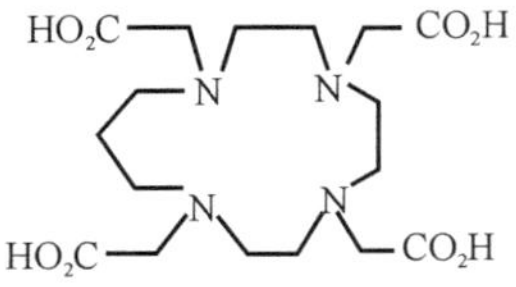	TRITA	1,4,7,11-四氮杂环十三烷-1,4,7,11-四乙酸 (1,4,7,11-tetraazacycolotridecane-1,4,7,11-tetraacetic acid)
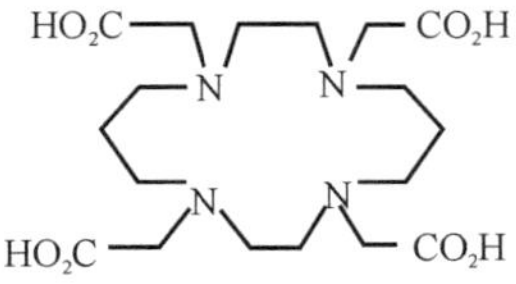	TETA	1,5,8,12-四氮杂环十四烷-1,5,8,12-四乙酸 (1,5,8,12-tetraazacycolotetradecane-1,5,8,12-tetraacetic acid)
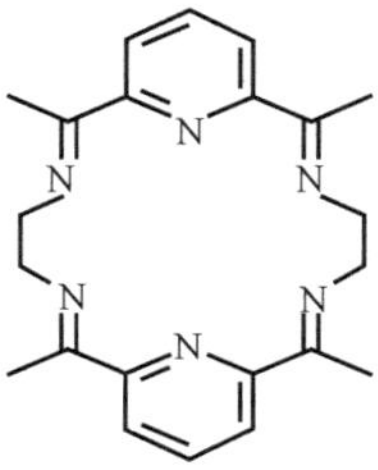	HAMs	六氮杂大环类 (hexazamacrocycles)

表 18-6　MRI 对比度增强剂中的配位体(四)——其他结构配位体

结　构　式	缩写词	化　学　名
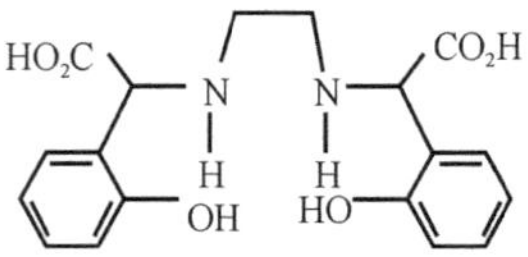	EHPG	N,N′-亚乙基双(2-羟苯基)甘氨酸[ethylenebis(2-hydroxpheny)glycine]
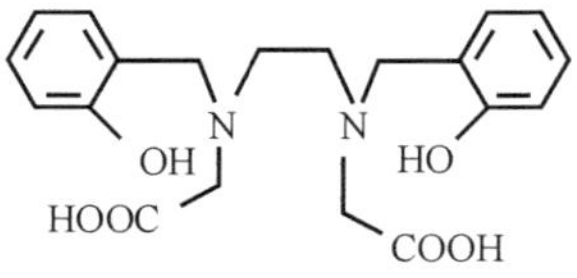	HBED	N,N′-亚乙基双(2-羟苯基)-N,N′二乙酸 [N, N′-bis (2-hydroxybenzyl) ethylenediamine-N, N′-diacetic acid]
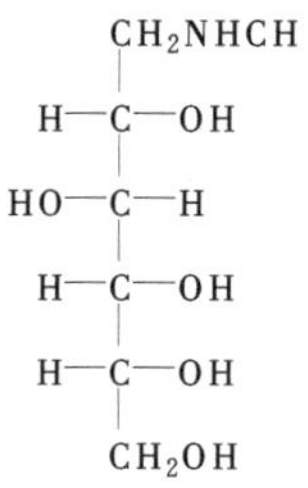	NMG	N-甲基葡胺(N-methylgluamine) 或：葡甲胺(Meglumine)

续表

结　构　式	缩写词	化　学　名
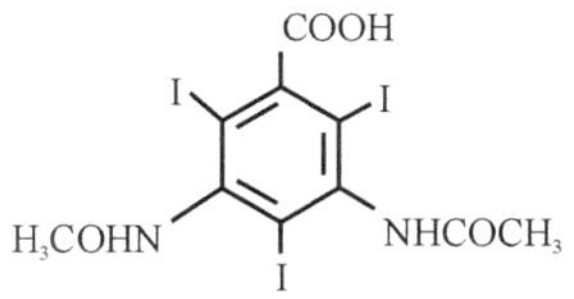		3,5-二乙酰胺-2,4,6-三碘苯甲酸 (3, 5-diacetamido-2, 4, 6-triiodobenzoic acid) 或： 泛影酸(diatrizoic acid)
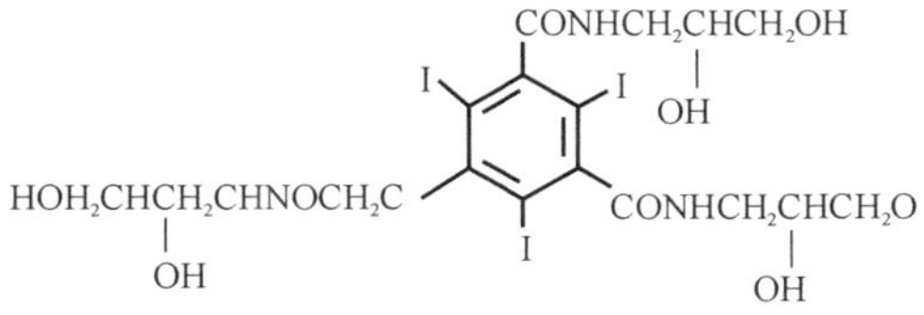		5-[乙酰基(2,3-二羟基丙基)氨基]-N,N'-双(2,3-二羟丙基)-2,4,6-三碘-1,3-苯二甲酰胺 或： 约海克所(Iohexol)
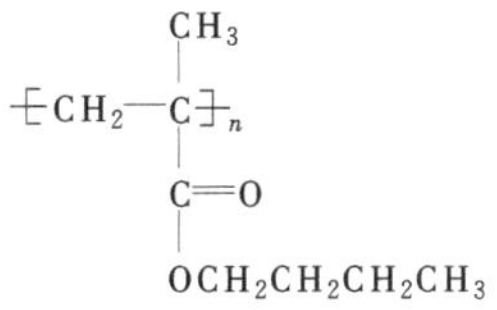	BMA	聚甲基丙烯酸丁酯 (polybutylmethacylate)
$\text{-[}CH_2OCH_2CH_2N(CH_2COOH)_2]_2$	EGTA	乙二醇二(2-氨基乙醚)-N,N,N',N'-四乙酸 [ethylene glycol-bis(2-aminoethyl ether)-N,N,N',N'-tetraacetic acid]
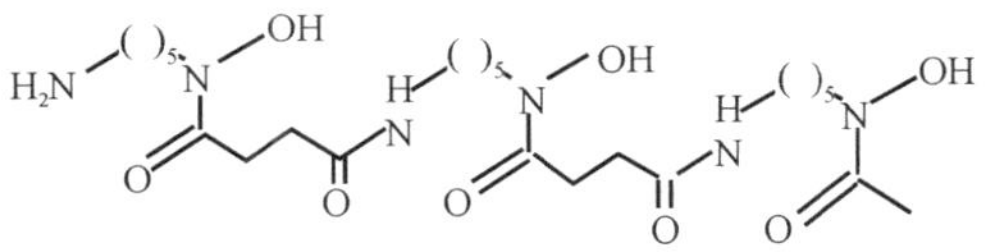	DFX B	去铁胺 B (desferrioxamine B)

在金属螯合物中，还经常以钙盐或钠盐的形式加入足够的自由配体或者钙与配体的复合物来束缚其中过量的自由金属离子。例如，$(NMG)_2$-Gd-DTPA 和 NaCr-EDTA(铬化钠-乙二胺四乙酸)二者作为 MRI 对比度增强剂使用时，就是为了降低自由金属离子的毒性，其组成形式中采用了过量的配位体。此外，顺磁性的螯合物还常以季铵盐的形式组成。胺或氨基糖质子化(protonated)后在这里提供一个带正电荷的阳(平衡)离子。甲基葡胺及赖氨酸离子就是典型的例子。这些阳离子使 $Gd(DOTA)^-$ 和 $Gd(DTPA)^{2-}$ 等金属螯合物阴离子复合体的毒性大大降低。

第四节　对比度增强剂的生物学特性

生物学特性是指药物在体内的分布、代谢、毒性、排泄和清除等一系列生物过程。MRI 对比度增强剂的关键生物学特性是其分布和毒性。它们也是一种对比剂能否使用的决定因素。下面就讨论这方面的有关问题。

一、体内分布

1. 药物动力学

对比度增强剂在体内的分布或到达特定器官的效率是由许多因素决定的，其中在血管内外建立平衡的时间和它的隔室化分布起重要作用。而它在体内重新进行分布的动力学特性又确定了对比度增强剂对目标器官的增强程度。一般说来，一个器官组织的增强效果取决于血供多少、有无毛细血管内皮细胞间隙和血管外间隙的大小等因素。显然，组织的血流量越大、毛细血管通透性越好、血管外的间隙越大，组织的增强效果就越明显。病变组织因上述因素和正常组织不同而导致增强效应。

表 18-7 列出了几种常用对比度增强剂的动力学特性。表中的 V_d 是根据血中浓度和注入的药物总量推算出的药物分布容积；分布相半衰期为双隔室模型的中央隔室中药物浓度降为一半所需的时间；消除相半衰期是指血液、血浆和血清中药物浓度降至一半所需的时间；肾脏清除率和血浆清除率都是反映药物从体内清除快慢的指标。清除率越小，表明药物在体内的作用时间越长。

表 18-7　MRI 对比度增强剂的动力学特性

对比度增强剂名称	神经系统用量	V_d /(L/kg)	分布相半衰期/min	消除相半衰期/min	肾脏清除率[ml/(min·kg)]	血浆清除率[ml/(min·kg)]
甲基葡胺泛影酸盐	306mg/kg	0.19	6.8	155.6	1.76	未确定
Iohexol(约海克所)	375mg/kg	0.27	21.5	123	128(ml/min)	127(ml/min)
$(NMG)_2$-Gd-DTPA	0.1mmol/kg	0.27	7.2	94.8	1.76	1.94
(NMG)-Gd-DOTA	0.1mmol/kg	0.17	7.2	91.2	未确定	1.31
BMA-Gd-DTPA	0.1mmol/kg	0.19	3.7	77.8	1.70	1.78
HP-Gd-DO3A	0.1mmol/kg	0.20	12.0	94.2	1.41	1.50

2. 几种对比度增强剂的体内分布特点

表 18-7 中的$(NMG)_2$-Gd-DTPA 是研究和应用最多的对比度增强剂之一，(NMG)-Gd-DOTA(Gadoterate meglumine，商品名为 Dotarem)次之。上述两种对比剂是目前广为接受的细胞外离子型对比度增强剂，它们的清除及排泄途径大致相同。BMA-Gd-DTPA 和 HP-Gd-DO3A(gadoteridol 或 ProHance)是新开发的细胞外非离子型对比度增强剂。它们与熟知的碘造影剂类似，在人体中将很快被冲释并经肾脏排出。这类细胞外型对比度增强剂在软组织中的分布效率非常高，因而有助于大范围中枢神经系统疾病的诊断。

BMA-Gd-DTPA 和 HP-Gd-DO3A 等离子型和第二代细胞外非离子型对比度增强剂在体内的排泄速度很快，因而不易被细胞摄入。这类对比剂不能用于心脏灌注、脑灌注或血池的观察研究，因为上述实验往往要求对比剂在血管内有大约几小时的保留时间。各种聚乙烯、蛋白质和糖基对比剂的发展，将满足这方面的需求。优化血浆保留时间并充分考虑到 MRI 成像对信号增强的需要，是当前对比度增强剂应用研究的主题。

Gd-DTPA 是目前使用最多的一类对比度增强剂，通常按 0.1mmol/kg 的剂量静脉给药，其增强效果可维持 45min 左右。它不能通过完整的血脑屏障，也不进入毛细血管屏障的其他组织，如脊髓、眼及睾丸等。该对比剂口服不被胃黏膜所吸收，更不能进入红细胞或附着于血红蛋白上，因而只限于在血浆中运输。Gd-DTPA 的注射剂量与组织浓度之间存在线性关系，其分布容量与细胞外间隙容量完全一致。它在分布上无特殊的靶器官，或者说它是一种无专一性分布的对比剂。Gd-DTPA 在各种组织中的分布主要因组织血供和微血管通透性的不同而异。

二、清除和排泄

常用的 MRI 对比剂为非特异性对比度增强剂。这种对比剂的特点是组织选择性低、血浆中的半衰期短及仅通过细胞间隙分布等。它们从体内的清除既可通过肾小球滤过，也可经其主动分泌，或者二者兼而有之。细胞外液中的对比剂被清除的速度或肾脏的清除率和排除率，主要取决于对比度增强剂的分子质量。肾小球滤过时只能截留分子质量在 40kDa 以上的分子或基团。所有分子质量低于此值的复合物很快从细胞外间隙清除(经肾脏排泄)，清除半衰期大约为 100min。对比剂的亲脂性以及它所携带的电荷对减慢其清除速度起重要作用。

在心脏和血管疾病的成像中，经常要用所谓的血池成像对比度增强剂。一般要求这种对比剂的清除速度非常缓慢。但随着血浆保留时间的延长，它在肝胆系统的清除和排泄也将变慢，这使毒性金属离子在肝中的沉积增多，容易产生慢性中毒。人们已经找到一些解决这类问题的方法，例如，用多熔素、清蛋白和葡聚糖等能降阶的聚合物与某些螯合物(总分子质量在 30kDa 以上)一起作配体。这些聚合物降阶后，便可以通过脂键或酰胺键等的水解，以小分子质量螯合物碎片的形式从肾脏清除和排泄。

Gd-DTPA 主要由肾小球滤过，以原形从肾脏随尿排泄，也有少量分泌于胃肠道后随粪便排出。据测定，静脉给药后的 5min 内，Gd-DTPA 在血中的浓度即达峰值，而后开始下降。其分布相半衰期和消除相半衰期分别为(12±8.4)min 和(96±7.8)min。静脉给药 3h 后，约有 80%的药物从尿中排泄。7d 后，Gd-DTPA 的尿中排出量达 90%，另有 7%随粪便排出、0.3%滞留于器官(肝脏 0.08%、肾脏 0.1%)。

三、毒　　性

同其他药物制剂一样，一种 MRI 对比度增强剂在投入临床以前也要进行有关的安全性评价即毒理学评价。毒理学评价通过毒性试验来进行。其目的是确定其潜在毒性、阐明其毒性机制以及获得有关使用风险的数据等。

1. 毒性试验

药物的毒性来源是多方面的，而且与给药的速率和途径有关。毒性有急性、慢性和亚急性之分。急性毒性(acute toxicity)是在一定时间范围(可达 24h)内一次或多次大剂量快速给药后在实验动物身上观察到的毒性反应。需要指出的是，急性中毒的结果不一定就是死亡。死亡只是急性中毒的表现之一。

慢性毒性(chronic toxicity)是按一定的剂量反复给药后在一段很长的时间(数周至几年)内观察到的药物中毒反应。这种评价要建立在适当的动物实验模型基础之上，其结果可作为将来确定给药剂量的依据。各种治疗性药物比诊断性制剂更需要进行慢性毒性试验。

亚急性或亚慢性的毒性(subacute toxicity 或 subchronic toxicity)是在 24h 以上(一般不超过实验动物寿命的 10%)的时间内，通过多次给药而观察到的中毒反应。这是一种介于急性和慢性试验之间的测试方案。MRI 对比度增强剂的确立须进行 21～28d 的亚慢性毒性试验。

2. 化学药品在体内的作用及其毒性机制

化学毒性是指化学药品内部某种特殊结构的外在表现。这种毒性能使生物体的结构和功能发生改变。MRI 对比度增强剂作为一种特殊的化学药品，在体内必然表现出一定的毒性。

化学药物的毒性经常被视为不同化学成分在体内相互作用的结果。例如，生物膜渗透性的改变以及血管容积过载引起的心血管效应等。药物的免疫反应、致癌性、诱变性以及畸变性等生物特性也与药物成分之间的相互作用有着直接联系。但是，药物所表现出的这种化学相互作用有时不一定马上被认识。

根据使用的剂量，MRI 对比剂可表现出多方面的毒性，例如，抑制血小板聚集、影响红细胞的脆性和变形性、抑制溶菌酶和乙酰胆碱酯酶的作用等。下面讨论其机理。

我们已经知道，顺磁性 MRI 对比度增强剂一般是某种金属离子与一个或几个配体键合而成的金属配合物。金属离子和配体都存在固有毒性，但在体内这种毒性的显示取决于内源性金属离子和配体(如蛋白质或其他辅助因子)与对比剂各成分的结合能力。此外，配体和它的金属螯合物对体内的各种酶促过程都很敏感，例如，水解、氨解、酯解及氧化或还原等。在这些过程的作用下所产生的代谢产物，其生物分布可能与原始化合物根本不同。

金属螯合物离解后释放出对人体毒性很强的游离金属离子。这些离子的毒性，与它的电荷数、亲脂性和亲水性以及它与供体原子的亲和力等因素有关。除上面提到的影响因素外，离解出的游离配体的毒性还取决于它们与体内一些重要金属离子的结合能力，如 Zn^{2+}、Cu^{2+}、Fe^{2+}、Fe^{3+}和 Ca^{2+}等。显然，如果体内有关金属离子大量地被游离配体所俘获，其后果也是严重的。

3. 对比度增强剂的毒性

如果药物在体内产生的代谢物是无毒的且能很快排除掉，这种代谢就可能是有益的。然而，在某些情况下，一种代谢产物可能比它的原始化合物毒性更大。通过静脉注入的药物有可能在血浆中就被酶或靶器官所代谢，但有些药物则基本不变形，$(NMG)_2$-Gd-DTPA 和 BMA-Gd-DTPA 类 MRI 对比剂就是这样的药物。

下面以钆顺磁性对比剂为例来说明 MRI 对比剂对人体的毒性。

钆顺磁性对比剂对 MRI 的有效成分为钆离子。正常人体内钆离子含量极微。因此，少量自由钆离子进入体内即可产生毒副作用。首先，钆离子可和血清蛋白结合而形成胶体，这些胶体被血管网状内皮系统吞噬后分布于肝、脾、骨髓等处，引起这些组织器官的中毒反应(如肝细胞坏死)。其次，钆离子可同 Zn^{2+}、Cu^{2+}、Ca^{2+} 等内源性离子竞争各种受体结合点，从而干扰正常细胞代谢。此外，自由钆离子一旦进入体内就会造成沉积，其清除是非常困难的，这将进一步加重其毒性。例如，静注 $GdCl_3$ 一周后，仍有98％的 Gd^{3+} 滞留于体内，并主要集中在肝脏(60％)和脾脏(25％)两脏器。

自由钆离子与 DTPA 相螯合后毒性作用大为减小。Gd-DTPA 的螯合越稳定，就越有利于降低其毒性。它在体内的螯合稳定性常用钆选择性稳定常数 K_{set} 来表达。K_{set} 既与 Gd-DTPA 的体外热力学稳定常数 K_{therm} 有关，又与体内的 pH、其他金属离子及化学键等因素相关。例如，Zn^{2+}、Cu^{2+} 和 Ca^{2+} 等离子就可从螯合物中置换出 Gd^{3+}，使其成为自由钆离子。可见这些离子的存在是螯合稳定性的重要限制因素。但是，如果在 Gd-DTPA 溶液中加入适量 Ca^{2+} 与 DTPA 的螯合物，就可减少上述置换反应的发生机会。此外，Gd-DTPA 的 K_{set} 还与静脉半数致死量 LD_{50} 密切相关。上述事实表明，自由钆离子的药物代谢及分布特性与被螯合的钆明显不同。

目前，成像所用的顺磁性微粒对比度增强剂已经推出。一般来说，直径小于 5μm 的微粒即可通过肺脏。直径在 5nm～5μm 之间的微粒可经肝脏、脾脏、骨髓、淋巴和肺的网状内皮系统清除。据初步观察，人类使用超顺磁性氧化铁微粒后可引起剂量依赖性血压降低，但还未发现心律不齐、心输出量不足、动脉系统及内皮损伤的证据。

4．Gd-DTPA 的用药安全性

Gd-DTPA 的 LD_{50} 为 20mmol/kg 左右。按 0.1mmol/kg 使用剂量计算，其安全指数(半数致死量/有效剂量)高达 200，而 X 射线 CT 增强成像用含碘造影剂的安全系数仅 8～10。Gd-DTPA 的毒副作用与其中的自由钆离子数、自由键数、渗透压及其制剂中其他成分的含量有关。

钆中毒严重时可出现共济失调、神经抑制、心血管及呼吸抑制等症状。Gd-DTPA 的神经毒性是个引人注意的问题，但其影响大小尚无定论。一般认为，至少在血脑屏障破坏区，钆螯合物的积聚能引起一定程度的神经细胞代谢改变。实验研究的结果表明，Gd-DTPA 经颈静脉快速团注给药可引起心血管抑制性反应，但在 Gd-DTPA 溶液中加入钙离子后这些副反应减轻，提示此类副反应可能与 DTPA 键和自由钙离子的结合有关。

对于肾功能不全的病人，由于肾小球滤过率下降，可使 Gd-DTPA 的体内代谢特性发生改变、消除相半衰期延长，钆离子被置换的可能性亦大大增加。有人发现，肌酐清除率小于 20ml/min 的病人，其 Gd-DTPA 血浆半衰期可长达 30h。此外，肾近曲小管细胞内的一种溶酶体酶(β-NAG)可在 Gd-DTPA 注药后 3h 内轻度升高，提示肾近曲小管的损伤性改变。因此，对肾功能不全的病人，增强成像时应尽可能选用其他 K_{set} 较大的制剂，必要时注药后经透析除去有关分子。

临床上 Gd-DTPA 的安全性较高。统计资料表明，外周静脉给药的副反应发生率仅 2.4％，主要表现为一过性头痛、血管扩张、头晕、寒战、恶心呕吐等。该反应一般较轻。常规剂量的 Gd-DTPA 给药后，少数受检者血清中的铁离子和胆红素可有轻度升高，但一般在 24h 内恢复。当受检病人有癫痫病史、脑肿瘤和脑炎等破坏血脑屏障的病变时，Gd-DTPA 给药后可能诱发癫痫。

Gd-DTPA 出现严重副反应的几率为 1/450 000～1/350 000，远低于碘造影剂。出现严重副反应的受检者常有呼吸道疾病史或哮喘及过敏史。反应症状主要有呼吸急促、喉头水肿、过敏样反应、低血压、支气管痉挛、肺水肿以及缺氧等，可引起脏器组织的永久性损伤乃至致死。

妊娠期间使用大剂量 Gd-DTPA 可引起胎儿发育迟缓、体重减轻及某种神经系统障碍。动物实验发现，每日按 0.5mmol/kg 给药时，家兔胚胎可出现骨骼和腹部脏器畸形。因此，妇女妊娠期间不宜使用 Gd-DTPA 进行增强成像。此外，Gd-DTPA 还可穿越胎盘，并能分泌至乳汁中。24h 后，乳汁中 Gd-DTPA 含量降到极低水平。为此，有人建议，哺乳期的妇女给药后至少在 24h 内禁止哺乳，并要设法排出泌有 Gd-DTPA 的乳汁。

四、渗 透 性

正常血浆的毫渗透摩尔浓度为 290mOsmol/kg。静脉注药后产生的毒性与血浆的渗透平衡改变有关。一般将这种机制的毒性称为渗透毒性。静脉注射高渗药物将很快增加血清的渗透性。即使是葡萄糖或甘露醇等反应比较温和的化学药品，当注射浓度过大时，也会因血清的渗透性改变而引起所谓的高渗性休克。它的临床表现为低钠血症、高钾血症或肾衰。高渗药物的大量注入还有可能瓦解血脑屏障，引起严重的呕吐甚至死亡。机体对渗透负荷的自然反应，是迅速通过细胞内外水的扩散进行稀释，并伴随尿中渗透性活性物的排泄。

MRI 对比度增强剂通常是由两个或更多的带电离子组成的，因而它对血浆渗透性有一定程度的影响。例如，$(NMG)_2$-Gd-DTPA 就是三个离子的对比剂，它在正常用药浓度(注射液浓度)下就可提供高达 2000mOsmol/kg 的毫渗透浓度。但是，由于目前所用的 MRI 对比度增强剂主要为非离子型制剂，其渗透性还是比较低的。表 18-8 给出了几种 MRI 对比剂的渗透性数据(假设循环的血浆总量为 2.5L)。

表 18-8 MRI 对比度增强剂的渗透性

对比度增强剂	储备液 /(mOsmol/kg)	剂量 /ml	血浆渗透性变化率 /%
$(NMG)_2$-泛影酸盐	1500	150	+24
Iohexol(碘六醇)300	616	150	+9
$(NMG)_2$-Gd-DTPA	1940	10	+2
BMA-Gd-DTPA	780	10	+1

第五节 常见对比度增强剂的药剂学

MRI 对比度增强剂的发展是从 Gd-DTPA 和 Mn-EDTA 等低分子质量顺磁性金属螯

合物开始的。近年来，它的开发和应用有了极大进展。已经对聚合物、金属卟啉、稳定有机自由基、脂质体、金属微粒、分子氧以及单克隆抗体(包括特异性蛋白、蛋白质片段和多肽)螯合物等潜在对比剂进行了卓有成效的研究。目前的发展正朝着提高制剂的靶向性和延长作用时间等方向发展。本节将目前开发的金属盐、金属螯合物、生物大分子制剂以及微粒型制剂等四类 MRI 对比度增强剂归纳起来加以介绍。

一、金属盐对比度增强剂

1978 年，劳特伯首先将 $MnCl_2$ 注入实验犬的体内，以增强其心肌的 MRI 对比度。因此，顺磁性的锰盐是最早用于生物体的对比度增强剂。锰离子具有 5 个非成对电子，在过渡金属中它的电子-自旋弛豫时间最长。

过渡金属是哺乳类动物的基本营养元素。医学上已经对它们在体内的分布规律进行了详尽地研究。现在知道，过渡金属是作为微量元素而存在于体内的。大量的过渡金属进入体内会导致中毒。例如，过量的铁引起所谓的地中海贫血症，过量的铜则导致肝豆状核变性疾病的发生。在进行 MRI 对比剂的研制时，必须考虑这一首要问题。

铁离子也含有 5 个非成对电子，但它对质子弛豫的增强作用远没有锰离子强。柠檬酸铁铵(ferric ammonium citrate 或 Geritol)正在被用做胃肠成像的对比度增强剂。然而，这种铁离子对比剂在胃肠 MRI 中所需的注入量非常大，因而有关它的进一步研究已经中断。此外，焦磷酸锝(technetium pyrophosphate)和焦磷酸铁(ferric pyrophosphate)均对梗死心肌中的钙沉积有较好的亲和力，因而已被试用于急性心肌梗死的增强成像。焦磷酸铁用作 MRI 对比剂时的有效剂量为 350mg/kg，但当其增至 190mg/kg 时，即可观察到明显的呼吸道中毒症状。因此，焦磷酸铁的应用将受到一定限制。

铁和锰的生物作用早已明了。三价铁主要通过血红蛋白、转铁蛋白、铁蛋白及其他蛋白转运和存储。据测定，体内锰的含量为 8～9μg/L。它在体内主要分布于线粒体中，在肝、肾、心脏和胰腺等器官均可检测到。体内代谢库中，简单的金属盐($MnCl_2$ 和 $FeCl_3$ 等)以及过渡金属螯合物的少量增加(MRI 对比度增强剂的用量)，对机体并不产生大的影响。

氯化钆($GdCl_3$)作为质子弛豫增强制剂应用时的有效性早已证明。但是，它在体内的分布以及毒性问题至今没有阐明。因此，它的进一步应用目前还难以展开。

对于镧系金属盐的生物体内分布和毒性，已经有了几十年的研究历史。一些亚慢性的实验结果证实，有些螯合物能加速镧系元素从体内的排除过程。从分布和清除率来看，镧系元素同 NTA(次氮基三乙酸)的螯合作用较弱，而同 EDTA 的螯合作用很强。强螯合物几乎完全从肾脏排出。弱螯合物则主要在肝、胰腺和骨中沉积，即与未螯合的镧系金属离子分布规律相同。

二、金属螯合物对比度增强剂

金属离子能够与许多所谓的“供体”相结合，通过金属阳离子和配位体之间以配位共价键的键合作用而形成金属螯合物。基础化学知识告诉我们，任何配合物都由中心原子和配体所组成。这里的中心原子多为过渡金属。配体中直接以配价键与中心原子结合的原子称配位原子或键合原子，配合原子的个数叫做配位数(coordination number)。可见配价键是由公用电子对组成的。金属离子(中心原子)周围所能得到的共价键的个数决定配位界(coordination sphere)以及给定金属离子的配位数。常见离子的配位数为 2、4、6，尤以 4 和 6 为多。过渡金属离子的配位数为 6，镧系金属的配位数在 8～12 之间。

金属离子被螯合后其弛豫特性降低，在配位饱和的情况下尤其如此。所谓配位饱和，是指顺磁性离子的第一配位界(内配位界或内界)上没有开放的结合点可供利用的情形。这时顺磁性离子所束缚的水分子个数也减少，从而使它的弛豫特性发生变化。但是，只要第一配位界内还有一个水分子，其弛豫特性就得以保持。钆和镝的 T_2^* 弛豫特性不受金属离子同螯合配位体配位的影响，也不受内配位界束缚水分子的影响。它们的 T_2^* 磁敏感性对比度由对比度增强剂在血管内外的隔室化分布所决定。这种隔室化有可能使周围组织中水质子的相位相干彻底丧失，造成重 T_2 或 T_2^* 加权像中信号强度的降低。

顺磁性过渡金属和镧系金属离子与其他各种配位体螯合后对水质子弛豫时间的影响理论已经建立。但是，关于减少第一配位界内结合的水分子数就能使周围溶剂中水质子的弛豫过程大大改变这一事实，目前还没有很好的解释。许多使用 Gd-EDTA 和 Gd-DTPA 螯合物进行的试管内实验证实，当螯合形式使得第一配位界上的水分子数减少、并使其弛豫增强效果降低时，这些螯合物依然可作为很有效的对比剂使用。

从第一配位界内彻底去除水、使金属螯合物配位性饱和之后，螯合物并未完全丧失对比剂的功能。推测是外配位界(外界)的弛豫在起作用，但其机制尚不明确。对于锰与 EDTA、EGTA(乙二醇二四乙酸)和 NOTA(四氮杂环十二烷四乙酸)的螯合物正在加紧研究。初步结果提示外配位层的相互作用、平移扩散以及氢的键合都是重要因素。

MRI 新对比度增强剂的合成主要围绕足够低的毒性和足够高的临床效率(改变组织弛豫特性的能力)两个目标。了解金属螯合物形成和解离过程中化学键及平衡过程的有关知识，对于开发新的金属螯合物对比剂以及安全应用现有对比剂两个方面都很重要。

现将常见顺磁性对比度增强剂(金属盐及金属螯合物)的弛豫特性归纳于表 18-9～表 18-11 中。表中的 r_1 是前面介绍过的 T_1 浓度弛豫率。所有配体的化学结构和全名可查阅表 18-3～表 18-6。

金属螯合物的毒性主要来自以下几方面：螯合解离和金属转移作用形成的自由金属离子；螯合解离时产生的自由基；完整的金属螯合物和代谢过程。

三、生物大分子对比度增强剂

小分子对比度增强剂的缺点是血管内停留时间短，如 Gd-DTPA 首次通过血管床后就有约 50%扩散至血管外间隙。与此相反，大分子(分子质量＞20 000)血池对比度增强剂却能在血管内保留较长时间(＞60min)，这就为 MRI 的一些深层次应用奠定了基础。因此，近年来大分子造影剂的发展已引起业界重视。

表 18-9　顺磁性金属盐及其螯合物的弛豫特性(一)——钆离子(Gd^{3+})

配体缩写	对比度增强剂别名	r_1 [(mmol/L)$^{-1}$s^{-1}]	频率/MHz	测量温度/℃
水合铁		9.1	20	35
EDTA		6.6	20	35
DTPA	gadopentetate dimeglumine(钆喷酸葡胺)①	4.1	20	35
BMA-DTPA	gadodiamide(钆双胺)②	4.6	10	37
BOPTA	gadobenate dimeglumine(钆苄氧基丙酸四乙酸)	4.4	20	37
EOB-DTPA		5.3	20	39
TTHA		2.0	20	37
NOTA		5.9	20	37
DOTA	gadoterate meglumine(钆特酸葡甲胺)③	3.4	20	37
DO3A		4.9	20	40
HP-DO3A	gadoteridol(钆特瑞醇)④	3.7	20	37
TETA		2.1	20	37
HAM		9.7	20	37

注：①Gd-DTPA 同 NMG(*N*-methylglucamine，N-甲基葡胺，别名为 meglumine)进一步螯合后形成$(NMG)_2$-Gd-DTPA(gadolinium diethylentriaminepentaacetic acid dimeglumine 或 gadopentetate dimeglumine)，其别名是钆喷酸葡胺，商品名为马根维显(Magnevist)，德国先灵(Schering)公司产品。

②Gd-DTPA 同 BMA(polybutylmethacylate，聚甲基丙烯酸丁酯)进一步螯合后形成 BMA-Gd-DTPA，其别名为钆双胺(gadodiamide)，商品名为欧乃影(Omniscan)，原奈克明(Nycomed)公司(现属 Amersham Health 即安盛药业)产品。

③Gd-DOTA 同 NMG 进一步螯合后形成 NMG-Gd-DOTA(gadoterate meglumine)，其别名是钆特酸葡甲胺，商品名为 Dotarem，法国加柏(Guerbet)公司产品。

④Gd-HP-DO3A 的别名为钆特瑞醇，商品名为 ProHance，Bracco 公司产品。

表 18-10　顺磁性金属盐及其螯合物的弛豫特性(二)——锰离子(Mn^{2+})

配体缩写	r_1 [(mmol/L)$^{-1}$s^{-1}]	频率/MHz	测量温度/℃
水合铁	8.0	20	37
EDTA	2.9	20	35
DTPA	1.3	20	35
DPDP①	2.4	10	37
DOTA	1.1	20	37
NOTA	1.6	20	25

注：① Mn-DPDP 的别名为锰福地吡三钠(Mangafodipir)，商品名为泰乐影(Teslascan)，化学组成为 $C_{22}H_{27}MnN_4Na_3O_{14}P_2$，原奈克明(Nycomed)公司(现属 Amersham Health 即安盛药业)产品。

表 18-11　顺磁性金属盐及其螯合物的弛豫特性(三)——铁离子(Fe^{3+})

配体缩写	r_1 [(mmol/L)$^{-1}$s^{-1}]	频率 /MHz	测量温度 /℃
水合铁	8.0	20	35
EDTA	1.8	20	37
DTPA	0.7	20	37
EHPG	1.0	20	37
HBED	1.0	20	37
去铁胺 B	1.8	20	37

大分子血池性对比剂至少有以下潜在应用价值：评价组织的血流灌注水平(对于急、慢性心肌缺血意义更大)；评价神经系统以外体部血管的通透性(肿瘤、炎症和感染早期表现出的血管通透性异常与正常组织均一、相对稳定的持续增强明显不同)；应用于增强 MRA 可大大提高图像质量。但是，多数大分子造影剂还存在有免疫反应、在体内非特异潴留等缺点。MS-325 是目前唯一进入临床试用的血池造影剂。它进入血液后 80%～96% 的注射量与血浆自身的清蛋白可逆性结合，使造影效率提高 6～10 倍。MS-325 最终从肾脏排出。

已用于 NMR 信号载体的生物大分子范围很广，它至少包括微肽、蛋白质(清蛋白、免疫球蛋白、纤维蛋白原和单克隆抗体)、脂类、多糖及聚合物等。螯合的顺磁性离子和超顺磁性微粒等已被直接或间接地连接至这些载体。

尽管使对比剂同生物大分子相连并不是一件很难的事，但这一过程却容易使大分子的结构和固有功能发生改变。在不利用大分子生物活性的场合，尚可接受直接进行合成的方案。但是，在以保持大分子生物活性为对比剂设计目的的应用场合，借助中间载体来连接螯合物的方案可能更合适。目前，上述两种合成方案在对比度增强剂的生成中均有所应用，但大多数研究成果都是采用直接标记大分子的方法而取得的。

许多人将研究重点放在载体或蛋白质键合的 Gd-DTPA 上，并以此来缩短旋转相关时间、改变对比剂的弛豫效果。所用的载体材料可在血管中缓慢清除。然而，这时体内金属离子的交换仍然进行得太快(钆释放亦快)，表明 DTPA 并不一定是所需的最佳配体。在与大分子合成时，有必要开发更加安全和稳定的螯合物。

最近合成了一种间接标记的大分子制剂。在这种制剂中，聚 L-赖氨酸被 60～90 个 Gd-DTPA 分子或 Gd-DOTA 分子 N-酰化后连接至包括抗体和人血清蛋白的蛋白质上。这种由多个 Gd-DTPA 或 Gd-DOTA 与蛋白质合成的化合物叫顺磁性多(聚)螯合(polychelate)体，它是一种非常有希望的配体。成像研究表明，上述钆多螯合体在血浆中的保存时间很长。在肝血池的成像中使用时，它可使肝实质和血管信号的增强时间比单体的$(NMG)_2$-Gd-DTPA 延长 10 倍以上。

对于以聚赖氨酸这样的聚合物为载体的对比剂，其毒性可能产生于机体免疫系统对整个大分子或某个片段的负反应。蛋白质片段可在肽酶的作用下经大分子的代谢分裂而成。另外，人们还担心这里产生的抗体与其他蛋白分子依附于目标组织后使其产生特异性。这是至今这类对比剂尚未进行商业开发的主要原因。

除了提供较长的血浆滞留时间以及生物选择性之外，生物大分子对比剂还能更有效地影响 MRI 对比度。这是因为，一方面通过大分子对比剂可给感兴趣的组织传递更多的信号变化量；另一方面，螯合的顺磁性粒子同大分子，如清蛋白-$(Gd\text{-}DTPA)_n$ 耦合后对浓度弛豫率(r_1)的影响程度要比单一的螯合物，如$(NMG)_2$-Gd-DTPA 或 Gd-DTPA 大许多倍。上述优点可使其应用剂量大为减少。

清蛋白-$(Gd\text{-}DTPA)_n$ 的药物动力学研究表明，该对比剂主要在血池中分布，且它对组织信号的增强程度与血容量成比例。因此，大分子对比剂将在血管成像、血容量成像以及组织的灌注依赖性对比度增强中得到应用。聚赖氨酸-$(Gd\text{-}DTPA)_n$ 是另一种大分子对比剂，它的研究目的主要是血管成像。用兔进行的实验表明，按 0.01～0.08mmol/kg 的剂量静注后便可获得非常好的外周血管像。

四、微粒型对比度增强剂

在放射学中，微(颗)粒型对比度增强剂(particulate contrast enhancing media)早已用于心脏、肺、肝脏、脾、骨髓、淋巴管和胃肠等系统的疾病诊断。近年来，微粒型 MRI 对比度增强剂的研究和开发也获得了极大进展。

微粒型对比剂改变 NMR 信号强度的机制与 T_1 增强、T_2 增强、磁敏感性、化学位移以及物质的抗磁性效应均有关系。由于各种微粒的生物物理特性不同，这类对比剂既能提供正增强的对比度，也可提供负增强的对比度。超顺磁性微粒、黏土微粒以及全氟化学乳剂等是典型的负对比剂，而所有包含顺磁性金属离子的微粒可称为正对比剂。顺磁性微粒常用生物大分子、乳化剂、脂质体等作为载体。这些载体能使通过扩散运动而靠近顺磁性金属离子的水分子之 T_1 弛豫时间缩短。但是，它又有可能使水分子与顺磁性金属离子的接近受到限制，从而导致弛豫特性的降低(油乳剂除外)。

为了增加对比剂的有效性，微粒材料在正常和异常组织间的分布、停留时间以及清除都必须有比较大的差别。另外，一旦定位于某个目标器官，微粒剂还必须改变那些组织的 NMR 信号强度。微粒对比剂的生物分布与常用顺磁性对比剂大不相同，因为它既可以通过吞噬作用进入细胞内，又可以受到血管床的截流作用而分布于血管内，还可依给药途径不同而仅分布在有关的腔室中。这种对比剂的生物分布特点和磁共振特性由微粒的大小、形状、化学成分、电荷、表面覆盖物、疏水/亲水性以及剂型等因素共同决定。

这里，微粒的大小是其生物分布最重要的决定因素。当给药途径为静脉注射时，直径在 20μm 以上的微粒将会在肺泡的毛细血管中驻留。在核医学中，经常采用放射性示踪的氢氧化物集合体、中心球或者清蛋白微粒(直径在 10～20μm 之间)进行肺扫描。MRI 中类似的应用已经开展。研究表明，如果使用直径在 5μm 以下的微粒，就可避免它在肺中的滞留。

网状内皮系统的单核巨噬细胞具有清除杂质的功能，循环中的磁性微粒将由这些细胞清除。80%～90%的单核巨噬细胞分布在肝和脾中，其余存在于骨髓和淋巴结内。其中，肝和脾中的吞噬细胞主要选择 50～500nm 的大粒子，而骨髓和淋巴结中的吞噬细胞首选 10～150nm 的小微粒。吞噬细胞的尺寸选择性可因加入某种药物而受到阻止或限制，从而保证给定器官所需的微粒对比剂分布。

用直接加注于目标体腔的办法还可使微粒对比剂在体内的分布仅限于特定空间。这时定位的有效性与对比剂转运出隔室的速度密切相关。与成像时间相比较，对比剂流出越慢其效率越高。用于胃肠成像的口服微粒对比剂以及用于血管和淋巴系统成像的微粒对比剂就是根据这一原理而开发的。因为经常有新的制剂出现，使微粒制剂的临床应用范围越来越广泛。据预测，这类对比剂将来可能单独应用，也可能同其他细胞外液体制剂联合使用。

微粒对比度增强剂的毒性主要由它的化学、生物、物理特性及其在体内所经历的代谢环境所决定。口服微粒的毒性通常很低。例如，在动物实验中按 16ml 或 32g/kg 的正常成像剂量施用全氟溴辛烷，即 PFOB(perfluorooctylbromide，其别名和商品名分别为 perflubron 和 Imagent 或 Fluoromed)时，未发现任何血液学、肝或肾的毒性症状。当按最大保持量(64ml/kg)给药时，也没有表现出致死性。

Imagent 是一种由脂质覆盖的全氟化碳乳化微粒，其直径为 0.2～0.5μm。它的活性成分就是 PFOB。由于 Imagent 是脂溶性的，静注后它先在肝和脾中积聚。最后，99%以上的剂量将通过肺清除(蒸发)，其余量由网状内皮系统中的吞噬细胞通过血液移出。由此可见，肺为 PFOB 清除的主要途径。但是，口服 PFOB 对比剂却有 95%以上经肠管排出。口服 PFOB 已在几年前获美国 FDA 批准。

微粒对比剂中，微粒的大小、组成、生物分布、停滞时间、代谢以及排除途径等因素都将对其毒性产生影响。因此，如何将静注微粒型对比剂的副作用降至最低程度，是合成化学和药物化学的重大课题。磁性微粒(磁铁矿和铁粒)、复合磁微粒、顺磁性微粒(Gd_2O_3 和 Gd-DTPA-淀粉/右旋糖酐)、脂质体以及乳化剂等材料都已试用在肝、脾和淋巴系统的成像中。目前，除了氧化铁微粒和脂质微粒的毒性已基本明确外，其余这类药物的研究还未超出原型阶段，尤其是有关其毒性的材料尚不完善。

氧化铁磁性微粒通过建立大的双极磁场梯度而起到对比度增强的作用。当水分子通过扩散与其靠近时必然经历这一磁场梯度，从而增强其弛豫。该微粒对 T_1 和 T_2 弛豫过程均有增强，但信号变化幅度与粒子的成分、大小、磁饱和度、成像体素内的微粒浓度以及数据采集参数等因素均有关系。图 18-2 是一种超顺磁性氧化铁的结构示意图。

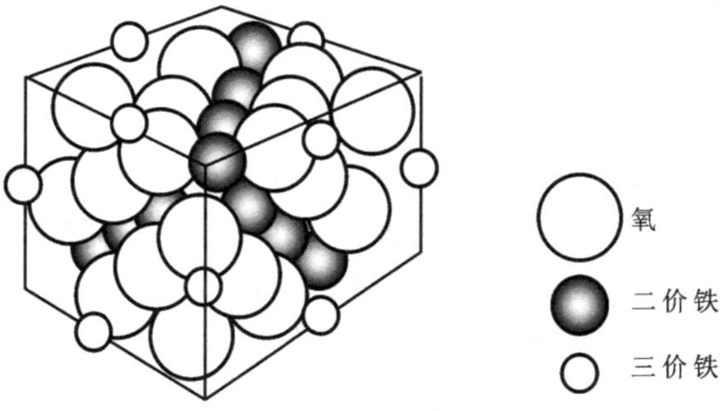

图 18-2　超顺磁性氧化铁(尖晶石晶体)的结构

总的来说，磁性淀粉微球、铁氧化物-右旋糖酐微粒、磁矿石-清蛋白微粒等顺磁性微粒，在 T_1、T_2 加权像上将出现负增强效应，且信号强度的减弱在梯度回波序列或长TE的自旋回波序列中非常突出。因此，它们完全有可能使图像中的器官边界混乱不清。但是，削弱序列的 T_2 或 T_2^* 权重可使图像质量得以改善。

表18-12列出了各种超顺磁性微粒对比剂的应用范围。其中，AMI-25在血中的半衰期为10min(微粒直径大)、AMI-227在血中的半衰期大于200min(微粒直径小)，二者均被小分子右旋糖酐所包裹；AMI-25的85%～95%分布于肝和脾的网状内皮细胞中，而AMI-227除在肝、脾中分布外，还可进入淋巴结及骨髓的吞噬细胞。SHU-55A包裹于羟基右旋糖苷之中，其粒径为4.2nm、血中半衰期3.4～3.6h、临床用量10～20μmol/kg。注射后1h，SHU-55A中80%的SPIO被肝内的Kuoffer细胞所吞噬，强化达高峰(有效时间可持续4～6h)。由于肝肿瘤、脾肿瘤和转移性淋巴结中缺乏吞噬细胞或Kuoffer细胞，使超顺磁性粒子的分布大大减少，这些组织中的信号减弱就不明显(正常肝、脾和淋巴结等组织中SPIO的分布使信号明显下降)。SPIO主要影响组织的 T_2 值，因而能在质子或 T_2 加权像上区别肝、脾和淋巴结等组织中的恶性病变。近年来，人们已开始注意SPIO对 T_1 的缩短作用。研究发现，在700μmol/kg的浓度下即可观察到 T_1 的增强作用(快速注射SHU55A，采用FLASH序列，并于注射后30s内进行实验)。

表18-12 几种超顺磁性对比度增强剂的用途

对比剂名称	用 途	给药途径	微粒直径/nm	备 注
OMP	胃肠道	口服或直肠		
IMP	肝、脾、网状内皮系统	静注		
SHU-55A	肝	静注		先灵公司产品
AMI-25①	肝、脾	静注	50～100	超顺磁性氧化铁微粒(SPIO)
AMI-121	胃肠道	口服或直肠		
AMI-227	肝、淋巴系统	静注	<30(平均20)	超小型超顺磁性氧化铁胶样体(USPIO)
AMI-HS	肝	肝细胞		

①AMI是Advance Magnetic Inc.的缩写，下同。AMI-25在先灵公司为Resovist，在其他公司分别为Feridex(菲立磁)、Biomag和Endorem(欧洲部分国家用名)。商品名为Ferumoxides。

第六节 血管成像用对比度增强剂

MRA是一种无创的磁共振血管显示技术。说它无创，是因为不需要注射对比度增强剂。但是，这种MRA能显示的血管水平很有限。对于首次通过MRA(时间分辨率最高)或稳定状态MRA(空间分辨率最高、成像容积最大)等特殊目的的成像技术，则必须借助于专用的MRA对比剂。研究还表明，MRA的血管背景比值即图像质量将因使用顺磁性对比剂和优化成像序列引起的血液 T_1 值缩短而大大改善。因此，对比增强的

MRA也有一定临床应用潜力。目前，用于血管成像的对比剂有的正在基础研究之中，有的已进入临床前试验，即将投入应用。可以预料的是，将来的MRA将根据不同临床需要而采用不同类型的对比剂。本节综述血管成像用对比剂的种类及其发展状态。

一、概　　述

到目前为止，可用于MRA的细胞外对比剂还仅局限于Gd-DTPA、HP-DO3A、Gd-DOTA和Gd-BMA-DTPA等少数几种非蛋白结合型钆螯合物。但是，几种蛋白结合程度不同的钆顺磁性对比剂正在开发中。很快将得到两类对比剂，即用于首次通过MRA的细胞外对比剂和主要用于稳定状态MRA的血管内对比剂。这些对比剂与新的超顺磁性化合物一道，正在进行临床前评价。

标准的钆螯合物对比剂是非蛋白结合型、无组织特异性的化合物。虽然这类对比剂出现很早，但将其用于MRA却比较晚。总的来说，是因为开发出了3D的Gd-MRA方法，才将钆对比剂应用于血管成像。序列的改进和机器硬件性能的提高又使这一技术迅速进入临床实践。与此同时诞生并很快进入临床试验的对比剂还有高浓度的钆螯合物、与某种蛋白质相结合以产生高弛豫率并能在血管内停留更长时间(血池效应)的钆螯合物以及血管内泄漏很少(血管内对比剂)的超顺磁性对比剂等。这些血管对比剂的应用将有助于血管狭窄的分级。另外，首次通过MRA可能成为今后高性能机器的主要血管成像方式。但是，血管内对比剂MRA的发展当前还受到有效分割技术和可视化技术的双重限制。

将来的MRI序列设计必须考虑到特殊对比剂的应用问题，以取得最好的成像效果。可供选择的MRA对比剂越多，MRA就越有可能成为临床上首选的血管成像方法。

二、血管对比度的影响因素

在对比剂MRA方法中，血管对比度不仅取决于所用对比剂的类型，而且与对比剂剂量、对比剂温度、血液流速、血液蛋白载量、成像容积、线圈、场强、成像序列和信号采集时间等因素密切相关。对比剂的给药方法也是至关重要的。

只有以上因素的优化组合才能取得最佳的成像结果。例如，既然对比剂的黏度随温度升高而降低，因而注射前最好使其温度与体温相近(绝不能注射冰凉的对比剂)；为保持一致的给药方法，最好采用MRI专用注射器或输液系统自动注射对比剂；快血流将导致高峰值血管增强信号，但更重要的是设法使此增强时间与K空间低频傅里叶线的采集相同步。如果不是这样，图像质量就会大打折扣。显然，血管增强时间还必须与成像序列相匹配。MRA所需的对比剂剂量也须根据采用的成像方案而定。一般来说，确定剂量时还要考虑对比剂特性、血液流速和成像血管范围等因素。

在设计MRA序列时须优先考虑时间分辨率和空间分辨率这两个因素。尽管期望两者越高越好，但高时间分辨率的MRA或多相位的MRA允许评估大小不同的血管，而高空间分辨率的MRA则只能评价动脉相或者静脉相，二者不可兼得。

三、血管成像用对比度增强剂

1. 细胞外钆螯合物

目前的非蛋白结合型钆螯合物对比剂均可用于3D-MRA。表18-13列出了7种适合MRA的对比度增强剂之物理化学特性，但这些对比剂在临床成像中的差异以及离子型和非离子型钆螯合物的图像变异情况尚未阐明。

表18-13 几种可用于MRA的对比度增强剂之物理化学特性

对比剂名称（商品名/化学名）	浓度/mol	摩尔渗透压浓度/(Osmol/kg, H_2O, 37°)	黏度1/(mPa, 20°)	黏度2/(mPa, 37°)	相对分子质量
Magnevist/Gd(DTPA)$^{2-}$	0.5	1.96	4.9	2.9	938
Omniscan/Gd(DTPA-BMA)	0.5	0.65	2.8	1.4	574
ProHance/Gd(HP-DO3A)	0.5	0.63	2.0	1.3	559
Gadovist/Gd(DO3A-butriol)	1.0	1.6	8.86	4.96	605
MultiHance/Gd(BOPTA)$^{2-}$	0.5	1.97	9.2	5.3	1058
AngioMARK/(MS-325)$^{2-}$	0.5	—	—	—	957
Clariscan/NC100150	30mg Fe/ml	0.29	1.8cP(25°)	1.8cP(25°)	—

近年的研究主要集中在高浓度钆螯合物的评价方面，如观察1.0mol与0.5mol(目前的标准浓度)两种对比剂间的图像对比度差别等。研究假设小对比剂团有利于血管成像质量的提高。第一个高浓度(1.0mol)的此类对比剂为德国先灵公司的Gadovist(gadubutrol)。目前它已完成其临床前评价和对正常受试者的观察，但最后结果还需一些时日才能公布。MS-325(由先灵和美国Epix公司共同开发)3期临床试验的结果表明，用其对主动脉至髂动脉段可疑血管病变进行MRA成像诊断时，它较非增强的MRA有更准确的结果：3名放射学家对175名病人进行MS-325增强MRA诊断的准确性分别为88%、83%和80%，而非增强MRA的准确性分别为74%、73%和68%。可见MS-325可提供更多的临床诊断信息。上述研究是由德国Essen大学医院MRI中心的M. Goyen等人完成的。

从目前资料看，高浓度、小团块容积的对比剂对多相的超快速肺部成像具有一定优越性。但是，在常规 MRA 研究中，它与标准的钆螯合物相比还没有发现明显优势。

2. 弱大分子结合作用的钆螯合物

意大利 Bracco 公司的 MultiHance(gadobenate dimeglumine)为这类对比剂的代表。目前该对比剂已在几个欧洲国家使用。MultiHance 与血清蛋白的结合作用较弱，且主要经肝脏排泄。体模和动物实验的初步研究结果表明，它能显著提高血管图像的质量。新近有作者对 MultiHance 与传统钆螯合物的血管增强作用进行了对比，证实在相同剂量的前提下前者可引起峰值高、持续时间长的血管增强信号，图像中血管的均匀性也大大改善。研究还表明，MultiHance 可使血管对比度大大增强，而这种增强效应对高时间分辨率(多相位)的 MRA 特别重要。

3. 强大分子结合作用的钆螯合物

美国 Epix 公司的 AngioMark(MS-325，尚未投入商业应用)为这类对比剂的典型代表。由于它与人类血清蛋白的结合力很强(约 96%)，故具有非常独特的血管内特性。AngioMark 的弛豫率 R_1 要比常规钆螯合物对比剂高很多，且其作用时间长达 1h。目前它的Ⅰ期临床 MRA 试验已经完成。

4. 血池对比剂

血池对比剂是指主要分布在血液空间而不进入血管外隔室或虽然进入但速度很慢的一类对比剂。血池对比剂又被称为血管内对比剂。大多数大分子顺磁性化合物和超顺磁性微粒均可归入这一类。目前进入临床试验的血池对比剂只有少数几种。

理想的大分子 MRA 专用造影剂应具备如下特点：具有足够大的分子质量(大于 20 000Da)；仅在血管内空间分布；血流半衰期足够长；无免疫原性；对比剂与被螯合的金属离子能被全部排泄。为达到这些目的，必须使螯合物与自然或人工合成的大分子相结合，如蛋白质、多醣、聚 L-赖氨酸和聚乙烯亚胺等。DTPA 与牛血清清蛋白(BSA，bovine serum albumin)化学结合后可生成一种血流半衰期长于 Gd-DTPA 的大分子标记物。但是，为了在血流中产生具有一定浓度的顺磁性标记物，此类对比剂的用量通常较大。已经发现 BSA-Gd-DTPA 具有免疫原性和过敏性。人工合成的多肽可作为自然大分子载体的替代品使用。例如，聚 L-赖氨酸与 DTPA 的结合有望成为顺磁性或放射性阳离子的有效载荷分子。据研究，聚 L-赖氨酸-Gd-DTPA(分子质量为 48.7kDa)的毒性和免疫原性均优于清蛋白-Gd-DTPA。但是，它在血液中被清除的速度却很快。据称更大的聚 L-赖氨酸在血池中滞留的时间稍长。

最新报道的一种大分子对比度增强剂由键合有聚氨基酸聚乙二醇 5000 的甲醚(MPEG5)所组成，其中的聚氨基酸起携带 Gd-DTPA 的作用。动物实验结果已证实这种对比剂具有两大特点，一是静注后对 Gd-DTPA 和载体分子不发生免疫反应；二是在网状内皮系统中的积聚极少。生物动力学研究表明，其血液半衰期长达 14h。这种新对比剂(MPEG-聚 L-赖氨酸-Gd-DTPA)的 R_1/Gd 弛豫率为 18.0$mM^{-1}s^{-1}$，大大高于 Gd-DTPA(3.7$mM^{-1}s^{-1}$)和聚 L-赖氨酸-Gd-DTPA(13.1$mM^{-1}s^{-1}$)的同一指标。有关剂量-反映(dose-response)的研究证明，如果采用 3D 时非血管成像序列，20Gd μmol/kg 的剂量已足以使血管/肌肉信号强度之比增加 4～5 倍。它能使图像对比度大大改善且在静脉注射后 2h 之内保持不变，这就给小血管和外周血管的充分显示创造了条件。

5. 超顺磁性化合物

已有多种超顺磁性对比剂正在开发之中。据研究，超顺磁性效应随对比剂的大小和表面状况不同发生很大变化。由于铁氧化物颗粒甚至在低剂量的条件下也非常有效，故将来有可能作为血池 T_1 或 T_2^* 的磁化率对比剂。

挪威奈克明(Nycomed)公司的 Clariscan(NC100150，尚未投入商业应用)是正在进行临床试验的超顺磁性化合物对比剂之一。它是一种极小的超顺磁性铁氧化物(USPIO，ultrasmall surperparamagnetic iron oxide)微粒，其尺寸小于 20nm、增强成像时间长达 120min、血浆半衰期为 45min。Clariscan 主要在肝脏网状内皮系统被摄取，后经生物降解，其中的铁从常规的代谢通路被排出。Clariscan 的Ⅰ期临床试验结果已经发表。

第七节　对比度增强剂的临床应用

优异的软组织对比度是 MRI 的主要特点之一。但是，对于正常与病理组织生理特性相似的情形，使用对比度增强剂进行增强成像不仅能提高 MRI 的敏感性和特异性，还可获得更多有关组织血供、组织活力和血脑屏障完整性等信息。显然，最大限度地提高病灶及其细微结构的显示能力，并为定性诊断提供新的依据，是临床上使用对比度增强剂的根本目的。

一、概　　述

最近几年来，磁共振对比度增强剂尤其是钆螯合物水溶液在临床 MRI 中发挥了重要作用。越来越多的病例或病种根据增强成像的结果进行诊断或鉴别诊断。资料表明，美国现有一半以上的头部检查病例和 1/4 以上的脊柱检查病例均通过静注造影剂获得诊断。

顺磁性对比剂对各种病变的强化表现与碘造影剂在 X 射线 CT 上的增强有许多相似之处，但并不完全对应：部分在 CT 图像上强化不明显的病灶在磁共振图像中的信号增强却十分显著。MRI 对比剂对病变的强化主要通过以下三条途径：①病变组织与正常组织血流灌注水平的差异可使两种组织间的对比剂分布产生差别；②血脑屏障破坏或血管通透性增加使造影剂漏出至血管外间隙，进而造成病变局部对比剂浓度增加；③病变区细胞外间隙较正常细胞外间隙疏松(水肿等因素均可导致细胞外间隙加宽)，故更多的钆类小分子造影剂聚集其中。

目前使用的钆螯合物类磁共振造影剂主要有钆喷酸葡胺(gadopentetate dimeglumine，NMG_2-Gd-DTPA，商品名为马根维显即 Magnevist)、钆特酸葡甲胺(gadoterate meglumine，NMG-Gd-DOTA，商品名为 Dotarem)、钆双胺(gadodiamide，BMA-Gd-DTPA，商品名为欧乃影即 Omniscan)和钆特瑞醇(gadoteridol，HP-Gd-DO3A，商品名为 ProHance)等 4 种。临床上已对标准剂量(0.1mmol/kg)和高剂量(0.3mmol/kg)两种条件

下上述造影剂在组织弛豫率及增强效果两方面进行了对比研究。结果证实，在一定疾病状态尤其是颅内转移瘤状态下高剂量给药可提高图像对比度的增强效率。另外，螯合物的大环结构配位体越稳定，钆特酸葡甲胺和钆特瑞醇的理论安全值越高。

二、对比度增强剂在头部成像中的应用

脑部疾病可分为肿瘤、梗死及血管异常、感染及炎症和先天性疾病等 4 大类。临床上应用 MRI 对比剂进行检查的对象主要是前 3 类，先天性疾病成像时使用对比度增强剂的很少。实践证明，对于肿瘤、梗死、感染以及其他炎性病症，造影剂的应用可大大提高病变识别率和定性率。实际上，Gd-DTPA 之类的顺磁性造影剂主要用在中枢神经系统中。

经静脉注入的对比剂常通过受损的血脑屏障到达病变组织，也可滞留在病灶内缓慢流动的血液中。因此，病变的增强与否以及增强的程度主要取决于病灶的血供情况和血脑屏障破坏的程度。

为检测在头部 MRI 病例中使用对比度增强剂的有效性，许多人对此进行过预期性研究。有报告指出，约 25%的病例因使用对比度增强剂而改变了诊断，而给药前这些病例中有 5%未能准确识别、20%诊断错误。这类研究除揭示病灶信号异常增强的价值外，也看到了非增强信号的重要临床意义。现在，影像界已充分认识到 MRI 造影剂在显示血脑屏障破坏程度和肿瘤形态、区分肿瘤与水肿、鉴别肿瘤的良恶性、检出复发肿瘤、确定转移灶范围、区别多发性硬化斑的活动期及非活动期、诊断脑膜病变和垂体微小病变、显示肉芽肿(图 18-3)及脑脓肿、早期发现脑梗死(通过灌注成像手段)等方面的作用。

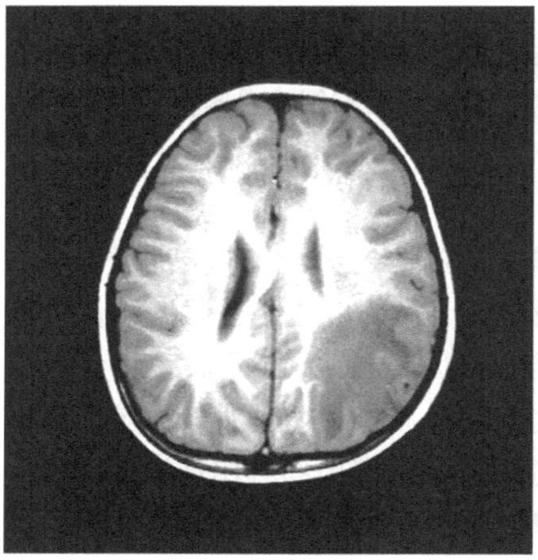

(a) Gd-DTPA增强前

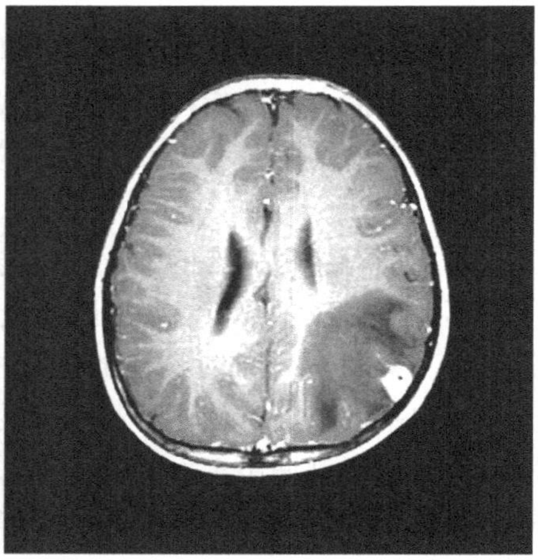

(b) Gd-DTPA增强后

图 18-3　颅内炎性肉芽肿的图像表现(增强前可见左顶叶大片状低信号；增强后皮质内见一结节状强化影，其中心有一无强化点，周围为水肿带)

对于原发性脑肿瘤，对比度的增强主要提供有关病理损伤的信息。总的来说，轻度

星形细胞瘤无信号增强，但重度脑组织损伤如重度星形细胞瘤、恶性胶质瘤则会表现为血脑屏障的实质性损伤，故出现异常对比度增强。在区分这些肿瘤时，如果中央坏死组织周围出现不规则的环状边界增强，就可诊断为恶性胶质瘤，如图 18-4 所示。需要注意的是，神经胶质细胞瘤的对比增强程度并不与病理损伤的程度精确相关。另外，图像中胶质细胞瘤的对比增强信号还可被用来指导活检。

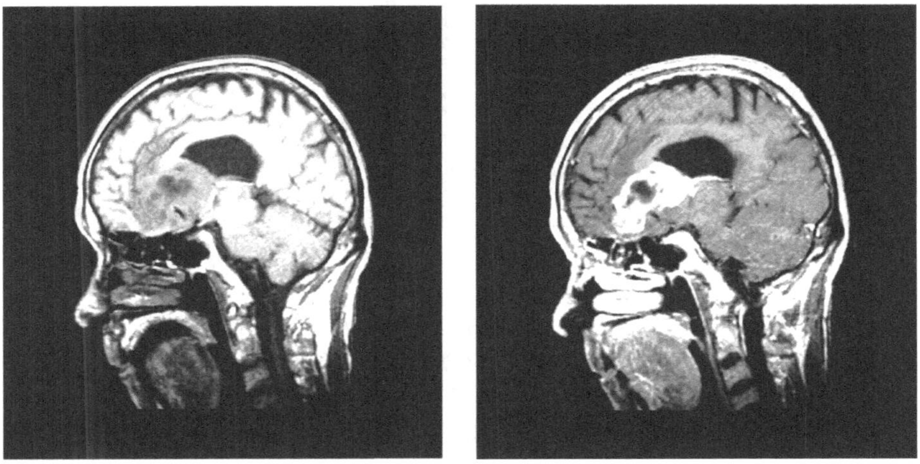

(a) Gd-DTPA 增强前　　(b) Gd-DTPA 增强后

图 18-4　胶质瘤的图像表现(增强前可见胼胝体膝部不规则长 T_1 和中等 T_1 信号；增强后病变呈不均匀花边状强化，其中心信号无强化，为液化坏死区)

采用造影剂有助于颅内转移灶的区分。在对比剂注射前的图像中，许多小转移灶与周围脑组织表现为等强信号，注入对比剂后便可鉴别。现在，增强 MRI 已成为检测颅内转移瘤的主要方法(图 18-5)，因为它的灵敏度大大高于 X 射线 CT。例如，有资料对 23 个疑有转移瘤的病人进行研究，结果通过增强 MRI 共发现 67 处病变，而在给药前的 T_2 加权像上只显示了 40 处病变、在双倍剂量造影剂的延迟 CT 成像时也仅发现 37 处病变。

近来的研究进一步证实了高剂量钆螯合物对比度增强剂在颅内转移性病变检测中的价值。有报告证明，在 27 个病例中，通过高剂量(0.3mmol/kg)注射共有 19 例发现了 46 处新病变。另有资料显示，应用 0.3mmol/kg 的剂量进行成像时对脑部转移瘤的显示率比应用 0.1mmol/kg 剂量时的显示率高出 32%～35%。高剂量的对比剂还可改善脑栓塞灶的显影效果。由于对比剂的增强效应与病灶的背景相关，在背景信号较低且不为对比剂所增强的情况下，用常规剂量甚至半剂量(0.05mmol/kg)的造影剂也会收到很好的显示效果。

对于轴外脑病变，使用对比剂进行损伤鉴别也是一种重要方法。例如，增强前图像中较小的脑(脊)膜瘤、神经肿瘤特别是听神经瘤与周围组织同信号，因而难以检测或不能清楚显示其边界。由于这些肿瘤通常很小，在增强前图像中是很难加以区别的。轴外病变对比度的增强效果取决于它固有的血管分布，而轴内病变的信号增强主要依赖于血脑屏障的破坏程度。在这一点上，二者是完全不同的。

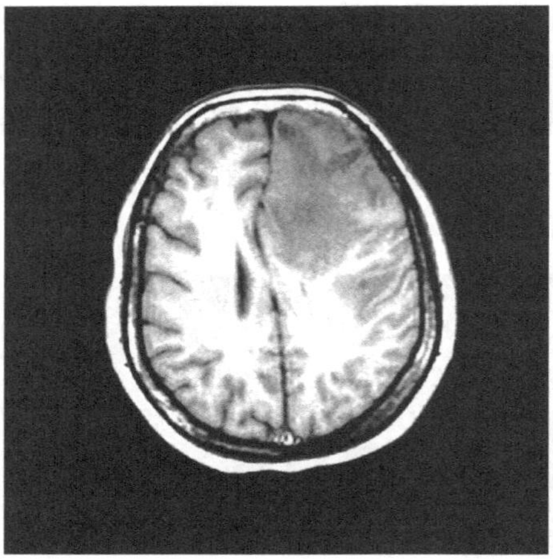

（a）Gd-DTPA 增强前

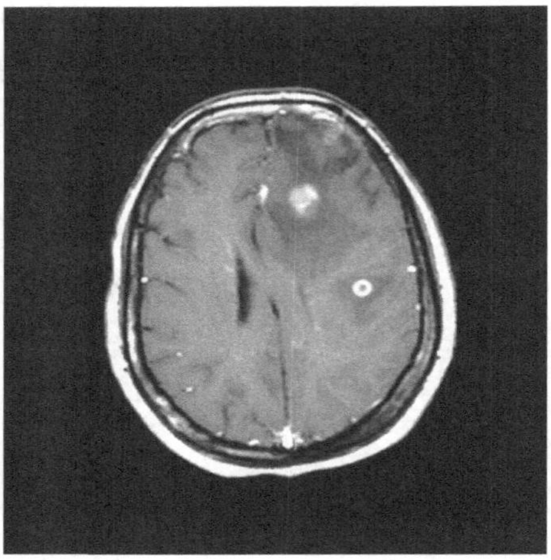

（b）Gd-DTPA 增强后

图 18-5　转移瘤的图像表现（增强前左额顶叶可见大片状、不规则低信号影，左侧脑室受压，大脑镰前部右移；增强后发现多个大小不等的结节状和环状强化影，周围可见水肿带）

在脑缺血的显示中，静脉注射钆螯合物不仅可提供有关病理损伤的数据，还能获得病变性质的相关资料，从而提高诊断的准确性。如果不给药，少数亚急性缺血病例可能无法显示。脑缺血时，信号增强程度取决于缺血发生的时间：在 MRI 造影剂的作用下，早期缺血即缺血后 1～3d 就可发现异常的血管内增强，这是慢血流或血管充血的结果；从第 2～6d 开始，增强信号可扩展到皮层和相邻脑膜（这一现象不如血管内增强普遍）；缺血发生第 7～14d 便可发现脑实质的增强（可持续 6～8 周），这是血脑屏障破坏的结果。对于其他血管病，对比度增强剂的使用同样能提供重要的辅助诊断信息。例如，给药后通常可在慢血流区域观察到信号增强，这将大大提高大动脉瘤、动静脉畸形的静脉部分和静脉瘤的显示率。

在脑缺血和其他影响脑血流灌注的病理状态下，近来采用的最新钆螯合物增强成像技术为脑灌注成像。传统 MRI 对比增强成像主要是检测组织的异常结构，而灌注成像可提供功能活动信息。为了获得相关数据，灌注成像中对比剂的给药方式为团块注射，且利用快速的动态成像技术来捕获对比度增强剂在脑的首次通过。利用这种成像方式可获取定量的脑血流量信息。我们将在第二十一章详细介绍这方面的内容。

静脉注射钆螯合物也有利于对感染性或炎性病变的定性诊断并使评价病变的活动情况成为可能（图 18-6）。使用造影剂后这类疾病几乎都能识别。例如，磁共振增强成像是脑膜炎、脱髓鞘病尤其是多发性动脉硬化症有效而重要的评价方法。由此看来，对比增强的 MRI 要比 X 射线 CT 增强扫描有效得多。

注射对比度增强剂后除采用常规自旋回波序列进行 T_1 加权成像外，还可同时应用磁化转移和脂肪抑制等技术来改善成像效果。磁化转移技术可使脉络丛、松果体、脑垂体等脑组织中钆螯合物所能增强的结构显示得更加突出。与此同时，常规自旋回波序列不能显示的脑皮质小静脉在 T_1 加权的磁化转移图像中也能显示，其中尾状核体部增强最为明显。目前研究较为集中的是中枢神经系统磁化转移钆顺磁性造影剂增强成像。初

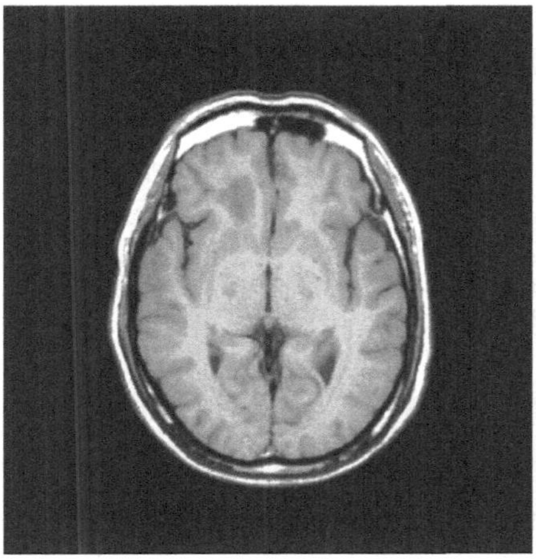

(a) Gd-DTPA 增强前

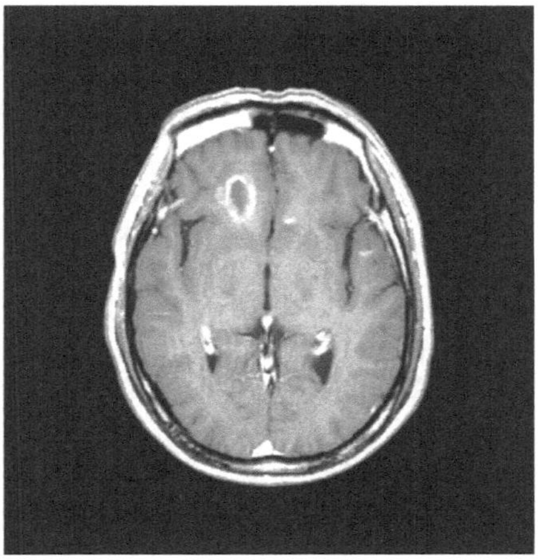

(b)Gd-DTPA 增强后

图 18-6　颅内炎性病变的图像表现(增强前仅见右额叶深部白质区呈片状低信号；增强后双额叶和左颞叶均可见条状或环形高信号影)

步的研究结果表明，它对肿瘤特别是转移瘤、脱髓鞘病变和颅内感染的诊断颇有帮助(其作用相当于使用 2～3 倍剂量的钆造影剂)。注射造影剂后采用脂肪抑制技术也能大大改善增强效果。

三、对比度增强剂在脊柱成像中的应用

20 世纪 80 年代早期 MRI 就已成为脑部疾病的主要检查工具，但它被用于脊髓病诊断才 10 余年时间。在脊柱成像中应用造影剂的历史也比脑部晚很多年。至今，受成像序列等多种技术因素限制，脊柱成像中对比度增强剂的应用仍然不如脑部广泛。

在脊柱 MRI 中，对比剂已在术后观察、感染和硬膜内肿瘤诊断几个方面发挥重要作用。例如，腰椎间盘切除术后的背痛是一个常见的临床问题，尽管可将某些体检发现、椎间盘剩余物的存在等作为重新手术的指征，但在造影剂注射前的图像中瘢痕组织和椎间盘的区分仍很困难。然而，静脉注射钆螯合物后 10～20min 内，图像中这两种组织便很容易区别。相对来说，术后的硬膜外疤痕内血管比较丰富。因此，注射对比剂后随其向血管外空间的扩散，便可发现疤痕组织的增强。椎间盘组织内血管较少，故这时无增强。需要注意的是，疤痕组织的信号增强是中度的，即它比大多数颅内疾病的增强程度弱。另外，用药后的成像时间至关重要。一般来说，延迟扫描有利于对比剂向椎间盘的扩散。

对于侵犯到脊髓的感染性疾病，钆螯合物的应用可提供有关软组织受累的程度和疾病活动的信息。尽管从 T_2 加权像上就能推测椎间盘周围组织受感染的情况，但对比剂的应用将提高对感染的诊断能力。在这一方面，早在 20 世纪 90 年代初期就有前瞻性研究得出结论说，对于感染性疾病，钆螯合物增强的 MRI 能提供非常好的解剖描述，从而增加诊断信心。

大多数肿瘤新生物，无论其是髓内的、硬膜内的还是硬膜外的，钆螯合物对比度增强剂均有增强作用。在脊柱的增强图像中，肿瘤或非肿瘤的管腔可以明显区分，如图 18-7 所示。一些小的硬膜内髓外肿瘤特别是脑脊膜病对磁共振造影剂的敏感性也很高。

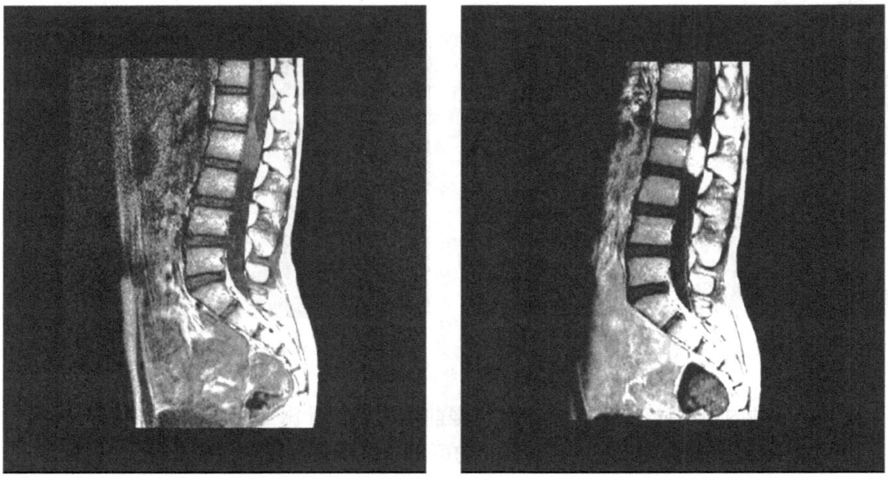

(a) Gd-DTPA 增强前　　(b) Gd-DTPA增强后

图 18-7　椎管内占位的图像表现(增强前第二腰椎水平椎管内可见一不规则等 T_1 信号影；增强后病灶明显强化)

四、对比度增强剂在腹、胸部成像中的应用

在腹部成像中，造影剂主要用于肝脏病变的定性诊断，如显示肝癌(图 18-8)、海绵状血管瘤、局限性结节增生、肝腺瘤等占位性病变和确定转移瘤数目及部位等。

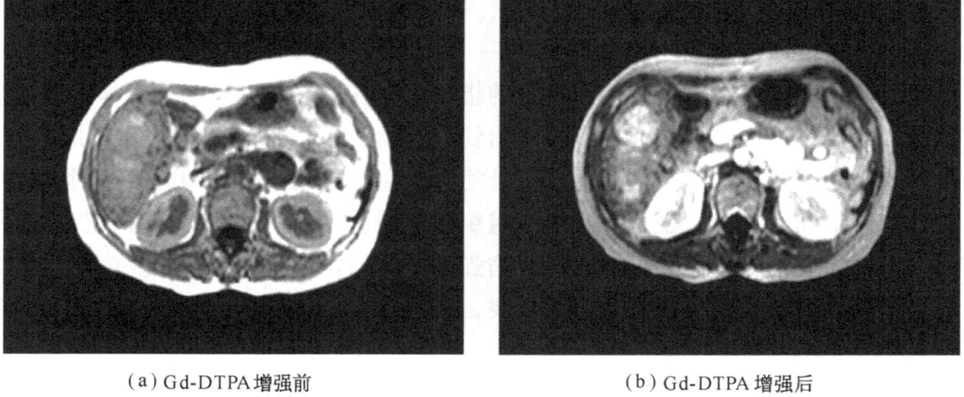

(a) Gd-DTPA 增强前　　(b) Gd-DTPA 增强后

图 18-8　肝恶性肿瘤的图像表现(增强前肝右叶下段可见多个大小不一的圆形略短 T_1 信号影；增强后病灶呈中度强化)

按 0.1mmol/kg 的剂量给药后，在 5～10min 时间内许多病变的信号将成为正常肝组织的等强信号，因而使它对病变的检测能力下降。但在团块注射和采用动态成像技术的情况下，造影剂对病变的检测和定性能力却会大大提高。临床上还将钆螯合物用在肝胆管排泄过程的研究中，使造影剂在肝脏的检测范围大大拓宽。这方面最早得到临床许可的造影剂为 MultiHance。用它可进行肝的动态成像。

了解肝造影剂摄取过程的延迟扫描一般在注射后 1～2h 内进行。延迟扫描能提高一些小转移灶的检出率。

经肝细胞摄取和排泄的造影剂主要有 Gd-BOPTA、Gd-EOB-DTPA 和 Mn-DPDP 等(常称为与肝细胞直接作用的对比剂)。一般来说，静脉给药后这些造影剂先由肝细胞摄取然后排入胆汁中，从而使肝脏及胆道系统均得以增强。据报道，用 Gd-EOB-DTPA 或 Gd-BOPTA 静脉注射早期，即可检测到对比剂弥散于肝间质与肿瘤内。为了获得最佳增强效果，主张静脉注射 15min 后开展延迟扫描。肝细胞癌虽可维持部分摄取功能，但不及正常肝实质。对于多数分化的肝细胞癌，有学者介绍注射 Mn-DPDP 对比剂 24h 后延迟扫描可见肿瘤的高信号且边界清楚，说明它可摄取锰对比剂并延迟排出。但是，借助 Mn-DPDP 完全区分肝细胞肿瘤的良恶性尚有一定困难。

用肝胆对比度增强剂成像时，肿瘤周围常见原发或继发性肿瘤高信号环。一般认为这是肿瘤侵犯或压迫肝实质致胆汁引流障碍所致。这种环形特征应用 Mn-DPDP 比 Gd-EOB-DTPA 更加明显。另外，利用 Gd-EOB-DTPA 团注并立即扫描可得到灌注期像，但由于 Mn-DPDP 必须缓慢注射就很难取得动态信息。

在胸部，磁共振造影剂主要被用来区分肺不张与隐藏其中的肺肿块、鉴别良恶性肺结节、显示肺癌与纵隔和胸膜等结构的关系、判断肺肿瘤术后的复发与纤维化、发现心肌缺血及灌注异常、确定心肌梗死范围和心肌贮备、分析缺血性或再灌注性心梗以及评价心脏肿瘤等。

五、对比度增强剂在体部的其他应用

近年来，对比度增强剂的应用范围有越来越广之势。以 Gd-DTPA 为例，它已被用在乳腺、眼眶、膀胱、子宫、卵巢、前列腺、肌肉和骨骼等组织或器官的增强成像中。用于描绘肠腔、显示胰腺、增强腹主动脉旁淋巴结和盆腔等的胃肠造影剂也正在临床试用中。

第八节　对比度增强剂的进展及其发展趋势

MRI 对比度增强剂的应用将从目前以中枢神经系统成像为主扩展至更加广阔的范围，即将要开拓脑和脊柱以外的新领域。需进一步开展的应用领域主要有肌肉骨骼成像、MRA、灌注成像、脑和心脏功能成像以及快速腹部成像等。对比度增强剂的剂型将朝着高效率、多样化、靶向性和低毒性几个方向发展。除了细胞外造影剂之外，还将有细胞内造影剂进入临床。10 多年来，各种 MRI 造影剂已在临床增强成像中取得了令人信服的成果。随着新剂型的出现，新一代的造影剂将在上述各方面努力满足磁共振成

像的需要。

一、与影像增强相关的成像技术

已经有人用 MRI 造影剂增强成像的方法评价脑和心脏的灌注缺损情况、说明正常和异常组织的血液流入流出动力学特性、评估器官的功能状态等，使用的对比度增强剂为顺磁性螯合物和超顺磁性微粒。对于肌肉骨骼系统的某些疾病，对比度增强剂都能使之满意地加以显示。多发性硬化等疾病的增强成像也已经实现。但是，很多情况下造影剂的成功应用还需要先进的成像技术与之相配合。例如，在通过 T_1 对比度增强序列对髓内病变进行精确定位时就需要采用脂肪抑制技术；将造影剂扩展到胸部和腹部成像的关键是运动抑制和补偿技术等。特别地，磁共振胃肠造影（magnetic resonance gastroenterography）的成功不仅需要相应的造影剂，而且需要采用某种可将生理运动影响降至最低程度的扫描技术。

二、口服对比度增强剂

运动伪影的存在和信号对比的不足，使胃肠道病变无法在普通磁共振图像中进行显示。因此，胃肠道一直被视为 MRI 的盲区。在这种情况下，临床上确实需要一种理想的口服对比度增强剂。近年来，人们先后将 Gd-DTPA、全氟辛基溴化物（PFOB）、枸橼酸铁铵（FAC）和超顺磁性氧化铁微粒（SIOP）等制剂用于口服，使腹部磁共振图像的解剖分辨率得以提高。

腹部成像时选用浓度为 187.6mg/L 的 Gd-DTPA 水溶液口服即能满足要求，服用的药量须在 300ml 以上（以 500ml 为佳）。为获取质量更佳的图像，服药前 5min 肌注解痉灵或用药后 3min 静注解痉灵以有效缓解肠道蠕动。口服造影剂后的扫描间隔时间因成像部位不同而异：肝脏成像在服药后 3min 开始、胰腺及肠道成像于服药后 7～10min 开始。在胰腺成像中，这一方法对排除肠管与胰头的重叠、避免将其误诊为肿块尤其有利。

PFOB 纯品不含氢质子（不产生磁共振信号），加之它具有不溶于水、表面张力低、通过肠道快于钡剂以及无味、无臭、无副作用等特点，是比较理想的口服对比度增强剂。一般成人按 2～12ml/kg 的剂量服用。约 95％的 PFOB 在 24h 内经胃肠道排出。显然，无论在 T_1 还是 T_2 加权像上，PFOB 均应形成低信号区。

口服三氯化铁也可得到胃的磁共振增强图像，但因三氯化铁离子易被吸收而致病，该化合物尚未得到广泛应用。有人将 FAC 用于胃肠造影，亦取得了良好的磁共振图像。研究表明，FAC 具有较强的弛豫增强作用：低浓度时以缩短 T_1 为主，信号强度因浓度升高而增加；高浓度时以缩短 T_2 为主，信号强度随浓度升高而降低；当浓度为 2.1mmol 时，T_1 和 T_2 加权像均得到满意增强，故此为最佳浓度。口服 FAC 造影前通常要求病人禁食 6h 以上，并在扫描前 15min 肌注 6542 约 20mg。通常在扫描前 5min 按 10ml/kg 的剂量服用 FAC 饮液。用这种造影剂不仅可以标记胃肠道、提高邻近正常结构和病灶的分辨率，配合胃肠道松弛剂实施低张造影还能使肝左叶、胰腺各段及胆总管下端的分辨效果明显优于平扫。FAC具有价格低廉、无毒副作用、增强效果好等优点，因而是一种比较理想的阳性口服造影剂。其缺点为：肠腔影像与肠系膜脂肪较难区别；肠腔本身病变如肠腔占位病变容易被掩盖；可使图像噪声增加；对于浓度过于敏感等。

超顺磁性氧化铁微粒是研究中使用的又一种新型口服阴性对比度增强剂，用来勾画肠腔。通常以0.126mg/ml的浓度和600～800ml的用量给药，就能在 T_1 或 T_2 加权像上取得有利于区别肠腔和肠周脂肪的低信号影。动物实验结果证明，SIOP混悬剂的铁成分在胃肠中吸收较少，因而毒性低、对胃肠道黏膜刺激小，且显影效果良好。

三、肝脏对比度增强剂

为了提高MRI对检查肝脏病变的敏感性，近年来肝对比度增强剂的研究十分活跃。下面分类加以介绍。

1. 非特异性细胞外液对比度增强剂

主要指各种钆螯合物，其特点是亲水性、小分子质量和分布的非特异性(注入血管后迅速向周围组织间隙分布，随即经肾排出)。德国先灵(Schering)公司推出的马根维显(Magnevist)是最早获得临床应用的MRI对比度增强剂。与此类似的还有磁显葡胺(北京北陆和广州南方药厂)、钆特酸葡甲胺(Gd-DOTA，Gadoterate meglumine，Guerbet公司)、钆双胺(BMA-Gd-DTPA，Gadodiamide，商品名为欧乃影，原Nycomed公司)、钆特瑞醇(HP-Gd-DO3A，ProHance，Bracco公司)和butrol-Gd-DO3A(Gadobutrol，Schering公司)。其中后三种为非离子型造影剂，因其渗透压降低，大剂量使用时更为安全可靠。

细胞外液造影剂分布迅速，团注后因肝实质与肿瘤的灌注差可在 T_1 加权像上短暂增加正常肝组织与肿瘤的对比度，有利于用动态成像手段检出病变。结合快速成像和屏气技术，还可分别采集肝动脉和门静脉的延时像。

2. 网状内皮系统靶向性对比度增强剂

近年来，网状内皮系统靶向性对比度增强剂即主要经网状内皮细胞系统吞噬的造影剂也有了长足发展。这类造影剂主要指各种超顺磁性氧化铁微粒，如AMI-25、AMI-227和SHU55A等。它们在体内的分布主要与其粒子大小、包被物或载体的性质以及电荷数等因素有关。一般说来，直径在5～10μm以上的粒子主要被肝和脾中的网状内皮细胞所吞噬，小于30nm的微粒还可进入骨髓和淋巴系统。粒子在血流中的停留时间也与微粒的大小有关：较大的粒子更容易被血流所清除。此外，表面不带电荷的粒子在血中的保留时间要比带电荷的粒子更长。

直径在40～400nm之间的超顺磁性氧化铁微粒外层包裹葡聚糖或淀粉即可用于肝脏成像。目前使用最多的AMI-25就是由葡聚糖包裹的氧化铁晶体。实验发现，鼠注入1h后，用药量的83%和6%分别被肝和脾的Kupffer细胞和巨噬细胞所吞噬。进入细胞内的AMI-25微粒被输送到分解颗粒处降解，释放的铁质再用来合成血红蛋白。AMI-25的一般临床用量为10～15μmol/kg，通常静注后0.5～6h可见肝脏信号的持续降低。

超顺磁性氧化铁微粒能明显增强图像中肝实质与肿瘤的对比度。这是因为肿瘤中无 Kupffer 细胞(不摄取造影剂),而正常肝脏中的 Kupffer 细胞摄取氧化铁致信号降低之故。有报道称,肝良性肿瘤或分化良好的肝癌中也可含有 Kupffer 细胞,这种情况下有可能影响诊断的正确性。

3. 直接作用于肝细胞的对比度增强剂

将钆与大环类配体相螯合可增加分子的亲脂性,使之直接被肝细胞所摄取。此后对比度增强剂由参与输送胆红素和溴酚酞磺酸钠的有机阴离子载体带入肝细胞并经胆汁分泌。这些造影剂在肝细胞内与蛋白质相互作用,使 T_1 弛豫增强。属于此类的造影剂有 Mn-DPDP、Gd-BOPTA、EOB-Gd-DTPA 和 MS-264 等,其中前 3 种肝胆造影剂的生物分布模式与细胞外造影剂大不相同,是一类很有趣的造影剂。它们在肝胆和胰腺成像临床试验中表现出很理想的增强效率。毫无疑问,其他造影剂将根据这类造影剂的设计原理进行开发。

Mn-DPDP(Mangafodipir trisodium injection)是一种主要经肝细胞胆汁分泌的阳性器官特异性对比度增强剂(少量被胰腺、肾上腺和肾脏摄取)。它由 2 个磷酸吡哆醛基(又称福地吡)将 Mn^{2+} 对称螯合而成。Mn-DPDP 无内界弛豫,也不能透过正常的血脑屏障。注入后 10min 它对肝组织的增强达到高峰,并能持续 6h,可见其成像时间窗之宽。由于其配体在结构上与维生素 B6(活化形式)极为相似,故很容易被肝细胞膜表面的吡哆醛-5-磷酸盐同功酶转运系统以螯合物形式摄入肝细胞(亦有人认为进入肝细胞的锰可以是游离的 Mn^{2+})。代谢后 Mn-DPDP 中的 Mn^{2+} 先在肝细胞聚集形成大分子并分泌入胆汁,随后从粪便中排出(少量结合体先期从肾脏排出),而 DPDP 则主要经去磷酸化后逐步降解和通过锌置换锰而失效,由肾脏排泄。Mn-DPDP 不仅能使肝脏信号增强,从而有助于肝癌和局灶性肝组织增生等症的检出,而且能使胆囊和胰腺产生轻至中度强化。Mn-DPDP 的使用剂量为 5μmol/ kg,用药后 15min 至 4h 内肝实质出现最大增强效果。其副作用主要有面部潮红、恶心呕吐和一过性血压升高等。采用缓慢注射(10～15min)的措施可使副作用发生率降至 10%以下。此外,Mn-DPDP 对心脏有较强的亲和力(其分布浓度仅次于肝脏),因而对心肌也有较明显的强化作用。

Gd-BOPTA(gadobenate dimeglumine,钆苄氧基丙酸四乙酸)实际上为 Gd-DTPA 的衍生物(仅在 DTPA 骨架上加入了苯氧丙基),其螯合稳定常数为 10^{11}～10^{18}、小鼠的 LD_{50}为 5.8～7.9mmol/kg。正常情况下,Gd-BOPTA 先经肝细胞的胆红素转运系统进入细胞,然后由肝细胞分泌入胆小管(按 0.2mmol/kg 剂量给药后前 8h 内经胆管的分泌量小鼠为 52%、兔子占 25%,而人体仅 20%)。尽管如此,人体以 0.1mmol/kg 的药量注射后,1h 内肝脏的强化即可达到 100%,而肿瘤特别是转移瘤的增强却不明显,从而与正常强化的肝实质形成鲜明对比。这是因为肿瘤组织不能同正常肝细胞那样将 Gd-BOPTA 转运至肝细胞之故。显然,肿瘤组织也不能分泌含有 Gd-BOPTA 的胆汁。

EOB-Gd-DTPA 也是含有乙氧苯基的 Gd-DTPA 衍生物。按 0.1mmol/kg 剂量注入后前 24h 内经胆管的分泌量小鼠为 60.5%、猴子占 24.7%(其余经肾脏排出)。EOB-Gd-DTPA 进入肝细胞的途径与 Gd-BOPTA 相同,且二者均可能在给药后 12min 开始肝的强化,不同之处是前者将在 20min 时到达峰值、1 h 后显著降低,而 Gd-BOPTA 可持续强化 2h 以上。

4. 血池对比度增强剂

这类造影剂有大分子性和颗粒性两类。大分子血池造影剂是指将 Gd-DTPA 与清蛋白、葡聚糖、多氨基酸或其他聚合物连接成的分子质量在 2000 以上的大分子体。它的特点一是可延长血管内停滞时间，二是亚单位中钆的弛豫率比小分子的钆螯合物更大。由于游离钆在体内的时间相对延长后存在一定危险，这种造影剂尚未用于人类。

以葡萄糖包裹的超顺磁性氧化铁微粒也可作为血池造影剂使用。由于其颗粒较小(平均 20～30nm)，用药后蓄积于淋巴结和骨髓的药量将显著超过肝脾网状内皮系统中的药量。导致它在血液中半衰期延长的原因可能有二：一是颗粒小；二是葡聚糖包裹层减少了血浆蛋白与氧化铁微粒的反应。Ferumoxtran(Guerbet 公司产品)就是这类对比剂的代表，它能同时用作血池性和网状内皮系统造影剂。

四、脂质体对比度增强剂

脂质体和乳剂都可能成为将来金属造影剂的药物载体。脂质体是由磷脂酰胆碱、胆甾醇、卵黄卵磷脂等脂质作为单分子膜形成的小胞，水溶性物质可包裹于这种小胞中。脂质体膜内经常混入叶绿素等脂质，可形成具有一定功能的微粒子。由于小胞体的粒径比较小，且具有无毒和无免疫原性的特点，经常被作为药物载体，适用于体内注射。脂质体有大小之分。粒径在 25nm 左右的单层膜脂质体大小比较均匀，稳定性亦好，但包封率不高，不适于包封高分子类药物。图 18-9 为脂质体的结构图。

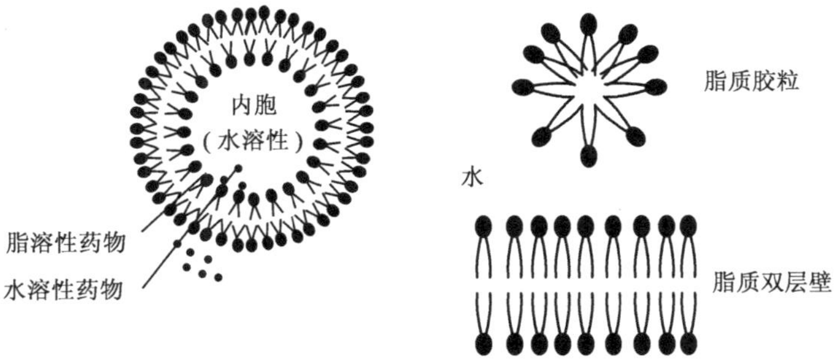

图 18-9 磷脂微粒以及由磷脂双层组成的脂质体模式

脂质体在 MRI 造影剂的研制中已经得到应用。例如，将顺磁性离子包封于脂质体内形成的脂质体顺磁对比度增强剂、将铁粒子包裹后产生的所谓铁质体(ferrosome)等。除此之外，还有包封 Gd-DTPA、BMA-Gd-DTPA、$MnCl_2$、DPP-Mn-EDTA 等的报道。Gd 类小分子造影剂被脂质体包封后能显著改变其分布特性，从而得到所需的网状内皮系统和血池靶向性造影剂。目前最有望进入临床试用的脂质体对比度增强剂是所谓膜体(memsome)，它的大小在 0.033～0.1μm 之间，由锰的烷基复合物组成。每个复合物携带 1～2 个长 10～18 个碳链的烷烃(结合于脂质膜表面)，从而使其热稳定性和弛豫率均得以提高。

脂质体造影剂具有如下优点：可利用脂质体释药速度缓慢的特性来持续造影剂的存留时间；减轻造影剂的急性毒性；改善药剂所到达组织的性能等。但是，由于包括Gd-DTPA等的脂质体在体内排泄缓慢，易引起有关组织尤其是网状内皮系统的亚急性损伤。

五、靶向性对比度增强剂

除了网状内皮系统靶向性对比度增强剂之外，人们还在积极寻找开发其他具有靶向性或特异性(仅使单一器官或单一组织增强)的磁共振造影剂，如只能由肝细胞获取和经由肝排泄的造影剂、仅由网状内皮细胞吞噬的造影剂、能从血管到达淋巴系统并被淋巴结所捕获的造影剂、可被不同靶器官选择性摄取(如骨髓)的脂质体造影剂、由单克隆抗体结合的可在异常组织如癌细胞成像时起到“魔术子弹”作用的造影剂和受体性造影剂等。

从顺磁性标记的单克隆抗体的初步研究结果看，应用这一技术设计造影剂是可行的。目前的主要问题是每个单克隆抗体可提供的连接点太少，因而抗体分子所能携带的顺磁性螯合物很有限，同时降低了抗体的特异性。这些问题都有待进一步研究。

金属卟啉化合物可被肿瘤性组织摄取并在其中积蓄，因而可用这类化合物开发肿瘤特异性对比度增强剂。已开展研究的化合物有锰、钆和铁的四苯基卟吩硫酸盐(Mn-$TPPS_4$、Gd-$TPPS_4$和Fe-$TPPS_4$)等。研究发现，当pH＞6.0时Fe-$TPPS_4$的顺磁性较弱，而Gd-$TPPS_4$有快速从血液中排泄的缺点。看来这方面还有大量课题需要研究。

乳剂型制剂是很早以前就广泛应用的药物载体之一。它由水相及油相构成。注射用脂肪乳剂的油相使用大豆油或红花油，乳化剂使用天然卵磷脂，以甘油制成等渗的乳剂注射液。这种制剂的主要作用是增加药物的缓释性和稳定性。同时，通过它有可能实现药物在靶组织中的定向分布。将这种脂肪乳剂作为造影剂的药物载体，可能是一种比较理想的选择。

由阿拉伯半乳糖(arabinogalactan，一种多糖)或无唾液酸基胎球蛋白(asialofetuin，一种去唾液酸基的糖蛋白)包裹氧化铁微粒可形成所谓受体性造影剂。这时，氧化铁微粒是以受体进入细胞的方式被肝细胞所吸收的，因为阿拉伯半乳糖或无唾液酸基胎球蛋白是能够与肝细胞表面的无唾液酸基糖蛋白受体相结合的配合体。这种受体配合体复合物进入细胞后在细胞的分解微粒体内降解，受体则被送回胞浆重新利用。由于造影剂中的氧化铁微粒直接被肝细胞摄入而不是依赖Kupffer细胞，与网状内皮系统造影剂相比，肝从受体造影剂中吸收的氧化铁微粒更多、分布更均匀、肝实质信号负增强的作用更强。AG-USPIO或BMS 180550(阿拉伯半乳聚糖包裹极小的超顺磁性氧化铁微粒而成，Gueret公司)和AG-MION(阿拉伯半乳聚糖包裹单晶氧化铁超细化合物而成)是两种正在进行安全试验的受体性靶向造影剂。

六、对比度增强剂的展望

据估计，MRI 检查病例中使用对比度增强剂的比例高达 25%～30%。除 Gd-DTPA 之外，已有多种专用磁共振对比剂经 FDA 批准而用于脑、脊柱、腹部和盆腔的磁共振增强成像。有些新对比剂正在 FDA 的审查过程中。临床专家估计，MRI 将来的许多进展均可能伴随新对比剂的应用。

下一代 MRI 对比剂的设计目标将集中于延长血管内停留时间、促进组织定向性、发现和利用新的对比度产生机制等方面。各种微粒、聚合分子和大分子制剂都可延长其停留时间，同时改善其定向特性。清蛋白-$(Gd\text{-}DTPA)_n$、清蛋白-(多聚-L-赖氨酸-Gd-DTPA$)_n$、脂质囊化的 Gd-DTPA 以及超顺磁性氧化铁微粒等直接或间接标记的大分子多螯合物，在血管内的停留时间均长于 Gd-DTPA。临床前的研究资料证实，上述对比剂具有一定的信号增强能力，从而使肝和血池图像得以改善。除了血浆存留时间增加以及有可能通过它们进行生物选择等特点之外，利用这类对比剂还可能进行更有效的图像增强。因此，进一步减少造影剂的克分子剂量也是重要的研究目标。

目前已在临床应用或试用的 Gd-DTPA、Gd-DOTA、BMA-Gd-DTPA 和 HP-Gd-DO3A 等细胞外钆螯合物的克分子浓度弛豫率以及生物分布都非常相似，但这些螯合物的黏度、体内稳定性以及毒性却大不相同。上述属性主要影响对比剂的安全指数，且当剂量大于 0.1mmol/kg 时影响程度加大。根据其生理、生物或化学特性对它们进行区分和筛选是必要的。剂量以及给药方法(团注、团注＋滴注、滴注、口服、体腔局注)的研究在临床上也有一定意义。

Gd-DTPA 等第一代获准临床应用的磁共振对比度增强剂是一种在正常生理环境下带负电荷的螯合物，故称作离子型对比剂。这种对比剂在溶液中很容易分解和游离，结果使溶液的渗透压增加(渗透压与溶液中的粒子数成正比)，而具有非离子特征的对比剂在溶液中不会分解，这就显著减少了溶液内的粒子数量(不必添加反离子)，从而降低了对比剂的渗透压、最大限度地维持了体液的渗透压平衡。我们知道，药物的毒性包括渗透毒性(对心血管和呼吸系统渗透压的影响)和化学毒性(对内在脏器的直接作用)两个方面。显然，随着渗透压的减小，非离子型对比剂能够大幅度提高其急性耐受性。BMA-Gd-DTPA 就是这类对比剂的典型代表。有资料表明，它的渗透压只有离子型对比剂 Gd-DTPA 的 40%(780mOsmol/kg∶1940mOsmol/kg)，其急性耐受性也是现有磁共振对比度增强剂中最高的。因此，将来的金属离子螯合物对比剂将完全朝着非离子化方向发展。

从剂型方面看，MRI 金属螯合物对比度增强剂的设计，目前已集中于配位性非饱和金属螯合物方面。这类螯合物是建立在传统的内界弛豫机制理论基础之上的。由于它既要满足自由金属离子在体内的分布和排除要求，又要满足降低毒性的要求，使得这种对比剂的形成比较复杂。MRI 对金属离子的剂量要求约为每病人 0.05～3g。这一数量大大超过了放射性闪烁成像所用的金属粒子或螯合物之剂量。然而，这一剂量比 X 射线 CT 或其他 X 射线造影术所用碘造影剂中碘的剂量(每病人 50～150g)低得多。随着毒性更小的顺磁性金属螯合物对比剂的推出，MRI 的增强扫描将比 CT 更加安全。

总的来说，新对比剂的开发主要朝着以下几个方向：①灌注和血池成像的高分子对比剂；②仅使单一器官或单一组织增强的特异性对比剂；③仅由网状内皮细胞吞噬的对比剂；④能从血管到达淋巴系统并被淋巴结所捕获的对比剂；⑤可被不同靶器官选择性摄取(如骨髓)的脂质体对比剂；⑥由单克隆抗体结合的对比剂；⑦新的非离子型螯合物对比剂。

主要参考文献

北丸龟三．1991．核磁共振的基础与原理．朱清仁译．北京：中国科学技术出版社

陈星荣，沈天真，段承祥等．1994．全身 CT 和 MRI．上海：上海医科大学出版社

陈星荣，沈天真，王毅翔．1995．磁共振成像造影剂的现状和进展．中华放射学杂志，29(增刊)：96～105

陈星荣，沈天真，孙兮文．1996．MRI 造影增强的进展．中国医学计算机成像杂志，2(3)：202～207

高元桂，蔡幼铨，蔡祖龙等．1993．磁共振成像诊断学．北京：人民军医出版社

隋邦森，吴恩慧，陈雁冰．1994．磁共振诊断学．北京：人民卫生出版社

赵德山，郭正任．1995．基础化学．北京：高等教育出版社

赵喜平．2000．磁共振成像系统的原理及其应用．北京：科学出版社

赵喜平，石 梅．2001．磁共振对比度增强剂——图像对比度及对比度增强剂．世界医疗器械，7(8)：56～59

赵喜平，石 梅．2001．磁共振对比度增强剂——对比度增强剂的信号增强机制．世界医疗器械，7(9)：48～53

赵喜平，石 梅．2001．磁共振对比度增强剂——对比度增强剂的配方及其生物学特性．世界医疗器械，7(10)：76～84

赵喜平，石 梅．2001．磁共振对比度增强剂——常见对比度增强剂的药剂学及其进展．世界医疗器械，7(11)：64～68

Brady Thomas J. 2000. Contrast agents in whole body magnetic resonance: an overview. Methods in biomedical magnetic resonance imaging and spectroscopy. Chichester UK: John Wiley & Sons Ltd

Gore J C. 1985. Physical factors in the design of contrast agents for MRI. IEEE Eng Med Biol. 39

Harika Liliane A, Weissleder Ralph. 2000. Contrast agents in MRI: superparamagnetic iron oxide. Methods in biomedical magnetic resonance imaging and spectroscop. Chichester UK: John Wiley & Sons Ltd

Higgins C B, Hricak H, Helms C A. 1992. Magnetic resonance imaging of the body (Second Edition). New york: Haven Press

Knopp M V, Tengg Kobligk H von, Floemer F et al. 1999. Contrast agents for MRA: future directions. Journal of Magnetic Resonance Imaging, 10: 314～316

Muller Robert N. 2000. Contrast agents in magnetic resonance: operating mechanisms. Methods in biomedical magnetic resonance imaging and spectroscopy. Chichester UK: John Wiley & Sons Ltd

Runge Val M. 2000. Gadolinium chelates contrast agents in MRI: clinical application. Methods in biomedical magnetic resonance imaging and spectroscopy. Chichester UK: John Wiley & Sons Ltd

Schenck J F. 1996. The role of magnetic susceptibility in magnetic resonance imaging: MRI magnetic compatibility of the first and second kinds. Med Phys, 23(6): 815～850

Stark D D, Weissleder R, Elizondo G et al. 1988. Supermagnetic iron oxide: clinical application as a contrast agent for MR imaging of the liver. Radiology, 168: 297

Weinmann Hanns-Joachim, Andreas Muhler, Bernd Raduchel. 2000. Gadolinium chelates: chemistry, safety, and behavior. Methods in biomedical magnetic resonance imaging and spectroscopy. Chichester UK: John Wiley & Sons Ltd

Weissleder R, Elizondo G, Wittenberg J et al. 1990. Ultrasmall superparamagnetic iron oxide: characterization of a new class of contrast agents for assessing lymph nodes with MR imaging. Radiology, 494: 175

Woodward Peggy, Freimarck Roger. 1995. MRI for technologists. New York: McGraw-Hill Information Services Company

第十九章　磁共振血管造影和流体成像

临床上曾将传统的X射线血管造影作为血管疾病的常规检查法，其优点为分辨率高、显示范围广。但是，由于它是一种创伤性的检查方法，且需要大量注射造影剂而无法广泛应用。早在磁共振成像技术诞生之初，就有学者预示了MRI在血流研究方面的潜在价值。现在，这一预言已经实现——作为一种全新的血管成像方法，磁共振血管造影(MRA，magnetic resonance angiography)已成为临床血管成像的主要方法之一。所谓MRA，是指利用磁共振信号对血流的特殊敏感性进行成像的技术。它通过描述解剖组织中的血流路径，产生仅显示血管结构的图像。MRA具有无创、成像速度快、不受方向限制、对血流高度敏感、可同时或分别显示动静脉及毛细血管等优点。本章重点介绍MRA的原理和方法，亦讨论体内其他流体的成像问题。

第一节　血流的流体力学性质

血液是由水、血细胞、血小板和固体物质等多种成分组成的。在磁共振的情形下，这些成分的弛豫特性极为不同。除此之外，流动的血液即血流的流速、流向、流动方式及所用的扫描序列和序列参数等，都是磁共振信号强度的影响因素。因此，在介绍血管成像的机理之前，有必要说明血流的流体力学性质。

一、血流的动力和阻力

心脏和血管组成了人体的循环系统。通过循环，从消化道吸收的营养物质以及由肺吸取的新鲜氧气被运送至各种组织。同时，血液又将组织产生的代谢产物如二氧化碳、尿素、肌酐等分别送往肺、肾、肝脏及皮肤等器官排出体外。因此，血液循环在维持人体的新陈代谢、保持内环境相对恒定方面起着非常重要的作用。

心脏的机能活动周而复始地进行着：心房和心室顺序地收缩和舒张、各瓣膜协调地开闭，以完成其射血功能。心室收缩所产生的能量作用于一定容量的血液，一部分呈动能而直接表现为推动力，另一部分则表现为血压。显然，血流的动力就是心脏收缩时所产生的血压。

血液在血管中流动时会遇到阻力，生理学上称之为外周阻力(R)。外周阻力主要来自于血管口径的变化及血液的黏度。

二、血流的类型

按血流速度沿血管径向的不同分布，通常将血流分为层流和湍流两种形式。

1. 层流

血液在血管内流动时血柱的各层并非以同样的速度向前流动，而是愈近中轴的血液流速愈快、愈近管壁的血液流速愈慢，正如拉杆天线的拉伸一样。物理学中将液体的分层流动现象称为层流(laminar flow)。由此看来，层流的相邻层面只是相互滑动而不混合，其沿管径(r)的流速分布将呈抛物线形，如图 19-1(a)所示。层流的最大特点是没有非轴向的速度分量。

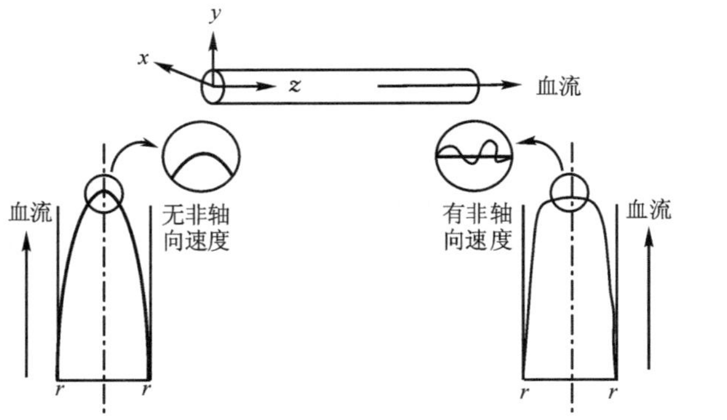

(a)层流(轴向速度为平均速度)　　(b)湍流(轴向速度不为平均速度)

图 19-1　血液的主要流动形式

在层流的情况下，相邻液层间的相对滑动将受到切向作用力。这种力的性质类似于固体表面间的摩擦力，因而称其为内摩擦力。通过内摩擦力，流速快的液层对流速慢的相邻液层产生推动作用；流速慢的液层则对流速快的相邻液层产生阻滞作用。同时，由于血液对血管壁的附着力较大，使得紧靠管壁的一层血液几乎不流动。血管的口径越粗，可分的液层就越多、中轴血流与外周近血管壁血流的流速差就越大。

综上所述，以层流形式流动的血液在血管的径向存在速度差，通常称其为速度梯度。它使得成像时每个体素内的速度呈非均匀性分布，且越靠近管壁均匀性越差。图 19-2 清楚地表明了这一点。

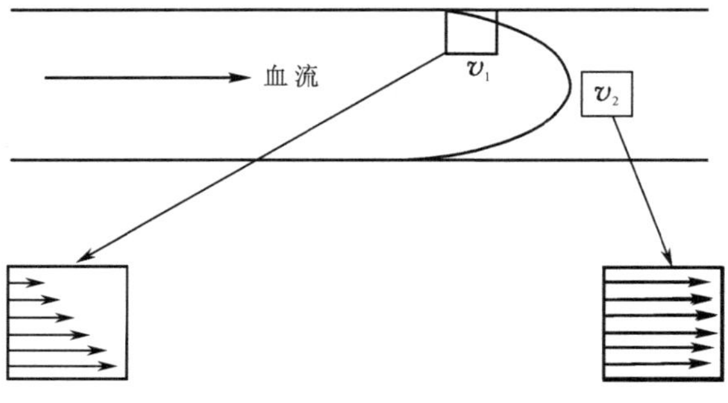

图 19-2　近管壁和近轴线体素(v_1 和 v_2)内流速分布的比较

层流多存在于血管中心部及流速较慢的血管中。一般来说，大血管中流速为每秒几厘米的血流形成层流。静脉中的血流以层流为主。

2. 湍流

液体特别是黏度较大的血液在管道内流动时并非无限制地加速。当推动力大到一定程度或流速快到一定程度时，层流现象将被破坏。此时血浆分子会因振荡而多方向运动，导致流阻增大、流速变慢、血流量锐减。一般称这种现象为湍流(disturbed flow)。出现湍流时，相邻层面的流体不再简单滑动，而是相互混淆，并在血流两侧形成漩涡。湍流沿管径的流速分布呈顶部扁平的抛物线，且具有波动的非轴向速度分量，如图19-1(b) 所示。与层流相反，湍流的速度分布具有泄放特征，而且较均匀。

由于液层间的互相掺混，出现湍流时横截面中各点的流速几乎相等，即血管中轴部液体的速度梯度很小，而管壁处的速度梯度非常大。也就是说，真正的湍流位于血柱中心，靠近管壁处仍为层流。湍流中轴和层流之间有一个过渡带，其中的湍流强度最大。有人将上述层流和湍流并存的情形称之为涡流(vortex flow，turbulent flow)。血管局部堵塞区(如动脉瘤等)下游的血流及颈动脉窦中的血流都属于涡流，如图 19-3 所示。

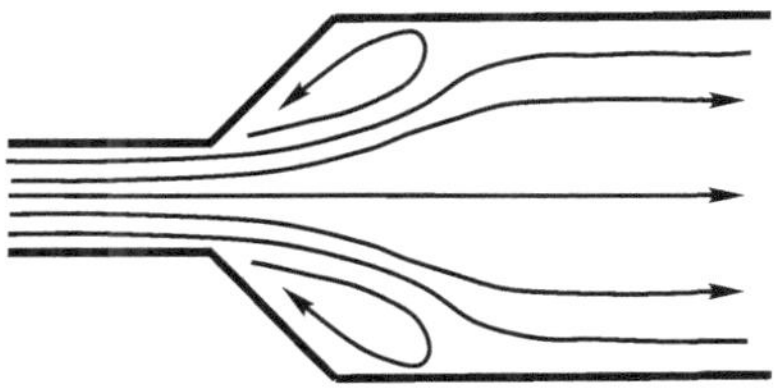

(a)血管狭窄区下游的涡流

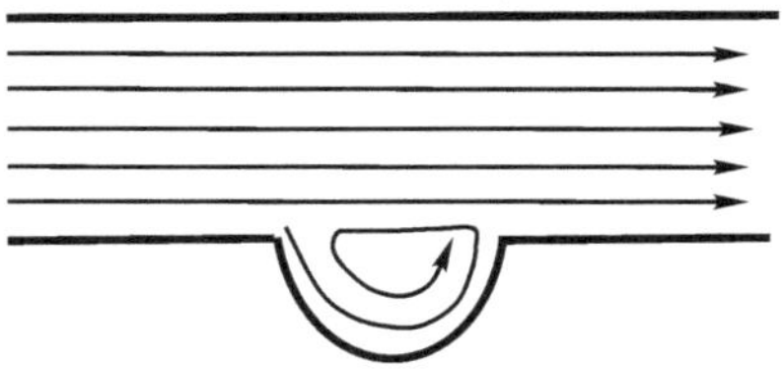

(b)颈动脉窦中的涡流

图 19-3　涡流

湍流多出现在较细的血管内或血管分叉处。动脉中的血流以湍流为主。血液在流过血管壁附近或血管狭窄部位时因流速突增，亦容易出现湍流。

3. 层流与湍流的关系

研究表明，血液在血管中的流动形式主要取决于它的流速 v：当流速小于某一临界速度 v_c 时，血流表现为层流，否则表现为湍流。v_c 与血液的黏滞系数 η、密度 ρ 和血管半径 R_0 均有关。上述几个物理量间的关系为

$$v_c = \frac{R_{ec}\,\eta}{2R_0\,\rho} \tag{19-1}$$

式中，R_{ec}称为临界雷诺数。对于实际情况下的某一流速 v，实际雷诺数 R_e 的计算式为

$$R_e = \frac{2R_0\,v\rho}{\eta} \tag{19-2}$$

这样，我们就可以将临界雷诺数和实际雷诺数作为层流和湍流的判据：当 $R_e < R_{ec}$ 时流动为层流，当 $R_e > R_{ec}$时流动一般为湍流。由此可见，知道了流体的流速、管径、黏滞系数和密度，就可判断流体的流动类型。血液的 R_{ec}在 2000～3000 之间。表 19-1

列出了人体各类血管的雷诺数。

表 19-1　血管系统的生理特性

(取血液的黏滞系数为 3.5×10^{-3} Pa·s)

血管	半径/cm	流速/(cm/s)	雷诺数
升主动脉	2.0～3.2	63	3600～5800
降主动脉	1.6～2.0	27	1200～1500
肺动脉	2.3～3.5	33.1～63.5	5000～12 000
粗动脉	0.2～0.6	20～50	110～850
小动脉	0.01	1	0.3
毛细血管	0.0005～0.001	0.05～0.1	0.0007～0.003
粗静脉	0.5～1.0	15～20	210～570
大静脉	2.0	11～16	630～900

从表 19-1 可知，仅上行主动脉中的血流是湍流。下行主动脉在心脏收缩的一部分时间内亦可能出现湍流。剧烈运动时心输出量为静息时的 4～5 倍，因此，湍流可以进到一些粗动脉。此外，在心脏瓣膜附近，瓣膜的开和关易造成血流速度的突然改变进而产生湍流。循环系统的其他部位，由于雷诺数达不到 R_{ec}之值，也就不致有湍流出现。

一般说来，在相同口径的血管中，流速低的血液多以层流形式流动、流速高的血液则可能以湍流形式流动。管径较小的血管在较高的流速下仍能维持层流，而管径较大的血管在较低的流速下便可能出现湍流。在管壁平滑、血管没有分支、血液流动相对稳定的条件下，血管中出现湍流的最小流速和管径的关系如图 19-4 所示。

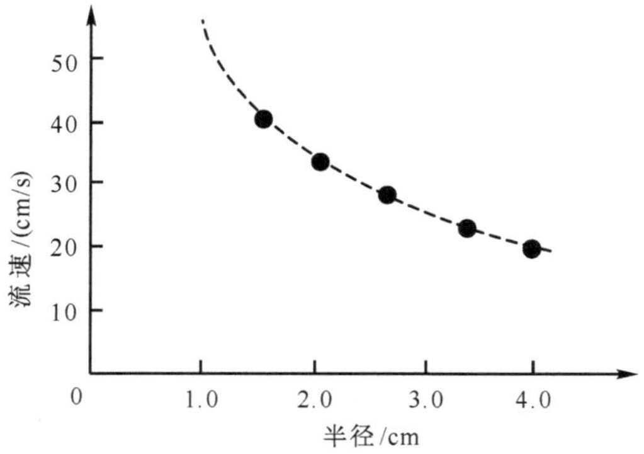

图 19-4　血液在不同管径中出现湍流的最低流速

4. 激流和轴流

在搏动的血管(如动脉血管)中，血液呈振荡形式流动。这种流动被称为激流。实验证明，激流的雷诺数在 7000 左右，其值比层流和湍流都高。

血液中含有大量红细胞。由于红细胞的比重大于血浆，故在中等以下血管中时常可见红细胞的轴向集中。生理学中称其为轴流(axis flow)。

第二节　流 动 效 应

磁共振成像时，流体的信号强度与流动的性质(流速的大小和方向、流体随时间变化的情况等)、成像序列及其参数密切相关。由流动性质决定流体信号强度，且与周围静止组织间产生不同对比度的现象就是所谓的流动效应。

一、流动效应及其分类

我们知道，磁共振图像的像素与成像体素是一一对应的。在成像序列的执行过程中，静止组织始终处在固定不变的位置上，因而任一体素便能由两个相互正交的空间编码来定位。但是，对于流体来说，由于它在不断的运动之中，其体素位置就不可能通过空间编码唯一地确定。因此，体内凡是有流体之处成像时均将出现信号错位，这就是各种流动伪影的来源。

另一方面，流动特性又是磁共振图像对比度的决定因素之一。众所周知，磁共振信号的大小决定于组织体素的质子密度、T_1 和 T_2 等固有特性。流动固然不可能改变液体的上述参数。但是，在流动过程中由磁共振信号推算出来的组织参数显然与静止状态下检测到的不同。这样，流动的具体性质就成了流动液体和周围静止组织间对比度的决定因素之一。习惯上把不同流动性质的流体，在不同成像序列或同一成像序列的不同参数下与周围静止组织产生不同对比度的现象称为流动效应(flow effect)。

按照流动效应的产生机制，可将其分为两大类：第一类称为时间飞逝效应，是指与流动质子在成像层面内的停留时间和 RF 脉冲作用于成像层面的时间相错位有关的流动效应；第二类为相位效应，指的是与梯度场中运动质子和静止质子进动相位变化规律不同有关的流动效应。

二、时间飞逝效应

时间飞逝(TOF，time of flight)是物理化学中用来描述分子或化合物在两个相继事件(如激励和检测)中移动时间的术语。在 MRA 中，时间飞逝表示流动质子从激发(标定或标记)到检测的时间。所谓时间飞逝效应，是指由于血液的流动使快速血流的磁共振信号丢失、慢速血流的磁共振信号增强的现象。时间飞逝效应又称为饱和效应。采用快速成像序列，使激发与检测发生于同一扫描层面，便可获得该层面内的血管信号。时间飞逝效应又可分为低速血流的流入增强效应和高速血流的流空效应两大类。下面分别介绍之。

1. 流动相关增强效应

流动相关增强(flow related enhancement)是指在缓慢流动的条件下，血流进入静态组织区而产生的信号增强现象。这一现象又被称为流入增强(inflow enhancement)、流入效应或进入效应(inflow effect)。

流动相关增强的出现可从下述两个方面加以说明。首先，在选用的脉冲序列满足 TR≪ T_1 的条件下，经过 RF 脉冲连续多次的激发，成像容积内的静态组织便会处于完全饱和或不完全饱和(部分饱和、半饱和)状态，此后再激发时所产生的信号就非常小。另一方面，成像容积之外的血液并未受到射频脉冲的反复激励，因而保持着最大的纵向磁化。当其以一定流速进入成像容积时，必然产生比周围静态组织强得多的磁共振信号。血液和静态组织的信号一强一弱，就使流动在图像中得以突显。由此可见，在整个成像过程中背景组织始终处于饱和或半饱和状态，而那些部分饱和的血流质子则不断地流出层面，并被层面外充分弛豫的新鲜质子所代替。图 19-5 为流动相关增强的示意图。

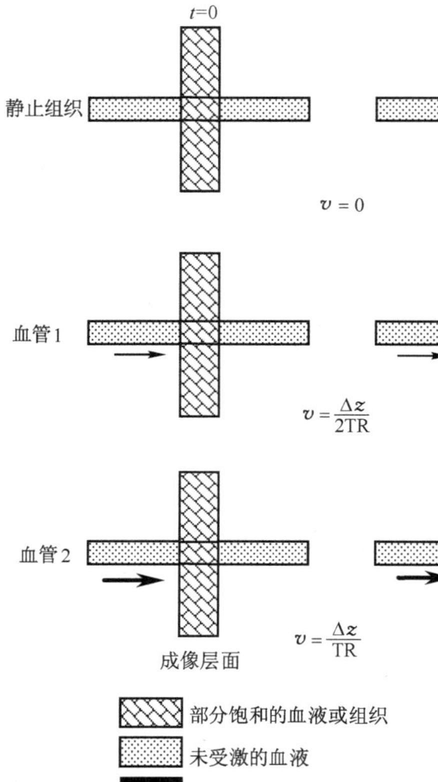

图 19-5　流动相关增强

众所周知，在 MRI 中，体素的信号强度总与它所包含的质子数成正比。不难推断，在序列执行周期内进入成像层面的质子数与血流速度 v 及层面厚度 Δz 相关。如果 TR 时间内血流正好流过等于层面厚度的距离，即血液以 $v=\frac{\Delta z}{\mathrm{TR}}$ 的速度流动时，血管在每个成像周期都将充满充分弛豫的血液。此时从血管腔采集的信号幅度最大，也就是说流入增强效应最明显。通常将这一速度称为流动增强的临界速度（v_c）。显然，当流速从零向 v_c 逐渐增大时，血流信号会线性增大；当流速超过 v_c 后，血流信号将维持临界速度时的最大值。我们将这一过程示于图 19-6 中。实践中还常用改变层面厚度或成像序列 TR 的方法采集信号，以便对流动的信号增强作用进行分析。必要时还可据此估计血流速度。

在层厚一定的情况下，存在序列周期短时临界速度高、序列周期长时临界速度低的关系。也就是说，对于较短的 TR，最大流入增强效应发生在较高的血流速度上；对于较长的 TR，最大流入增强效应发生在较低的血流速度上。

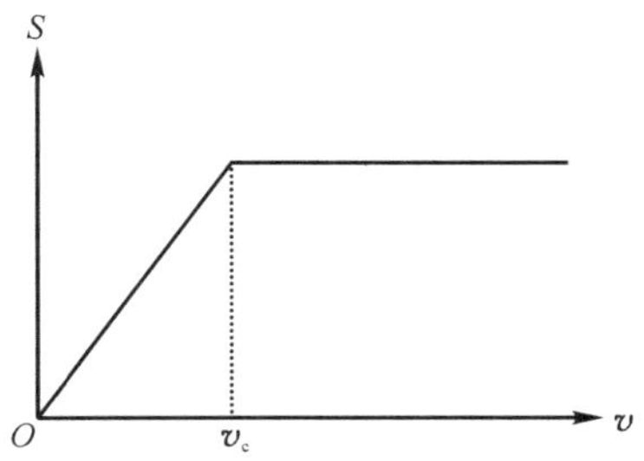

图 19-6　流动相关增强与流速的关系（S 为相对信号强度）

下面以自旋回波序列为例，给出反映流入增强效应的信号强度表达式。设两次选层脉冲作用期间流出成像层的饱和质子与从层外进入成像层的新鲜质子相同，则这批质子和成像层内剩余饱和质子的相对量分别为$\frac{v\mathrm{TR}}{\Delta z}$和$\left(1-\frac{v\mathrm{TR}}{\Delta z}\right)$。显然，下一周期的 RF 脉冲作用时，自旋回波序列所产生的流体信号将与层面内流入的未饱和质子数及剩余的饱和质子数成正比。当血流速度满足 $0<v<\frac{\Delta z}{\mathrm{TR}}$的条件时，信号强度 S 的表达式为

$$S=K\left[\frac{v\mathrm{TR}}{\Delta z}+\left(1-\frac{v\mathrm{TR}}{\Delta z}\right)\left(1-\mathrm{e}^{-\frac{\mathrm{TR}}{T_1}}\right)\right] \tag{19-3}$$

式中，K 为比例系数。从式(19-3)看出，流速增大(流入的新鲜质子增多)时信号强度随之增大；当 $v\geqslant\frac{\Delta z}{\mathrm{TR}}$时，因流入的新鲜质子已全部代替层内的饱和质子，信号达到最大值 $S_{\max}=K$，此后信号不随流速的增大而增强。

上面的论述仅限于血管断面各处轴向流速相同的情况。对于层流的血液(沿管径的流速有所不同)，流动增强效应的大小则与其平均流速有关：在平均流速高于流入效应临界速度的前提下，流动增强的高信号首先在血管中心出现；在更高的平均流速下，此高信号区将不断扩大；当血管壁附近的流速也达到相应的临界速度时，流入效应所致的高信号区将布满整个血管截面。

综上所述，流动增强效应是充分磁化的血液进入成像层面的结果。由于质子的磁化强度与磁场强度成正比，因而在高场 MRI 系统中流动引起的信号增强作用将更加显著。另外，在同样的场强下，血管周围组织的 T_1 越长，流动增强效应也越明显。这是因为流动所致的信号增强总是与周围组织的信号强度相比较而言的。

流动相关增强效应也存在于多层面成像中。实施多层面成像时，如果血流不仅在入口层面(entry slice)即第一个层面内避免了 90° RF 脉冲的照射，而且直到成像区域深部的层面仍能保持充分磁化，那么，同单层成像一样，血流在深部层面亦能表现出足够强的流动相关增强，如图 19-7 所示。但是，随着血流的深入，流动相关增强效应的产生条件与单层面的情况有所不同。下面就来讨论这一问题。

设成像的层数为 n、层面厚度仍为 Δz，则相邻层面 90° RF 激励脉冲之时间间隔为$\frac{\mathrm{TR}}{n}$。又设层面的激发是顺序进行的，那么，层面 n 与层面 $n+1$ 先后被激励，两个 90°

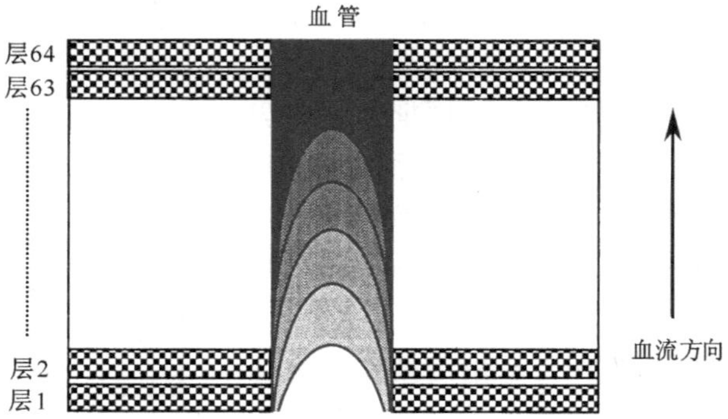

图 19-7　多层面成像中层流的流动相关增强
（设层数为 64、血流方向垂直于层面）

脉冲之间相距$\frac{TR}{n}$时间。为说明问题，不妨将从上一层到下一层依次激励的射频脉冲命名为层面激励波，则该层面激励波的行进速度 v_s 为

$$v_s = \frac{n\Delta z}{TR} \tag{19-4}$$

欲使充分磁化的血流避开入口层面的 90°脉冲并从其上游边界到达下一层面(假定为第 2 层面)的上游边界，可将血流速度分为以下两种情况讨论之。

1)血流在$\frac{TR}{n}$时间内通过入口层面，其流速 v 与层面激励波的行进速度 v_s 相等，即满足

$$v = v_s = \frac{n\Delta z}{TR} \tag{19-5}$$

2)血流在第 2 层面的激励与下一周期第 1 层面的激励之间即 TR 时间内通过入口层面，其流速 v 小于层面激励波的行进速度 v_s，即满足

$$v < v_s = \frac{n\Delta z}{TR} \tag{19-6}$$

在上述第 1)种情况下，要使充分磁化的血液完全取代第 2 层面内受过激励的血液而形成理想的流动增强信号，条件为血流必须在$\frac{TR}{n}$时间内穿过相当于两个层厚的路程($2\Delta z$)。这时的血流速度为

$$v = \frac{2n\Delta z}{TR} \tag{19-7}$$

类似地，要使第 1 层面激发后进入该层面的血流保持充分磁化并到达第 m 层产生理想的流动增强信号，条件为血流必须在$\frac{TR}{n}$时间内穿过相当于 m 个层厚的路程($m\Delta z$)。这时的血流速度为

$$v = \frac{mn\Delta z}{TR} \tag{19-8}$$

这一速度是层面激励波行进速度的 m 倍。举例说来，在序列周期为 1s、顺序对层厚为 1cm 的 10 个连续层面进行采集的条件下，层面激励波的行进速度应为 10cm/s。这时，以两倍于层面激励波速度(20cm/s)流动的血液，产生流动相关增强的深度可达两个层面；以 3 倍于层面激励波速度(30cm/s)流动的血液，产生流动相关增强的深度可达 3 个层面；其余依次类推。

在上述第 2)种情况下，要使第 2 层面出现流动增强信号，条件为充分磁化的血液必须在第 1 层面激励后立刻进入该层面，且在下一周期第 1 层面受激时到达第 2 层面的下游边界，以免在第 1 层面内被激励。显然，这需要血流在 TR 时间内穿过相当于两个层厚的路程($2\Delta z$)。这时的血流速度为

$$v = \frac{2\Delta z}{\mathrm{TR}} \tag{19-9}$$

类似地，要使第 1 层面激发后进入该层面的血流保持充分磁化并到达第 m 层并产生流动增强信号，条件为血流必须在 TR 时间内穿过相当于 m 个层厚的路程($m\Delta z$)。这时的血流速度为

$$v = \frac{m\Delta z}{\mathrm{TR}} \tag{19-10}$$

比较式(19-8)和式(19-10)可知，在 m 个层面产生流动增强效应，上述两种情况下的血流速度正好相差 n 倍。由于 $m<n$，上述第 2)种情况下层面激励波的行进速度总是快于血流速度。也就是说，层面激励波向下游移动得更快。

由此可见，无论是高速血流还是低速血流，均存在流动相关增强效应。式(19-8)和式(19-10)分别表示高速和低速血流在 m 个层面内出现流动增强的最佳流速。

实际上，由于血液的流速总是受到限制，故一般情况下流动相关增强仅出现在血流流入成像容积的第 1 个或最初几个层面。随着时间的延长，血液将到达成像容积的内部层面。这时氢质子因受到 RF 脉冲的多次激励而进入饱和或半饱和状态，流动相关增强效应随之消失或削弱。但是，在血流与层面激励波行进方向相反的情况下，流动相关增强效应可深入成像容积的更多层面。这是因为在反向的情况下，血流相对于层面激励波的运动速度增大，血流不完全饱和或者有剩余磁化存在的缘故。

2. 流空效应

所谓流空效应(flowing void effect)是指在快速流动的条件下，因部分已被激励的质子流出成像层(不再产生回波信号)，从而使整个层面的流动信号减弱甚至丢失的现象。这一现象又被称为淘汰效应或流出效应(washout effect)，也有称信号截止效应的。流空效应在磁共振图像上表现为“血流空洞”或“黑血流”。图 19-8 是流空效应的示意图。

我们知道，自旋回波信号产生于既受到 90°脉冲、又受到 180°脉冲作用的氢质子，二者缺一不可。由于沿成像层面垂直方向流动的血液在层面内的停留时间较短，在自旋回波成像中，已被 90°脉冲激励的血液，就有可能在 180°脉冲作用之前部分或全部地流出成像层面。另一种情况，是血流在 90°脉冲过后才从上游进入成像层面，血液中的质子因而未被选层脉冲所激励。很明显，上述两种血液均不能产生成像所需的回波信号。这种由于流动而导致的、与 RF 脉冲作用时间相错位的结果，等效于静止血液受到不足

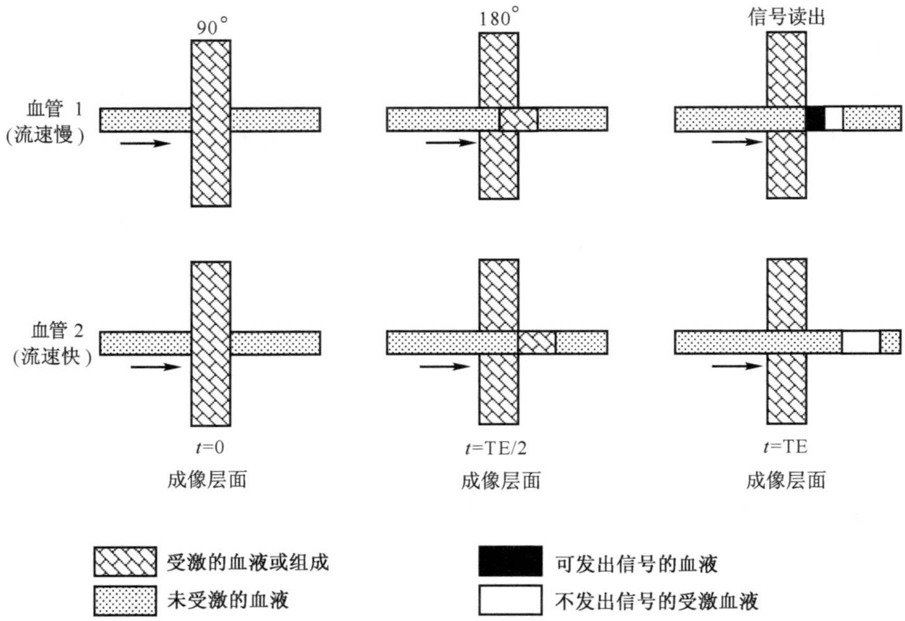

图 19-8　流空效应

90°或 180°射频脉冲的照射，因此，与同一层面的静止组织相比，上述血液产生的信号较弱。下面给出该信号的解析表达式。

在 SE 序列中，已知 90°与 180°脉冲之间的时间为$\frac{\mathrm{TE}}{2}$，则这段时间内流出成像层的受激质子的相对量为$\frac{v\mathrm{TE}}{2\Delta z}$。由于自旋回波信号强度 S 与尚留在成像层内受激质子的量成正比，不难推得

$$S = K\left[\frac{v\mathrm{TR}}{\Delta z}+\left(1-\frac{v\mathrm{TR}}{\Delta z}\right)\left(1-\mathrm{e}^{-\frac{\mathrm{TR}}{T_1}}\right)\right]\left(1-\frac{v\mathrm{TE}}{2\Delta z}\right)\mathrm{e}^{-\frac{\mathrm{TR}}{T_2}} \tag{19-11}$$

式(19-11)的前半部分与式(19-3)完全相同，均表示新鲜质子对信号的贡献。可以看出，当满足$\frac{\Delta z}{\mathrm{TR}}\leqslant v<\frac{2\Delta z}{\mathrm{TE}}$的条件时，流入增强效应到达极限、自旋回波信号随流速增加而减弱；当流速继续增加，直到 $v\geqslant\frac{2\Delta z}{\mathrm{TE}}$时，成像层内全部受激质子被冲走，回波信号成为零。

与流入相关增强相反，流空效应使流体的信号丢失。其严重程度取决于所用的脉冲序列、流体的流速以及层面厚度。下面从几个方面讨论流空效应的影响因素。

为了进一步分析血流速度、层厚及 TE 与流空效应的关系，首先假定所研究的血管较细，且在血流速度很高时管内仍无湍流出现(从而不必考虑湍流所引起的信号损失)。设$\frac{\mathrm{TE}}{2}$时间内血流通过的距离为 Δd，于是有

$$\Delta d = v\frac{\mathrm{TE}}{2} \tag{19-12}$$

Δd 与层面厚度之比可代表$\frac{TE}{2}$时间内流出层面的血液相对量，其数值为

$$\frac{\Delta d}{\Delta z}=\frac{v\text{TE}}{2\Delta z} \tag{19-13}$$

由此推得层面内既受到 90°脉冲作用、又被 180°脉冲所激励的血液的剩余量为

$$1-\frac{\Delta d}{\Delta z}=1-\frac{v\text{TE}}{2\Delta z} \tag{19-14}$$

自旋回波信号正是上述血液中的质子所产生的。因此，信号幅度应正比于 $1-\frac{v\text{TE}}{2\Delta z}$。可以看出，血流速度越快，或者说在$\frac{TE}{2}$时间内流出层面的质子越多，层面内受到 90°和 180°两种射频脉冲激励的质子就越少，信号便越弱；当血流速度增至某一数值时，曾受 90°脉冲作用的质子将在$\frac{TE}{2}$时间内全部从受激层面流出，使得血流信号减小为零。通常将这种现象称为血流信号的截止，并将与其对应的流速叫做截止速度或流空效应的临界速度(v_c)。令 $1-\frac{v\text{TE}}{2\Delta z}=0$，便可解得

$$v_c=\frac{2\Delta z}{\text{TE}} \tag{19-15}$$

由式(19-15)可知，截止速度随层厚的增加或 TE 的缩短而提高。明了这一点是特别重要的。例如，在层厚为 1cm、TE 取 30ms 的情况下，对应的截止速度为 67cm/s，这已相当于动脉血流的最大速度了。在这些条件下，磁共振图像中的动脉血管信号将丢失殆尽。但是，如果用改变层厚或 TE 的办法使截止速度大大高于动脉的血流速度，便可采集到动脉发出的信号。

取血流速度等于零时的信号强度为 1。根据式(19-14)，当流速从零逐渐增加到截止速度 v_c 时，血管的相对信号强度将从最大值 1 线性减小至最小值零(图 19-9)。

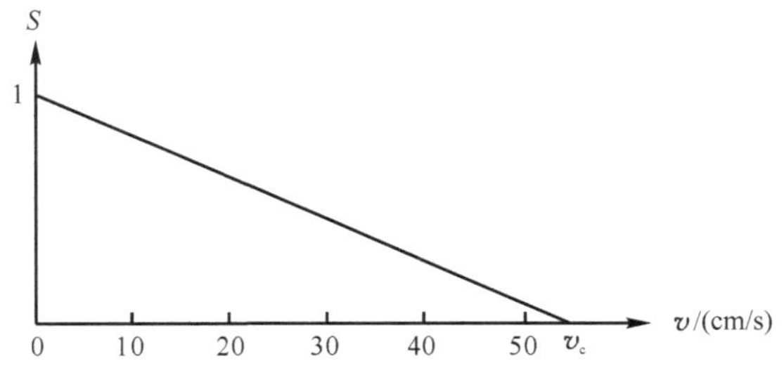

图 19-9　高速血流的信号截止效应(S 为相对信号强度)

综上所述，当血液流速超过截止速度时，血管不再产生自旋回波。由于这种血流信号减小以至消失的现象主要出现在流速较快的血管中，有人又将它称为高速血流的信号丢失效应或高速血流的信号截止效应。

需要注意的是，上面的讨论中并未考虑湍流对流动效应的影响。当流速快到有湍流发生时，其随机波动的速度分量将导致自旋相位弥散。也就是说，在出现湍流的速度上信号强度将陡然下降，即血液流速尚未达到截止速度便出现信号的大量丢失。管径越

大，发生信号丢失的流速比截止速度低得越多。这时，图 19-9 所示血管信号与流速的关系曲线将成为图 19-10 所示形式。

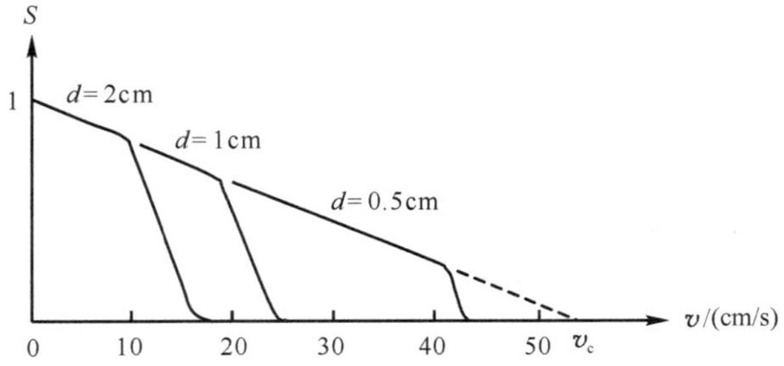

图 19-10　湍流对截止效应的影响（S 为相对信号强度，d 为血管直径）

梯度回波快速扫描序列中，由于没有 180° RF 脉冲，流空效应引起的信号损失明显减弱。

三、相位效应

梯度场在 MRI 中有着非常重要的意义。一般说来，沿梯度场分布的质子会因进动频率的不同而积累各不相同的相位，即梯度场可使同一体素内的自旋质子产生相位发散或称相位弥散(phase dispersion)。从进动的角度，也可以说梯度场的存在使运动质子间有了相移(phase shift)。对于静止组织来说，施加 180°射频脉冲即可实现质子的相位重聚并发出自旋回波信号。但是，血流的情况就不同了：当其中的质子沿梯度场运动时，上述相移可能使其信号减弱甚至消失。这一现象就是所谓相位效应或相移效应(phase shift effect)。它是流动效应的另一表现形式。

1. 梯度场中运动质子的附加相移

叠加在主磁场 $\boldsymbol{B}_0$ 上的梯度场对质子进动频率的影响，等效于使质子的进动产生了相移，习惯上称其为附加相移。为说明流体的相位效应，先给出附加相移的数学表达式。

在梯度场存在的情况下，拉莫尔方程可表示为

$$\frac{\partial \varphi}{\partial t} = \omega_0 = \gamma[B_0 + x(t)G_x + y(t)G_y + z(t)G_z] \tag{19-16}$$

式中，φ 为横向磁化矢量的角位移；γ 为质子的磁旋比；$x(t)$、$y(t)$和 $z(t)$分别是自旋质子在 x、y 和 z 坐标轴方向的位置函数；G_x、G_y 和 G_z 表示上述 3 个方向的梯度场强度。对式(19-16)积分，可得各方向的附加相移，即有

$$\varphi_x(t) = \gamma\int_0^t x(t)G_x\,dt \tag{19-17a}$$

$$\varphi_y(t) = \gamma\int_0^t y(t)G_y\,dt \tag{19-17b}$$

$$\varphi_z(t) = \gamma\int_0^t z(t)\,G_z\,\mathrm{d}t \tag{19-17c}$$

另一方面，上述位置函数又可表示为如下的泰勒级数形式(忽略高次项)

$$x(t) = x_0 + \frac{\mathrm{d}x}{\mathrm{d}t}t + \frac{1}{2}\frac{\mathrm{d}^2x}{\mathrm{d}t^2}t^2 + \cdots \tag{19-18a}$$

$$y(t) = y_0 + \frac{\mathrm{d}y}{\mathrm{d}t}t + \frac{1}{2}\frac{\mathrm{d}^2y}{\mathrm{d}t^2}t^2 + \cdots \tag{19-18b}$$

$$z(t) = z_0 + \frac{\mathrm{d}z}{\mathrm{d}t}t + \frac{1}{2}\frac{\mathrm{d}^2z}{\mathrm{d}t^2}t^2 + \cdots \tag{19-18c}$$

式中，x_0、y_0 和 z_0 分别为 3 个坐标方向上运动质子的初始位置，$x(t)$、$y(t)$和 $z(t)$的一阶及二阶导数正好是质子的运动速度 v 及加速度 a。于是，式(19-18)可改写为如下的运动方程形式

$$x(t) = x_0 + v_x t + \frac{1}{2}a_x t^2 + \cdots \tag{19-19a}$$

$$y(t) = y_0 + v_y t + \frac{1}{2}a_y t^2 + \cdots \tag{19-19b}$$

$$z(t) = z_0 + v_z t + \frac{1}{2}a_z t^2 + \cdots \tag{19-19c}$$

设我们所研究的血流为稳速流体，则其流速及加速度均可看作常数。将式(19-19)代入式(19-17)便得

$$\varphi_x(t) = \gamma\left[x_0\int_0^t G_x\,\mathrm{d}t + v_x\int_0^t G_x t\,\mathrm{d}t + a_x\int_0^t G_x t^2\,\mathrm{d}t + \cdots\right] \tag{19-20a}$$

$$\varphi_y(t) = \gamma\left[y_0\int_0^t G_y\,\mathrm{d}t + v_y\int_0^t G_y t\,\mathrm{d}t + a_y\int_0^t G_y t^2\,\mathrm{d}t + \cdots\right] \tag{19-20b}$$

$$\varphi_z(t) = \gamma\left[z_0\int_0^t G_z\,\mathrm{d}t + v_z\int_0^t G_z t\,\mathrm{d}t + a_z\int_0^t G_z t^2\,\mathrm{d}t + \cdots\right] \tag{19-20c}$$

显然，式(19-20)具有下述形式

$$\varphi_x(t) = (\varphi_x)_0(t) + (\varphi_x)_v(t) + (\varphi_x)_a(t) + \cdots \tag{19-21a}$$

$$\varphi_y(t) = (\varphi_y)_0(t) + (\varphi_y)_v(t) + (\varphi_y)_a(t) + \cdots \tag{19-21b}$$

$$\varphi_z(t) = (\varphi_z)_0(t) + (\varphi_z)_v(t) + (\varphi_z)_a(t) + \cdots \tag{19-21c}$$

这就是所求的附加相移表达式。由此可以看出，在梯度场存在的情况下，3 个坐标方向上运动质子的总相移均为初始相位、运动速度所致附加相移(恒速分量)以及加速度所致附加相移(恒加速分量)三者之和(忽略高次项)。式中，φ_0、φ_v 和 φ_a 分别具有位置编码、速度编码和加速度编码的性质。

由式(19-21)还可看出：快速运动的质子相移大、慢速运动的质子相移小。因此，越是流速高的血液，其相位相关性破坏越严重。在磁共振图像上，相位离散的结果，可能表现为流动质子的信号降低，也可能表现为整个信号丢失。实际上，这也是一种流空现象。

2. 偶数回波效应

为了说明偶数回波效应的产生原因，这里进一步讨论附加相移，顺便引入对称自旋

回波序列的概念。

在多回波 SE 序列中，将满足下述两个条件的序列称为对称 SE 序列，即：①相邻 180°脉冲和相邻梯度脉冲之间的时间间隔均等于回波时间 TE；②读出梯度脉冲或称频率编码梯度脉冲关于 180°脉冲对称。对称 SE 序列的时序如图 19-11 所示。

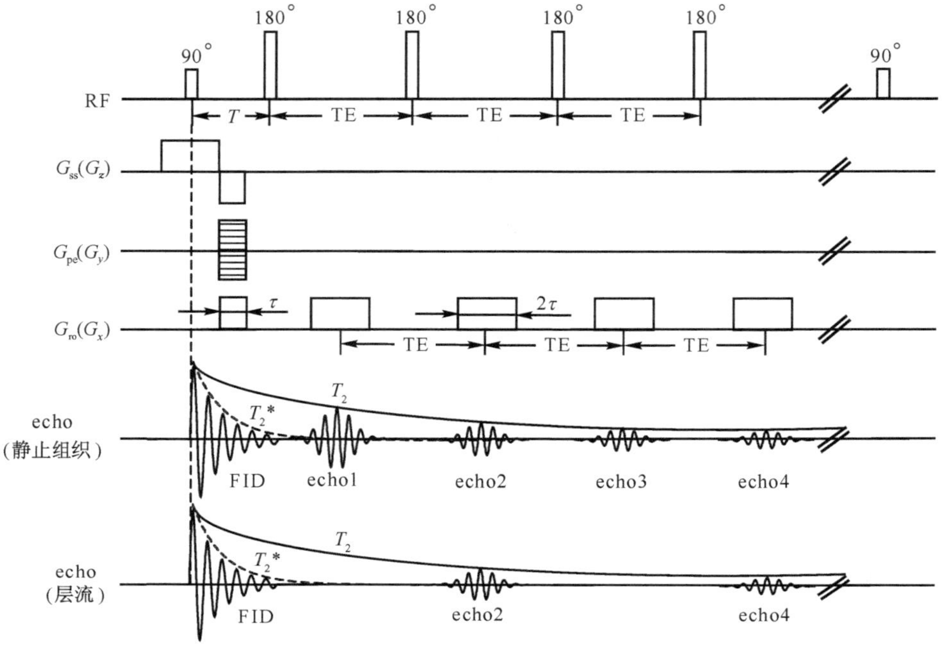

图 19-11　对称 SE 序列及其偶数回波

式(19-20)是血流关于附加相移的基本表达式。下面以此为依据，详细研究对称 SE 序列的相位效应，进而讨论相移作用在磁共振图像上的表现。为简化有关计算，不妨作如下假设：①计时从 90°射频脉冲加入瞬间开始($t=0$)、取初始相位为零，并忽略射频脉冲的作用时间；②考察对象为稳速流体，即其流速及加速度均为常数[对于 x 轴，满足 $v_x=(v_x)_0$、$a_x=(a_x)_0$ 的条件；其余类推]；③在 180°射频脉冲的作用下，体素中的所有自旋质子均产生 180°的相位变化(效果相当于梯度脉冲的极性反转，故积分时可在每个 180°脉冲作用前后令梯度场改变正负号)；④感兴趣的流动质子仅沿 x 轴方向运动(速度的 y 和 z 分量均为零)，且信号的读出也沿着 x 轴方向；⑤对称 SE 序列的相位编码梯度和选层梯度实际上不具备频率编码梯度那样的对称性，故选对称的、具有极强相位效应的频率编码梯度进行讨论，并取 G_x 为频率编码梯度。

在满足上述条件的情况下，每隔 $\frac{TE}{2}$ 时间计算一次 $\varphi_x(t)$ 值，则序列执行过程中由式(19-20)所决定的相移如表 19-2 所示。

表 19-2　对称 SE 序列频率编码梯度(设为 G_x)方向流动质子的附加相移

(T=TE/2，梯度脉冲的脉宽为 2τ)

180°脉冲施加时间 (t)	回波序号	稳速血流的附加相移		
		静止组织分量 $[(\varphi_x)_0/\gamma x_0 G_x]$	恒速流体分量 $[2(\varphi_x)_v/\gamma(v_x)_0 G_x]$	恒加速流体分量 $[6(\varphi_x)_a/\gamma(a_x)_0 G_x]$
T(TE/2)		τ	τ^2	τ^3
$2T$(TE)	1	0	$4T\tau-2\tau^2$	$12T^2\tau-3T\tau^2$
$3T$(3TE/2)		τ	$8T\tau-\tau^2$	$24T^2\tau+\tau^3$
$4T$(2TE)	2	0	0	$24T^2\tau-6T\tau^2$
$5T$(5TE/2)		τ	$8T\tau+\tau^2$	$72T^2\tau+\tau^3$
$6T$(3TE)	3	0	$4T\tau-2\tau^2$	$36T^2\tau-9T\tau^2$
$7T$(7TE/2)		τ	$16T\tau-\tau$	$144T^2\tau+\tau^3$
$8T$(4TE)	4	0	0	$48T^2\tau-12T\tau^2$
$(2n+1)T(n\text{TE}+\text{TE}/2)$ (n=偶数)	n	τ	$4nT\tau+\tau^2$	$12(n^2+n)T^2\tau+\tau^3$
$(2n+1)T(n\text{TE}+\text{TE}/2)$ (n=奇数)	n	τ	$4(n+1)T\tau-\tau^2$	
$2nT(n\text{TE})$ (n=偶数)	n	0	0	$12nT^2\tau-3nT\tau^2$
$2nT(n\text{TE})$ (n=奇数)	n	0	$4T\tau-2\tau^2$	

现对表 19-2 的计算结果分析如下：

1)静止组织分量。已知质子的初始位置 x_0 可任意假定，故表中之值代表 x 方向上任意位置质子的附加相移。结果表明，静止组织的附加相移只有两种取值，即最大值 $\gamma\tau x_0 G_x$ 和零：当 $t=(2n+1)T$ 即 TE 的半整数倍时，质子间的附加相移最大，说明这时体素内自旋质子的进动相位弥散(信号丢失)；当 $t=2nT$ 即 TE 的整数倍时，质子间的附加相移为零，说明这时体素内自旋质子的进动相位重聚(回波信号生成)。显然，只要以 TE 为间隔反复施加 180°脉冲，自旋相位的弥散和重聚现象便可重复出现，从而形成一系列自旋回波。这就是如今广泛使用的各种自旋回波成像的原理。

2)恒速流体分量。是质子以恒速$(v_x)_0$ 沿梯度场方向运动时产生的附加相移，它正比于时间的平方。结果表明，$(v_x)_0$ 引起的附加相移在 t 为奇数倍 TE 时不仅不为零而且不相等；当 t 为偶数倍 TE 时附加相移为零，说明奇数倍 TE 时间积累起来的净附加相移在随后的 TE 时间内被完全逆转，这是运动质子受到偶数个 180°脉冲作用的结果。上述结果被称为偶数回波相位重聚现象(even echo refocusing phenomenon)或称偶数回波效应(even echo effect)。图 19-12 是这一现象的示意图。该图在 xOy 面上展示了流动质子的进动相位以及由此而形成的横向磁化强度矢量。由图可见，奇数回波使流动质子产生非零相位(图中以“o”标注)，对应的横向磁化强度矢量也非常小(图中的短粗箭头)，且不指向 x 轴；与此相反，偶数回波使流动质子产生零相位(图中以“e”标注)，对应的横向磁化强度矢量就非常大(图中的长粗箭头)，且指向 x 轴。

3)恒加速流体分量。是质子以恒加速$(a_x)_0$ 沿梯度场方向运动时产生的附加相移。它在任意倍 TE 时刻均不为零，说明由加速度以及速度高次项引起的相位都不可能被补

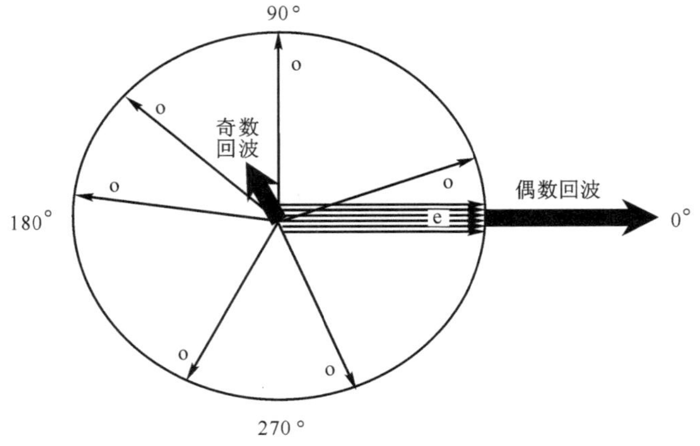

图 19-12　流体的偶数回波效应

偿或抵消。

4)附加相移的其他影响因素。除上面提到的流速和 TE 之外，梯度场强度 G_x、梯度作用时间即梯度脉冲宽度以及血流的类型等因素均在很大程度上决定着附加相移的大小。

总之，与静止组织相比，流体中的运动质子可在梯度场作用下产生附加相移。在磁共振的前提下，每个体素的相干性以及相角均能以电磁波的形式加以表达并被 MRI 系统所识别。

3. 层流的奇数回波弥散效应和偶数回波相位重聚效应

层流是一种没有随机性速度变化的稳定流动。因此，层流的附加相移应为表 19-2 中的静态组织分量与恒流速度分量两项之和。已知前者在 t 为整数倍 TE 时等于零，故层流中质子的总附加相移在整数倍 TE 时决定于恒速分量。

如果血流为理想恒速流体，则血管径向无速度差。这时，由流速引起的附加相移在序列周期的任何时刻都相同，即同一体素内的所有质子均不会出现相位弥散。但是，对于以层流形式流动的血液(血管径向有速度梯度)，却会出现有关的相位效应。根据前面的分析可知：①在奇数倍 TE 时刻，沿血管径向不同位置分布的质子将积累起各不相同的附加相移，从而出现质子的相位弥散；当层流的流速和速度梯度正好导致体素内的所有自旋质子均匀分布时，该体素的回波信号完全消失，通常称此现象为层流的奇数回波弥散效应或奇数回波失相效应。②在偶数倍 TE 时刻，层流中不同初始位置及不同速度的质子进动相位重趋一致，于是，它将同静态组织一样发出自旋回波信号，这就是层流的偶数回波相位重聚效应或称偶数回波复相效应、偶数回波效应。

用对称 SE 序列采集信号时，层流在奇数回波时间出现的自旋相位弥散在偶数回波时将被完全消除。这与磁场非均匀性对静止组织横向弛豫的影响在 180°脉冲过后被抵消相类似。与此不同的是，静止组织是每施加一个 180°脉冲实现一次相位重聚，而层流的相位重聚要在一对 180°脉冲作用之后才可能出现。

当采用对称多层面自旋回波序列成像时，层流的自旋相位弥散-相位重聚效应将使图像中的层流血液失去奇数回波信号，并使偶数回波信号增强。不对称回波序列则会使这种增强效应大大减弱甚至完全消失。

静脉、脑窦中的血流是典型的层流。在对称 SE 序列所获图像中，这些血管可表现出奇数回波信号丢失和偶数回波信号增强的特点。对于缓慢到几乎停滞的血流，由于其速度和径向速度梯度都非常小，其奇数回波信号损失亦小。与此同时，因为血流速度极低，静止血液所固有的 T_1 短、T_2 长的特性将得以体现。这时，血管在奇数和偶数回波图像中的信号都比较高。某些流速较快的动脉，其血管中心为湍流、血管壁附近是层流。这类血管的图像表现为中心区是低信号、血管壁附近是高信号。在与心脏搏动明显同步的动脉血管中，由于其血流存在加速度甚至速度的高次项，偶数回波效应应不会出现。

偶数回波效应是层流独有的现象。因此，可以利用层流的奇数回波信号丢失和偶数回波信号增强效应来鉴别层流血液和周围的静态组织。对于对称 SE 序列的奇数和偶数回波像，凭视觉便可识别含有层流的血管。

4. 湍流的相位弥散效应

湍流的速度分量往往在各种方向随机波动。当湍流通过梯度场时，所有质子的共振频率将会随机变化。也就是说，湍流中的质子在梯度场中无规律性进动相位。因此，湍流中的质子不可能重新聚相。这一现象就是所谓的相位弥散效应。它是图像出现流空的根本原因。此外，湍流中自旋质子的相位弥散还可能导致相位编码错，从而在对应的相位编码方向上产生血管伪影。

四、各种流动效应的综合作用

一次测量中，上述各种流动效应可能分别、也可能同时作用于一个回波信号。不同流动效应的作用既可能相互叠加，又可能相互抵消。下面就来讨论这方面的问题。

首先考虑多层面成像中的流动效应。对于稳定流动，流动增强信号最早出现在入口层面即成像区的第一个层面。设流速从零开始增大。由前面的知识可知，当流速达到 $v=\frac{\Delta z}{\mathrm{TR}}$时，入口层面的流动增强方达最大值。如果流速继续加快，流动增强将深入内部层面。但是，更高的流速将导致流空效应。与此同时，如果该血流尚为层流，图像还可能随速度梯度的增大而表现出第一回波的相位弥散效应。上述两种效应均引起信号丢失，从而降低流入效应的信号增强作用。

如果该层流持续至对称 SE 序列的第二个回波时间，就会出现偶数回波的信号增强，但随之而来的截止效应却有抵消该增强信号的趋势。这是因为在施加第一个 180°脉冲施加之前，质子有$\frac{\mathrm{TE}}{2}$的流出时间；在第二个 180°脉冲作用时，质子流出层面的时间增加至$\frac{3\mathrm{TE}}{2}$。由此引起的信号损失相差 3 倍。

层面中流速、管径和层厚的流动效应具有如下关系：对于同样的流速和管径，层面厚度减小使截止速度降低，故截止效应的作用会上升；对于给定的流速和层厚，管径减小层流的速度梯度增大，故自旋相位弥散-相位重聚的作用会加大。

在磁共振图像中，如果第二回波像上的血管信号特别强，则提示与进入效应引起的信号增强作用有关。而在第一回波像上，流动增强往往被相位弥散效应所削弱，故流动增强通常仅在第二回波像上表现。动脉血流的节奏与心脏搏动规律相近。因此，利用心电门控技术采集动脉血管数据时，心脏收缩期血管产生低信号(血流迅速之故)；心脏舒张期血管产生高信号(血流缓慢之故)。

如果取与心搏周期相当的序列执行周期(例如，对于心率为 40 次/min 的患者取 TR=1.5s)，这时即使不用心电门控，数据采集也会自动与心搏同步，使动脉在内部层面的心脏舒张期像上出现高信号，如同使用心电门控一样。通常将这一现象称为心脏舒张伪门控(pseudogating)。但是，由于采样过程中序列周期不可能始终与心搏保持同步，完全意义上的心脏舒张伪门控是不可能出现的。

总的来说，在血液缓慢流动期间采集数据时，血管信号就强；在血液迅速流动期间采集数据时，血管信号就弱。

第三节　磁共振血管造影法

MRA 的物理基础为各种类型的流动效应。一般采用增强一种效应而抑制另一种效应的办法，使血流要么以高信号方式突出地显示，要么以低信号方式突出地显示。这样，在常规磁共振图像上，流动效应可能表现为亮区(白血流)，也可能表现为暗区(黑血流)，从而与静止组织相区别。理想的血管造影法，应使血管结构与周围组织(背景组织)产生最大的图像对比度。本节介绍常用 MRA 的原理、所用的脉冲序列，并讨论序列参数的选取原则。

一、时间飞逝 MRA

时间飞逝法即 TOF 法是 MRA 的主要成像方法之一，可简称为 TOF MRA。顾名思义，这是一种突出血流 TOF 作用尤其是流入增强作用、减少相位效应对图像影响的血管成像法。按数据采集及处理方法的不同，时间飞逝技术又可分为二维时间飞逝法(2D TOF)和三维时间飞逝法(3D TOF)两大类。

1. 成像原理

静态组织在短 TR 序列射频脉冲的连续激发下将达到一个相对稳定的状态，故它可产生的磁共振信号极小。这时，血流与静止组织间的对比度便取决于成像层面内相对饱和的血液被来自层外上游血管的新鲜血液所置换的比例。这一比例与血流速度、序列周期及层面厚度有关。缩短 TR 与增加层厚、减慢流速具有相同效果，即均具有增强流入效应、进一步饱和静态组织的作用，这有利于在血流与周围组织间形成强烈对比度。图 19-13 为上述原理的示意图。我们看到，在 RF 脉冲的接连照射下，静态组织的信号幅度越来越小，直至进入稳定状态；而连续激发对血流信号的影响不大。

对于流空效应，已知使信号截止的流速随层面厚度增加或 TE 缩短而升高。因此，

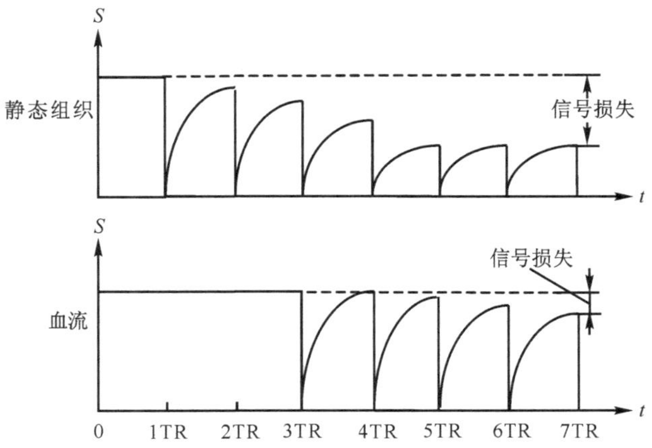

图 19-13　时间飞逝法 MRA 的原理

增加层厚或选用短 TE 就能使截止速度比血流速度高很多，使得我们还有可能从含有高速血流的动脉血管中采集到较强的信号。

由此可见，采用缩短 TR 的办法，不仅可加大低速血流的流入增强，而且能避免高速血流的流空。显然，用梯度回波序列就能满足上面对短 TR、短 TE 的取值要求，也能使成像速度比 SE 序列快很多。因此，又可以说，TOF MRA 是利用高速的 GRE 序列、以血液的流入效应为基础的磁共振血管造影术。

2. 二维时间飞逝法

(1)成像方法

2D TOF 磁共振血管成像(2D TOF MRA)是一种以单层面方式逐层采集图像资料，然后将多个连续层面(50～80 层)组合起来加以处理，以构成整个感兴趣容积的 MRA 方法。由于是逐层激发、逐层采集，成像层面内的流动质子在流过相邻层面的过程中就免受 RF 脉冲的反复激励。这样，一条血管在不同的层面内可始终保持流入效应所致的高信号。据计算，当血流方向与成像层面相垂直时，一般速度的血流可顺利通过 1.5～5mm 厚的 2D 层面而不会因反复激励而饱和。因此，采用 2D TOF 技术，不仅可显示慢血流，也能使快血流得以表现。

2D TOF 采集可在层面内提供较好的图像分辨率，例如，当取 18cm 或 20cm 的 FOV 时，可用 256×256 的矩阵成像。但是，由于层面厚度的限制，它总是丢失选层方向的分辨率，故该方法适用于颈部和腹部等粗大血管的成像。进行颈部血管成像时，常选 1.5～3mm 厚的 2D 层面，而腹部成像可取 5～7mm 的厚层面。

为了获取高质量的血管像，2D TOF 方法需要采用流动补偿措施。另外，逐层采集仍需相位编码梯度来分隔每一层面。图 19-14 是 2D TOF MRA 成像序列的时序图。图中的预饱和脉冲是为了对毋须显示的血管实施饱和激励以抑制其信号而采用的，其原理下面还要介绍。

(2)2D TOF MRA 图像对比度的影响因素

2D TOF MRA 的图像对比度不仅受 TR、RF 翻转角 α、TE 和层厚等序列参数的影

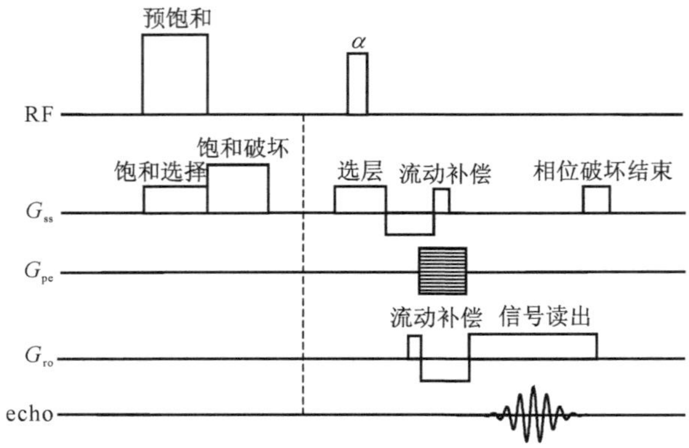

图 19-14　2D TOF MRA 序列

响，还受血流速度、血流方向、血管几何形状、血液和背景组织的 T_1 值等因素影响。

1）TR：TR 是 2D TOF MRA 成像序列的关键参数之一。它不仅要短，而且必须与背景组织的 T_1 相匹配，这样才能有效抑制来自背景组织的信号、增强来自血液的信号，以产生最大的对比度。TR 之值一般在 45～50ms 内选取。

2）α：α 也会在一定程度上影响血流信号。在 2D TOF 法中，α 一般在 45°～60°之间选取。

3）TE：TE 越短越好。TE 越短，血流加速度、涡流等复杂因素造成的质子去相效应就越不明显，信号的丢失也就越少。当 TE 短到几毫秒时流动的信号强度将会大大改善，故通常选择系统所允许的最短 TE 进行成像。但是，并非所有场合都需选用最短 TE。例如，在富含脂肪和水的组织内，相位的轻微差异便可导致化学位移效应，这一现象须合理选择 TE 来避免。

4）层厚：层越薄，血液流入增强效应就越明显。但是，由于薄层面与较低的临界流速相对应，这将使快血流的流空效应加大。因此，2D TOF 法的层面不能取得太薄，这是本方法的弱点。对于颈动脉，多用窄带宽的 RF 脉冲、0.1mT/cm 的梯度场，并取 1.5mm 的层厚进行显像。

5）血流速度与方向：我们已经知道，当垂直于层面的血液以 $v=\frac{\Delta z}{\mathrm{TR}}$ 的速度流动时，血管将在每个成像周期充满来自上游的新鲜血液。可见此为从血管腔采集到最大信号的最低流速(临界速度)。在 2D TOF MRA 序列中，当取 $\Delta z=1.5$mm、TR＝50ms 时，临界速度 v_c 为 3cm/s，这对流动缓慢的静脉血流和硬化动脉的近端血流是合适的。因此，2D TOF 法较适用于慢血流。当血流与采集层面不垂直甚至平行时，流动质子纵向磁化矢量的恢复减少，信号必然会下降。可见欲使流动信号最大化，还应尽量选择与流动方向相垂直的平面成像，如颈动脉的血管造影通常就是用横断面来进行的。

6）背景组织的 T_1 值：流入效应所致的血流信号增强是与周围组织的信号相比较而言的。背景组织的 T_1 越长，系统的纵向弛豫就越慢。也就是说，在同样的射频激励下，这些组织的饱和程度就越深，获取的信号也就越弱，因而所获血管像的对比度加大。

(3)2D TOF MRA的应用

2D TOF MRA适用于颈动脉分叉、颈静脉、盆腔及四肢末端血管的显示，对颅内小血管和矢状窦等的显影效果也较好。它还可用于基底动脉闭塞性疾病和颅内静脉血栓的成像。另外，2D TOF法对慢血流特别敏感，故对末端慢血流血管成像较好。由于成像速度快，还可选用屏气序列对腹部血管实施成像，这时背景信号的抑制效果优于3D TOF，但2D TOF的分辨率比3D TOF低。表19-3中列出了2D TOF MRA序列的常用成像参数。

表19-3　2D TOF MRA序列的成像参数①

成像血管	序列参数							饱和带位置
	TR/ms	TE/ms	α/(°)	层厚/mm	扫描矩阵	FOV/mm	层数	
颈动脉分叉②	40～45	最小值	45～60	1.5	192×256 256×256	160～200	多层	上部
静脉、肾静脉及四肢血管	40～45	最小值	45～60	2～3	192×256 128×256	360～400	60～100	上部
颅内静脉	40～45	最小值	45～60	1.5～2	192×256 128×256	200～240	多层	无

注：①信号采集次数均为1。②需使用流动补偿技术。

(4)2D TOF MRA的评价

2D TOF方法具有如下优点：①流速敏感范围较大，故既可用它来显示动脉又可用它来显示静脉；②数据采集时间足够短，故可用于腹部的屏气成像以及大容积成像；③有良好的背景信号抑制效果；④对非复杂性慢血流最敏感，即特别适用于慢速血流成像，这有利于区分颈动脉等血管的堵塞程度；⑤在受检者有明显运动的情况下仍能获得诊断图像，因而可用于大容积筛选成像。

以下是2D TOF方法的局限性：①分辨率低(层厚1.5～5mm)，一些小血管如Willis环的信号容易因部分容积效应而丢失。因此，这种方法不适于对小血管的描绘。②2D TOF法采集的数据须用最大强度投影法进行重建，由于它只能将连续层面的血管像依次投影到与这些层面正交的平面上(如横轴面投向矢状面)，故其层厚方向的图像变差。③由于2D脉冲序列常以长TE、大体素的参数采集信号，易使狭窄血管后的信号大面积丢失。④当血流因某种原因在某一层面内停留时间变长时，它易导致血管信号的饱和。

3. 三维时间飞逝法

(1)成像方法

3D TOF磁共振血管成像(3D TOF MRA)是建立在快速梯度回波序列基础之上的短TR成像方法。同2D TOF MRA类似，它也利用流动增强效应和流动补偿技术来区分血流与背景组织的信号。不同之处在于，2D方法为逐层激励、逐层采集，3D序列则每次对一个 3D 体域(32～64mm)实施激发，并将 2D 方法中的选层梯度改为相位编码梯度，以扫描带或层块(slab)为单位对上述感兴趣区域进行处理；2D 与 3D 方法均采用最大密度投影法重建血管像，但前者的投影仅限于扫描层面的正交方向，而后者只需一次 3D 采集就可建出任意视角的投影像；与 2D 方法相比，3D 法的层面厚度可以很小，使空间分辨率更高；由于 3D 方法的体素可以取得很小，流动效应引起的自旋相位弥散和信号衰减也就更小些。显然，3D TOF MRA 可提供更高的信噪比。图 19-15 为 3D TOF MRA 脉冲序列的时序图。

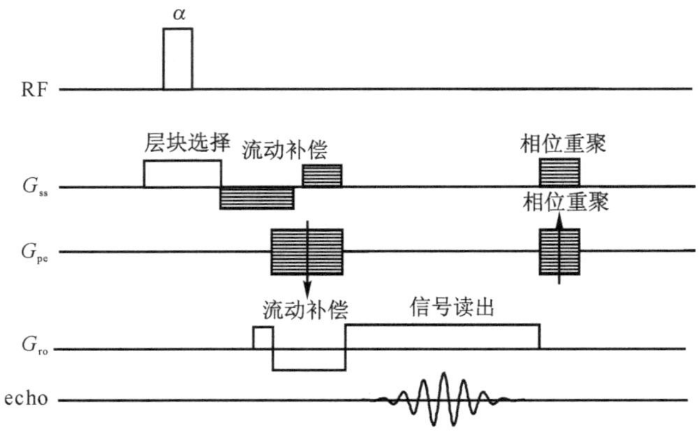

图 19-15　3D TOF MRA 序列

3D TOF MRA 序列执行过程中，成像容积内的静止质子因在短时间内反复受到激发而处于稳定饱和状态。血流刚进入成像容积时，因其尚未饱和而发出很强的信号。但是，血流通过成像容积时也会受到 RF 脉冲的重复激励，使其信号随着血流的深入而不断减弱，最后无法与静息组织相区别。这一现象大大限制了某些迂回血管的成像范围。不过，采用 3D 扫描带分割技术或多容积激发技术(将一个成像容积分为若干个子区)，便能大大减轻其影响。此外，流动补偿技术的应用，可使信号的相位与流动无关，从而消除流动伪影。对于湍流引起的相位弥散，一般通过选用尽可能短的 TE 来克服。

(2)3D TOF MRA 图像对比度的影响因素

3D TOF MRA 的图像对比度一方面受 TR、RF 翻转角 α、TE 和层厚等序列参数的影响，另一方面受血流速度、流动补偿等因素制约。

1) TR：在 3D TOF MRA 中，TR 对图像对比度的影响最大。TR 太长，背景组织饱和不力，其信号得不到有效抑制；TR 太短，血流信号将被饱和。对于快速血流来说，当 TR＝40ms 时，大部分静止组织进入饱和，血管与背景组织间的对比度良好；当 TR＜40ms 时，通过成像容积的血流开始饱和，导致血管信号损失。因此，在进行颅脑 MRA 成像时，经常取 TR＝40ms。

2) α：RF 翻转角在对比度形成中所起作用也较大。当 α＜15°时，静态组织饱和不够，故图像对比度不理想；随着 α 的增加，静态组织的饱和越来越深，这有利于血流对比度的形成；当 α＞40°时，血流也开始饱和，血管信号逐渐降低。一般来说，对于小容积成像，取 20°～35°的翻转角将增加颅内大动脉结构(快血流)的血流信号，但它却不能使 Willis 环及外周小血管(慢血流)充分显像。为同时显示大动脉结构及小的外周血管，现多选用 15°～20°的 α 进行扫描(TR＝40ms)。需要注意的是，在 2D TOF MRA 中，这时应取 α＝30°～50°。

3) TE：与 2D 方法相同，即 TE 越短对对比度的形成越有利。

4) 层厚：也是信号强度的影响因素之一。在 3D 方法中，层面厚度是由层面方向相位编码梯度的分辨率确定的。薄层扫描可减少相位离散导致的信号损失，但使信噪比下降、扫描范围缩小。据报道，0.7～1.0mm 的层厚仍可提供优秀的解剖结构图。

5) 血流速度：血液流速决定成像容积内血液在连续两个 RF 脉冲之间被新鲜质子刷新的程度。血流越快，射频激发对它的饱和作用就越小。在慢血流(小血管、静脉及动脉瘤等病变血管中的血流)的情况下，血流高度饱和，信号被大大削弱。

6) 流动补偿：3D TOF MRA 中同样存在运动质子的相位离散现象，减少这一负面影响的有效办法，除了采用尽可能短的 TE 外就是在选层方向和读出梯度方向施加流动补偿梯度。但是，由加速度和涡流所致的相位离散不能因此而得到补偿。

7) 顺磁性造影剂：具有缩短血液 T_1 值、减轻血液饱和程度的作用。因此，注射 Gd-DTPA 后血管信号增强。

(3)3D TOF MRA 的应用

3D TOF MRA 适用于颈部血管闭塞疾病、动脉疾病、动静脉畸形、颅内动脉瘤和海绵状血管瘤(需注射造影剂)等的显示与评价。但是，由于对慢血流(如静脉血流)不够敏感，就限制了它在静脉及小血管成像方面的应用。短 T_1 组织在 3D 采集中不易被饱和，因而一般呈现类似于流动增强的高信号。这种高信号区常常与血流信号相混淆。例如亚急性出血时，出血区中正铁血红蛋白(短 T_1 物质)的大量存在使 3D TOF MRA 的血流敏感性大大降低。表 19-4 中给出了 3D TOF MRA 序列在某些应用中的参数。

表 19-4 3D TOF MRA 序列的成像参数

成像血管	序列参数						
	TR /ms	TE /ms	α /(°)	层厚 /mm	扫描矩阵	FOV /mm	层数
Willis 环	40	最小值	30～35	0.7～1.0	192×256 256×256	180～220	28
动脉瘤、动静脉畸形及血管闭塞	40	最小值	15～20	0.7～1.0	192×256 256×256	180～220	60

(4)3D TOF MRA 的评价

3D TOF 方法具有如下优点：①可从较大的成像容积或层块(3～5cm)中快速采集血流信息；②可提供极高分辨率(使用 0.7～1.0mm 的小体素)的图像；③可通过最大强度投影法重建出向各个方向投影的血管像；④可使用比其他任何 MRA 方法均短的 TE 成像，使涡流相关伪影减小到最低程度；⑤善于查出动脉瘤、各种血管狭窄等有信号丢失的病变。

3D TOF 方法的局限性主要表现为以下两点：①为了避免逐渐饱和，要求血流必须快速通过成像容积，可见它不能对慢血流进行显像；②背影组织中具有极短 T_1 特征的物质很难饱和，故其发出的高信号不容易与血流信号相区别。

4. 顺序三维时间飞逝法

(1)成像方法

顺序三维时间飞逝法(3D sequential time of flight MRA，简称为顺序 3D TOF MRA)是将 2D 和 3D MRA 相结合后诞生的成像方法，因而具有二者的优良特性。

我们知道，在 3D TOF MRA 中射频激励的对象为整个成像容积。随着血流的深入，多次受激的血流将逐渐饱和而失去信号。这种饱和现象可采用改变扫描参数如延长 TR、减小射频翻转角、缩小成像容积的方法来解决，但实践中这些方法受到很大限制。理想的办法是将一个较大的血管成像容积分割为多个连续的小(薄)层体(slab，又称扫描带)分别进行激励和信号采集，再将获取的若干个 3D 数据集组合为大的 3D 数据集进行重建，最后得到一幅完整的血管像。这就是所谓顺序 3D TOF MRA 的原理。正因为这样，它又被称为三维多层体(3D multislab)法。

在顺序 3D TOF MRA 技术中，成像容积常常被分割为数个 32mm 或 16mm 厚的层体来成像。每个层体又被分为 32 个或 16 个 1mm 厚的层面(slice)。由于受激励脉冲带宽的限制，MRI 中 3D 容积或层体的边缘都难免存在信号较差之处。为克服这一缺陷，在 3D 顺序扫描中，总使相邻层体部分重叠或总要丢弃部分不理想的层面数据，以减少边缘区域的信号丢失。从这一意义上讲，尽管 3D 顺序法可以提供优良的大范围血管像，但它无论如何不能算作一种高效的成像方法。例如，在一个 32 层面的层体中，常有四分之一到三分之一的图像数据被舍弃；在一个 16 层面的层体中，丢弃的数据量多达一半。

(2)顺序 3D TOF MRA 的应用

顺序 3D TOF MRA 技术在方法学上已非常成熟。目前，它的应用主要局限于大范围血管成像。利用顺序 3D 法 MRA 可进行 4～8 个层体(厚度 1.5～3cm)的高分辨率成像，并能从不同方向投影出血管像。这就使人们从主动脉弓到 Willis 环这一大范围完整成像的企图得以实现。但是，由于大范围成像时间较长，许多病人将难以配合。如果把主动脉弓到 Willis 环这一范围分成 4～6 个小层体分别进行扫描，病人便可以忍受了。

(3)顺序 3D TOF MRA 的评价

顺序 3D TOF 法具有如下优点：①可依次从 4 个以上的层块(每层块 1.5～3cm)中获取血流信息，而这些层块将组成特大的成像容积；②可提供极高的图像空间分辨率(使用 0.7～1mm 的小体素)；③可通过最大强度投影法重建出任意方向投影的血管像；④可使用比其他任何 MRA 方法均短的 TE 成像，使涡流相关伪影减小至最低程度。

上述方法的局限性主要有以下两点：①背影组织中具有极短 T_1 特征的物质很难通过饱和激发而压制，故这类物质发出的高信号难以与血流信号相区别；②进行特大解剖范围(如从主动脉弓到 Willis 环)成像时，数据采集时间成倍延长，大多数病人将难以配合。

5.2D 与 3D TOF MRA 的比较

时间飞逝 MRA 可分为 2D 法与 3D 法两大类。尽管二者都是利用血液的流动增强效应及饱和技术来区分血流与背景组织的，但相比之下各有其特点，因而很多情况下并不能互相替代。为了明确这一点，不妨对二者作进一步比较：①2D-TOF 流入饱和效应弱，对于静脉、静脉窦等慢血流的成像具有独到优势；3D-TOF 图像对比度明显受流入饱和效应影响，且成像容积大小受血流速度制约。②2D-TOF 流动与静止的对比最好，而 3D-TOF 的信噪比最高。③2D-TOF 空间分辨率差，相位弥散效应强，故层内弯曲血管导致的信号损失量大；3D-TOF 空间分辨率高，复杂弯曲血管所产生的信号丢失量少。④相同容积下 2D-TOF 较 3D-TOF 成像时间短。

二、相位对比 MRA

相位对比法(PC，phase contrast)MRA(简称 PC MRA)是根据流动质子的相位效应原理，并利用带有双极(对称)流动编码梯度的快速成像序列进行数据采集的血管成像方法。它是另一类常用的 MRA 方法，其成像原理与 TOF 法完全不同：PC 成像序列对静止和运动组织横向磁化矢量的相位差非常敏感，而 TOF 序列对纵向磁化矢量敏感。

1. 成像原理

我们已对血流的相位效应作了详细介绍，这里结合 PC MRA 的脉冲序列说明其成像原理。

静磁化强度矢量 $\boldsymbol{M}_0$ 受到 90° RF 脉冲激发后会立刻倒至 xOy 平面内，并以拉莫尔频率进动。此时如果施加图 19-16(a)所示的梯度脉冲，则由梯度场的相位效应可知，体素中静止和运动质子的进动相位将发生图 19-16(b)所示的变化(设宽度为 τ 的梯度脉冲于 t_1 时刻加在 z 方向)。

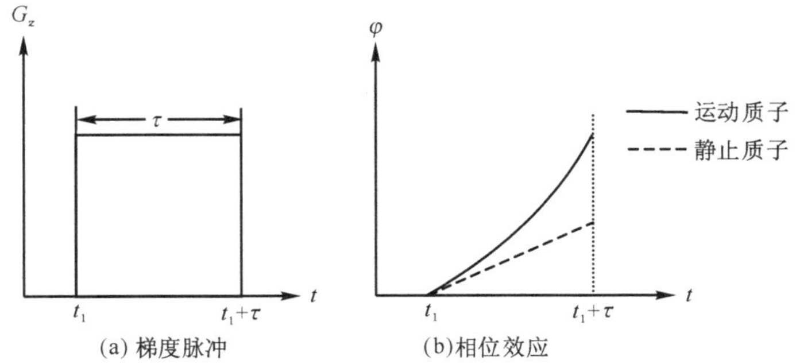

图 19-16 梯度脉冲的相位效应

为测量流动质子，施加双极性梯度脉冲(简称双极脉冲)。这是一对大小相等、极性相反的梯度脉冲，如图 19-17(a)所示。双极脉冲的正、负两个波瓣作用后，静止质子的总相移为零；流动质子的相移则由于移动而积累，积累的相移与其在反向梯度脉冲作用期间质子的运动距离成比例，即与流速成比例，如图 19-17(b)所示。图中的 φ_1 和 φ_2 分别表示慢速血流和快速血流的相移。流动质子的这种相位变化是 PC MRA 相位敏感性流动成像的关键。

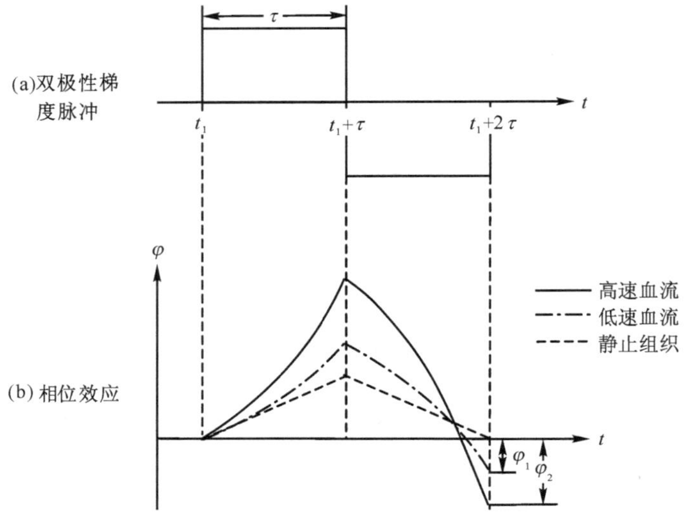

图 19-17　流动编码梯度及相位编码原理

流动质子相移与流速的关系可根据式(19-20)定量计算。设血流以恒速(不考虑加速度)v 沿梯度场方向移动，则在血液流动方向上施加宽度为 τ 的梯度脉冲后运动质子所产生的相位差为

$$\varphi_x(t) = (\varphi_x)_0(t) + (\varphi_x)_v(t) - (\varphi_x)_0(t) = \gamma v\int_0^{\tau} G_x t\mathrm{d}t = \frac{1}{2}\gamma v G_x \tau^2 \tag{19-22a}$$

$$\varphi_y(t) = (\varphi_y)_0(t) + (\varphi_y)_v(t) - (\varphi_y)_0(t) = \gamma v\int_0^{\tau} G_y t\mathrm{d}t = \frac{1}{2}\gamma v G_y \tau^2 \tag{19-22b}$$

$$\varphi_z(t) = (\varphi_z)_0(t) + (\varphi_z)_v(t) - (\varphi_z)_0(t) = \gamma v\int_0^{\tau} G_z t\mathrm{d}t = \frac{1}{2}\gamma v G_z \tau^2 \tag{19-22c}$$

在流动方向施加双极性脉冲后，静止受激质子前后所产生的相位差互相抵消，而运动质子的相位差为

$$\varphi_x(t) = \gamma v\int_0^{\tau} G_x t\mathrm{d}t - \gamma v\int_0^{2\tau} G_x t\mathrm{d}t = -\gamma v G_x \tau^2 \tag{19-23a}$$

$$\varphi_y(t) = \gamma v\int_0^{\tau} G_y t\mathrm{d}t - \gamma v\int_0^{2\tau} G_y t\mathrm{d}t = -\gamma v G_y \tau^2 \tag{19-23b}$$

$$\varphi_z(t) = \gamma v\int_0^{\tau} G_z t\mathrm{d}t - \gamma v\int_0^{2\tau} G_z t\mathrm{d}t = -\gamma v G_z \tau^2 \tag{19-23c}$$

显然，双极脉冲产生的相位差与流动质子的流速呈正比。因此，又将上述双极梯度脉冲称为流动编码梯度脉冲(flow encoding gradient pulse)，简称流动编码梯度。

流动编码梯度仅对发生在梯度方向的相位变化敏感，也就是说，它要么对左右向血流敏感，要么对上下向或前后向的血流敏感。在PC MRA中，通常使用一对流动编码梯度。这对梯度脉冲除了极性相反外其余参数完全相同。这样，如果其中一个流动编码梯度对正向血流敏感，则另外一个必然对负向血流敏感。二者先后作用于流动质子后导致大小相等、方向相反的相位差及大小相等、方向相反的信号强度。这样序列执行完毕后将产生两幅图像。将这两幅图像相减即得结果像(又称相位编码像)。

我们已经知道，在双极脉冲即流动编码梯度的作用下，静止质子的总相移为零。因此，两次采集后静止组织仍不会产生相移(二者之差为零)，这使背景组织的信号强度为零。也就是说，背景组织完全可以被抑制。运动质子的情况就不同了：由于相位效应的存在，当两幅相位编码像相减时，将有剩余相移(residual phase shift)出现；剩余相移的大小完全正比于运动质子的速度，故可用其来创建既反映血流速度又体现血流方向的血管像。在这种图像中，与梯度场同向的血流将表达为“正”(高信号)，而与梯度场反向的血流将表达为“负”(低信号)。

综上所述，在静止组织的处理上，PC MRA采用了背景组织信号相减的技术。因此，静止组织中正铁血红蛋白、钆对比剂等短 T_1 物质也可以有效地除去。这对小血管和慢血流的显示非常有利。如果改变流动编码梯度的大小使其与流速相配合，还可在较大范围内选择性地显示高速或低速血流、分离动静脉及评价血管异常等病变。

在常规MRI中，静止质子的相位是作为某一方向的位置信息而利用的，这时，运动质子积累的附加相移便是位置信息的误差，它在相位编码方向上形成血管截面伪影。但是，在梯度回波形成时，静止质子的进动相位为零、运动质子的相移与流速有关。显然，如果以静止组织的相位为基准，就可以以流动质子的相位变化作为流动的识别信息。因此，按没有速度就没有信号的原则处理后，静止组织的信号就可以完全被抑制。这就是PC MRA的原理。

PC MRA又可分为二维法与三维法两大类。

2. 流动敏感性和速度编码值

在PC MRA方法中，将序列对流动质子的表现能力称为流动敏感性(flow sensitivity)。当流动敏感梯度使目标血管的信号最强时，就说此时的序列对目标血管中的血流敏感性最高。改变流动敏感梯度的强度，就可调整PC MRA序列对不同流速的敏感性，进而使不同的目标血管得以显示。因此，PC MRA中又将序列所选定的目标流速称为速度编码值(VENC，velocity encoding value)或最佳速度范围(v_{opt}，optimal velocity range)。VENC是PC MRA方法的重要参数。由此可见，通常是根据目标血管的流速来决定流动敏感梯度大小的。

PC MRA可用来定量计算血液流速，但测量中只有取相当于感兴趣区内血管的最大流速作为VENC，才能使所有流速的血流均得以显示。例如，已知正常人颅内动脉的血液流速以80cm/s为上限，因此，如取VENC＝80cm/s，则在此流速以下(包括80cm/s)的血流均在显示范围之内，且以80cm/s流速的血流信号为最强。VENC一旦选定，序列中双极性流动编码梯度就被自动调整到与之对应的强度上。

在PC MRA的图像中，流速高于VENC的血流将表现为低信号。因此，如果

VENC 选择过低，流速低的血流会成为高信号，但流速高的反而表现为低信号。这一原理可被用来展示静脉(取 VENC ＝20cm/s)。对于层流来说，由于血管中心的血液流速高、靠近管壁的血液流速低，图像中血管中心常表现为低信号区。这也是血管中心区的流速高于 VENC 之故。

在 PC MRA 序列中，当 VENC 之值正好等于血管的峰值流速时，流动编码梯度的两个波瓣将分别使流动质子产生＋180°和－180°的相移，这时成像目标血管的信号最强。当目标血管的流速超过 VENC 时，流动质子将产生大于＋180°和小于－180°的相移(如 190°和－170°)，即出现所谓的“相位回卷”，使正向血流与负向血流混淆。这不利于流速的测量。一般情况下，应选择可使最高流速血流的相移小于 180°的 VENC 来研究。

3. 二维相位对比法

(1)成像方法

二维相位对比法(2D PC MRA)是最常见的 MRA 方法之一。它的数据采集对象是一系列连续层面或单个厚层面(2～10cm)，而不是一个大成像容积。也就是说，2D PC 法每次仅激发一层，且只能产生一幅血管像。同 2D TOF 方法一样，它是在一个平面上建立投影，即将整个激发层面的血管都投影于一幅图像内。由此可见，2D PC 法的体素可能非常深(1mm×1mm×20mm～1mm×1mm×100mm)。显然，这一方法的空间分辨率是很低的。但是，由于它省去了选层方向的相位编码梯度，就大大缩短了成像时间，这在很多情况下是非常有益的。例如，可以在几个方向同时使用流动敏感梯度，其扫描仍能几分钟内完成；可以通过增加激发次数来提高图像的信噪比；在心脏成像中，由于每幅图像的采集时间相当短，还有可能在心动周期的不同时相获取更多图像。图 19-18 为 2D PC MRA 的时序图。

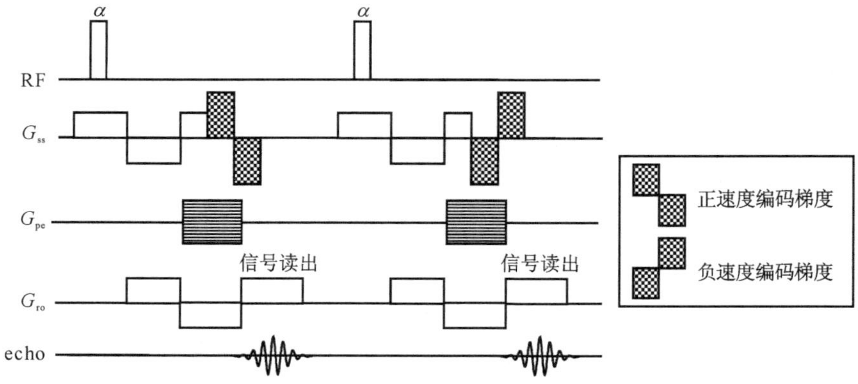

图 19-18 2D PC MRA 序列

由于 2D PC 法成像的体素较大，常使不同方向的血流或交叉血管重叠出现于同一体素内，而不同血管内流动质子的相移有所不同。它们可能互相干扰，结果使信号减弱甚至消失。2D PC 法的这一缺点，可用短 TR 多次采集的方法加以克服。2D PC MRA 序列对几类血管的成像参数如表 19-5 所示。

表 19-5　2D PC MRA 序列的成像参数

成像血管	序列参数						备注
	TR /ms	α /(°)	扫描矩阵	FOV /mm	VENC /(cm/s)	采集次数	
头颅血管	19～20	20～30	128×256 192×256	240	20～80	2	VENC 依目标血管而定
颈动脉	19～20	20～30	128×256 192×256	240	45～60	2	
门静脉、肝静脉	18	20～30	128×256 192×256	320	10～20	2	屏气

(2)2D PC MRA 的应用

在 2D PC MRA 的相位对比像上，信号强度正比于它所处位置的流速和方向：正向流动呈白色高信号，反向流动呈黑色低信号，静态组织呈灰色中等信号。因此，用 2D PC 法不仅可以测量流速，还可确定血流方向。

由于其成像速度较快，常用它来为费时的 3D PC 序列定位，即确定异常血管的位置所在。此方法还较适合门静脉、先天性动静脉畸形和动脉瘤等的成像，不过需要使用各自的 VENC。由于 VENC 可选，利用 2D PC MRA 成像速度快的特点，可在同一部位上得到多个 VENC 的血管像，以便对快、慢速血流分别进行显像。

2D PC MRA 在心脏电影成像中的优越性是显而易见的。另外，正常肢体血流为搏动血流，其流动可分为收缩期快速前进相、舒张期缓慢反向流动相及舒张期停滞缓慢前进相三个时相。如采用门控 2D PC MRA(电影 MRA)技术，就可在心动周期的许多连续点上对血管信息进行采集，以保证大多数数据都在收缩期的快速流动相内得到。因为动态流动大多发生在动脉，用这种方法鉴别动脉和静脉也是很有效的。例如，它对上腔动脉、下腔动脉、颈动脉和四肢血管就特别有意义，因为这些血管的动态变化范围较大。

(3)2D PC MRA 的评价

2D PC MRA 具有如下优点：①可记录比 3D TOF 更慢速的血流；②可测量血流速度；③容易从图像中分辨血流方向；④完全排除了背景中的短 T_1 组织，仅使血流呈现高信号；⑤数据采集速度极快，因而可以在一次相位编码过程中获得一系列相关图像；⑥可进行心电门控成像，以单视角观察心动周期；⑦可有选择地分别对快血流血管(动脉)和慢血流血管(静脉)进行成像。

2D PC MRA 的局限性主要有：①只能从一个方向观察成像层面；②大体素导致的体素内失相效应使图像质量变差；③长 TE 对于狭窄血管后的血流信号具有放大作用；④要求操作员了解目标血管内的血流速度，以便提前选取最敏感的序列参数(VENC)。

4. 三维相位对比法

(1)成像方法

我们已经知道，相位对比法每次仅在单一方向上使用流动编码梯度。因此，一次成像仅描绘要么上下方向、要么前后方向、要么左右方向流动的血液。但是，在一个三维的采集空间内，由于存在多方向(如 Willis 环)的复杂血流，三维相位对比法(3D PC MRA)就必须使用多对相位编码梯度，以便从三个方向上确定血流的速度和方向。

对于上述各个方向所获的测量数据，须用数学方法加以处理，使其成为真正意义上的流速图。之所以称为流速图，是因为它是由多方向测量结果形成的、含有速度向量的图像。速度向量的模表示流速、幅角表示血流方向。图 19-19 表示幅度图、相位图及速度图的相互关系。

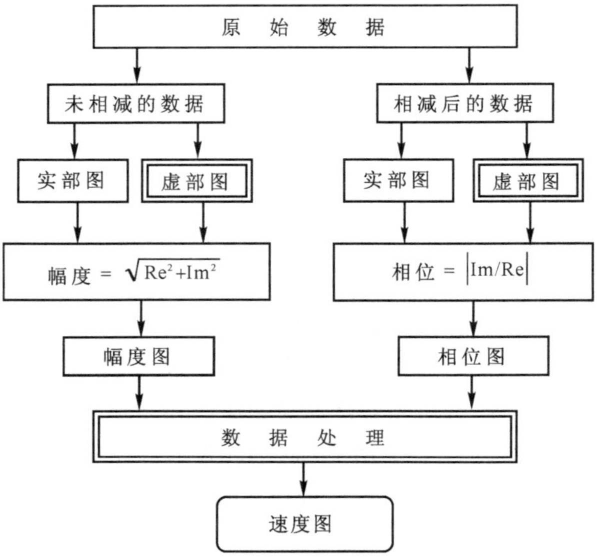

图 19-19　相位对比 MRA 原始数据中幅度及相位信息的关系
(Re 和 Im 分别为信号的实部和虚部)

显然，上述三方向的相位图像中均含流速和方向信息，但最终图像仍仅取速度信息(方向信息未加利用)。3D PC MRA 的数据处理过程如图 19-20 所示。由图可见，对原始数据进行 3D 的傅里叶变换，再将各自的模结合起来便可显示整个血流情况。

早期的 3D PC MRA 是一种非常耗时的成像方法(每个方向使用一对相位编码梯度，共获取 6 幅相位编码像)。好在目前已有许多改进的采集方案出现。这些方案只采集 4 幅相位图像，另外两幅为数学方法计算所得。这使得 3D PC MRA 的扫描时间大大缩短。另外，与 3D TOF MRA 相比，3D PC 法还可用比前者更短的 TR 成像，以便进一步加快其成像时间。加之它高效去除背景组织的特点，3D PC 法仍获得了广泛应用。

(2)3D PC MRA 的应用

3D PC MRA 适用于先天性动静脉畸形、颅内动脉瘤、静脉闭塞和畸形等血管病的诊断。由于可大范围成像(如整个颅脑)，用它评价外伤性颅内血管损伤也是合适的。3D PC MRA 还对慢血流的小血管非常敏感，因此，与 3D TOF 法相比，前者可以显示更慢的血流。从成像范围来讲，3D PC MRA 更适合于获取连续的或部分交叠的层面。此外，PC 技术对背景信号的抑制能力很强，且能对血液流速进行定量测定。

VENC 是 3D PC MRA 最重要的成像参数。它通常由目标血管的流速所决定。表

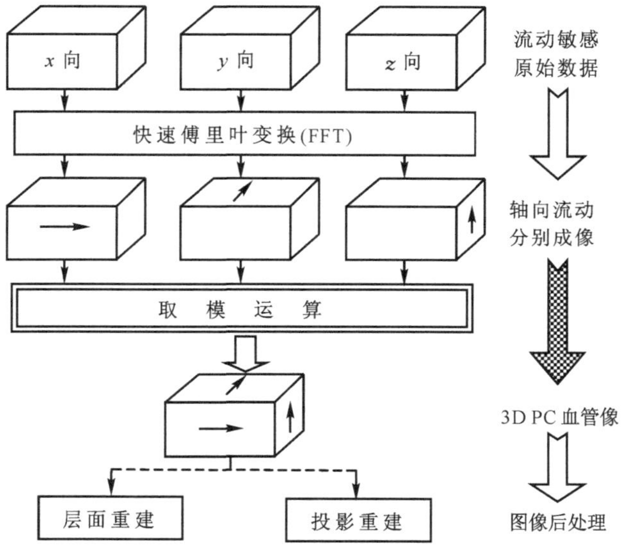

图 19-20　3D PC MRA 的图像形成流程

19-6 列出了常见血管的 VENC 参考值。

表 19-6　3D PC MRA 序列的主要成像参数

成像血管	序列参数				备注
	VENC /(cm/s)	扫描矩阵	采集次数	层面方向	
Willis 环	60～80	128×256 192×256	1	轴位	三个方向的流动补偿
基底结	30～45	128×256 192×256	1	冠状位	三个方向的流动补偿
矢状窦	10～30	128×256 192×256	1	矢状位	三个方向的流动补偿
颈动脉	45～60	192×256	1	矢状位	
肾脏血管	30～45	192×256	1	轴位	
四肢血管	10～30	192×256	1	矢状位或冠状位	
手或脚血管	5～10	192×256	1	矢状位或冠状位	

(3)3D PC MRA 的评价

3D PC MRA 的优点有：①可记录比 3D TOF 流速更慢的血流；②可获得高分辨率的 3D 图像；③可从不同方向重建血管像；④可有效排除背景中的短 T_1 组织，仅使血流呈现高信号；⑤可有选择地对快血流血管(动脉)和慢血流血管(静脉)分别进行成像；⑥可通过比 3D TOF 更短的 TR 成像来节省更多的扫描时间；⑦成像容积内信号均匀一致，即它不太受饱和效应的影响；⑧不仅可进行血流的定量分析，还可进行定向分析。

3D PC 方法的局限性主要有：①需要在多个方向施加流动编码梯度，因而其扫描时间比 3D TOF 方法更长(约长一倍)，结果使腹部血管成像更易受运动伪影影响；②图像重建时间比其他成像方法都长；③长 TE 对于狭窄血管后方的血流信号具有放大作用；④要求操作员了解欲成像血管内的血流速度，以便提前选取最敏感的序列参数(VENC)，但血流速度往往受病变狭窄等因素影响，预测值有时差异很大。

5.PC 法与 TOF 法 MRA 的比较

相位对比法与时间飞逝法 MRA 的异同如下：①背景抑制方面：PC 法图像的信号强度仅由局部血流速度决定，而与静态组织无关，它的这种高效率背景抑制效果使血管很容易显示；TOF 法采用饱和法抑制背景信号，一般很难彻底消去其影响。②慢血流显示方面：PC 法可根据血流速度设定序列的流动敏感度，使慢血流也得到充分的显示；3D-TOF 的血流信号强度则取决于激发容积的厚度，容积较厚时慢血流被饱和而不能显示。③信号强度与 T_1 值的关系方面：PC 法信号强度的唯一决定因素为流速，而 TOF 法图像对比度取决于组织的纵向磁化矢量及 T_1 值，使背景中的短 T_1 组织仍表现为类似于血流的高信号。

三、幅度对比 MRA

1. 成像原理

幅度对比(MC，magnitude contrast)磁共振血管成像(简称为 MC MRA)是一种将两组相关血管像相减以消除背景组织和突出血管信号的成像方法。这两组图像必须是利用流动质子的相位效应获得的：一组经流动补偿梯度得到，血流呈高信号；另一组无流动补偿，流动质子在散相梯度的驱使下因相位完全离散而呈现低信号(出现“流空”)。由于其他成像参数未变，背景组织在这两组图像中的表现相同。图像相减后获得的“减影像”(subtraction image)代表血管信号的最大幅度差，可直接用来重建血流像(静态组织被完全抵消)。因此，MC MRA 又称为聚相去相相减(RD，rephase minus dephase)MRA。图 19-21 为 MC MRA 方法的示意图。值得注意的是，背景中一些短 T_1 组织发出的信号已被减去了。

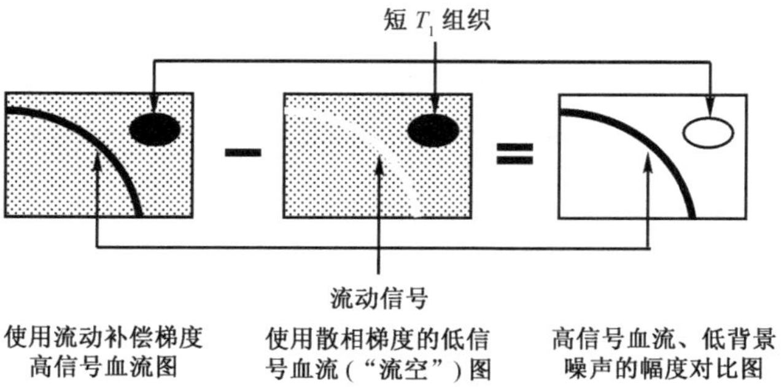

图 19-21 MC MRA 原理示意图

MC MRA 是最早出现的磁共振减影技术之一，也是最缺乏灵活性的一种血管成像方法。

2. 成像方法

MC MRA 的成像过程可概括为以下几个步骤。

1）获取血流高信号图像：使用流动补偿序列采集数据；

2）获取血流低信号图像：使用流动敏感梯度脉冲，加强同一体素内流动质子的相位弥散并使层流去相；

3）减影：两组具有不同流动相位效应的图像相减，仅剩流动血液的信号强度；

4）获取全部数据：重复以上过程，使一系列聚相、去相图像数据相减；

5）图像后处理：使用最大强度投影法重建出 MC 血管像。

3. MC MRA 的应用

在 MC MRA 中，即使慢血流的信号并不十分高，减去背景组织后也能清楚显示。因此，它比较适合于慢血流的成像。MC 方法中的 TE 往往要比 TOF 的同一参数长好几倍，这对形成满意的去相图像非常有利(长 TE 使磁化矢量的去相更加完全)。该图像中的血管影去相越彻底，最终图像的对比度越好。但是，随着 TE 的延长，血管狭窄处、血管曲折或分支处的血管信号损失就越多。

4. MC MRA 的评价

MC MRA 的优点主要有如下两点：①与 3D TOF 相比，它可对更慢的血流成像；②可从静止组织中剔除剩余信号，例如，正铁血红蛋白和钆对比度增强剂等短 T_1 组织的信号。

其局限性为：①使用的 TE 比 TOF 法更长；②数据获取和重建速度均慢于 TOF 法；③每次只能显示一个方向的血流，例如，只能对腿部上、下方向的血管成像，而不能同时显示左、右向的血管；④仅适用于层流血管，如四肢等。

5. MC 法与 PC 法 MRA 的比较

PC MRA 可同时产生一个对应的幅度对比信号，但受序列流动编码梯度的限制，其幅度图像的对比往往不及专门的 MC MRA 序列。因而可以说，如果只取磁化强度矢量的幅度差作对比，得出幅度对比像；如果仅取相位差作对比，就得出相位对比像。

在 MC MRA 中，去相位梯度的作用可使流动质子的相位完全弥散，进而使其幅度信号消失，这样才能产生最大的模差信号；在另一组未使用散相梯度的图像中，幅度对比信号因不具备流动敏感编码梯度亦不能产生与流速相对应的相位对比像。

四、对比度增强 MRA

对比度增强(CE，contrast enhancement)磁共振血管造影(简称 CE MRA)是利用顺磁性造影剂的超短 T_1 作用使含对比剂的血液得以显示的成像方法。

1. 成像原理

当用 TR 和 TE 极短的成像序列成像时，各种组织的纵向磁化强度矢量均难以及时恢复。也就是说，这类序列可使各种组织进入饱和状态。当满足 TR≤5ms、TE≤2ms 的条件时，体内 T_1 值最短的脂肪组织也将趋于饱和。这种情况下，如果能使血液的 T_1 更短，它便会呈现高信号从而达到血管造影的目的。研究表明，只要在血管内注入 2～3 倍常规剂量(0.2～0.3mmol/kg)的磁共振顺磁性造影剂就能做到这一点。这就是 CE MRA 的原理。

2. 成像方法

进行 CE MRA 成像时，首先要根据造影剂在目标血管(动脉或静脉)中的峰值通过时间(t_p)来设定最佳数据采集时间(t_d)，以便获取对比度最强的图像。目标血管内的造影剂峰值通过时间一般由生理循环时间估算或团块注射试验法测算。

最佳数据采集时间应根据对比剂注射时间 t_i、信号采集所需时间即扫描时间 t_a 和 t_p 三者来确定。考虑到数据采集时间的中点应与峰值通过时间相一致，得出 t_d 的计算式为

$$t_d = t_p - \left(\frac{t_i + t_a}{2}\right) \tag{19-24}$$

在 CE MRA 中，通常使用超短 TR 和 TE 的 GRE 序列进行快速的 3D 数据采集，每次采集需时 5～40s。为了排除运动伪影，进行胸、腹部血管成像时一般需要屏气，这时的采集时间可控制在 5～20s 内。四肢血管的成像时间稍长些。数据采集结束后，仍用最大密度投影法重建各方向的血管投影像。

由于要求序列的 TR 和 TE 极短，CE MRA 对 MRI 设备的硬件系统尤其是梯度子系统的要求很高。

3. CE MRA 的应用

CE MRA 是近年来出现的一种 MRA 新方法。它具有适用范围广、实用性强、分辨率高等特点。它的应用集中在以下几个方面：头颈部血管成像；肺动脉、肺静脉成像；腹部血管(腹主动脉、腹腔动脉、肠系膜动脉、肝动脉、门静脉、肾动脉等)成像；盆腔动、静脉成像；四肢动、静脉成像等。

五、MRA 中增加血流对比度的常用技术

1. 流动补偿技术

在 SE 序列中，180°射频脉冲是为了弥补磁场不均匀或梯度场所致信号损失而施加的。但是，它却无法克服由质子变速引起的相移。为了解决这一问题，在 MRA 中，人们充分利用梯度脉冲的偶数回波相位重聚效应，使流体信号得以增强。

MRA 中的具体做法是，于 90°脉冲后先在有关的梯度场方向(血流方向)施加一个额外的梯度脉冲，以代替 180°射频脉冲使质子沿梯度场线性散相；紧接着再施加一个

反向梯度脉冲，使上述散相质子重新相聚，同时产生梯度回波信号。显然，它不仅使静止组织而且使以恒速流动的质子实现了相位重聚。这就是常说的流动补偿(flow compensation)技术或称梯度运动相位重聚(GMR，gradient motion rephasing)技术。上述第一个梯度脉冲叫做流动补偿脉冲，其宽度为反向脉冲的一半，以使相位重聚发生在TE时刻。由此可见，流动补偿是一种能有效消除流动相关失相以增加血管信号的方法。此方法的作用原理与偶数回波复相近似，但更加可靠。

流动补偿技术补偿的是由流速引起的相位弥散，从而使恒流质子的相位免受流速影响而得以重聚。这时的血流将达到静止血液的信号强度，为MRA创造了条件。但是，它对高速流动所产生的信号损失无法补偿。

2. 区域饱和技术与饱和带设置

我们曾经指出，2D TOF MRA成像应选择与血液流向相垂直的平面采集信号。然而，血液的流向是非常复杂的，即它可从任何方向进入采集层面，从而产生各自的流动增强效应。由于2D TOF方法对流动非常敏感，常在图像上形成纵横交错或重叠的血管影。为解决这一问题，可在序列的开始阶段设定一个90°射频脉冲，对不需显示的血管进行饱和激发，以抑制其信号。这一脉冲称为预饱和脉冲(presaturation pulse)。需要饱和的空间区域又称预饱和带(presaturation region)或简称饱和带。饱和带可以在成像层面的平行、垂直或任意方向指定。另外，饱和区组织或血流的饱和还需要该方向上梯度脉冲即预饱和梯度(presaturation gradient pulse)的配合，如图19-14所示。流过饱和区的血液在进入采集层前已经饱和，故它在成像层内的信号消失。

在MRA中，预饱和技术的应用非常广泛。例如，体内动、静脉血的流向基本上相反，因此，就可通过在采集层面的不同方向设置预饱和带来达到仅显示动脉或仅显示静脉的目的，如图19-22所示。预饱和技术对小血管的抑制效果不明显。

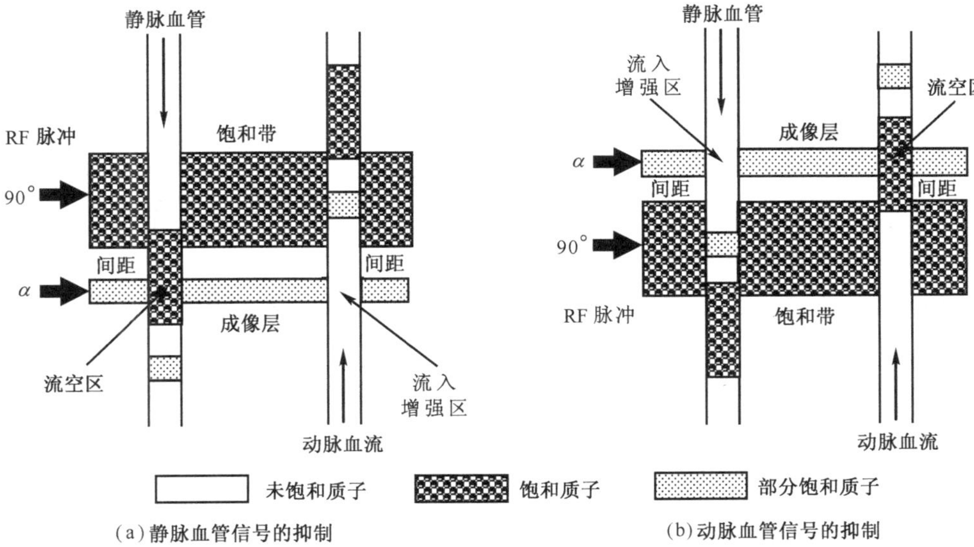

图 19-22　饱和带对血流信号的影响

饱和带设置还有一个宽度问题。饱和带太窄，高速流动的质子未经饱和或饱和不完全就进入采集层，信号就得不到破坏。因此，应该采用足够宽的饱和带。设血液的最大流速为 v_{max}、序列重复时间为 TR，则饱和带宽度应大于或等于 $v_{max} \times TR$。

饱和带与采集层间的距离(图 19-22 中的“间距”)必须保证流动质子进入采集层前其纵向磁化得不到恢复，这样才能起到饱和作用。饱和带与采集层间的距离越大，饱和效果就越差。因此，饱和带应尽量接近成像区域。

饱和带设置完毕后，其位置可以固定不动，但这时序列选择性抑制血流信号的能力变差，尤其是要抑制缓慢流动的静脉信号时。为达到最好的饱和效果，一般使饱和带与采集层面一起移动，以确保它与采集层面之间的距离不变。有些情况下还需要在成像层面的垂直方向建立饱和带。例如，在获取颈动脉的矢状面和冠状面图像时，就经常用垂直于采集层的饱和带来除去静脉血流信号。

3. 磁化转移(MTC)技术及其在 3D TOF MRA 中的应用

磁化转移对比(MTC，magnetization transfer contrast，简称磁化转移)技术是 MRA 中经常使用的、以最大限度抑制背景组织信号和改善血管影像对比度为目的的成像技术。下面说明其工作原理。

生物组织中的水可分为自由水以及与生物大分子相结合的束缚水两大类。二者具有相同的拉莫尔频率，但弛豫特性及频谱均不相同：前者的 T_2 很长、频谱很窄，后者的 T_2 很短、频谱很宽。MTC 技术正是利用上述两种水的频谱差别，选择性地将束缚水加以饱和，从而使图像对比度受到调制的。MTC 技术的核心是采用一个偏离自由水共振频率的窄带高强度前置射频脉冲对与大分子有关的质子和束缚水进行激发，并通过自由水和束缚水的交叉弛豫，将大分子和束缚水的纵向磁化强度转移为自由水的纵向磁化强度。此后执行常规成像序列时就采集不到由束缚水发出的信号了。

利用磁化转移对比机制可以改善某些组织(如大脑、肝脏和肌肉等)或组织成分(如血流和脑组织等)的对比度，但脂肪、血液和脑脊液等组织的信号基本不受其影响。MTC 技术常用来增强普通 MRI 的对比度、改善分辨率以及缩短成像时间。例如，利用 MTC 技术，毋须增加扫描时间即可提高 3D-FLASH 及一些快速扫描序列的图像对比度；亦可提高乳腺肿瘤、肝转移瘤及多发性硬化灶的对比。

MTC 在 3D TOF MRA 中的应用非常成功。在常规 3D TOF MRA 序列之前加一个非共振射频脉冲，就可使大分子或束缚水中的质子同时进入饱和。由于交叉弛豫的存在，该饱和效应迅速传递到周围组织中，使其共振信号降低。血流中的运动质子仅含少量大分子，其信号基本不受磁化转移脉冲的影响。这样，不仅有效降低了“固态”背景组织如脑灰质和白质的信号(可降低 15%～40%)，而且保持了来自“液体”成分如血液的信号，增强了小血管及慢血流血管的显示能力。由此看来，施加前置脉冲的目的正是为了减少不必要的背景组织信号。在采用 MTC 技术获取的 MRA 图像上，脑实质信号完全被抑制。在这种几乎没有组织信号的背景上，即使流动缓慢的微小血管也被描绘得非常清晰。

4. 倾斜优化非饱和激发(TONE)技术及其在 3D TOF MRA 中的应用

倾斜优化非饱和激发(TONE，tilted optimized nonsaturation excitation，又称信号等量分配)技术是指随着血流在成像容积内的深入而逐步改变 RF 翻转角的大小进行射频激励的方法。在 3D TOF MRA 中，当血流刚进入扫描空间时，运动质子完全弛豫、流入增强效应明显；当血流深入成像容积一定距离后，运动质子因多次受到激励而进入稳定饱和状态。TONE 就是为削弱或完全克服这种饱和效应所采用的方法之一。

TONE 的实施过程为：当未饱和血流刚从垂直方向进入扫描容积时，采用小翻转角脉冲进行激励；对进入层块的部分饱和的运动质子，采用大翻转角脉冲进行激励，以弥补因饱和而造成的信号损失。这样，就保证了血流信号在整个容积内的均匀一致性。

在 TONE 技术中，翻转角(倾斜角)的最佳角度要根据血流速度及成像容积的厚度来确定。对于 1.0T 或 1.5T 的 MRI 系统，成像容积中心处多采用 20°的翻转角，翻转角的变化范围为 15°～30°。一般说来，慢血流或厚容积成像应采用范围较大的翻转角，快血流或薄容积成像则采用范围小的翻转角。图 19-23 对常规 3D TOF MRA 和采用 TONE 技术的 3D TOF MRA 两种序列所获信号进行了比较。图中 *S* 为相对信号强度。

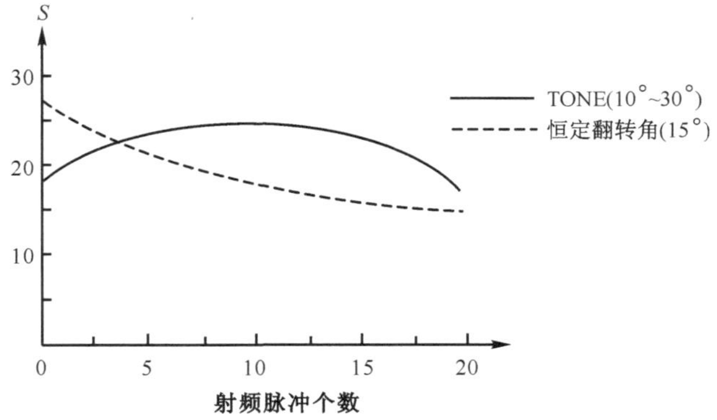

图 19-23 恒定翻转角与变化翻转角(TONE 技术)激发时血流信号的比较(TR=40ms)

TONE 技术能显著提高颅颈部血管及肾血管的对比度。与 RF 翻转角为定值的 3D TOF MRA 相比，在成像区内，采用 TONE 技术的 3D TOF MRA 信号更均匀、矢状及冠状方向的投影更清晰。如果将 TONE 和 MTC 结合起来应用则效果更佳。

5. 心电门控技术

在磁共振图像中，心脏及其大血管与心壁之间存在良好的天然对比度。但是，只有有效地消除因心脏及大血管搏动所产生的运动伪影，心脏结构才能显示。心电门控技术是克服运动伪影、提高图像质量最常用的方法。

所谓心电门控(ECG gating 或 ECG triggering)，是指以心电图 R 波作为信号采集的触发信号，使每一次采集均与心脏的运动周期相同步，以获取心动周期特定时相心脏数据的方法。之所以称其为心电门控，是因为数据采集仅在事先设定的心电阈值内即

“门”内进行的缘故。此阈值一般根据心电图与心动周期的关系来设定。在心电门控的条件下，由于数据采集不是连续进行的，就要耗费额外的等待时间。因此，经常采用快速成像方法对心脏实施成像。

2D PC MRA 方法具有快速成像的特点，故可以结合心电门控技术，对同一心动周期内心脏不同时相的相位对比信号进行 2D 采集，以重建出连续的心脏血流像。这些图像快速连续地展示就是心脏 MRA 电影。利用 2D PC MRA 电影很容易进行心脏的流量和血流方向分析。

心电门控 2D PC MRA 电影成像序列的相位编码由 ECG 触发。扫描参数与非门控的 2D PC 序列相同。采用这一方法，可在一个心动周期内获得多达 32 个点的信息，并从这些信息重建出所需的相位像。

第四节 MRA 图像的后处理

在各种 MRA 方法所获原始图像中，高强度的血管信号通常以单层的形式镶嵌在不需要显示的背景组织之中。一般说来，还很难通过这些图像来观察血管结构或进行疾病诊断。例如，一次 3D MRA 采集就可获得多达 64 个层块的数据，而一个血管病变常常会覆盖数个这样的层块，这时逐层块的观察已远远不够了。因此，还需要借助一些后处理方法使其容易观察和显示。不仅如此，在大多数情况下，后处理技术还可提高图像的精确性，从而更有利于诊断。上述后处理方法可分为显示技术和图像处理技术两大类。

一、图像显示技术

1. 最大密度投影法

最大密度投影(MIP，maximum intensity projection)是指能从一组 3D 或 2D 的血管数据中选择出高信号值，并将其投影至特定 2D 平面的数学重建方法。它是 MRA 中应用最为广泛的后处理方法。

MIP 的原理可以通过 X 射线成像的例子来说明。摄片时，X 射线穿过受检病人的三维身体而到达 X 射线感光片，该 X 射线片就是记录了射线穿过人体时衰减情况的 2D 投影图像。在胸部 X 射线片上，胸前壁的组织结构，是与中部和胸后壁的组织结构重叠在一起而出现的。MIP 同样是将所有原始图像中的结构重叠显示于一幅 2D 图像上的。

为了说明问题，不妨将穿过 3D 空间内每一个层块上同一坐标的直线称为投影线，则 MIP 图像上的每个点均代表对应投影线上所有点的最大信号强度。图 19-24 示意通过 5 幅原始图像(成像容积由 5 个层块构成，分辨率为 10×10)重建 MIP 图的过程。可以看出，第 2 幅图的 P 点(3，3)为一高信号点，当通过该点的投影线穿过所有 5 幅原始图而到达 MIP 上的 P'点(3，3)时，P 点之值便作为该投影线上的最高信号点而被记录。在实际的 MIP 重建中，当投影线穿过血管结构时便记录到高信号，而当投影线穿过背景组织时仅记录到饱和组织发出的低信号，结果得出一幅高对比度的血管投影像。当然，MIP 是采用了一定的算法才获得的。

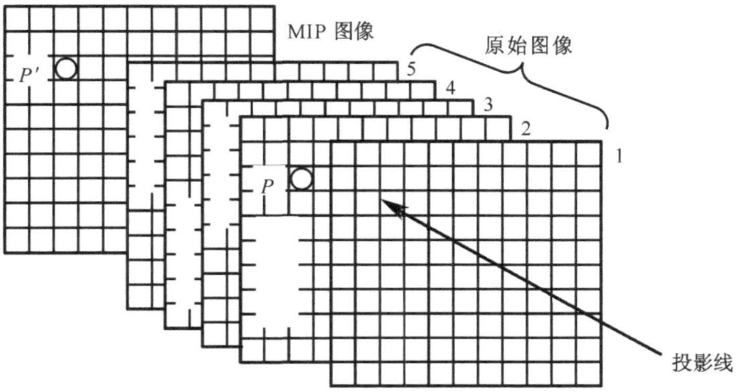

图 19-24 MIP 血管重建原理示意

显然，沿不同投影方向进行投影，均可在特定平面内获得一幅 MIP 图像。这为我们从不同角度观察血管结构创造了条件。图 19-25 是从不同投影方向对同一成像容积的原始图像进行 MIP 重建的示意图。左右方向、前后方向、上下方向(头尾方向)为标准的投影方向。

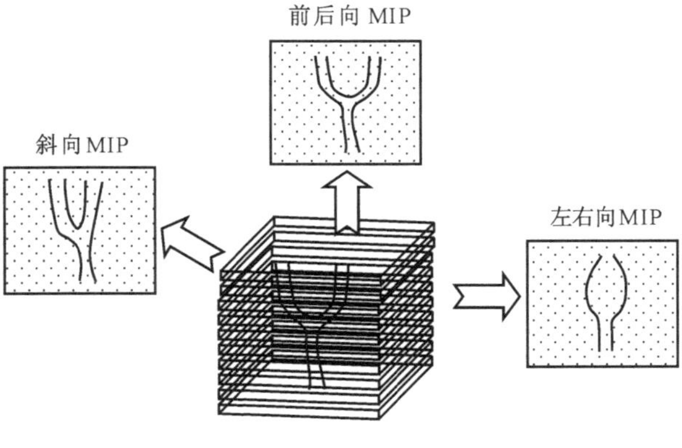

图 19-25 多方向 MIP 重建

如果沿一固定轴每隔一定角度重建一幅 MIP 图像(称为多角度旋转投影)，并将这些图像连续播放，就构成 MRA 电影。采用电影的方式，就使人们对血管结构的观察成为不仅多方向，而且是多角度、全方位的了。MIP 图像的标准观察方向和旋转方向如图 19-26 所示。现在，由于计算机技术的飞速发展，图像重建结果可以在瞬间得到。因此，再也不用担心冗长的等待了。

MIP 方法具有简单、计算速度快的特点，因而得到了广泛应用。但是，由于它是在整个 3D 空间使用的，就很容易积累大量噪声，从而降低血管和背景组织间的对比度。在脂肪组织信号太强或有其他高信号组织存在的情况下，血管将从 MIP 图像中消失。

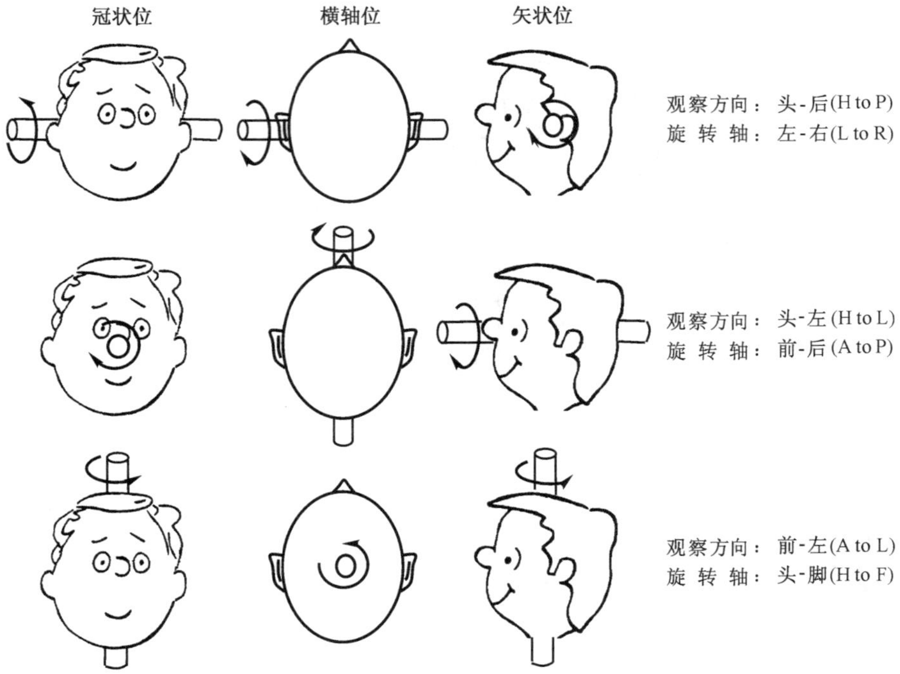

图 19-26　MIP 图像的标准观察和旋转方向

2. 目标最大密度投影法

为了减少 3D 容积内无关信号的影响，有时还需将进行 MIP 重建的数据压缩至一个较小的兴趣空间(删除其余数据)进行处理。这就是所谓的目标最大密度投影法(targeted MIP method)。

3. 求和法

求和法(summation method)是一种将所有原始图像各对应点的信号值相加，并将其和作为目标图像对应点信号值的图像重建方法。在求和法的结果图像上，不仅背景噪声得到一定压制，而且血管交叉均以高亮度显示。它的缺点是可能抬高背景信号，以至于淹没血管。改进的办法是采用门限措施，即仅将高于某一阈值的点用来求和并记录于目标图像中，其余点均置零。

4. 光学阴影法

光学阴影法(optical and shading method)是图像处理学科中一种用于图像表面处理的方法，MRA 中用其创建符合一定光照原理的 3D 血管透视图，以弥补 MIP 方法中丢失的深层信息。然而，这样做的前提是能将血管从其他非血管信息中分离出来。也就是说，光学阴影法还要借助于所谓的图像分割技术。

二、图像处理技术

1. 多平面重建法

我们知道，在一组 MRA 图像中，每一幅都包含着一定的血管信息。当这些图像经过一定的后处理进行显示时，很有可能某些信息已经丢失了。与此相反，多平面重建(MPR，multiplanar reconstruction)是一种需要内插部分数据而重建表面图像的方法。它可以在 3D 容积内沿任何平面重组图像，是一种运算简单、图像直观、实用的后处理方法。

2. 血管追踪法

血管追踪(vessel tracking)是一种可将血管与背景相分离的图像分割方法。它的实现是建立在这样一种假设基础之上的，即原始图像中所有血管都是彼此连通的、血管内有相当均匀的信号分布。对于满足上述条件的血管像，便可采用图像处理学科中的研究成果及算法，将血管信号从其他背景组织信号中分割出来(保留被判为血管的那些点的信号强度，置零其他点)。这时我们说血管同其他非血管的信息分离了。此后，血管便可以单独显示。

通常在图像分割完毕后，还要进行 MIP 重建。显然，这时的图像对比度可达100%，从而克服了 MIP 方法中脂肪及其他高信号组织极易影响血管结构的缺点。用上述已处理图像还可进行 3D 表面重建。

事实上，由于受 RF 脉冲带宽和接收线圈均匀性的限制，血管内信号并非均匀分布。因此，在图像信噪比较低时，准确分离血管信号是有困难的。为了解决这一问题，可以同时采用一种叫做移动 MIP(traveling MIP)的方法对血管边缘进行处理，以除去部分毛刺。此方法与血管追踪法有些相似。这里，移动 MIP 是作为变通方法使用的。还可通过它来消除一些块状伪影并分析追踪法失败的原因。

第五节　磁共振流速测量

一、概　　述

血液在血管内向前流动的线速度称为血流速度。人体各类血管以及不同部位血管中的血流速度差异很大。一般说来，距左心室愈远的动脉血管，其中的血液流速愈慢。显然，毛细血管的血流速度最慢。另外，小动脉中的血流速度不匀，即经常可见时进时停的现象，这是心脏搏动的结果。在大动脉中，心室收缩时血流加快、心室舒张时血流减慢。平常所说的血流速度是指平均线速度。人体不同血管中的血流速度如表 19-1 所示。

血流速度的测量在某些疾病尤其是心血管疾病和代谢性疾病的诊断中具有重要意义。磁共振流速测量是一种无创伤性的流量分析工具。与其他方法相比，它具有适用于任何部位、流动敏感性高、可用于大范围流速、既包含解剖信息又包含功能信息等特点。磁共振流量分析是心血管 MRI 的重要组成部分。

利用流动相关磁共振信号进行流体测量的历史已有 50 年。早在 1954 年，卡尔和珀塞尔在研究多回波序列的偶数回波相位重聚现象时，就曾观察到信号的流动相关性相移。汉恩是第一个提出将梯度场产生的相移用于海水流动测量的学者。早期的非成像研究在信号的流动相关相移方面积累了大量资料。但是，为了对血流进行成像，大部分成果都是使用传统的自旋回波序列而取得的，即将信号强度作为血液流速的衡量尺度。由于信号强度受多种因素影响，使标准自旋回波序列在血流测量方面的应用受到极大限制。

1982 年，有学者提出在标准的自旋回波成像序列中使用双极型或对称速度编码梯度来定量测定血流的建议，从而再度引起了人们对在体血流的研究兴趣。到了 1984 年，已有人直接从磁共振信号的相位中得出流速信息。随着流动补偿技术的出现，相位血流测量法的应用逐渐开展。现在，临床上已经能够通过梯度回波序列、RF 预饱和等技术比较精确地测量血流速度了。本节介绍常用的血流测量方法及其原理。

二、流速测量的方法

磁共振血流测量技术可分为时间飞逝法和相位对比法两大类，其中后者的应用最为广泛。

1. 时间飞逝法

我们知道，流动质子的信号强度具有流速编码的特征，即当流速较慢时信号增强，但流速加快时信号又会减弱。在慢血流的情况下，信号增强的程度取决于部分饱和的质子被邻近组织中充分弛豫的新鲜质子所置换的速度。也就是说，在自旋回波序列中，流动增强与受激质子在成像时间内流出层面的速度有关。随着血流的加速，流出效应占据主要地位，因而高速血流的信号强度较小。显然，利用时间飞逝法可以测定血流速度。但是，由于流动相关增强现象受流速、加速度、流向和相位效应等诸多因素影响，实际上很难利用其信号变化来精确测量血液流速。这里仅介绍一种较实用的时间飞逝法即流动质子团示踪法。

流动质子团示踪法(bolus-tracking method)是一种采用预饱和技术和梯度回波技术来测量血液流速的磁共振成像法。在梯度回波序列中，完全磁化的质子群在两次激励之间进入成像层的结果使血流总是呈现高信号；静止的背景组织则在短 TR 梯度回波激发脉冲的作用下处于饱和状态。序列的第一个 90°脉冲使纵向磁化矢量倒向横向平面，紧接着施加一个破坏性梯度脉冲，以驱散剩余的横向磁化。这时在血流的平行方向和垂直于预饱和脉冲的方向分别对血流进行成像，则梯度回波序列使预饱和的质子呈现低信号。该低信号标记的流动质子团与其余高信号流动质子形成鲜明对比。

流动质子团跟踪技术的关键是在血流方向施加一个 RF 预饱和脉冲，以便对某一固定区的血流进行标记(整个图像并不受其影响)。根据上面的论述，该预饱和脉冲将在血流图像中导致一条暗线。由于饱和激发与信号采集之间的时间间隔已知，便可根据饱和质子团(图中暗线)所移动的距离来计算血液流速。

上述流量测定方法的局限性主要表现在以下几个方面：①当 TE 较长时血液的 T_2

弛豫将影响到信号的可检测性；②运动伪影可使所测血流位移的准确性受到影响；③血液的 T_1 弛豫可能改变饱和带的形状；④血流的类型与 RF 脉冲的轮廓均可使血液的饱和程度大打折扣等。

2. 相位法

(1)检测原理

根据相位编码的原理，成像体素经过相位编码梯度磁场作用之后，其相移正比于局部磁场的幅度以及磁场的启动时间。显然，血流内质子群的自旋相移与静止组织是不同的。血流的相移不仅与它所经历的梯度场大小有关，还与它沿相位编码方向的速度等因素有关。这种情况下，如果在血流方向施加双极型梯度脉冲，流动质子就可产生相移积累，而静止组织则不然。粗略说来，此相移即为流速和梯度场强的函数。下面给出其表达式。

设在恒流即不考虑加速度等因素的情况下，沿流动方向施加一双极梯度脉冲 G。又设此恒流的速度为 V、梯度脉冲每个波瓣的面积和成对脉冲间的时间间隔分别为 A 和 T，则在双极型梯度场作用下流动质子所产生的相移即相位差 φ_{flow} 为

$$\varphi_{flow} = \gamma VTA \tag{19-25}$$

式中，γ 为氢质子的磁旋比。由式可见，双极梯度脉冲所致的流动敏感相移量由 4 个参数所决定。由于在静磁场强度一定的前提下 γ 为常数，实际上流动所致相移只与流速、梯度脉冲之间隔和波形等 3 个参数有关。对于恒流血流来说，φ_{flow} 仅与施加的梯度脉冲有关。也就是说，恒流时只要使用不同的梯度脉冲，就可以从测得的不同相移来求得流速。而在 MRI 系统中，相位信号是很容易被检测的。

需要指出的是，式(19-25)中忽略了加速度、波动等高阶因素的影响。在大多数情况下，这样的简化处理是允许的。

(2)2D PC 法

2D PC 法即 2D 相位对比血流测定法的原理与 2D PC MRA 相似。我们知道，在相位对比血管成像中，流动质子可以产生相位流速图像，即图像中的信号强度对应其流速。利用这一原理测定流速的方法是：首先通过双极梯度脉冲获得两个相移数据组，然后将这两组数据相减，得出一定梯度场强度及流速下流动相关相移的最大动态范围。由于静止组织无相移，相减后其信号被完全抵消，从而使血流信号得以突显。

除了采用数据组相减以消除背景组织信号的技术之外，2D PC 法还可通过其他能将流动质子与静止质子信号相分离的技术来实现。例如，可以先在流动编码梯度逐渐增大的情况下获取一系列数据组，再在该流动编码方向上对其进行傅里叶变换，即可获得该方向的速度谱(流动相移正比于流动编码梯度之故)。

结合心电门控技术，可将 2D PC 法用于心脏或心功能的评价中。在心动周期的不同时刻分别采集代表心脏不同状态的数据并据此重建不同时相的流速图像，便可获得与心脏运动状态相关联的血流时间-速度分布曲线。于是，图像中任一感兴趣区内流体的流量就能通过该曲线而获得(流量为流速、血管截面积及时间之积)。

与 2D PC MRA 一样，2D PC 血流测量的关键技术仍为速度编码值的选定。一般来说，速度编码值必须大于所测血流的最大流速。但是，如果它取得太大，则会使信噪比

降低。2D PC 法的另一缺点是其流量分析所需时间较长，且不适用于心律不齐患者。

(3)RACE 法

RACE(real-time acquisition and velocity evaluation)又称为实时流体采集和流速评价法。它是一种仅收集单方向速度信息，在十分之一心动周期内采集所需数据的快速测量方法。在如此快的采样速度之下，可以进行一系列连续快速的实时测量，而不需要 ECG 的同步。实际上，RACE 的快速是将常规的相位编码信号(反映信号的相位变化)投影至读出方向(频率编码方向)来实现的。因此，RACE 又是一种 1D 的实时测量方法。图 19-27 为 RACE 序列的时序图。图中的阴影区表示速度编码梯度。由图可见，流动补偿梯度加在频率编码方向上。另外，序列中未使用相位编码梯度，这将使成像平面内的所有信息投向一条线。序列的其他特征与普通 2D 序列相同。

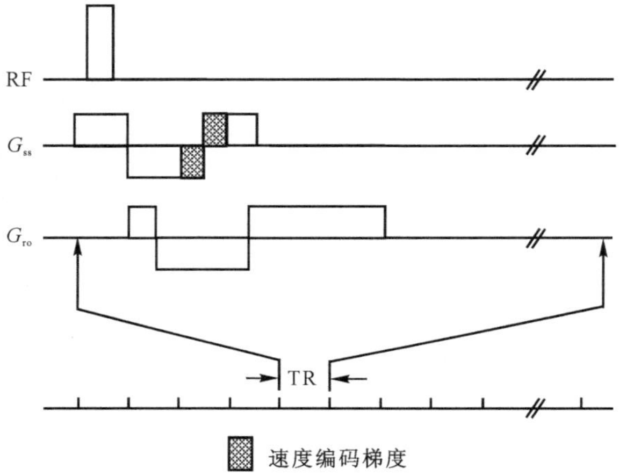

图 19-27　RACE 流速测量序列

RACE 法的时间分辨率决定于序列的重复时间 TR。由于 TR 通常取得很短(小于 20ms)，故它可以提供非常高的时间分辨率。现在多用 RACE 来监测血流的动态变化。

RACE 的缺点主要与其投影成像有关。例如，当两条血管位于沿投影方向的同一行或同一列内时，各自的流速信息将被投影至同一像素。这种情况下，所需的流速信息就不能正确显示。

(4)傅里叶相位法

傅里叶相位法(Fourier phase method)又称傅里叶流动成像(Fourier flow imaging)。它是又一种可提供流动相位信息的投影成像方法。其序列与常规的 2D 方法类似，但其中不包含线性递增的相位编码梯度，而只在选层方向施加双极梯度脉冲对层间的流速进行编码。因此，最终图像的一个坐标方向为空间维即代表空间位置，另一个坐标方向是流速投影即代表流速。在这种图像上，不需相位到速度的转换便可看出流动效果。

傅里叶相位法通常与心电门控技术配合使用，以收集整个心动周期的血液流速信号。图 19-28 是上述方法所采用的成像序列。

傅里叶相位法仅得到单方向的速度编码。若要获取两维的速度分布，则需三维傅里叶变换。毫无疑问，它将延长成像时间，这是傅里叶相位法的主要缺点。另外，由于傅

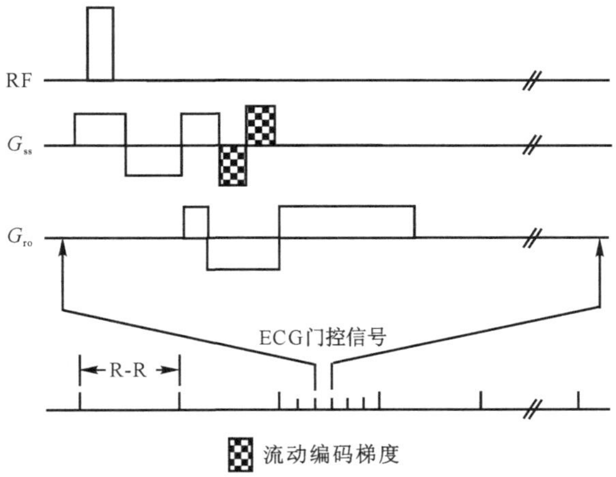

图 19-28　傅里叶相位法的序列

里叶相位法仍为投影成像，当血管相互重叠时就会影响到测量精度。在使用心电门控的情况下，当受试者的心率前后不一致时，也会使其结果产生误差。这一技术的不足之处还表现在快血流信号的信噪比低(质子失相加剧之故)等方面。

(5)2D 电影法

在心电门控的配合下，采用短 TR 的扫描序列可在一个心动周期内获取一组 2D 图像。设受检者的心率为 T，则可成像层数为 T/TR。这时，如果在选层方向加入流速敏感梯度，则后一图像与前一图像相减便得出反映层面方向流速的速度像。流速电影就是上述一系列流速像的连续播放。显然，2D 电影法中图像的收集数受心率和 TR 的限制。为了提高其时间分辨率，通常在 R 波后稍加延迟便开始收集数据，这样既能获取更多的资料，又能保证对心脏峰值流速的采样。

2D 电影法的优点是表现血流的动态变化。但是，它也有许多缺点，从而影响其推广应用。2D 电影法的主要缺点有：①心率不稳定时测量流速的准确性变差；②涡流可干扰信号的相位信息进而波及所测流速；③易受运动伪影的影响；④同其他 PC 方法一样，测量结果还受序列流速编码值的影响。

三、关于流速测量的讨论

凡是采用相移技术测量流速的方法都将受到相位错编的困扰，这是由于相移具有周期性之故。因此，流动编码梯度的选择必须使其产生的相移小于 180°。此外，每次扫描前估计目标血流的最大流速并以此作为序列的 VENC 进行数据采集也非常重要。

流动编码梯度的方向必须同真正的血流方向相一致，否则流速将被低估。设流动编码方向与真实流速间的夹角为 φ，则实测流速 v_{meas}与真实流速 v_{true}具有如下关系

$$v_{\mathrm{meas}} = v_{\mathrm{ture}} \mathrm{con}\,\varphi \tag{19-26}$$

显然，当 φ 较小(如 φ<20°)时，v_{meas}与 v_{true}的差别还不算大，但当 φ 较大(如 φ>40°)时，二者的误差就大了。

层面内部分体积效应导致的相位数据平均也是一个值得考虑的问题。在观察同一层面内小血管中的血流时，部分容积效应所致的错误信号与两个因素有关：一是周围组织对信号的贡献量即组织的本征参数 T_1 及 T_2；二是序列的成像参数。

一般将成像质子在图像中的位置与其实际位置不符的现象称为空间错位（spatial misregistration）。当层面内的血流方向不仅与相位编码方向不同，而且与频率编码方向也构成角度时，相位编码与沿频率编码方向流动的自旋质子信号间将产生时间差。这种时间差必然导致不必要的相移，即产生信号的空间错位。流动信号既可能被定位在所观察的血管之外（从而低估血液流速），也可能与背景组织信号相重叠。而与运动相关的相移通常由梯度场引起。这种相移仅使沿相位编码方向流动的血流与其真实位置产生差异。上述效应的综合作用造成部分容积平均的错误。

如前所述，流速测量技术使用双极型梯度脉冲，且忽略了高阶流速和波动等因素对信号的影响。实际上，当两组相位数据相减时，上述因素所致误差大部分已被抵消，这是因为两次采集中加速度产生的相移大致相同之故。然而，尚有少量的残余误差存在。它正比于梯度脉冲的宽度，且当成像参数 TE 太长时会引起较大的相移误差。

血流的相位效应使信号幅度减小的机理可从两个方面进行理解，即体素间的相位发散及体素内质子的相移。假设血流轮廓呈正常的抛物线形，且血管内存在一定的速度梯度，即血管轴线上流速最快、血管四周流速减慢。这种流速分布必然导致相应的相位发散：体素间相位相干的丧失可降低信号强度，但体素内不同质子间的相移仅在相位相干保持时产生。后者才导致体素信号的空间错位，使得流动信号以伪影形式出现在相位编码方向上。

常采用流动补偿技术来克服相位效应引起的流动相关信号损失。为此，序列中经常增加多个梯度脉冲以消除或减小由静态质子和流动质子二者引起的相移。基于相移量来测量流体的流动成像技术对信号的损失非常敏感，这是限制其测量精确性的主要原因。

四、流速测量的应用

磁共振流速测量可用在心脏大血管、门静脉、脑脊液、颈动脉、椎动脉和肺动脉等血管的流速和流量测定方面。目前已用其评价临床上的多种疾病。实践表明，它对于心内分流、主动脉狭窄、肺动脉高压、心瓣膜异常、门静脉异常、动脉粥样硬化病、支气管肺动脉血流异常、颈动脉及周围血管病等都有一定的诊断价值。可以预料，磁共振流体测定还将在未来的血管成像中起到重要作用。但是，它的临床潜力尚未充分显示，主要原因是其精确性还待进一步验证。

已经用多种方法对流动质子团跟踪技术的精确性进行了评价。结果表明，利用这一技术可准确测量水模中流速在 5～300cm/s 范围内流动的稳定血流。在体测量也证明，对于腹主动脉和门静脉，它的测量值与超声多普勒的结果相一致。对于相位流速测定技术，评价其准确性的研究更多。例如，有人通过流速水模的实验证实，相位法在 20～410cm/s 的大流速范围内均能高水平的测定其流速。在层流向涡流过渡（雷诺数 2500、流速 40cm/s）的过程中，相位法仍有较好的流速表达精确性，只是信号幅度有所减小。但是，目前的验证实验多采用流速水模。由于在体血管或血流的测定比较复杂，就很难获取这方面的资料。因此，有关 MRI 在体测定准确性的研究结果多与超声方法相比较而给出。

总之，用于流动成像和流速测定的 MRI 方法已提出多种。每种方法区别血流和静态组织的原理不同，其应用场合亦不同。随着 MRI 系统硬件及软件的发展，磁共振流体定量测定技术也将不断提高。例如，涡流引起的信号损失有望通过超快速成像技术，使用短 TE、短 TR 的序列来解决。这样就可能出现高信噪比的、能对高速血流进行测量的新技术。上述进展有望使 MRI 血流测定在未来几年内成为无创血流测量的主要手段。

第六节　脑脊液的流动效应和图像特点

一、脑脊液及其流动效应

脑室是位于大脑和脑干内的腔隙。它包括侧脑室、第三脑室和第四脑室。各室通过一些小孔和狭窄通道彼此沟通，构成一个完整的脑室系统。室内有脉络丛，并含有脑脊液。

脑脊液是由各脑室脉络丛产生(脑室内的室管膜和靠近室管膜的神经胶质也产生少量)的无色透明液体，总量达 100～160ml，充满脑室系统和蛛网膜下腔。脑脊液在维持脑组织的渗透压和颅内压相对恒定方面具有重要作用。

脑脊液不断由脉络丛产生，沿一定途径缓慢循环流动，又不断被重吸收回流到血液中，以保持其动态平衡。由左、右侧脑室脉络丛产生的脑脊液，分别经左、右室间孔流入第三脑室，与第三脑室脉络丛产生的脑脊液混合后，再经中脑导水管流入第四脑室。此后与第四脑室脉络丛产生的脑脊液一起，经正中孔及两个外侧孔进入蛛网膜下腔。最后，脑脊液流向大脑背侧面，并经蛛网膜颗粒渗透到硬脑膜静脉窦的上矢状窦内，从而回到血液循环中。

缓慢流动的脑脊液还叠加着一个较快的往复运动。这一运动是心脏收缩期大脑半球血管、脉络丛及脑底大动脉扩张所致。随着心脏的搏动，脑脊液较快速的运动。心脏收缩期大脑半球膨胀，脉络丛也膨胀。脑底动脉的这种搏动，也会促进脑脊液的往复运动。脑脊液通行于整个脑室和基底淋巴隙，但在穿过脑室最狭窄处的中脑导水管时上述运动最明显。此外，往复运动也出现在脊柱的蛛网膜下腔，其中枕大孔以下的颈段比较明显，腰区逐渐变弱。呼吸运动对它也有一定影响。

在磁共振图像上，脑脊液的流动效应与血流类似，即它也会产生流空现象。不同之处是，脑脊液流速慢、固有 T_1、T_2 弛豫时间长，这些特点必然会反映在各种流动效应中。

二、脑脊液的图像特点

颅腔由 8 块颅骨围成。由于其容积恒定不变，颈内动脉血液的入颅往往伴有幕上脑脊液的出颅，以保持颅内压的相对稳定。脑脊液主要经由包围池和导水管出颅，且当其流过管腔狭小的中脑水管时流速加快。在磁共振图像中，中脑水管附近脑脊液信号丢失最严重，图像上常常出现流动空洞。在薄层面和重度 T_2 加权像中信号丢失尤为明显。这是因为此处脑脊液通路变窄、流速增大，截止效应及第一回波相位弥散效应最显著之故。在第四脑室上部的横轴位像上，导水管形成喷嘴引起的湍流是脑室信号丢失的主要原因。因此，有些情况下在第四脑室菱形窝底部会展现一条来自导水管的线状低信号。

侧脑室和第三脑室也会出现信号丢失，但以靠近室间孔处为主。正常情况下，磁共振图像上椎管内的脑脊液可显示双向运动影：向下的流动见于脊髓侧方，向上的运动见于脊髓前方。在脑脊液流动非常缓慢甚至近乎停滞的部位，如侧脑室的角部、内听道以及被脑脊液所填充的术后肿瘤床，脑脊液的流空效应就十分微弱甚至难以观察。

脑脊液流动异常主要包括流速和流量的改变。导水管狭窄或阻塞时，脑脊液的通过率降低、导水管的信号丢失减少。如果脑脊液在通过导水管时搏动速度增大，则信号丢失的程度加大。对于慢性交通性脑积水(包括常压脑积水)的患者，其导水管脑脊液流速高达正常人的 6～8 倍，使得图像上这类病人的脑脊液空洞特别明显。在中度 T_2 加权像上，常压脑积水患者的导水管信号丢失最显著，急性交通性脑积水患者次之。在导水管狭窄或者受邻近肿瘤压迫造成导水管不全梗阻时，由于颅内脑脊液流速过于缓慢、流量过少，在图像上就近乎无流空效应。脑脊液通过导水管时的搏动性与脑室表面积、脑室和周围组织的柔性等诸多因素有关。脑室僵硬、周围的神经胶质增生、皮质静脉硬化等现象都有可能使导水管处脑脊液的搏动性增大。

较大的脊髓空洞具有流空效应，较小的或分隔的则缺乏流空效应。由脊髓肿瘤继发的空洞也可产生流空效应。基底动脉周围脑脊液的径向往复运动亦能引起信号丢失。但是，基底淋巴隙和脑室也可能出现与流动相关的信号增强现象，在入口层面处尤为显著。在影像诊断中，这里不同程度的信号增强有可能被诊断为蛛网膜囊肿、肿瘤或脂肪瘤，甚至会误诊为亚急性出血。鉴别的方法是改变成像区中心位置，使可疑层面处于成像区域内部(而不是入口层面)重新进行研究。当用对称的双回波序列采集图像时，如果可疑层面上出现偶数回波相位重聚现象，则可排除病变。

值得注意的是，不要把脑脊液不规则的流空现象误诊为病变。脑脊液可在椎管内某个部位局限地流动，易误认为肿瘤病变、炎性病变或椎间盘脱出的表现。为了排除这种可能性，可做另一方向的切层或进行 Gd-DTPA 增强扫描。有时，为了确定脑内囊肿或空洞脑与脑室系统有无交通的问题，可采用心电门控扫描。此时与脑脊液流动相关的信号差别被消除，囊肿内、外液体等信号。

综上所述，脑脊液的流动方向、速度、时相以及流动方式均与其信号强度有关。此外，检查时采用的脉冲序列也是十分重要的因素。在分析脑脊液信号时，要将上述各种因素综合起来加以考虑，才能区分正常与异常，从而做出正确判断。最后，为了显示脑脊液的流动状态，T_2 加权扫描是不可缺少的成像技术。

第七节 MRA 的临床应用

作为一种无创的血管成像方法，MRA 已得到了广泛应用。其原因主要有以下两个方面。一是许多需进行血管检查的患者往往还伴有各种各样的局部病灶，临床上不仅需要了解其血管情况，还需了解它与周围病灶的关系等信息。MRI是了解这些情况的重要影像学方法，在进行MRA检查的同时进行常规磁共振成像，有助于对病情的全面了解。促使MRA广泛应用的第二个原因，是近年来MRA在技术上有了很大进步，使它对许多血管性疾病的检出率并不亚于常规血管造影。显然，MRA可避免穿刺和使用造影剂，这对有出血倾向、肝或肾功能不全的病人和对造影剂过敏的病人有重要意义。事实说明，MRA可在很大程度上取代常规的血管造影法。另一方面也要看到，MRA成功与否，往往与所选用的成像方法有关。本节讨论成像方法选择和MRA在人体不同部位的应用这两方面的问题。

一、成像方法的比较

本章介绍过的MRA方法有时间飞逝(TOF)法、相位对比(PC)法、幅度对比(MC)法和对比度增强(CE)法四大类，其中前两者又有2D和3D之分。下面从几个方面进行简单比较。

PC技术所获图像中仅血流呈现高信号，MC方法亦可完全去除正铁血红蛋白等短 T_1 组织引起的背景高信号现象。但是，TOF图像中除血流外，短 T_1 物质也将表现为高信号，使具有血栓的血管与正常血管难以区分，必须通过 T_1 加权像加以辨别。

复杂血流可以引起信号的丢失或错位。信号丢失多发生于血管分叉、狭窄、弯曲或动脉瘤附着处，且它随着序列TE的延长、体素的增大和梯度场的增强而加重。相比之下，3D TOF法防止信号丢失的效果最佳，3D PC法次之，2D TOF法的效果最差。信号错位常出现在相位编码方向上。对于头部成像来说，这种错位的影响还不算大，但在颈动脉分叉处其影响就相当严重。在TOF技术中，一般采用流动补偿技术来抵消信号的错位效应，但双极性流动编码梯度不能对此加以补偿。因此，3D PC MRA显示颈动脉分叉的效果不佳。

PC MRA与2D TOF MRA的信号强度与其层面在成像容积内的深度无关，但3D TOF法的信号却随血管深入成像容积而减弱，慢血流尤为明显。另一方面，3D TOF法的信号无方向依赖性，而2D TOF法垂直于采集层面的血流信号强、平行于采集层面的血流信号弱。由此可见，可将2D TOF MRA和3D TOF MRA用于动静脉及大容积成像。2D TOF法显示慢速非复杂血流的效果最好，3D TOF显示静脉、巨大动脉瘤及慢速血流血管结构的效果欠佳。

2D TOF法和2D PC法的优点是成像时间短，但二者仅能从一个方向采集信号，且空间分辨率差。相比之下，3D TOF MRA和3D PC MRA的体素最小，即空间分辨率最高。因此，在显示微小动脉瘤与小血管结构方面应当首选三维成像技术。

二、头　部　MRA

MRA对颅内血管病有极高的诊断价值，因而其临床应用以显示头部血管最为常见，积累的经验也最多。像常规血管造影一样，MRA可以显示颅内血管的动脉期、毛细血管期与静脉期。它在显示头臂双侧血管结构及Willis环的全貌方面，可取得比DSA及超声多普勒更优越的效果。头颅 MRA 在动脉瘤的显示上也有一定优势(直径 4mm 左右的瘤体即可显影)。还可将它用于血管闭塞等疾病的显示，并可对椎动脉和基底动脉病变进行评价。此外，它还能较清晰地显示动静脉畸形的供血动脉、畸形血管团及引流静脉，从而为外科手术提供更多信息。由于图像可在三维空间内旋转，就能够更加明确地分辨小动脉瘤与载瘤血管的关系。

在成像技术上，头部 MRA 一般采用分辨率较高的 3D TOF 方法。由于这种技术对搏动的敏感性较差，就可对流速快的病变如小动脉瘤、椎动脉、基底动脉和颈动脉进行诊断。由于 2D TOF 对慢血流较为敏感，可用于矢状窦的检查。对 Willis 环及周围小血管，也可用 MC 技术或 PC 技术。另外，由于大动脉瘤、动静脉畸形病变处的血流较为复杂，可通过 PC MRA 来了解动、静脉血管畸形的血供情况。

3D 序列的成像时间与有效层数成正比。因此，在头颅 MRA 检查中，如果病变范围比较局限，可适当减少层数，以节省成像时间；也可减少 3D 层块厚度(保持有效层数不变)，以满足成像所需的空间分辨率。

三、颈　部　MRA

MRA 对颈部动、静脉的显示均十分清晰，故能可靠地显示正常颈动脉分叉。可使用 PC 或 TOF 法，通过冠状或矢状定位来分析颈动脉的分叉情况，亦可利用多方位的重建技术从不同方向上观察基底动脉分叉。

在显示颈内动脉粥样硬化所致的血管狭窄方面，MRA 可显示轻度至中度的病变，但它对重度狭窄的显示效果欠佳，这是因为狭窄远端的快血流与涡流使质子明显失相之故。与此同时，狭窄近端的慢流又会降低流动质子的对比度，结果使血管信号丢失，导致狭窄范围的扩大失真。严重颈动脉狭窄在 MRA 上可显示为假性阻塞。因此，MRA 虽可用于颈动脉疾病的筛选，但它在显示血管病灶的解剖范围方面仍不如常规的 DSA。如果将 MRA 与预饱和技术相结合，就可单独显示颈部静脉血管，从而了解肿瘤侵犯、压迫静脉的情况和颈静脉受压移位的程度，并可显示大静脉窦的阻塞状况及静脉血管瘤等。

颈部 MRA 可选用颈相控阵线圈、颈部表面线圈或头颈联合线圈。其中头颈联合线圈可包容几乎全部头和大部颈的血管结构，从而为颅内外血管病变的统一分析提供了条件。

对于颈动脉的显示，可选用 2D TOF MRA 进行成像。轴位扫描时，可显示主动脉弓至颈总动脉分叉以上的范围，但下部层面可能受呼吸运动的影响使血管轮廓显示欠佳。门控 2D PC MRA 可较好地显示主动脉弓及近端血管。

四、胸　部　MRA

胸部 MRA 主要包括肺、心脏和纵隔等部位的成像。受呼吸、心搏等生理运动的影响，胸部的血管成像较颅、颈部的成像复杂。因此，MRA 在胸部血管显示方面的应用曾经受到限制。近年来，随着各种快速成像序列尤其是回波平面成像序列的应用，已使胸部 MRA 得到了较广泛的应用。

夹层动脉瘤在常规的 MRI 中也能显示，但通过心电门控的电影 MRA 还能动态显示其真、假腔的血流情况。MRA 还能显示冠状动脉、主动脉、主动脉瘤等。已能采用多层块的 3D 方法成功地展示主动脉弓。为了使心脏的血池能够清晰显示，需采用心电门控、脂肪抑制和磁化转移技术。

心脏大血管的 MRA 在形态学成像的基础上实施，一般取冠状面。成像范围应尽可能包括欲观察的所有大血管。当采用 CE 法成像时，造影剂团注的开始时间是显像成功的关键。因为 CE 法的成像质量与流动效应的关系并不大，而与造影剂的用量、注射速率和成像时间的把握等因素密切相关。一般用双倍剂量的顺磁性造影剂量。

冠状动脉 MRA 适用于冠心病病人的临床影像学筛选及经皮冠脉成形术的疗效随访等。它对碘过敏反应等不宜进行选择性冠脉造影的病人更有意义。有学者认为，冠脉 MRA 与心肌灌注 MRI 及屏气电影成像相结合是一种有效评价心肌缺血的综合性检查手段。但是，目前的冠状动脉 MRA 还需采用心电门控、屏气、3D 导航等特殊成像技术或新技术，其应用尚受到一定限制。

如果在 3D MRA 中使用门控技术和双倍剂量的造影剂，便可使肺动脉和增粗的支气管动脉清楚地加以显示，以便了解肿瘤与血管的关系、判断肿瘤供血情况。这对手术和治疗均有重要意义。用 CE 法也可使肺的动脉和静脉系清晰的显示。

五、腹　部　MRA

腹部 MRA 的应用日趋广泛。它对腹主动脉硬化、肾动脉狭窄、脾动脉、肝动脉均能显示。用 PC MRA 还可以对门静脉、下腔静脉和肾静脉进行显像，从而为门静脉高压、侧支循环等情况的估计提供依据。MRA 对下腔静脉和肾静脉血栓、癌栓的诊断准确率也非常高。MRA 还可显示门静脉阻塞或门静脉、腔静脉分流的情况，测定门、腔静脉的分流量。

在对腹部血管的研究中，还应用大剂量造影剂注射后用超快速扫描序列在屏息间对各种腹部血管进行显影的技术，其效果十分显著。因此，CE 法是腹部血管的首选方法。

腹部 MRA 应在常规扫描的基础上进行，且多取冠状位或矢状位成像。成像范围视具体情况而定，例如，对于单纯的腹主动脉造影，取 30～40mm 厚的冠状面即可获取高空间分辨率的图像；对于肾动脉造影，成像范围应定在主动脉前壁至左右肾后缘；腹腔动脉造影的成像范围应包括肾动脉、肝动脉等；对于门静脉系统，造影的范围应包括脾静脉、胃食道静脉丛及肠系膜静脉等。

利用 3D CE MRA 可显示腹主动脉、肾动脉和门静脉系统的造影，特别是它能完整显示门脉系统的全貌，直观评价门脉的开放程度、管径及位置变化等。它对于静脉曲张及侧支血管的显示独具优势。

六、四　肢　MRA

MRA 用于四肢血管疾病的诊断有独到之处，如间歇性跛行的病因探讨及血管移植术后的观察等。存在的问题依然是狭窄范围及程度的扩大失真。多处狭窄的血管由于流速慢，导致信号对比差、血管解剖图像不够清晰。

由于静脉中血流缓慢，且涡流较少，可用 MRA 来诊断四肢深静脉的急性血栓形成症。在流动补偿的 GRE 图像中，通畅的静脉为高信号、血栓为低信号。

对于四肢血管，由于血流速度缓慢，多采用 CE、2D TOF 和 2D PC MRA 进行显示，但 CE 法为其首选。成像线圈应根据受检血管所在的部位来选定。

第八节　MRA 的展望

MRI 系统不仅可为我们提供非常满意的解剖细节，它还是一种出色的血流测定工具。尽管流动在大部分磁共振图像中均有显示，但对其机理或起源的理解却显得更加重要。透过流动现象，我们获得了一些根本无法从形态学角度观察到的信息。由此可见，MRI 的潜力是巨大的。例如，血管内磁共振信号强度的变化直接与它的空间速度梯度相关，因而它又可能表达血流的局部切变力(shear forces)。这一切变力的改变被认为是血管粥样硬化病的主要致病因素之一。因此，可以通过 MRA 来研究血管硬化病的起源、发展和病程。而这方面的研究目前尚未开始。有资料表明，未来的十年将是心血管系统的十年。在这种情形之下，研究更新、更快的心血管检测方法就成为当务之急。

有人提议研究开发既能采集形态学信息，又能同时获取功能信息的临床应用序列，但这一计划遇到了下述两个方面的挑战。一是超声多普勒的挑战：它是一种可实时测量血流且比较廉价的设备，而 MRA 测量血流的成本一般比较高；第二是血液流速对 MRA 可测速度范围的挑战：即使采用 GRE 序列，高速血流的信号将损失殆尽。快速 MRA 或多功能 MRA 成像序列的开发都必须面对上述问题。

预期磁共振血流成像技术将朝着下述方向发展：①人们将在提高 MRA 的空间分辨率方面尽最大努力，使其达到 $0.1mm^3$ 的水平；②回波平面成像序列将在大血管的血流测定方面发挥重要作用；③回波平面成像序列将使 MRA 的时间分辨率大大提高，并使 MRI 成为实时心脏检测的重要工具，据此提出磁共振透视的概念；④功能成像的发展将为局部微循环的评价提供有用信息；⑤MRI 将与对比度增强剂一道在心肌缺血的检测方面发挥作用；⑥信号和数据处理技术的进步，将推动 3D 显示技术、心壁运动分析技术、血流研究技术、图像重建技术的发展；⑦流动效应和快速图像算法的结合，将使 MRI 成为图像导引介入治疗的有力工具；⑧随着 RF 线圈的不断改进以及成像场强的提高，MRA 的信噪比可能更高；⑨得益于梯度系统的改进(强梯度场和短上升时间)，使得更短的 TE 成为可能，从而利于运动补偿和成像速度的提高；⑩MRA 的应用范围将扩展到人体所有感兴趣的血管中。

主要参考文献

黄继英，梁星原．1998．磁共振成像原理．陕西：陕西科学技术出版社

梁长虹．2000．心血管磁共振成像进展．世界医疗器械，6(9)：14～19

刘定西，于　群．2000．医学影像技术丛书：MR 成像分册．武汉：湖北科学技术出版社

卢　延，张雪哲．2000．磁共振水成像．北京：科学出版社
隋邦森，吴恩慧，陈雁冰．1994．磁共振诊断学．北京：人民卫生出版社
杨秀军．2002．临床仿真影像学．北京：人民卫生出版社
赵喜平．2000．磁共振成像的评价．仪器仪表学报，21(5，增刊)：31～33，40
赵喜平．2000．磁共振成像的特点及其局限性．中国医学影像技术，16(7)：102～104
赵喜平．2000．磁共振成像系统的原理及其应用．北京：科学出版社
Coakley Fergus V, Margulis Alexander R. 2000. MRI in clinical medicine. Methods in biomedical magnetic resonance imaging and spectroscopy. Chichester UK: John Wiley & Sons Ltd
Higgins C B, Hricak H, Helms C A. 1992. Magnetic resonance imaging of the body (Second Edition). New York: Haven Press
Michael H B. 1993. Blood flow measurement using velocity encoding in the R-R interval. Magn Reson Med, 29: 790～795
Ness Aiver Moriel. 1997. All you really need to know about MRI physics. Baltimore, MD, United States: Simply Physics
Pattany Pradip M. 2000. Pulsatility artifacts due to blood flow and tissue motion and their control. Methods in biomedical magnetic resonance imaging and spectroscopy. Chichester UK: John Wiley & Sons Ltd
Robert S B, Toni L C. 1992. Magnitization transfer contrast in magnetic resonance imaging. Magn Reson Quarterly, 8: 116～137
Scott M S. 1995. Basic concepts in magnetic resonance angiography. Radiologic Clinics of North America, 33: 91～113
Woodward Peggy, Freimarck Roger. 1995. MRI for technologists. New York: McGraw-Hill Inc
Young Ian R. 2000. Methods in biomedical magnetic resonance imaging and spectroscopy. Chichester UK: John Wiley & Sons Ltd

第二十章 扩散成像及其应用

磁共振扩散成像（diffusion imaging）又称为弥散成像或扩散加权成像（diffusion weighted imaging）。它是一种根据（水）分子微观运动状况进行成像的方法。由于需要较强的梯度场，过去这一方法只能在 NMR 领域用于试管内样品的研究。现在，人们不仅已经开发出许多有关扩散成像的快速脉冲序列，而且已将其成功应用于医疗临床。它在脑梗死、多发性动脉硬化症、肿瘤以及其他病理变化中的研究结果证实：扩散成像能够大大增加 MRI 检测病变尤其是脑缺血病变的敏感性。这是近年来扩散成像技术之所以快速发展的根本原因。本章首先从扩散的物理模型开始逐步介绍 NMR 扩散测量的原理、实现方法、所用的成像序列以及相关的技术条件，然后叙述最新的扩散成像技术即扩散张量成像和扩散波谱学的原理，接着说明扩散在生物组织中的特殊性，进而讨论微观结构和微观动力学与扩散信号的关系。本章最后综述扩散成像在医学中的潜在用途。

第一节 概 述

磁共振扩散成像的基本概念是 1980 年中期提出的。它是将 MRI 原理与早先有关用双极梯度对 NMR 信号进行分子扩散编码的技术相结合而产生的成像方法。扩散成像属于功能成像的范畴。广义地说，除了扩散成像之外，磁共振功能成像还包括灌注成像和多种方法的脑功能成像。我们从本章开始分三章分别讨论这方面的内容。

扩散是指在分子随机热运动即布朗运动（Brownian motion）的作用下物质从一个系统的这部分向那部分转移的物理过程。或者说，扩散是分子由于热运动而时刻不断地随机改变运动方向和位置的现象。在非均匀系统中，分子的上述宏观流通现象不仅能被观察，而且可以用扩散系数来描述。以前，扩散系数是根据费克第一扩散定律，用化学或物理的方法通过测量不同时间点上分子的浓度来确定的。然而，这种方法往往要借助于各种示踪剂，即测定介质中与被观察分子相类似的示踪剂之浓度。只要示踪剂应用得当，就可以用分钟量级的扩散时间观察到示踪分子毫米量级的宏观转移率。尽管示踪法是一种创伤性的研究方法，但后来却被成功应用于生物系统，例如进行脑的研究。

另一种有关扩散现象的研究方法是利用统计学的观点来观察分子的随机运动。从统计学的角度，可将扩散表示为分子在给定时间内移动距离的均方（m^2/s）。扩散 NMR 正是根据这一原理开展其研究的。这种以扩散距离表达分子置换的方法不仅在物理学和化学的扩散 NMR 研究中获得了广泛应用，而且已成功应用于生物学。它是现今唯一一种能无创地提供分子置换信息的方法。

常规 MRI 系统中测得的水的典型扩散值约为 $1\times10^{-3}mm^2/s$。在这一扩散速度下，自由水分子将在 20ms 内扩散约 6μm 的距离，而这正好是大多数组织结构的大小（从原理上讲，NMR 方法对位移的灵敏度为 100nm）。由此可见，它特别适用于探索生物系统分子的动态信息、结构信息和转运过程。扩散 NMR 与 MRI 的结合，将对医学科学的发展带来深远和不可低估的影响。

人体约含 70%的水。因此，研究人体组织的扩散就是观察体内水分子不停地随机运动。在人体内，不同的组织其扩散系数不同，例如，水在脑脊液和在灰质中的扩散系数就相差 4 倍。更加有趣的是，病理情况下扩散系数将发生变化，这就构成了扩散成像的病理生理基础。另外，在人体某些组织中水的扩散还呈现各向异性的特点。例如，脑白质中水的扩散就是各向异性的，这是由于神经纤维的走向对水运动的壁垒效应有方向性之故。在 MRI 系统中，扩散系数同 T_1 和 T_2 参数一样能被用来产生组织的影像对比度。利用成像层面内水分子的扩散系数和分布产生对比度的成像方式称为扩散加权成像。

我们知道，射频激发后质子 NMR 信号衰减的主要原因是进动质子的失相(dephasing)。不仅流动可导致失相，其他方式的运动也会引起失相，其中最重要的就是质子的随机扩散运动。由于它可完全减弱甚至消除相位一致性，故这种随机的相位移必然损失 NMR 信号。有趣的是，T_1 和 T_2 弛豫时间反映的是频率依赖性循环和质子的交换过程，而扩散仅仅代表质子在组织中的随机替换和转移。体内质子的扩散是一个复杂过程，但人们已习惯于用一个简单概念即表面扩散来刻画它，即用表面扩散系数 ADC 来表达随机质子波动所引起的信号损失量。它不仅适用于水和高能代谢物中的磷，也用来表达任何可被 NMR 观察的核的扩散行为。

在 MRI 中，扩散的敏感性可用一对匹配的梯度脉冲 G_1 和 G_2 来取得。这对梯度脉冲称扩散敏感梯度。它与常规成像中的梯度脉冲无本质区别，但其强度和间期却要比标准成像的梯度脉冲大得多。扩散敏感梯度造成的信号损失量随着分子运动量的增加而增加。扩散慢的质子，其信号强度的变化较小；高速扩散的质子则显示出非常明显的信号衰减；CSF 等大容量流动所致的信号衰减最大。扩散成像就是利用成像平面内水分子扩散系数的变化来产生图像对比度的。

为提高有效梯度强度，可以在 x、y 和 z 三个方向同时建立梯度。对于静止质子来说(以自旋回波序列为例)，梯度 G_1 和 G_2 作用期间其积累的相位大小相等，但由于 180 度脉冲的反相作用，这两部分相移的符号相反，故静止质子可在 G_1 和 G_2 作用后重聚，从而形成自旋回波信号；而对水质子来说，受扩散运动的影响，它们在 G_1 和 G_2 作用后不可能积累出一致的相位变化，因而在静止组织中本应出现的自旋回波，水质子却因分子扩散导致的相位发散而使幅度变小。显然，梯度场越强或梯度脉冲持续时间越长，扩散中的水质子的回波信号就越小。

遗憾的是，使用更强扩散敏感梯度脉冲的扩散成像加权序列很容易受运动干扰，它导致的伪影可能使实际的扩散系数增大。但是，随着扩散加权 EPI 序列的问世，已使心搏和运动的影响降到了最低程度。这种序列在扩散的定量估计方面能取得非常理想的结果。用快速 STEAM 或 Turbo FLASH 还可进行超快速的扩散成像研究。但是，Turbo FLASH 的扩散图像对梯度所致的涡电流非常敏感，因而需要很精确的涡流补偿。

组织的细微结构和许多微特性均可能影响 NMR 扩散测量的结果。到目前为止，已从受限、膜的通透性、受阻、各向异性或组织的非均匀性等方面对扩散进行了技术分析。其结果已完全用在非生命的系统如多孔介质的研究中。但是，欲将它应用于生物系统的在体研究，以得到更多有关组织微动力学和微结构的信息，还有许多工作要做。正在发展中的代谢扩散波谱学(diffusion spectroscopy of metabolites)、扩散张量成像(DTI, diffusion tensor imaging)及 q-空间成像(q-space imaging)可能在这方面发挥更大作用。

第二节　扩散的物理描述

扩散是反映流动效应的物理现象。MRI 中用它来描述组织中液性分子的微观运动状况。早在功能成像的发展初期，就曾有人认为大脑皮层活动所伴随的 NMR 信号变化是扩散运动的结果，因而扩散在磁共振功能成像理论中有着非常重要的地位。对扩散这一物理现象进行考察，不仅有助于对 MRI 扩散成像的理解，还有助于对整个功能成像原理的认识。

一、随机扩散模型

从物理位置上看，扩散(diffusion)是指分子一连串小的、随机的位移现象。人体中大约有 70%的水，故通常所说的扩散主要是指水分子或含水组织的扩散，即它们的随机运动。

扩散的检测方法较多，下面介绍用所谓随机扩散模型(stochastic model of diffusion)进行计算的方法。之所以用随机一词，是由于分子每一位移步的幅度大小和方向都与它从前的状态无关。在这种模型中，须假设分子是从周围环境的热能中获取运动能量，从而向空间各个方向漂移的。另外，还须假设分子在任何方向运动的可能性等同，即分子的扩散是各向同性的。因此，在经过许多次单独位移后，从平均效应上来看，初始位置处的分子数并不改变。但是，任何时刻在始点周围总存在一个可对运动分子进行检测的区域。不过，对于分子的运动情况，这里要用统计学的规律进行描述。

设分子运动每一步的置换均方为 $\overline{d^2}$、运动步数为 N_s，则始点处分子的置换均方(期望值)$\overline{\Delta x^2}$由下式决定

$$\overline{\Delta x^2} = N_s \overline{d^2} \tag{20-1}$$

又设位移步间的平均时间为 τ、总扩散时间为 t，则有 $N_s = \frac{t}{\tau}$。于是，式(20-1)成为

$$\overline{\Delta x^2} = \frac{t}{\tau}\overline{d^2} = \left(\frac{\overline{d^2}}{\tau}\right) t = 2Dt \tag{20-2}$$

式(20-2)表明，分子在开始点的置换均方与扩散时间 t 成正比。式中的

$$D = \frac{\overline{d^2}}{2\tau} \tag{20-3}$$

称为自由扩散系数，它可以用 NMR 激发实验或放射性同位素示踪法来测定。需要说明的是，式(20-2)只适用于同种分子间的扩散过程。

如果经过 t 时间的随机运动后分子离开原始点的距离为 x，则 x 仅与 $\sqrt{t}$成正比。这是因为分子的扩散并不是直接的速度运动，而仅仅是某种形式的漂移之故。

二、浓度梯度下的扩散——费克第一扩散定律

在存在浓度梯度的情况下，分子的扩散运动比较复杂。下面用图 20-1 所示的一维模型加以说明。

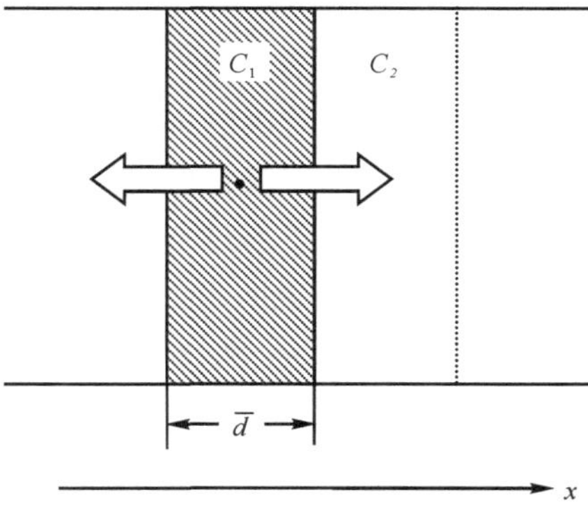

图 20-1　浓度梯度下的扩散运动

图 20-1 所示为一个横放的试管，其轴向上存在浓度梯度。假设分子每个位移步的大小平均为 $\bar{d}$、向前移动一步所需的时间为 τ，则管内任一位置上的分子在 τ 时间内将有一半向右运动，另一半向左运动。也就是说，在步长大小的距离内将有一半分子穿过面积为 S 的平面右向运动，另一半左向运动。右向运动的分子总数 n_1 是容积与浓度 C_1 的乘积，即

$$n_1 = \frac{1}{2}\bar{d}SC_1 \tag{20-4}$$

类似地，可知穿过同一平面 S 左向运动的分子数目 n_2 为

$$n_2 = \frac{1}{2}\bar{d}SC_2 \tag{20-5}$$

于是，τ 时间内穿过平面 S 的静分子通量 J 为

$$J = \frac{\bar{d}}{2\tau}S(C_1 - C_2) \tag{20-6}$$

通常将 x 方向距离 $\bar{d}$ 两端区域的浓度变化率$\frac{\mathrm{d}C}{\mathrm{d}x}$称为 x 向的浓度梯度。对于 $C_1 > C_2$ 的情形，有

$$C_2 = C_1 - \left(\frac{\mathrm{d}C}{\mathrm{d}x}\right)\bar{d} \tag{20-7}$$

将式(20-7)代入式(20-6)，得

$$J = -S\left(\frac{\overline{d^2}}{2\tau}\right)\left(\frac{\mathrm{d}C}{\mathrm{d}x}\right) \tag{20-8}$$

又由式(20-3)的扩散系数表达式，有

$$J = -SD\frac{\mathrm{d}C}{\mathrm{d}x} \tag{20-9}$$

式(20-9)是关于分子扩散量与扩散面积、扩散系数和浓度三者之间的基本关系式，称为费克第一扩散定律(Fick's first law of diffusion)。显然，在没有外力的情况下，分子总的位移或漂移方向将从浓度高的一方向着浓度低的一方。

三、分子的跨膜扩散——费克第二扩散定律

扩散运动将使溶液系统中的浓度梯度逐渐消失。但是，在生物体中细胞内外或小器官内外却能保持不同的化学环境，这是由细胞膜的屏障作用决定的。也就是说，膜有阻碍分子自由通过的功能，从而使有些分子的跨膜扩散受到限制。

费克第一定律描述的是在一定时间内分子通过自由平面而运动的状况。费克第二扩散定律(Fick's second law of diffusion)则用于说明不同浓度的两种溶液跨膜扩散的规律。图 20-2 是费克第二扩散定律的图解。图中 C_1 和 C_2 分别表示两种溶液的浓度($C_1 \neq C_2$)，中间隔以厚度为 Δx 的膜，设其表面积为 S。这种情况下的费克第二扩散定律可表达为

$$J = D_{\mathrm{m}} S \frac{C_1 - C_2}{\Delta x} \tag{20-10}$$

式中，D_{m} 为膜的扩散系数。一般来说，D_{m} 的值与分子的大小成反比，即分子越大，D_{m} 越小，反之亦然。

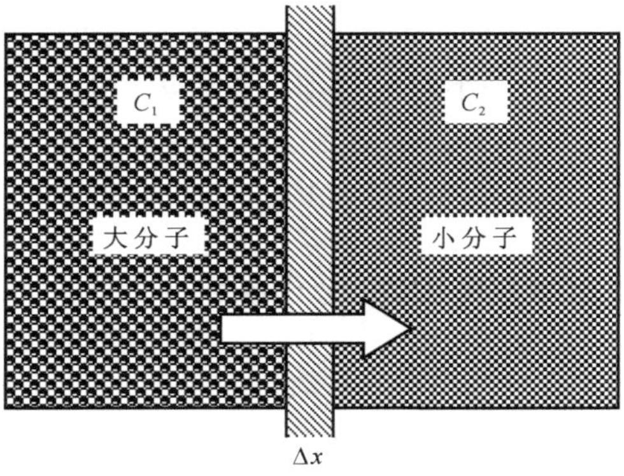

图 20-2　分子的跨膜扩散

在分子的跨膜扩散研究中还应用所谓扩散率(P)的概念，其定义为

$$P = \frac{D_{\mathrm{m}}}{\Delta x} \tag{20-11}$$

因此，在已知 P 的情况下，费克第二扩散定律还可表示成如下形式

$$J = PS(C_1 - C_2) \tag{20-12}$$

大多数生物膜都被认为是一种半透膜，即它对分子有选择性通过的能力。例如，它通常允许水及小分子物质相对自由地通过，但对于大分子或带电离子几乎没有通透性。

第三节　磁共振扩散测量方法

扩散对 NMR 信号的影响很早就已阐明，但直到斯泰斯凯尔(E. E. Stejskal)和泰勒(J. E. Tanner)在测量中引入双极梯度后，扩散 NMR 研究才真正开始。上述两位学者发明的方法(简称为 Stejskal-Tanner 法或 Stejskal-Tanner 序列)不仅能很好控制测量对象，而且使人们对扩散编码 NMR 信号的理解大大简化。本节首先在 Stejskal-Tanner 序列的基础上叙述扩散与梯度场的关系，然后阐明测量扩散的一般原理，最后列举扩散信号检测的常用脉冲序列。

一、扩散与梯度场的关系

早在 1954 年，卡尔(H. Y. Carr)和珀塞尔就对线性梯度场 G 中的扩散现象进行了专门研究，他们使用的序列如图 20-3(a)所示。结果证明，对于回波信号 S_0，受扩散衰减作用影响的信号 S 可表示为

$$S = S_0 e^{-\frac{\gamma^2 G^2 D(\mathrm{TE})^3}{12}} \tag{20-13}$$

式中，γ 为质子的磁旋比；D 为扩散系数。由式可见，在扩散系数不变的情况下，序列中的梯度越强或回波时间越长，S 的衰减就越快。

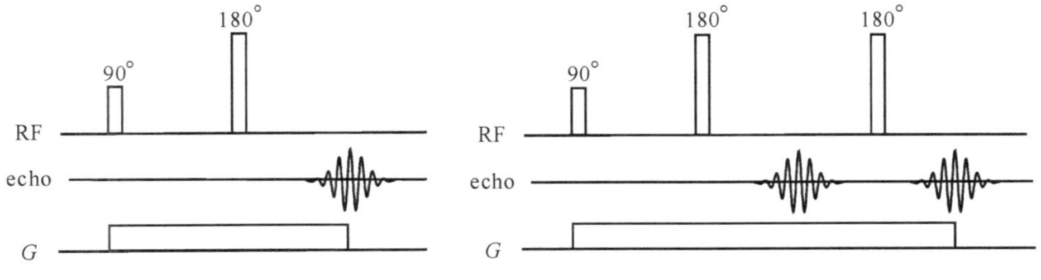

(a) 单回波序列 $\left(b=\frac{\gamma^2 G^2 \mathrm{TE}^3}{12}\right)$　　(b) 多回波序列 $\left(b=\frac{\gamma^2 G^2 \mathrm{TE}^3}{12n^2}\right)$

图 20-3　线性梯度场中扩散的测定序列

为了减小扩散对回波信号的影响，还可采用图 20-3(b)所示的多回波序列。这里，扩散过程被分解为若干短扩散间期，且每个扩散间期与序列的 TE 相等，从而使扩散效应得以减小。在 n 回波序列中，式(20-13)所示的信号表达式为

$$S = S_0 e^{-\frac{\gamma^2 G^2 D(\mathrm{TE})^3}{12 n^2}} \tag{20-14}$$

由式(20-13)和式(20-14)可见，S 是回波时间 TE 的函数。TE 越短，扩散的影响就越小。在缩短 TE 的同时增加回波数，还能将扩散的影响减小到可以忽略的程度。

二、扩散测量原理

以上介绍了扩散对信号的衰减作用以及如何削弱这种作用的思路。与此相反，扩散测量却要利用这种信号衰减效应。

利用扩散的信号衰减效应可以测量扩散系数。测量分两次进行，即在不用线性梯度和施加线性梯度 G 两种情况下分别进行一次测量。将这两次测量结果代入式(20-13)或式(20-14)便可求出所需的扩散系数。实际使用中，梯度场 G 的强度必须大于静磁场 $\boldsymbol{B}_0$ 的不均匀性。另外，由于信号收集阶段 G 是开启的，回波时间必须足够短、采样速率也要足够快，以便得到较大的信号差。可见扩散测量对信号采集电路的要求更高。

图 20-3 所示序列的缺点是执行过程中一直有背景梯度存在。这种背景梯度引起的信号衰减效应与非均匀场中的扩散相似，即所得信号表达式都具有 e^{-bD} 的形式，其中 b 称为衰减因子或 b 因子，其意义下面还要进一步讨论。

扩散测量因斯泰斯凯尔和泰勒发明对扩散更加敏感的短梯度脉冲序列而简化。下面结合图 20-4 所示的 Stejskal-Tanner 序列进一步定量说明扩散测量的原理。为便于理解，从此开始我们在图中用阴影填充表示扩散敏感梯度。

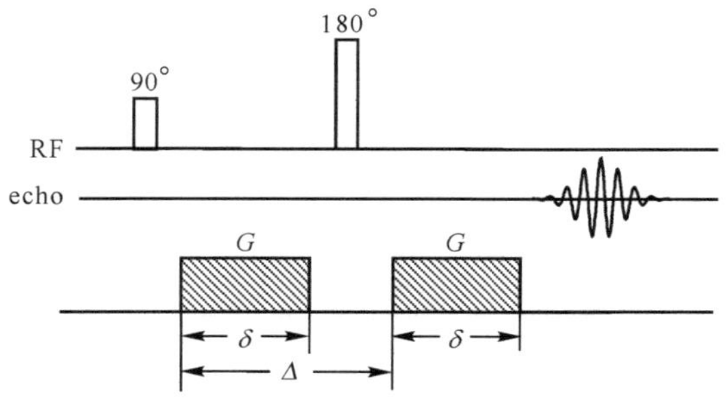

图 20-4　梯度脉冲扩散测定序列

[Stejskal-Tanner 法，$b=\gamma^2G^2\delta^2\left(\Delta-\frac{\delta}{3}\right)$]

与其他序列不同的是，图 20-4 所示 Stejskal-Tanner 扩散测量序列中除射频激发脉冲外，还使用了两个称为双极梯度脉冲(bipolar gradient pulse)的等宽强梯度脉冲，其宽度和二者间距离分别为 δ 和 Δ。下面将会看到，这两个梯度可起到对扩散分子中的质子进行磁标记的作用；被标记的质子与经典扩散测量方法中利用的内源性示踪剂很相像。扩散标记质子在 NMR 实验中表现独特，以至于测出的扩散数据非常可靠。

设 G 为序列沿 z 方向的梯度强度，则在第一个梯度脉冲作用下所产生的横向磁化的相移 φ_1 与质子的位置 z_1 有关，有

$$\varphi_1 = \gamma G\delta z_1 \tag{20-15}$$

在紧接其后的 180°射频脉冲作用下，φ_1 被反相成为 $-\varphi_1$。后面的第二个梯度脉冲将产生第二个相移 φ_2，其数值为

$$\varphi_2 = \gamma G\delta z_2 \tag{20-16}$$

式(20-16)中的 z_2 是第二个梯度脉冲作用期间质子所在的位置。于是，总的横向磁化 M_{xy} 为

$$M_{xy} = M_0 e^{i(\varphi_2-\varphi_1)} = M_0 e^{i\gamma G\delta(z_2-z_1)} \tag{20-17}$$

设式(20-17)的 M_0 中包含所有的弛豫效应。

显然，对于“静止”质子(无扩散运动的质子)存在 $z_1 = z_2$，且双极梯度对其不产生作用；对于“运动”质子(扩散中的质子)则 $z_1 \neq z_2$，因而将表现出相位发散，且此相位发散的程度取决于质子在梯度脉冲间隔时间 Δ 内的扩散速度。事实上，这时所有质子的扩散将共同导致 M_{xy} 和最终信号的衰减。假设 $\delta \ll \Delta$，即双极梯度脉冲足够窄，则 δ 时间内质子扩散运动的位移量可以忽略。这时，综合上述公式可得以下用来表示扩散衰减作用的时变函数即信号衰减系数 A

$$A = \int P(z_1)\mathrm{d}z_1 \int e^{i\gamma\delta G(z_2-z_1)} P(z_2, z_1, \Delta)\mathrm{d}z_2 \tag{20-18}$$

式中，P 为概率，其中 $P(z_1)$ 是初始位置即 z_1 处被标记质子的概率、$P(z_1, z_2, \Delta)$ 为 Δ 时间后在 z_2 处发现在 z_1 处被标记质子的条件概率。通常又将 $P(z_1, z_2, \Delta)$ 称为扩散传播子或扩散传播函数(diffusion propagator)。于是，对于各向同性扩散过程(isotropic diffusion process)，有

$$\frac{\partial P(z_2, z_1, t)}{\partial t} = D\nabla^2 P(z_2, z_1, t) \tag{20-19}$$

式中，D 为扩散系数；P 满足高斯分布。在 $t=\Delta$ 处，有

$$P(z_2, z_1, \Delta) = (4\pi\Delta D)^{-\frac{1}{2}} e^{-\frac{(z_2-z_1)^2}{4\Delta D}} \tag{20-20}$$

将式(20-15)、式(20-16)和式(20-20)同时代入式(20-18)，得

$$A = e^{-(\gamma\delta G)^2\Delta D} \equiv e^{\frac{-(\gamma\delta G)^2\langle z^2\rangle}{2}} \tag{20-21}$$

式中，$\langle z^2\rangle$ 表示在扩散时间 Δ 内产生的扩散位移量之均方根，可称为均方根扩散距离。设扩散时间为 T_d，则它与扩散系数 D 的关系为 $\langle z^2\rangle = 2DT_d$。因此，均方根扩散距离与扩散系数可互相转换。

在传统 NMR 实验中，无论是扩散系数 D 还是均方根扩散距离 $\langle z^2\rangle$ 都是通过改变梯度强度 G 或梯度脉冲宽度 δ，然后借助信号强度与 $(\delta G)^2$ 的半对数关系图而获得的(测量其斜率)。

需要强调指出的是，NMR 实验真正敏感的是扩散路径而不是扩散系数。因此，只要 P 符合高斯分布，应用简单的双极梯度脉冲序列，就可直接从信号衰减系数 A 中获得质子的位移信息。另外，以上讨论的模型仅适用于无限均匀介质中的扩散现象。对于受限扩散和各向异性扩散的规律，则需要引入扩散张量，用更一般的表达式进行描述。我们将在后面接着论述这一问题。

三、扩散测量方法

几乎任何 NMR 序列均可用来测量扩散。下面简单介绍五种常用的测量技术。

1. 常梯度自旋回波序列

测量扩散最简单的方法是采用常梯度(场强保持恒定不变的梯度)自旋回波(constant field gradient spin echo)序列。设序列的恒定线性梯度为 G_0，这时信号衰减系数 A 的表达式为

$$A(n\mathrm{TE}) = e^{-\frac{\gamma^2 G_0^2 D \mathrm{TE}^3}{12n}} \tag{20-22}$$

式中，TE 为回波时间；n 为多回波实验中的回波数。

常梯度法的特点是简单易行，但它却很难用于 MRI，原因是射频脉冲作用期间持续不变的梯度场能使层面选择效果大大削弱。除此之外，介质的 T_2 弛豫不能太快，否则 TE 时间内就不会有足够的扩散衰减量以供检测。

2. 双极梯度脉冲自旋回波序列

到目前为止，双极梯度脉冲自旋回波(bipolar gradient pulse spin echo)序列是 NMR 扩散测量中应用最多的序列之一。实践中，由于 δ 与 Δ 相比通常不能忽略，梯度脉冲作用期间质子的扩散运动位移量也就不可忽略。考虑到 δ 期间发生的扩散，式(20-21)成为

$$A = e^{-(\gamma\delta G)^2 D\left(\Delta - \frac{\delta}{3}\right)} \tag{20-23}$$

式(20-23)中的扩散时间具有($\Delta - \delta/3$)的形式。但是，只有当 δ 与 Δ 相比足够短时它才有物理意义。由于短 T_2 组织须用短 TE 的序列进行测量，这类组织就不可能有足够长的扩散时间来产生可测的扩散效应。

3. 激发回波序列

激发回波序列通常包括 3 个 90°射频脉冲(设其间隔时间分别为 τ_1 和 τ_2)，用以产生激发回波(stimulated echo)；梯度脉冲则被安排在序列的第一和第三个间期(τ_1 间期)内。需要强调的是，正是由于将梯度脉冲置于 τ_1 期间，才使扩散效应得以增强。这是因为此时间段内横向磁化对于场的非均匀性非常敏感之故。激发回波序列如图 20-5 所示。

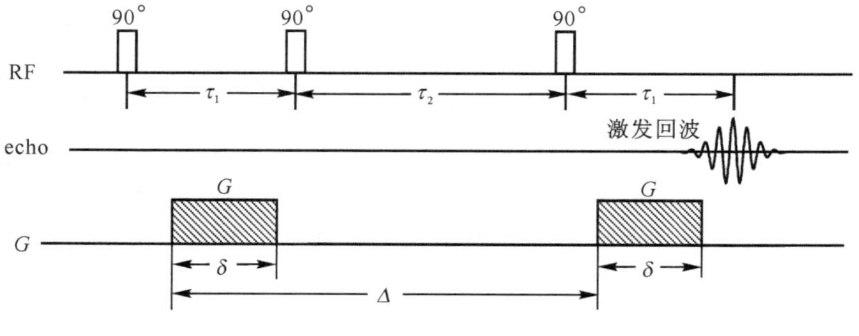

图 20-5　扩散激发回波序列

激发回波序列的扩散时间包括 τ_2。显然，其扩散时间要比自旋回波法长很多，而

这对观察非常慢的扩散现象或补偿无用的大梯度非常有用。由于 τ_2 期间仅发生纵向弛豫，所得信号中就无 T_2 相关衰减。另外，在 Δ 包含 τ_2 的条件下，式(20-23)仍然适用。

激发回波法的缺点是它的信号幅度比自旋回波序列降低了 50%。

4. 梯度回波序列

梯度回波序列产生扩散效应信号的原理与自旋回波序列相同，但它采用极性相反的梯度脉冲对。如果产生的梯度回波来自稳定自由进动(SSFP)，就必须考虑多回波所致的不同扩散时间和扩散加权。在 MRI 中建议使用对比度增强的梯度回波(CE-Fast)技术，但这类序列对运动异常敏感。

梯度回波法的缺点是其扩散效应与弛豫难以区分，因为扩散测量结果总被某种程度的弛豫所污染。

5. $\boldsymbol{B}_1$ 梯度扩散测量法

扩散还可以通过射频场 $\boldsymbol{B}_1$ 来测量。这时系统中须设置两个射频线圈：一个主发射/接收线圈和一个专门用来产生扩散测量所需 $\boldsymbol{B}_1$ 场的辅助线圈，其中后者应位于主线圈的垂直方向。

这一方法的特点是不使用梯度场，因而整个系统不受涡流影响，进而开以用非常短的开关时间通过射频发射产生的强梯度场来测量很短的扩散系数。

第四节　扩散磁共振成像

所谓扩散成像(diffusion imaging)，就是用扩散加权的成像序列对组织中液体质子的扩散行为直接进行检测的方法。它是将扩散 NMR 检测原理与磁共振成像技术相结合而产生的新技术。我们已在前面介绍了 NMR 研究中扩散效应的检测方法，本节进一步说明如何将其应用于 MRI 的问题。与 NMR 实验相比，MRI 扩散成像有其特殊性。

一、扩散成像原理

将扩散敏感梯度脉冲插入任何 MRI 序列就可获取扩散加权(DW，diffusion-weighted)图像。

设计 MRI 扩散成像序列时必须考虑以下几方面的问题。首先，为了量化表达测量结果，有必要确定序列的扩散加权程度。第二，MRI 序列中扩散检测梯度脉冲的加入，必然使用于成像的梯度脉冲和用于扩散的梯度脉冲间发生交叉作用。简单地说，成像梯度方向也存在扩散。尽管不同序列中这种交叉影响有所不同，但它们均可能导致有意义的或可检测的扩散相关阻尼效应。第三，交叉影响的存在往往使式(20-23)表示的 Stejskal-Tanner 关系出现错误。这就是 MRI 扩散成像的特殊性。为此，有人建议将式(20-21)所定义的 NMR 信号衰减参数称为表面扩散系数(ADC，apparent diffusion coefficient)。然而，ADC 一词的应用仍然需要商榷，因为生物组织与理想的自由、不受限和各向同性的介质有着显著区别。

为了回答上述问题，必须导出更一般的扩散表达式。现已将梯度的综合效应或交叉效应称为 b 因子（b factor）。b 的计算本身十分复杂，加之每个相位编码步中相位编码梯度的幅度都在改变，它的解析就更加困难了。这里直接给出其表达式

$$b = \gamma^2 \int_0^{TE} \left[\int_0^t G(t')\mathrm{d}t' \right]^2 \mathrm{d}t \tag{20-24}$$

于是，可将任何不受限的、各向同性的扩散相关信号衰减表达式简化为

$$A = \mathrm{e}^{-bD} \tag{20-25}$$

正如 TE 决定自旋回波序列的 T_2 加权程度一样，b 因子将用以说明序列的扩散敏感性。对于自旋回波序列来说，即使不采用额外的梯度（普通成像序列），已具备很低的 b 值。在典型情况下，这一固有 b 值不足 $1\mathrm{s/mm^2}$。由于它很小（如室温下纯水因扩散引起的信号衰减不超过 1%），常规自旋回波序列的扩散衰减效应是可以忽略不计的。

在扩散 MRI 中，原始信号不仅依赖于扩散，而且依赖于 T_1 和 T_2 等其他磁共振参数。因此，要定量确定扩散系数，至少要用不同的扩散敏感梯度采集两幅图像（为了获得更高精度，经常采集两幅以上）。两次测量得到两个不同的 b 因子（两次采集的唯一区别就是 b 的不同）。有了与图像相关的 b 值，就完全有可能根据某种算法得出扩散图像。例如，可先取两点的信号衰减系数 A_1 与 A_2 之比（以使扩散梯度方向扩散效应之外的其他影响因素互相抵消），然后计算各点的扩散系数。为此，设 b_1 和 b_2 分别为上述两点的 b 因子，则以下关系成立

$$\frac{A_1}{A_2} = \frac{\mathrm{e}^{-b_1 D}}{\mathrm{e}^{-b_2 D}} = \mathrm{e}^{(b_2 - b_1)D} \tag{20-26}$$

式(20-26)两边取对数，并除以已知量（$b_2 - b_1$），便可算出每个点的扩散系数，从而得到扩散图像。上述图像也可用回归分析的方法得出。

所谓扩散图像，是指每个像素均以扩散系数所表达的图像。在扩散图像中，扩散的快慢是以不同的灰阶加以显示的：亮表示高或快的扩散；暗表示低或慢的扩散。

为了节省数据采集和处理时间，有些学者提议仅将扩散研究限制在反映扩散灵敏度和扩散加权的原始图像上，这些图像被称为 DW 图像。DW 像的对比度与真正的扩散图像相反：具有高扩散系数的区域因信号衰减更多而表现得“暗”；具有低扩散系数的区域因信号衰减更少而表现得“亮”。

从应用方面看，DW 图像无疑更加方便。它的缺点是很容易受扩散之外其他许多因素的影响，因为它同时也是受到强 T_1 和 T_2 加权的。由于扩散之外的诸多因素不一定有与扩散相同的图像表现，DW 图像中的信号变化有时就很难加以解释。例如，急性出血损伤后扩散减弱，DW 图像就表现出高信号；亚急性梗死区的扩散是增加的，但由于这时 T_2 弛豫也增加，导致本该出现低信号区的 DW 图像成为高信号区图像。因此，尽管 DW 图像在临床应用中比较方便，但如果可能，采用绝对的扩散图像更好。

二、扩散成像序列

扩散加权成像序列是指专为增加扩散敏感性而设计的各种序列，其中大部分为 Stejskal-Tanner 自旋回波成对梯度序列的扩展序列。如前所述，这类序列中通常须嵌入两

个幅度很大的扩散敏感梯度 G，以便使其他方向的成像梯度对扩散的影响降低到可以忽略的程度。图 20-6 为一典型的自旋回波扩散加权成像序列。

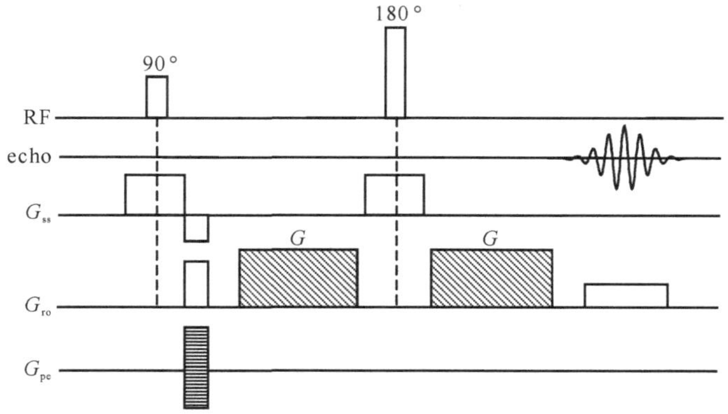

图 20-6　自旋回波扩散成像序列

自旋回波序列的优点是扩散敏感梯度的强度、间期及方向均容易控制，因而能用改变扩散敏感梯度方向的办法来增强各向同性扩散的检测效果。二维傅里叶变换自旋回波技术是最容易应用的方法。除此之外，研究中还使用激发回波序列、线积分投影重建术、多种 SSFP 技术以及 HASTE、TurboFlash 和快速自旋回波等快速成像序列。但是，这些方法都必须克服与 2DFT 自旋回波序列同样的问题。

相比之下，现在 EPI 是选用最多的成像技术。我们知道，单击发 EPI 在一个采集周期(25～100ms)内即可获得重建一幅图像的全部回波数据。在 EPI 中，为获取期望的图像分辨率，强梯度的极性须反转很多次(通常为读出梯度的快速开关)才能形成一连串的梯度回波信号。EPI 很容易设计成具有扩散敏感性的序列。图 20-7 所示就是一个典型的扩散敏感 EPI 序列。由图可见，EPI 的扩散敏感性是通过在快速梯度开关和数据采集之前增加一对强补偿梯度而达到的。信号的相位重聚有两种机制，一是在梯度脉冲作用期间与中途改变其极性；二是在梯度翻转的中点插入一个 180°重聚射频脉冲。

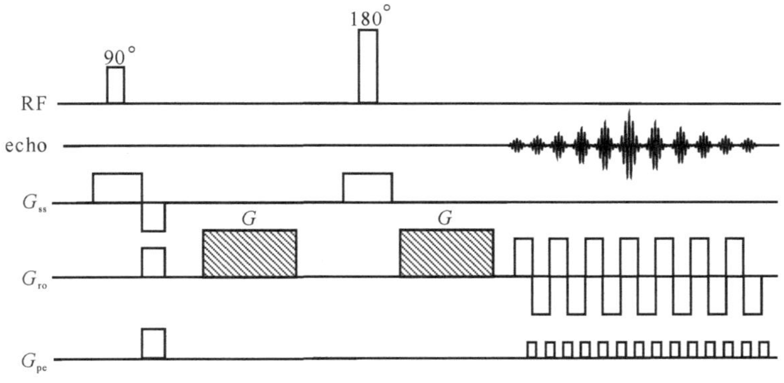

图 20-7　回波平面扩散成像序列

EPI 序列的优点之一是可完全消除运动伪影。其次，由于 EPI 可以在非常短的采集时间(小于 100ms)内获得多幅具有不同扩散敏感性的图像，它对扩散的评价精度是很高的。因此，EPI 技术是体内扩散成像的首选方法，尽管它非常容易受到磁化率伪影的影响。EPI 已在人脑水扩散的检测中取得了很多应用成果。

三、扩散成像序列的优化

任何成像序列均有其 b 因子，但欲精确定义序列的扩散时间却很困难，这是因为对于一个 MRI 序列，有限宽度的梯度脉冲总是分布在整个脉冲序列之故。如前所述，实验所得实际上为序列中所有梯度对扩散的不同加权的混合结果。MRI 序列的设计应使得这一问题最小化，其实现途径就是在与 Stejskal-Tanner 双极脉冲序列尽可能近的时间内设置梯度脉冲。

另外一项优化内容就是 b 因子之值及其个数。计算表明，如果两个 b 因子(b_1 和 b_2)相差 $1/D$(以人脑为例，相当于 b_2 与 b_1 之差为 $1000\sim1500\mathrm{s/mm^2}$)，则扩散系数的最大精度将从一系列两两对应的采集中获得。如数据采集次数在两次以上，误差传播理论的研究结果证实，对一小一大的两个 b 因子(b_1 和 b_2)分别进行 n_1 次和 n_2 次测量的方案，要明显优于仅利用 b 因子的一个连续范围进行测量的方案。测量精度 $\mathrm{d}D/D$ 可根据原始图像的 SNR 进行计算，其公式为

$$\frac{\mathrm{d}D}{D}=\frac{\sqrt{\dfrac{1}{n_1}+\dfrac{\mathrm{e}^{2D(b_1-b_2)}}{n_2}}}{\mathrm{SNR}\,D(b_1-b_2)} \tag{20-27}$$

四、扩散成像对梯度子系统的要求

扩散成像对机器的硬件尤其是梯度子系统的性能具有特殊要求。

如上所述，梯度脉冲 NMR 技术可检测的最短分子扩散路经或长度主要取决于梯度脉冲强度。因此，扩散测量中梯度子系统应保证在最大场强下仍可提供十分稳定的梯度场。这种硬件需求对以临床解剖成像为目的而设计的全身 MRI 系统无疑是一种挑战。

扩散检测最理想的梯度磁场应该是 δ 函数型即短而强的梯度脉冲。实践中，由于机器的梯度功率往往不够高，就只好采用宽梯度脉冲加以补偿，这显然偏离了 $\delta\ll\Delta$ 的基本条件。另外，在采用宽脉冲的情况下，测量结果的解释变得更加困难，因为这时它还可能导致扩散距离的低估。这里列举一组数字来强调梯度场强的重要性：在扩散检测中，为了取得至少 20%的信号衰减量并将横向弛豫引起的信号损失限制在一定范围内，可取 $\delta=\Delta/10$、$\Delta=T_2=100\mathrm{ms}$ 和最大梯度场强 $G_{\max}$ 为 $10\mathrm{mT/m}$ 进行实验，这时测得的最小扩散系数 $D_{\min}$ 高达 $37\times10^{-3}\mathrm{mm^2/s}$(自由水扩散系数的 16 倍)；为了获得最大灵敏度，选 $\delta=\Delta$(相当于常梯度的情形)和 $\Delta=T_2/2=50\mathrm{ms}$ 再度进行实验，这时得到的 $D_{\min}$ 成为 $0.4\times10^{-3}\mathrm{mm^2/s}$。

采用激发回波(可延长有效扩散时间但又未必付出 T_2 弛豫信号衰减的代价)序列和更高性能的梯度线圈(达到 50mT/m 以上，如 100mT/m 甚至 200mT/m)等措施，可部

分解决上述最小扩散系数太大的问题。需要注意的是，扩散成像时强梯度场的安全性不再是重要问题，因为它不需要快速开关梯度场，故它对切变率的要求也不是很高(涡流同时减弱)。但是，梯度脉冲作用期间的扩散效应不能再忽略，尽管它对总信号衰减的贡献要比扩散梯度作用下发生的扩散量小很多。

扩散敏感梯度匹配不当还能引起一定的质子失相，从而形成伪影信号。这种伪影的常见原因主要有两个方面，即梯度的非稳定性和涡流。梯度的非稳定性主要于梯度放大器在强梯度和快速开关驱动两种工作状态下表现出来。多次应用双极梯度时，梯度场强的变异和失平衡将使伪影广泛分布。尽管这种伪影不会影响到 EPI 等单击发序列扩散测量所获图像，但为了保证测量精度，高质量的梯度放大器仍然是其基本条件。从 MRI 系统低温容器内发出的涡电流是强梯度脉冲快速开关的结果。这种涡流可能是导致图像混乱或将不同 b 值的图像进行错误配准的主要原因。毫无疑问，解决的办法就是采用高效的有源屏蔽梯度线圈来阻断涡流。此外，有人还推出了小容积梯度线圈，这种线圈被安装在主磁体内适当位置。它既能产生强梯度脉冲，又不会有太强的涡流。

总之，扩散成像需要性能非常高的梯度系统。目前，随着梯度性能的进一步提高，已能在保持高 SNR 的前提下取得短扩散时间和大 b 值，因而使评估很慢的扩散现象，如细胞间水的扩散和代谢等项研究成为可能。

五、运动伪影和磁场非均匀性对扩散测量的影响

1. 运动伪影的影响

扩散测量序列对运动非常敏感，这主要是应用大梯度脉冲之故。因此，在体扩散成像的主要问题来自于成像体的生理运动。扩散测量中的运动主要在相位编码方向导致重影伪影。在扩散梯度存在的前提下，这种重影信号往往表现得特别强并常使扩散测量失去意义。

可用心脏门控的办法来减弱心脏搏动引起的运动伪影，但从序列设计的角度对其进行运动补偿是很困难的，因为为了减少 b 因子的值，扩散成像序列中须不断使用双极梯度脉冲。为此，有人建议去除序列中的任何相位编码，即牺牲图像的一个维度来换取图像质量。

克服运动伪影的最好办法还是采用 EPI 序列。即使这样，在采用多激发 EPI 序列或分段采集的 EPI 序列、进行扩散波谱实验等情况下，运动伪影仍在所难免。

2. 磁场非均匀性的影响

主磁场非均匀性以及检测体本身的非均匀性对扩散测量结果也有影响。在高场的环境下，这种影响更加不能被忽略。施加一个恒定的线性梯度 G_0，就可清楚地观察信号中外加梯度 G_0 的单独贡献 G_0^2 项和 G_0 与磁场固有梯度(非均匀性)的交叉项 GG_0 的影响。一般来说，G_0^2 项很容易去除，而 GG_0 项却很难加以处理。然而，人们已经发明了可以有效减弱或完全去除背景梯度影响的扩散成像序列。大多数这类序列都是工作在多射频脉冲基础之上的。

如果不设法消除磁场非均匀性导致的背景梯度及其交叉影响，则信号衰减系数 A

将不再与 b 因子保持线性关系，而且真正的扩散系数将被高估。与此同时，表面扩散系数 ADC 还将表现为扩散时间的函数。因此，任何生物组织的扩散研究开始之前，都应该首先检测 A 的对数与 b 因子间的线性关系。

第五节　扩散张量成像

扩散尤其是生物系统中的扩散是一个三维过程。由于介质的物理结构不同，或者每个方向对扩散的限制或障碍不同，使得分子的运动方向不一定完全相同。这种现象就是常说的各向异性。它不仅已在肌肉组织中观察到，而且不久前也在人脑的白质中发现。显然，扩散的各向异性特点是当不同方向施加扩散梯度时所测表面扩散系数不同的直接原因。扩散张量成像(DTI，diffusion tensor imaging)正是在充分研究各向异性的基础上提出的一种最新扩散成像技术。

一、各向异性的张量表达

各向异性扩散最简捷的表达要用到张量的概念，称为扩散张量(diffusion tensor)。在这种数学表达中，扩散不再用一个标量即扩散系数来描述，而是用一个张量 $\underline{\boldsymbol{D}}$。其定义为

$$\underline{\boldsymbol{D}} = \begin{matrix} D_{xx} & D_{xy} & D_{xz} \\ D_{yx} & D_{yy} & D_{yz} \\ D_{zx} & D_{zy} & D_{zz} \end{matrix} \tag{20-28}$$

$\underline{\boldsymbol{D}}$ 不仅描述了各坐标轴方向分子的运动，而且表明了坐标轴间的关系。

如取主扩散方向为参考坐标系 $[x', y', z']$，则该坐标系中扩散张量不存在非对角线上的项，即它仅有对角线上的项 $D_{x'x'}$、$D_{y'y'}$ 和 $D_{z'z'}$，三者分别代表沿 x'、y' 和 z' 轴的分子运动。与其对应的信号衰减系数成为

$$A = e^{-(b_{x'x'}D_{x'x'} + b_{y'y'}D_{y'y'} + b_{z'z'}D_{z'z'})} \tag{20-29}$$

式中，b_{ii} 为参考坐标系中矩阵 $\underline{\boldsymbol{b}}$ 的元素。我们注意到，式(20-29)中 b 因子已被矩阵 $\underline{\boldsymbol{b}}$ 所代替。

扩散测量总是在梯度系统所决定的坐标系 $[x, y, z]$ 中进行，问题是这一坐标系不一定与组织中扩散的实际方向相一致。因此，对于机器梯度系统坐标系中的扩散张量 $D_{ij}(i \neq j)$，就必须考虑矩阵 $\underline{\boldsymbol{b}}$ 非对角线元素 b_{ij} 的作用。这时式(20-29)成为

$$A = e^{-\sum_{i=x,y,z} \sum_{j=x,y,z} b_{ij} D_{ij}} \tag{20-30}$$

由此可见，应用的梯度越多，$\underline{\boldsymbol{b}}$ 的计算就越复杂。然而，对各向异性扩散的全面评估确需要完整的扩散张量。

二、张量成像的步骤

张量成像的数据采集和处理分以下几步进行。

1. 获取扩散张量

扩散张量的获取过程就是在多个梯度方向采集扩散加权图像的过程。由于扩散张量是对称的，就必须测量 6 个方向(而不是所有的 9 个方向)的数据。与此同时，还应有一幅无扩散敏感性($b=0$)的图像。

设实际梯度分别沿 x，y，z 方向，将其标准化至给定梯度 G。这时便可以用梯度脉冲系数来说明梯度的应用。作为例子，以下给出一个典型的梯度系数组合

$$\left[\left(\frac{1}{\sqrt{2}},0,\frac{1}{\sqrt{2}}\right);\left(-\frac{1}{\sqrt{2}},0,\frac{1}{\sqrt{2}}\right);\left(0,\frac{1}{\sqrt{2}},\frac{1}{\sqrt{2}}\right);\left(0,\frac{1}{\sqrt{2}},-\frac{1}{\sqrt{2}}\right);\left(\frac{1}{\sqrt{2}},\frac{1}{\sqrt{2}},0\right);\left(-\frac{1}{\sqrt{2}},\frac{1}{\sqrt{2}},0\right)\right] \tag{20-31}$$

如按式(20-31)的梯度系数施加梯度，不仅能做到均匀空间采样，还能保证每个方向均有类似的 b 值。由于 SNR 较低，用上述梯度组合获取扩散图像时应重复采集多遍，以得到足够强的平均信号。

在轴对称的情况下(如脊柱的扩散张量成像研究)，采集可进一步减少至 4 个方向(4 面编码)，这时采集时间和需处理的图像数均随之减少。需要注意的是，应在尽可能多的空间方向采集数据，以避免在确定纤维方向等应用中出现偏差。

2. 计算扩散张量

这一步的任务是从上述一系列扩散加权图像或方向加权图像中计算出扩散张量 D_{ij}。一般情况下采用多元回归法。

3. 扩散张量的对角线化

这是扩散张量成像的最后一步。其目的是确定每个体素的主扩散方向及其在这些方向上的扩散值，也就是求参考坐标系 $[x', y', z']$ 中 $\boldsymbol{D}$ 矩阵对角线上的元素(非对角线上的元素均为零)。这一过程称为扩散张量的对角线化(diagonalization)。通过计算将得到分别与主扩散方向和相关扩散对应的本征向量(eigen-vectors)和本征值(eigen-values) λ(不同于表示扩散路径的曲折因子 λ，请读者根据上下文加以区别)。

三、张量成像结果的表达

用图像来显示扩散张量成像的数据是很困难且不直观的(须同时显示多幅图像)。因此，研究中提出了“扩散椭球”的概念。所谓扩散椭球(diffusion ellipsoids)，就是在给定扩散时间(T_d)内水的空间扩散距离的三维表达。每个成像体素对应于一个扩散椭球，可以逐一进行显示。

扩散椭球是根据分别与 $D_{x'x'}$、$D_{y'y'}$ 和 $D_{z'z'}$ 对应的本征扩散系数(eigen-diffusivity) λ_1，λ_2 和 λ_3 计算得到的，而本征扩散系数就是主扩散方向的一维扩散系数。本征扩散系数与扩散张量主扩散方向坐标 x'、y' 和 z' 的关系为

$$\frac{x'^2}{2\lambda_1 T_d}+\frac{y'^2}{2\lambda_2 T_d}+\frac{z'^2}{2\lambda_3 T_d}=1 \tag{20-32}$$

主轴和偏心率是用来描述扩散椭球性质的两个参数。扩散椭球的主轴(main axis)表示体素的主扩散方向(生物组织中应与神经纤维或肌纤维的方向一致);扩散椭球的偏心率(eccentricity)则表达了各向异性度和对称性的信息。显然,对于各向同性扩散,扩散椭球就是一个球体。由此可见,任意空间方向扩散椭球的长度完全是由该方向的扩散距离所决定的。

扩散张量成像不仅已在动物模型而且在人脑扩散研究中得到了应用。

第六节 生物系统中的特殊扩散

近年来,为保证在伪影信号最小的条件下取得最有意义的扩散检测数据,NMR 对生物系统的扩散研究首先在技术上取得了长足的进步。然而,即使在理想情况下获得了非常精确的数据,生物组织 NMR 扩散实验结果的解释仍是一个颇具挑战性的问题,因为组织的扩散过程毕竟太复杂了。作为扩散 MRI 研究的必备知识,本节综述生物系统中的特殊扩散过程以及它与生物微动力学和微结构的关系。

一、生物系统的扩散特点

在生物系统中,水分子可能被局限在组织隔室中,也可能受某种吸引力的作用而停留在一个核心或表面上。因此,生物系统不能等同于一个“无限大介质”的理想状况。与此相反,生物组织完全是异质(非单一成分)的且由许多小隔室(微结构)所组成的。这些隔室可视作组织水扩散的障碍物。在组织微动力的作用下,根据障碍物的不同渗透性,隔室间水的交换或转运时时在发生。

NMR 实验所获信号并不一定直接反映适当的组织结构或特性。只有在扩散测量的时间足够长,以至于在水分子与细胞隔室间可发生有意义交换的条件下,才有可能从水分子的扩散信号推知它所“途经”的所有障碍。因此,扩散时间是任何生物组织扩散研究的核心。尽管用更长的扩散时间可以揭示更多的组织交换情况,但用尽可能短的尤其是接近于纯水的扩散时间进行研究可能更有意义,因为从扩散时间和扩散系数的关系图中可发现许多在体扩散的机制。此外,扩散具有很强的方向性。因此,如果研究扩散系数时不考虑测量方向,扩散系数就会失去意义。

扩散研究的最大困难在于一般情况下被研究介质的详细结构未知。因此,问题往往为如何从测量的 NMR 信号推断有意义的组织信息。为此,已用扩散 NMR 来研究充满液体的多孔介质,以便从中得出有关微结构(孔道的空间形状)和渗透性(微孔结构)的信息。显然,这类研究所获结果均有助于对生物介质的扩散测量。从这一点上说,了解组织的特殊扩散过程是极为重要的。

二、不同组织的扩散系数

人体不同组织的扩散系数不同。例如,CSF 的扩散系数大约为脑灰质的 4 倍。再如,大量扩散 MRI 的研究发现,组织水的扩散系数是纯水的 2～10 倍。一般认为,组织水扩散系数的变化是由于水分子的扩散必须克服神经纤维、细胞内的细胞器或生物大分子阻力等总障碍而曲折迂回进行之故。另外，病理情况下扩散系数将发生变化，这是扩散成像的病理生理学基础。

在文献报道中，有关扩散研究的结果分扩散系数、表面扩散系数和扩散率三种情况列出。三者的单位不同，应用环境也有所不同。表 20-1～表 20-3 分别列举了人脑不同组织的这三类扩散参数。

表 20-1　人脑各种组织的扩散系数(37℃)

组　织	活体内测定值/mm^2	试管内测定值/mm^2	备　注
水		2.97×10^{-5}	自由扩散
CSF(脑脊液)	2.94×10^{-5}		
灰质	0.78×10^{-5}		
白质	0.43×10^{-5}		与纤维方向垂直
白质	1.03×10^{-5}		与纤维方向平行
胼胝体	0.22×10^{-5}		

表 20-2　人脑各种组织的表面扩散系数

组　织	表面扩散系数 ADC /($10^{-9}m^2/s$)	备　注
水	3	37℃
CSF(脑脊液)	2.9～3.5	
灰质	0.7～2.3	
白质	0.2～1.7	
白质	0.2～0.9	与纤维方向垂直
白质	0.8～1.5	与纤维方向平行

表 20-3　人脑各种组织的平均扩散率和各向异性值

组　织	平均扩散率 /(10^{-3} mm/s)	各向异性值 (1-volume ratio)	备　注
CSF(脑脊液)	3.19±0.10	0.12±0.01	①扩散张量 MRI 测量结果；②所有数据采集自正常受试者。
灰质(额叶皮层)	0.83±0.05	0.08±0.05	
尾状核	0.67±0.02	0.08±0.03	
白质			
锥体束	0.71±0.04	0.93±0.04	
胼胝体(压部)	0.69±0.05	0.86±0.05	
内囊	0.64±0.03	0.70±0.08	
半卵圆中心	0.65±0.02	0.27±0.03	

表 20-1 列出的是部分活体软组织和体液的扩散系数。表中同时给出了自由水的扩

散系数即自由扩散系数，以便比较。由表可见，脑白质中的扩散还具有各向异性的特点，即白质纤维的不同方向表现出不同的扩散系数。据推测，人体中约有 20%～40% 的水作为胞浆存在于细胞内，这些水的扩散系数比自由水的扩散系数小得多。

到目前为止，绝大多数医学在体扩散研究集中于人脑，其主要原因是头部受运动影响小，且脑组织具有相对长的 T_2 值，从而能在适当的 SNR 条件下获得高分辨率的图像($8mm^3$ 大小的体素)。关于健康人表面扩散系数的定量测定值，已发表的文献资料还不多，现将仅有的一些数据列于表 20-2 中。现以发现，与 37℃的水分子的扩散相比，灰质和白质的表面扩散系数都是减小的；白质的扩散是各向异性的，因为与轴突垂直方向的表面扩散系数小于与其平行方向的表面扩散系数。另外一项重要发现，就是在白质中与神经纤维垂直方向的扩散是受限的，因为该方向的 ADC 减少了相当于 26ms 的扩散时间(这一时间等于 4～5μm 的平均扩散距离)。灰质的扩散也具有上述特点。CSF 表面扩散系数的测定值可被当作检验测量技术准确性的一种方式，因为它的期望值应等于 37℃条件下自由水的表面扩散系数($3\times10^{-9}m^2/s$)。

受限扩散和各向异性扩散的概念下面还要进一步阐明。

三、扩散的温度效应

影响扩散的第一个因素就是温度，因为扩散本身是分子热运动的结果。扩散的温度敏感性或称温度系数高达 2.4%/℃。因此，扩散 MRI 实验中必须仔细控制温度。

液体的扩散系数 D 和温度 T 间的关系可表示为

$$D = D_0 e^{-\frac{E_a}{kT}} \tag{20-33}$$

式(20-33)是一个半经验公式，但已经过实验验证。式中的 k 为玻尔兹曼常量；D_0 表示无限高温度下的扩散，而 E_a 表示扩散激活能($E_a=0.2eV$)。在数值上，E_a 约等于打断纯水氢键所需的能量。其实，在分子运动的层次上上述关系是容易理解的：水分子的运动以及导致的扩散包括不间断的打断、然后又形成氢键的过程。水分子在体内和体外扩散时所需 E_a 是相同的，这也符合一般的物理学原理。

四、受限扩散

当介质中的边界阻碍分子的自由运动时扩散就要受到限制。这种限制与实验所用的参数有关。当测量时间非常短时，大部分被标记的水分子还没有足够的时间到达边界，这时它们的表现如同自由扩散。随着扩散时间的延长，越来越多的分子到达边界，这时的扩散将偏离自由扩散和高斯型分布的特征。因此，通常所谓受限扩散(restricted diffusion)，是指分子运动的自由度受到细胞膜等隔膜限制的扩散类型。受限扩散这一概念在早期的 NMR 文献中就已提出，但直到 1990 年前后其原理才被用来设计成像序列。

受限扩散对 NMR 信号的影响取决于所受限制的类型(不可渗透屏障或可渗透屏障)、限制容积的形状(球形空间、柱形空间和平行壁等)和 NMR 实验的类型(常梯度或脉冲梯度)。因此，很难用一个解析表达式来描述受限扩散对信号的影响。更加复杂的是，生物组织壁很可能不是单纯的反射边界，而是吸收或部分吸收的边界。为避免受限扩散对实验结果的影响，必须缩短扩散时间，以保证该时间段内分子的扩散距离仍在受限容积的尺寸 R 之内。

由图 20-4 可见，在 Stejskal-Tanner 序列中，引起失相的质子的随机运动时间被置为 $\Delta-\frac{\delta}{3}$。如果脉宽 δ 足够短，就可认为它主要由脉冲间期 Δ 所决定。但是，当 Δ 很短时，扩散的分子偶尔才到达组织隔膜附近。这时信号的特性与自由环境中的扩散类似。随着 Δ 的延长，分子将在组织隔膜处被弹回，使其失相量限制在一定范围之内，结果使所测扩散系数变小。

与自由扩散相比，组织扩散系数即受限扩散系数是减小的。现在已提出多种模型对此加以解释。其中一种观点认为，组织水可能以与自由水相同的速率进行扩散，但它遇到障碍(细胞内或细胞间)后的持续碰撞使分子的位移速度变慢，测出的 D 当然就小。另一种看法则认为，组织水的表面分布着水化物和/或排列着大分子，形成体积较大的团块，这种团块本身就不自由，或者说扩散运动的速度减慢，扩散系数 D 就小。

五、通透性屏障

当系统中的限制性屏障可使扩散的分子通透时，受限扩散的模式就发生了变化。这种存在可通透屏障(permeable barrier)的扩散很难用数学方法进行描述。现举一简单例子加以说明。设有一对平行排列的平面屏障，其渗透常数为 κ，且对于短扩散时间它的表面扩散系数 ADC 为 D_0，则随着扩散时间的增加，ADC 将减小。这一变化趋势符合一般限制扩散的规律。但是，当 ADC 下降止 D_{asymp}时不再发生变化。可将 D_{asymp}称为非对称表面扩散系数，它的大小决定于渗透常数 κ，有

$$D_{\text{asymp}}=\frac{D_0}{1+\dfrac{D_0}{\kappa a}} \qquad (20\text{-}34)$$

式中，a 为屏障之间的间距。该间距可由等值的自由扩散距离进行估计，而计算自由扩散距离时应取 $D=(D_0+D_{\text{asymp}})/2$ 和 $T_d(1/2)$分别作为扩散系数和扩散时间。这时 D 和 T_d 的关系曲线表现为典型的“S”形。再将有关数据代入式(20-34)，便可求出渗透常数 κ。尽管扩散介质的几何结构未知，用上述方法估计渗透常数还是比较乐观的。

六、受阻扩散

真正的受限扩散发生在有界限的介质(bounded media)中且扩散减弱总是伴随扩散时间的缩短。它应当与受阻扩散加以区别。所谓受阻扩散(hindered diffusion)，是指扩散的减弱由障碍结构所引起但扩散距离并不受限制的一类扩散。这时扩散不再随扩散时间而变化。如果用“曲折”或“迂回”(tortuosity)一词来形容受阻扩散的概念则其更容易被理解。

在受阻扩散中，由于纤维、大分子、细胞器等障碍的存在，水分子必须经过更长的路径才能覆盖给定的任意距离。换句话说，这里分子不再直接从 A 处向 B 处扩散，而

必须绕过对它们不通透的组织结构，结果是从 A 处向 B 处的扩散时间变长或者在给定扩散时间内扩散的距离变短和测出的 ADC 变小。受阻扩散常用曲折系数 λ 进行定量描述，于是有

$$\mathrm{ADC} = \frac{D}{\lambda^2} \tag{20-35}$$

式中，D 为无扩散障碍时观察到的扩散系数。

与受限扩散相比，由于无真正的屏障存在，受阻扩散中分子可以扩散非常远的距离。因此，扩散距离与扩散时间平方根的关系曲线将成为一条直线。类似地，测量的 ADC 将不再依赖于扩散时间(除非扩散时间非常短)；受阻扩散路径也不再与自由扩散路径有明显区别。

七、各向异性扩散

以上介绍的扩散过程都是各向同性(isotropic)的，即假设扩散不受任何方向限制。实际上组织扩散很可能是各向异性的，即分子在各方向的运动状态有所不同，这使得不同方向所测扩散系数发生变化。因此，各向异性扩散(anisotropic diffusion)的最大特点就是不同方向的扩散系数不同。已观察到各向异性扩散的组织有肌肉、脑白质及灰质。

各向异性扩散的产生与下面两个因素有关，一是细胞内的水在纤维细胞内扩散时受到的限制，二是细胞外的水在纤维细胞间扩散时由于“曲折”增多使路径变长。可见扩散可以同时具有各向异性但不受限的双重特性。

为了获得感兴趣区每个体素微观结构的信息，可以使用扩散张量成像技术对扩散数据进行三方面的分析，即平均扩散率、各向异性度和主方向扩散率。平均扩散率(mean duffusivity)是对总的分子置换均方和表现出的总扩散障碍的描述；各向异性度(degree of anisotropy)用以说明有多少分子置换量在空间发生变化以及方向性结构的存在；主方向扩散率(main direction of diffusivity)则是有关空间结构取向的指标。上述三个指标的完全理解需要扩散张量成像的基本知识，这里从略了。

现在，通过 MRI 实验可以测定任何方向的表面扩散系数，因为扩散敏感梯度脉冲的方向是能任意改变的。

人脑在体扩散成像的研究结果表明，水质子的各向异向扩散特点在直径大、传导快的运动和躯体感觉神经纤维中表现最明显。在成人志愿者中，几乎所有的脑白质系统如胼胝体、胼胝体压部、内囊均表现出显著的各向异性特点。除此之外，脊索的有髓鞘纤维、视神经和外周神经也表现为明显的各向异性。

八、多隔室系统中的扩散

生物系统中的大多数扩散测量都与表面扩散系数 ADC 有关，且一般认为同一测量容积(体素)内的扩散系数是唯一的。但是，事实上不仅有部分容积效应的问题，而且由于绝大多数组织由所谓子隔室(subcompartments)所组成(至少有细胞内和细胞外的区别)使得上述简化模型不一定合理。现设测量时间足够短，并设每个子隔室内的扩散是

非受限的，且隔室内无交换发生，则这时的信号衰减系数可表达为

$$A = \sum_i \rho_i e^{-bD_i} \tag{20-36}$$

式中，ρ_i 和 D_i 分别为第 i 个隔室内的分子密度和扩散系数。这种情况下的 ADC 将取决于采用的 b 值范围，但不一定能反映体素内的扩散。显然，对于细胞间等快速扩散的隔室，取小 b 值（<1000s/mm^2）进行测量将更加敏感。当然，最理想的办法是用多个按指数衰减的数据来区分每个子隔室。问题是 D_i 之值通常很小，而且每个 D_i 值的差别也不大，这就要求取非常大的 b 值在很高的 SNR 条件下进行测量，而这种需求实现起来是困难的。

在临床研究和大多数动物实验中，从组织所观察到的扩散状况必须按细胞间隙的隔室化加以解释，尽管这种隔室并不大；所得 ADC 的变化也应按细胞间空间（曲折）扩散系数的变化或按比细胞间体积更小的微体积的变化加以说明。这就是为什么在脑缺血、阵发性癫痫等临床扩散研究中将扩散当作细胞外/细胞内容积之比的指标的原因。

九、扩散与代谢的关系

已经对动物和人脑中 N-乙酰天门冬谷氨酸（NAA，N-acetylaspartate）、胆碱和肌酸/磷酸肌酸等代谢物的扩散系数（包括各向异性）进行了测定。研究发现，由于分子质量和水化层的不同，纯水中代谢物的扩散率要低于水。脑中这些代谢物的 ADC 值更小。有人对 10 名正常受试者脑白质内代谢物的 ADC 进行了测量（体素大小为 18cm^3，扩散时间为 240ms），所得典型值为：胆碱和肌酸 0.13×10^{-3} mm^2/s、NAA 0.18×10^{-3} mm^2/s，而在 35℃条件下在体外得到的胆碱和 NAA 的 ADC 分别为 1.24×10^{-3} mm^2/s 和 0.85×10^{-3} mm^2/s。研究还表明，6-磷酸盐氟去氧葡萄糖这类具有不同分子量的代谢物在体内的 ADC 均非常相似，其原因是值得继续探讨的。

在长扩散时间下测得的代谢物的 ADC 值非常小，这与隔室中的代谢物扩散受限的事实是一致的。例如，有实验表明 NAA 在扩散中受到限制，其受限方式与一个双隔室（分别为 7～8μm 和约 1μm）的模型相符，这可能正好代表细胞体和轴突内的空间。此外，细胞内结构对扩散的阻碍也应起重要作用：水分子在线粒体、细胞器或大分子间的小空间扩散比较容易，而代谢物大分子在这种空间的扩散受到的限制就更多。曲折因素对大分子扩散的影响要比水的影响更大，这可部分解释细胞间代谢物的扩散量减少之原因。

十、脑白质中的扩散

作为本节的小结，这里综述到目前为止在脑白质研究中发现的扩散特性。

上述受限、受阻、曲折和多隔室等概念对于脑白质扩散研究结果的理解大有帮助。已经发现，脑白质中水的扩散是高度各向异性的，且其各向异性发生在神经纤维的髓鞘形成之前，只是那里各向异性度稍低些。研究还发现，无论是平行纤维还是垂直纤维，测量所得 ADC 值并不随扩散时间而变（至少对于 20ms 以上的扩散时间是如此）。

最早发表的文献认为，白质中水的各向异性扩散可解释为水分子受限于轴突的髓磷脂和神经鞘的结果。尽管轴突内的代谢物如 NAA 或真正轴突内的水的受限扩散已经发现，但现在看来大多数研究结果都是在 b 值比较小的情况下取得的，而这时它对细胞内/外空间的扩散是最敏感的。因此，可以认为白质的各向异性扩散主要与纤维间空隙的各向异性曲折相关，即纤维垂直方向的扩散更加受阻于纤维周围的几何结构。

现在考虑一束结构非常紧密的神经纤维。设 d 为每根纤维的直径，则对等于此直径的一段表面扩散距离，分子实际的位移应为 $\pi d/2$。因此，无论采用多大的扩散时间，从纤维垂直方向测量的 ADC 应减小为

$$\mathrm{ADC}=\left(\frac{2}{\pi}\right)^2 D_0\approx 0.4D_0 \tag{20-37}$$

式中，D_0 为在纤维平行方向测得的扩散系数，这里作为参考值。上述推断已经实验证实。有趣的是，式(20-37)表示的结果还与扩散时间增加时并未发现真正的受限扩散效应的实验结果相一致，这可能是上面所说的扩散模型并没有实际边界之故。

式(20-37)也提示：白质中的曲折因子 λ 也应该是各向异性的。设与纤维垂直方向和平行方向的曲折因子分别为 $\lambda_{\mathrm{perpendicular}}$ 和 $\lambda_{\mathrm{parallel}}$，则可推得下述比值，即有

$$\left(\frac{\lambda_{\mathrm{perpendicular}}}{\lambda_{\mathrm{parallel}}}\right)=\frac{2}{\pi}\approx 1.15 \tag{20-38}$$

尽管目前脑白质的各向异性特点已被揭示，但至今仍无通过离子细胞外示踪剂系统测量白质曲折因子的资料。因此，式(20-38)还仅仅是一种推测。

纤维的平行结构也足以解释在髓鞘形成之前各向异性就已存在的结果。然而，由于轴突的膜对水的通透性大于髓磷脂鞘，其各向异性度就应该小(轴突中无髓磷脂)。轴浆中的有向肌原纤维细丝在各向异性扩散中仿佛不起重要作用。

第七节　扩散成像的应用

扩散成像是一种真正的定量检测方法，而扩散系数是直接反映被观察对象(绝大多数为水，也有代谢物)随机迁移运动方式的组织特性参数。与 T_1、T_2 等参数不同的是，扩散系数不依赖于磁场或使用的脉冲序列，使得不仅同一病人在不同时间所测扩散系数可进行比较，而且不同病人或不同机器所测结果不必标准化就能直接进行比较。到目前为止，医学在体扩散研究还主要集中于人脑，其原因是头部受运动影响小，而且脑组织的 T_2 值较长，有利于在长 TE(以得到足够的扩散敏感性)的条件下以一定的 SNR 来获取高分辨的扩散图像，如可采用 $8\mathrm{mm}^3$ 以下的体素。但是，目前所有可能的临床应用均在探索之中。

一、扩散成像在中枢神经系统中的应用

扩散成像的临床应用绝大多数与神经系统有关。在早期脑缺血和白质病的诊断两个方面，扩散 MRI 已经有了突破性进展。

许多动物实验的结果显示，实验性脑缺血区的水表面扩散系数减小，且这种可检测

的变化在缺血后的半小时内就已出现。以猫为模型的动物实验证实，在脑缺血的急性期，缺血区水的扩散量已减少达 50%。在扩散加权图像上，缺血区表现得比正常脑组织亮，这是因为小水扩散系数引起的信号衰减也较小之故。扩散的减弱使细胞膜的 Na^+/K^+ 泵活性降低，从而导致细胞毒素水肿的出现。但是，缺血区扩散量减少的真正机制仍然没有阐明。可能的原因有：低扩散性的细胞内成分增加；膜的通透性发生变化；能量代谢失衡、细胞外空间缩小，从而使水的扩散经历更多的曲折等。它不能从组织的温度变化得到解释，因为在表面扩散系数减少 30%的情况下，只有温度下降 10℃ 时才能有可检测的信号出现。扩散障碍也许还反映组织隔室间水平衡、膜的肿胀和大分子积聚等变化。

为了试验新的治疗方法，往往先设计非常精确的动物实验模型来研究有关的扩散现象，再将其结果有步骤地用在临床诊断中。现在，利用重度扩散加权的序列已能测量与脑缺血过程或神经束各向异性有关的扩散情况。用它检测突然发作的脑缺血损害，要比标准的 T_2 加权像发现更早。检查早期缺血损伤是大脑扩散成像最重要的临床应用之一。

急性脑出血的出血部位，出血后 3h 在 T_2 加权像上尚难以判定，但在以高梯度强度获得的扩散加权像上，出血后 1h(这时的脑组织尚可挽救)便可发现出血部位，这一时间要比传统 MRI 检出异常即血管原性水肿的时间早得多。

已证明扩散张量成像在多发性动脉硬化症、脑白质病、Wallerian 退化症、Alzheimer 病、Creutzfeld-Jacob 病的诊断中具有一定潜力。例如，其平均扩散率指数可反映组织的总含水量，而各向异性指标能提示髓磷脂纤维的完整性。已经发现，早在髓鞘形成过程中白质扩散的各向异性度就已增加。因此，扩散 MRI 还可用来评价儿童、新生儿、早产儿脑的成熟情况。已有人从扩散张量数据中发现了精神分裂症病人出现在额叶白质的异常扩散。扩散 MRI 的应用价值也被脑肿瘤分级、脑损伤、多发性动脉硬化症、高血压性脑水肿、艾滋病、惊厥、白细胞增生症和脊索病的诊断所证实。但是，关于颅内肿瘤扩散研究的病例还不是很多。

扩散加权图像还可用来区分具有囊性表面的实性颅内肿瘤与表皮样瘤，因为前者的扩散性能很好，而后者往往表现出低扩散性。一般来说，在常规 T_1 和 T_2 加权像上，囊性病变依囊液的蛋白含量多少、有无出血等因素显示不定强信号，而扩散加权像能提供关于囊液黏性方面的信息，这有利于确定囊性病变的性质。

事实已经证明，扩散加权图像能对多种病变的临床诊断提供比 T_1 和 T_2 加权像更早、更精确的信息；头颅扩散成像的某些应用具有极强的吸引力。

二、扩散成像在其他器官中的应用

与脑相比，扩散成像尚未在体部疾病的诊断中取得太多的进展，这主要是由于体部受呼吸运动的影响较大以及体部组织的 T_2 值较短的缘故。我们知道，短 T_2 组织的成像需要更短的 TE，这使扩散梯度脉冲没有太多的应用余地。然而，随着特殊成像序列和高性能硬件的开发，上述障碍有望被部分地加以克服。

文献资料中体部已开展的扩散成像研究主要集中在骨骼肌、脊柱、乳腺、肾脏和肝等组织或器官中。资料表明，人骨骼肌中水的表面扩散系数与肌纤维垂直方向在 $1.1\times 10^{-9}\sim 1.5\times 10^{-9}\ m^2/s$ 之间，而在肌纤维的平行方向约为 $2\times 10^{-9}\ m^2/s$，其各向异性率为 0.7。有人采用超快速扩散敏感 EPI 成像序列对肾脏进行了扩散成像的初步研究并取得了有意义的肾脏扩散加权图像。但是，还不能推测它的临床意义，因为肾脏中水的转运是非常复杂的。另外，已有研究用扩散张量成像技术对心脏和舌等器官的肌纤维方向进行了探讨。心肌的扩散张量成像在揭示心脏收缩信息方面具有巨大潜力。但是，心脏的快速搏动对它的在体测量在技术上提出了许多挑战。

与灌注 MRI 相结合，扩散 MRI 已成为临床医师不同治疗手段的临床前评估工具，即可用扩散成像手段来客观的监测病人的治疗进展和预测临床后果。扩散成像在测定激光外科病人术后病变区的分子结构上亦具有应用价值。

根据扩散系数的温度敏感性还可进行无创的在体温度成像(temperature imaging)。已有实验对高热症患者的骨额肌进行了这种温度成像。实验证实的温度测量范围为2℃。据称，在体温度成像在控制高热症的治疗方面具有非常大的意义。为了验证扩散成像的精确性和重复性，有作者将扩散温度成像法与另一种根据组织温度变化引起共振频率变化这一原理成像的方法做了比较，证明后者的温度敏感性和重复性更好些。

三、扩散波谱及其应用

在生物组织的扩散测量中，水还不一定是最合适的分子，因为它不仅普遍存在而且很容易通过膜等大多数组织表面。因此，对某一组织或组织隔室更具特异性的大分子的扩散测量意义就更大。但是，一般来说这类分子的浓度低、扩散系数相对小，从技术上来说其测量更有挑战性。

定域波谱技术的发展使利用化学位移信息进行扩散测量成为可能。这样，扩散测量的对象就不仅仅是水，而是扩展到了其他分子。波谱方法的好处，是能够在混合组织中根据指定的检测对象的化学位移来确定化合物的独立扩散系数。例如，利用 ^{31}P 谱就可研究包括骨骼肌中的磷酸肌酸在内的多种磷化合物的扩散。与水相比，磷酸肌酸(可通过细胞膜)是真正的细胞内空间探测剂，故可用其来观察受限扩散。磷酸肌酸能独一无二地提供细胞内介质的信息，如黏度、细胞的几何结构和大小等。类似地，氮-乙酰天门冬氨酸(NAA)和肌醇可分别提供神经元和神经胶质细胞数量方面的有用信息。用专门设计的扩散过滤技术(用以区分细胞内、外的化合物)，可以监测代谢物或药物通过细胞膜的情况。

利用具有水抑制功能的扩散敏感定域质子谱序列，有人首先对麻醉鼠的 NAA、总肌酸(Cr，creatine)和胆碱类化合物(Cho，choline-containing compounds)等代谢物的扩散特性进行了测定。现在，这一技术已扩展到了人的在体测量。计算出的人脑 NAA、Cr 和 Cho 的表面扩散系数分别为 $(0.18\pm 0.02)\times 10^{-9}\ m^2/s$、$(0.13\pm 0.03)\times 10^{-9}\ m^2/s$ 和 $(0.15\pm 0.03)\times 10^{-9}\ m^2/s$。

扩散波谱技术的应用引起了学界的极大兴趣。目前扩散敏感波谱法存在的主要问题还是分辨率太低，这就意味着算出的表面扩散系数之值可能在一定程度上是许多不同细胞的混合体的平均扩散加权系数。另外，信号的平均和长采集时间使在体扩散波谱研究对运动更加敏感。

四、小　结

扩散成像的临床经验目前还不够多，但已能从这些应用中窥出其发展趋势。

首先，扩散成像最引人注目的应用为早期发现脑缺血。由于脑缺血治疗的成功与否主要决定于治疗开始的早晚，故这一应用的开展将对此类病的预后产生重大影响。梗死过程中的多向异性研究可能对重度脑缺血的病理机制提供新的依据。

第二，扩散研究可能在脑组织生物特性的观察方面发挥独特作用，从而促进 MRI 研究的特异性。这一研究还可在实质性肿瘤和水肿的区分上发挥作用，因为液体腔是水肿的标志。它也能用在细胞毒素水肿和血管活性水肿的区分上。定量的扩散成像对于水平衡和黏度的微量变化非常敏感。例如，良性颅内高压在包括放射性同位素技术在内的一切成像设施均不能检出的情况下，扩散成像却能发现病变。

第三，扩散成像将在脑白质病变的评价方面起到重要作用。扩散的各向异性变化可能为某些神经组织的损伤提供信息。例如，测定表面扩散系数就有可能区分急性和慢性动脉多发性硬化。

最后，扩散加权波谱有可能提供独特的关于代谢物的信息。通过对不能穿过细胞膜和其他结构的化合物的研究可获得关于细胞大小、细胞内液黏度等方面的信息。

总之，扩散成像是一个非常具挑战性的研究领域。它为生物医学的研究和诊断提供了很大的潜力。它的基础研究业已取得诱人的进展，今后须进行更加系统的临床研究，以便为扩散磁共振成像的临床应用指明方向。

主要参考文献

卢　延，张雪哲．1998．磁共振技术的临床应用前景．中华放射学杂志，32(11)：726～727

曾仁端，全　红，胡丽丽等．2000．磁共振技术在医学中的应用．世界医疗器械，6(4)：42～44，88

张雪哲，卢　延．1998．进一步开展 MR 新技术．中华放射学杂志，32(9)：581～582

赵喜平．2000．磁共振成像的评价．仪器仪表学报，21(5，增刊)：31～33，40

赵喜平．2000．磁共振成像系统的原理及其应用．北京：科学出版社

Bihan Denis Le. 2000. Mathods and applications of diffusion MRI. Methods in biomedical magnetic resonance imaging and spectroscopy. Chichester UK: John Wiley & Sons Ltd

Brown Truman R. 2000. Chemical shift imaging. Methods in biomedical magnetic resonance imaging and spectroscopy. Chichester UK: John Wiley & Sons Ltd

Coakley Fergus V, Margulis Alexander R. 2000. MRI in clinical medicine. Methods in biomedical magnetic resonance imaging and spectroscopy. Chichester UK: John Wiley & Sons Ltd

Cousins Joseph P. 1995. Clinical MR spectroscopy: fundamentals, current applications, and future potential. American Journal of Radiology, 164: 1337～1347

Edelman R R, Siewert B, Darby D G et al. 1994. Qualitative mapping of cerebral blood flow and functional localization with echo-planar MR imaging and signal targeting with alternating radio frequency. Radiology, 192: 513～520

Haacke E Mark, Brown Robert W, Thompson Michael R et al. 1999. Magnetic resonance imaging: physical principles and sequence design. New York: John Wiley & Sons Inc

Henriksen Ole . 2000. Diffusion: clinical utility of MRI studies. Methods in biomedical magnetic resonance imaging and spectroscopy. Chichester UK: John Wiley & Sons Ltd

Higgins C B, Hricak H, Helms C A. 1992. Magnetic resonance imaging of the body(Second Edition). New York: Haven Press

Mahmood Umar. 1995. Magnetic resonance spectroscopy and imaging in radiology. Medical Physics, 22(11): 1935~1940

Moseley Michael E, Crespigny Alex de. 2000. Anisotropically restricted diffusion in MRI. Methods in biomedical magnetic resonance imaging and spectroscopy. Chichester UK: John Wiley & Sons Ltd

Ness Aiver Moriel. 1997. All you really need to know about MRI physics. Baltimore, MD, United States: Simply Physice

Woodward Peggy, Freimarck Roger. 1995. MRI for technologists. New York: McGraw-Hill Information Services Company

Young Ian R. 2000. Methods in biomedical magnetic resonance imaging and spectroscopy. Chichester UK: John Wiley & Sons Ltd

第二十一章 脑灌注成像及其应用

灌注(perfusion)可定义为血液向组织转运的稳定状态。许多生理学家用“灌注”一词强调血液与组织的联系，或者代之以毛细血管血流。由于血液是组织营养的提供者而且血流受许多疾病过程的影响，对它的观察就成了了解许多疾病的重要手段。因此，出于医学研究的目的，对灌注的测量几乎遍布了人体的所有器官。本章仅阐述利用 MRI 技术测量和评估脑血液动力学指标的方法，即仅讨论一个器官中的灌注成像方法和应用而不是整个灌注成像领域。近 20 年来，出现了许多以脑灌注相关参数为研究对象的技术。这些技术中，有两种已被证明非常成功，这就是注射顺磁性造影剂团以测量脑血容量和动脉质子标记以测量脑血流量的方法。本章介绍脑血容量和脑血流量测量中应用的各种 MRI 方法，顺便讨论其优缺点及应用潜力。

第一节 概 述

一、灌注成像的发展

MRI 早已被作为相干(coherent)和不相干(incoherent)运动的有力研究工具。扩散效应(非相干运动)对弛豫时间和自旋回波信号幅度的影响是由布洛姆伯根(Nicolaas Bloembergen，1981 年诺贝尔物理学奖得主)和汉恩(Erwin Hahn，NMR 历史上占有重要地位的物理学家)等人提出的，而用 NMR 对流动(相干运动)进行测量的历史可以追溯到 1951 年：它是由瑟杨(Suryan，首先观测流体的 NMR 现象并揭示其可用于流量测定的著名学者)用连续波技术完成的。此后陆续有很多利用 NMR 技术测量扩散和灌注的科学文献发表。这使得原来主要用于人体解剖结构显示尤其是用于中枢神经系统成像的 MRI 技术扩展到了磁共振功能成像(fMRI，functional magnetic resonance imaging)的境界并取得了极大成功。研究血流已成为 MRI 与临床关系最为密切的方面之一。

灌注是说明液性分子在组织中微观运动的又一物理概念。与扩散不同的是，它是建立在流动效应基础之上的。对体内的灌注过程进行测量，就可实现灌注(加权)成像(PWI，perfusion weighted imaging)。毛细血管内血液的流动同扩散一样都是没有确定方向的随机运动或无序运动(图 21-1)，所以，可以通过对体素内无序运动成像的方法进行研究。但是，同与扩散有关的毛细血管所占体积相比，脑中与灌注关联的毛细血管所占体积小得多。为了区别扩散信息与相对小的灌注信息，需要将噪声、运动伪影的影响压到最低水平，故技术上直接灌注成像很困难。另外，灌注信息与 NMR 信号之间的关系极端复杂。

在过去的十多年中，应用顺磁性对比剂来测量脑血流动力学指标的 MRI 方法已取得许多经验。这种灌注成像的基本过程是：注射钆等对比剂并在它以团块形式通过脑的过程中用 T_2^* 加权的梯度回波序列或回波平面成像序列(也可用 T_2 加权的自旋回波序

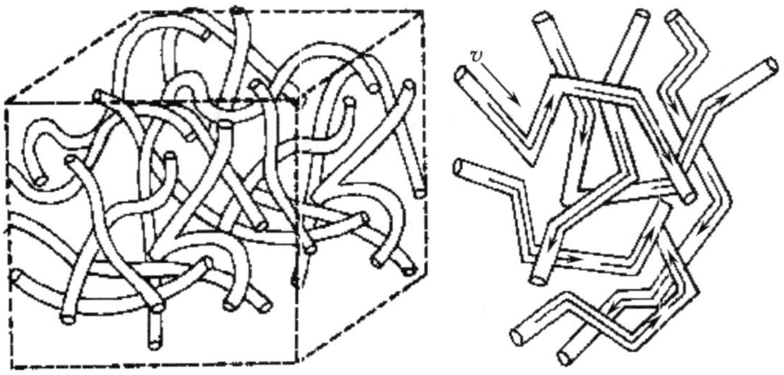

(a)体素内毛细血管的随机取向　(b)灌注运动的扩散效应

图 21-1　血液灌注导致的扩散效果

列)快速采集数据；该对比剂引起信号变化；对比剂通过之后信号强度逐渐恢复；逐像素确定通过对比剂的动态特性；分析时变信号以得到脑的血流动力学指标。现在，随着相关软硬件的普及，灌注 MRI 已越来越容易实现。几乎所有临床 MRI 系统均可将快速成像技术与对比剂注射结合起来开展灌注成像研究。由此看来，MRI 灌注研究的最终目的是根据 MRI 信号的幅度变化来评估组织的局部灌注(regional perfusion)。

二、灌注成像与其他成像方法的比较

与 SPECT(single photon emission computed tomography)、PET(positron emission tomography)或 X 射线 CT 等技术相比，灌注 MRI 具有如下独特优点，即①SNR 高：灌注 MRI 的 SNR 和对比度/噪声比(CNR)均高于其他临床成像设备。②实用性强：MRI 比 PET 或氙吸入 CT 更普及，因而临床上更容易开展。③分辨率高：MRI 的空间分辨率比 SPECT、PET 或 X 射线氙吸入 CT 高得多。④安全性好：接受 MRI 检查时受试者不受任何电离辐射。⑤速度快：由于采用快速成像序列采集数据，灌注 MRI 的成像速度极快，故可在常规 MRI 检查方案的基础上进行。⑥成像层面多：碘增强 CT 灌注成像仅限于一层或最多几层，而灌注 MRI 很容易达到 10 个层面；如果稍降低分辨率，成像层面还可更多。⑦对小血管敏感性高：这是灌注 MRI 的最大特点。由于神经系统的大多数病变主要与微血管相关联，对毛细血管的成像就更有意义。MRI 灌注成像能充分显示小血管的特点将为观察毛细血管水平的病理变化提供重要依据。

图 21-2 所示为 4 幅典型的 MRI 灌注图像(局部脑血容量图即 rCBV 图，团块注射法)。该图像分别采集自一名正常受试者和一名胶质瘤患者，其中图 21-2(c)和图 21-2(d)中的箭头所指处为肿瘤导致的 rCBV 增加区。将它与图 21-3 的 PET 血容量图相比不难发现，后者以显示大血管结构和高血容量的组织(如静脉窦)为主，且灰、白质差别不大，而在上述 MRI 的 rCBV 图中不仅皮层静脉和动脉等主要大血管结构均能分辨，而且灰、白质的对比度较高，深部灰质也能以不同的对比度显示。

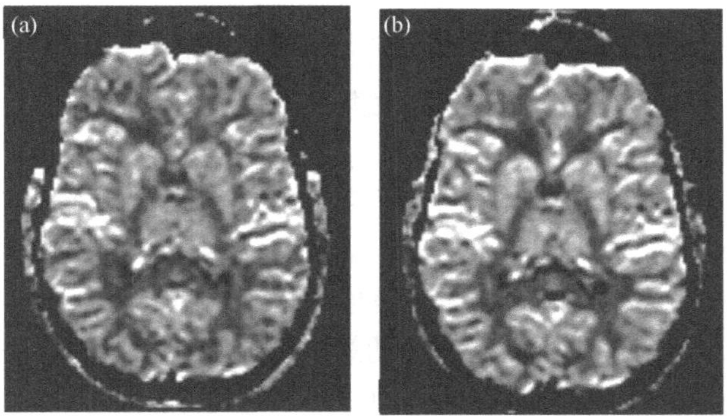

(a) 钆对比剂(gadodiamide,0.2mmol/kg) rCBV 图(正常受试者)

(b) 镝对比剂(sprodiamide,0.2mmol/kg) rCBV 图(正常受试者)

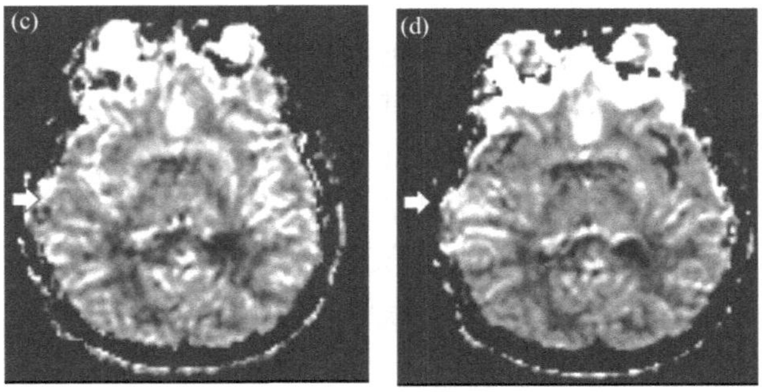

(c) 钆对比剂(gadodiamide)rCBV图 (箭头指处为2级胶质瘤，未显示)

(d) 镝对比剂(sprodiamide)rCBV图 (箭头指处为2级胶质瘤，显示清晰)

图 21-2　不同对比剂的磁共振灌注图像(rCBV 图，EPI 序列)

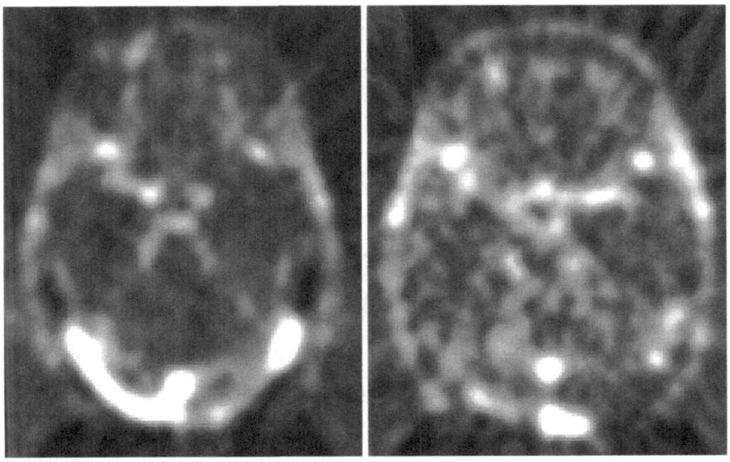

图 21-3　正常 PET 脑血容量图

三、灌注成像的分类

常将各种 MRI 灌注测量方法分为两大类。第一类是采用外源性示踪物(exogenous contrast tracer)的测量方法即外源性示踪法。它是在传统染料稀释分析法基础上发展起来的：在注射顺磁性造影剂后对其通过组织毛细血管床的时程进行监测，再根据脑血容量和脑血流量的变化来推测灌注特性。这一方法也曾在造影剂团块注射 fMRI 研究中得到应用。水分子的微量运动会造成 NMR 信号的相移。用专门设计的相位敏感序列对这种相位变化进行检测，就产生了灌注测量的第二类方法即相位敏感法。可将其看作采用内源性示踪物(endogenous contrast tracer)的方法。这类方法已扩展到对功能性神经活动引起的大脑灌注变化的检测上，即应用于基于 BOLD(blood oxygenation level dependent)原理的 fMRI 中。但是，它的灵敏度很有限。

为了使不同灌注测量方法的物理本质更加明确，本章将一切 MRI 灌注研究方法按示踪剂(tracer)的类型进行了划分，即将其分为两大类即使用血池示踪剂(blood pool tracer)的方法和使用扩散型示踪剂(diffusible tracer)的方法。我们知道，血池示踪剂和扩散型示踪剂的主要区别是前者只能停留在血管内且不能穿过血脑屏障，而后者可像水一样在血管内外自由交换。本章第三节至第五节用较多的篇幅阐述应用血池示踪剂的灌注成像方法、第六节则介绍应用扩散型示踪剂的灌注成像方法。

四、灌注成像中“组织”的含义

本章将多次用到“组织”的概念，而这一概念前后有不同含义：第三节至第五节中的“组织”包括血管外空间和微血管隔室但除外大血管；第六节“组织”的定义中则不包括任何血管成分。这就使组织一词前后出现了歧义。但是，这种概念上的变化却与有关血池对比剂和动脉质子标记灌注测量的文献中对组织的定义是一致的。本章只是沿用了上述习惯用法，请读者注意区别。另外，本章所述“示踪剂”、“对比剂”和“造影剂”应具有相同意义。

第二节　灌注成像的测量指标

脑灌注成像中最重要的 3 个指标分别是脑血容量(CBV，cerebral blood volume)、脑血流量(CBF，cerebral blood flow)和平均转运时间(MTT，mean transit time)。缩写 rCBV、rCBF 和 rMTT 分别表示局部 CBV、CBF 和 MTT，字母“r”在这里表示局部(regional)之意。血氧合水平(blood oxygenation level)和血脑屏障(BBB，blood-brain barrier)也是与脑灌注相关的重要生理参数，但二者主要用在以 fMRI 研究为目的的灌注方法中。

一、局部血容量

局部血容量被定义为一个脑体素中的血容量与该体素的质量之比。一般来说，rCBV 仅包括微脉管(直径小于 0.3mm 的微血管)系统，如小动脉、毛细血管和小静脉。它的表达式为

$$\mathrm{rCBV}=\frac{\text{体素中的血容量}}{\text{体素的质量}} \tag{21-1}$$

rCBV 通常以每 100g 组织中的毫升数(ml/hg)或每克组织中的微升数(μl/g)为单位进行表示。它还可定义为容量分数的形式，即

$$\mathrm{rCBV}(\%)=100\times\frac{\text{体素中的血容量}}{\text{体素的体积}} \tag{21-2}$$

以上两种表达方式可以相互转换。考虑到脑组织的平均密度，得出如下关系式

$$\mathrm{rCBV}(\%)=0.104\mathrm{rCBV}(\mu l/g) \tag{21-3}$$

小动脉、毛细血管和小静脉容积大约分别为微脉管血容量的 21%、33%和 46%。

CBV 还可分为脑血浆容积(CPV，cerebral plasma volume)和脑红细胞容积(CRCV，cerebral red cell volume)两部分，即有

$$\mathrm{CBV}=\mathrm{CPV}+\mathrm{CRCV} \tag{21-4}$$

目前可用来测定人和大动物 CPV 和 CRCV 的非 NMR 技术主要有 PET 和 SPECT。但是，上述两种无创技术均不能用于小动物的在体测量。现在，小动物灌注状态的无创测量主要采用注射放射性同位素的示踪方法或体外分析法。现将用非 NMR 方法测量所得 CBV 的一些典型值列入表 21-1 中。

表 21-1　各种非 NMR 方法所测脑血容量(CBV)

组织	测量方法	CBV/(μl/g)
人脑	SPECT	48.4
狒狒	PET	31
鼠(脑皮层顶骨表面)	光测量技术(团块示踪法)	34
鼠(全脑)	放射自显影(autoradiography)技术	26.7

在 MRI 中，除了应用运动敏感技术如造影剂团块跟踪技术外，CBV 还可通过其他技术如稳定进动进行测量。

二、局部血流量

局部血流量被定义为流过体素的总血流量与该体素的质量之比。即

$$\mathrm{rCBF}=\frac{\text{通过体素的总血流量}}{\text{体素的质量}} \tag{21-5}$$

rCBF 经常使用的单位有每分钟每 100 克组织中的毫升数［ml/(hg·min)］和每克

组织中每秒的微升数 [μl/(g·s)]。现将用非 NMR 方法测量得到的 rCBF 的一些典型值列入表 21-2 中。

表 21-2 各种非 NMR 方法所测脑血流量(CBF)

组织	测量方法	CBF	
		ml/(hg·min)	μl/(g·s)
人脑(不同脑区的平均值)	PET	58	9.66
狒狒	PET	44	7.33
鼠(脑皮层顶骨表面)	光测量技术(团块示踪法)	144	24
鼠(全脑)	放射自显影(autoradiography)技术	101	16.8

在 MRI 中，CBF 的测量有赖于运动敏感技术，如造影剂团块跟踪等。

三、平均转运时间

平均转运时间指的是水分子或对比剂微粒通过体素脉管系统的平均时间。它通常以秒为单位或以 rCBV 与 rCBF 之比的形式给出，即

$$\mathrm{rMTT}=\frac{\mathrm{rCBV}}{\mathrm{rCBF}} \tag{21-6}$$

在 MRI 中，rMTT 也须用运动敏感技术进行测量。

四、血细胞比体积

除上述三个主要指标外，灌注测量中还使用其他多种指标，血细胞比体积(Hct，hematocrit)就是其中之一。Hct 的定义为

$$\mathrm{Hct}(\%)=100\times\frac{\mathrm{CRCV}}{\mathrm{CBV}} \tag{21-7}$$

研究表明，脑毛细血管(brain capillary)中的 Hct(Hct_{bc})小于大血管(large vessel)中的 Hct(Hct_{lv})。文献报道中鼠脑毛细血管和大血管血细胞比体积的平均比值即 Hct_{bc}/Hct_{lv} 为 0.6～0.83。在对微血管模型的研究中，毛细血管和静脉的 Hct 可分别取 30%和 40%。后面将会看到，当应用血浆示踪剂时，许多 MRI 技术都必须考虑脑毛细血管的 Hct。

第三节 血池对比剂的对比增强原理

从本节开始将以连续两节的篇幅介绍用于 CBV、CBF 和 MTT 灌注成像的 NMR 技术。这些技术都是在血池示踪剂(或称血池对比剂、血管内对比剂、非扩散对比剂等)的信号弛豫效应基础上发展起来的。血池对比剂多为钆的螯合物或超顺磁性铁氧化物(SPIO，superparamagnetic iron oxide)。正常状态下，这种非扩散型对比剂不能穿过完

整的 BBB，故只能停留在血管内，从而使血液的 T_1 和 T_2 发生变化。有趣的是，尽管它仅局限于血管内，它的效应却可扩展至血管外。这是磁化率效应和血液与水之间进行组织交换的结果。由此可见，血管床内非扩散对比剂的存在同样可改变邻近组织的弛豫性能。这正是血池对比剂增强信号对比度的原理。第十八章已详细讨论了对比剂的信号增强机制，本节接着介绍与血池对比剂灌注成像密切相关的物理概念。

一、样品的磁化率

被检样品所经受的磁场 $\boldsymbol{B}$ 不仅依赖于磁体的场强，而且与样品的材料有关，其相互关系可表达为

$$\boldsymbol{B} = \boldsymbol{B}_0(1 + \chi) \tag{21-8}$$

式中，χ 为磁化率常数；$\boldsymbol{B}_0$ 为未放入样品前的静磁场强度。生物组织的 χ 很小，且是一个负值（$\chi = -10^{-5} \sim -10^{-6}$），这表明组织是磁性很弱的抗磁性物质，它使得 $\boldsymbol{B} < \boldsymbol{B}_0$。血池对比剂分为顺磁性（如 Gd-DTPA）和超顺磁性（如 AMI 227）两大类，其 χ 均为正值。顺磁性物质的磁化率变化范围在 $10^{-3} \sim 10^{-5}$ 之间，而超顺磁性物质的 χ 依赖于磁场强度。

对比剂的注入可引起血液磁化率的增加，且增加程度与血池中对比剂的浓度成正比。

二、血液弛豫率的变化

血池对比剂使水的弛豫率发生改变。设血液水的固有纵向弛豫率为 R_1^0，则血液水的弛豫率 R_1（$R_1 = 1/T_1$）与对比剂的弛豫率 r_1 及血液浓度 C_b 之间存在如下关系

$$R_1 = R_1^0 + r_1 C_b \tag{21-9}$$

式(21-9)所示血液水的弛豫率与对比剂浓度间的线性关系是 T_1 加权灌注加权图像的物理基础。

下一章我们将会看到，红细胞中的去氧血红蛋白具有顺磁特性，这使红细胞（RBC，red blood cell）和血浆（plasma）之间出现磁化率差 $\Delta\chi_{RBC/plasma}$。当水质子通过由这一磁化率差形成的磁场梯度进行扩散时就发生血液的横向弛豫。设红细胞、血浆和对比剂（CA，contrast agent）三者的容积磁化率分别为 χ_{RBC}、χ_{plasma} 和 χ_{CA}，则 $\Delta\chi_{RBC/plasma}$ 可写为

$$\Delta\chi_{RBC/plasma} = \chi_{RBC} - (\chi_{plasma} + \chi_{CA}) \tag{21-10}$$

由于 χ_{RBC} 依赖于血液的氧合水平，则 $\Delta\chi_{RBC/plasma}$ 以及注射对比剂后弛豫率的变化量 ΔR_2 也依赖于氧合水平。也就是说，对于充分氧合的血，对比剂的注入使 $\Delta\chi_{RBC/plasma}$ 增加，结果导致血液的 T_2 缩短；对于充分氧离的血，对比剂的注入使 $\Delta\chi_{RBC/plasma}$ 减小，结果导致血液的 T_2 延长。

三、邻近组织 T_1 的变化

正常人脑中，BBB 阻止对比剂自血管内向血管外的扩散，但水的交换仍能引起血管外 T_1 的变化。一般认为，水在毛细血管中停留的时间在 500ms 左右。与 MRI 的测量时间相比，水的交换是一种非常缓慢的运动，因此，它对组织 T_1 的影响(缩短)很有限。

四、邻近组织 T_2 和 T_2^* 的变化

1. 梯度回波和自旋回波的共同变化

梯度回波和自旋回波序列的回波时间通常短于 100ms，这比水在毛细血管中的停留时间要短得多。也就是说，相比之下水进、出血管隔室的交换依然不快，它对 T_2 的变化就不可能有太显著的贡献。注射对比剂后，血管内外空间的磁化率差 $\Delta\chi$ 加大，即形成了较大的磁场梯度或称非均匀场。它破坏了血管周围的磁场均匀性，从而使血管外部空间中质子的横向弛豫时间缩短。因此，这时 T_2 和 T_2^* 的变化主要是由血管外质子在空间非均匀场中的失相所致。

血池对比剂引起的微磁场变异从两个方面影响横向弛豫时间。首先，磁场均匀性的破坏造成整个体素中质子进动相位的失相。这时可逆的质子去相位开始并伴随着梯度回波信号的损失，最终使 ΔR_2^* 增加($R_2^* = 1/T_2^*$)。然而，在不存在明显扩散运动的前提下，因为自旋回波实验可使静磁场不均匀引起的相位发散重聚，T_2 和 $R_2 = 1/T_2$ 均保持不变。第二，梯度场中水分子的扩散将引起两种竞争性效应，即①不可逆相位相干损失和自旋回波实验中的信号衰减；②对于磁场快速的空间变化，运动缩窄作用可引起相位差的平均，结果导致 T_2 和 T_2^* 变小。

上述效应提示横向弛豫率 ΔR_2 和 ΔR_2^* 的变化量依赖于血管隔室的大小和结构。下面进一步讨论这一问题。

2. 梯度回波技术中 R_2^* 的变化

在给定 rCBV 的条件下，ΔR_2^* 随血管半径 r 的增加而增加，但很快达到一个稳定值，此后它不再随 r 变化。上述关系如图 21-4(a)所示。如果加大 $\Delta\chi$ 即增加对比剂的用量，则图中曲线 $\Delta R_2^*(r)$有向左移动的趋势，使曲线的平台移向小血管半径一端。图 21-4(a)中的每条曲线都是在不同对比剂剂量下测量的。可以看到，在使用大剂量的对比剂(对应于靠上面的曲线)时，不同粗细的血管均在平台上，即大小血管的弛豫率将保持恒定。因此，这时可用梯度回波技术来测量血管总容积。研究表明，在长回波时间和高对比剂浓度的条件下，弛豫率的增强由下式给出

$$\Delta R_2^* = \frac{4}{3}\pi\gamma\chi_{\mathrm{CA}}^{\mathrm{m}} C_{\mathrm{b}} B_0 \mathrm{CBV} \tag{21-11}$$

式中，CBV 为感兴趣体素的血液容积分数；$\chi_{\mathrm{CA}}^{\mathrm{m}}$为对比剂的克分子磁化率；$C_{\mathrm{b}}$ 为血液中对比剂的浓度。显然，C_{b} 和 CBV 之积为组织中对比剂的浓度。可以看出，梯度回波

序列对大血管和微血管均很敏感。

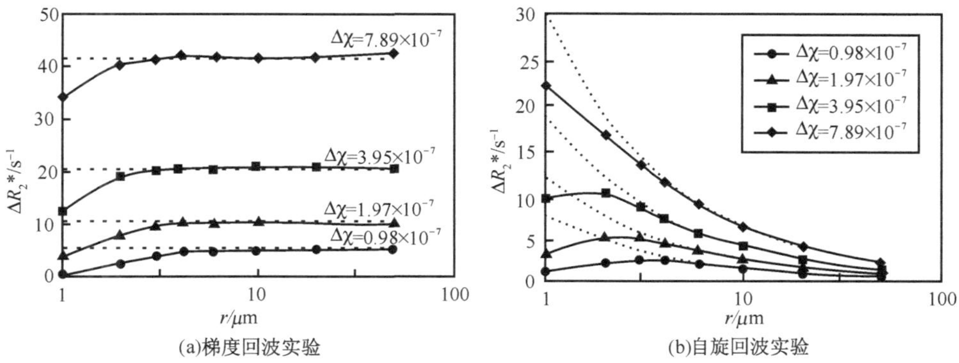

图 21-4　磁化率差引起的可重聚和不可重聚弛豫率(ΔR_2 和 ΔR_2^*)与血管尺寸(r)间的关系(2.35T，CBV 为 2%，Monte Carlo 模拟)

ΔR_2^* 与 C_b 间的线性关系是动态磁化率对比度(DSC，dynamic susceptibility contrast)灌注成像方法的物理基础(本章第四节内容)。在 χ_{CA}^{m} 已知的条件下通过测量 ΔR_2^* 还可得到 CBV，这又是稳态磁化率对比 CBV 成像的物理基础(本章第五节内容)。

3. 自旋回波技术中 R_2 的变化

在自旋回波实验中，局部拉莫尔频率的变化所致散相将被重聚，且扩散效应更加明显。这时，横向弛豫率的变化与实验时间 TE 内的扩散长度 L_D 紧密相关，而 L_D 的变化依赖于血管壁上水的自扩散系数 D。L_D 与 TE 和 D 之间的关系为

$$L_D = \sqrt{6D\mathrm{TE}} \tag{21-12}$$

水分子通过由血液和组织间的磁化率差而形成的磁场梯度运动。可以设想，对于大血管，在 TE 时间内每个扩散的水分子将经历一个近乎不变的磁场梯度，其值依赖于它的原始位置。此时用类似于 Stejskal-Tanner 的序列便可检测到回波信号的衰减(T_2 缩短)。对于小血管，扩散的水分子将经历整个磁场梯度范围，从而导致相位差的平均(运动缩窄)和信号衰减量的减少。

综上所述，在给定 rCBV 时，自旋回波实验中 R_2 的变化也与血管的大小有关：对于微血管它的变化达到最大；随着血管尺寸的增加，R_2 的变化逐渐减弱。如果这时增加 $\Delta\chi$，则曲线 $\Delta R_2(r)$ 移向左侧。当 $\Delta\chi = 0.4\times10^{-7}$ 时，ΔR_2 大约在毛细血管半径为 2～3μm 处达到最大值。因此，自旋回波序列对微血管十分敏感。利用这一特性可测定有关血管结构的信息。图 21-4(b)表示采用自旋回波序列时血管尺寸与弛豫率变化量 ΔR_2 的关系。

五、血池示踪方法中使用的参数

灌注成像研究中使用的指标或参数很多。现将血池示踪方法的常见测量参数列入表 21-3 中，以便查对。

表 21-3 非扩散示踪剂灌注成像中使用的参数

参数	意 义
rCBV	(局部)脑血容量
rMTT	(局部)平均转运时间
rCBF	(局部)脑血流量
CPV	脑血浆容量
CRPC	脑红细胞容量
Hct	血细胞比体积
Hct_{bc}	毛细血管比体积
Hct_{lv}	大血管比体积
r_1	对比剂的纵向弛豫率
R_1^0	血液水的固有纵向弛豫率
R_1	血液水的固有纵向弛豫率(包括对比剂的贡献)
$R_{1\ pre}$	对比剂注射前血液水的纵向弛豫率
$R_{1\ post}$	对比剂注射后血液水的纵向弛豫率
$C_a(t)$	对比剂的动脉浓度(以每毫升血液表示)
$C_v(t)$	对比剂的静脉浓度(以每毫升血液表示)
$C_b(t)$	对比剂的血液浓度(以每毫升血液表示)
$C_t(t)$	对比剂的组织浓度(以每克组织表示)
$R(t)$	与理想团块 AIF(arterial input function,动脉输入函数)注射相应的对比剂组织浓度
R_{max}	$R(t)$的最大值
χ_{CA}^m	摩尔对比剂磁化率
χ_{CA}	对比剂的容量磁化率
χ_{RBC}	红细胞的容量磁化率
χ_{plasma}	血浆的容量磁化率
$\Delta\chi_{RBC/plasma}$	红细胞和血浆的磁化率差
L_D	扩散长度
D	水的自扩散系数
TE	自旋回波或梯度回波实验的回波时间
S_{pre}	对比剂注射前的信号(稳态技术)
S_{post}	对比剂注射后的信号(稳态技术)
$S_{extra\ V}$	信号的血管外贡献
$S_{intra\ V}$	信号的血管内贡献
S_t	组织对信号的贡献

第四节 团块示踪灌注成像技术及其应用

团块示踪灌注成像(bolus tracking perfusion imaging)又称为动态磁化率对比剂团块示踪灌注成像(perfusion imaging by dynamic bolus tracking of susceptibility contrast agents)或外源性对比剂灌注成像(perfusion imaging by exogenous contrast agents)。众所周知,MRI 当初并未用于灌注成像,其原因一是没有 MRI 可用的对比剂,二是脉冲序列没有足够的时间分辨率。1983 年,德国先灵公司(Schering AG)开发出第一种 MRI 对

比剂 Gd-DTPA 并应用于临床。此后仅几年(1990 年前后)，罗森(B. R. Rosen)及其同事就提出了主要用来获取所谓相对 CBV 图(relative CBV map)的对比剂示踪技术。现在，随着对比剂的普遍使用和机器扫描速度的提高，这一技术已成为应用最多的灌注成像方法。

一、团块示踪灌注成像的原理

从动态磁共振图像中获取生理参数信息首先要对对比剂团块通过时获取的组织浓度-时间曲线进行详细的示踪剂动力学分析，由此建立给定序列的信号变化与组织对比剂浓度间的定量关系式。这一关系就是团块示踪灌注成像的物理基础。

1. 团块注射与对比剂分布的关系

团块注射(bolus injection)是指大量对比剂的快速血管注入。它能在短时间内形成极高的一过性血液对比剂浓度，供有关血流动力学研究的信号检测之用。团块注射有动脉注射和静脉注射之分。动脉注射更容易达到团块注射在短时间内形成高血液浓度的目的，但因其不易实施而较少采用。临床研究中多采用静脉注射法。

根据对比剂团注入时间的长短，团块注射又有“窄”和“宽”之说：注射时间越短，就说形成的团块越窄，反之得到宽团块。血流测量中不仅需要团块注射对比剂，而且团块越窄，血流的测量效果就越好。最理想的情况是采用无限窄的外源性对比剂团。

为分析方便，常将 $t=0$ 瞬间注射完成的对比剂称为理想对比剂团。显然，与理想对比剂团相对应的输入函数应具有 δ 函数的特点。尽管这种理想团块永远达不到，它却能使有关问题的求解过程简化。

需要注意，在血流测量中任何时候窄团块都要比宽团块的精确性好，故可以通过快速静脉注射(使用功率注射器)和采用高浓度对比剂两种途径来缩窄对比剂团块，但要求团块更窄是不现实的。通常是在测量精确性与临床可接受和容易实现两个方面折中地加以选择。团块注射对 CBF 图的改善是必须的，但对于 CBV 的测量就没有必要。

在灌注成像技术中，团块注射的重要性主要表现在三个方面。

首先，仅当血液中顺磁性对比剂达到一定浓度后才能引起明显的 T_2 效应。在低浓度条件下，对比剂主要引起 T_1 效应。其次，目前应用最多的钆螯合物是细胞外对比剂，它可自由通过血管壁(脑血管除外)，如果不以团块方式注入，其浓度就不足以引起明显的信号变化。有资料表明，仅在肺中，首次通过的 DTPA 螯合物就有 20%进入组织间隙。因此，对比剂的缓慢滴注将不会产生任何 T_2 效应，因而也就不可能通过它对脑的血液动力学指标进行任何有意义的测量。第三，对比剂的注入方式仅与血流的测量有关，而不是血容量测量的需要，因为后者可以直接采用稳态技术。稳态技术可以很好测量血容量，但不能测定血流。事实上，稳态图像的特点正好是忽略流动信息，也就是说，这种图像反映的是对比剂是否已经到达的信息，而不是以什么速度到达、以多快速度离开的信息。

图 21-5 是对比剂团注前后毛细血管内的对比剂浓度分布示意图。其中，图 21-5(a)为注射前的情况，这时血管内、外磁场相似，因而水质子通过毛细血管壁进出或绕血管

运动时无明显失相发生；图 21-5(b)可表示对比剂团的首次通过，这时血管内对比剂浓度最高。与毛细血管外相比，管内已有足够的顺磁性离子改变管内磁场：血管内为顺磁性对比剂、血管外为抗磁性组织。这种磁化率的变化使水质子自毛细血管内向外运动时经历一个梯度场，从而导致 T_2 和 T_2^* 弛豫。正是此弛豫的增加引起体素内信号的损失；图 21-5(c)可表示低对比剂浓度通过的状况，如标准注入数分钟之后，这时只有少数顺磁性离子剩余在血管中。它们仅使与其接近的水质子发生 T_1 弛豫。毛细血管内、外的总磁场变化不大。

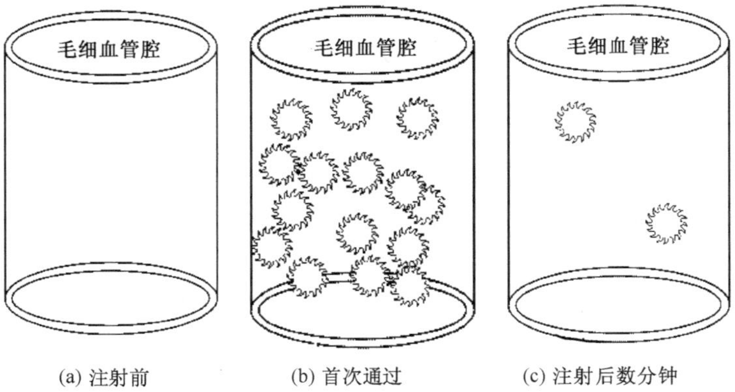

图 21-5 对比剂团(顺磁性离子/粒子)在毛细血管中的分布

2. 信号强度-时间曲线与浓度-时间曲线

注入的对比剂团块通过微血管系统时将导致 NMR 信号幅度的变化。引起这一变化的途径有两条，即磁化率效应和 T_1 的改变。早期主要集中于磁化率效应的研究，后来又开展了对 T_1 效应的观察。在磁化率效应的研究中总是假设对比剂的血液浓度和横向弛豫率之间存在如式(21-11)所示的线性关系。

图 21-6 是通过动态磁化率对比度实验获取的一条典型信号强度-时间曲线(图中实线)。这一曲线很容易转化为浓度-时间曲线(图中虚线)。对浓度-时间曲线进行一番对比剂再循环校正(常用伽马变量函数法)，就得到真正反映组织对比剂浓度变化的关系曲线。图 21-6 所示曲线为团块示踪灌注成像的依据，因为从浓度-时间曲线可计算出 rCBF、rCBV 和 rMTT 等主要的血液动力学指标。

磁化率对比现象是由高浓度顺磁性对比剂所引起，它将在对比剂首次通过后迅速消失(对比剂稀释之故)。因此，需要快速成像技术来捕捉对比剂的转运过程。也就是说，信号强度-时间曲线的测量需要高时间分辨率，各种动态团块示踪方法的开发也依赖于快速 T_1、T_2 和 T_2^* 加权成像技术。因此，许多快速采集方案如梯度回波、钥孔成像、EPI 序列、螺旋扫描等均可用于对比剂检测。在这些技术中，由于 EPI 具有高 SNR 和高时间分辨率的双重特点，已成为监测团块注射的标准方法。螺旋采集技术对运动伪影的敏感性较低，因而也是一种好的选择。无论采用何种技术，序列的参数选择也非常重要。

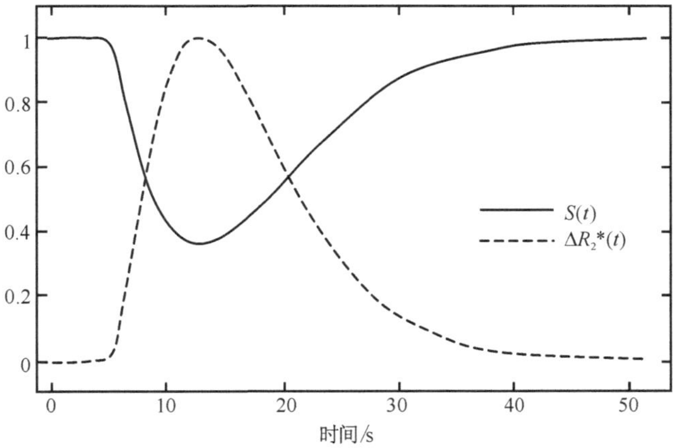

图 21-6　对比剂团块对 NMR 信号幅度 $S(t)$的影响
（动态磁化率对比度实验）

为了确定 CBV 或 CBF，必须将测量得到的信号强度-时间曲线转变为组织浓度-时间曲线。理论推导和经验都证明，一个体素中信号衰减的程度决定于数据采集时该体素中的对比剂含量，而它又取决于注入的对比剂浓度和组织内血管的容积(脑血容量)。

图 21-7(a)和图 21-7(b)分别为实际灌注成像实验中获得的信号-时间曲线和 ΔR_2-时间曲线例。数据采集自正常受试者脑灰质的感兴趣体素。在图 21-7(a)中，误差线表示感兴趣体素统计值的标准差，箭头所指为曲线上的标志点，其中：A 为基线位置，表示对比剂到达前的信号水平；B 是对比剂的到达点(如果基准状态下信号点取得太少或基线上的点变异太大，则真正的对比剂到达点就难以确定)；C 为信号峰值，代表对比剂的最高浓度(此后随着对比剂团的流出，信号逐渐恢复正常)；D 是由对比剂循环而引起的第二个小信号峰；E 为团注结束后短时间内信号的基础强度，它稍低于注射前的基线

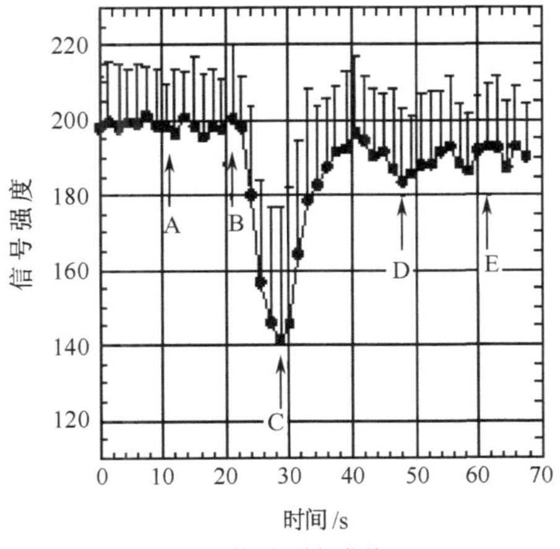

(a)信号-时间曲线

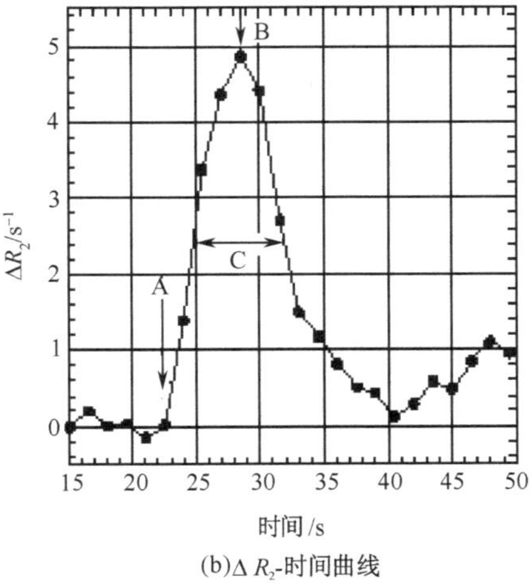

(b)Δ R_2-时间曲线

图 21-7　正常受试者灌注成像实验中某一体素的
动态时间序列图像数据处理结果

水平(对比剂浓度依然存在，因而血管内外空间尚有一定磁化率差，导致很小的信号损失)。图 21-7(b)由图 21-7(a)转变而来，图中 A 和 B 仍分别为对比剂到达时间和信号最大值点。我们看到，由于 R_2 越大表示 T_2 越短、信号损失越多，故与图 21-7(a)相比，这里的信号曲线是反相的。图中 C 为信号波形的半高宽(FWHM，full width at half maximum)。另外，大约 48s 后图中又可见第二次循环峰。

图 21-7(b)信号曲线下的面积即为血容量。如果动脉输入函数已知，还可从中求出有关血流的信息(这一问题下面还要讨论)。由此看出，这种用 MRI“可见”的示踪剂测量浓度的方法与核医学中使用的示踪方法非常类似。与传统核医学不同的是，MRI 中信号变化的程度取决于示踪剂的磁化率效应且与使用的信号采集技术密切相关。

为说明问题，习惯上将注入并使对比剂在动脉内出现时间依赖性分布 $C_a(t)$的非扩散型示踪剂团块称为动脉输入函数(AIF，arterial input function)。下面导出从 AIF 和组织示踪剂浓度 $C_t(t)$中计算 CBF、CBV 和 MTT 的公式。

3. CBV 的测量

对比剂注入后很快到达脑血管并导致相应区域的信号损失。对比剂团的转运速度非常之快，因而必须采用快速成像技术来捕捉首次通过的对比剂团(至少每1.5s 采集一幅图像)。常用的序列有 FLASH 和 EPI 等。同时检测出感兴趣区动脉和组织的浓度曲线，则 CBV 为组织浓度-时间曲线下面积与动脉浓度-时间曲线下面积之比。即

$$\mathrm{CBV} = \frac{\int_{-\infty}^{+\infty} C_t(t)\mathrm{d}t}{\int_{-\infty}^{+\infty} C_a(t)\mathrm{d}t} \tag{21-13}$$

用动态磁化率对比度 MRI 方法测量动脉对比剂浓度是很困难的，因而通常假设到达组织的所有动脉中均具有相同的浓度曲线，这样式(21-13)中的分母在一定范围内是恒定不变的。

rCBV 有两种表示法，分别称为相对 rCBV(relative rCBV)和绝对 rCBV(absolute rCBV)。前者等于组织浓度-时间曲线下的面积，而后者则通过测量一个主要血管周围或内部的信号变化来估计。另外，在使用血浆示踪剂的实验中，由于 Hct 随血管直径而变，从式(21-13)计算所得 CBV 值还必须乘以一个校正因子即$(1-\mathrm{Hct}_{lv})/(1-\mathrm{Hct}_{bc})$进行校正。

4. 传递函数和 MTT 的测量

图 21-8 是理想对比剂团通过组织的示意图。该图表示：在 $t=0$ 时刻，一个理想对比剂团(类似于 δ 函数的输入)注入一个组织单元的血流中；示踪剂随血流经动脉、毛细血管和小静脉，最后通过静脉离开组织血管。为定量描述这一过程，将与对比剂转运时间相关的概率密度函数定义为传递函数，并用 $h(t)$表示。对于一个有限间期的动脉输入 $C_a(t)$，其静脉输出端的示踪剂浓度 $C_v(t)$为局部传递函数与动脉输入函数的卷积，即

$$C_v(t) = C_a(t) * h(t) = \mathrm{CBF}\int_0^t C_a(\tau)h(t-\tau)\mathrm{d}\tau \tag{21-14}$$

式中，"＊"表示卷积运算。示踪剂微粒的平均转移时间 MTT 被定义为传递函数的一阶矩，即

$$\mathrm{MTT}=\frac{\int_{-\infty}^{+\infty}\tau h(\tau)\mathrm{d}\tau}{\int_{-\infty}^{+\infty}h(\tau)\mathrm{d}\tau} \tag{21-15}$$

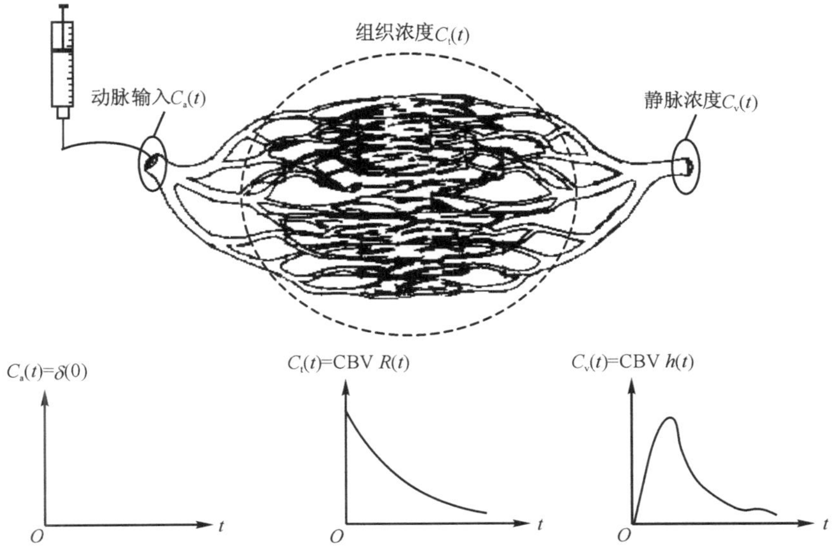

图 21-8　理想团块注射的输入函数及其响应

利用血管内示踪剂测量转移时间时，区别 MTT 和组织浓度-时间曲线的一阶矩是至关重要的。因此，MTT 的计算需要传递函数的知识。

5. CBF 的测量

通常将理想团块注射结束后 t 时刻组织中尚存的示踪剂比例用剩余函数（residue function）$R(t)$加以描述。它是以传递函数的形式定义的，即

$$R(t)=\left[1-\int_0^t h(\tau)\mathrm{d}\tau\right] \tag{21-16}$$

我们注意到，$R(t)$从 $t\geqslant 0$ 开始衰减、$t=\infty$时成为零，可见存在 $R(0)=1$ 和 $R(\infty)=0$，即 $R(t)$为正数。

如图 21-8 所示，这时感兴趣区组织中的对比剂浓度可写为

$$C_t(t)=\mathrm{CBF}\int_0^t C_a(\tau)R(t-\tau)\mathrm{d}\tau \tag{21-17}$$

式(21-17)表明，组织的浓度-时间曲线是脉冲响应函数 CBF× $R(t)$与动脉输入函数 $C_a(t)$的卷积。换言之，由于 $R(0)=1$，反卷积后浓度-时间曲线的初始高度等于流量 CBF。

为了从式(21-17)得到 CBF，必须对组织的浓度-时间曲线求反积分。而这一逆问题是 $C_a(t)$和 $C_t(t)$测量中一个极为棘手的问题，因为一方面 AIF 的确定很困难，另一方

面反积分过程对噪声很敏感。现在主要通过建模和非建模两类方法来求解式(21-17)：建模法(model-dependent approach)选用一定的解析表达式来描述剩余函数的形状；非建模法(model-independent approach)直接对图像的每个体素反卷积，以便从中解出脉冲响应函数。这里简单叙述非建模法的求解思路。

非建模算法是通过标准的数学反卷积算法如变换法或线性代数法来求解式(21-17)的脉冲响应函数的。例如，利用傅里叶变换，式(21-17)可重写为

$$F[\mathrm{CBF}\cdot R(t)*C_a(t)]=F[C_t(t)]\Rightarrow \mathrm{CBF}\cdot R(t)=F^{-1}\left\{\frac{F[C_t(t)]}{F[C_a(t)]}\right\} \tag{21-18}$$

式中，F 和 F^{-1} 分别表示离散傅里叶变换和离散傅里叶反变换。

在线性代数法中，式(21-17)可写为矩阵形式。设对比剂的组织浓度和动脉浓度是以等间隔的时间点测量的，即其采样时间依次为：t_1，$t_2=t_1+\Delta t$，…，t_n，则在时间 t_j 处的组织浓度 $C_t(t_j)$ 的矩阵表达式为

$$C_t(t_j)=\mathrm{CBF}\int_0^{t_j}C_a(\tau)R(t_j-\tau)\mathrm{d}\tau\approx \mathrm{CBF}\Delta t\sum_{i=0}^{j}C_a(t_i)R(t_j-t_i) \tag{21-19}$$

式(21-19)可进一步写为

$$\begin{bmatrix}C_t(t_1)\\C_t(t_2)\\\cdots\\C_t(t_n)\end{bmatrix}=\mathrm{CBF}\cdot\Delta t\begin{bmatrix}C_a(t_1) & 0 & \cdots & 0\\C_a(t_2) & C_a(t_1) & \cdots & \cdots\\\cdots & \cdots & \cdots & \cdots\\C_a(t_n) & C_a(t_{n-1}) & \cdots & C_a(t_1)\end{bmatrix}\begin{bmatrix}R_t(t_1)\\R_t(t_2)\\\cdots\\R_t(t_n)\end{bmatrix} \tag{21-20}$$

从理论上说，式(21-20)即可被用来求解 CBV $R(t)$。

在求式(21-18)和式(21-20)的稳态解之前，还必须采用一定实验技术来最大限度地压制噪声。对于傅里叶变换，要在不损失生理信息的条件下应用低通滤波器滤除高频噪声；对于式(21-20)所示的矩阵，常用规则化(强迫其解接近一先验值或满足用户所定义的某种条件等)或奇异值分解的办法来降噪。

傅里叶变换法固有的缺点是其剩余函数在 $t=0$ 处不连续，这是因为存在 $\lim\limits_{t\to 0^+}R(t)=0$ 和 $\lim\limits_{t\to 0^-}R(t)=1$ 之故。在转换数据中，此不连续主要以高频形式出现且很容易被后面的高频滤波去除。理论上讲，这将使血管结构的估计出现偏差并最终导致 CBF 被高估。尽管如此，傅里叶变换法仍具有较大吸引力，这是因为它对动脉输入函数和组织反应间的任何延迟都比较敏感，而这正是脑血管病可能出现的情况。对正常受试者的初步研究表明，与奇异值分解法相比，傅里叶变换在 rCBF 估计中对血管结构的依赖性所引起的误差并不明显。

在线性代数法中，结果的规则化既依赖于 SNR 也依赖于 rCBF。但是，奇异值分解反卷积法与血管结构和 CBV 没有明显的相关性，这就有可能在临床 EPI 成像的 SNR 条件下取得足够精确的 CBF 估计值。线性代数法的主要缺点是组织示踪剂的到达与动脉输入函数相比有延迟的情况下具有低估血流的可能。

非建模方法可较好地反映示踪剂的延迟到达，但它不能区别示踪剂在毛细血管床中停留时的散布：大血管中的散布将被解释为漫血流，尽管这时真正的组织血流正常。这

是非建模方法所无法克服的缺陷。在采用建模方法时，选择适当表达示踪剂转移和滞留的数学模型至关重要，否则计算所得血流值将出现偏差。大多数研究均采用指数剩余量模型。建立这种模型的前提是将微血管系统假设为单一的、混合充分的隔室。

二、动态磁化率对比技术

目前大部分团块示踪法灌注研究都应用动态磁化率对比度(DSC，dynamic susceptibility contrast)成像机制。通常的做法是，先采用一个 T_2^* 加权的成像序列采集动态图像，并得出每个体素的信号-时间曲线，然后将对应的信号强度转换为对比剂浓度的相对量，应用的关系式为

$$C(t)=-\frac{k}{\mathrm{TE}}\ln\left[\frac{S(t)}{S(0)}\right] \tag{21-21}$$

式中，TE 为序列的回波时间；k 为一个未知的比例常数；$S(0)$为注射对比剂前测量的参考信号。为消除示踪剂再循环对测量信号的影响，还需对浓度-时间曲线进行一定的校正。对于灌注的定量测量，必须选择一个包括大血管或围绕大血管的体素之信号来估算 AIF，再根据式(21-13)和式(21-17)计算 CBV 和 CBF。

式(21-21)所示的 $C(t)$表达式是在序列无任何 T_1 加权的基础之上导出的。因此，测量时必须采用长 TR 的扫描方案，而这又与高时间分辨率的需求相矛盾。一种变通的办法是先用多回波来获取 $R_2^*(t)$图像，并按下式计算 $\Delta R_2^*(t)$

$$\Delta R_2^*(t)=R_2^*(t)-R_2^*(0) \tag{21-22}$$

为便于不同个体间测量结果的比较，能计算出绝对 CBV、MTT 和 CBF 值更好。但是，求这些指标的绝对量是很困难的，而且其技术还需不断改进。目前，用相对量表示的团块示踪测量指标已被用在基础生物学和功能成像的研究中，并逐步进入医疗临床。

DSC 测量或数据处理一般按下述步骤进行：从获得的时间序列数据组计算 $\Delta R_2^*(t)$曲线，并假设它与 $C_t(t)$成比例；与 γ 变量函数进行拟合(再循环校正)；计算各种以相对量表示的血液动力学指标。这里给出相关的计算公式。

假设整个层面的 AIF 相同，则相对 rCBV 指数 $\mathrm{rCBV_{index}}$为

$$\mathrm{rCBV_{index}}=\int_0^t\Delta R_2^*(\tau)\mathrm{d}\tau \tag{21-23}$$

利用 $\Delta R_2^*(t)$曲线，按下式计算 rMTT 的指数 $\mathrm{rMTT_{index}}$(不需要 AIF)

$$\mathrm{rMTT_{index}}=\frac{\int_0^t\tau\Delta R_2^*(\tau)\mathrm{d}\tau}{\int_0^t\Delta R_2^*(\tau)\mathrm{d}\tau} \tag{21-24}$$

式(21-24)是一个实用的计算式。由此可得 rCBF 指数 $\mathrm{rCBF_{index}}$的计算式，即

$$\mathrm{rCBF_{index}}=\frac{\mathrm{rCBV_{index}}}{\mathrm{rMTT_{index}}} \tag{21-25}$$

图 21-9 所示即为一组用对比剂团块注射动态磁化率技术获得的血液灌注图像(缺血性脑水肿病人)。其中，图 21-9(a)为典型的 T_2 加权像，图 21-9(b)～图 21-9(d)分别为 rCBV 指数图、rMTT 指数图和 rCBF 指数图。可见图中的指标均是以相对量表示的。

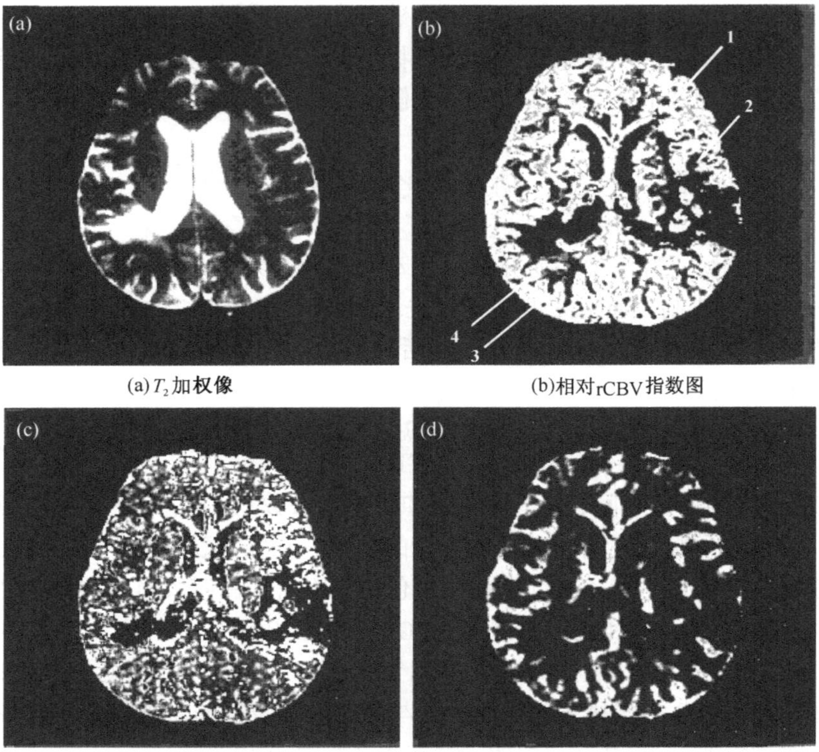

(a) T_2加权像　(b)相对rCBV指数图

(c)相对rMTT指数图　(d)相对rCBF 指数图

图 21-9 团块注射动态磁化率对比度(DSC，dynamic susceptibility contrast)灌注图像(缺血性脑水肿病人)

尽管从 $\Delta R_2^*(t)$曲线直接计算所得指标 $rMTT_{index}$并不等于 CBV/CBF，但由图 21-9(c)可见，它仍能较好地表达血管生理状况，并为不同区域间的 rCBF 提供一个较为满意的估计。

分析由式(21-23)～式(21-25)获得的扩散指数图(perfusion index map)时要注意的问题是，对于一个给定的 AIF，rCBF 的降低将使 $\Delta R_2^*(t)$曲线向外扩展(幅度保持不变)。这实际上意味着 SNR 的降低。同时，由于受观察窗的限制，$\Delta R_2^*(t)$就有被截断的可能，这时结果的精度将受到影响。下面通过图 21-10 来加深对这一问题的理解。

图 21-10 为 4 幅测量自缺血性水肿病人不同脑区的 $R_2^*(t)$曲线(实线为伽马变量拟合曲线)。其中：图 21-10(a)测量自靠近血管的体素[图 21-9(b)箭头 1 所指处]，所得 $R_2^*(t)$曲线的 SNR 很高；图 21-10(b)测量自缺血性水肿周围的体素[图 21-9(b)箭头 2 所指处)，与图 21-10(a)相比，所得 $R_2^*(t)$曲线的幅度已大大降低(注意不同的纵坐标)，这可能是 rCBF 减少的结果，也可能是相对 rCBF 降低的缘故，还可能二者兼而有之(上述三者常常不易区分)；图 21-10(c)测量自损伤区周围的体素[图 21-9(b)箭头 3 所指处]，此处不仅所得 $R_2^*(t)$曲线的幅度降低，SNR 也同时降低，以至于无法精确估计 $R_2^*(t)$曲线的幅度(注意曲线的截断)；图 21-10(d)测量自损伤区内部的体素[图 21-9(b)箭头 4 所指处]，由于 SNR 极差，此处实际上已无法观察到对比剂团的通过效应，

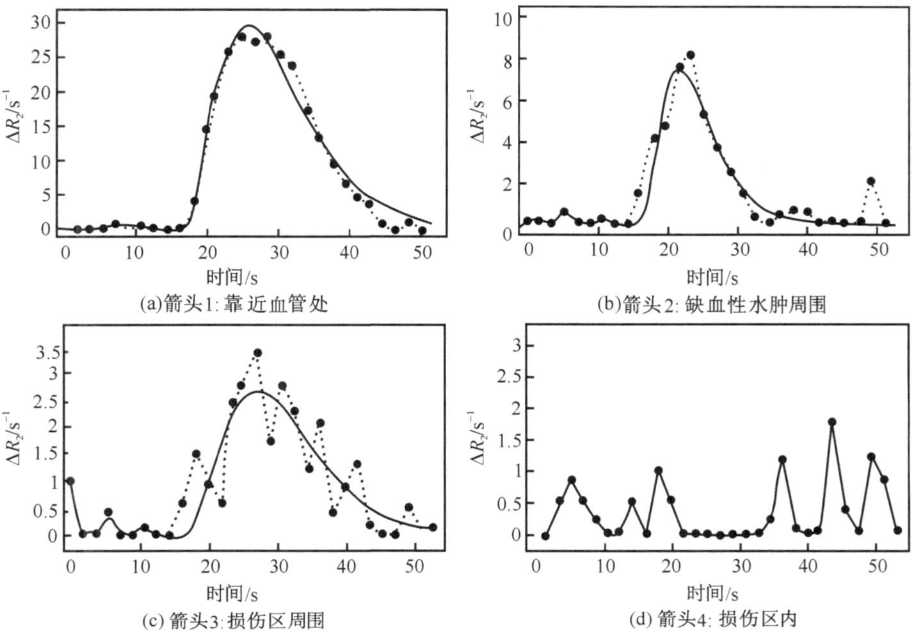

图 21-10　缺血性水肿病人不同脑区[图 21-9(b)中箭头 1～4 所指处]磁化率团块示踪曲线 $R_2^*(t)$(实线为拟合曲线，注意各图纵坐标不同)

这正好揭示损伤区无任何血流的事实。

需要强调的是，对于脑组织，对比剂首次通过时 R_2^* 的变化是血管外质子所致，而对于小血容量的组织来说顺磁性对比剂的浓度与 R_2^* 的变化呈线性关系。在血液中，R_2^* 的变化则是由红细胞和血浆间的磁化率差所引起的。对比剂的 R_2 弛豫率变化同上。另外，只有在 BBB 完整的条件下，上述动态方法才能提供精确的扩散参数。也就是说，BBB 的损伤将导致 CBV 和 CBF 测量结果的错误。

三、动态弛豫率对比技术

动态弛豫率对比度(DRC，dynamic relaxivity contrast)技术是用 T_1 加权的扫描序列采集动态数据并利用 T_1 的变化来确定 CBV 的。由于这种方法假设血管内外隔室间水的交换可以忽略，因而 NMR 信号可表达为

$$S(t) = S_{\text{extra V}} - S_{\text{intra V}}(t) \tag{21-26}$$

式中，$S_{\text{extra V}}$和 $S_{\text{intra V}}(t)$分别为血管外和血管内的信号。又设 $S_{\text{extra V}}$与时间无关，则仅来自于血液的信号变化量为

$$\Delta S(t) = S(t) - S(0) = S_{\text{intra V}}(t) - S_{\text{intra V}}(0) \tag{21-27}$$

与 DSC 方法相同，须再将上述信号强度转变为对比剂的相对浓度。设对比剂注射前、后血液水的纵向弛豫率分别为 $R_{1\text{ pre}}$和 $R_{1\text{ post}}$，则根据式(21-9)可知纵向弛豫率的变化量 ΔR_1 与血液中的对比剂浓度线性相关，并有

$$\Delta R_1 = \Delta R_{1\,\mathrm{post}} - \Delta R_{1\,\mathrm{pre}} \tag{21-28}$$

采用反转恢复或饱和恢复的快速成像技术时，长 T_1 组织的图像信号强度与 R_1 线性相关，但由于信号饱和之故，短 T_1 组织的信号和对比剂浓度的相关性变差。这时，可通过信号与弛豫率的关系用分析法获得对比剂浓度。

有人将 T_1 团块注射技术测得的 CBV 和 CBF 与 SPECT 的测量结果进行了比较，且通过重复实验证明二者的测量值具有很好的重复性。还有人将 T_1 和 T_2^* 两种对比度的动态测量结果进行了比较。结果发现，T_1 法对 CBV 的量化更好，但在多层采集中 T_2^* 法的速度更快，因而后者更有临床应用价值。

四、团块注射灌注成像的序列及其参数

为了捕捉对比剂快速通过(10s 左右)时的最大浓度信号，灌注成像必须采用快速成像技术。常将可用的序列分为非 EPI 和 EPI 两大类。

非 EPI 序列主要指各种 T_2^* 加权的梯度回波类序列，如 FLASH。利用这类序列便可在常规的 MRI 系统(指无 EPI 功能的系统)中开展灌注成像研究。但是，由于成像速度不够快，只能采用单层面的成像方式。数据采集使用临床成像用头线圈，并按横轴位定位扫描，其成像基本参数如下：TR 为 25～35ms、TE 为 15～25ms、翻转角取 10°～20°、FOV 为 200～250mm、成像矩阵选 128×64 和层厚取 4～8mm。通过序列优化应使每幅图像的采集时间小于 2s。

EPI 是最适合进行灌注成像的序列。它有自旋回波和梯度回波之分，两者均可进行灌注成像，但最终图像有所不同。相比之下，T_2 加权的自旋回波 EPI 序列对微血管的敏感性比 T_2^* 加权的梯度回波 EPI 序列更高，这使自旋回波技术在灌注成像中占据了更加重要的位置。灌注成像中 NMR 信号是被微血管即毛细血管中的对比剂所加权的信号，而不是整个血管空间。据资料，灰质和白质中的血容量分别为 4%和 2%左右，而坏死组织和脑脊液中的这一指标为零。因此，除了大血管等血容量占 100%的体素之外，用自旋回波技术从其他体素中区分 4、2 和 0 是容易的。这种微血管敏感性在肿瘤研究中非常有意义，因为肿瘤的微循环很特殊。也就是说，在检测微循环的灌注中，自旋回波技术的特异性将大大提高。这就是几乎所有灌注成像研究都采用自旋回波 EPI 的原因。自旋回波 EPI 的缺点是 SNR 有所降低，因而需要注射较大剂量的对比剂。

图 21-11 是自旋回波 EPI 和梯度回波 EPI 所获图像的比较。可以看出，在自旋回波 EPI 序列的图像(图中上排)中灰质和白质要比梯度回波 EPI 图像(图中下排)容易区分，且其皮层血管不是非常明显，使我们能够观察到脑实质更加细微的变化。另外，由于受试者口腔中牙科材料的影响，梯度回波像前部出现了明显的磁化率伪影。图像后处理时噪声水平的选择使这一伪影更加突出。

由于多激发的序列容易丧失最佳采样时机，故灌注成像最好采用单击发的自旋回波 EPI 序列来获取多层图像。数据采集仍使用常规头线圈。典型的体素参数为：FOV 取 200～250mm、成像矩阵为 128×64～128×128、层厚 4～8mm。如果选用 1400～2000ms 的 TR、60～75ms 的 TE，则可得到约每层 1s 的时间分辨率，这样便能在 1min 内捕捉对比剂的首次通过过程。表 21-4 和表 21-5 分别对 EPI 序列灌注成像的参数取值

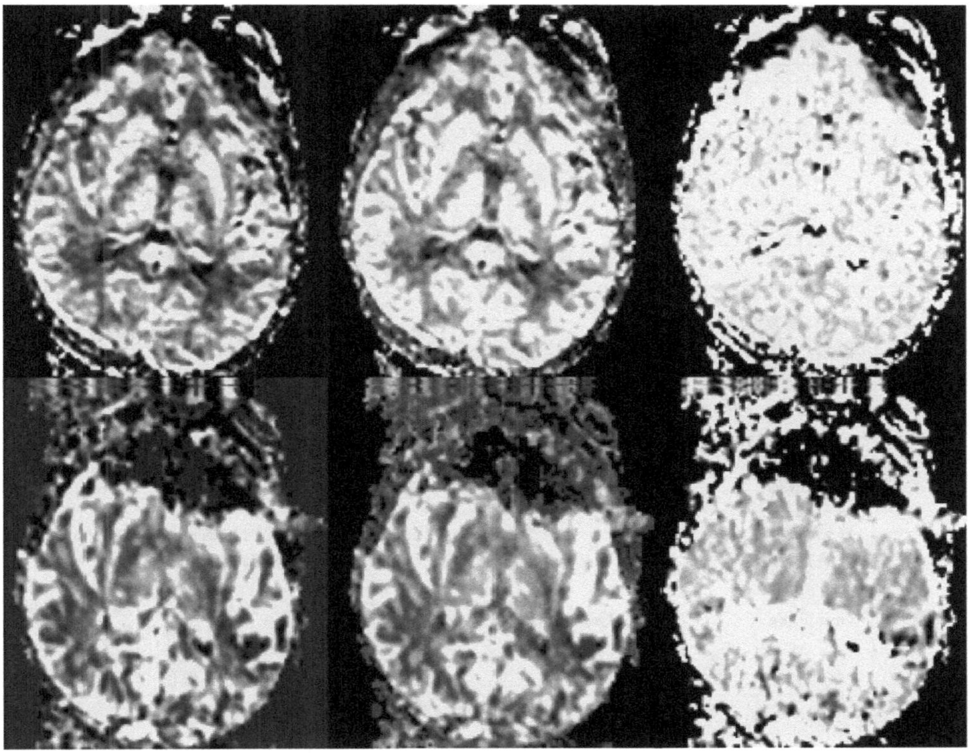

图 21-11　自旋回波 EPI(上排)和梯度回波 EPI(下排)灌注图像的比较

范围(包括注意事项)和对比剂的注射方法进行了小结。

表 21-4　EPI 序列灌注成像的序列参数取值及注意事项

参数	典型值	参数取值范围	说　明
TR	1500ms	1000～2000ms	TR＞2s 时所获 CBF 图失去意义(无足够时间采集对比剂首次通过)；TR＜1.5s 时层数下降至 10 以下
TE	65ms	50～80ms	根据 T_2 和 T_2^* 选取。一般应取 TE＝ T_2(约 50ms)。
FOV	20cm×20cm	(20×20)cm～(24×24)cm	根据需要确定
矩阵	128×128	64×64～256×256	一般不用多击发序列，因对比剂通过太快，以免丧失采样时机。矩阵也不宜太大，以免单个体素的 SNR 受其影响
层厚	6mm	5～10mm	厚层面 SNR 高，但部分容积效应加重。取 10 层 10mm 的层面已能覆盖大部分脑区且有满意的 SNR
层间距	1mm 或隔层	0～10mm	增加层间距既能减少层间交叉影响，又可扩大覆盖范围
图像重复次数	45	32～80	对比剂团仅能在十多幅图像中显示，但有必要采集更多层面作为基础图像；基础图像越多基线越稳，从而越有利于提高 SNR

续表

参数	典型值	参数取值范围	说　明
舍弃的图像数	2	0～4	TR＝1.5s 时图像中仍存在 T_1 效应，它起与信号损失同样的作用，故在灌注图计算之前应先舍弃最初的两幅图像(尽管有可能丢失部分有用信息)
层数	11	5～20	更多层数需要更长的 TR；TR 太长时将损失稳定状态的单位时间 SNR 并影响对比剂团的采集。通常取 TR＝1.5s 时机器允许的最大层数
总采集时间	TR×重复的图像数	30s～3min	决定于选取的层数、每层的重复图像数及 TR

表 21-5　EPI 序列灌注成像中对比剂的注射方法及注意事项

参数	典型值	参数取值范围	说　明
注射时间	数据采集开始后 10s	5～30s	对比剂通过肺和心脏到达脑的时间为 10s；团块的持续时间为 5～10s，经肺时有可能被加宽
对比剂用量	2mmol/kg	0.05～0.4mmol/kg	用量越大越有利于提高 SNR。1.5T 机器可检出 0.1mmol/kg 剂量；3.0T 机器等剂量更加敏感
注射速率	5ml/s	2～5ml/s	太宽的对比剂团不能产生有效的 T_2 和 T_2^* 变化，因为所需浓度未必达到
缓冲用盐水量	25ml	10～30ml	注射盐水的目的是将对比剂冲出上臂和肺并使其全部到达脑
盐水注射速率	5ml/s	5ml/s	

五、数据后处理

图像数据的采集仅为灌注成像的第一步，此后还要通过后处理环节分析和创建以血液动力学指标表达的图像即真正的血液灌注图(perfusion map)。因此，数据后处理是灌注成像非常重要的一步。过去灌注成像的主要问题有缺乏统一的处理方法、MRI 设备生产厂家不提供后处理软件包以及图像的格式及交换不方便等方面。现在，随着 DICOM 标准的普及和各种软件包的推出，这种情况正在发生改变。由于文件格式、头信息、归档等问题已经解决，用户便可将全部精力集中在临床应用方面。在这种情况下，一旦获得了原始 EPI 图像数据，就可很快得到以血液动力学指标表示的功能图像。一般说来，产生灌注图像的大多数算法及软件只要求用户输入几个关键数据如有关对比剂团开始到达、峰值信号出现的时间等信息，此后处理可自动完成。但是，CBF 图的产生需要动脉输入函数，故要求用户选择一组合适的体素先解出 AIF 而后计算之。下面通过 CBV、CBF 和 MTT 等参数图的形成过程来介绍数据后处理的步骤。

1. 检查数据

作为准备工作，在生成血液动力学图之前最好对原始数据进行粗略检查或者初步分析，检查内容有：原始图像是否受运动伪影影响、是否出现扫描失败现象、对比剂转运过程是否出错以及有无影响数据分析的其他技术因素等。运动伪影是使原始图像作废的最常见原因。

2. 获取原始参数(各体素的信号-时间曲线)

对比剂注射后给定体素中的对比剂浓度将随时间而发生变化。采集的 NMR 信号大约与 R_2、ΔR_2 和对比剂浓度成线性关系。因此，可通过信号的百分变化率来得到浓度时间曲线。为了获取给定体素的信号-时间曲线，必须在基准图像和与最大信号变化时间相对应的动态图像上分别取一感兴趣区(同一层面同一位置)进行计算。图 21-12 为体素选择示意图。从脑灰质体素获得的典型信号曲线如图 21-7(a)所示。

上述信号曲线的计算需要相关的图像显示和处理软件，这种软件应能将每个层面 40 幅以上的动态图像作为整体即一个时间序列来处理。

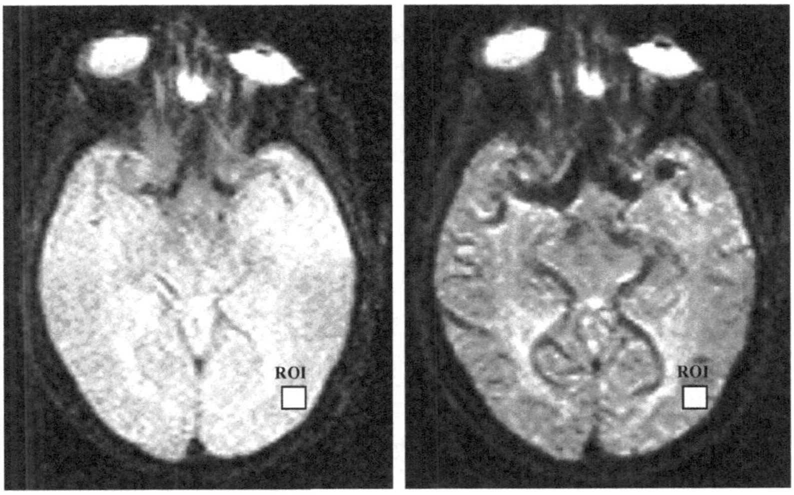

(a) 基准图像的感兴趣区　　(b) 动态图像的感兴趣区

图 21-12　灌注成像的数据后处理——感兴趣区的选择

3. 分析信号-时间曲线

在进一步处理数据之前，有必要选用一个样本对其特性进行简单分析。满意的灌注数据组(以信号-时间曲线表示)应在稳定的基线[图 21-7(a)，箭头 A]后出现清晰的对比剂团到达点[图 21-7(a)，箭头 B]。信号幅度下降的典型值应在 20%～30%之间或 30%以上[图 21-7(a)，箭头 C]，且信号衰减时程很短。另外，信号-时间曲线中对比剂团再循环引起的第二个小信号降也应清晰可见[图 21-7(a)，箭头 D]；由于血管内的剩余对比剂还会产生少量磁化率效应，此后信号还有少许降低[与注射前的基线相比在百分之几的量级，图 21-7(a)，箭头 E]。有经验的研究者应能很快从信号-时间曲线中作出数据是否满意的判断。与实验有关的一切技术问题均会反映在曲线中。

信号-时间曲线很容易转换为浓度-时间曲线和 ΔR_2 或 ΔR_2^*-时间曲线。

4. 创建 CBV 图

CBV 图(CBV map)是最容易创建的灌注图之一。对每个体素的 ΔR_2 或 ΔR_2^*-时间曲线进行积分运算(求曲线下面积)即可产生正比于每个体素 CBV 的值，这一点与核医学中采用的标准示踪实验完全相同。产生 CBV 图之前，还必须确定基线的起止时间点：只要输入这些时间变量，计算机将自动计算出所有体素的 ΔR_2 或 ΔR_2^*。实用的 ΔR_2 的计算公式为

$$\Delta R_2 = -\frac{1}{\mathrm{TE}}\ln\left(\frac{S}{S_0}\right) \tag{21-29}$$

该曲线下的面积即为所需的血容量，即

$$\mathrm{CBV} \approx \int_0^{\infty} \Delta R_2(t)\,\mathrm{d}t \tag{21-30}$$

式(21-30)表示从 $0 \to \infty$ 的不定积分，表明无论时间多长，注射后的图像总是 CBV 加权的。通常取数据采集的结束时间为积分上限。但是，如果发现被检者的 BBB 破坏(可借助对比剂注射结束后不久的 T_1 加权像)或事先已知其不完整，则应将此积分限缩短至对比剂团刚刚通过为止[图 21-7(a)中箭头 D 之前]，以便将 BBB 泄漏的影响降至最低。

5. 创建 CBF 图

我们已经知道，CBF 与动脉输入函数 AIF 有关。因此，创建 CBF 图(CBF map)的第一步就是确定 AIF。实际上可将 AIF 看成当对比剂通过与感兴趣组织相关联的一条动脉时的定时信息。它也是一个数据组或数据表。实践中，AIF 即式(21-17)中的 $C_a(t)$ 是通过在图像平面内选取一个比较大的血管如一侧的大脑中动脉(MCA，middle cerebral artery)，然后检查其附近的体素来决定的。

测量 AIF 时，为什么在大血管附近选取一定的体素而不是在大血管内选取？这一问题要同血液的流动效应联系起来回答。我们知道，信号变化与组织中对比剂含量相关是示踪剂动力学的基本假设之一。毫无疑问，这一假设在脑实质中是成立的，但它在血管中如 MCA 内不成立。由于血液的流动，血管内的信号已经很低，对比剂的通过只能使其更低，但这种信号下降与对比剂浓度不成比例。因此，为了估计通过血管的对比剂量，只能在血管外附近如 MCA 周围选择检测体素(这些体素仅受由内向外扩散的磁化率或/和透过动脉的对比剂的影响)。大血管内信号变化与浓度缺乏相关性的另一重要原因，是磁化率的改变所致信号变化量具有角度依赖性。

从用户的角度看，CBF 图的创建比较简单，即只要为计算机软件提供确定 AIF 的 ROI 以及对比剂首次通过的结束时间(以排除再循环的影响)两方面的信息，CBF 便可自动创建。下面进一步举例说明 CBF 图的产生过程。

图 21-13 是为计算 AIF 在 MCA 附近选取感兴趣区的例子，其中图 21-13(a)和图 21-13(b)为同一层面但采集自不同时间(分别为注射前和信号峰值时间)的两幅原始图像。我们注意到，尽管基础图像中的 AIF ROI(图中矩形框所示)取在右 MCA 的血液流空区外，但在对比剂团通过瞬间的图像中同一 ROI 又好像出现在了 MCA 的血液流空区

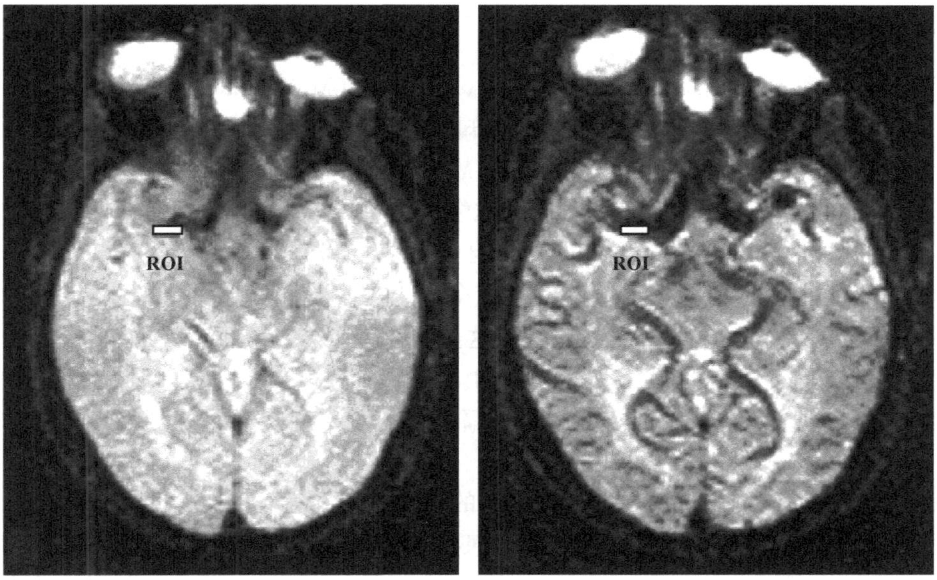

(a)基准图像中ROI的选取　(b)动态图像中ROI的选取

图 21-13　为计算动脉输入函数(AIF)在右大脑中动脉(MCA)旁选取 ROI

内。这正是磁化率效应的作用结果。图 21-14(a)即为所获 AIF。图中同时绘出了图 21-12 脑实质感兴趣区的信号-时间曲线(空心方块数据点)以便比较。由图可见，AIF 的信号降幅要比组织信号大得多，而且出现较早、宽度较窄，这符合一个典型动脉输入函数的特征。图 21-14(b)是由图 21-14(a)的 AIF 和脑组织信号-时间曲线转换而来的 ΔR_2-时间曲线，它仍是一个大幅度的窄脉冲。

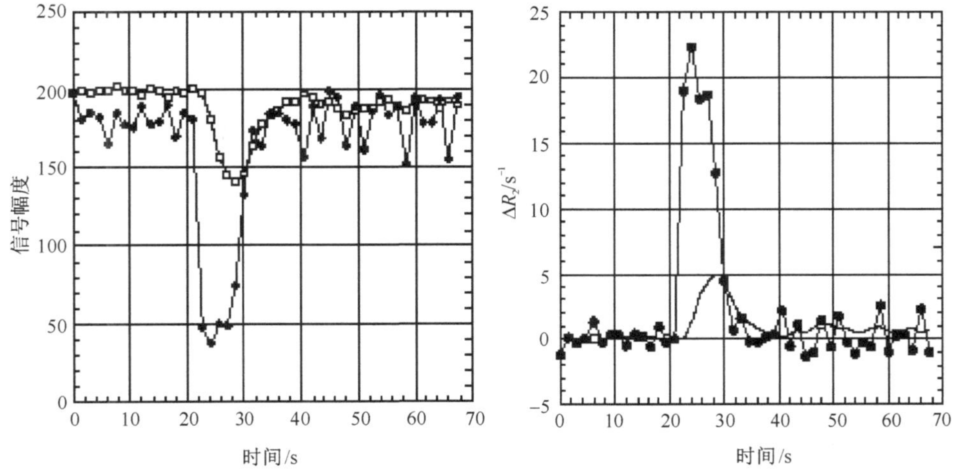

(a)AIF与灰质的信号-时间曲线　(b)AIF与灰质的 ΔR_2-时间曲线

图 21-14　大脑中动脉(MCA)的动脉输入函数(AIF)与灰质信号和 ΔR_2 的比较

6. 创建 MTT 图和其他时间图

在 CBV 图和 CBF 图均已创建的前提下，MTT 图（MTT map）很容易获得，因为根据中心容量定理（central volume theorem）可知 CBF＝CBV/MTT。值得注意的是，MTT 有时容易与组织浓度-时间曲线的宽度 FWHM[如图 21-7(b)中的 C 所示]相混淆，其实二者完全不同。例如，当对比剂注入速度放慢或存在颈动脉狭窄的情况下，FWHM 将会变宽而 CBV 和 CBF 可保持不变，MTT 自然就不会改变。

除 MTT 之外，还可根据临床需要生成多种“时间”图，如对比剂团到达时间图、信号峰值时刻图等。从计算角度看，获得这些特别时间点上的血液动力学指标图并不难，因而这类图在临床上已时有所用。例如，急性脑卒中既造成局部动脉输入函数的变化，又使 CBF 下降，如果在损伤区创建一幅延迟的对比剂到达图将可突出血液动力学的变化。

我们通过图 21-15 来说明数据处理技术的综合运用。病人患有右侧大脑中动脉狭窄症，图 21-15(a)为其 MRA 所见。图 21-15(b)和图 21-15(c)分别为该病人的总 CBV 图和对比剂到达时间的 MTT 图（以左侧 MCA 为参考计算 AIF），二者均无明显的灌注异常。但是，在图 21-15(d)所示对比剂高峰时间的 MTT 图和图 21-15(e)所示 AIF 图中，右脑的灌注异常却被充分显示，这是以健侧（左侧）MCA 作为参考创建图像的结果。如果在患侧（右侧）的 MCA 旁取 ROI 来计算 AIF，则又得到灌注正常的对比剂峰值时间

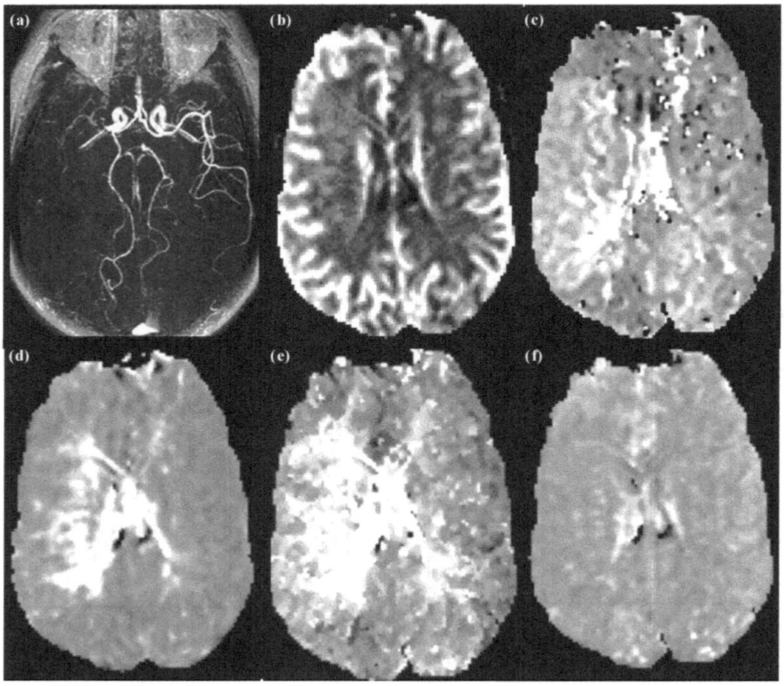

(a) MRA示右侧MCA狭窄　(b) 总CBV图　(c) 对比剂到达时间的MTT图
(d) 对比剂峰值时间的MTT图1　(e) AIF图　(f) 对比剂峰值时间的MTT图2

图 21-15　右侧中脑动脉（MCA）狭窄患者的不同血液动力学指标图

MTT 图，如图 21-15(f)所示。上述例子说明：①对比剂到达时间的 MTT 图对慢性灌注异常不敏感；②AIF ROI 的选取很重要，一般应取健侧 MCA 而不应选患侧 MCA 来计算 AIF；③根据需要创建不同血液动力学指标的功能图像或不同时间点上的图像有利于发现异常灌注信号。

六、血脑屏障破坏后的团块示踪灌注成像

团块示踪技术使用的是非扩散型对比剂，其先决条件为 BBB 完整无损。但是，许多中枢神经系统肿瘤以及多发性硬化症等脑疾病均可破坏 BBB，从而使进入脑血管内的标准钆螯合物对比剂漏入周围组织中。这将导致 CBV 的低估甚至灌注成像的失败。下面介绍 BBB 的重要性及其破坏后的灌注成像方法。

1. BBB 泄漏对血液灌注信号的影响

目前临床上大量使用的钆螯合物对比剂是典型的细胞外低分子质量(500～600D)化合物。它并无血管内空间特异性，因而会透过血管壁以维持血管内外的平衡。由于 BBB 可使低分子的顺磁性对比剂保持在血管腔内，与其他组织相比上述间隙平衡不是很明显，故可以利用其首次通过来进行灌注成像研究。在完整 BBB 的作用下，钆螯合物成为有效的 CNS 血管内对比剂。

如果将对比剂局限在血管内，它就只能使血池本身的 T_1 缩短或信号增强。与此同时，血管内的对比剂也能发挥明显的 T_2 缩短作用。也就是说，它能产生灌注成像赖以存在的同时作用于血管内和血管外的磁化率效应。如果 BBB 破坏，低分子质量的钆螯合物就会穿过 BBB 而进入血管外的隔室。这一变化将通过两个机制来抵消磁化率对比度。首先，它将削弱对比剂的隔室化分布，而隔室化是磁化率成像至关重要的因素；第二，血管外的少量钆便会导致组织 T_1 的明显缩短并能引起管外组织高达 96％的信号增长(它将抵消期望的磁化率效应信号)。由于存在上述两个互相促进的机制，即使低度的 BBB 泄漏也会使磁化率的检测失败。在最坏的情况之下，不仅检测不到血容量而且还可能出现负的血容量值。总之，BBB 泄漏后对比剂的 T_1 缩短特性将占据统治地位。

2. BBB 不完整时的灌注成像

BBB 受到破坏时仍可进行灌注成像，但必须设法补偿对比剂泄漏对测量结果的影响。

目前可见的补偿或变通方法共有三种。第一种是以镝或铁氧化物对比剂取代钆对比剂进行灌注成像。因为它们的 T_1 增强效应很弱，泄漏后对灌注信号干扰不大。但是，它将不可避免地影响到接着进行的、基于 T_1 增强的诊断成像，因而这种办法还不能普遍应用。第二种方法是所谓预注射法或本底(pre-dose)法。这是一种先用一定量的钆对比剂作为本底剂量饱和血管外间隙，以保证后续对比剂团首次通过时可被检出的方法。通常的做法是：在团块注射前 5～10min 以 0.025mmol/kg 或 0.05mmol/kg 的剂量进行预注射，并将剩余的 0.15～0.2mmol/kg 作为主注射以团块方式注入。这样，血管外空间组织的 T_1 可在本底钆的作用下提前缩短，从而当主对比剂团到达时已经不存在可继

续进行的纵向弛豫，即组织已全部进入饱和，等效于 T_1 增强已经发生。也就是说，这时不再有 T_2 缩短(导致信号降低)和 T_1 缩短(导致信号增强)之间的竞争。在 BBB 泄漏严重的情况下，预注射很小剂量的钆就会起到明显的 T_1 缩短作用。第三种方法是采用补偿或校正算法进行图像后处理。这类方法不仅可补偿 BBB 破坏对血液动力学指标的影响，还提供对血管渗透性的估计。有人又称其为建模方法。下面举例介绍这类算法。

3. BBB 不完整时的渗透性及其校正

当对比剂从血管向周围外空间泄漏时，它的总组织浓度 $C_t(t)$可被分解为血管内浓度 $C_{\text{intra V}}(t)$和血管外浓度 $C_{\text{extra V}}(t)$两部分，即

$$C_t(t) = C_{\text{extra V}}(t) + C_{\text{intra V}}(t) = k_1\int_0^t C_a(\tau)e^{-k_2(t-\tau)}d\tau + \text{CBF}\int_0^t C_a(\tau)R(t-\tau)d\tau \tag{21-31}$$

式中，k_1 和 k_2 分别为示踪剂从血液到组织和从组织到血液的单向清除率。设示踪剂的分布空间为 V_d，则 $k_2 = k_1/V_d$。对于大多数对比剂来说，V_d 为血管外空间和细胞外空间。式(21-31)的第二项是式(21-17)所示给定感兴趣空间血管内示踪剂的表达式，且它与第一项具有相似的形式。式中的 k_1 和 V_d(k_2 的一部分)分别与 CBF 和 CBV 相等。

已知当扩散性物质如氧通过毛细血管床时将被组织吸取。如果用 P 表示物质的渗透性、S 表示毛细血管内皮面积，则抽取分数 E(扩散物质一次通过期间被抽取的比例)可表示为

$$E = 1 - e^{-\left(\frac{PS}{\text{CBF}}\right)} \tag{21-32}$$

可以看出，当平均流量与 PS 相比非常小时，抽取分数约等于 1；当流量接近或大于 PS 时，抽取分数很小，表示抽取不完全。

由于抽取分数可定义为单向清除率除以组织血流量，式(21-32)可重新写为

$$k_1 = \text{CBF}\left[1 - e^{-\left(\frac{PS}{\text{CBF}}\right)}\right] \tag{21-33}$$

由式(21-33)可知，当 PS 比平均流量小很多时，对比剂向组织的转运受到血管通透性和表面积的限制，使 k_1 约等于 PS。也就是说，这种条件下 k_1 是对毛细血管表面积和通透性的度量。当 PS 比平均流量大得多时，对比剂的清除不依赖于渗透性。在流动受限的情况下，k_1 大约等于平均血流。

设式(21-33)的血管内对比剂浓度分量 $C_c(t)$与一个无泄漏之参考容积内的血管信号成正比，又设这一血管浓度为式(21-31)中血管外隔室的输入函数，同时设在对比剂团通过的短时间内反向扩散可以忽略即 $k_2=0$，则横向弛豫率的总变化 $\Delta R_{2,\text{total}}$可简化表示为

$$\Delta R_{2,\text{total}}(t) = A\int_0^t C_c(\tau)d\tau + BC_c(t) \tag{21-34}$$

式(21-34)中的 A 正比于 k_1、B 正比于 CBV。因此，在对比剂泄漏的情况下，由式(21-34)可同时确定血管壁的渗透性和 CBV。

式(21-34)是由威斯可夫(R. M. Weisskoff)等人于 1994 年首先提出的，因而又称为威斯可夫校正。它是在约化许多因素的基础上推出的。

七、团块示踪灌注成像的应用

脑灌注成像的临床应用包括脑血管病和颅内肿瘤诊断两大领域。总起来说，它在脑卒中的评价、脑血管分布的描述、癌肿治疗的追踪、脑刺激期间的血容量研究(功能成像)、脑缺血再灌注的观察等方面都获得了广泛应用。有些应用是与扩散成像结合起来开展的。需要强调的是，灌注成像在许多方面的成功应用与它能将重要生理参数与传统的高质量磁共振结构图像结合起来分析有关。下面仅对其应用作一概括性介绍。

1. 急性脑卒中

急性脑卒中是西方国家排列第三的疾病死因和成年人最主要的致残因素。资料显示，仅美国每年就有约 60 万人被诊断为脑卒中并至少有 15 万人死于此病。由于其发病率的升高与年龄呈指数关系，随着平均年龄的增长，估计它的发病率在 21 世纪的前 50 年将增加一倍。现在的各种治疗方法，均以在脑卒中的急性期力求减少脑组织破坏为目的。所有的药物治疗方案必须在症状开始后迅速应用，否则，随着缺血的发展神经细胞就会很快死亡。

研究者认为，脑卒中的治疗之所以未取得最佳效果，主要与人们还对脑卒中的病程特别是急性期缺乏足够了解有关。PET 和磁共振扩散加权成像(DWI)的研究表明，神经元的死亡从出现症状后 3h 开始(有些病人可以延长到 24h)。这对诊断方法尤其是成像技术是一个挑战，因为传统的 X 射线 CT 和 MRI 对神经元的死亡程度和症状出现后最初几个关键小时内局部代谢的紊乱程度均不敏感(T_2 加权像和 CT 只能在缺血发生 12～24h 后发现异常)。一种特异的成像方法，不仅对指导紧急治疗有很大意义，而且在进一步指出受梗死威胁组织的存在和范围以及在选择能用侵入性方法进行治疗的病例方面也有意义。

临床研究表明，灌注加权成像(PWI)不仅可提供急性脑卒中期的病理生理学信息，而且因其能及时显示病变从而有助于急性期病人的治疗和挽救。PWI 在脑缺血诊断方面的作用主要是观察缺血的表现、区别可挽救(正受到缺血威胁)和不可挽救的组织。在急性脑卒中的显像方面已采用多种 MRI 技术，如波谱学分析、DWI、PWI 和常规成像等，所有这些方法的目标都是为了发现脑卒中的病理生理学过程。

在急性脑卒中的发生、发展过程中，灌注压的变化起着决定作用。脑对灌注压有自动调节功能，这使得当灌注压高于 60mmHg(1mmHg=1.333 22×10^2Pa)以上时 CBF 仍保持恒定不变。但是，当灌注压低于这一压力值后 CBF 将不能维持。CBF 的降低最终会引起 CBV 的减少。当皮层 CBF 降至正常值的一半时，氧的供应不能满足代谢需要，这时病人开始出现神经学意义上的症状。脑组织对能量的缺乏只能忍受一个有限的时间。如果缺血得不到改善或 CBF 进一步减少(达到正常值的 25%左右)时，不可逆转的脑损伤将会发生。MTT 基本上与灌注压成反比，即当灌注压持续下降时，MTT 会急速增加。因此，它可以与 CBF 和 CBV 一道作为急性脑卒中或颈动脉狭窄引起的血液动力学损害的敏感指标。

灌注成像的 3 个主要血液动力学指标 CBV、CBF 和 MTT 在急性脑缺血诊断中均有所应用。图 21-16 对扩散和上述 3 个指标反映的脑缺血范围与经随访证实的缺血体积(图中为实际缺血体积)的相关性进行了比较。可以看出，CBV 与最终证实的梗死体积相关最好，其相关系数 R 接近于 1(0.90)，大于扩散与实际梗死体积的相关系数(0.83)。其余两个指标次之。这证明 rCBV 图可能反映侧支循环血流即给出脑血管储备的印象。MTT 图比较容易理解：它显示的正常区总是比较均匀或相似的，而且有“全”或“无”的特点，即要么正常要么不正常，中间不允许分级。由于 CBV 和 CBF 图中灰、白质的某些区别有时很难加以解释，这时 MTT 的表现就很有参考价值。

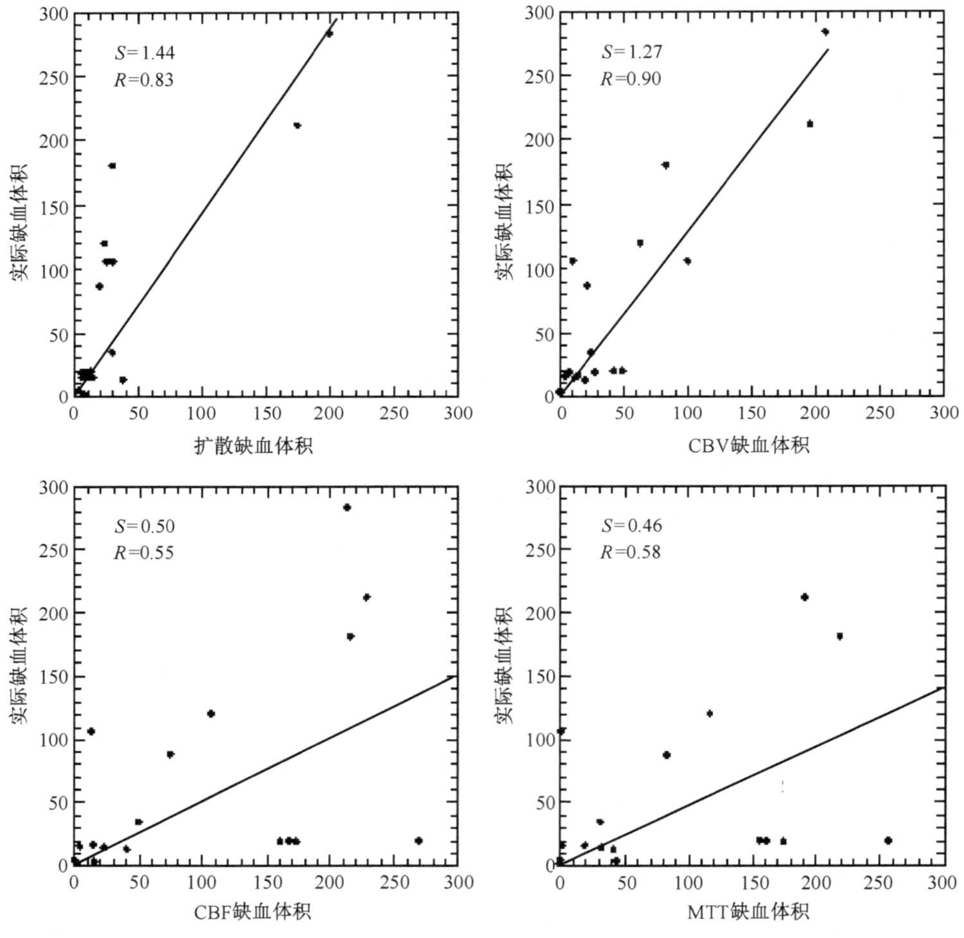

图 21-16　灌注成像的血液动力学指标与已证实梗死体积的相关性
（*R* 为相关系数，*S* 为相关直线的斜率）

脑梗死后最初 24h 内 DWI 检出异常的比例不断增加。但是，PWI 不仅也能观察到急性脑卒中病人不正常的灌注模式，而且它所显示的异常脑组织的体积通常大于 DWI。这一现象被称为灌注-扩散失配(perfusion-diffusion mismatch)或 PWI-DWI 失配。重要的是，梗死增长即 DWI 损伤几乎毫无例外地出现在 PWI-DWI 失配区。一般认为 PWI-DWI 失配是梗死扩大的前兆。

在出现 PWI-DWI 失配的情况下，MTT 确实有高估梗死区大小的可能。有人证实，MTT 或 CBF 相关的体积可将最后梗死区的大小高估 2 倍以上。如果比较 CBV 和 DWI 又会低估梗死的大小。因此，为预测梗死灶的大小，不仅要检测 PWI，还必须建立预测模型。对 PWI-DWI 失配的观察资料建议，可将预期接着发生的梗死风险作为病人紧急处理的工具使用。也就是说，根据 DWI 和 PWI 结果对刚刚发生脑卒中的病人进行急性处理是可行的。

为加强对脑卒中及其发展过程的全面认识，日常诊断实践中，不仅需要采集 PWI 数据，还需要获取 DWI 数据以及常规 T_2 像和 MRA 像。图 21-17 就是一组反映急性脑缺血的生理图像。受检者 62 岁，男性，于右侧肢体突然偏瘫 7h 后显像。我们看到，这时 T_2 加权的快速自旋回波(FSE)像中仅表现出非常微弱的 T_2 变化(轻度的脑沟涂抹)。但是，DWI 和 ADC(表面扩散系数)图已在左枕叶区显示了大面积的扩散异常，经与相位对比 MRA 比较进一步证明为左侧 ICA 堵塞并造成血液倒流和旁路。初始 rCBF、rCBV 和 rMTT 均查出了损伤的存在，但与 DWI 图像显示的异常区相比，PWI 图像的损伤范围进一步向后扩展(图中箭头所示)，这就是前面说过的 PWI-DWI 失配现象。2 周后的随访图像证明，上述 PWI 扩展区域(DWI 正常)正在向梗死发展。

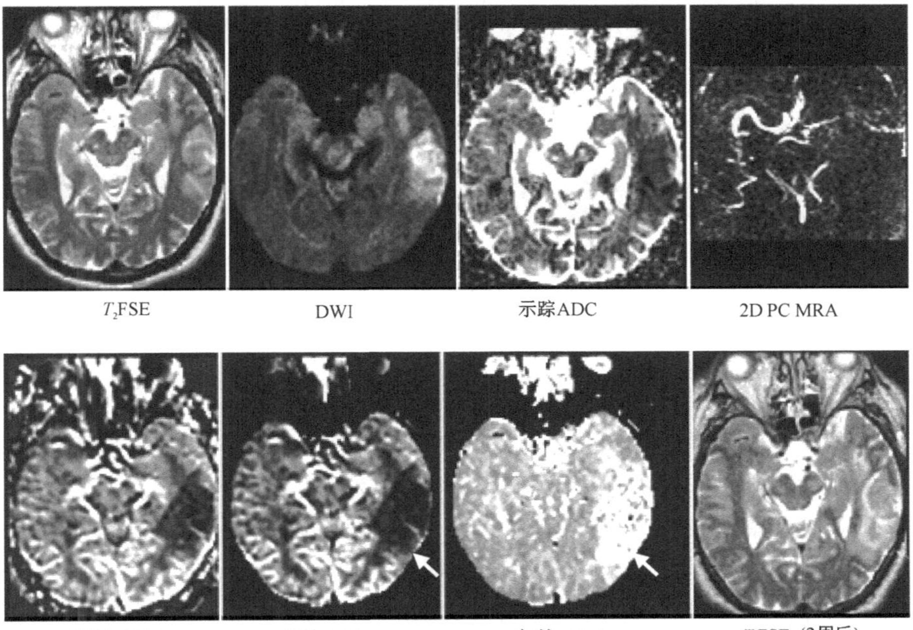

图 21-17　灌注-扩散失配(perfusion-diffusion mismatch)的图像表现 1

我们注意到，如同其他许多病例一样，图 21-17 中 DWI 显示的异常范围要较 PWI 的异常范围小。在另一些病例中，PWI 已检出缺血但 DWI 图像仍可正常。下面用图 21-18 来进一步说明灌注和扩散的失配以及 rCBF 和 MTT 对缺血的高度敏感性。值得注意的是，这一病例共存在两处异常，其中之一被 PWI 和 DWI 同时检出［图 21-18(b)～

图 21-18(e)]，但 PWI 异常区扩展到 DWI 损伤区之外(前者大于后者)，形成所谓“半影”(penumbra)的图像表现，这一部分灌注异常区 5d 后随访时证明已发展为缺血，如图 21-18(f)所示。然而，另外一处 PWI 缺血区(左枕叶)却未被 DWI 发现［图 21-18(h)～图 21-18(k)］，而随访图像表示该区域［图 21-18(l)］为相同于第一个区域的缺血区。在图 21-18(a)和图 21-18(g)所示高、低两个层面的 T_2 加权像中均未检出异常信号。另外，血液动力学图中，额叶病变在 rCBV、rCBF 和 rMTT 图［图 21-18(c)～图 21-18(e)］中均有表现，而且三者均较图 21-18(b)所示的 DWI 轻微扩大；额叶病变仅在 rCBF 和 MTT 中有所显示，如图 21-18(j)和图 21-18(k)所示。

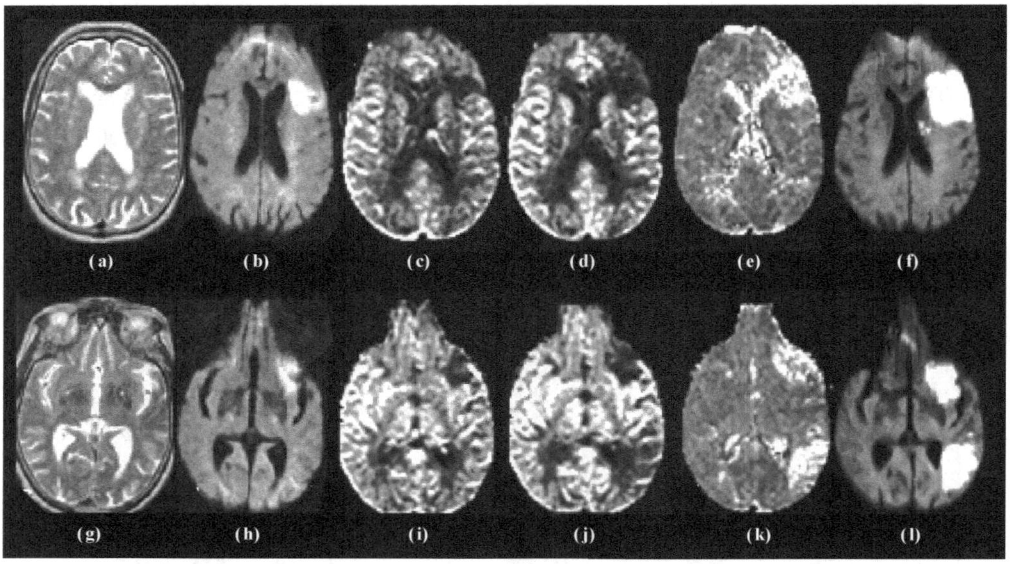

图 21-18 灌注-扩散失配(perfusion-diffusion mismatch)的图像表现 2

2. 颈动脉狭窄

颈内动脉狭窄具有引起急性颅内缺血的高风险。但是，外科动脉内膜切除术却不能有效减少缺血的发生率。因此临床上需要一种能区别高危人群的方法。

颈动脉狭窄症最终引发的神经学症状和组织破坏的病理生理过程与脑卒中相同。PET 的研究表明，严重的颈动脉狭窄将导致明显的代偿性 CBV 升高。CBF 与 CBV 之比(1/MTT)一直被当作局部灌注压的指标：当它减少至正常值的 50%以下时表示有害的血液动力学损伤已经出现。但是，PET 的研究还证实，氧的吸取分数与血液动力学损伤的相关性还要高于 CBF 与 CBV 之比与其的相关性。研究认为，MRI 不仅能通过 MRA 对血管狭窄提供精确估计，也能在评价颈动脉狭窄的血液动力学方面作为一个有力工具，以筛选可进行动脉内膜切除或安放支架的病人。

3. 颅内肿瘤

肿瘤的生长与其新生物刺激周围组织而形成新血管的能力密切相关。通过释放血管内皮生长因子来生成新的血管是肿瘤增长的特点之一，也是各种肿瘤治疗新方法所要干预的重点目标。因此，任何评估肿瘤微血管大小、密度和完整性的无创方法对于检测癌肿的恶性程度、阐明肿瘤的生长机理和探讨新的治疗方法都很有意义。

中枢神经系统肿瘤的诊断早已受益于 MRI 提供的优秀解剖细节。但是，由于 T_1 和 T_2 弛豫时间以及肿瘤组织血脑屏障的完整性只能提供肿瘤的一般属性，用传统技术来揭示肿瘤的恶性程度是很困难的。

灌注 MRI 尤其是采用自旋回波 EPI 技术的灌注成像对毛细血管床具有特殊敏感性，故已成为肿瘤毛细血管级血管增殖研究最理想的方法。为了阐明肿瘤生成新血管的能力与其生长潜力和侵入性的关系，现已对局部 CBV 和组织学之间肿瘤分级的关系进行了广泛的研究。结果表明，神经胶质瘤的 CBV 与经由活检和外科手术证实的分级高度相关。此外，CBV 还与微血管的分布以及细胞的有丝分裂活动正相关。

有实验提示微血管的 CBV 和 PET 测定的 FDG(fluorodeoxy glucose)单向清除率密切相关，而 PET 一直被当作脑肿瘤的无创性分级和预后的金标准。实际上 FDG 经脑微血管的转运还受血管内皮的限制，因而它至少还与血管表面积相关。但是，用自旋回波技术测量的 CBV 结果证实，微血管的摄取在某种程度上确实代表了毛细血管的密度。

现在，CBV 图在无创肿瘤分级和肿瘤与感染鉴别诊断中的作用已得到充分肯定。此外，CBV 图与传统的 MRI 相结合既可通过精确的活检定位来辅助诊断，又可评估某些肿瘤治疗方法如放疗的效果。因而磁共振灌注成像还将成为区别放射性坏死和肿瘤新生物的工具。

最近一些年来，肿瘤的磁共振灌注成像研究已取得了许多临床经验。随着上述技术的进一步发展，有理由相信 CBV 图将在肿瘤分级定义、活检或介入治疗位置确定、肿瘤新生物评估、传统和新产生的抗血管新生物治疗方法追踪等方面成为传统 MRI 的重要补充。

总之，灌注 MRI 具有诊断新病人和新病种的潜力。要充分发挥它的作用，除了掌握灌注成像的许多技术要素外，阐明脑的生理和病理生理原理也是不可缺少的一环。目前灌注成像的应用还主要集中在脑卒中和肿瘤两个方面，其他领域正在积极探索之中。

第五节　稳态灌注成像技术

我们已在上一节用较多篇幅介绍了对比剂团块注射的灌注成像技术。在这种方法中，由于对比剂团的首次通过时间只有短短的 5～20s，故有意义的测量必须在此时间内完成。其实，它的高时间分辨率是以空间分辨率和/或 SNR 作为代价的。对比剂团注法又称为动态法。另外一种测量 rCBV 图的方法是所谓稳态对比增强的(steady state contrast-enhanced)MRI，可简称为灌注成像的稳态法。它采用半衰期较长的血池对比剂作为示踪物，如超顺磁性铁氧化物(SPIO 或 USPIO)对比剂 AMI-227 等。同动态法一样，这一技术也有磁化率和弛豫率两种对比度可以获取，但它不仅使用标准的梯度回波序列或自旋回波序列，而且允许对 rCBV 进行连续监测。与动态法相比，稳态法具有高空间分辨率的优点，但它不能测量 rCBF 和 rMTT。

一、稳态磁化率对比技术

稳态磁化率对比(steady-state susceptibility contrast)CBV 成像的原理仍为血液对比剂浓度与它所引起的 R_2^* 变化量间的线性关系，如式(21-11)所示。在稳态法中，大多数研究均采用所谓“两点”技术来获取 R_2^* 的变化量，即根据对比剂注射前后在 TE 时刻测量的信号强度 S_{pre}和 S_{post}之比来计算 ΔR_2^*，其表达式为

$$\Delta R_2^* = -\frac{1}{TE}\ln\left(\frac{S_{post}}{S_{pre}}\right) \tag{21-35}$$

一般来说，对比剂注射后脑组织的 T_1 将发生变化，这时任何 T_1 加权信号均会导致所谓 TE 依赖性错误(TE-dependent error)。这种 T_1 效应可低估 ΔR_2^* 的变化。改进的办法是采用多梯度回波序列采集数据，然后用最小二乘方方法将梯度回波信号的衰减 $S(TE)$拟合为单一指数函数再确定对比剂注射前后的 R_2^*。ΔR_2^* 的计算公式为

$$\Delta R_2^* = \frac{1}{(T_2^*)_{post}} - \frac{1}{(T_2^*)_{pre}} \tag{21-36}$$

式中，$(T_2^*)_{pre}$和$(T_2^*)_{post}$分别为对比剂注射前后的弛豫时间。如此处理后该技术对 T_1 加权不再敏感，这是其主要优点之一。如果对比剂注射引起的血液磁化率变化量 $\Delta\chi=\chi_{CA}^{m}C_b$ 已知，还可用上述方法计算绝对的 rCBV。

磁化率对比度 CBV 的测量精度受下述因素限制。首先，根据 ΔR_2^* 和 $\Delta\chi$ 进行的 CBV 绝对测量方法是建立在一个非常简单的脑血管结构模型基础之上的。这一模型没有考虑组织中质子的扩散作用，是一种静态的约化处理。但是，由它得到的结果至少与蒙特-卡罗模拟(Monte Carlo simulation)相接近，因而式(21-11)已被成功用于甚至磁化率差很低的场合。第二，当血管尺寸变小时 Hct 随之减少。由于 $\Delta\chi$ 具有血管尺寸依赖性，故测量的有效 $\Delta\chi$ 值可能是不精确的。第三，依赖于 BBB 的完整性。

用磁化率对比度测算绝对 rCBV 时须知 ΔR_2^* 和 rCBV 间的比例常数。另外，还可以使用自旋回波序列通过 R_2 的变化来获取微血管的定量信息。

二、稳态弛豫率对比技术

定量的 rCBV 图还可在对比剂血液浓度未知的前提下利用稳态弛豫率对比(steady-state relaxivity contrast)而获得。

同动态弛豫率对比度方法一样，首先假设脑由两个大隔室即血管外和血管内隔室所组成。则注射前的组织信号 S_t 可以写为

$$S_t = S_{intra\ V} + S_{extra\ V} \tag{21-37}$$

如果忽略水进出血管隔室的交换作用，则注射对比剂后组织信号应保持不变。这时对比剂注射导致的脑实质信号增加量为

$$\Delta S_t = \Delta S_{intra\ V} \tag{21-38}$$

设每个血液体素的信号增量为 ΔS_{ref}，则可得 rCBV 的计算式，即

$$rCBV(\%) = \frac{\Delta S_{\text{intra V}}}{\Delta S_{\text{ref}}} \times 100 \tag{21-39}$$

上述信号变化量需采用 T_1 加权的序列来测量。由式(21-39)可见，计算前必须先选一个大血管来获取信号增量 ΔS_{ref}。

部分容积效应、毛细血管和大静脉间的 Hct 差均可能导致对 rCBV 的估计误差。由于它为 T_1 技术，其结果还可能受到血液隔室中对比剂引起的血液 T_2 和 Hct 依赖性的影响。因此，必须用短回波进行数据采集。

弛豫率对比度技术是建立在双隔室模型基础之上的，而且隔室间水的交换被忽略。如果考虑水的交换作用，就得注意血管内对比剂改变脑组织纵向弛豫时间的效应。然而，水交换在血管外隔室引起的 T_1 变化量通常是非常有限的，因而它对 S_t 的贡献很小。

三、稳态技术的应用

高 SNR 和高空间分辨率是稳态技术的优点。但是，由于血液中半衰期足够长的对比剂的应用时间还很短，这一技术的应用研究目前比动态技术少得多。

稳态方法已在动物模型中开展了有趣的应用。例如，用它来了解 CBV 和氧饱和度同时变化(如急性高碳酸血症)情况下的血氧合水平依赖性(BOLD，blood oxygen level-dependent)对比度。R_2 和 R_2^* 的稳态测量还可用来确定肿瘤的 CBV 和定量描述神经胶质瘤血管尺寸的分布。已采用弛豫率和磁化率对比度两种稳态技术对脑干扰期间的血管扩张容量进行评价。有作者还应用稳态的磁化率对比技术连续测量先瞬时全脑缺血、然后充血期间的 CBV 变化。将稳态和动态技术相结合的研究已经开始，例如，在脑损伤再灌注的实验中将稳态自旋回波与动态磁化率对比度采集结合起来分别测量 CBV 和 CBF 等。

第六节　扩散型示踪剂灌注成像技术

前面详细介绍了血池示踪剂在灌注成像中的作用原理及其成像方法，即动态法(团块注射法)和稳态法。本节简单讨论扩散型示踪剂在灌注成像中的应用，即动脉质子标记(ASL，arterial spin-labeling)法灌注成像的原理。其实，很早以前核医学就应用可扩散的放射性示踪剂如 ^{14}C、^{133}Xe 或 $H_2{}^{15}O$ 等进行血流测量。生物学中遇到的大多数放射性核素都具有非零磁矩。这些放射性核素已被磁共振技术用来测量 rCBF，例如 ^{2}H、^{17}O、^{19}F 和 ^{1}H 等。ASL 技术的出现，使扩散型对比剂在 MRI 中有了一席之地。

一、概　　述

用扩散型对比剂进行血流动力学测量的研究可能始于 1987 年。是安科曼(J. J. Ackerman)及其同事最早用重水(D_2O 或 ^2H_2O)定量测定了肝血流，紧接着就有许多作者测定动物的 rCBF。1991 年，科贝特(R. J. Corbett)以小猪脑为实验对象，对基于氘和微球两种示踪剂的测量结果进行了比较，但可能是脑组织中水扩散受限的原因，现在看来他报告的大血管的 rCBF 是低估的。

^{19}F 是另一种可被 NMR 检测的放射性核素，而且它很容易与多种挥发性化合物相组合而构成很好的灌注示踪物。有人观察了氟氯烷-23(CHF_3)在血中的清除情况，更多学者则用其他含^{19}F 的挥发性化合物如三氟溴氯乙烷(halothane)和氟氯烷-22 来研究 rCBF。微球同氟氯烷-23 的比较研究结果证实，后者总是低估 rCBF，这也可能与它在脑组织中的扩散受限有关。

ASL 的基本概念最早由狄特(J. A. Detre)和旺(K. K. Kwong)于 1992 年提出。狄特是在鼠的颈部应用一个饱和脉冲，然后在脑部检测信号变化的。基于血流使其表面组织的 T_1 发生变化这一事实，旺等人改用一个反转恢复序列链并在初级感觉刺激期间测量 rCBF 的变化。在阐述 ASL 血流测量原理的初期论文中就已提出大量的实验方案和新名词。尽管当时对这种测量方法还没有明确的叫法(曾称作 arterial spin tagging)，但仍然根据各自标记血流的不同方式将它们分为两大类，即连续 ASL 法和脉冲 ASL 法。这种分类方法沿用至今。

$H_2{}^{17}O$也被直接用来测量 rCBF。然而，由于 $H_2{}^{17}O$ 的自然丰度不能忽略(20.3mmol)，其清除公式就必须先对其氧化代谢效应进行校正。正如基于水的一切技术一样，$H_2{}^{17}O$ 对 CBF 的定量精度也受到扩散的限制。1997 年，斯万森(S. D. Swanson)得出了^{129}Xe 在脑中的分布图(非质子磁共振)，这是将超极化气体用于 rCBF 测量的第一步。

上述研究中取得成功的主要是动脉质子标记法。其他方法则由于水是内源性的以及含量极为丰富等原因，其实验技术的难度很大。

二、扩散示踪法的物理基础

除^1H 外，其他核的自然丰度使得 NMR 实验与放射性实验采用的方法非常相似，即将信号量与组织中的示踪剂含量直接相关。这里，血流的定量描述主要基于所谓的清除技术(clearance approach)。下面讨论有关的物理基础知识。

脑组织中的示踪剂含量决定于流入(inflowing，动脉)和流出(outflowing，静脉)血液中的浓度，即

$$\frac{\mathrm{d}C_t(t)}{\mathrm{d}t}=\mathrm{rCBF}[C_a(t)-C_v(t)] \tag{21-40}$$

设 λ 为血液和组织间的分配系数或称血脑分配系数(blood-brain partition coefficient)，且由于示踪剂可自由扩散，则对比剂的组织浓度和静脉浓度间存在如下关系

$$C_v(t)=\frac{C_t(t)}{\lambda} \tag{21-41}$$

于是，式(21-40)中的组织浓度可用从 $t=0$(示踪剂到达)到 $t=T$(测量时间)的定积分表示，即

$$C_t(T)=\mathrm{rCBF}e^{-\mathrm{rCBF}\left(\frac{T}{\lambda}\right)}\int_0^T C_a(t)e^{\mathrm{rCBF}\left(\frac{T}{\lambda}\right)}\mathrm{d}t \tag{21-42}$$

如果示踪剂是以理想的团块形式到达，则其组织清除率(clearance rate)成为

$$C_t(T) = C_a(0)\mathrm{rCBF}e^{-\mathrm{rCBF}\left(\frac{T}{\lambda}\right)} \tag{21-43}$$

三、动脉质子标记(ASL)法的原理

动脉血流磁化状态的变化即动脉质子的被标记可使下游血流表面组织的 T_1 和组织的总磁化均发生可测量的变化，这两种变化都能用来量化血流。

被标记的水一进入组织血管，它便立刻穿过 BBB 在血液和组织间进行自由交换，从而引起磁化状态的改变。由此看来，ASL 实验与磁化转移实验非常接近。

我们已经知道，ASL 方法分为连续的和脉冲的两大类，二者都是基于下述原理。

设被标记的血流以均匀塞状流或活塞流(uniform plugged flow)的形式到达灌注点，并定义 τ 为被标记质子从标记层面到灌注点的转运时间。则成像层面内组织磁化的变化可用下述改进的布洛赫方程来表达

$$\frac{\mathrm{d}M_t(t)}{\mathrm{d}t} = \frac{M_t^0 - M_t(t)}{T_{1t}} + \mathrm{rCBF}[m_a(t) - m_v(t)] \tag{21-44}$$

式中，$M_t(t)$和 M_t^0 分别为每克组织的组织磁化和它的热平衡值；$m_a(t)$和 $m_v(t)$分别为每毫升血的动脉磁化和静脉磁化；T_{1t}为自由组织质子的纵向弛豫时间(不考虑大分子质子和血流的交叉弛豫影响)。在平衡状态下，血液和组织磁化之间的关系反映二者间水浓度的差别，即

$$m_a^0 = m_v^0 = \frac{M_t^0}{\lambda} \tag{21-45}$$

式中，上标 0 表示平衡状态。如果质子在上游未被标记，则动脉磁化与平衡状态下的动脉磁化相等，有

$$m(t) = m_a^0 = \frac{M_t^0}{\lambda} \tag{21-46}$$

假设血液和组织水的交换是完全的，则可认为静脉磁化和组织磁化相等，即存在

$$m_v(t) = \frac{M_t(t)}{\lambda} \tag{21-47}$$

又设 $t=0$ 时刻给组织磁化施加一个层选反转脉冲，则式(21-44)成为

$$M_t(t) = M_t^0\left(1 - 2e^{-\frac{t}{T_{1t,\mathrm{app}}}}\right) \tag{21-48}$$

式中，$T_{1t,\mathrm{app}}$为表面组织的 T_1，其定义为

$$T_{1t,\mathrm{app}} = \left(\frac{1}{T_{1t}} + \frac{\mathrm{rCBF}}{\lambda}\right)^{-1} \tag{21-49}$$

经离体心灌注实验证实，$T_{1t,\mathrm{app}}$依赖于血流。

式(21-49)是包括连续 ASL 和脉冲 ASL 在内的所有 ASL 技术的物理基础。

在满足动脉磁化于上游被连续饱和[$m_a(t)=0$]和它对组织灌注了足够长时间两个条件下，组织磁化将达到稳定状态 M_t^{lab}。这时 rCBF 可按下式进行估算

$$\mathrm{rCBF} = \frac{\lambda}{T_{1\mathrm{t,app}}}\left(1 - \frac{M_{\mathrm{t}}^{\mathrm{lab}}}{M_{\mathrm{t}}^{0}}\right) \tag{21-50}$$

四、连续动脉质子标记(CASL)法

ASL的实现方法很多，最常见的是连续动脉质子标记(CASL，continuous ASL)和脉冲动脉质子标记(PASL，pulse ASL)，分别称之为CASL法和PASL法。

在CASL方法中，血流在上游被连续磁化，因而供测量的组织磁化处于稳定状态。这时，通过比较正常条件(控制状态)的组织磁化和被标记血灌注(标记状态)的组织磁化就可估计血流。为了达到连续标记的目的，狄特等人首先建议采用饱和脉冲链。但是，很快地，威廉姆斯(D. S. Williams)等人又提出用一个流动驱动的绝热快通道反转取代饱和脉冲链的主张。这一绝热快通道反转是在流动方向存在梯度场的条件下通过低功率射频脉冲实现的。动脉质子的连续反转产生两倍于连续饱和方法的信号变化量。一般用标记度(degree of labeling)α_0这一指标来代表质子标记的效率。α_0的定义为

$$\alpha_0 = \frac{m_{\mathrm{a}}^{0} - m_{\mathrm{a}}}{2\,m_{\mathrm{a}}^{0}} \tag{21-51}$$

显然，理论上连续饱和法的α_0为0.5、连续反转法的α_0为1。但是，由于受血流从标记层面到灌注点的转运时间内发生的纵向弛豫的影响，在灌注点质子的标记度不再是α_0而是$\alpha(\tau)$，即

$$\alpha(\tau) = \alpha_0 e^{-\frac{\tau}{T_{1\mathrm{a}}}} \tag{21-52}$$

式中，$T_{1\mathrm{a}}$为不考虑大分子质子交叉弛豫条件下自由动脉质子的纵向弛豫时间常数。

五、脉冲动脉质子标记(PASL)法

脉冲动脉质子标记技术不在血流流过某一平面时加标记，而是通过一个短射频脉冲来标记一个大的血容量。为了得到一个厚而边界锐利的反转层块，常采用绝热脉冲进行标记。被标记的血流容积在时间TI(反转时间)内流入组织。

1992年，旺首先应用反转恢复序列获取了视觉刺激期间脑的CBF加权图像。后来有学者对上述方法加以改进，并命名为流动敏感的交替反转恢复(FAIR，flow-sensitive alternating inversion recovery)。在FAIR中，为了维持成像层面的完整性，必须使边界不整齐的反转层块(inversion slab)距成像容积一定距离。有学者建议将成像层块的厚度和反转容积的厚度之比取为3∶1。在反转层块中还可以包含多个层面。然而，由于不同层面将经历不同的转运时间，使得定量变得困难。

六、动脉质子标记灌注成像中使用的参数

扩散性示踪剂灌注成像研究中使用的指标或参数也很多。现将动脉质子标记法常用的测量参数列入表21-6中，以便查对。

表 21-6　扩散性示踪剂灌注成像(ASL 法)中使用的参数

参数	意　义
$\alpha(t)$	动脉平面内的标记度
α_0	动脉平面内的最大标记度
$C_a(t)$	对比剂的动脉浓度(以每毫升血表示)
$C_v(t)$	对比剂的静脉浓度(以每毫升血表示)
$C_t(t)$	对比剂的组织浓度(以每克组织表示)
δ	自由质子和组织中大分子质子间的水交换效应(s^{-1})
E	脑组织对血液磁化的抽取分数(依赖于血流)
(r)CBF	局部脑血流量［ml/(g·s)］
λ	血脑水分配系数(ml/g)
$m_a(t)$	每毫升血的动脉磁化
m_a^0	每毫升血动脉磁化的平衡值
$m_v(t)$	每毫升血的静脉磁化
m_v^0	每毫升血静脉磁化的平衡值
$M_m(t)$	每克组织的大分子磁化
M_m^0	每克组织大分子磁化的平衡值
$M_t(t)$	每克组织的组织磁化
M_t^0	每克组织组织磁化的平衡值
T_{1a}	不考虑大分子质子交叉弛豫条件下自由动脉质子的纵向弛豫时间常数
T_{1m}	不考虑自由质子交叉弛豫条件下大分子组织质子的纵向弛豫时间常数
T_{1t}	不考虑大分子质子和血流交叉弛豫条件下自由组织质子的纵向弛豫时间常数
$T_{1t,app}$	不考虑大分子质子交叉弛豫但考虑血流交叉弛豫条件下自由组织质子的纵向弛豫时间常数
$T_{1t,sat}$	考虑大分子质子交叉弛豫但不考虑血流交叉弛豫条件下自由组织质子的纵向弛豫时间常数
TI	反转时间

七、动脉质子标记法的应用

ASL 技术的应用已经非常广泛。在功能研究方面，它不仅用于鼠，而且已用于人的实验研究。例如，将基于 ASL 的结果与 BOLD 的 fMRI 观察结果进行比较；用两个不同加权的回波(第一个为 CBF 加权回波，第二个是 BOLD 加权回波)信号来同时测量血流和 BOLD 对比度；将血池对比剂和 ASL 两种方法先后使用或联合起来获取 CBV 和 CBF 图等。最近又有学者利用 ASL 测量从标记平面到成像平面的转运时间以推测其代表的功能变化。

ASL 法基本上是无创的，因而其测量很容易重复，并适用于纵向研究。在药理学实验中，现在 ASL 技术已被用于安非他明(苯丙胺，amphetamine)等药物的全身转运追踪和苦毒宁(picrotoxinin)至脑的局部转移观察。脑对 CO_2 的反应和各种麻醉方法对

CBF 的影响也都有人通过 ASL 进行研究。

在各种病理变化的研究中，ASL 正在通过动物和人的实验从以下几方面证实其潜在用途：中脑动脉短暂堵塞的动物模型、脑卒中、外伤性脑损伤、退化性脑病和脑瘤等。但是，进一步的应用还需要较长时间。例如，脑损伤时灌注的定量就很复杂，因为这种情况下 T_{1t}、水的血脑分配系数、BBB 的通透性以及至损伤处的血液转运时间等指标的正常值还不清楚。由于脑损伤将使转运时间延长，因而精确测量 CBF 的能力降低。

作为例子，图 21-19 给出了几幅用动脉质子标记法获取的人脑 CBF 图(1.5T)。其基本成像参数为：用余弦幅度调制(15.625 kHz)的射频脉冲标记质子；标记平面距成像区中心 115mm；每个实验(包括标记实验和控制实验)各采集 50 次信号进行平均；成像层块厚 1cm；层面方向的分辨率为 3.1mm。

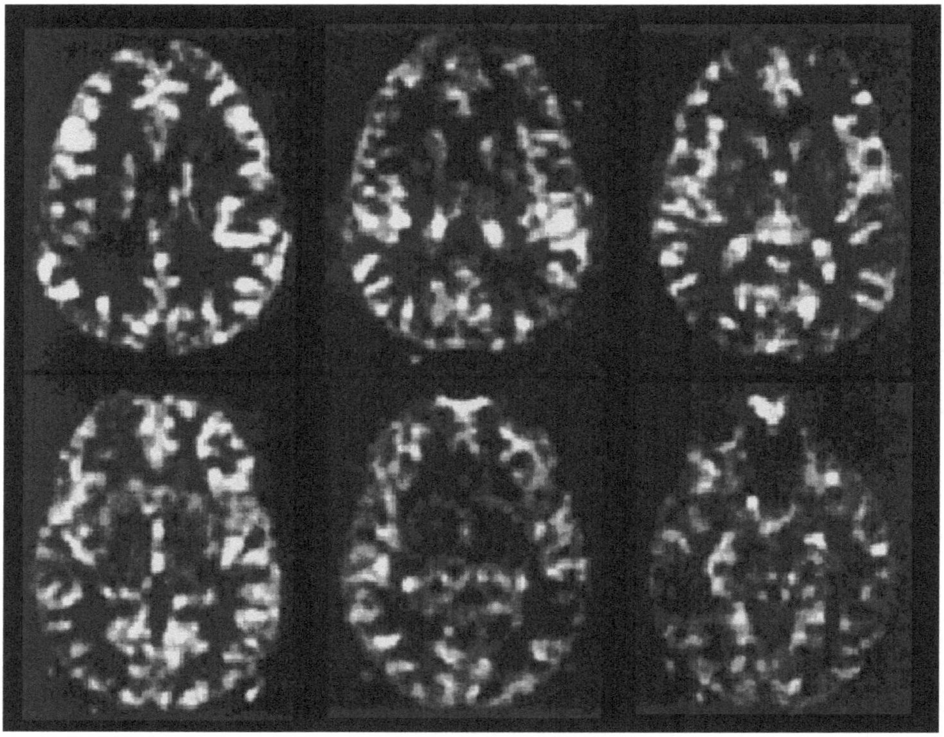

图 21-19　用动脉质子标记法(ASL)获取的人脑 CBF 图举例(1.5T)

第七节　灌注成像方法的总结和展望

临床 MRI 的成功主要在于它所提供的出色解剖图像和分辨率(尤其是在中枢神经系统)。然而，由于早期缺乏合适的对比剂以及尚未产生有足够时间分辨率的脉冲序列两个原因，MRI 还不能广泛地用来进行灌注成像研究。

现在已产生大量对比剂。Gd-DTPA 是最早获准进入临床的离子型顺磁性对比剂。

静脉注射之后，它能均匀分布于除了中枢神经系统之外的细胞外空间，是完整的 BBB 阻止了它在脑中的溢出。时间分辨率的限制也被梯度回波和回波平面成像等快速序列的出现而突破。这些脉冲序列每秒钟可产生 0.5～20 幅图像，因而完全能够跟踪对比剂团的首次通过。

1986 年，海瑟(A. Haase)等人为 MRI 灌注成像做了开拓性工作。在一个实验模型中，他们将 Gd-DTPA 团注与 FLASH 快速采集技术相结合，第一次在同一层面的脑连续图像中用电影的方式观察到与对比剂首次通过相一致的信号强度减弱现象。

问题是目前使用的对比剂限制了从动力学角度考察所有观察到的灌注现象。这些对比剂仅当 BBB 完整时分布于脑的血管内，而当 BBB 破坏或在其他器官中它将分布于血管间隙。从数学观点看，只能从脑的浓度-时间曲线中计算所谓相对的 CBV，而 CBF 只能靠估计。既然 Gd-DTPA 类对比剂在脑以外的器官如肾和心脏中不是严格的细胞外对比剂，从肾脏和心脏中测取的血容量和血流量就不能用对比剂的动力学来解释。

在过去十多年中，脑灌注的 MRI 方法得到了很大发展。事实已经证实，用 MRI 技术测量 rCBV 和 rCBF 等血液动力学指标不仅是可能的而且是可行的。无论是功能研究还是临床应用研究，人们已从灌注成像这一新技术中获得了益处和经验。目前的应用主要集中在验证脑干扰或刺激期间脑血管扩张容量的评价、影响微循环的疾病过程的研究以及早期预报脑卒中的组织学结果等方面。

无论是基于非扩散型还是扩散型示踪剂的灌注模型，分析其实验或测量结果本来就相当困难。因此，这两大类方法今后将需要更加精致的技术以实现更精确的灌注现象描述。例如，对小动脉的、毛细血管的和静脉的信号贡献就应加以区分。

对比剂增强的团块示踪技术特别适用于获取快的但低分辨率的脑灌注信息；采用外源性对比度增强的稳定状态技术虽然能有效提高空间分辨率并具备定量测定 rCBV 的能力，却要付出采集时间较长的代价；动脉质子标记法与其他相对 rCBF 图的采集方法相比，rCBF 的量化需要更长时间，这是因为组织 T_1 及血液转运时间均必须测量之故。由此看来，信息的质量总是依赖于采集所用的时间。如何在短时间内获得高质量的灌注信息，是各种技术今后共同努力的目标。

总之，即使目前的结果鼓舞人心，但灌注成像仍然处在早期开发阶段。除了上面提到的信息质量和效率外，下一步需要开展的工作，一是探索新的量化方案，以提高它在临床环境中的生命力；二是进一步证实已在正常组织中得到评估的方法的病理学意义；三是期望随着磁共振技术的改进，将来能用更高的分辨率进行评估，从而使现有的灌注测量模型更适合于小动脉级的体素。

主要参考文献

赵喜平. 2000. 磁共振成像系统的原理及其应用. 北京：科学出版社

赵喜平，郑崇勋，石　梅. 2000. 磁共振成像的发展历程. 世界医疗器械，6(10)：54～60

赵喜平. 2004. 脑灌注成像及其应用——灌注成像及其测量指标. 世界医疗器械，10 (3)：67～69

赵喜平. 2004. 脑灌注成像及其应用——血池对比剂的对比增强原理. 世界医疗器械，10 (4)：98～99

赵喜平. 2004. 脑灌注成像及其应用——团块示踪灌注成像的方法（上）. 世界医疗器械，10 (6)：78～79，81

赵喜平. 2004. 脑灌注成像及其应用——团块示踪灌注成像的方法（下）. 世界医疗器械，10 (7)：73～75

赵喜平．2004．脑灌注成像及其应用——团块示踪灌注成像的数据处理和应用（上），世界医疗器械，10（8）：94～95，97

Ackerman J J，Ewy C S，Kim S G et al. 1987. Deuterium magnetic resonance in vivo：the measurement of blood flow and tissue perfusion. Ann N Y Acad Sci，508：89～98

Barbier Emmanuel L，Lamalle Laurent，De'corps Michel. 2001. Methodology of brain perfusion imaging. Journal of Magnetic Resonance Imaging，13：496～520

Bihan D Le. 1992. Theoretical principles of perfusion imaging. Application to magnetic resonance imaging. Invest Radio，27(Suppl2)：6～11

Detre J A，Leigh J S，Williams D S et al. 1992. Perfusion imaging. Magn Reson Med，23：37～45

Detre J A，Samuels O B，Alsop D C et al. 1999. Noninvasive magnetic resonance imaging evaluation of cerebral blood flow with acetazolamide challenge in patients with cerebrovascular stenosis. J Magn Reson Imaging，10：870～875

Hamberg L M，Boccalini P，Stranjalis G et al. 1996. Continuous assessment of relative cerebral blood volume in transient ischemia using steady state susceptibility-contrast MRI. Magn Reson Med，35：168～173

Henkelman R M，Neil J J，Xiang Q S. 1994. A quantitative interpretation of IVIM measurements of vascular perfusion in the rat brain. Magn Reson Med，32：464～469

Johannes C B，Felix Roland. 2000. Assessment of regional blood flow and volume by kinetic analysis of contrast-dilution curves. Methods in biomedical magnetic resonance imaging and spectroscopy. Chichester UK：John Wiley & Sons Ltd

Kim S G，Ugurbil K. 1997. Comparison of blood oxygenation and cerebral blood flow effects in fMRI：estimation of relative oxygen consumption change. Magn Reson Med，38：59～65

Kim S G. 1995. Quantification of relative cerebral blood flow change by flow－sensitive alternating inversion recovery (FAIR) technique：application to functional mapping. Magn Reson Med，34：293～301

Le Bihan D，Breton E，Lallemand D et al. 1988. Separation of diffusion and perfusion in intravoxel incoherent motion MR imaging. Radiology，168：497～505

Lei H，Peeling J. 1999. A strategy to optimize the signal-to-noise ratio in one-coil arterial spin tagging perfusion imaging. Magn Reson Med，41：563～568

Lin W，Celik A，Paczynski R P. 1999. Regional cerebral blood volume：a comparison of the dynamic imaging and the steady state methods. J Magn Reson Imaging，9：44～52

Pekar J，Ligeti L，Ruttner Z et al. 1991. In vivo measurement of cerebral oxygen consumption and blood flow using ^{17}O magnetic resonance imaging. Magn Reson Med，21：313～319

Pekar J，Jezzard P，Roberts D A et al. 1996. Perfusion imaging with compensation for asymetric magnetization transfer effects. Magn Reson Med，35：70～79

Prinster A，Pierpaoli C，Turner R et al. 1997. Simultaneous measurement of ΔR_2 and ΔR_2^* in cat brain during hypoxia and hypercapnia. Neuroimage，6：191～200

Renshaw P F，Levin J M，Kaufman M J et al. 1997. Dynamic susceptibility contrast magnetic resonance imaging in neuropsychiatry：present utility and future promise. Eur Radiol，7(Suppl 5)：216～221

Rosen B R，Belliveau J W，Vevea J M et al. 1990. Perfusion imaging with NMR contrast agents. Magn Reson Med，14：249～265

Rosen B R，Belliveau J W，Aronen H J et al. 1991. Susceptibility contrast imaging of cerebral blood volume：human experience. Magn Reson Med，22：293～299

Schwarzbauer C，Morrissey S P，Haase A. 1996. Quantitative magnetic resonance imaging of perfusion using magnetic labeling of water proton spins within the detection slice. Magn Reson Med，35：540～546

Sorensen A G，Tievsky A L，Østergaard L et al. 1997. Contrast agents in functional MR imaging. J Magn Reson Imaging，7：47～55

Sorenson A Gregory，Reimer Peter. 2000. Cerebral MR perfusion imaging. Schering AG，Berlin：Thieme & Schering

Wong E C，Buxton R B，Frank L R. 1997. Implementation of quantitative perfusion imaging techniques for functional brain mapping using pulsed arterial spin labeling. NMR Biomed，10：237～249

Wong E C, Buxton R B, Frank L R. 1998. Quantitative imaging of perfusion using a single subtraction (QUIPSS and QUIPSS II). Magn Reson Med, 39: 702～708

Ye F Q, Mattay V S, Jezzard P et al. 1997. Correction for vascular artifacts in cerebral blood flow values measured by using arterial spin tagging techniques. Magn Reson Med, 37: 226～237

Zaharchuk G, Ledden P J, Kwong K K et al. 1999. Multislice perfusion and perfusion territory imaging in humans with separate label and image coils. Magn Reson Med, 41: 1093～1098

Zhang W. 1995. A quantitative analysis of alternated line scanning in K space and its application in MRI of regional tissue perfusion by arterial spin labeling. J Magn Reson B, 107: 165～171

Zhang W, Williams D S, Koretsky A P. 1993. Measurement of rat brain perfusion by NMR using spin labeling of arterial water: in vivo determination of the degree of spin labeling. Magn Reson Med, 29: 416～421

Østergaard Leif. 2000. Cerebral perfusion imaging by exogenous contrast agents. Methods in biomedical magnetic resonance imaging and spectroscopy. Chichester UK: John Wiley & Sons Ltd

第二十二章 脑功能成像及其应用

MRI系统提供的高分辨率、高对比度解剖图像早已被人们所接受。现在，MRI技术仍以惊人的速度发展着，其应用范围正在拓宽、新的领域不断涌现。磁共振(脑)功能成像(fMRI，functional MRI)或称磁共振脑功能定位图(functional brain mapping)就是近年来出现的一种新技术。目前，fMRI成了脑功能研究的热点。在国际MRI学术会议或杂志上，每年都有大量关于fMRI的文章和研究报告发表。本章首先阐述脑功能成像的生理学和解剖学基础，然后介绍造影剂团注和血氧合水平依赖性两种fMRI研究方法，最后简述其数据处理和应用领域。需要指出的是，扩散和灌注都是描述液性分子在组织中微观运动的物理学概念，二者在fMRI理论中占有非常重要的位置。早在fMRI的发展初期，就曾有人认为大脑皮层活动所伴随的NMR信号变化是扩散运动的结果。实际上，无论是造影剂团块注射法还是BOLD法fMRI，都利用了血液灌注的检测方法。从广义上说，扩散和灌注成像均属于功能成像的范畴。

第一节 脑功能成像的概念

一、脑功能成像及其特点

脑是自然界中最复杂的物质。它的高级功能也是自然界中最复杂的运动形式。因此，揭示脑的奥秘是当代自然科学所面临的最大挑战之一。

脑的研究可分为认识脑、保健脑、开发脑和模仿脑等方面，其中认识脑是指揭示脑的本质、保健脑是指预防和治疗各种脑病、开发脑是指研究如何发挥脑的潜力、模仿脑是指研制具备人脑特点的智能机器。脑的研究呼唤各种无损伤和实时的探测方法。

神经解剖学和神经生理学曾为神经科学(Neuroscience)的两个重要分支，其任务是从分子水平、细胞水平研究神经系统内细胞间的变化过程以及这些过程对中枢功能的综合作用。但是，现代意义上的神经科学已发展成为多学科、多水平的综合研究领域。神经解剖学家、神经生理学家、神经病学家、分子生物学家、生物化学家和心理学家等，正从形态学、生理功能、神经系统疾病的发生和治疗、能量代谢、行为等方面揭示着大脑。令人神往的是，近年来生物医学工程研究的最新成果——正电子发射成像即PET和MRI等技术正跻身于脑功能的研究。仅仅几年以前，如果有人欲在计算机屏幕上观察人脑思维行进的轨迹，也可能被斥之为天方夜谭，而今这一梦想已成为现实。

fMRI是根据MRI对组织磁化高度敏感的特点来研究人脑功能特别是大脑各功能区划分或定位的无创伤性检测技术。它的出现，突破了过去对人脑仅从生理学或病理生理学角度实施研究和评估的状态，打开了从语言、记忆、认知甚至情感等领域对清醒人脑进行观察的大门，标志着MRI已从仅提供形态学信息的阶段发展到反映人脑活动信息的新阶段。

与神经电生理研究脑功能的方法不同，fMRI 是以受到不同激励或执行不同任务之脑区的 MRI 信号差别为依据的。也就是说，fMRI 测定的是激活脑区（region of activation 或 area of activation）对刺激的间接反应。例如，相关刺激结束后激活皮层（activated cortice）所在的局部血容量、血流以及氧饱和度的变化等。MRI 的高时间分辨率和空间分辨率，使它比其他任何检测方法更适合于对脑进行详细研究。MRI 无电离辐射的优点，又使它可以对脑的某些特性进行反复观察。此外，由于 fMRI 为非创伤性的检测方法，极易被神经放射学家、神经学家和脑外科医生所接受。

fMRI 的生理学基础并未完全明了，但下述两点却有利于加深对它的理解。首先，人脑是可划分为许多精细功能区域的，这使得人们能够设计出各种刺激方案对其分别进行研究。第二，在生理性的脑活动与局部脑血流、脑血流容积和能量代谢之间存在一定的耦合关系，因此，通过对神经活动伴随现象的检测就可得到有关脑活动的信息。fMRI正是基于这一设想，采用对上述变化都比较敏感的脉冲序列来成像的技术。总之，fMRI 是 MRI 一个全新的应用领域，对于它所获得的信息也要用全新的方法加以认识和处理。

二、磁共振脑功能成像的对比度产生机制

在 fMRI 中，信号来源仍然为普通 MRI 所依赖的氢质子。但是，由于二者采用的技术不同，其图像的对比度亦不同：MRI 解剖图像对解剖结构的差别非常敏感，功能图像则对神经元活动所伴随的生理变化敏感。

MRI 中产生图像对比度的机制很多。例如，组织质子的纵向弛豫时间 T_1 和横向弛豫时间 T_2、组织水的扩散系数、局部大分子表面的化学结构以及组织内质子的含量（质子密度）等因素都经常用来产生图像对比度。但是，在 fMRI 中仅利用与脑活动生理过程相伴的脑血流、脑血流容积、血液氧含量等微弱的能量代谢过程来形成对比度。与此相关的技术分别被称之为脑血流量（CBF，cerebral blood flow）成像技术、脑血容量（CBV，cerebral blood volume）成像技术和血氧合水平（BOLD，blood oxygenation level dependent）成像技术。

在空间定位上，fMRI 和 MRI 是用同一梯度系统进行空间编码的。因此，二者的图像可以在同一坐标系中进行叠加。fMRI 所用的定位图像通常是由 MRI 提供的。由此看来，fMRI 和 MRI 的唯一区别就是图像对比度不同。

三、磁共振脑功能成像的方法及其评价

功能成像的方法主要有造影剂团块注射法和血氧合水平法两种。

1. 造影剂团块注射法

所谓造影剂团块注射（bolus injection of contrast agent）法（简称团块注射法或团注法），就是利用静息和刺激状态下两次团块注射造影剂来检测脑血流的变化以间接获取脑活动信息的功能成像方法。如果采用对血容量或血流敏感的成像序列在团注前后分别

进行 MRI 扫描，将产生两幅(组)CBV 或 CBF 图。这两幅(组)图之差即为功能性刺激所引起的信号变化。常用 Gd-DTPA 作为团块注射法所需的造影剂。

在正常大脑中，由于受血脑屏障的限制，Gd-DTPA 仅存在于血管内。当它被大量地注入静脉系统后，只需几秒钟的转运便首次通过大脑。这时采用快速成像技术，就可捕捉到造影剂通过脑血管床的全部过程。实际上，该过程是由经血管传递的脑信号-时间曲线加以反应的，将其转变为造影剂的浓度-时间曲线，方可得出每个体素的 CBV 信息。

众所周知，Gd-DTPA 的有效成分为金属离子钆。顺磁性的钆一进入毛细血管床便在毛细血管内外建立起多个小的局部磁场，即形成一定的磁敏感性差(以后简称为磁敏性差)，类似于在毛细血管和脑组织间建立了无数的小梯度场。它不仅使脑组织质子所经历的磁场均匀性降低，而且导致质子相位相干的损失，即加速了质子的失相过程。这时使用 T_2^* 敏感序列进行测量，就可观察到组织信号的显著减小。

团块注射法 fMRI 的最大优点是信号变化幅度大(可达 50%)。

2. 血氧合水平法

血氧合水平法即 BOLD 法功能成像的原理与造影剂团块注射法大致相同，其基本理论大多源自后者。它们的区别主要体现在两个方面，一是在 BOLD 方法中用血液(血红蛋白)作为固有对比度增强剂而不是采用 Gd-DTPA；二是大脑皮层功能性活动期间，BOLD 法的信号幅度变大，而造影剂团块注射法的信号幅度变小。

理解 BOLD 法的关键是血红蛋白的磁特性。生理学知识告诉我们，红细胞中的血红蛋白是氧的载体。携氧的血红蛋白称为氧合血红蛋白，失去氧的血红蛋白就是去氧血红蛋白(又称氧离血红蛋白或脱氧血红蛋白)。二者有着完全相反的磁特性：前者为反磁性，后者为顺磁性。氧合血红蛋白的磁敏性与一般组织相近，而去氧血红蛋白的顺磁性对组织的作用与 Gd-DTPA 类似，它会在周围的水质子间建立起小的局部磁场梯度以及磁敏性差，使血管内及血管周围出现非均匀性磁场。该不均匀场导致质子的失相、T_2^* 缩短以及 NMR 信号的损失。

实际上，在 BOLD 方法中信号的幅度是增加的。这是神经元活动时局部组织中氧的供应量超过代谢的耗氧量，即氧合血红蛋白的增加量大于氧离血红蛋白产生量的缘故。神经元活动时，尽管局部脑组织的血流、血流容积及血氧消耗均增加，但三者增加的比例有明显的差异。这种差异使激活区的静脉血氧浓度较周围组织明显升高，顺磁性去氧血红蛋白相对减少。它使局部脑组织体素内组织与血流间磁敏感性差减少，脑组织体素内的失相位也减少、T_2^* 延长，T_2^* 加权像上信号强度就会有所增加。

3. 功能成像方法的评价

造影剂团块注射法于 1990 年前后由贝利维奥(J. W. Belliveau)等人引入。通过与 PET 和 X 射线 CT 等成像设备的对照研究，证明它能够有效检测 CBV 和 CBF 的变化，但是此时用去氧血红蛋白作为天然对比剂的 BOLD 法已悄然兴起。因此，实际团注法很快就被后者所取代。现在的 fMRI 完全是一个崭新的、以 BOLD 法为主的研究领域。

团块注射法的缺点主要有下述两个方面。首先，它需要在静息和激励状态下两次注射造影剂，因而是一种创伤性方法。第二，由于受造影剂剂量的限制，它只限于单层成像，不利于多水平的刺激成像以及同一病人的重复成像。但是，如果出现无毒性的、可在血流中保持较长时间的新型造影剂，它还会有一定的发展前景。需要指出的是，正是这种方法的问世，为磁共振脑功能成像的提出开辟了一条有效途径；它被取代这一事实不能否定造影剂对比度增强技术本身的有效性。Gd-DTPA 动态成像技术正被用于灌注成像等领域，并通过其评估细胞膜的通透性、确定组织的结构(细胞隔室化)以及基于动态反应的组织分类等。

目前，BOLD 方法还有许多技术和理论问题尚未解决，其中最主要的是将观察到的信号差更好地与神经激活位置对应起来的问题。此外，血流(流动效应)经过感兴趣的毛细血管床是否对信号作出贡献等问题都需要进一步研究。BOLD 法的另一缺点是脑功能性活动引起的信号变化一般很小(1.5T 场强下仅为 2%～4%，4T 场强下也只有 2%～15%)。这主要是氧合血红蛋白和去氧血红蛋白间的磁敏性差较小以及局部血容量的变化较小(与脑体积相比)的缘故。因此，一般认为在中、低场的情况下进行 BOLD 实验是困难的，有时还可能导致错误的结果。由此看来，BOLD 方法比较适合于高场强或超高场强 fMRI 的研究，2～3T 是较佳的选择。目前大多数结果是在 4T 甚至更高的场强下取得的。需要指出的是，在超高场的情况下，除了磁体本身的成本上升外，系统对其他硬件的要求随之提高，技术上的难度增大。例如，射频线圈的设计就是一个令人头痛的问题。也有在常规场强下成功进行 BOLD 实验的报告，研究者不仅对成像序列进行了优化，而且在数据处理上下了一番工夫。

尽管 fMRI 研究中还存在一些悬而未决的问题，但它是目前最有望成为神经科学或脑科学重要方面的成像手段之一。它是一种无创的检测方法，使得人们对正常人脑或病脑进行重复性检测研究的愿望得以实现。fMRI 还将在脑的宏观作用和机能结构等方面的研究中为神经科学家提供更多的帮助。神经外科手术前使用 fMRI 进行定位可避免损伤脑的正常功能。利用 fMRI 还可对儿童脑进行研究，因为它是目前仅有的几种安全方法之一。在认知等高级脑活动的研究上，fMRI 也是最有前途的方法。

目前，fMRI 的研究重点已完全集中于对其机理的深刻理解和应用上。许多学者正致力于它在临床和神经科学方面的应用研究。这方面开展得比较早且比较成熟的主要是对视觉、运动、听觉和语言的探索性研究。癫痫、精神病、术前定位或手术计划等为 fMRI 的前沿课题。在技术上需要解决的问题主要有 SNR 的提高、数据采集技术的优化、功能活动图后处理的高效方法以及向常规磁场过渡等。

BOLD 对比度最早是在超高场强条件下取得的。人们曾对这种方法的硬件需求尤其是场强需求提出过质疑，对这一问题的回答成为 fMRI 能否推广应用的核心问题。

四、磁共振脑功能成像的发展历程

研究 fMRI 需要非常宽广的知识背景，与它相关的学科至少有物理学、化学、生理学、统计学、神经科学、图像处理技术及磁共振成像技术等。不仅如此，fMRI 还与 NMR 研究中取得的一系列成果密切相关，例如，在梯度场存在的情况下，质子扩散造成 NMR 信号损失的概念在五十多年前就已确立。有些成果甚至可以追溯到一个世纪之前，如用指示剂稀释法测量组织血流量或血容量的方法。但是，导致 fMRI 产生的两个最直接因素，一是 NMR 指示剂稀释(造影剂注射)法的出现，二是对血氧合水平的变化与图像对比度之关系的观察。而上述两项技术的成熟，一方面是磁共振成像设备硬件水平以及序列设计技术共同发展的结果；另一方面则与造影剂的成功应用有关。

1990 年前后，贝利维奥和罗森(B. R. Rosen)等人对 Gd-DTPA 造影剂团进行了示踪研究。他们将 MRI 的图像特征同顺磁性造影剂在体内的浓度分布相对照后指出，视觉等功能性神经元活动造成的 CBV 变化可以用来定位，即图像与 CBV 之间存在必然联系。这一结果很快又经许多研究磁共振造影剂及组织水特性的学者加以证实。研究人员发现，造影剂注射过程中图像信号强度的变化规律与造影剂首次通过的转运曲线相符合。这说明用图像对比度来估计造影剂相关的 CBV 是可行的。在注射造影剂的同时给予神经活动的有关刺激信号，将这时获得的图像数据与静息状态下获取的图像数据相减，存在差值的区域就是 CBV 发生变化的区域，从而推测此处的神经元与刺激所对应的功能活动有关。EPI 序列可以用 40～100ms 的速度获取图像，因而用它成像足以跟随造影剂的首次通过时程。

上述实验中 Gd-DTPA 的作用是改变血管周围局部组织的磁化率。磁化率的变化将改变附近的磁场均匀性，进而减弱 MRI 信号。在液体的情况下，体内去氧血红蛋白的顺磁性也会引起局部磁敏感性变化。血氧合水平脑功能成像方法即 BOLD 方法就是根据这一原理产生的。

BOLD 方法的创始人为美国学者奥格沃(S. Ogawa)。1989 年，他和同伴使用 GRE 序列，在 7T 和 8.4T 的超强磁场下第一次展示了完整鼠脑的氧合敏感性对比度，并提出了 BOLD 这一名词。图像是用非常高的分辨率(65μm)获得的。图像中不仅脑皮层单根的静脉血管清晰可辨(一条黑线)，而且其 BOLD 对比度即黑线的深浅程度可以通过药物使脑血流或氧的利用率发生变化而改变。在奥格沃研究组的实验中，脑中氧的利用和去氧血红蛋白的产生是通过改变脑中碳的含量来实现的：在标准状态下，含有去氧血红蛋白的血管在高分辨率图像中清晰可辨；当造成实验鼠严重低血糖时，神经元能够得到的碳源全部释放(进而使氧耗量和去氧血红蛋白的产生量减少)，这时图像中代表静脉血管的黑线消失；当注入甘露糖使碳源恢复时，黑线再次出现。他们还发现，如果采用低分辨率成像，上述代表静脉血管的黑线就无法观察到。该实验成功地演示了去氧血红蛋白含量对 T_2^* 加权图像的影响。奥格沃的上述研究成果发表在 1990 年的医学磁共振杂志(Magnetic Resonance in Medicine)上。

特纳(R. Turner)及其同事于 1991 年用兔脑进行实验，使用 EPI 序列(2.0T)展示了同一现象。在更早的实验中，上述生理变化所引起的信号改变作为大块脑组织在鼠和猫脑也曾观察到，但当时单根血管没有分离。

奥格沃等人指出，在高场强情况下，高分辨率图像中血管周围的图像对比度与血液的氧合水平有关，因而可以用这一效应来检测局部氧合作用的变化。PET 的研究证实，神经活动使脑血流量显著增加时，氧耗量的增加并不明显。据此推知，毛细血管床和静脉中去氧血红蛋白水平的降低，导致了信号增强，从而出现 BOLD 对比度。奥格沃从而预言，BOLD 机制可用于人脑的研究。尽管在临床成像的场强条件下，上述磁敏感性效应比高场、小孔径实验系统的情况有所减弱，人们还是建立了对毛细血管和小静脉中的去氧血红蛋白进行测量的实验装置。这说明不用外源性造影剂，通过测量去氧血红蛋白来进行功能定位是可行的。

1991 年，几个小组分别开始了大脑 BOLD 固有信号强度的研究，首先取得成果的是美国明尼苏达大学、贝尔实验室、麻省总医院和威斯康星大学。这些实验均用感觉刺激进行激发，在人脑初级感觉皮层中成功地捕捉到了信号强度的变化。此后，又有许多小组报道了他们新的观察结果，证明在视觉刺激中，初级视觉皮层的灰质中出现微小但又非常确定的信号增强。在高场强下，这种信号变化非常显著。

随着血液中去氧血红蛋白可作为脑中固有对比剂理论的产生，用 MRI 对人脑功能进行研究的时代随之到来。但是，早期的 fMRI 研究集中于简单的感觉刺激以及对于那些相对了解的脑功能区的研究上，其目的主要是验证该技术的可靠性，而不是通过它来过多地了解脑功能方面尚未明了的问题。这段时间的研究还包括对于简单运动的检测。众所周知，运动皮层是按特定的组织机构来组成的，这就特别适于用 fMRI 技术进行研究。在这些早期实验中，手指运动的功能区定位与预想的大约一致，证实其功能区沿中央沟和中央前回分布。随后又有人对脚趾的运动进行观察，并展示了该运动在初级皮层中的定位区。上述结果大多是用单个层面检测所得出的，现在已能用多层面技术或 3D 技术对全脑进行检测。fMRI 出现不久，人们便致力于新功能区的探索研究，结果揭示，很弱的或高度智能的刺激所激活的区域也能用 MRI 进行检测。

总之，在 fMRI 的初级发展阶段，人们对所用的方法已经进行了较为详细的探讨。曾经由 PET 等设备展示的人脑对机械、认知等刺激的功能反应均经 fMRI 证实。

第二节　脑功能成像的生理学和解剖学基础

fMRI 与被激活脑区的血氧水平、能量代谢等一系列生理过程密切相关。因此，了解反应性脑活动发生期间组织的某些生理特征，有利于对功能成像原理的理解。懂得有关大脑皮层分区的知识，对于 fMRI 实验结果的解释也至关重要。本节介绍与 fMRI 相关的生理学和解剖学知识。我们还将在第四节讨论血红蛋白生理学及其磁特性。

一、组织与血液的物质交换

人体内的液体可分为细胞内液和细胞外液两大部分。细胞外液有血浆和组织液两类。组织液是指组织细胞周围间隙中的液体。它同细胞内液之间被细胞膜隔开，而与血浆之间由血管壁所分离。组织液是细胞内液和血浆间进行物质交换的基础。

血液由有形成分和无形成分组成。血液的有形成分是指红细胞(红血球)、白细胞(白血球)和血小板。无形成分就是血浆，它是血液有形成分的细胞外液。血浆中含有大量的可溶性物质，如氧、二氧化碳、氮、电解质、蛋白质和有机酸等。正常成年人中，血浆占全血的 55%～60%。红细胞在血液中所占的容积百分比称为红细胞比体积。正常男性和女性的红细胞比体积分别为 48%和 42%左右。红细胞呈双凹形扁平状，其直径为 7～8μm，厚度 2μm，体积大约 85μm^3。红细胞中的血红蛋白可与氧可逆地结合，是血液中氧的载体。红细胞在组织代谢中起着重要作用。

生物组织的结构十分复杂。但是，从物质交换的角度看，它可用图 22-1 所示的模型来表示。图中将组织分为细胞和组织间液两部分。在人体内，组织间液约占组织体积的 4%～12%。与组织相邻的是丰富的毛细血管床，其作用是给组织提供含氧量较高的营养血，并通过组织循环带走细胞排泄的废弃物。血浆的作用则是保持组织间隙的浓度梯度。毛细血管壁上实际只有一层内皮细胞，它一方面起着包容血液的作用，另一方面调节着所有分子的跨膜运动。血液与组织液间 95%左右的交换量通过毛细血管壁而完成。

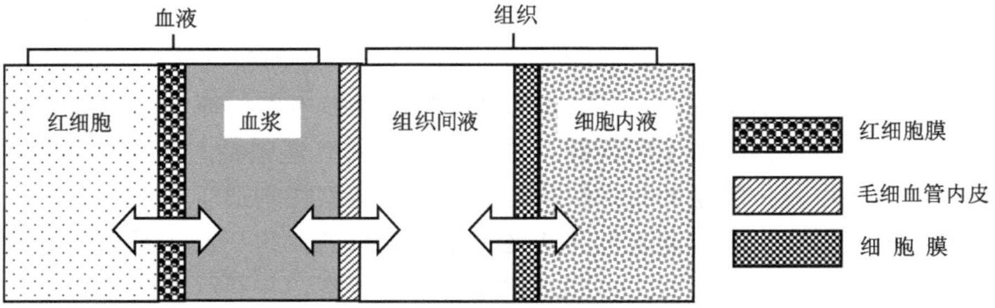

图 22-1 组织与血液的物质交换模型

二、血脑屏障和脑的血液循环

1. 血脑屏障

中枢神经系统内每一神经细胞的正常生理活动均有赖于周围环境的稳定。这一稳定性通常通过脑毛细血管与脑组织之间特殊的化学转运途径来维持。事实证明，脑组织细胞间隙和脑脊液内所含的物质及其浓度与血浆截然不同。也就是说，某些物质可通过毛细血管壁而到达其他组织内，但要到达脑组织则受到很大的选择和限制，这就是所谓的血脑屏障(BBB，blood brain barrier)。显然，BBB 可以有限度地防止有害物质侵入脑组织，从而保证脑组织内环境的相对稳定。脉络丛、垂体、垂体柄、松果体和下丘脑的有些部位不存在 BBB。

脑的毛细血管与身体其他部位有所不同：其血管壁上的内皮细胞排列非常紧密。由此可见，BBB 有一定的形态学基础。它的这种结构能大大限制蛋白质以及其他极性物质进入组织间隙，也相应地减少了水的跨膜转运。体内水的跨膜转运一般有两种形式，一是顺浓度梯度的扩散，二是在静压力作用下的对流。在大多数组织中，水在血浆和组织间隙间转移的基本通道为毛细血管内皮细胞连接处(裂缝)。由于脑中不存在这种裂缝，大容量的流动便不能发生。因此，血浆和细胞外液之间水的交换速度要比其他组织慢得多。在这种情况下，即使脑中水的静压力发生变化，水肿的速度也很慢。

在 NMR 的测量时间内，水的交换就显得更加缓慢。据测算，脑内毛细血管间隙与组织水的交换时间约 500ms。这一时间对于典型的 TE(≤100ms)已经足够长。因此，在信号测量期间，可以认为血管水与组织是相互隔离的。

Gd-DTPA 等 MRI 造影剂难以通过 BBB。

2. 脑循环的特点

除了血脑屏障之外，脑的血液循环还有许多特点。例如，大动脉在脑血管阻力调整中起重要作用；脑血管对动脉血压、化学刺激、酸中毒和缺氧等因素都非常敏感等。大脑皮层活动加剧时，脑血管出现一定限度的扩张，使循环阻力减小、血供增加。通过循环阻力的改变来调节脑血流量是大脑循环的又一特点。此外，颅腔内没有血管搏动。

3. 脑血管的结构

安静时，人体大约 1/5 的氧被脑组织所消耗，并有约 1/6 的血液流经脑组织，可见脑循环的重要性。脑循环的血液供应来自两支颈内动脉和两支椎动脉。两支椎动脉在颅腔内先合成基底动脉，再与两侧颈内动脉的分支合成脑底动脉环(Willis 环)，其他各动脉均由此分出。颈内动脉是脑血流的主要来源。脑的次小动脉和小动脉在系统中作为阻力血管而存在。它们的大小随着局部血供的需要而变化，以便动态地调节血流量和血压。毛细血管是交换血管。由于其数目极多、管壁又薄，因而可为脑组织提供极大的物质交换面积。

脑的静脉回流可分为深浅两个系统。浅静脉收集皮质及皮质下髓质的静脉血并注入邻近的静脉窦。深静脉收集大脑深部髓质及基底部的静脉血，最后形成大脑大静脉注入直窦。毛细血管后的微静脉和小静脉壁具有很强的扩张性，它们主要作为容量血管而存在。

三、脑的血液动力学

大脑由许多特定的功能区所组成。脑的这种多样性构造必然反应在它的血流分布上。对鼠脑的研究资料表明，大脑不同区域内的血供量相差近 18 倍，神经内分泌结构中的血供量最大。一般动物的局部大脑血流量约为 1ml/(g·min)。

一般认为，大脑不同区域血流量不同的原因主要是组织中毛细血管的多少不同，与其中血液的流速关系不大。大脑灰质中的毛细血管密度非常高。据估计，灰质和白质的毛细血管密度之比在 2∶1～3∶1 之间，这使二者的水含量有所不同(灰质和白质的水含量分别为 81.9%和 71.6%)。脑功能测量的结果证实，灰、白质的 CBF 和 CBV 之比分别为 4∶1 和 2∶1。上述两种比例相差 2 倍，说明血液流经白质的时间要比灰质长得多。

据测算，毛细血管中血液的流速为 0.5～3.0mm/s。血液通过脑微血管的平均时间灰质为 0.3～0.6s，白质为 0.6～0.9s。这比红细胞和血浆进行交换的时间长得多。但是，对于血液通过某一毛细血管时，其流动是连续的还是间歇的这一问题，至今说法不一。有人通过活体实验后认为，由于动脉系统的舒缩活动，毛细血管中的血流是周期性的，即断续的。而这种侵入性实验有可能引起炎性反应和一定程度的血管舒张效应。另有一些显微实验的结果则证实毛细血管中的血流是连续的；这种连续是相对的，即它还以很低的频率通和断(on/off)。值得肯定的是，无论间歇性流动的周期还是连续性流动的流速，都受毛细血管邻近区域代谢需要的影响。毛细血管中血流随脑细胞代谢而变的事实，正是 fMRI 的生理学基础。

脑组织微血管中的红细胞比体积是大动脉红细胞比体积的 45%～75%。因而可以推测，红细胞通过脑中微血管的速度要比血浆以及其他溶解物快得多。此外，在毛细血管分支处，流速快的分支内将得到更多的红细胞。这一点有助于解释毛细血管中红细胞比体积分布不均的事实。

四、脑血流的调节和神经控制

血液循环具有给组织提供营养、带走代谢产物、维持组织液体总量等功能。但是，大脑需要比较恒定的血液供应。这一要求通过神经和体液的双重调节才能达到。

大脑表面及脑组织中的动脉受交感和副交感神经支配。在交感神经的强刺激下，局部组织的 CBF 可减少 5%～10%，而刺激副交感神经可使 CBF 有所增加。这说明神经对脑血流的调节能力比其他组织小得多。交感神经冲动降低时，却能使 CBF 大大增加、血压降低。急性血压增高时，交感神经的这种作用对脑组织可能起到保护作用。

脑血管的紧张性主要通过局部因素控制，神经调节不占重要位置。当局部血流、血管内压发生变化及组织代谢加剧时，上述局部控制因素便发挥其作用，从而达到精密调节脑中血流和血压的目的。

已知脑的神经活动总是伴随着代谢过程的加剧和血流量的增加，这种现象被称为功能性充血(functional hyperaemia)。因此，也可以说，如果出现功能性充血，则必然伴随组织活动的加剧。显然，在组织代谢与血流、氧的供应量与消耗量之间存在某种联系，其机制尚不清楚。

根据约翰逊(P. C. Johnson)的推测，功能性充血的发生有下述三种可能机制。其一，血流和组织代谢间的联系通过正常代谢过程中不断产生的某种血管舒张物质而沟通。当代谢加剧或血流减少时，该血管舒张物的浓度自动上升，结果使血流量增大。这种血管舒张物可能是 CO_2，因为它在所有组织的新陈代谢过程中均可产生，且能证明它在血流增加时有所变化。动脉血中 CO_2 水平一旦升高，便可观察到脑血管的舒张反应，但它的作用不如 H^+ 浓度增加时明显。CO_2 的作用之所以弱，与其产生依赖于所能获得的氧量有关。如果动脉血氧含量下降，CO_2 生成量也会减少。

第二种可能机制也认为是某种血管舒张性代谢产物在起作用，但它只在血供低于组织代谢需求时产生。乳酸只在血流或氧供量不足时产生，故较符合这类物质的特点。然而，血管仅对乳酸所造成的、局部 pH 的变化发生有意义的反应，对它的直接作用并不敏感。当组织血管内的氧分压降得很低以及厌氧代谢占统治地位时，乳酸水平才在调节血流量方面起到一定作用。另一种类似的物质为腺苷。已经证明脑血流减少或氧分压降低时它的产生量增加，而且它有很强的舒血管作用。

动脉血管中还有可能存在一种血管收缩性物质。该物质存在于血流中，且在组织新陈代谢过程中被消耗。血氧与此物质较接近。动脉血的含氧量减少时，确能引起脑末梢血管的舒张，而且微血管紧张性以及血流量均受血液含氧量影响。这是发生功能性充血的第三种可能机制。

总之，大脑功能性活动和血流之间起联系作用的物质还在研究之中。已证实的有关

物质有 CO_2、H^+(pH)、K^+、组织的渗克分子浓度和腺苷等。可以肯定的是，组织代谢的最终产品在脑功能性充血中起重要作用。此外，大脑活动时释放的钾对血管舒张也有一定贡献。这些代谢产品以及其他局部调节因子可能通过小动脉内皮依赖性血管作用物质发挥作用，如氮氧化物。

在神经元功能性活动期间，毛细静脉中的血容量也是增加的。但是，它主要受神经调节。在静息条件下，静脉的收缩主要受交感神经支配。据估计，如果没有交感神经的紧张性支配，静脉血容量将上升约 20%；当交感最大限度兴奋时，静脉的血容量下降约 30%。

随着 CBF 测量方法的日渐成熟，人们对脑血流变化规律的认识正在加深。不少学者认为，有必要对曾经提出的脑血流是稳定持续流的概念加以修正。也就是说，脑血流供应与局部组织代谢的情况关系密切。

血流在大脑半球内的分布可随脑活动的进行而快速变化。特定的运动或感觉刺激，将使大脑相关功能区的血流量猛增，且范围局限。运动激活的脑活动可使皮层感觉运动区的局部血流量增加 50%～100%。与此同时，氧的摄取明显增多，氧分压也有所提高。由于 CBF 进而氧供应量的增加幅度大于局部组织氧的摄取速度，氧本身并不像血流的局部控制因子。较复杂的精神或心理活动则会引起广泛性血流变化，推测这种活动伴随更多区域的大脑参与。有趣的是，在睡眠(快速眼球运动期)和觉醒两种状态下，总的 CBF 和耗氧量却没有多大区别。

PET 的研究结果已经说明，脑组织活动期间组织获得的氧量超过其代谢需要。利用 ^{15}O 标记的水和氧进行对比研究，发现在进行本体感刺激时，CBF 增加了 25%，但氧的利用率只增加 5%，结果使氧的摄取分数减少了 19%。这说明血流和氧需要量之间并没有局部联系。氧摄取的减少和局部氧分压的提高现象与血红蛋白中氧的饱和相一致。

许多资料证实，癫痫发作期间氧的摄取和血流量均增加，这说明上述病例中生理性控制机制仍在起作用。但是，在外科手术麻醉等神经活动受到抑制的情况下，组织血流量和氧摄取量均减少。如果断绝脑细胞的氧供应或者同时隔断其氧和葡萄糖之供应，细胞会立刻表现出一系列的变化。最明显的是，细胞试图从水中获得 NaCl，结果水肿发生，细胞外液容量也随之减少。发生缺血时，CBF 往往低于正常流量的 50%，从而使脑细胞受到伤害。呼吸系统的一些病症，如缺氧和高碳酸血症都能导致血流量和血容量的迅速变化，以维持大脑的氧代谢。

上述所有过程均可通过 fMRI 技术进行观察。

五、脑的神经解剖学

fMRI 是一种通过不同刺激条件来研究大脑功能定位的 MRI 方法。因此，有必要了解一些神经解剖学的知识。

1. 大脑皮层

大脑皮层(brain cortex)是构成大脑半球沟(sulcus)和回(gyrus)表层的一层灰质(gray matter)。它是一个广大的细胞层。在人类，大脑皮层的总面积接近 $2500cm^2$，且有 1/3

露于表面，另 2/3 位于沟壁和沟底。人类大脑皮层不是最大的，但它有可能是分化程度最高的。也就是说，人类大脑皮层在组织学上可以区分出的亚区数目最大。据估计，大脑皮层在 300cm^3 左右的体积内大约含有 1×10^9 个或更多的细胞。

大脑皮层的平均厚度为 2.5mm，但各区的厚度相差悬殊：中央前回运动区最厚(约 4.5mm)，枕极部最薄(约 1.5mm)。同一脑回不同部位的厚度也有差异，通常脑回顶部较厚、沟底部较薄。大脑皮层内有两种主要成分，一种是细胞(包括神经元的胞体和神经胶质细胞)，另一种是神经纤维。神经纤维成束地进入皮层，使皮层呈现出放射状条纹。

大脑皮层是人类一切活动的高级控制中枢。躯体运动、躯体感觉、视觉和听觉等在大脑皮层中均有各自的投射区(包括联络区)。因此，大脑皮层的信号变化是 fMRI 观察的重点。

2. 大脑皮层的分区

大脑皮层各部分的结构差别颇大。有些学者对其组织结构进行了普查，并根据细胞的排列、类型以及有髓神经配布的差异，作出了所谓皮质分区图。在众多的分区方案中，一般认为布劳德曼(Brodmann)的分区比较实用，因而它经常被 fMRI 的研究报告所引用。图 22-2 即为布劳德曼大脑皮层分区图(图中的编号仅代表其研究次序)。由图可见，布劳德曼共将大脑皮层分为 52 个区，其中感觉中枢为 1～3 区，运动中枢为 4、6 区。大脑皮层的分区在皮层的机能与形态学研究中均有重要意义。以后在说明大脑皮层的功能定位时，我们将不加说明地引用其分区号。

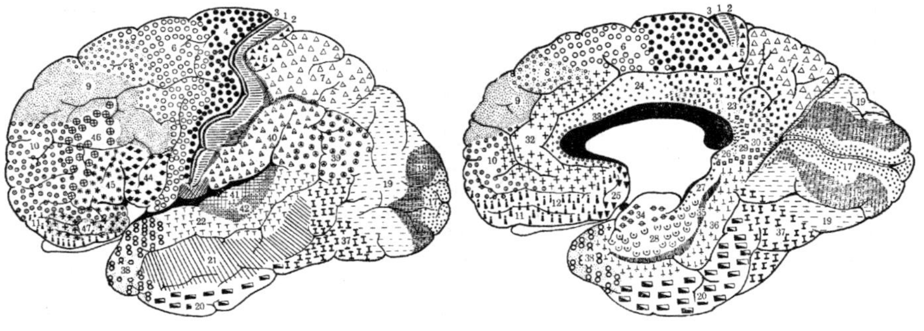

(a)外侧面观　　(b)内侧面观

图 22-2　布劳德曼(Brodmann)大脑皮层细胞构筑分区图

3. 大脑皮层的功能定位

大脑皮层的分区实际上是由功能和结构共同确定的。最初将其分为躯体运动、躯体感觉、视觉和听觉等区。各区的主要投射区和周围皮层分别称为中心区和周边区。此外，还将各周边区之间起联络作用的重叠区叫做联合区，如额叶前部的第 9、10、45、46 区和顶叶的第 39、40、7 区等。后来的研究成果表明，仅将大脑皮层分为运动和感觉区是不确切的，如中央后回(postcentral gyrus)并不是唯一的感觉投射区，至少还有视觉和听觉投射区。同样，中央前回(precentral gyrus)也不是唯一的运动区，还有附加运动区。这样就产生了感觉运动区的概念。

皮层的感觉运动区可划分为以下几部分。中央前回以控制运动为主，但有小部分是感觉，称为第Ⅰ躯体运动区(MsⅠ)；与此相似，称中央后回为第Ⅰ躯体感觉区(SmⅠ)。大脑半球内侧面的附加运动区就是第Ⅱ躯体运动区(MsⅡ)。

从解剖位置来看，是中央沟(central sulcus)把大脑半球的皮层分为前后两部分。前部主要与运动功能有关，而主要的感觉区都在后部。但是，大脑皮层的全部或大部都有传入和传出的双重特点。某一皮层区，在功能上如果是以感觉为主、运动为辅的，就可以认为是感觉区(sensory area 或 sensory cortex)；如果其主要功能为运动、其次为感觉的，即可认为是运动区(motor area 或 motor cortex)。

解剖学上的纹状皮层或布劳德曼 17 区称为初级视觉皮层(VⅠ区)。又将位于大脑皮层枕叶的第 18、19 区分别称为第Ⅱ、Ⅲ视区(VⅡ、VⅢ)。可见与视觉有关的皮层分布很广(多达脑皮层的三分之一)。这在一定程度上反映出视觉在日常脑活动中的重要性。除了纹状皮层之外，近年来发现的散在视皮层已多达 12 个以上。这些皮层可称为纹区外的视皮层。由于距状裂附近的初级视皮层(17 区)在 fMRI 研究中信号响应较大，这里便成为许多初级研究的焦点。距状裂的结构非常有特色，因而可通过矢状定位像来选定层面。

有关语言的中枢可分为两部分，即管理口唇、舌和喉肌协调运动的运动性语言中枢(说话中枢)和调整自己语言、理解他人语言的感觉性语言中枢。运动性语言中枢位于颞下回后三分之一处，又称 Broca 区。感觉性语言中枢在颞上回后部。

颞叶的第 41 和 42 区，分别叫做第Ⅰ听区(AⅠ)和第Ⅱ听区(AⅡ)。

4. 大脑皮质的初级区和次级区

“初级皮层”(primary cortex)一词在神经科学中于不同的应用环境下具有不同含义，但都用来描述大脑皮层的特定区域。例如，在进行皮层诱发电位研究时，它表示在连续外周刺激条件下可重复、集中地出现短潜伏期反应的区域；次级皮层的反应往往在初级皮层反应之后出现，它在波形、相位、潜伏期和出现率上都有较多的变化。解剖学中的初级区是指那些主要接受外丘脑核输入的皮层区。

解剖和生理学的研究都证明次级皮层的存在，并一致认为大脑皮层的次级区是交互地、按地域的与相应的初级感觉区相联系的。此外，皮层的次级区之所以被称之为“次级”，还有它们在初级皮层之后才被确认的原因。

目前，用 fMRI 对大脑皮层初级区进行研究的资料较多。这里所说的初级皮层与神经解剖学和神经生理学中所述的初级听觉区、初级感觉区和初级视觉区等概念相一致。

5. 脑的功能不对称性

大脑半球功能上的不对称是人脑结构和认知的主要特征。这种现象也称为大脑优势、功能偏利、脑偏利或半球特化。脑的功能不对称性(brain asymmetry)是说，大脑左右半球在调节行为、高级神经活动过程或认知过程中具有不同作用。脑的这种特点，主要是通过单侧脑损伤病人之行为和认知缺陷的观察资料以及近年来出现的一些无创研究方法所发现的。

笼统说来，大部分人的左半球在认知方面具有更重要的作用。现已发现，音素的译码、词语的学习、语言的运用、句法、阅读、写作、记忆等功能主要在左半球完成。运动技巧也与左半球功能密切相关，而空间技巧则与右半球的功能有关。有资料表明，左手指的运动不仅能激发右半球的初级运动皮层，也能激发同侧即左运动皮层。但是，右手指的运动却只能激发对侧即左运动皮层。神经病学的资料也证明人脑功能具有非对称特点。例如，左边的脑卒中可影响到左手的活动，而右边的损害对右手不产生大的影响。这些资料，为研究左右两半球和半球内结构在神经解剖学定位与功能之间的联系提供了直接信息。功能不对称的现象不仅成人有，儿童和婴儿也有。

了解脑的不对称性特点，对于 fMRI 研究有重要意义。例如，右利手和左利手的受试者，其 fMRI 表现是不同的(至少在运动刺激实验中信号的发生区有所不同)。此外，还可采用 fMRI 技术研究正常人脑的不对称性。

第三节　造影剂团块注射法脑功能成像原理

fMRI 的研究是从注射顺磁性造影剂的方法开始的，其测定对象为生理性刺激前后脑血容量即 CBV 的变化。这种变化是通过顺磁性造影剂首次通过脑血管时对周围脑组织的影响来反映的。本节从指示剂稀释法开始介绍造影剂注射脑功能成像的原理。

一、指示剂稀释法和造影剂的应用

1. 指示剂稀释法

在生理学中，指示剂稀释法一直被用于测定组织的各种生理参数，例如组织血流量、血容量以及膜的通透性等。在这种方法中，只有具扩散性的物质才能作为指示剂使用。

在不考虑流动的情况下，如果将质量为 M 的指示剂置入容量为 V 的溶剂中，则溶液中指示剂的浓度 C 为

$$C = \frac{M}{V} \tag{22-1}$$

在 NMR 实验中，曾经用氘和氟的化合物作为扩散标记物。在 fMRI 中，一般用顺磁性造影剂 Gd-DTPA 作为血管间指示物。也就是说，造影剂团块注射法 fMRI 就是指示剂稀释法的具体应用。因此，下面着重介绍 MRI 造影剂注入后的计算方法。

Gd-DTPA 是一种非扩散型的标记物，这是因为在 BBB 完备的情况下，它只能停留在血管内(忽略血管漏出量)。

2. 流出检测

如果考虑指示物(这里为造影剂)进出组织的速度、在组织中的停留时间以及血液的再循环等问题，流出量的检测就变得很复杂。下面用图 22-3 的简化模型来讨论这一问题。

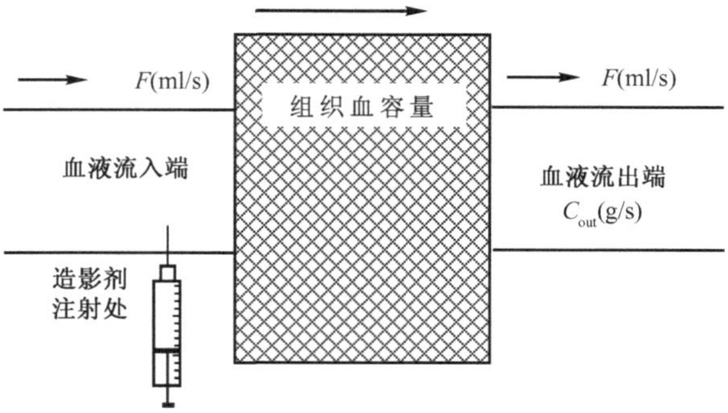

图 22-3　指示剂稀释法流量测量模型

图 22-3 的网格部分为组织血容量。造影剂从组织的供血端(动脉端)注入，并经组织充分混匀后从另一端(静脉端)流出。为便于分析，还需对此模型作如下假设，即所用的造影剂无扩散性(注入的造影剂全部从组织末端流出)；血流是恒稳的(流速为一常量)；造影剂的流速与血流相同；不存在再循环现象。这时组织血液流出端排出的溶质量 M 可按下式计算

$$M=\int_0^{\infty} F(t)\,C_{out}\,\mathrm{d}t \tag{22-2}$$

式中，$F(t)$为血液的流量；$C_{out}(t)$为检测到的浓度。由于 M 已知，进出组织的血流量便可导出。实际应用中，每隔 Δt 时间对输出端的血流取样一次，这时血流量为流速和采样间隔时间的乘积。

如果血流不是稳定的，还需计算出平均流量 F。由式(22-2)，有

$$F=\frac{M}{\int_0^{\infty} C_{out}(t)\,\mathrm{d}t} \tag{22-3}$$

3. 再循环的校正

从理论上说，造影剂团块注射后，组织中的浓度分布将很快达最大值，并经一个短暂的延迟后衰减至零。实际上，它在衰减至零之前又有所升高，这是血液的局部再循环造成的。在脑血管中，再循环问题更不能忽略。图 22-4 是实际测定的造影剂浓度曲线，图中再循环对曲线的影响非常明显。

在血流速度较慢或造影剂排出不完全的情况下，再循环现象对测量的精确性有一定影响。这时需采取某种方法对其进行校正。

4. 平均转运时间

平均转运时间(MTT，mean transit time)是代表造影剂在组织中转运快慢最常用的指标，它包括造影剂进入系统、混合以及从组织排出所需的总时间。MTT 的定义为容量 V_t 与流量 F_t 之比，即

$$\mathrm{MTT}=\frac{V_t}{F_t} \tag{22-4}$$

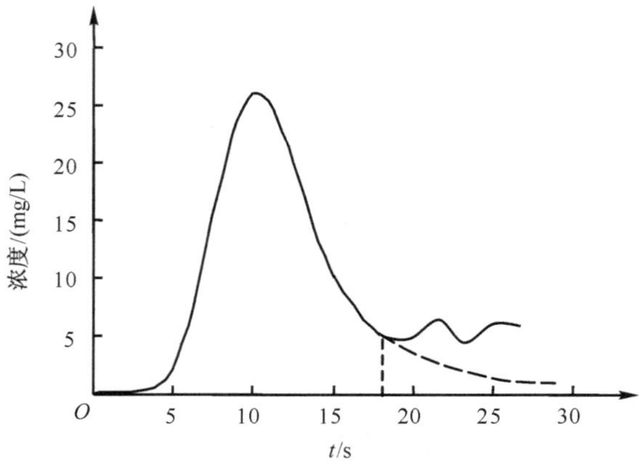

图 22-4　实际的造影剂浓度-时间曲线

二、造影剂的检测

1. 血容量的检测原理

在造影剂团块注射法 fMRI 中，注入造影剂的目的主要是通过对它的检测来估计脑活动引发的血容量变化。下面介绍其检测原理。

为了得到血容量的信息，必须采用一定的脉冲序列对成像区的造影剂浓度进行测量，使所获组织信号能反应流动造影剂的含量。也就是说，这时每个体素的测量值都是由流入的造影剂所标记过的。由于观察对象为某一时刻血容量系统中剩余的造影剂浓度，故又将 MRI 对造影剂的检测过程称为剩余量检测(residue detection)。

在一定时间段 Δt 内，造影剂从组织的排出量 M_{out}应等于出口处造影剂的浓度 C_{out}与同一时间段内流出组织的血液量 $F\Delta t$ 的乘积(F 为组织注入端或流出端的流量)，即存在

$$M_{out}(t) = FC_{out}(t)\Delta t \tag{22-5}$$

设注入组织的造影剂总量为 M_{inj}，并令 Δt 趋于零，便可得出如下关于稳定血流的基本计算式

$$M_{inj} = \int_0^{\infty} M_{out}(t)\mathrm{d}t = F\int_0^{\infty} C_{out}(t)\mathrm{d}t \tag{22-6}$$

一般将 Δt 内造影剂的排出量 M_{out}与供给组织的造影剂总量 M_{inj}之比定义为排出分数 $h(t)$，则根据式(22-5)和式(22-6)，有

$$h(t) = \frac{M_{out}(t)}{M_{inj}(t)} = \frac{FC_{out}(t)}{F\int_0^{\infty} C_{out}(t)\mathrm{d}t} = \frac{C_{out}(t)}{\int_0^{\infty} C_{out}(t)\mathrm{d}t} \tag{22-7}$$

式(22-7)说明，$h(t)$正比于造影剂的浓度-时间曲线。实际上，$h(t)$代表注射结束后通过不同的血管途径、经不同时间穿过组织而到达流出端的造影剂相对量。

$h(t)$的生理意义可以这样理解：设组织内所有的毛细血管粗细相同，组织血容量就由这些毛细血管容积构成，那么，$h(t)$可代表从组织入端到出端的毛细血管长度分

布，如图 22-5 所示。图 22-5(a)表示组织中的毛细血管分布。显然，组织中部的毛细血管较短，而靠近外侧的较长。图中将其长度分为 5 类，并在图 22-5(b)中给出了各种长度血管的分布。

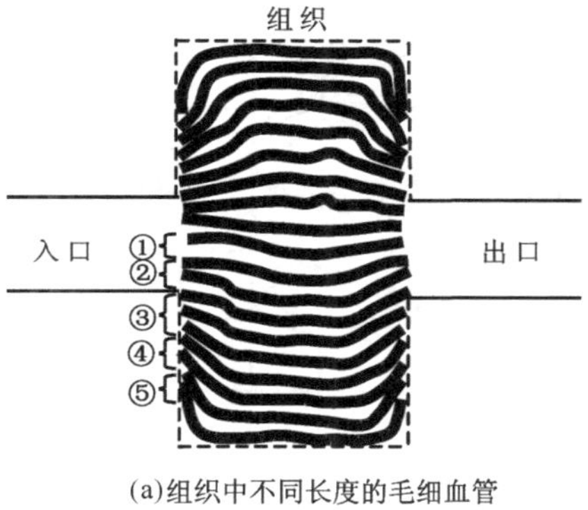

(a)组织中不同长度的毛细血管

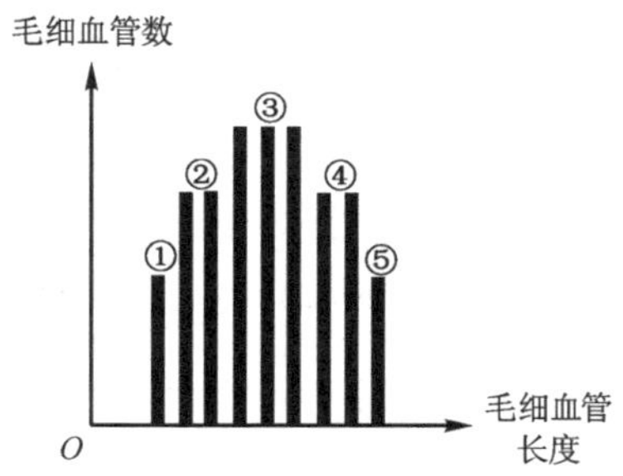

(b)毛细血管的长度分布

图 22-5　排出分数 $h(t)$的生理含义

由图 22-5(a)推知，血液通过组织时将经历不同路径，每条路径都有相关的血容量。该血容量由流量 F_t 以及造影剂穿过毛细血管全长的时间 t 所决定。由 $h(t)$的生理意义可知整个组织中同一长度毛细血管中的血容量 $\mathrm{d}V_t$ 为

$$\mathrm{d}V_t = F_t t h(t)\mathrm{d}t \tag{22-8}$$

对上式积分，便可得整个组织的血容量 V_t，即

$$V_t = F_t\int_0^{\infty} t h(t)\mathrm{d}t \tag{22-9}$$

由式(22-4)和式(22-5)还可推得(推导从略)

$$V_t = F_t\int_0^{\infty} t h(t)\mathrm{d}t = F_t\mathrm{MTT} \tag{22-10}$$

2. 血容量测量

常用断层成像技术来检测平面内组织中的剩余造影剂。在这里，每个体素的信号曲线只代表体素内那部分组织中的造影剂存在量，如图 22-6 所示。如果 $h(t)$是 t 时刻造影剂流出组织的排出分数，则受检组织中剩余造影剂的分数 $R(t)$应为

$$R(t) = 1-\int_0^{\infty} h(t)\mathrm{d}t = 1 - H(t) \tag{22-11}$$

式中，$H(t)$为造影剂注射开始($t=0$)到时间 t 内造影剂的总排出分数。式(22-11)表述了组织出口处所测造影剂浓度与组织内剩余造影剂浓度间的关系。

设体素内组织获得的造影剂总量为 M_0，则 t 时刻的组织造影剂剩余量为 $M_0 R(t)$。又设从体素获得的 NMR 信号强度为 $S(t)$，则它应正比于造影剂的组织浓度。这时体素的信号强度可表示为

$$S(t) = kM_0 R(t) \tag{22-12}$$

式中，k 为比例常数。于是得出整个组织的信号表达式

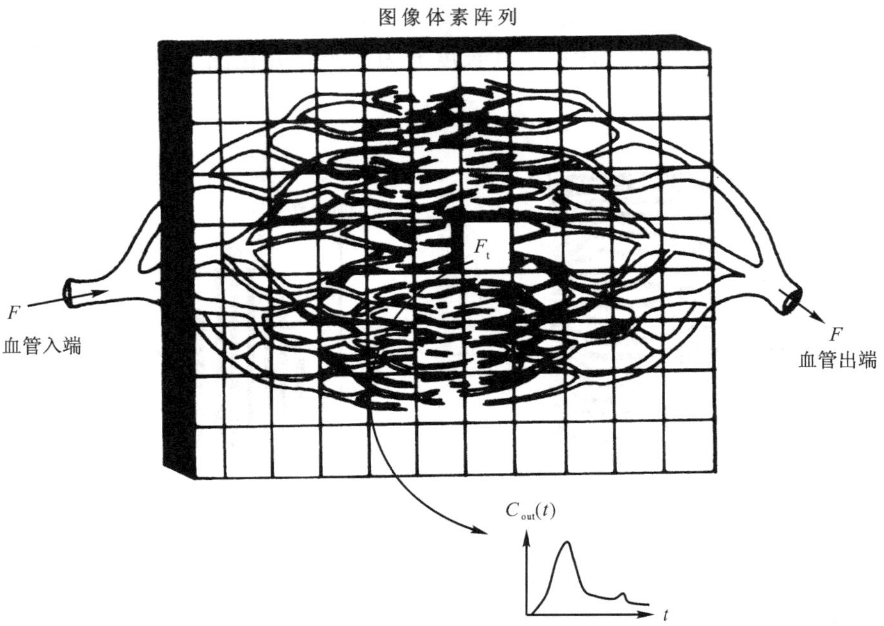

图 22-6　成像体素与组织的对应关系

$$\int_0^\infty S(t)\mathrm{d}(t) = kM_0\int_0^\infty R(t)\mathrm{d}t \tag{22-13}$$

由于$\frac{\mathrm{d}R}{\mathrm{d}t}=-h(t)$，式(22-13)又可写为

$$\int_0^\infty S(t)\mathrm{d}(t) = kM_0\int_0^\infty th(t)\mathrm{d}t \tag{22-14}$$

再将式(22-10)代入，便得出如下总信号强度表达式

$$\int_0^\infty S(t)\mathrm{d}(t) = kM_0\mathrm{MTT} = kM_0\frac{V_t}{F_t} \tag{22-15}$$

式(22-15)表明，如果组织获得的造影剂量已知，就可用信号曲线下的面积来决定组织血容量与流量之比。但是，一般来说，从注射点到达被检体素的造影剂量 M_0 是未知的。这时可将它看作注射点总流量 F 的一部分，即流过被测体素组织的流量 F_t。于是，式(22-15)成为

$$\int_0^\infty S(t)\mathrm{d}(t) = kM_{inj}\frac{F_t}{F}\frac{V_t}{F_t} = kM_{inj}\frac{V_t}{F} \tag{22-16}$$

由此可见，收集到的信号中已包含局部组织血容量的信息。如果注射点的流量已知，用这种方法确定绝对容量也是可能的。

3. 血管容积分数

血管容积(量)分数 f 定义为组织的血管容积(血容量) V_t 与体素的体积 V_{voxel}之比，即 $f=\frac{V_t}{V_{voxel}}$。它是一个表示组织中血容量相对大小的参数。同微血管系统的容积一样，

血管容积分数是一个非常有用的参数。血管容积主要由毛细血管和小静脉组成。在体素大小一定的情况下，血管容积越大，血管容积分数也就越大。

被测体素中组织的血容量可以通过一定的脉冲序列而获取。用这种方法测得的组织血容量要比放射性核素计数等方法获得的更加准确。

容量分数还可以通过浓度-时间曲线的测量来获得。

三、NMR信号强度与造影剂浓度的关系

综上所述，用测定血液中造影剂浓度的方法可以估算组织的血流量及血容量。欲将这一原理应用于MRI，首先要了解所测信号与造影剂浓度间的关系，以便将信号的强度一时间曲线转换为浓度-时间曲线。

过去的几年中，已对Gd-DTPA的药理学及其团块溶液对组织 T_1、T_2 弛豫时间或弛豫率的影响进行了广泛地研究。结果表明，T_1、T_2 弛豫率与造影剂浓度 C 呈线性关系。在0.5T磁场中的测试结果可表示为

$$\frac{1}{T_1} = 0.39 + 4.52C \tag{22-17a}$$

$$\frac{1}{T_2} = 0.50 + 5.66C \tag{22-17b}$$

式中，C 的单位取 mmol/L；T_1、T_2 弛豫率的单位均为 s^{-1}。然而，由于组织的隔室化，造影剂在组织内呈不均匀分布。这种不均匀分布必然导致局部磁场梯度的形成，从而使组织的 T_2 进一步缩短。

对于脑以外的组织，Gd-DTPA可以渗出血管，造成 T_1 加权图像的信号衰减。这些组织中，造影剂浓度 C_t 和 T_1 之间存在如下关系

$$\Delta\left(\frac{1}{T_1}\right) = \Delta R_1 = k_1 C_t \tag{22-18}$$

式中，ΔR_1 为造影剂(团块)注入前后组织的 T_1 弛豫率之差；k_1 为比例常数，它因组织类型和场强的不同而异。式(22-18)是在所谓快交换模型，即在假设通过血管内皮交换的过程进行得很快（相当于大多数组织中的情形）的条件下推得的。由于BBB的作用，大脑中组织交换的速度将大大减慢。

团块注射时，由于几乎没有时间进行交换，造影剂对组织信号的影响会大大削减。对于BBB作用完整的大脑来说，信号中 T_1 的变化就更小。或者说，Gd-DTPA对脑组织 T_1 弛豫的影响很有限。

有资料表明，在脑这样的中速交换模型中，脑组织 T_2 与造影剂浓度间也呈线性关系。信号 S、T_2 弛豫率的变化量 ΔR_2 与脑组织造影剂浓度 C_t 间的关系可表示为

$$S = S_0 e^{-\mathrm{TE}\Delta R_2} \tag{22-19}$$

式中，S_0 为造影剂团注前的信号强度。为了充分显示 S、ΔR_2 和 C_t 之间的线性关系，式(22-19)可写为

$$-\frac{\ln\left(\frac{S_0}{S}\right)}{\mathrm{TE}} = \Delta R_2 = k_2 C_t \tag{22-20}$$

式中，k_2 亦为比例常数，它依场强、脉冲序列和组织的不同而取值。图 22-7 表示上述参数间的线性关系。但是，当造影剂用量很大时，信号强度与 Gd-DTPA 间的线性关系不再保持。

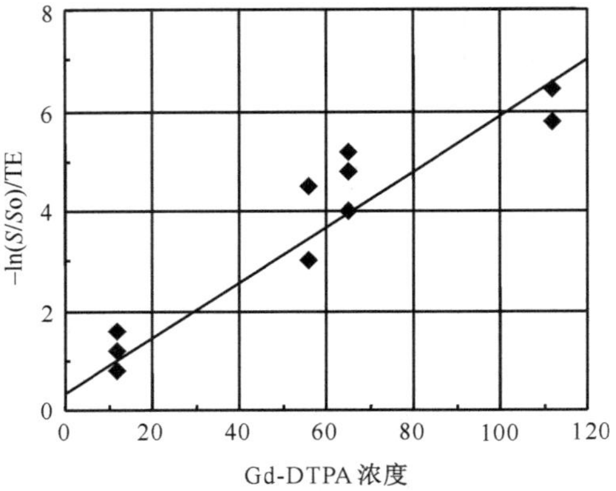

图 22-7　信号强度与 Gd-DTPA 浓度间的线性关系

四、造影剂团块注射法脑功能成像

用测定相对血容量来观察脑功能性活动的方法，早在 MRI 造影剂指示法的发展初期就已受到重视。很快地，人们就可通过各种激发方案来获得局部脑组织的 CBV 或 CBF 变化量。在此基础之上，早先还在刺激方案设计、信号分析以及活动脑区的定位等方面积累了经验，从而创立了团块注射造影剂 fMRI 方法。它实际上就是前面所说的指示剂稀释分析法。为了区别局部 CBV 或 CBF 的改变，这种方法需要在静息和激励两种状态下各进行一次团块注射。随着 Gd-DTPA 在肾脏的排出，血中循环的造影剂浓度会越来越低。因此，在进行造影剂团块注射法 fMRI 实验时，一般每半个小时就要重复注射一次 Gd-DTPA。

在正常人脑中，脑循环(从动脉到静脉)时间约为 3.4s。因此，MRI 造影剂团块通过得非常快。在静脉给药的情况下，注射后 30～40s 内造影剂便会出现于脑中。因此，浓度-时间曲线的精确测量需要采用快速成像技术。经常用具有高时间分辨率的 EPI 设备。如果没有快速成像手段，就只好采用每次一个层面(穿过感兴趣区选取)的变通办法，但实验是比较困难的。

用上述方法获取 CBV 图要比 CBF 图更加容易。这是因为对浓度-时间曲线进行特征性处理后才能获得 CBF 图。另外，CBV 的测量不需要与信号弛豫率和造影剂浓度均有关的常数 k_2 也可进行，而 k_2 须对弛豫率进行多次的快速测量才能确定。

据贝利维奥等人报道，如果采用浓度为 0.1mmol/(L·kg)的 Gd-DTPA 进行实验，光刺激时初级视皮层的 CBV 可出现高达 32%±10%的变化。图 22-8 就是分别在静息和刺激两种情况下测出的信号强度曲线，它与造影剂的首次通过时程相吻合。可以看出，当大脑激活时，不仅 CBV 曲线的峰值较高，而且它的变化提前出现。用同样的注射量进行对比研究，发现大脑激活区信号的变化还与所用的磁场强度有关，即场强越强，信号变化越明显。例如，1.0T 场强时信号的变化幅度为 20%～40%，1.5T 场强下信号的变化幅度高达 20%～80%。在 CBV 图上，相关区域皮层的 SNR 为 30:1～40:1，其灵敏度为 3%左右。这提示用 Gd-DTPA 法可研究更加微弱的脑反应。

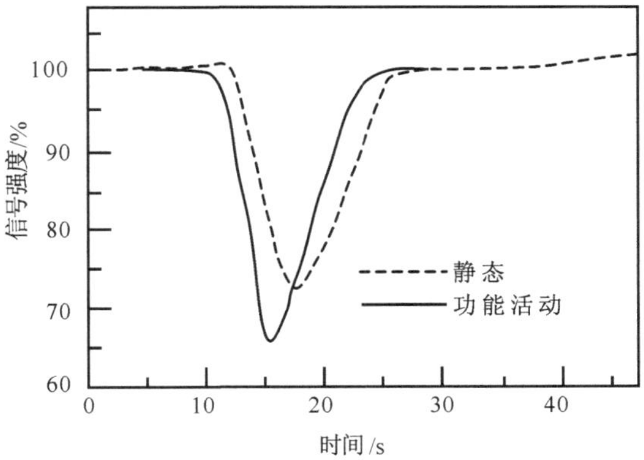

图 22-8　与造影剂首次通过相对应的信号强度曲线

除了 fMRI 外，CBV 测定在疾病诊断上也有许多应用。例如，可以根据 CBV 进行肿瘤分级。一般来说，损伤不大的肿瘤 CBV 也小；随着肿瘤侵害范围的变大，CBV 逐渐增高。这一发现与 PET 的研究结果一致。

第四节　血氧合水平法脑功能成像原理

血中的氧合血红蛋白和去氧血红蛋白在大脑皮层中相互转化即血液的氧合水平发生变化时，将伴随微弱的磁场变化。血氧合水平脑功能成像即 BOLD 法脑功能成像，就是根据 MRI 对上述弱磁场的高度敏感性而成像的技术。它是目前应用最为广泛的 fMRI 方法。

一、血红蛋白及其生理学

在正常氧分压下，人体微血管系统中直接溶解(物理溶解)于血液中的氧只占极小部分。血液中的其他氧都与红细胞中的血红蛋白(Hb，hemoglobin)结合在一起(每个血红蛋白分子可结合多达 4 个的氧分子)，称为结合氧。由此可见，Hb 是血液中氧的载体。

血红蛋白是血液中占绝对优势的一种红色大分子蛋白质，其相对分子质量为 64 500。它是一个四聚体分子，由两个成对的肽链(珠蛋白)所组成。每对肽链与一个血红素(亚铁血红素)组相连。Hb 的形状接近于球体(半径约 2.7×10^{-9}m)，体积和密度分别为 $1.97\times10^{-26}\text{m}^3$ 和 1.335g/cm^3。Hb 在血液中的净浓度约 0.15g/ml。如果将细胞内的 Hb 也计算在内，其浓度将达到 0.38g/ml(5.5～6.0mmol/L)。

生理学上将 Hb 与氧的结合过程称为氧合(oxygenation)，结合有氧的 Hb 就是氧合血红蛋白(HbO_2，oxygenated hemoglobin)；将 Hb 与氧解离的过程称为氧离(deoxygenation)，失去氧的 Hb 叫做去氧血红蛋白或还原血红蛋白（dHb，deoxygenated hemoglobin）。每 100ml 血中 Hb 可结合氧的最大量称为氧容量(oxygen capacity)；Hb 实际结合的氧量称为氧含量(oxygen content)。氧含量占氧容量的百分数就是氧饱和度。

血红蛋白与氧的结合是可逆的，这决定于血液的氧分压（pO_2）：氧分压升高(肺内)，氧合就增多，氧饱和度随之提高；氧分压降低(组织中)，氧离便增多，氧饱和度就会降低。局部代谢活动使组织耗氧量增多时，血红蛋白将释放它所携带的氧，从而使血氧合水平发生变化。

图 22-9 是所谓的氧离曲线，它表示氧分压与氧饱和度之间的关系。氧离曲线呈“*S*”形，说明当血红蛋白上只结合 1～2 个氧分子(氧饱和度很低)时，曲线随着氧分压的增高而迅速上升，表明这时它的氧结合能力很强；对于完全氧合的血红蛋白(氧饱和度很高)，曲线随着氧分压的降低而迅速下降，表明这时它非常容易氧离而放出氧。血红蛋白的这种特性具有重要的生理意义。

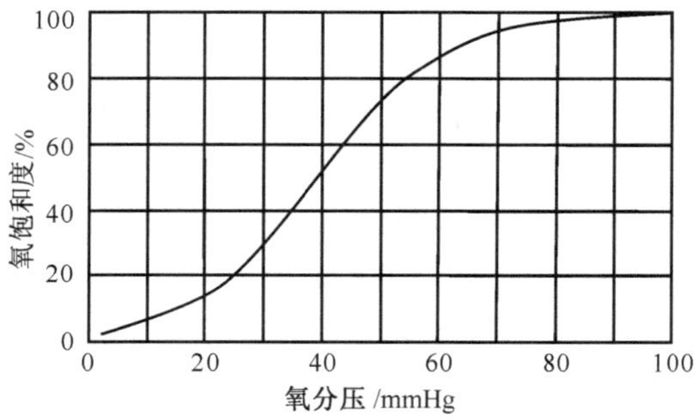

图 22-9 氧离曲线（1mmHg=133.322Pa）

二、血红蛋白的磁特性

人体内大约 3/4 的铁与血红蛋白相结合，称为血红素铁。在 dHb 中，血红素铁以高速自旋的二价铁(Fe^{2+})状态存在。由于这种血红素铁上的非成对电子有非常大的磁矩，使其具有与外源性顺磁性造影剂类似的顺磁特性，这是 BOLD 脑功能成像方法中将 dHb 作为天然对比剂的生理学和物理学基础。在氧合血红蛋白中，由于血红素铁将一个电子传给了氧分子，它便进入低速旋转状态，从而失去磁矩。

显然，由于受红细胞的限制，在外磁场中 dHb 形成的局部场不能通过分子运动而平均，其结果是使红细胞与其周围的组织或血浆出现不同的磁化率。图 22-10 表示这时红细胞内外的磁场分布。

据测定，在 37℃的情况下，结合四个铁原子的 dHb 分子之磁化率(χ)高达 $+10.1\times10^{-6}$。但是，由于它被具有抗磁特性的脱辅基蛋白基质（$\chi=-9.91\times10^{-6}$）所包围，dHb 分子对外就只能呈现出 $+0.2\times10^{-6}$ 的磁化率。对于一个体积为 $90.1\times10^{-18}m^3$ 的红细胞，内含的血红蛋白分子数约 2.8×10^8 个。考虑到细胞内液对血红蛋白分子的稀释作用，可知一个完全氧离的红细胞之磁化率为 $\chi=-6.52\times10^{-6}$。由于正常人的红细胞比体积为 0.45，又可算得完全氧离之全血的 χ 为 -7.90×10^{-6}。也就是说，红细胞

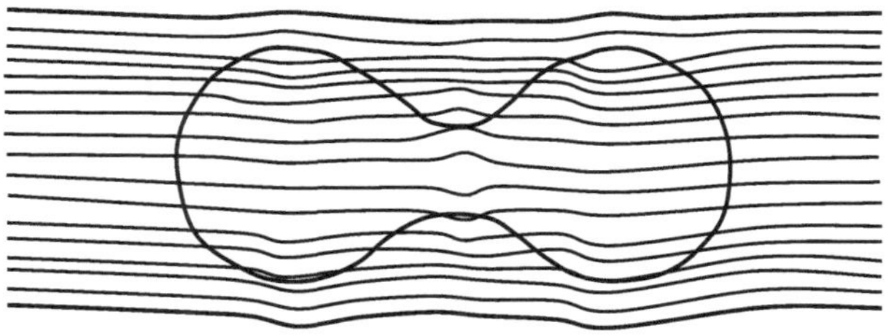

图 22-10　红细胞内外的磁力线

与全血的磁化率之差还不足 1.4 个 ppm。

关于活体组织和器官的磁化率，由于 χ 值小、组织的种类多以及受现有磁化率计对活组织磁化率测定的限制等原因，定量的报道资料很少。已知水的磁化率为 -9.05×10^{-6}(37℃)。由于大多数组织的主要成分为水，因而估计组织磁化率约占水磁化率的 ±10%～20%，即组织的磁化率在 $-11.0\times10^{-6}\sim-7.0\times10^{-6}$ 之间。例如，在排除金属离子影响的前提下，测得脱辅基血红蛋白和硬脂酸的 χ 分别为 -9.91×10^{-6} 和 -10.0×10^{-6}。可见受组织水的影响，人体呈现一个广阔的弱抗磁环境。在这一大环境中，氧离血与周围组织的磁化率只存在大约 1.5 个 ppm 的差别。

去氧血红蛋白的顺磁性早在 1936 年就由波林(L. Pauling)及其同伴阐明。它对 NMR 信号的影响也在 MRI 的临床应用开展之前就被人们所了解。

三、氧合水平的定义

标准动脉血(氧分压 100mmHg)的氧含量大约为 20%，即每 100ml 全血中含氧 20ml。血液在从心脏到达大脑的动脉网、再到组织的过程中，要经历一系列血管口径梯度的变化。随着血管的逐渐变细，血的氧含量(氧分压)有所下降。尽管开始阶段血管的口径梯度变化很大，但氧的损失量并不多，原因是这些血管中血管表面积与血容量之比还较低。然而，随着动脉的不断分支，血管表面积与血容量之比逐步增大，氧的损失量便急剧上升。小动脉段是氧损失最多的场所(图 22-11)。据测定，当血管直径从 230μm 减至 20μm 时，血管内的氧分压从 100mmHg 下降到 73mmHg。毛细血管周围的组织越多，氧的消耗就越多。总的氧分压损失量为动脉氧分压(约 100mmHg)与组织氧分压(10～20mmHg)之差。这一数值就是所谓动静脉氧合差(arteriovenous oxygenation differences)。

在 fMRI 研究中，常把用体积百分比表示的氧含量称为血液的氧合水平(oxygenation level)。静脉血氧合水平既与组织氧的供应有关，又与氧的消耗有关。根据费克(Fick)原理，组织中氧的释出量(OE，oxygen extraction)与脑血流量 CBF 和动、静脉氧合之差的关系可表达为

$$\mathrm{OE} = \mathrm{CBF}(O_a - O_v) \tag{22-21}$$

式中，O_a 和 O_v 分别为动、静脉血的氧合水平；OE 和 CBF 的单位分别取 ml(O_2)/(g·min)和 ml/(g·min)。

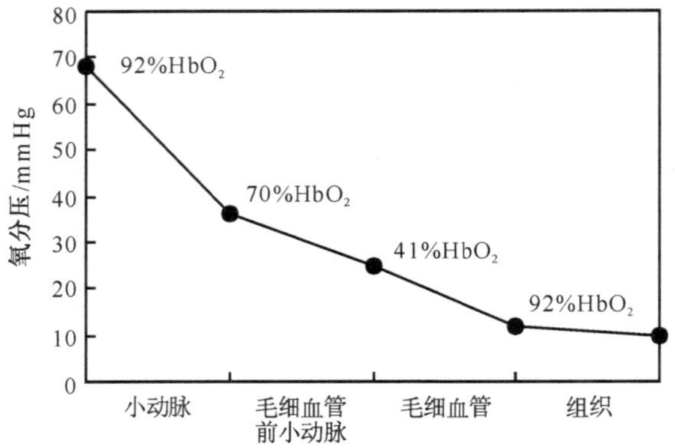

图 22-11　不同血管中氧分压(pO_2)与氧合血红蛋白(HbO_2)的梯度性变化

四、氧合水平法脑功能成像原理

理解 BOLD 法 fMRI 的关键是了解血红蛋白的磁特性及其它对弛豫过程的影响。从前面的讨论可知，HbO_2 和 dHb 的磁特性完全相反：前者为反磁性，后者为顺磁性。据测定，完全氧离和完全氧合的红细胞相比，前者的磁化率要比后者大 0.2ppm。氧合血红蛋白的磁特性与组织接近，因而不影响其弛豫过程或 NMR 信号。但去氧血红蛋白的弱(顺)磁性却能在它周围的水质子间建立起小的局部场，使组织毛细血管内外出现非均匀磁场。该不均匀场可通过加快质子失相过程、缩短 T_2^* 等机制使 NMR 信号变小。dHb 对组织的这种作用与 Gd-DTPA 的作用类似，因而可将它作为 fMRI 研究的固有对比剂。

在 MRI 中，顺磁性物质对信号或图像的影响主要通过两条途径，即偶极-偶极弛豫和局部磁化率效应。偶极-偶极弛豫来自顺磁性物质中非成对电子与附近自旋质子的直接双极耦合。该效应将使 T_1 和 T_2 弛豫时间变短。大多数组织的本征 T_1 比 T_2 长，因而在顺磁性离子的作用下，T_1 的缩短比 T_2 快得多。但是，在顺磁性的 dHb 中，铁的 4 个非成对电子均被隔离在 dHb 分子内，故它直接导致溶液 T_1 弛豫的作用并不大。

顺磁性物质影响信号或图像的第二个机制是局部磁场的变化。由拉莫尔公式推知，非均匀场中的运动质子具有不同的共振频率，从而很容易丧失其相位相干性。因此，场的非均匀性对质子的横向弛豫有非常显著的影响，用 T_2 或 T_2^* 加权的序列就可对顺磁性物质的这种弛豫效应加以测量。随着血红蛋白的脱氧，它逐渐成为顺磁性，同时在毛细血管内外建立起上述的不均匀磁环境。因此，血氧合水平的变化也可以通过 T_2 或 T_2^* 加权的序列来测定。由于纵向弛豫与场的非均匀性无关，上述血氧合水平的变化就不能用 T_1 加权的脉冲序列来测量。

大脑皮层反应性活动期间，局部组织的代谢加剧，使血氧合水平降低(HbO_2 减少、dHb 增多)。其结果应为横向弛豫加快、T_2^* 缩短、NMR 信号变小。实际上，这时用 BOLD 方法所测信号幅度是变大的。一般认为，这是由于神经元群活动时局部组织中氧的供应量超过代谢的耗氧量，即氧合血红蛋白的增加量大于去氧血红蛋白产生量之故。皮层激活时，尽管局部脑组织的 CBF、CBV 及血氧消耗均有所增加，但三者的增加程度有明显差异，结果使组织获得的氧量超过其代谢需要。PET 的研究结果证实，本体感刺激造成的局部 CBF 增加量为 25%，但氧的利用率只增加 5%。血氧供应和摄取之间的差异使皮层激活区的静脉血氧合水平较周围组织明显升高(顺磁性去氧血红蛋白浓度降低)。表现在 T_2^* 加权像上，就是信号强度有所增加(T_2^* 延长)。

由此可见，BOLD 效应是氧合和氧离血红蛋白的不同磁化率、神经活动期间血流、血氧浓度和代谢率改变的综合机制。它可以从以下三个方面加以理解：第一，氧合血红蛋白具有抗磁性、氧离血具有顺磁性，故动脉血磁化率减小、静脉血磁化率变大；第二，局部脑区活动时它的血流量和血容量均增加，反之亦然；第三，大脑皮层活动时，神经组织局部氧代谢的变化导致氧合血红蛋白浓度的变化和血管内外局部不均匀场的形成。

图 22-12 表示血红蛋白的氧饱和水平与 T_2 弛豫率间的关系。图中横坐标为氧离的百分数、纵坐标为 T_2 弛豫率，且用不同的符号代表多次测量的结果。需要注意的是，0 和 100%的氧离分别对应于 100%和 0 的氧合。可以看出，氧饱和度与 T_2 之间存在明显的直线关系：氧离越充分(dHb 产生越多)， T_2 弛豫率就越高(横向弛豫时间越短)。

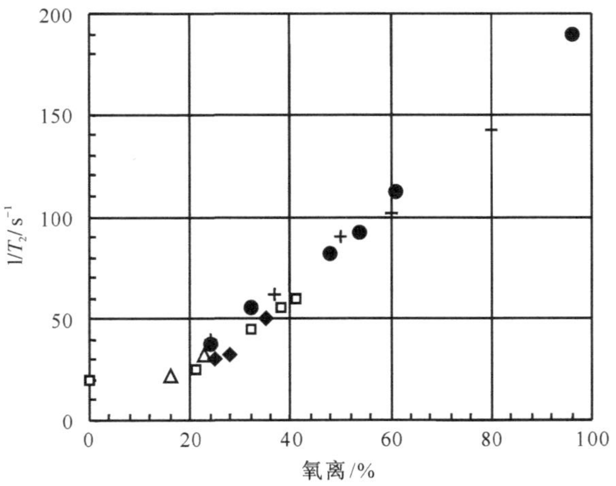

图 22-12　血液的氧离与 T_2 弛豫率的关系(7T)

综上所述，血液的氧合水平与 NMR 信号之间存在依赖关系，这就为采用 MRI 技术来观察氧合的变化提供了依据。与此同时，顺磁性的 dHb 又与局部血流量相关，从而与局部脑活动建立了联系。1990 年，奥格沃及其同事首先通过超高场强(7T)实验，使上述关系得以证实，从而创立了 BOLD 方法。

五、氧合水平与 NMR 信号的关系

在毛细血管系统中，去氧血红蛋白的表现与注入血管的顺磁性造影剂相似。但是，它们在血管中的分布是有区别的：Gd-DTPA 悬浮于血浆中，而 dHb 只保持在红细胞内。由于二者均受限于血管，故可将组织毛细血管等效为具有不同磁特性的柱体加以分析。

设与毛细血管周围不均匀场所对应的共振频率为 ω_s、系统的共振频率(与主磁场 $\boldsymbol{B}_0$ 相对应)为 ω_0，则将半径为 a 的血管置入外磁场 $\boldsymbol{B}_0$ 后，下述表达式成立

$$\frac{\omega_s}{\omega_0} = 2\pi\Delta\chi\left(\frac{a}{r}\right)^2(2\cos^2\theta - 1) \tag{22-22}$$

式中，θ 为毛细血管径向与 $\boldsymbol{B}_0$ 之间的夹角；r 为血管中心至管外某点的距离($r \geqslant a$)；$\Delta\chi$ 为血液氧合水平所决定的磁化率差。当氧合水平为 50%时，对应的 $\Delta\chi$ 为 0.06×10^{-6}。

由此推知，随着血氧合水平的变化，式(22-22)中的 ω_s/ω_0 将在一定范围内变化。氧合水平越低，局部场的均匀性就越差，导致 ω_s/ω_0 越大、NMR 信号的丢失越严重(出现黑图像表面)；反之亦然。由上式还可看出，还原血(完全氧离的血)对信号或图像的影响有很强的取向依赖性，即它与主磁场 $\boldsymbol{B}_0$ 的方向有关：当毛细血管走向与 $\boldsymbol{B}_0$ 垂直时，dHb 对信号的影响最大；当二者方向一致时，它的影响变小。信号的变异还与 $\boldsymbol{B}_0$ 的大小有关(包含于 ω_s 和 ω_0 中)。

六、BOLD 加权信号的场强依赖性

由拉莫尔方程可知，随着外磁场场强的增大，系统的共振频率 ω_0 变大。因此，高场强条件下，如果保持血液的氧合水平不变，式(22-22)中 ω_s 的影响就会相对变小，从而获得较强的信号。这种效应一般被称为 BOLD 信号的场强依赖性。它是血液的 T_2 (GRE 序列为 T_2^*，下同)随场强升高而缩短的结果。有人采用长 TE 的扩散加权序列，用接近 MRI 的工作频率(8～60MHz)对完全氧合和氧离的血样(HbO_2 和 dHb)进行了测定。结果证明，在成像频率范围内，T_2 几乎与场强的二次方成反比，即 T_2 弛豫率按场强的平方倍增长(图 22-13)。许多人根据模拟实验的结果推测，在序列 TE 和血液磁化率确定的条件下，弛豫率在一定场强范围(1.6～2.0T)内将随 $\boldsymbol{B}_0$ 急剧变化。在极高的场强下，去氧血中的水对图像的影响可以忽略，因为它的 T_2 相对于 TE 来说很短；在低场条件下，去氧血中的水对体内信号的贡献就必须加以考虑。

使用高场强进行 fMRI 研究的另一个重要原因，是图像的 SNR 一般也随场强的变大而改善，即高场强下可以检测到更小的信号。在 1.5T 和 4.0T 两种场强下对人体背景噪声的测试结果表明，两种场强产生的生理背景噪声几乎相同(灰质)。也就是说，图像的噪声源本身并没有场强依赖性。

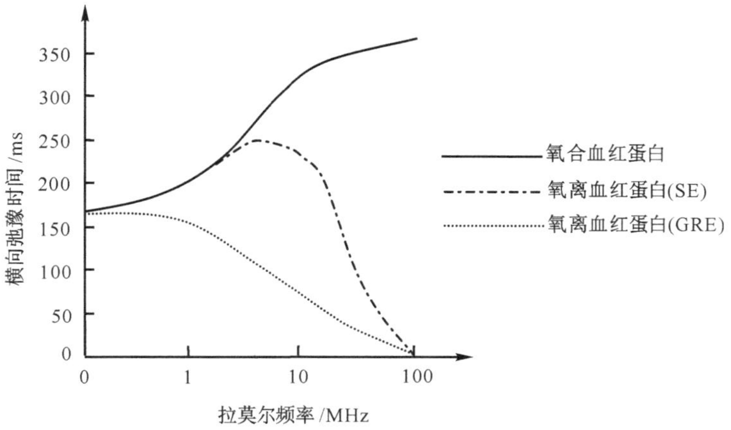

图 22-13　全血的 T_2(T_2^*)场强依赖曲线(GRE、SE 序列)

七、信号的时程

fMRI 的信号变化可分为静息期、上升时间、反应期和下降时间几个阶段。其中上升时间是指从刺激开始到信号达到其最大值 90%的时间；下降时间是指从刺激停止到信号下降至其最大值 10%的时间。之所以出现上升或下降时间，是因为皮层对刺激的反应存在一定延迟或潜伏期的缘故。因此，上升和下降时间又分别叫做信号的出现潜伏期和消失潜伏期。利用 EPI 等高时间分辨率的成像技术可对上述时程进行精确测定。资料表明，刺激开始后的最初几秒钟内就可观察到信号强度的变化。具体说来，初级皮层 BOLD 信号的出现潜伏期为 5～8s，消失潜伏期为 5～9s。潜伏期的长短随脑区不同和刺激不同而不同。静息和反应期的长短由实验方案所决定。在皮层活动期间，即使刺激强度不变，信号强度也有一定波动。此外，刺激结束后经常可见一短暂的小脉冲。有时在第一个刺激期过后还伴有基线的降低，这一现象将持续到实验结束。图 22-14 表示一个典型的视觉刺激实验过程。

信号的上升反应刺激引起的组织代谢加剧(耗氧量略有增加)、通过调节机制使血流量过度补偿和局部血容量增加等瞬态过程。刺激所引起的大量 T_2^* 改变直到血液到达毛细血管床和氧合水平较高的血液充满静脉容量血管时才能检测到。信号的上升时间则可能代表组织血管的氧传送时间。

目前使用的 EPI 以及其他快速成像方法的时间分辨率，对于精确追踪血液动力学反应的时间过程是绰绰有余的。因此，一般来说，fMRI 研究中的时间分辨率并不受成像技术的限制。但是，fMRI 方法所得信号总是慢于由电生理技术观察到的真正神经活动，如脑电图(EEG，electroencephalogram)、脑磁图(MEG，magnetoencephalography)等。总的来说，fMRI 对于受激神经元的总体定位比较适合，但不宜用它进行神经元群之间动态关系的探索性研究。

特纳(R. Turner)等人通过动物实验证明，血液氧合减少后的几秒钟内就可观察到

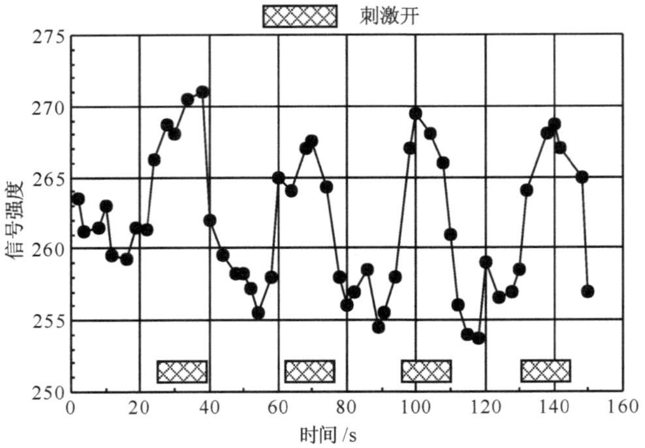

图 22-14　视觉 fMRI 实验中刺激与信号的时间关系
(时间分辨率为 3s)

信号幅度的变化。实验中测定的信号上升时间为 6s。同时，他们还观察到了氧合作用恢复后出现的信号反冲，如图 22-15 所示。图中所示的反冲信号大约在 10min 后恢复到正常水平。作者认为，信号反冲脉冲标志着氧恢复阶段血流和氧在利用上出现的暂时失耦。众所周知，在暂时性缺氧中，不仅 CBF 会增加，而且正常供氧恢复时还将出现氧供过剩的情况。缺氧期间代谢变慢，组织对氧的吸收量也会减少，氧合恢复之后这种现象还会持续一段时间。在进一步的光刺激相关研究中，特纳等人还发现猫动脉氧饱和度的基础水平接近一最大值，因而在恢复期观察到的信号反冲不像是 dHb 水平的反映。此外，动脉氧饱和度只不过是对毛细血管和小静脉中氧合状态的粗略度量。

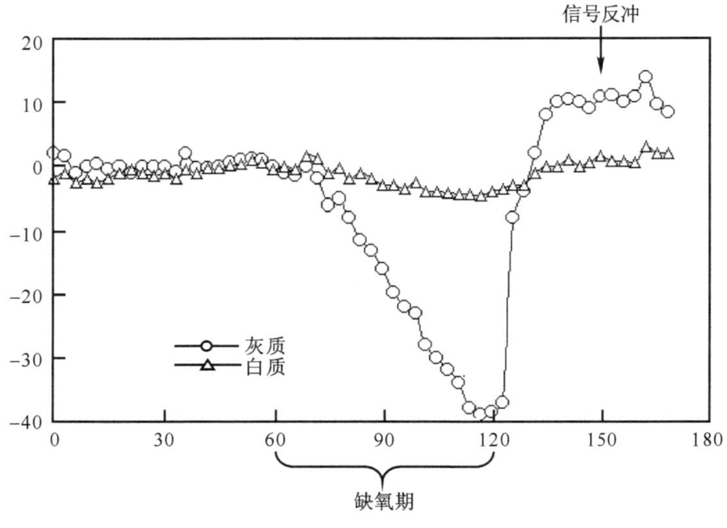

图 22-15　猫缺氧实验的时间过程以及氧恢复后的信号反冲

八、信号的分辨率

根据光学成像法的研究，对大脑皮层血管响应的定位可达到“功能柱”的水平，而标准 MRI 结构成像的特征分辨率能达 100μm，这一大小用来评价皮层柱的功能是适当的。由于 fMRI 也代表局部脑血流的变化，故原理上可以得到皮层柱级的 fMRI 图。尽管实际上有很多因素限制着空间分辨率的提高，但在主要皮层如视皮层达到 1～2mm 的分辨率是不成问题的。

fMRI 的时间分辨率已达 50ms 左右。然而，空间分辨率和时间分辨率往往互相制约。也就是说，高空间分辨率和高时间分辨率不可兼得。这主要是二者均受制于 SNR 的缘故。

九、氧合水平的图像表现

顺磁性的 dHb 在图像上将表现出低信号(有时甚至无信号)，这是由于信号形成阶段血液在非均匀场中的扩散造成失相的原因。用充满血液的毛细管水模获得的图像显示，在还原血样品周围存在信号的衰减，而氧合血样周围不存在。

dHb 所致的磁敏感性效应对图像的影响在长 TE 的解剖图像中非常明显。其图像紊乱主要出现在组织界面上，尤其是空气一组织界面。海马、嗅球等深层结构以及窦腔骨附近是经常受干扰的区域。TE 在 65ms 以上的 GRE 图像将受到严重破坏(1.5T)。随着主磁场的提高，磁化率差和随之而来的频率差也将加大。在 4.0T 的主磁场下，TE 为 25ms 的图像其质量已经很差了。SE 序列对非均匀场不甚敏感。因此，当磁化率对 GRE 图像的影响很大时，SE 序列仍可取得较高质量的图像。当然，这也意味着 SE 序列对 dHb 的水平不敏感。

增加图像的空间分辨率有利于减少组织界面出现的磁化率伪影。但是，血氧合水平测量中的磁化率变化是微观的和小于体素的，因而 dHb 的敏感性并不能随分辨率的增加而改变。事实上，信号对血氧合水平的反应通常还是随分辨率的提高而改进的，这主要是部分容积效应减少的结果。

dHb 和高铁血红蛋白引起的局部磁场变化，对于临床上诊断血肿有重要意义。出血发生后，氧合血红蛋白首先还原为去氧血红蛋白，然后转变为高铁血红蛋白，最终它成为含铁血黄素。在这种情况下，GRE 图像中很容易出现低信号。

十、用 BOLD 法取得的部分实验结果

近十年来，人们在 BOLD 方法 fMRI 研究中已取得大量成果。现就各种场强下信号变化幅度的问题举例说明如下。

有人在几乎相同的条件下，分别用 1.5T 和 4.0T 两种场强进行了视觉模拟实验(采用梯度回波 EPI 序列)。结果证明刺激前后信号强度的变化范围分别为 4.7%(1.5T)和 15%(4.0T)。横向弛豫率与场强的比例系数在 1.5～1.8 之间。图 22-16 表示上述实验

结果。

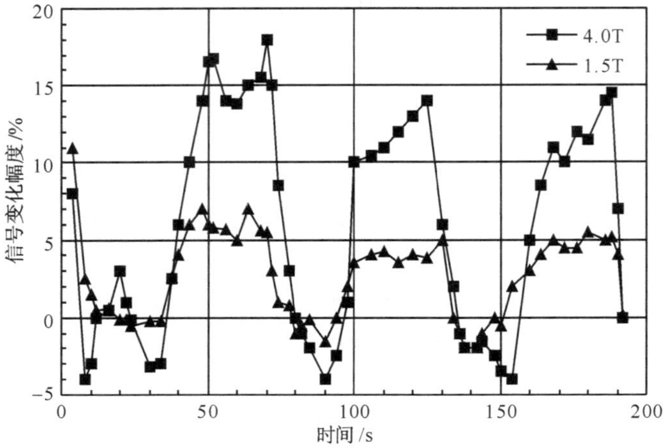

图 22-16 1.5T 和 4.0T 两种场强下视觉刺激实验的皮层反应信号

强磁场实验(7T，鼠)的结果发现，在没有明显大血管的区域，当血氧在 0～100%范围内变化时，GRE 序列(TE＝15ms)的信号变化可达 15%～20%。即使在 7T 的场强下，SE 序列的信号也很小。实验同时证实组织的 T_1 对氧合作用不敏感。另有人基于他们所进行的光刺激实验，通过模型对有可能取得的信号幅度进行了估计。假设在生理性刺激下血容量和血流量分别增加 30%和 70%，对应地，静脉的血氧合水平将由静息条件下的 60%变化到 75%。由于还原血与周围脑组织间的磁化率差($\Delta\chi$)为 6.4×10^{-8} (cgs 单位)，视觉刺激的结果将使血液-组织磁化率差减至 3.8×10^{-8}～1.5×10^{-8}之间。如果将脑血管看作一组随机取向的小血柱，并忽略血流增加引起的 T_1 效应，则原来血管容量分数为 4%的组织，在 GRE 图像中将显示出 2%的信号增加量。这一预测值与图 22-17 的实验结果比较吻合。图中数据是在 1.5T 场强下，用梯度回波 EPI 序列进行视觉刺激实验时取得的。图中的信号时程曲线明确地显示出信号幅度随着刺激的“开

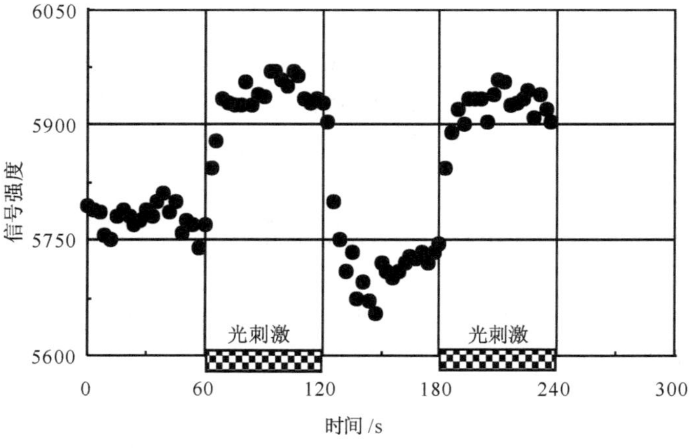

图 22-17 视觉刺激实验的信号数据(1.5T，梯度回波 EPI 序列)

(on)”和“关(off)”而变化的情况。据估计，该实验在初级视觉皮层测得的信号变化幅度为1.8%±0.8%。

另有许多研究组的实验结果表明，视觉刺激引起的信号变化范围在1%～6%(1.5～2.0T,GRE序列)或5%～20%(4.0T，GRE序列)之间。

第五节 磁共振脑功能成像的方法

fMRI技术的生理机制，目前认为是大脑皮层活动时脑代谢的增强以及由此引发的脑血流和血容量的变化。在BOLD方法中，需进一步假设氧的传送量超过了组织的需要量，因而使静脉血池中的氧合血红蛋白增加、顺磁性dHb浓度减小。用BOLD加权的序列对这一变化过程进行检测，就可获得所需的NMR信号。然而，除了信号获取之外，fMRI研究中还包括了大量的数据处理环节。本节介绍fMRI研究中常用的脉冲序列、序列的特殊性、数据的统计学处理以及其他可能遇到的方法学问题。

一、脑功能成像的基本过程

fMRI研究通常可分为确定实验系统、制定刺激(激发)方案(paradigm)、优化扫描序列、定位像扫描、BOLD加权像扫描、数据获取、数据处理和受激脑活动区的可视化显示等步骤。

实验系统是指fMRI的研究目标。例如，运动刺激实验就是为了确定某种方式的运动与大脑皮层运动区的关系而设计的实验系统。不同的实验目标须采用不同的刺激方案，即皮层活动的诱发方案。刺激方案的设计不仅要最大限度地激发相关的大脑皮层，而且应充分考虑磁体孔洞的限制。如果是运动实验，还要使运动刺激可能带来的运动伪影降至最低程度。刺激过程中还要尽量排除其他因素的干扰。例如，对于视觉成像所需的光刺激，可通过所谓的光刺激眼镜来完成。这种镜子必须经过精心设计，除了刺激光源外不能漏光。对指运动是运动成像中最常用、也是最简单的刺激方式。

BOLD加权像扫描之前，首先要获取数幅高分辨率解剖像(多采用 T_1 加权像)，并通过它们选定fMRI研究的层面(用EPI可对全脑行一次性功能成像)。层面的位置须根据所用的实验系统来选定。例如，视觉成像通常沿距状裂选择一轴位层面；运动成像的层面可沿皮层初级运动区选取，用高位横轴位、矢状位或前后倾斜的冠状位均可；语言成像亦可选轴位、矢状位或冠状位。在大脑的各种初级活动皮层内极易捕捉到信号，因此可用其来探索方法。从这一点上说，了解一些解剖学的知识极为必要。

为了捕捉相关脑区的反应性信息，BOLD加权像须在无刺激(静息)和刺激两种状态下获取。也就是说，fMRI中采用的是断续的刺激方式。这样就可将刺激分为“on”和“off”两种状态(时段)。在这两种状态下获取的BOLD加权像分别叫做静息图像和受激图像。它们构成一个典型的时间序列。

刺激的一次“on”和“off”过程叫做一个实验周期。经常进行的是多周期fMRI研究。每周期获得的BOLD加权图像称为一个数据组(data set)。如果采用非EPI的序列，并在静息和刺激两种状态下各获取5～10幅图像，则每个数据组中就包含了10～20幅

BOLD 加权像。

图像处理包括图像的配准、平滑、降噪、信号检测及结果的可视化等步骤。其中信号检测是指从图像数据组中识别出刺激诱发的小信号。常用统计学的方法进行信号检测。fMRI 所需的小信号往往在许多种伪影信号源的范围之内，很容易被它们所淹没。病人的自主或非自主性运动、血流的脉动、CSF 的流动等非刺激性过程均会导致伪影信号的出现，在 1.5T 场强下尤其如此。因此，图像处理在 fMRI 研究中占有非常重要的地位。

文献中关于数据处理方案的报告很多，其差别主要体现在实验设计和数据分析两个方面。例如，采用删去其余静息图像组，而仅保留第一组静息图像进行分析的方法，可有效地避免首次激发后剩余脑活动的影响。还有人用图像配准(image registration)技术对所有 BOLD 加权像进行预处理，以排除运动干扰。目前，小波分析技术已经用于 fMRI 的数据分析。

脑激活信号的可视化是 fMRI 研究的最后一步。信号的可视化常采用脑功能定位图和时间一信号强度曲线两种方法。将检测出的脑活动信号叠加在同一层面的解剖图像上便得所需的脑功能定位图。由此可见，功能成像的数据量和图像后处理工作量是非常大的。

二、脑功能成像对设备的要求

目前 fMRI 研究中使用的设备可分为超高场强(3～4T 或更高)的实验系统、常规磁共振扫描系统(不具备 EPI 功能)和高档磁共振扫描系统(具备 EPI 功能)等三类，其中后两者的场强要在 1.5T 以上。

我们曾经指出，组织的 T_2 和 T_2^* 具有一定的场强依赖性。因此，在常规成像场强下，信号的变化范围仅为 2%～5%，图像的 SNR 也很低。超高场强磁体则不然。例如，如果采用 GRE 序列，在 4T 的场强中可以得到高达 20%的信号幅度。在这种情况下，甚至可以用 SE 序列进行 fMRI 研究。由此可见，超高场的设备最适合于 fMRI 研究。然而，即使在发达国家中，这种超高场强的系统，目前也只有一些 MRI 中心才具备。

在磁共振功能成像中，具 EPI 序列的设备有很多优点。首先，EPI 序列，尤其是小角度翻转的 EPI 序列有非常高的单位时间信噪比。其次，在 EPI 高速的图像采集速度下，可采用稍长的 TE 和相当长的 TR，使图像的 BOLD 对比度和信号强度分别得到增强。与此同时，它还使多层面 fMRI 成像甚至整个脑容积的一次成像成为可能。另外，困扰 GRE 序列的运动伪影也可大大削弱。EPI 序列的最大缺点，是它对机器硬件的要求特别苛刻。

已有足够的资料表明，用常规扫描仪进行 fMRI 研究也是可行的。但是，它却受到许多条件的限制，研究人员必须对此有足够的了解。首先，由于受成像时间的限制，fMRI 的数据采集一般只能在 1～2 个层面中进行。其次，这种条件下只能采用 GRE 序列。另外，各种伪影常常干扰图像质量(其主要伪影来源于大容量静脉及其血液的流入)。

在 fMRI 实验中，常用信号强度变化率(PCSI，percentage change in signal intensity)来反映序列或设备的有效性。所谓 PCSI，指的是一定区域内信号强度在刺激前后的变化率(%)。在常规成像系统中，当采用 GRE 序列进行 fMRI 研究时，必须优化所用的序列才有可能得到最大的 PCSI。研究结果表明，使用较长的 TE(40～60ms)，能使序列对 T_2^* 的敏感性提高，从而增加 PCSI。RF 翻转角 α 对信号的影响不是很显著，但一般主张用 20°左右的小翻转角，因为它不仅能使 PCSI 轻微提高，而且能减少流动质子对信号的影响。采用 4mm 左右的薄层面能减少未激发脑区的部分容积效应，因而有可能获得高的 PCSI。

头线圈和表面线圈均可用于 fMRI 的信号检测，但一般要根据 SNR 的高低和检测范围的大小来选定。表面线圈只能用来检测表浅的初级视觉皮层信号。其他视区的检测中，表面线圈的应用将受到限制。这是因为随着被检区域的远离，这种线圈的灵敏度会急剧下降。用表面线圈还可研究躯体运动皮层，但受线圈 FOV 的限制，这时几乎观察不到双侧或对侧的神经激活信号。

在专门的 fMRI 研究系统中，还采用了头颅大小(直径为 26～33cm)的梯度线圈。它们可以在三个方向或仅在某一方向(通常为 z 方向)上支持快速开关，这样就毋须采用昂贵的、可高速开关的 EPI 专用大电流全身梯度线圈和放大器。它在降低 fMRI 的硬件需求上无疑是一种创举。这种小型梯度线圈主要有两个缺点：一是在时间较长的 fMRI实验中被检者可能难以忍受；二是可能影响某些类型刺激方案的实施。

三、脉冲序列的选择

fMRI 一直采用最新的序列设计成果。但是，fMRI 仍可用最常见的 GRE 和 SE 序列来研究。因此，fMRI 的序列就有了快速序列和常规序列之分。快速序列主要指具有 GRE 和 SE 变量的 EPI 序列(梯度回波 EPI 和自旋回波 EPI)，而普通序列是指 SE 序列和相位重聚的 GRE(FLASH)类序列。目前发表的研究成果几乎清一色地采用了 EPI 序列，因为这种序列已经用得越来越普便了。

在常规 fMRI 序列中，选择 GRE 和 SE 序列的标准为是否利用序列的相位重聚特性。众所周知，SE 序列可对静磁场变动(如主磁场的非均匀性)所积累的相位进行重聚。然而，扩散等原因造成的动态相位积累是不能通过 180°脉冲进行重聚的。对剩余横向磁化进行重聚的 GRE 序列实际上只对梯度脉冲所致相移进行重聚，它对磁场非均匀性或运动质子造成的相移均无重聚功能。梯度回波 EPI，尤其是长 TE 的梯度回波 EPI 对静磁场的非均匀性甚至比 FLASH 序列更加敏感。

由此看来，为了尽可能减少磁化率伪影，在高场强的情况下 SE 序列也是可以选用的。当然，如果主磁场的均匀性能满足要求，EPI 应作为首选序列。但是，在常规的扫描仪中就只有选用 GRE 类序列了。

造影剂团块注射法估计 CBV 和 CBF 的准确程度完全由浓度-时间曲线的精确性来决定，而这一曲线要在造影剂首次通过组织的过程中获取。由此看来，造影剂团注 fMRI方法对成像序列的时间分辨率即机器的成像速度要求极高。BOLD 法对时间分辨率的要求则大大降低，这说明它对机器的硬件要求没有前者高。但是，无论何种方法，如果要研究脑反应的时间过程或欲对更加广泛的脑空间进行探索，就必须利用 EPI 的高时间分辨率。

EPI 序列不仅时间分辨率高，SNR 也好于 FLASH 序列。在单次激发的成像技术中，所有的纵向平衡磁化在一次激发后获得，所有的编码信号也在一次激发后产生。如果采用多激发技术，FLASH 类序列的 SNR 也能提高，但 SNR 只随激发次数的平方根倍变化。

由于 EPI 的应用仍然受到一定程度的限制，目前能够提供较快成像速度的其他序列也在应用之中。这类序列主要指各种形式的 GRE 序列。对于常规 SE 序列，要有效提高 fMRI 的自旋回波采集速度非常困难。RARE 等快速 SE 序列的应用也因重复激发引起的射频沉积问题(在 3.0T 以上场强下更加严重)而受到限制。此外，快速 SE 序列中反复应用的 180°脉冲，还使序列对扩散和磁化率变化的反应能力降低。

四、序列的血液相关特性

1. 血管尺寸敏感性

用高分辨率成像及高分辨率血管造影的方法可以证明，fMRI 表达的脑活动信息与血管的空间定位有关。因此，对于功能成像来说，确定 BOLD 对比度的血管源是至关重要的。GRE 序列对不同强度的非均匀场有不同的敏感性。由于血氧合水平的变化只发生在血管内，推测它对不同口径的血管应有不同的敏感性。

人们最关心的是来自毛细血管床和小静脉的 BOLD 效应。这些小血管不仅处处存在，而且均匀地分布于脑皮质中，其中血氧合水平的变化就最可能代表皮层的功能活动状况。小静脉是血氧合水平变化最显著的场所，因而在这里可获得最大的 BOLD 对比度。模拟研究的结果证实：SE 序列的回波信号主要形成于组织中的前毛细血管(毛细血管前的小动脉)，直径小于 30μm 的血管在其图像对比度中起决定作用；GRE 序列的回波信号则主要源自毛细血管及其小静脉。

图 22-18 表示的是不同直径的微型磁场干扰子(颗粒)改变弛豫率的计算机模拟和实验结果。实验时，这些微型颗粒被置于浓度为 11.2mmol/L 的镝(Dy)溶液中。由图可见，T_2 和 T_2^* 弛豫率增量(ΔR_2 和 ΔR_2^*)与所用颗粒的大小有关。在小颗粒的情况下，SE 和 GRE 序列二者弛豫率的改变比较类似。但随着颗粒的加大，二者出现了不同的变化趋势，即 SE 信号的弛豫率变小。该结果说明 SE 序列和 GRE 序列对不同大小的非均匀场(进而不同口径的血管)有不同的敏感性。

在序列的血管尺寸敏感性研究中，常用 SE 序列的信号变化率$\left(\frac{\Delta S}{S}\right)_{SE}$和 GRE 序列的信号变化率$\left(\frac{\Delta S}{S}\right)_{GRE}$之比 R_s 来表示信号与血管尺寸的关系：当 R_s 较小(如 $R_s<0.2$)时，表明信号可能主要来自小于 20μm 的血管；当 R_s 较大(如 $R_s\approx1$)即两种序列的信号幅度相差不大时，便可推测这时的信号主要来自毛细血管水平。图 22-19 是 R_s 的计算机模拟结果。

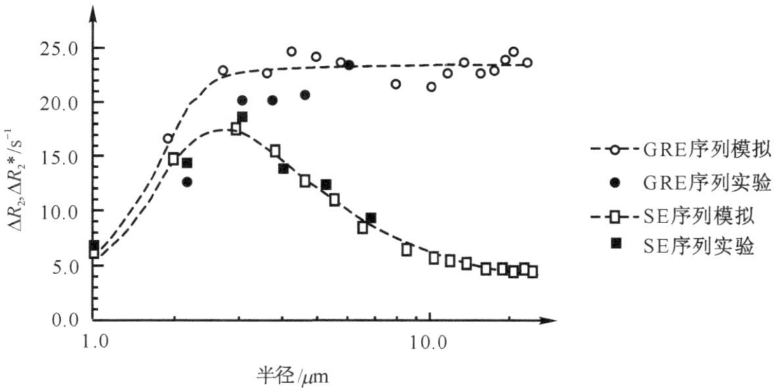

图 22-18　不同尺寸磁场干扰子对 T_2 和 T_2^* 弛豫影响的计算机模拟和实验结果(11.2mmol/L 镝溶液)

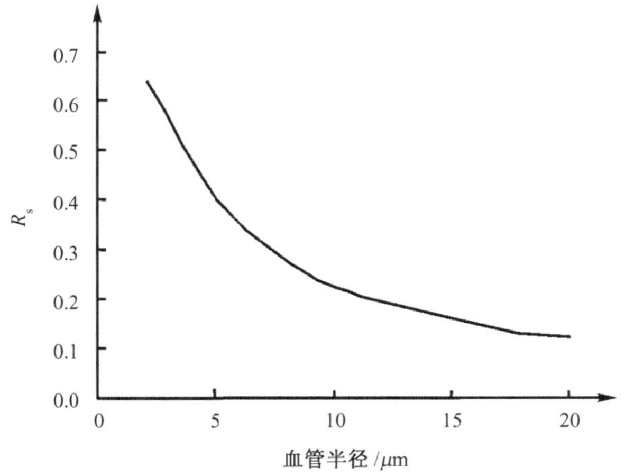

图 22-19　SE 与 GRE 序列信号变化率之比(R_s)与血管尺寸的关系

2. 流动敏感性

BOLD 法 fMRI 检测的主要是小静脉氧合水平的变化，且假设它是皮层反应区脑血流变化的结果。但是，实际测量的信号强度既可以是 BOLD 效应，也可以是流入效应(inflow effect)。后者将严重干扰图像的 BOLD 对比度。对于相位重聚的 GRE 序列，由于采用了线性相位编码梯度和大翻转角，对于流动就更加敏感。这是因为当采用线性相位编码时，K 空间的低频傅里叶线几乎在磁化稳定状态下标记，新鲜、未饱和流动质子的进入将使信号强度增加。另一方面，它所采用的大翻转角在单层面或多层面成像中也对流入效应表现出高度敏感性(3D 成像除外)。例如，在 TR＝50ms，T_1＝1s，层厚＝5mm 的情况下，当血液流速从 2.0cm/s 增至 3.0cm/s(相当于小静脉和动脉中的血液流速)时，如果分别按 11°、22°、45°和 90°的顺序改变翻转角，则测得的信号分别以 2%、

8%、23%和 33%的幅度增加。由此可见，脑激活导致的血流增加能使血管系统的信号强度发生相当程度的变化。毫无疑问，这种流动效应必须与 BOLD 效应加以区别并设法削弱之。

只要允许质子系统充分弛豫即可消除或减少序列的流动敏感性。这就要求序列的重复时间 TR 不能太短。用中央序的 K 空间采样策略($K=0, +1, -1, +2, -2, \cdots$)和小角度激发，也可使 FLASH 序列的流入效应大为削减。对于 EPI 序列，降低激发速度就可使质子系统完全弛豫，从而消除其流动敏感性。流动效应压制后，BOLD 引起的信号变化才能充分体现。

fMRI 的测量还可建立在 T_1 基础之上。这时采用 T_1 加权的反转恢复 SE 序列，即 IRSE 序列。用 TE=42ms 的 IRSE 序列对初级视觉皮层的血流进行观察时，发现脑活动期间信号的变化幅度为 1.8%。这与 GRE 序列所测结果相当。另一组实验资料表明，视觉皮层信号的平均变化幅度 GRE 序列为 2.5%±0.8%， T_2 加权的 SE 序列为 0.7%±0.3%， T_1 加权的 IRSE 序列为 1.5%±0.5%。其中 IRSE 序列的信号变化，是由于质子的流入使成像组织之 T_1 改变的结果。

3. 运动敏感性

运动在 fMRI 图像上产生的伪影看起来与刺激有一定的相关性，因而容易干扰 fMRI的结果。

成像过程中受试者的运动可分为自主性和非自主性两种，它们都可能成为运动伪影的来源。其中自主性运动所致伪影可通过受试者的充分合作以及采取必要的固定措施(使用头部固定架、头托、海绵垫等)而抑制。但是，CSF 的流动、呼吸、心搏等非自主运动所致伪影是很难排除的。因此，fMRI 实验中不能使用运动敏感型序列。

五、序列的参数选择

MRI 是具有高度灵活性的技术。即使是同一序列，也可用于不同的成像目的，即获取不同的图像对比度。下面介绍 fMRI 研究中的序列参数选择问题。

1. TE

在 fMRI 序列参数中，TE 是决定序列磁化率的重要参数。TE 越长，磁化率效应对信号的影响就越大。但是，由于本征 T_2 弛豫的进行，可测的信号强度要随 TE 的加大而降低。TE 还决定着相位编码线的获取速度，因而也是成像速度的重要影响因素。

随着 TE 的增加，SE 和 GRE 两种序列由磁化率效应所致的信号衰减作用增强。在 TE≤100ms 的条件下，信号强度 S 与 TE 存在如下的指数关系，即

$$S(\mathrm{TE}) = \mathrm{e}^{-a(\mathrm{TE})^b} \tag{22-23}$$

式中，a 为一个与场强等因素有关的比例常数；b 称为信号衰减因子。对于不同的成像序列，b 的取值有所不同，即对于 GRE 序列，b≈1.2；对于 SE 序列，b≈1.4。可见 TE 对 SE 信号的影响更大些。

如前所述，GRE 序列在组织界面的固有磁化率伪影会因 TE 的延长而加重，因此，

用过长的 TE 是不合适的。长 TE 时系统的非稳定性对图像的干扰也更加明显。

用多回波序列可以对脑激活信号的 TE 依赖性进行检测。由于所有信号是在一次激发后获取的，对它们的比较就更加直接。图 22-20 是用多回波 GRE 序列对组织和静脉血管信号变化范围的测定结果。实验采用的 TE 为 10～60ms。可以看出，组织信号在 TE＝28ms 处出现峰值，而静脉血管信号的峰值出现在 TE＝20ms 处。

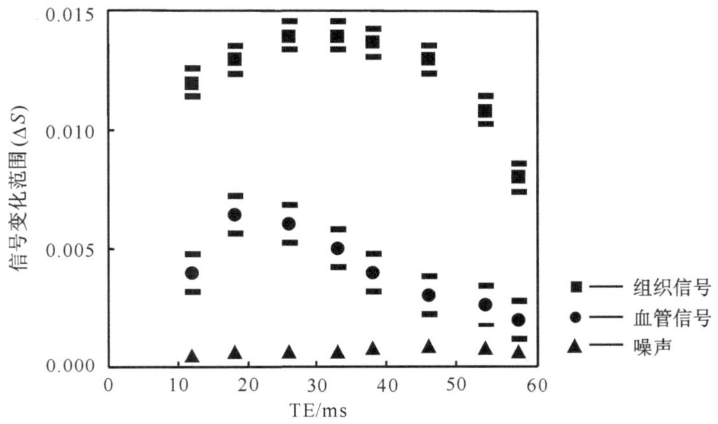

图 22-20 序列回波时间(TE)对 fMRI 信号强度的影响

TE 的选择不仅应使图像的磁化率加权最大化，而且应做到 SNR 的最佳化。这时的 TE 一般与局部组织(如灰质)的 T_2^* 时间相当。当 T_2^* 在 20～60ms 内变化时表明磁化率对比度与噪声之比(相当于 SNR)的改进是有意义的。组织的 T_2^* 值可以用一系列 GRE 序列进行测量，这时序列的 TR 时间必须固定，并使 TE 在 15～80ms 内变化。

2. 体素大小

在体素大小的范围内，只有当磁场非均匀性导致的磁场差与一个体素所经历的梯度场大小相当时，序列的磁化率效应才受体素大小的影响。对于一支直径为 50μm 的毛细静脉，如果空间定位梯度场的影响可达两倍血管半径的范围，则只有体素小于 100μm 时才出现体素大小依赖性效应。这一尺寸是大多数全身成像系统的分辨率所不能及的。因此，磁化率对体素尺寸的依赖性一般不可能出现。

神经生理学的研究证实，对于不同类型的神经反应，脑神经活动的深度仅限于 1～3mm 厚的皮层灰质中。由于脑的表面是充满了沟和回的卷曲表面，它所产生的活动区也具相对复杂的三维结构。因此，取大于 1～3mm 的体素就有可能包含周围的静态组织，出现部分容积效应。图 22-21 表示的是体素大小与信号幅度的关系。图中的实验数据是在不同的分辨率或层面厚度下取得的。由图 22-21(a)和 22-21(b)可见，在同一分辨率的条件下，用厚层面(8mm)获得的信号幅度要比薄层面(4mm)的小，说明皮层神经元活动区比较表浅。图 22-21(b)～22-21(d)说明，在同样的层厚下(4mm)，高分辨率(小体素)比低分辨率(大体素)的成像有更高的信号幅度。这是部分容积效应减少的缘故。

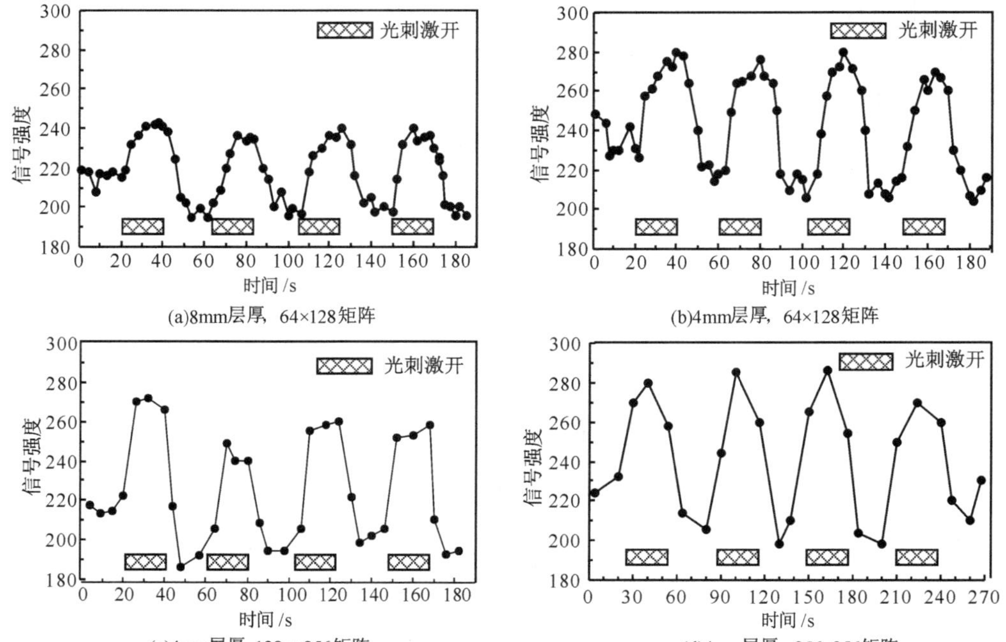

(a)8mm层厚，64×128矩阵　(b)4mm层厚，64×128矩阵　(c)4mm层厚，128×256矩阵　(d)4mm层厚，256×256矩阵

图 22-21　体素大小对 fMRI 信号强度的影响(视觉刺激实验，FLASH 序列)

3. 层数和层面的定位

图像的层面数要根据观察的脑区范围、位置以及序列的时间分辨率等因素综合确定。例如，在视觉实验中，沿距状裂排列的初级视觉皮层在 MRI 解剖像上很容易确定。然而，脑磁图的结果表明，在沿距状裂分布的视觉区的前、后及侧面还有其他脑活动区存在。运动区是最局限的，但是在中央沟附近也发现了与之相关的、不确定的神经元激活区。

最初的 fMRI 实验大多采用单一的成像层面，确定层面位置时还需要一定的先验知识，而这正是 fMRI 研究所要探索的。对于那些颅脑损伤以至于发生功能重新组构的病人，层面的选择变得更加困难。层面的方向也是至关重要的。例如，研究躯体感觉运动区的功能活动时，为了使中央沟充分暴露，用轴位像是最合适的。如果要观察旁中央小叶(与脚的运动有关)附近的信号时，矢状位可能是最佳选择。

如果用 EPI 序列进行实验，选层的问题就不存在了，因为这种序列可以在非常短的时间内收集整个大脑的激发信号。

4. 翻转角 α

FLASH 类序列翻转角 α 的选择一般遵循两条原则：使信号强度最大和流入敏感性最低。如前所述，序列对流入成像区的血液信号的敏感性随着 T_1 饱和程度的加深而增加，而这是由 TR 和 α 共同决定的。如仅考虑信号强度，则最佳的 α 角由熟知的厄恩斯特公式即式(15-30)给出。

5．三维成像

在 fMRI 研究中，某种刺激引发的大脑功能激活区通常是未知的。但是，根据神经解剖学的经验，往往可将其限制在为数不多的几个层厚范围内。这时，出于观察对侧或双侧的脑活动(如躯体运动)、分解外侧区域的双关性(如语言及说话等)、识别其他附加区域等目标，就有必要进行 3D 的 fMRI 成像。如果定位已经比较明确或局限，进行 3D 成像的必要性就不是很大。

3D 成像必须采用具有高时间分辨率的 EPI 序列。由于这种序列可在每秒钟内获取 15 幅以上的图像，因而有可能在 2～3s 内提供完整的大脑图像数据。

除了大的覆盖范围之外，用 3D fMRI 还有利于观察持续时间较长的神经反应性活动。一般来说，运动刺激引起的神经活动持续时间最长。图 22-22 是连续 5min 运动刺激引起的持续性反应信号示意图。大部分 MRI 系统均可在这段时间内完成一次 3D 采集。

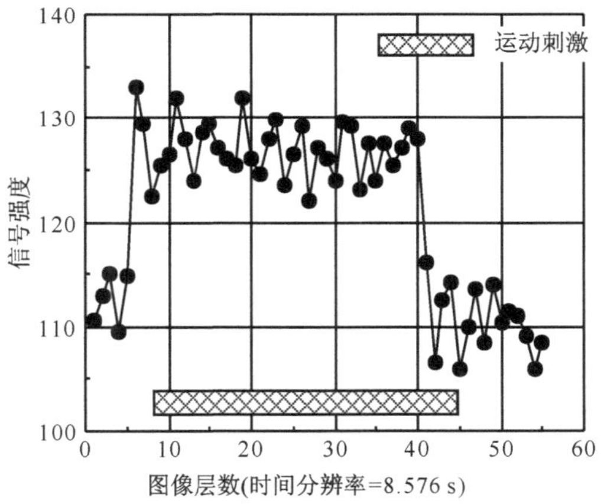

图 22-22　长时间运动刺激(5min)引起的持续信号反应

六、新序列的设计

大部分为其他成像目的而设计的脉冲序列已经或者正在试用于 fMRI 中。尽管 fMRI对成像序列具有多样性的要求，但其中最主要的是磁化率加权、图像的稳定性以及对伪影的敏感程度几个方面。成像的速度通常也是需要考虑的问题之一。

1．序列设计及其发展趋势

目前的大部分 fMRI 研究成果似乎都采用了 EPI 类序列。但这种情况正在发生变化，因为 EPI 是否为最佳、最有生命力和最精确之 fMRI 测定方法的问题至今尚未明了。有人已经建议采用具有 GRE 和 SE 两种序列优点的序列进行 fMRI 测定，GRASE

正是这样的序列。除此之外，fMRI的序列设计，还将朝着接近于EPI的高速度和可在常规MRI系统中运行这两个目标努力。大脑皮层活动的机制、信号的起源以及伪影信号的特性及克服等因素将继续影响其序列设计的方向。

2. 回波信号位移技术

为了提高GRE类序列的 T_2^* 敏感性，一般需要延长TE。但是，TE的延长又会使TR变长，同时增加了成像时间。新的fMRI序列应在保持或增加 T_2^* 权重的同时缩短总扫描时间。传统GRE之所以需要长TE，主要是因为磁化率敏感性的积累需要足够长的时间。提高成像效率的方法之一就是采用所谓的回波位移(echo shifting)方案。在这种方案中，激发和梯度回波信号的形成不在同一个TR周期内。也就是说，激发脉冲和GRE回波之间被一个以上的TR所隔离，真正做到了TE>TR。图22-23就表示一个这样的序列。

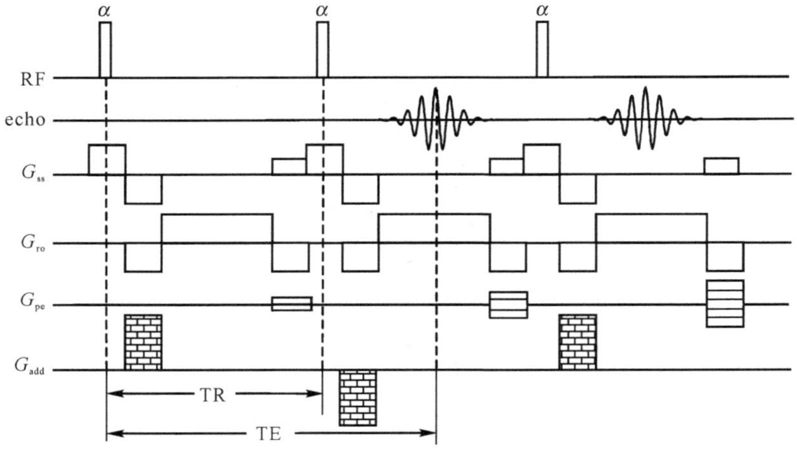

图22-23 采用回波位移技术的GRE fMRI序列(TE>TR)

在图22-23所示的序列中，第一个RF脉冲所激发的质子群在第二个TR周期中才被重聚形成回波信号。该回波称为位移回波或者位移梯度回波。位移回波是在期望的延迟时间内由主梯度进行相位会聚得到的。与此同时，该梯度还要使所有其他的GRE或SE回波信号失相。因此，这种序列的梯度波形是比较复杂的。该技术还可以扩展为能对一个TR以上的位移回波信号进行重聚的序列，以进一步增加 T_2^* 权重和满足傅里叶分段采集的需要。

3. T_2^* 磁化准备

在数据采集前施加磁化准备脉冲的技术早已在快速或超快速成像中使用。现在它已被引入fMRI的序列设计中。

磁化准备序列的缺点主要是它对主磁场的非均匀性高度敏感。在准备阶段使用一个击溃梯度脉冲(crusher gradient pulse)就可克服这一问题。美国明尼苏达大学医学院磁共振研究中心的旅美华人学者胡小平等人对此进行了深入研究。图 22-24 就是他们设计的 T_2^* 加权磁化准备序列。它是磁化准备技术和 Turbo FLASH 序列相结合而成的新序列。序列中的 τ 为准备时间，两个 90°脉冲分别从 x 和 $-x$ 方向加入。由于使用了击溃梯度，序列对静磁场 $\boldsymbol{B}_0$ 的非均匀性不再敏感，从而使信号调制效应得以克服。

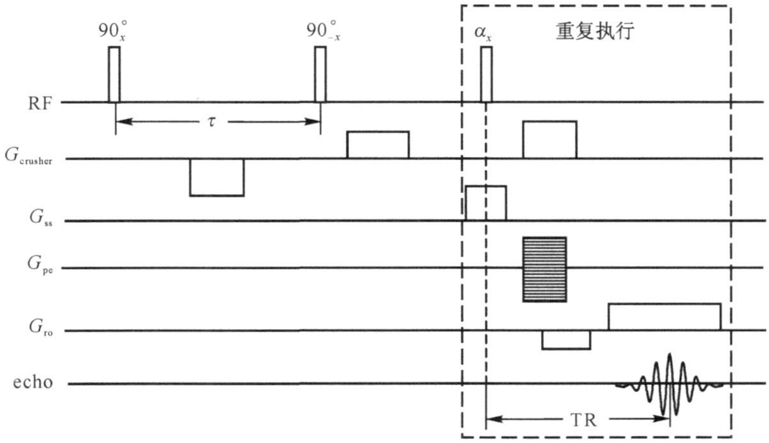

图 22-24　T_2^* 对比度准备的 Turbo FLASH 序列

七、数 据 处 理

数据处理或统计分析是磁共振脑功能成像的最后一步。所谓数据处理是指选择一定的统计学分析方案，对静息和脑活动期间分别采取的两组信号数据进行比较，并将识别出的神经活动信息叠加显示于一幅相关的解剖图像上，以形成直观的磁共振脑功能活动定位像的过程。统计分析的主要目的是评价静息(基准)和受激图像之间信号强度变化的统计显著性。

1. 数据处理及其重要性

在 fMRI 研究中，数据采集结束后将得到一系列 T_2^* 加权像。这些图像是在不同的时间、受试者的不同状态(静息和激发)下获取的，因而满足时间序列(time series)的特征。有用的脑功能活动信息和各种干扰信息均包含于这一时间序列之中。数据处理的目的就是从中识别出有用信息，可见这一步是整个 fMRI 研究的重要一环。

数据处理过程又可能是功能成像最繁琐的部分。尽管这里有许多有趣的方法可以采用，但又几乎没有什么标准。除了最基本的减运算(计算差值图像)和 T 检验(验证两个对应像素点之间信号差的显著性)以外，采用的分析方法还包括方差分析、相关分析、z 图分析、功率谱分析、时域相移分析、频域相移分析以及聚类分析等。对于各种 fMRI数据处理方法，由于所用成像序列以及各自实验细节的多样性，对它们的效果进行比较是困难的。

fMRI 的图像获取速度非常快(与血液动力学的反应时间相当)，有些数据有可能正好是在状态的转换过程或过渡过程中记录的，如图 22-25 所示。图示“on”和“off”两种状态转换过程中的过渡点在数据分析中必须去除。也可以用延迟采样的方法加以排除。此外，还必须正确估计信号的潜伏期。如果在脑特异性活动出现之前采集信号，所有数据就有被错误标记的可能。

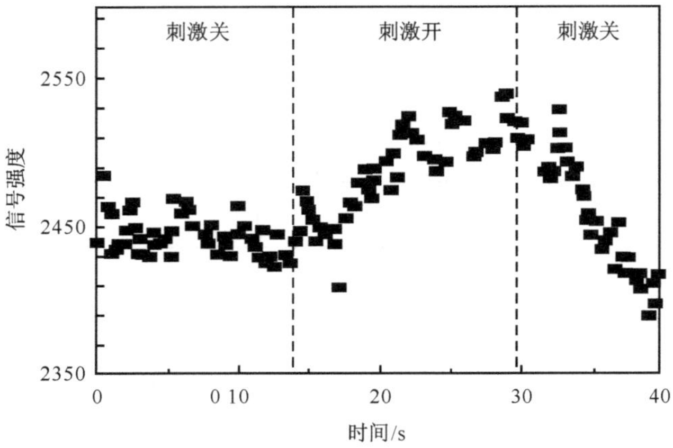

图 22-25　高时间分辨率成像中的过渡点

2. 减运算

减运算是 fMRI 中最基本的数据处理形式。通常将某种持续性功能刺激过程中所获图像叫做受激图像(activated image)，而将非刺激状态下所取得的图像称为静息图像(resting image)。减运算就是求上述两类图像之差，其结果就是我们多次提到的差值图像。

差值图像对静息和刺激两种状态下的运动毫无识别能力，也就是说它对噪声特别敏感。在这种方法中，脑激活区的识别仅靠事先确定的阈值。

3. 统计学检验

可以采用许多熟知的统计学方法对所得数据进行统计检验。所谓统计检验，就是对不同图像之间数据变化的显著性进行客观的和定量的评价。统计检验时，从上述时间序列中得到的数据可作为同一样本中的重复实验来处理。

设实验获得的功能图像序列为 $I(x, y, z, t)$、对应的刺激为 $S(t)$，且 $S(t)$为二值函数，即以 $S(t)=0$ 表示控制或静息状态、$S(t)=1$ 为任务或激发状态，则统计检验的目标就是根据 $I(x, y, z, t)$和 $S(t)$来确定脑功能活动定位图 $A(x, y, z)$。显然，$A(x, y, z)$也是二值函数，即 $A(x, y, z)=1$ 为一定脑区的激发或活动、$A(x, y, z)=0$表示其静息。在统计学中，上述问题属于两个正态总体的参数检验问题。

(1) T 检验

大部分 fMRI 数据的处理采用 T 检验。T 检验(T-test)是用来决定两组数据代表的样本是来自同一总体(两组数据间无显著差别)还是两个总体(两组数据差别显著)的统计学分析方法。它比较适合于样本数(在这里为刺激“on”和“off”的组数)小于30的数据处理。

简单说来，*T*值是样本均数之差与样本均数之差的标准误之比。*T*值的计算方法较多，一般根据数据特点和实验类型来选用。功能成像中最常用的是配对*T*检验。由于fMRI资料(数据)来自同一被检者，且是在接受处理(刺激)和未接受处理(静息)两种情况下获取的，因而数据是配对的。这种情况下检验的重点是接受或未接受处理的两组数据之间差别的显著性。

(2)*方差分析*

方差分析(ANOVA，the analysis of variance)法是*T*检验的推广，适用于几个均数(几组样本)间两两进行比较的检验问题。在fMRI研究中，除了施加的刺激以外，有时还需考虑其他对比度机制以及伪影信号源的信号变化等因素，这时的处理最适宜用方差分析(多元方差分析)。如果仅将ANOVA法用于两组均数间的比较，所得结果将与*T*检验相同。

(3)*相关分析*

上述检验法没有利用刺激方式所提供的时间过程特性。实际上图像数据是带有时间标记的数据，即它们是在刺激反复开关的情况下获得的。用相关分析法就可对像素数据的变化与刺激时间过程的关系进行分析。

在进行相关分析时，先在刺激方案的基础上产生一个相关函数或模板(通常为一个方波函数)。然后计算不同图像上每个像素与模板之间的相关系数，并将此相关系数作为阈值来确定点的显著性。最后产生的图像代表相关系数。

4. 脑功能活动定位图的解析法

每次fMRI数据采集均会产生数以十万计的像素信息量，加之实验须反复进行，脑功能图像的解析将面对极为庞大的数据量。对这些数据的解析处理有感兴趣区解析法和像素解析法两类方法。

所谓感兴趣区(ROI)解析法是指先由解析者在对象图像上人为确定ROI，然后利用该区域的代表值(区域内所有像素灰度值的均值)进行统计学解析的方法。ROI的形状既可以是圆、椭圆、矩形和平行四边形，也可以通过自由曲线来描绘。显然，通过ROI的选择，可使处理的数据量大大减少。但是，这种解析法存在如下缺点：①在庞大的图像数据中选择ROI并跟踪这些ROI的过程过于复杂；②以何处作为ROI和如何描绘ROI完全决定于解析者本人，因此，解析结果将包含解析者的随意性；③解析精度受ROI中数据量多少的影响。

像素解析法是以像素为单位，逐一分析所有像素的解析方法。这是应用最为广泛的一种解析分析方法。与ROI法相比，像素解析法的数据处理量倍增，处理时间也很长，因而对计算机的要求极高。它的最大优点在于可以排除解析者的主观任意性，即只需输入被分析的全部数据，在简单的定义之后，所有计算均在相关软件的控制之下由计算机自动完成。

5. 脑功能活动定位图的获取

经过统计学处理，便可识别出 fMRI 实验中所获数据在刺激前后的变化信息，即有显著差别的像素数据。这些数据就是脑功能性活动的反映。将它们直接与数据采集同一过程中得到的解剖图像相叠加，就得到所需的脑功能活动定位图。这里的解剖图像一般用 T_1 加权像。脑功能活动信号在图中即可高亮度显示，也可按使用的统计量的大小赋以一定的伪彩色。

统计处理结束后通常应保存相应点的统计量(如 T 检验的 T 值、方差分析的 U 值、相关分析的相关系数 r 等)。确定一适当的阈值并对上述统计量加以显示就可得到所谓的统计参数图(SPM，statistical parametric mapping)。将 SPM 与解剖图像相叠加以形成脑功能定位图的方法也非常多见。

6. 脑功能图像分析软件包

目前已开发出多种用于脑功能图像分析的软件包，如英国汉默斯密斯医院(Hammersmith Hospital)的 SPM(statistical parametric mapping)、美国威斯康星医学院(Medical college of Wisconsin)的 AFNI(analysis of functional neuroimages)和美国明尼苏达大学的(University of Minnesota) STIMULATE 等。这些软件包均已广泛采用且取得了良好的分析效果，其中 SPM 是应用最为广泛的免费软件，可在指定网站同时下载软件包和模拟分析数据。

SPM 是由弗里斯顿(K. J. Friston)等人在通用数学软件包 Matlab(Mathworks Inc)的基础之上开发的功能成像数据分析软件系统。它不仅可处理 fMRI 的实验数据，还能通过不同的功能模块分析 PET 的实验数据。SPM 中采用的图像处理技术有图像配准、图像标准化、图像平滑、受试脑与标准脑(Talairach 脑图谱)的空间变换等。通过统计分析，最后获得的是一种被称为 SPM(这里指统计参数图)的、由统计量所表达的像素值。此外，SPM 软件包中还有相关解析、主成分分析(recursive principal-component analysis)等解析方法，用于两个不同区域间相互关系的分析，以便通过由 fMRI 检测到的激活区从空间、时间上跟踪兴奋的发生和传播过程。

第六节 磁共振脑功能成像的应用

fMRI 还有许多新课题需要研究。但是，无论是在基本方法的探索还是在应用领域的研究上，它已取得一定成果。随着高性能成像设备的出现和实验过程的改进，fMRI 的应用范围还将进一步拓展。本节综述 fMRI 在应用方面取得的初步成果。

一、视觉研究

人类进入大脑的信息 70%以上是通过视觉系统接收的。因此，视觉研究是脑科学的一个重要方面。以往这方面的研究主要依赖于动物实验。但是，近年来随着脑功能成像技术的发展，人类视觉功能的研究已进入一个新阶段。

1. 视觉实验的刺激源

视觉功能实验常用红色发光二极管(LED，light emitting diode)阵列作为刺激光源。这些二极管被装在一个护目镜内。每个目镜上布有若干个 LED，故可称之为光刺激眼镜。实验时发光二极管工作于闪烁状态，其闪烁频率与获得的信号幅度有很大关系。图 22-26 就是发光二极管闪烁频率与信号变化幅度之间的关系曲线(IR 和 GRE 序列)，它与 PET(虚线所示)的测量结果完全一致。由图可见，当刺激源的频率为 8Hz 时，诱发出的反应信号最强。因此，现在多用 8Hz 的闪烁频率进行视觉反应激励。信号的刺激频率依赖性是刺激方案设计中需考虑的一个重要因素。实验时人眼须与自然光隔离。

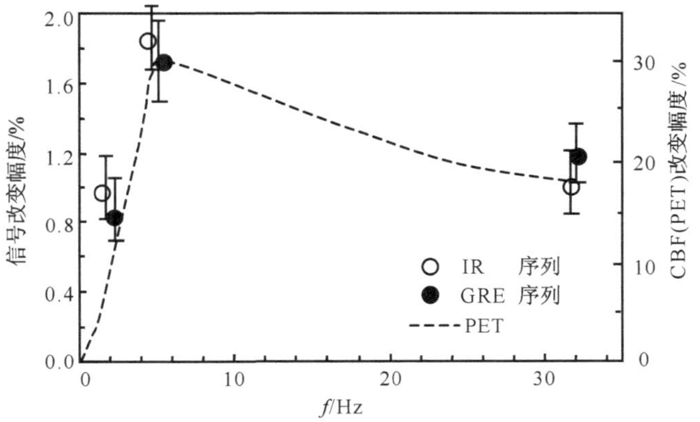

图 22-26　视觉实验中刺激光源的闪烁频率(Hz)
与信号幅度(%)的关系

也可用闪烁的棋盘格进行视觉刺激。常见的棋盘格动态刺激模式有两种：一是用逐渐扩大的同心圆刺激物使刺激从中心视野逐渐移向周边视野；二是用顺时针方向缓慢转动的扇形刺激物使刺激从视野的一个象限逐渐移至临近象限。用这种刺激方式便于获得精细的视觉皮层-视网膜对应关系图，以确定不同功能区间的边界。

2. 研究结果

视觉信息来自视网膜的神经元，后传至外侧膝状体，终止于距状裂周围的皮质。也就是说，初级皮层与视网膜之间具有非常好的对应关系。20 世纪 80 年代中期，人们利用 PET 技术首次在活体人脑中直接观察到了这一现象。实验采用的刺激物为扇形的红黑交替的棋盘格。将其分别投射至上、下、左、右、中心和周边视野，结果分别使距状裂的上、下部和两侧枕叶皮层的前、后部均得以激活。这些结果与动物实验及临床观察资料完全符合，显示了脑功能成像技术的可靠性。

随着高分辨 fMRI 技术的出现和计算机图像重建技术的发展，采用一些独特的视觉刺激模式，现在不但可以更细致、系统地探讨视皮层与视网膜之间的对应关系，而且已经相当精确地确定了一些视区的边界。在灵长类的大脑皮层约有 32 个与视觉有关的功能区。这些区域大致可分为两大类，即主要位于皮层腹侧、与视觉特征检测和物体辨别有关的腹侧通路；主要分布于皮层背侧、与物体空间位置和运动方向识别有关的背侧通路。它们在功能上有明显的层次性，且越是前部的区域其功能越复杂。利用 fMRI 技术，已在人脑鉴定出十余个视觉功能区。

图 22-27 是用 FLASH 序列(4.0T)获取的视觉皮层信号。由图可见，灰质的信号变化非常显著，而白质几无变化。光刺激过程中，在外侧膝状体也可观察到信号的变化。

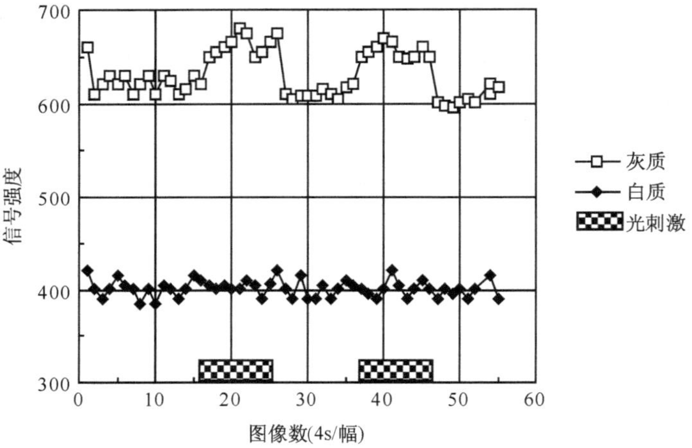

图 22-27 视觉皮层灰质和白质信号的比较(4.0T，FLASH 序列)

研究结果表明，视觉功能区的定位有其独特之处，且实验很容易重复。除了初级视觉皮层外，用 fMRI 还可识别出外侧膝状体的神经反应性活动。用很强的视觉刺激以及适当的检测手段，还有可能对视觉缺损进行研究。

对于枕部视觉皮层有病变的神经外科手术，可通过 fMRI 进行术前计划。有人甚至用 1.5T 的扫描仪，采用 SPGR 序列来获取视觉皮层的功能定位图。然而，这种方法目前还只能作为手术参考。其可靠性还需进一步验证。因为在 1.5T 的机器中，静脉的流出很容易影响信号，以至于产生一些不精确的结果。

用高场强的磁体，通过光刺激还有可能对皮层灰质的信号变化进行精确地定位研究。这种研究已展示出视觉皮层一种非常有趣的动态特点，即在刺激的开始阶段，距状裂附近的皮层有很大一部分发生神经活动；随着刺激的继续，大部分的嘴侧皮层不再活动，使受激范围动态地缩窄到枕极附近。

有作者选定老年和青年两组受试者(平均年龄分别为 71 岁和 24 岁)进行光刺激实验。结果得到的信号幅度分别为 2.5%±1.0%和 4.0%±1.6%(1.5T，EPI 序列)，其差别非常显著(P<0.01)。作者据此认为，随着年龄变大，视觉反应或与此相关的血氧合水平之变化减小。还有资料表明初级视觉皮层的 BOLD 信号具有性别差异，即女性的反应信号较男性为弱。

利用 fMRI 已在枕叶外侧 MT 区的正后方发现了一个特殊的视觉功能区。由于引起反应的刺激物必须是表示具体物体的照片，故它很可能与物体的识别有关。但是，这一小区域对熟悉程度不同的刺激物如名人脸孔和艺术雕塑的反应并无差异。由此推测，该脑区并不参与物体识别的最高加工，而很可能是一个由初级到高级加工过程的中间环节。利用脑功能成像技术还确定了与脸孔识别有关的脑区。

二、运动研究

人脑运动皮层的无创伤功能性研究，曾经是一个以 PET 为主要手段的领域。在 fMRI方法创立之初，研究结果多与 PET 进行对照。现在，fMRI 技术已被单独用于初级运动和感觉区的定位研究。这些皮层位于中央前回和中央后回，同时从中间的矢状面向两侧扩展。

运动实验的最大特点是其刺激非常容易实现，且不受磁体孔洞和磁场的限制，因而研究开展得非常广泛。相比之下，这是一种最容易开展的功能成像方法，故经常用在 fMRI 的初级实验或方案探索实验中。

研究运动皮层所采用的激发方案可分为简单运动(simple movements)和复杂运动(complex movements)两类。手的伸展(repetitive opening and closure of the hand)、并指(tapping of all fingers in unison except for the thumb)、握拳(squeezing a sponge)、腕的屈伸(wrist movements)、肘的屈伸(elbow movements)、脚动(foot movements 或 toe movements)、舌动(tongue movements)和唇动(lip movements)等均属于简单运动；各种类型的对指运动(finger to thumb opposition，如 sequential tapping of fingers in predetermined, fixed order 或 repetitive opposition of the thumb and each of the remaining fingers)可归于复杂运动。文献中大多不给出各种刺激的运动频率，但均指出运动的节律由受试者控制(self-paced)。也有人将对指运动的频率规定为 2Hz 左右。fMRI 对运动皮层的研究已扩展到许多方面，其中最有意义的是它在中央沟皮层(罗郎多皮层)手术前定位中的应用。下面分别加以介绍。

PET 的实验已经证实，反复的握拳动作将引起对侧初级运动皮层(MsⅠ)的神经元兴奋。这一结果已能在日常 fMRI 中观察到。同等力度的伸手、握手动作或对手腕部的电刺激均在小脑部产生明显的兴奋区，该结果也经 PET 验证。除了手的运动之外，现在手指、脚趾、肘和舌等的运动皮层区已经 fMRI 定位。fMRI 还在进一步用于初级运动皮层结构的研究，以确定出身体其他部位的运动在大脑皮层的准确功能定位。例如，脚趾运动在半球间裂的信号变化(对侧)、手指运动沿侧凸的信号变化以及舌的运动在外侧裂附近的信号变化等。

左右大脑半球运动皮层的非对称性问题，是将要研究的重要课题。有资料表明，左手指的运动能激发右半球的初级运动皮层，但左运动皮层却不仅能被对侧的手指运动激发，也能被同侧的手指运动所激发。实验还发现，偏于用一手工作的人，运动皮层的神经活动呈现非对称模式。神经病学的资料也表明，人脑功能具有非对称性的特点，也就是说，左边的脑卒中也影响到左手的活动，而右边的损害相对来说对右手无影响。fMRI的成果与神经病学和神经解剖学的认识是一致的。

fMRI 也被用来阐明辅助运动皮层的作用。有人认为初级运动皮层和辅助运动皮层在复杂的运动中协同作用，因而辅助运动皮层在简单的手指运动中不激活。有些资料则表明，即使简单的手指运动也能激活辅助皮层。

在手指运动实验中，手指运动的快慢和间期的长短对信号的幅度影响不明显。例如，在连续 5min 的弹指运动(即使间期较长)中始终能观察到连续的信号变化。可以发现，当两次弹指间的间隔时间在 0.5～360s 内变化时，其信号都非常平稳。在非常突然(0.5s)的手指运动下，信号也在 2～3s 后开始增强，并在持续 3～5s 后返回基线。新近有人对握拳力度与对应代表区面积大小的关系进行了定量分析研究。他们发现，随着用力的增加，反应区有逐渐扩大之势，但信号的幅度未变。

不少实验对各种运动刺激与大脑皮层初级运动区(Ms Ⅰ)、前运动区(PMA)和辅助运动区(SMA)的关系进行了研究，其中简单和复杂的运动刺激对初级运动皮层的激发作用最为肯定。fMRI 也被用来阐明非初级运动皮层的作用，但由于不同作者采用的刺激方案互相有别，就很难对报道结果进行比较。例如，有人认为初级运动皮层和辅助运动皮层在复杂的运动中协同作用，因而 SMA 在简单的手指运动中不会被激活。有些资料则表明，即使简单的对指运动也能激活 SMA。我们知道，PET 是以区域脑血流量(rCBF)的变化作为脑皮层激活之标志的。舍贝塞凯(H. Shibasaki)等学者通过 PET 证实，无论是简单运动还是复杂运动，均能使对侧初级运动皮层和扣带回等处的 rCBF 增加；但是，只有在复杂运动过程中，辅助运动区、对侧的前运动区、同侧的初级运动区以及小脑的 rCBF 才出现显著性增加。我们认为，上述分歧观点的得出，可能是作者在实验中没有考虑到手这一因素的影响所致。

在形态学上，约斯瑞(T. A. Yousry)采用 fMRI(1.5T，FLASH 和 EPI 两种序列)与尸体解剖相对照的方法，对人的皮层手代表区(motor hand area)进行了研究，从而对皮层中央前回(包括手代表区)的形状作了形象的描述。该作者的资料表明，在横轴位上，中央前回为“Ω”或“ε”形，二者分别占 90%和 10%；在矢状位上，92%的中央前回为“钩形(hook like)”。因此，作者又将中央前回的形状概括为“把手(knob)”形。据称，这一研究结果可作为正常或异常手代表区在脑外科手术或 fMRI 研究中的定位依据。本文采用的分辨率为每像素 1.8mm×1.8mm，完全可以达到形态学研究的要求。

三、听觉研究

fMRI 能用来研究听力系统的脑结构。但是，由于梯度系统的背景噪声很强，使听觉 fMRI 实验比任何感觉活动的研究都要困难。这类实验成功的关键在于使用一个高效的耳塞式耳机。它既能有效地阻尼扫描时梯度场的噪声，又可传递某种作为刺激的声源。最初的研究集中于引发沿颞上回初级听觉中枢(41 区)的神经活动(用简单的声调或单词发音)。此后人们又对白噪声、词和句等复杂声音引起的反应进行了观察，发现这几种不同的声音刺激在听觉皮层有不同反应：词和句在颞上回附近导致的神经反应区要比白噪声的相应反应区大得多；词和句还在颞中回沿线以及颞横回区域产生神经活动变化。此外，声音刺激能在两侧颞叶均引起听觉反应，但这种反应似乎不具对称性。

最近有结果表明，无论是在被动还是主动“听”的实验方案中，左半球的几个区域如颞上回、颞中回、角回及额叶外侧检测到的“词”刺激反应信号均强于它们对“调”的反应信号。但是，颞平面的情况不然：在被动“听”的过程中它对上述两种刺激的反应相同；主动“听”时对“调”的反应反而强于“词”。于是作者推测，颞平面在早期的听觉处理中起作用，而一定的语言功能与分布在左半球的多个联络区有关。

总之，fMRI还是可以用于听觉研究的。但是梯度系统的影响不能忽略。它的重复噪声能使听觉系统的信号迅速进入饱和，以至于那些小的声音刺激反应无法发现。

四、语言功能研究

语言中枢的皮层结构以往是由PET和神经电生理的方法进行界定的。近年来，许多学者已用fMRI的潜能开始研究语言中枢问题。

1. 语言研究的实验设计

语言实验的刺激常采用默词(internal speech 或 internal speech word generation)方案，这是因为发声的语言(说话)将导致下颌骨、舌和其他相关结构的运动，从而带来运动伪影。所谓默词，就是实验中令受试者按一定顺序和频率默记一组单词，以诱发相关脑区的活动信号。默词实验中常用的词汇产生办法有随机默词(如A——apple，B——boy，C——cat，D——deep等)、动物名称默词(如A——aardvark，B——bear，C——cat，D——dog等)和接词(cue letter，如A——apple，E——egg，G——gap，P——pig等)等。其中前两种默词方案都要按英语字母的顺序依次产生词汇，而接词则是以前一个单词的尾字母为下一单词的首字母来产生单词。

从时程上来看，语言实验可分为大脑活动和静息两个阶段进行。其中大脑的活动由受试者本人的默词行为所激发。为了取得足够大的脑活动信号，实验前必须教受试者按要求积极地进行语言活动。在静息状态时，则要求受试者停止某种方式的默词，且尽量避免任何与语言有关的脑活动。

2. 研究结果

采用上述方案进行实验，在语言问题的研究上已经取得显著成果。

有人用1.5T的磁场对语言问题进行研究，发现以0.33～1.67Hz的速度默词时颞上回前部和后部均有反应信号，且信号的变化与词汇的产生速度成线性关系。也就是说，词汇生成越快，信号就越大，如图22-28所示。

在默词实验中，左前额区的三角区和顶盖区产生fMRI信号的事实已广为接受。例如，在9个右利手的受试者中，有3人只在Broca区显示出左侧的活动信号，其余6人不仅在该区右侧发现同源性信号，而且还在左侧发现面积很大的活动区，二者的面积分别为$16.4mm^2$和$53.4mm^2$。不少实验结果均证明，语言活动总是双侧反应，即除了左侧外，右侧的额颞皮层也将产生一个小的、但与左侧类似的兴奋区。大部分受试者左半球产生的神经活动强于右半球，还有极少数人右侧信号强于左侧，个别人双侧相当。这说明大多数人在语言产生方面为左利型，也就是说左半球在语言产生中起主要作用。应该说，在语言的分侧研究方面，fMRI研究的进展是鼓舞人心的。

fMRI对语言的研究正在全面展开。据初步观察，在被动“听”的过程中，颞上回附近有双侧性神经反应；在产生并说词的任务中，左额前区可观察到一定的信号变化。执行理解任务(语言处理过程)时，额前区皮层出现了反应信号，但该信号与执行感觉识

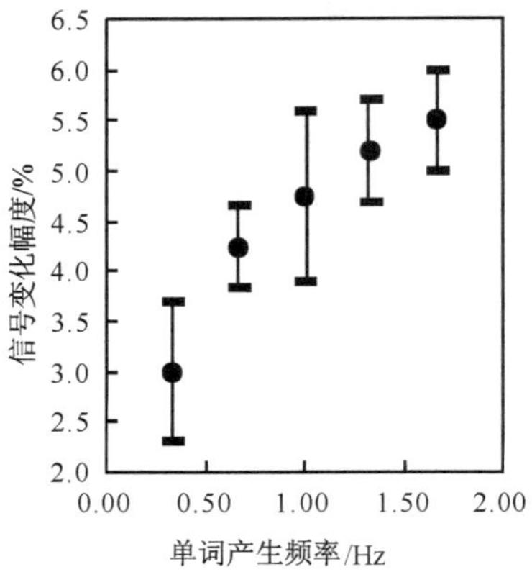

(a)左前颞上回

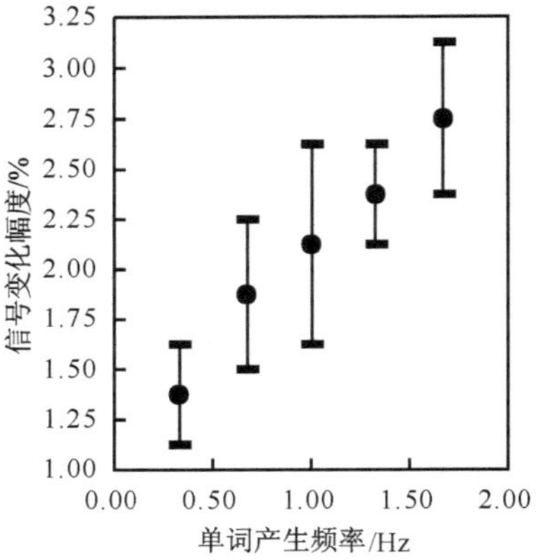

(b)左后颞上回

图 22-28　语言 fMRI 中默词频率(Hz)与信号幅度(%)的关系

别任务(听力)时在感觉皮层发现的信号有完全不同的时程。这些发现说明，在具有整合功能的皮层中，要获得最大的信号变化幅度，至少需要 20s 的活动间期。

音、形和义被称为文字的三要素。相应地，人脑的语言加工也可以分为音、形和义三个功能系统。要对这些加工系统分别进行功能成像的实验研究，其刺激方案的设计是至关重要的。现在已根据以往心理学的研究成果，发展了一种从名词知觉到动词输出的多层次加工实验范式。该范式认为对不同层次行为作业的脑功能成像结果进行逐级相减便可以获得语言功能在脑内的组织。这一范式目前已用在 fMRI 语言功能研究中。

五、其他感觉研究

fMRI 技术也被用于感觉皮层的功能定位研究，但这方面的研究还不如运动、视觉以及语言定位方法开展得广泛。初步结果表明，纯粹的感觉刺激，如正中神经的电刺激，将在对侧的感觉皮层引导出 fMRI 信号。有作者设计出很复杂的刺激方案，试图对运动和感觉区进行比较精确的区分，并在中央后回等位置发现了信号。这里使用的刺激实际上为纯感觉、纯运动和感觉-运动的组合方案。

fMRI 对慢性疼痛综合症的研究也是一个新开展的领域。据最新研究资料，3 个慢性疼痛症合症的患者均在疼痛同侧检测到了有关的皮层活动增强。出现信号的皮层主要在颞区和顶盖区，且在病人有主观痛疼的过程中伴随对侧皮层的抑制。

较轻的致痛刺激能引起额叶神经活动的变化，从而导致可检测信号。

六、认 知 研 究

fMRI 的应用已扩展至类似于记忆等认知功能的研究领域。

记忆是 fMRI 研究中一个比较活跃的分支。令被试者进入一种记忆状态，可在杏仁核和颞叶外侧皮层出现连续性神经活动。这种神经活动的范围在左颞叶区大于右颞叶区。在海马也有神经活动信号出现，但与其他区域相比其反应不是很连续。对正常人和记忆障碍的病人进行对比研究的结果表明，正常人颞区的神经活动在列表学习（list learning）和列表识别（list recognition）两种记忆方式下均会出现，额区的活动仅在列表识别方式下出现。而记忆功能不全的病人在上述两种方式下可检测信号均大大降低。短暂性遗忘症或脑积水等影响记忆的疾病经临床治疗后，随着病人记忆的恢复，通过 fMRI 可观察到上述脑活动的改善。

越来越多的证据表明，人的记忆由许多相对独立的记忆系统组成。现在比较公认的记忆系统主要有工作记忆（working memory）、情节记忆（episodic memory）、语义记忆（semantic memory）、程序记忆（procedural memory）和知觉表征系统（PRS，perceptual representative system）等五种。有些文献中将情节记忆和语义记忆合称为陈述性记忆（declarative memory），因为二者均依赖于海马一间脑内侧系统的调控。目前为止的脑功能成像研究主要集中在阐明各个记忆系统所依赖的神经基础和了解参与信息获得、存储和提取的主要脑区两个方面。

我们知道，当出现光等物理性刺激时，脑中便会出现视觉。但视觉的智力想像却要建立在一种短期记忆的基础之上。这种记忆是一种非物理性刺激的结果。PET 以及其他研究手段的结果都认为想像和感觉的神经机制是相同的。关于智能想像的 fMRI 资料也支持这一理论。在执行智能想像任务时，用同一序列对初级视觉皮层的信号变化进行测量，可以证明距状裂附近皮层由单纯视觉引起的信号变化幅度为 2.8%±1.19%，而想像刺激导致的变化比较小，仅为 1.5%±0.6%。在这些实验中，受试者的注意力状态对信号变化起着重要作用。

智能想像实验可以这样设计。先令受试者想像，然后通过前述的光刺激眼镜给予光刺激，再令其想像。在想像活动和光刺激之间有一短暂的时间间隔，称为基准间期。在基准间期内令黑暗中的受试者停止一切想像，而将注意力集中于扫描时梯度系统发出的节奏声。整个实验的序列可表达为：基准间期—想像—基准间期—光刺激—基准间期—想像—基准间期。想像任务中，受试者要努力使自己想起看见某种东西或处理某种蔬菜（水果）的情形，例如回想剥香蕉皮和吃香蕉的情景。这种想像可在任务间期或两幅图像之间口头指令受试者进行。

在上面的智能想像实验中，于视觉刺激时在初级视觉皮层可见一个很强的神经活动信号；在智能想像过程中，该视觉皮层区也可观察到信号变化，但要比前者弱得多。

除了语言和记忆之外，就认知领域来说 fMRI 还在诸如注意、思维、运动控制甚至意识等方面的研究中积累了大量资料。

七、手术前定位

当病变与重要脑区相毗邻时，为了避免术后的功能损伤，术前进行精确的功能定位是非常必要的。目前，神经外科手术计划中与语言功能有关的定位采用两种高度侵入性方法，即 WADA 试验（颅内阿米妥注射）和颅内手术过程中对清醒病人的直接皮层刺激。用 PET 和 SPECT 对此进行定位研究时，均受到 SNR 和空间分辨率的限制。人们希望能通过 fMRI 技术进行术前定位，使其成为一种完全无损的实验。按照目前的资料，fMRI 仍不足以取代 WADA 试验。但是，随着相关性研究的进展，这一目标有可能在未来几年内达到。

fMRI 方法很有可能取代其他正在使用的创伤性定位方法，例如术后硬膜下电极放置以及对电极的电位研究等。对运动、语言和视觉皮层的 fMRI 定位的生理精确性进行验证是非常必要的。然而，这种验证需要很长的时间，因为可用于相关研究的病例并不多。fMRI 生理精确性的验证需要使用 3D 脑表面技术。

西班牙学者发表的资料认为，在日常脑外科手术前通过 fMRI 确定中央沟的准确位置不仅是可能的，而且是很容易实现的。他们共选定 41 名中央沟及其附近有占位性病变的患者进行研究，结果有 82%的病例通过 fMRI 识别出中央沟(1.5T，FLASH 序列)。实验未取得成功的病人(18%)大部分中央沟严重受损、手的运动受阻。这类病人又可分为完全无信号、有明显信号但不在期望区域、期望区有信号但不能重复三种情况。

八、化学刺激研究

fMRI 另一有趣的应用领域为药物作用过程的监测。用药物刺激实验猴的神经感受器可以观察到有关皮质的信号增强，这说明用 fMRI 检测药物作用是可行的。此外，对精神分裂症患者使用精神抑制类药物后，可以发现一些与正常人不同的信号变化。虽然变化不是十分明显，但这一结果提示，用普通的 MRI 成像设备有可能进行疗效观察。

九、癫痫评价

fMRI 对癫痫病人的评价可能有三方面的用途，即识别癫痫病灶、确定大脑对语言的反应和可能的记忆研究。

已有用 fMRI 对癫痫病灶进行定位的报道。癫痫的发作有多种表现。显然，任何发作期伴有运动的病人不能作为研究对象。而那些亚临床发作或不影响脑运动区(无体部运动)的发作病人是可以用 fMRI 进行病灶定位的。脑实质损伤、皮质发育异常、脑软化等都可能是癫痫病灶。用 fMRI 可以对真正的病灶进行区分。对于颞叶外侧具有癫痫病灶以及准备手术的病人，有必要用 fMRI 方法确定出病灶中的优势皮层，因而使术前定位更加精确。

癫痫发作时，脑组织的代谢和血供均增加。曾用多种方法来展示上述脑区的代谢和血供变化，例如，PET、SPECT 及氙增强的 CT 等。在这方面，fMRI 比其他技术更具特点。

第七节 磁共振脑功能成像所面临的挑战

综上所述，fMRI 的研究重点已完全集中于对其机理的深刻理解和应用上。毫无疑问，它将在脑的宏观作用和机能结构等方面为神经科学家提供更多的帮助。无论是在认知等高级脑活动的研究以及手术计划和定位方面，还是在癫痫和精神病的评价、多发性脑动脉硬化症的检测上，fMRI 都是最有前途的方法之一。但是，它的推广应用正面临着诸多挑战。

一、成像场强的挑战

BOLD 对比度最早是在非常高的场强(7T 和 8.4T)条件下取得的。后来的成果大多也是 3T 以上超高场实验的产物。然而，即使在发达国家，目前超高场的系统也只有少数 MRI 中心才有。人们自然会对其场强需求提出质疑，这是 fMRI 临床应用所面临的最大挑战之一。

实验证明，在临床高场成像的场强(1.5)下，信号变化范围仅 2%～4%，图像的 SNR 也很低；超高场强磁体则不然。例如，4T 场强中 GRE 序列的信号变化幅度就可达到 10%以上。因此，一般认为 BOLD 方法比较适合于超高场强的 fMRI 研究，而在临床成像场强条件下进行 BOLD 实验是困难的。

上述硬件需求给 fMRI 应用造成的困难主要有：①磁体成本上升，临床不易得到。②超高场下系统对其他硬件的要求亦随之提高，技术难度增大。例如，射频线圈的设计就是一个令人头痛的问题。③生物效应问题。大多数志愿者在 4T 的超高场系统中出现眩晕、恶心、头痛、口中有异味等主观感觉。显然，超高场磁体可导致人体某种显著的生理变化。为此，美国 FDA(Food and Drug Administration)和英国 NRPB(the National Radiology Protection Board)等权威机构至今将 MRI 成像的最高市场准入场强分别限制在 3.0T 和 2.5T 之内。FDA 还明确规定，因场强超过规定限值而造成的一切后果由 MRI 制造商承担。在静磁场的生物效应明确之前，追求超高场成像的努力只能限制在实验室中进行。

二、EPI 序列的挑战

除了超高场强之外，最新的研究成果基本上都是使用 EPI 序列得到的。但是，由于目前回波平面成像装置的成本高达数十万美元，具有 EPI 功能的磁共振扫描仪在临床上还为数不多。这是对 fMRI 临床应用的又一挑战。

显然，具有 EPI 序列的设备有很多优点。首先，EPI 序列，尤其是小角度翻转的 EPI 序列有非常高的单位时间信噪比。其次，在 EPI 高速的图像采集速度下，由于允许采用稍长的 TE 和相当长的 TR，就可使图像的信号强度进而 BOLD 对比度得到增强。第三，EPI 的速度比 GRE 序列还要快很多，使得多层面 fMRI 成像甚至整个脑容积的一次成像成为可能，即用 EPI 序列可在一次采集后获得所有的皮层功能定位图。第四，困扰非 EPI 序列的运动伪影也可大大减少。

然而，EPI 序列对机器硬件尤其是梯度系统的要求特别苛刻。一般来说，它要求梯度场的转换速度达到常规梯度场的 4 倍、幅值高出 1 倍。具体说来，常规系统的梯度场一般为 10～15mT/m，最大切换率仅 15～20T/(m·s)；EPI 系统的梯度场为 20～25mT/m，梯度切换率高达 80T/(m·s)。在典型的 EPI 序列执行周期中，读出梯度实际上工作于正弦形式的振荡状态，其振荡频率在0.5～1kHz之间。因此，振荡梯度是EPI序列的关键技术(又称EPI梯度技术)。EPI的振荡梯度系统主要由低阻的梯度线圈和可以快速切换的梯度放大器两部分组成，其代价是高昂的。除此之外，EPI序列还要与高速的数据采集系统和图像处理系统相配合，有时还得使用特殊设计的射频线圈。这就是EPI至今仍主要用于实验研究的原因。

三、图像获取方面的挑战

常规MRI系统中通常不具备fMRI的图像处理能力。因此，fMRI实验所获BOLD加权像须进行脱机处理。然而，由于过去多数设备制造商并不愿公开自己所用的数据结构以及MRI系统主计算机操作系统等因素的限制，现有的大部分商用机中磁共振图像的传输和格式转换其实困难重重。有些公司的产品根本不具备数据输出能力，即既无适当的接口，又无通用的磁盘文件结构。

根据人们对医学图像进行直接存取和网络传送的普遍愿望，ACR(the American College of Radiology)和NEMA(National Electronics Manufacturing Association)于1992年正式推出了医学数字成像和通信标准的第三个版本，即DICOM 3.0。但是，在DICOM 3.0的一些具体实施方式中，仍旧需要为医学影像设备(包括MRI系统)安装相应的电路板和软件，这种方式对MRI的最终用户来说依然是困难的。

对于已经PACS(Picture Achiving and Communication System，医学影像存档与通信系统)化的医院，fMRI应用中的这种挑战将不复存在。这也从一个侧面反映了建立医学影像存档与通信系统的迫切性。

四、其他挑战

与MRI不同，fMRI仍然是一种处于发展阶段的研究性功能成像方法。无论是在刺激的设计和序列的应用方面，还是图像的后处理及可视化等方面，还有相当多的技术问题需要解决。在我国，由于没有专门的研究装置可供使用，fMRI实验的进行就更加困难。

在fMRI研究中，对功能活动信号实质的认识和理解是一项最基本的任务。功能活动不仅可引起生理和生物物理学的变化，还会导致生物化学的改变，进而发出可供检测的NMR信号。但是，对其逆过程的推测却非常困难，因而现在的研究还集中在正过程上。通过精确的实验设计，从而使功能活动尽可能单一化和理想化，才能得到正确的NMR信号。另一方面，在NMR研究中，灵敏度和分辨率(包括时间分辨率和空间分辨率)是永恒的研究主题。fMRI研究迫切需要提高其灵敏度和分辨率。脑功能研究的突破性进展有赖于实验方法、技术和设备的大发展。

第八节　脑功能成像术及其发展

脑功能成像(functional brain imaging)是指利用各种医学成像技术对大脑功能活动进

行显示的过程。近年来，脑功能成像的研究成了神经科学中发展最为迅速的领域之一。各国或各有关国际组织纷纷制订了自己的神经科学发展纲要，这必然推动它与生物医学工程的结合以及脑功能成像技术的发展。例如，美国政府和欧盟国家就曾分别确定过所谓“脑的十年”和“欧洲脑十年”；日本亦制订出“二十年脑研究计划”。仅1997年度，美国NIH(National Institutes of Health)和日本就分别投资18亿美元和1000亿日元(约8亿美元)用于神经科学研究。欧盟用于此项研究的经费与一些较大的基础学科相持平。

历史上脑结构和脑功能信息是通过解剖尸体和观察局部脑损伤后的症状来获取的，这样得到的知识很有限。X射线CT和MRI的出现，使人们能够观察到人脑内部的结构，但仍不能获得有关的功能信息。因此，常将这类影像学方法称为结构成像。

现代脑科学已在整体、系统、环路、细胞和分子水平上对脑的内部结构和生理特点有了系统而深入的了解，但它对语言、记忆、注意、意识和思维等脑高级功能的确切机制却知之甚少。其原因主要是过去的脑研究手段大多具有创伤性。显然，创伤性方法是很难直接用于人脑研究的。利用动物研究脑高级功能又有许多局限，如动物无语言、常常不能按研究者的意图作出适当反应等。更重要的是，用创伤性技术很难观察活体脑的工作过程。近年来发展起来的无创伤性脑功能成像技术，不但能以人类自身作为研究对象，而且可直接观察各种行为状态时脑内的变化。

测量脑的电和磁信号可以研究脑功能活动的动态过程，这就是所谓脑电图(EEG，electroencephalography)和近几年出现的脑磁图(MEG，magnetoencephalograpy)。这两种手段均可达到亚毫秒的时间分辨率，故可实时记录脑活动，问题是二者的空间分辨率很差，故很难用于脑区的定位。

PET和fMRI同属于直接对脑的代谢过程进行检测的方法。用PET进行脑活动测量之前，必须先注入某种类型的放射性示踪剂，并通过对该示踪物的跟踪测定(分布或浓集速率)来推断相应脑组织的细胞代谢过程，从而间接了解大脑皮层的受激状况。常用^{18}F标记的葡萄糖(FDG)获取代谢图、用^{15}O标记的水($H_2{}^{15}O$)获取脑血流图。在脑功能的研究中，PET最常用的指标为局部脑血流量(rCBF)。fMRI方法建立之初，PET的测量结果常被作为“金标准”而参照。但是，由于需注射放射性示踪剂、成像速度慢、分辨率低以及需要加速器等原因，PET在脑功能成像方面的应用已受到很大限制。相比之下，fMRI方法具有不使用放射性核素示踪剂、无创、可反复检查、空间分辨率高和容易普及等优点。因此，它已成为目前脑功能成像的主要手段。

SPECT(single photon emission compuled to mography，单光子发射CT)也是早期用于人脑功能研究的示踪方法。与PET不同的是，它注入可发射γ射线的核素标记物。但是，这类核医学设备在脑功能成像方面亦不可能替代fMRI。在其他新的成像技术或理论出现之前，PET、SPECT等只能作为辅助的脑功能成像方法而存在。

通过脑功能成像可同时观察多个脑区的活动，以探讨各功能区间的相互联系。这一特点对研究脑的高级功能非常有利，因为它通常需要多个功能区的协同工作才能完成。但是，脑功能成像所探讨的脑区间的关系是动态的、针对特定行为的，这与神经解剖学与神经纤维通路的研究有着本质的区别。

若在利用脑功能成像研究功能区域及其相互关系的同时，采用生理学、形态学和分子生物学等多种手段对功能区内部的构造和功能特点进行细致的研究，则人们对脑功能本质的理解将会大大前进一步。

将来脑功能成像极有可能向多技术联合的方向发展。例如，将 fMRI 和 PET 采用图像融合或配准技术相结合，就可得到更多的脑功能性活动信息；MRI 等含有丰富的生理、病理、功能或解剖信息的图像，如果与一组具有时间特性的脑电磁检测手段(脑电图、脑磁图等)相结合，就有望解决脑区域性活动的时相问题。沃雷奇(S. Warach)等人已用 EPI 序列(1.5T)对 2 例癫痫病人成功地进行了脑电图触发的(EEG-triggered) fMRI 研究。实验时病人静卧于磁体孔洞内。一旦脑电图中出现亚临床的癫痫性放电便启动一次EPI 扫描。结果证明这种结合性的 fMRI 研究方式更有利于发现癫痫病灶。

主要参考文献

陈焕玉. 1999. 功能成像新技术. 世界医疗器械，5(2)：36～37

郭祖超. 1988. 医用数理统计方法. 第 3 版. 北京：人民卫生出版社

韩济生. 1993. 神经科学纲要. 北京：北京医科大学和中国协和医科大学联合出版社

李 文. 1999. 脑功能成像技术的研究. 国外医学生物医学工程分册，22(1)：14～19

李恩中，马 林，翁旭初. 1996. 磁共振脑功能成像方法的初步研究. 中国医学影像学杂志，4(4)：209～211

罗述谦. 1999. 医学图像配准技术. 国外医学生物医学工程分册，22(1)：1～8

乔治·阿德尔曼. 1992. 神经科学百科全书. 本书翻译编辑委员会译. 上海：伯克豪伊萨尔出版社和上海科学技术出版社联合出版

唐孝威. 1999. 脑功能成像. 合肥：中国科学技术大学出版社

赵喜平. 1999. 磁共振脑功能成像的方法及应用研究. 西安：西安交通大学博士论文

赵喜平. 2000. 磁共振成像系统的原理及其应用. 北京：科学出版社

赵喜平，郑崇勋. 1998. 国际互联网及其在放射影像中的应用(综述). 中国医学影像学杂志，6(4)：317～319

赵喜平，郑崇勋. 1999. 快速磁共振成像序列及其应用——其他快速序列及快速成像序列的应用. 世界医疗器械，5(4)：70～74

赵喜平，郑崇勋. 2000. 磁共振脑功能成像图像的分类及表达. 中国医学影像技术，16(2)：83～84

赵喜平，郑崇勋. 2000. 磁共振脑功能成像的数据处理方法. 中国医学影像技术，16(2)：90～92

赵喜平，吕 娟，郑崇勋. 1997. PACS 的结构、应用和开发策略(综述). 第四军医大学学报，18(Suppl)：136～139

赵喜平，郑崇勋，吕 娟. 1998. PACS、远程放射学及其与国际互联网的关系(综述). 中国医学影像学杂志，6(1)：65～67

赵喜平，郑崇勋，吕 娟. 1998. 磁共振成像中的快速和超快速扫描. 第四军医大学学报，19(Suppl)：74～77

赵喜平，郑崇勋，蒋一峰. 1999. 磁共振脑功能成像数据处理软件(Func Tool)的研制. 中国医学影像技术，15(Suppl)：228～229

Belliveau J W, Rosen B R, Hantor H L et al. 1990. Functional cerebral imaging by susceptibility-contrast NMR. Magn Reson Med, 14: 538～546

Belliveau J W, Kennedy D N, McKinstry R C et al. 1991. Functional mapping of the human visual cortex by magnetic resonance imaging. Science, 254: 716～719

Binder J R, Rao S M, Hammeke T A et al. 1994. Functional magnetic resonance imaging of human auditory cortex. Annals of Neurology, 35(6): 662～672

Binder J R, Frost J A, Hammeke T A et al. 1996. Function of the left planum temporale in auditory and linguistic processing. Brain, 119: 1239～1247

Binder J R, Swanson S J, Hammeke T A et al. 1996. Determination of language dominance using functional MRI: a comparison with the Wada test. Neurology, 46(4): 978～984

Boecker H, Kleinschmidt A, Requardt M et al. 1994. Functional cooperativity of human cortical motor areas during self-paced simple finger movements: a high-resolution MRI study. Brain, 117: 1231～1239

Brooks R A, DiChiro G. 1987. Magnetic resonance imaging of stationary blood: a review. Med Phys, 14: 903～913

Chapman B, Turner R, Ordidge R J et al. 1987. Real-time movie imaging from a single cardiac cycle by NMR. Magn Res Med, 5: 246～254

Connelly A, Jackson G D, Frackowiak R S J et al. 1993. Functional mapping of activated human primary cortex with a clinical MR imaging system. Radiology, 125～130

Connelly A, Jackson G D, Frackwiak R S J et al. 1993. Functional mapping of activated human primary cortex with a clinical MR imaging system. Radiology, 188: 125～130

Constable R T, Kennan R P, Puce A et al. 1994. Functional NMR using fast spin echo at 1.5T. Magn Reson Med, 31: 686～690

Edelman R, Siewert B, Darby D G et al. 1994. Qualitative mapping of cerebral blood flow and functional localization with echo-planar MR imaging and signal targeting with alternating radio frequency. Neuroradiology, 192: 513～520

Edelman R, Siewert B, Darby D G et al. 1994. Qualitative mapping of cerebral blood flow and functional localization with echo-planar MR imaging and signal targeting with alternating radio frequency. Radiology, 192: 513～520

Glover G H, Herfkens R J. 1998. Research directions in MR imaging. Radiology, 207: 289～295

Gomori J M, Grossman R I, Yu-Ip C et al. 1987. NMR relaxation times of blood: dependence on field strength, oxidation state, and cell integrity. J Comput Assist Tomogr, 11: 684～690

Hinke R M, Hu X, Stillman A E et al. 1993. Functional magnetic resonance imaging of Broca's area during internal speech. Neuroreport, 4: 675～678

Howseman A, Jezzard P, Wen H et al. 1998. Statistical analysis of functional MRI data in the wavelet domain. IEEE Transactions on Medical Imaging, 17(2): 142～154

Jack R, Thompson R M, Butt R K et al. 1994. Sensory motor cortex: correlation of presurgical mapping with functional MR imaging and invasive cortical mapping. Radiology, 190: 85～92

Karnl A, Meyet G, Jezzard P et al. 1995. Functional MRI evidence for adult motor cortex plasticity during motor skill learning. Nature, 377(14): 155～158

Kim S G, Ashe J, Georgopoulos A P et al. 1993. Functional imaging of human motor cortex at high magnetic fields. J Neurophysiol, 69: 297～302

Kleinschmidt A, Nitschke M F, Frahm J. 1997. Somatotopy in the human motor cortex hand area: a high-resolution functional MRI study. European Journal of Neuroscience, 9: 2178～2186

Lee C C, Jack C R, Riederer S J Jr. 1996. Use of functional magnetic resonance imaging. Neurosurg Clin N Am, 7(4): 665～683

Levin J M, Ross M H, Mendelson J H et al. 1998. Sex differences in blood-oxygenation-level-dependent functional MRI with primary visual stimulation. Am J Psychiatry, 155(3): 434～436

Loenneker T, Hennel F, Hennig J. 1996. Multislice interleaved excitation cycles(MUSIC): an efficient gradient-echo technique for functional MRI. Magn Reson Med, 35(6): 870～874

Moser E, Teichtmeister C, Diemling M. 1996. Reproducibility and postprocessing of gradient-echo functional MRI to improve localization of brain activity in the human visual cortex. Magn Reson Imaging, 14(6): 567～579

Ogawa S, Lee T M, Nayak A S et al. 1990. Oxygen-sensitive contrast in magnetic resonance imaging of rodent brain at high magnetic fields. Magn Reson Med, 14: 68～78

Ogawa S, Tank D W, Menon R et al. 1992. Intrinsic signal changes accompanying sensory stimulation: functional brain mapping with magnetic resonance imaging Proc Natl Acad Sci USA, 89: 5951～5955

Orrison W W, Lewine J D, Sanders J A et al. 1995. Functional brain imaging. America: Mosby-Year Book Inc

Owen A M. 1997. The functional organization of working memory processes within human lateral frontal cortex: the contribution of functional neuroimaging. European Journal of Neuroscience, 9: 329～1339

Puce A, Constable R T, Luby M L et al. 1995. Functional magnetic resonance imaging of sensory and motor cortex: comparison with electrophysiological localization. Journal of Neurosurgery, 83: 262～270

Pujol J, Conesa G, Deus J et al. 1998. Clinical application of functional magnetic resonance imaging in presurgical identification of the central sulcus. Journal of Neurosurgery, 88: 863～869

Rao S M, Binder J R, Bandettini P A et al. 1993. Functional magnetic resonance imaging of complex human movements. Neurology, 43: 2311～2317

Righini A, Divitiis O de, Prinster A et al. 1996. Functional MRI: primary motor cortex localization in patients with brain tumors. J Comput Assist Tomogr, 20(5): 702～708

Robert W C. 1996. ANSI: software for analysis and visualization of functional magnetic resonance neuroimages. Computer and Biomedical Research, 29: 162～173

Ross M H, Yurgelun-Todd D A, Renshaw P F et al. 1997. Age-related reduction in functional MRI response to photic stimulation. Neurology, 48: 173～176

Rueckert L, Appollonio I, Grafman J et al. 1994. MRI functional activation of the left frontal cortex with covert word production. J Neuroimaging, 4: 67～70

Schenck J F. 1996. The role of magnetic susceptibility in magnetic resonance imaging: MRI magnetic compatibility of the first and second kinds. Med Phys, 23(6): 815～850

Schluter N D, Rushworth M F S, Passingham R E et al. 1998. Temporary interference in human lateral premotor cortex suggests dominance for the selection of movements: study using transcranial magnetic stimulation. Brain, 121: 785～799

Schneider W, Noll D C, Cohen J D. 1993. Functional topographic mapping of the vision with conventional MRI scanners. Nature, 365(9): 150～153

Shibasaki H, Sadato N, Lyshkow H et al. 1993. Both primary motor cortex and supplementary motor area play an important role in complex finger movement. Brain, 116: 1387～1398

Tamminga C A. 1996. Functional magnetic resonance imaging. Am J Psychiatry, 153(6): 751

Taoka T, Iwasaki S, Uchida H et al. 1998. Age correlation of the time lag in signal change on EPI-fMRI. Journal of Computer Assisted Tomography, 22(4): 514～517

Thickbroom G W, Phillips B A, Morris I et al. 1998. Isometric force-related activity in sensorimotor cortex measured with finctional MRI. Exp Brain Res, 121: 59～64

Thompson R M, Jack C R, Butts K et al. 1994. Imaging of cerebral activation at 1.5T: optimizing a technique for conventional hardware. Radiology, 190: 873～877

Thompson R M, Jack C R, Butts L et al. 1994. Imaging of cerebral activation at 1.5T: optimizing a technique for conventional hardware. Radiology, 190: 873～877

Turner R, Jezzard P, Wen H et al. 1993. Functional mapping of the human visual cortex at 4 and 1.5 Tesla using deoxygenation contrast EPI. Magn Reson Med, 29: 277～279

Turner R, Howseman A, Rees G E et al. 1998. Functional magnetic resonance imaging of the human brain: data acquisition and analysis. Exp Brain Res, 123: 5～12

Warach S, Ives J R, Schlauh G et al. 1996. EEG-triggered echo-planar functional MRI in epilepsy. Neurology, 47: 89～93

Weisskoff R M. 1996. Simple measurement of scanner stability for functional NMR imaging of activation in the brain. Magn Reson Med, 36(4): 643～645

Wiener E, Schad L R, Baudendistel K T et al. 1996. Functional MR imaging of visual and motor cortex stimulation at high temporal resolution using a FLASH technique on a standard 1.5 Tesla scanner. Magn Reson Imag, 14(5): 477～483

Young Ian R. 2000. Methods in biomedical magnetic resonance imaging and spectroscopy. Chichester, UK: John Wiley & Sons Ltd

Yousry T A, Schmid U D, Jassoy A G et al. 1995. Topography of the cortical motor hand area: Prospective study with functional MR imaging and direct motor mapping at surgery. Neuroradiology, 195: 23～29

Yousry T A, Schmid U D, Alkadhi H et al. 1997. Localization of the motor hand area to a knob on the precentral gyrus: a new landmark. Brain, 120: 141～157

第二十三章　磁共振波谱及其医学应用

磁共振波谱学(MRS, magnetic resonance spectroscopy)是利用NMR现象及其化学位移作用来研究化合物的存在或分子结构的一门新兴学科，其观察对象为磁共振谱(magnetic resonance spectrum)。它是目前唯一能对人体的组织代谢、生化环境以及化合物进行定量分析的无创伤性方法。NMR现象发现不久，布洛赫便和珀塞尔一道研制出世界上第一台核磁共振谱仪。1953年，商品的谱仪问世。此后，MRS主要被化学家和物理学家用来研究物质的分子结构。MRI技术的迅速发展，才使MRS扩展到了医学领域。本章重点介绍医学MRS的原理和研究方法，顺便讨论体内元素的波谱学特点以及MRS的医学应用。

第一节　磁共振成像与磁共振波谱的比较

MRI与MRS的原理均为NMR现象。但是，二者无论在表达方式和实验方法上，还是在观察对象及医学应用方面均有一定区别。

一、表达方式

从表达形式来看，MRI通常将所获信号转换为以灰阶表示的信号强度即反映质子空间分布情况的解剖图像，MRS则给出整个样品或样品中某一感兴趣区(VOI, view of interesting)的信号强度与共振频率(磁场强度)间的函数关系曲线。该信号为被测区域内所有化合物的信号之和。由于处于不同化学环境中的同种核的共振频率稍有不同，因而磁共振谱通常由多条谱线组成。需要强调的是，不仅MRI所获数据可以表达为谱图的形式，MRS的数据也可表达为图像的形式(化学位移图像)。

从生物组织中观察到的谱线不仅有位置与幅度的变化，还有谱宽和形状的不同。从形态上看，MRS的波峰有洛伦兹型、高斯型和混合型三类。有些波峰对称，有些则不对称。

二、实验方法

MRI和MRS的实验方法或数据获取方法有根本区别。MRI必须使用梯度场进行空间位置的相位和频率编码以重建图像。也就是说，它在信号采集阶段还必须使用读出梯度(频率编码梯度)来实现空间定位的目标。MRS也可使用梯度场进行空间定位，但它在信号采集过程中却不能使用频率编码梯度。也就是说，它只能在非常均匀的磁场中采集信号，以保持其化学位移分辨率。由此看来，MRI和MRS均可使用梯度场进行空间定位(域)，但序列中梯度脉冲的出现时间大不相同。

后面将会看到，空间定域的 MRS 研究另有多种独特的定位方法。

在序列参数的控制上，MRI 的信号强度与射频翻转角 α 及重复时间 TR 密切相关。这一关系也适用于 MRS 的信号采集。例如，由于大多数组织中^{31}P 核的 T_1 在秒的数量级，取 TR≈ T_1 就可使信号最大化；肝脏多数磷代谢物的 T_1 较短，因而允许用短脉冲。取 TR≈5 T_1 进行实验，可得到完全弛豫的波谱。每次^{31}P 组织代谢物的测量需用 10～20s。

三、观 测 对 象

质子的 NMR 信号最强，在生物体内的含量(自然丰度)也最高。因此，MRI 仅利用质子的 NMR 信号成像，这些信号来自于细胞内、外的水或脂质。而在活体 MRS 中，除质子外还常对^{31}P、^{13}C、^{19}F 和^{23}Na 等元素进行观测。但是，与化学分析中单一化合物的检测实验不同，在体 MRS 的观察对象是组织或细胞内的化合物或分子基团中的原子核，如^{1}H MRS 主要研究体内含—CH_3、—CH_2、—CH 基团的化合物。可见 MRS 的研究范围更加广泛。

从观察范围来看，MRI 更注重解剖结构的改变，一般情况下仅限于 NMR 技术在器官水平上的应用。活体 MRS 则着重分析分子结构或组织的能量代谢状况，是 NMR 技术在生物体组织水平甚至细胞水平和分子水平的具体应用。MRI 只进行定性观察，而 MRS 既可进行定性分析，亦能进行定量分析。波谱分析的常用指标有波峰的共振频率中心、高度(信号强度)、半宽高(表示波峰的尖锐度)、波峰下面积(峰域)、形态(峰形)和波峰的对称性等。

从测量的信号看，MRI 所依据的氢质子信号主要受 T_1 弛豫、T_2 弛豫和质子密度等固有物理参数的控制。在^{1}H MRS 中，上述参数也影响信号的形成。此外，MRS 还与被测核的自然丰度、NMR 敏感性和代谢物的浓度等因素有关。例如，^{1}H 的自然丰度及敏感性都较高，检测就容易；^{13}C 的自然丰度及敏感性均较低，测量就很困难。仅当化合物含量达到一定浓度时，才能提供足够强度的 NMR 信号。一般来说，MRI 可以从 1～5mm^3 大小的体素内检测出浓度在 55.5mmol 以上的水信号。但是，体内化学代谢物的浓度非常低，MRS 的检测就很困难。例如，人脑中 NAA(N-乙酰天门冬谷安酸盐)和 PCr(磷酸肌酸)的浓度大约分别为 1.5×10^{-2}mmol 和 5×10^{-3}mmol。因此，MRS 只能从 1～27cm^3 或更大的区域内获取平均信号。对于临床所用的高场或超高场 MRI/MRS 一体化系统，当分子浓度低于 1×10^{-5}mmol 时便很难在适当的时间内检出信号。

在活体组织的 NMR 检测中，信号还受化合物分子大小的影响。一般来说，相对分子质量在 500 左右的化合物较易检出，更大或更小的化合物则不易产生信号。

四、实 验 设 备

为了追求高信噪比从而缩短采样时间，在化学等领域，MRS 研究通常使用场强极高的专用谱仪。从结构上来看，各种谱仪仅相当于 MRI 系统的信号测量系统。因此，谱仪实际上要比 MRI 系统简单得多。经过 50 年的演变，核磁共振波谱法取得了极大的进展和成功：检测的核从氢核遍及几乎所有的磁性核；仪器频率从 30MHz 发展到数百兆赫兹(对应的磁场强度达到 20T 或更高)，而且还在向更高频率发展；谱仪从连续波谱仪发展到脉冲傅里叶变换谱仪，并随着多种脉冲序列的采用而发展了各种二维谱和多量子跃迁测定技术；测定的样品除溶液之外，又出现了固体高分辨核磁共振技术。目前，NMR 已成为鉴定化合物结构、研究化学动力学、追踪化学反应过程和观察生物体能量代谢情况等极为重要的方法。

但是，谱仪的孔径一般很小，无法进行人体的所谓在体波谱学(in vivo MRS)研究。MRI 的出现，使人们用这类大型设备对人体进行在体 MRS 研究的愿望成为可能。但是，由于人体代谢物的浓度(mmol 量级)要比体内水的浓度(约 70mol)低得多，只有符合一定条件的 MRI 系统才能进行 MRS 研究。这些条件包括：极高的磁场均匀性(采样空间内 0.1ppm 以上)和时间稳定性、足够强的场强、足够好的 SNR 等。随着超导 MRI 系统的问世，首先有了 1.5T 的 MRI/MRS 一体化装置，近年来又出现了高达 3T 的一体化机。

即使采用了高场或超高场(MRI 领域的习惯表达法)的 MRI 系统，与波谱仪相比其磁场强度也是很低的。例如，化学分析中 600MHz 的谱仪已司空见惯，其磁体的场强高达 14.1T。关于 MRS 研究最低可用场强的问题，一般从生物化学的角度进行考虑。通常认为，能达到谱分辨率最低要求所需的最低共振频率为 60MHz 即 1.41T，因为在低于此场强的系统中进行 MRS 实验时有可能丧失更多关于分子结构的有价值信息。但是，已有使用 0.5T 的临床系统成功获取 ^{1}H MRS 的报道，据称其分辨率可满足临床应用需要。即使这样，用 0.5T 的机器进行 MRS 信号采集时如果要得到与 1.5T 的机器相同之 SNR，前者必须持续 9 倍于后者的时间。

对于带谱仪的 MRI 系统来说，一般是先行 MRI 检查，再根据图像所提供的病变部位测定 MRS。匀场操作是每次 MRS 实验不可缺少的一步。通常采用水信号进行匀场，并使其峰值的半高宽达到 0.05～0.1ppm。

随着水抑制和定域 MRS 等技术的发展，现已能利用 MRI 设备测出小到 1ml 组织的质子谱和 8ml 组织的 ^{31}P 谱。人体主要代谢物的 MRS 测量已能在病人可以接受的时间内实现。因此，MRS 已能在临床应用。

相比之下，MRS 在较高的实验条件下才能获得足够的信号幅度，而 MRI 在较低的场强下也能取得比较满意的图像。

五、脉冲序列

MRI 脉冲序列有 IR、SE、GRE 及其演变而来的序列族。这些序列不仅有普通序列和快速成像序列之分，还有 2D 和 3D 之分。总的来说，MRI 的序列名目繁多、灵活性强。而 MRS 中主要使用 PRESS(点分辨波谱)、STEAM(激发回波采集)、ISIS(图像选择在体波谱)和 DRESS(深度分辨表面线圈波谱)等 4 种序列。利用这些序列既可进行单体素的波谱采集，又可进行多体素的采集。当进行单体素采集时，波谱信号来自一个 1～27cm^3 大小的感兴趣区；当进行多体素采集时，波谱信号来自多个感兴趣区。这时的工作模式又被称为化学位移成像(CSI，chemical shift imaging)法。

六、医学价值

磁共振图像通过氢质子密度展示人体中水和脂肪等组织的分布，其特征是疾病诊断的依据。但是，它不能为正常与病理组织间细胞代谢的区别提供足够的信息。MRS除能给出MRI所反映的 T_1、T_2、质子密度等信息之外，还能提供有关能量代谢、化合物分子结构和构象、局部pH及温度等数据，可见MRS的信息含量更丰富。MRS还能获得以前只能依靠放射示踪剂才可得到的有关组织代谢率和动力学过程的信息。MRS的应用，完全有可能使医学界将组织结构和机体代谢结合起来进行观察，从而使医学诊断上升到一个新层次。

然而，在体MRS还处于发展阶段。它的广泛应用仍有赖于实验方法和技术的进一步改进，还有许多问题有待研究和探索，例如，如何从谱信息得到判断代谢正常与否的定量结果；如何通过谱信息探索正常与疾病过程的代谢机制；如何使仅有少量甚至没有NMR专业知识的人员通过简便的操作得到正确可靠的结果等。

第二节　化学位移

我们已在第五章讨论了单一原子核在静磁场中的共振行为。在那里，原子核是作为“裸”核考虑的。实际上，原子核并非孤立存在。分子中的核被电子所包围，使它处于一定的“分子环境”或“化学环境”之中。因此，即使处于相同静磁场中的同种核，其核磁共振频率也会有所不同。这是由于原子核被带磁性的电子云所包围，绕核旋转的电子不同程度地削弱了静磁场强度之故。以甲醇分子(CH_3OH)为例，其甲基(CH_3-)和羟基(-OH)中的氢质子共振频率就不同。这种由化学环境不同而引起的共振频率偏移现象称为化学位移(chemical shift)。化学位移的存在，使同类核在磁共振谱中出现不同的共振峰(peak)。例如，它使蛋白质的不同质子之间、三磷酸腺苷中的不同磷酸盐之间、代谢中间产物的不同碳原子之间均出现不同的波谱。其实，随着化学环境的不同，同种核的共振频率仅产生非常微小的差别(通常在百万分之十以内)。但是，就是这一微小差异却使人们有可能从核磁共振谱中得出有关分子结构的信息。

一、化学位移的来源

处于外磁场中的原子核，使其核磁矩进动的磁场并不是 $\boldsymbol{B}_0$，而是略有变化的实际磁场 $\boldsymbol{B}_0'$。

在分子中，绕核运动的电子形成电子云。因此，核被电子云包围着。根据楞次定律，在静磁场 $\boldsymbol{B}_0$ 作用下，核外电子云将感应出电子环流，进而产生一个正比于 $\boldsymbol{B}_0$ 的局部磁场即感应磁场 $\boldsymbol{B}_i$(图23-1)。它可能是抗磁性的(感应磁场与静磁场反向)，也可能是顺磁性的(感应磁场与静磁场同向)，其类型与邻近电子的类型和数目以及与其他原子的相互作用(化学键)有关。$\boldsymbol{B}_i$ 与静磁场 $\boldsymbol{B}_0$ 一起作用于原子核。这时核实际感受到的磁场强度 $\boldsymbol{B}_0'$ 为

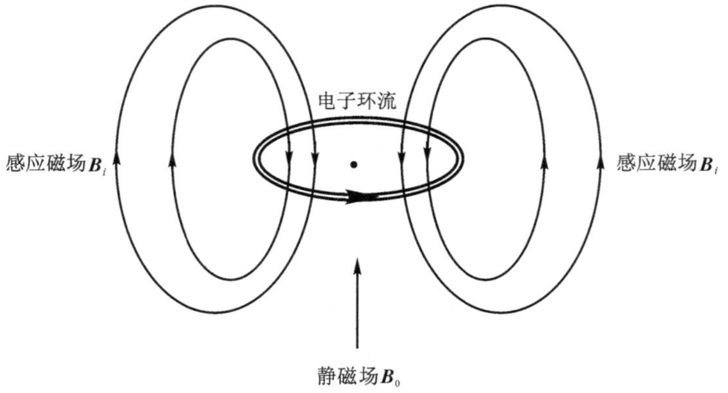

图 23-1 孤立^{1}H 核外电子的抗磁屏蔽

$$B_0' = B_0 - B_i = B_0 - \sigma B_0 = (1 - \sigma) B_0 \tag{23-1}$$

式中，σ 为一个很小(典型值为 $10^{-6} \sim 10^{-3}$)的无量纲数，称为屏蔽常数或屏蔽系数。屏蔽常数包括核周围各种因素对核实际感受到的磁场强度之影响，是特定原子核所处化学环境的反映。σ 值越大，表明电子运动对核产生的屏蔽作用越大，反之亦然。因此，在考虑实际共振频率时，应减去核外电子的屏蔽效应。实际共振频率 f_0' 应为

$$f_0' = \frac{\gamma(1 - \sigma B_0)}{2\pi} \tag{23-2}$$

由式(23-2)可见，即使是同一种原子核(磁旋比 γ 相同)，在同一静磁场 $\boldsymbol{B}_0$ 下也可产生不同的共振频率。这主要是由于各自所处的化学环境不同，进而使 σ 值不同之故。

有人曾从理论上计算过核的磁屏蔽，但其结果只适用于一些简单分子。复杂分子磁屏蔽的计算则十分困难。因此，对化学位移的研究是以实际测量和定性分析为主的。屏蔽常数 σ 之值与下述因素有关：

1)核外电子的抗磁屏蔽。当核外电子所引起的感应磁场与静磁场方向相同时，核所在位置的有效磁场增大、共振频率升高，这种现象被称为抗磁屏蔽。显然，抗磁屏蔽作用使核的共振位置移向高场。抗磁屏蔽的大小与被测原子核核外电子云的密度成正比，即电子云密度愈大，其抗磁屏蔽效果愈明显。

2)局部顺磁屏蔽。原子与原子通过化学键生成分子时，该化学键对核外电子在静磁场作用下的环流具有限制作用。这种限制作用就是所谓的局部顺磁屏蔽。顺磁屏蔽与抗磁屏蔽的方向相反，因而它使核的共振位置移向低场。据测定，质子(自旋量子数 I 为 1/2)的抗磁屏蔽对化学位移有很大贡献，但它的顺磁屏蔽效果却比较弱(二者约差一个数量级)。质子以外的其他核，如^{13}C，^{15}N 和^{19}F 等，虽然其自旋量子数也是 1/2，但由于它们存在 p 电子，使得化学位移的范围比质子大几十倍。也就是说，分子环境对这些核化学位移的影响要比质子灵敏得多。对于这些核，是顺磁屏蔽对化学位移产生了重要贡献。

3)远程屏蔽。指分子中核的周围原子或基团对磁核磁场的影响。远程屏蔽是通过空间磁力线(而不是化学键)来影响被观察核的核磁共振信号，从而形成化学位移的。分子结构对化学位移的微妙影响主要表现于此。这种屏蔽的作用范围较大，即它可对附近多

个共振核产生影响，故称其为远程屏蔽。远程屏蔽作用的大小还与磁核所处的空间位置(距离及方向)有关，所以，它又被称做磁各向异性效应。例如，由分子中其他原子或基团的核外电子所产生的顺磁与抗磁、分子顺磁中心(过渡金属离子、未配对电子等)引起的屏蔽和邻近分子的屏蔽作用等。

综合以上讨论，可将屏蔽系数 σ 写成如下形式

$$\sigma = \sigma_d + \sigma_p + \sigma_n \tag{23-3}$$

式中，σ_d 和 σ_p 分别为抗磁屏蔽和顺磁屏蔽的屏蔽效应，二者的符号相反；σ_n 为其他一切原子、电子对被测核的远程屏蔽作用。

上述理论也说明了同一种核在其磁共振谱中往往表现出多条谱线的现象。根据拉莫尔方程，核的共振频率仅取决于这种核的旋磁比及外加磁场 $\boldsymbol{B}_0$。换言之，同一种核在其谱中只能有一条谱线。实际上，一方面当同种核处于不同的化合物中时谱线的位置并不固定，另一方面同种化合物中的同种原子核也可能有几条谱线。MRS 中把这种由数个尖峰组成的磁共振谱称为谱线的精细结构。它正是由被测原子核周围的化学环境，即样品的结构与性质所决定的。

图 23-2 是在低分辨 NMR 波谱仪中测得的乙醇(CH_3CH_2OH)共振谱。由于乙醇分子的三个基团 OH、CH_2、CH_3 中质子所受磁屏蔽不同，这三类质子的谱线便分别出现在三个不同的位置上。图中三条谱线下的面积之比约为 1∶2∶3，这与 OH、CH_2、CH_3 三个基团中的质子数之比是一致的。

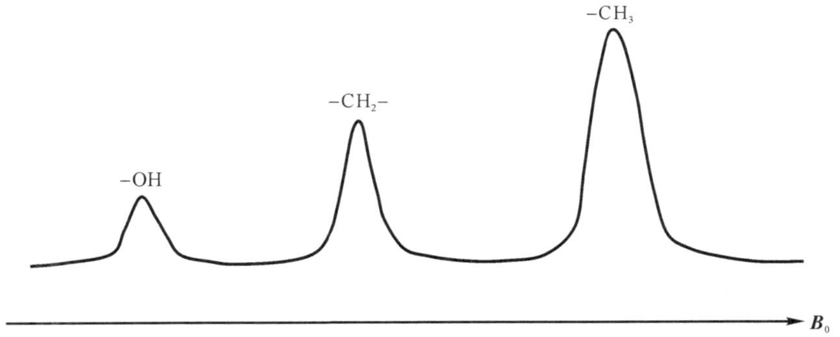

图 23-2　低分辨率的乙醇 ^{1}H 谱

为便于理解，有人将化合物中具有相同化学环境的原子核称为等价核，反之为不等价核。等价核的化学位移相同，共振峰的位置亦相同。化合物中有几种等价核，其 MRS 中就有几个共振峰。

二、化学位移的表达

化学位移是表征核随所处化学环境的不同使核磁共振位置(频率或磁场)发生变化之程度的物理量。为精确测定化学位移的值，必须先测出孤立原子核的谱线位置，然后与化合物中原子核的谱线位置进行比较，但实际上孤立原子核是无法得到的。为了描述这种微小的变化，通常选择一特定化学环境下的核作为标准核，并以其共振频率 f_s 为基

准来表达化学位移的大小。这种方法可称为相对化学位移表示法。相对化学位移较易测量，且精度可达 1Hz。下面介绍两种常用的化学位移表示法。

1. 频率差表示法

以标准物质的共振频率 f_s 与被测样品中某核的共振频率 f_r 之差 Δf 来表示化学位移的方法称为频率差表示法。它可用公式表示为

$$\Delta f = f_s - f_r \tag{23-4}$$

将式(23-2)代入上式，便得出用频率差表示的化学位移计算式

$$\Delta f = f_s - f_r = \frac{\gamma B_0(\sigma_r - \sigma_s)}{2\pi} \tag{23-5}$$

式中，σ_s 和 σ_r 分别为标准物和被测核的屏蔽系数；化学位移 Δf 的单位为 Hz。公式表明，用 Hz 表示的化学位移 Δf 与设备的磁场强度 $\boldsymbol{B}_0$ 成正比。因此，同一磁核在不同场强的核磁共振谱仪中所测 Δf 值有所不同，这给各磁核间共振信号的比较带来很多麻烦。为了克服上述缺点，目前文献资料中的化学位移普遍采用无量纲的 δ 值表示法。

2. δ 值表示法

1970 年，国际理论与应用化学协会(IUPAC，International Union of Pure and Applied Chemistry)建议化学位移一律采用 δ 值表示。这一建议早已得到公认。δ 值表示法的定义为

$$\delta = \frac{f_s - f_r}{f_r} \times 10^6 \tag{23-6}$$

或

$$\delta = \frac{B_s - B_r}{B_r} \times 10^6 \tag{23-7}$$

式(23-6)中的 f_s 和 f_r 分别是静磁场 $\boldsymbol{B}_0$ 固定时基准物和被测核的共振频率，式(23-7)中的 B_s 和 B_r 则分别为扫描频率固定时引起基准物和被测物共振所需的磁场强度。以上两式对化学位移 δ 的定义是等同的。δ 值的单位是百万分之一(ppm)。显然，用 δ 值表示的化学位移与静磁场强度或使用的共振频率无关。例如，使用 60MHz 和 100MHz 的两种核磁共振谱仪测定某一物质的化学位移时，如果采用 δ 值表示测量结果，则两种仪器得出相同的表达。设两种谱仪所测化学位移分别为 δ_1 和 δ_2，就有

$$\delta_1 = \frac{60\text{Hz}}{60\text{MHz}} \times 10^6 = 1(\text{ppm})$$

$$\delta_2 = \frac{100\text{Hz}}{100\text{MHz}} \times 10^6 = 1(\text{ppm})$$

但是，如果用频率差法表示上述测量结果，就会分别得出 60Hz 和 100Hz 两种不同的化学位移。

我们注意到，按式(23-6)或式(23-7)计算化学位移时，δ 可能出现负值。IUPAC 对 δ 值的极性是这么规定的：以标准物的谱峰为原点(δ=0)，被检物的谱峰位于标准峰之左的，δ 取正值；位于标准峰之右的，δ 取负值。新的国际标准建议在化学位移数值前标“δ”或“δ=”。

采用 δ 值表示法后，对各种谱仪测定的化学位移进行比较就很方便。

三、标准物的选择

生物在体波谱分析中采用的标准物质即参考物可分为内部参考物和外部参考物两种类型。

1. 内部参考物

内部参考物是指包含于采样组织内的参照物，又称内标。它的共振频率必须独立于化学和物理环境的变化，即对其所处环境的 pH、金属离子浓度及温度等条件的变化不敏感。另外，它在组织中的含量必须足够高，使其能够容易地检测到。

有机体内富含碳、氢和氧元素。由于^{12}C和^{16}O都是偶-偶核，二者不发生核磁共振。^{13}C和^{17}O是磁性核，它们的自然丰度却很低，对^{1}H共振的影响可以忽略。在有机体的各种化学元素中，^{1}H的 NMR 信号最强、研究也最多，因而在高分辨 NMR 谱中，经常选它作为基准物来分析各种化学环境中的^{1}H波谱，以确定物质成分或研究物质结构。

在活体组织^{1}H的 MRS 研究中，可将水信号的化学位移定为 δ=4.7 进行参照。虽然水的化学位移对金属离子浓度及 pH 不甚敏感，但它却依赖于所在组织的温度变化（变化率为+0.015ppm/℃），因而水还不是理想的参照物。在进行^{31}P谱观察时，也用水中的^{1}H谱线作衬托以便更有效地观察^{31}P谱线。多数^{1}H的 MRS 以 N-乙酰天门冬氨酸（NAA）中的甲基质子共振峰作为参考，并定 δ=2.01。

磷酸肌酸（PCr）的共振频率对局部环境的变化不是很敏感，在^{31}P的 MRS 研究中通常就选 PCr 作为参考物，定 δ=0。PCr 不仅在许多组织中的含量较高，其信号也很强。当 pH 在 6.0～8.0 间变化时，PCr 的化学位移对 pH 不甚敏感。但是，当 pH 为 5.5 时，其化学位移将会发生约−0.5ppm 的变化。因此，在酸性较大的环境中 PCr 不再是理想的参考物。在金属离子含量较高的区域 PCr 的化学位移也将产生略微变化。肝脏等含 PCr 少的组织须选用其他参考物。

顺便说一下，化合物的化学位移与局部 pH 有关的特性，可用来无创伤确定活体的局部 pH。例如，无机磷 Pi 峰的化学位移对 pH 变化较敏感，在^{31}P的 MRS 中便可用其化学位移来测定细胞内的 pH。

2. 外部参考物

外部参考物是指位于采样组织外的参照物，又称外标。外部参考物主要用在离体组织或提取物的 MRS 研究。外部参考物和被测物的共振频率之间必须有足够的差值，且能测出相应的信号。

四甲基硅烷$(CH_3)_4Si$（简称 TMS）常被作为一种比较理想的外部标准物而使用。这是因为 TMS 具备下述特点：①信号为一单峰，且幅度大、敏感性强（加入少量的 TMS 就有 NMR 信号检出）。②TMS 甲基上的氢核及碳核都有很强的核外电子屏蔽作用。当规定 $\delta_{TMS}=0$ 时，一般化合物氢谱和碳谱的共振峰大都出现在 TMS 峰的左边，使这些

化合物各个基团的 δ 均成为正值。③TMS 易溶于有机溶剂，沸点也低(20℃)，因而易于回收或去除，且不会污染样品。④TMS 为非极性的惰性化合物，不易与样品或溶剂发生化学反应或缔合即性质较稳定。^{1}H 的 MRS 中通常用 TMS 作参照。甲基二磷酸是 ^{31}P 的 MRS 中使用的外部参照物。

多年来，人们已从化学位移理论、经验公式计算以及实验研究中积累了大量化合物基团的化学位移数据。这些数据是鉴别或测定化合物结构的重要依据。

四、化学位移的影响因素

除核所在的分子结构之外，包括 pH、金属离子浓度和温度等在内的局部环境对共振核的谱峰位置也有影响。下面讨论这些因素。

1. pH

大多数代谢物中 ^{31}P 波谱的化学位移都在某种程度上依赖于它所在环境的 pH。pH 在 6～7.5 时，γ-三磷酸腺苷(γ-ATP)、Pi、二磷甘油酯(2，3-DPG)、磷酸单脂等分子的化学位移都将发生较大的变化。pH 为 5.5 时，γ-ATP 的共振频率几乎移至 α-ATP 的位置。考虑到在体波谱的分辨率和信噪比，精确测量其化学位移是非常困难的。因此，这时可对不同共振频率的化学位移分别进行校准并由它估算所在组织的 pH。2，3-DPG 在细胞内的含量较高且对 pH 敏感，因而在研究红细胞时多用它来校准。Pi 对 pH 的敏感性亦高，而对离子浓度的敏感性低，且在大多数代谢物中都有一定的含量(其谱仅以单峰出现)，因而常用 Pi 的化学位移来估算代谢物所在环境的 pH。

Pi 的化学位移随 pH 变化的原因为：正常生理情况下，Pi 与 HPO_4^{2-} 及 $H_2PO_4^-$ 两种离子共存，来自它们的 NMR 信号大约为 2.4ppm；由于这两种离子的交换非常迅速，故通常仅可观察到一个波峰，这个波峰的化学位移正好代表两种离子的比例。

有人建议用 ATP 之 γ 和 α 两波峰间的化学位移差来估算 pH，因为二者可在非常广泛的生理条件下进行观测。许多氢谱的化学位移也可用于 pH 的标定。例如，在肌肉组织的研究中，可用肌肽(β 丙氨组氨酸)与鹅肌肽(β 丙氨甲基组氨酸)来确定 pH。

2. 金属离子

一些代谢物常常在激活酶的作用下与二价金属离子相螯合，如 ATP 和二磷酸腺苷(ADP)与 Mg^{2+}、Ca^{2+} 和 Zn^{2+} 的螯合。这种螯合可使 ^{1}H 及 ^{31}P 产生化学位移，而三价离子无此作用。对于 ATP 的 3 个波峰，二价离子的螯合主要使 β 和 γ 两峰发生较大变化，α 峰的改变不明显。例如，ATP 在 Mg^{2+} 浓度为 0.1mol、pH 为 6.3 的条件下，α、β 和 γ 峰的化学位移分别为－0.4ppm、－3.4ppm 和－3.6ppm。由于 α-ATP 的化学位移很小，故可看作它未与 Mg^{2+} 相螯合。生物体研究中，多用 β-ATP 的化学位移来估算游离 Mg^{2+} 的浓度。进一步的研究表明，在用 γ-ATP 标定 pH 的过程中，Mg^{2+} 浓度对结果的影响非常大。例如，Mg^{2+} 与 ATP 螯合之前，当 pH 降低到 6.5 时 γ-ATP 峰仍没有化学位移，而在 Mg^{2+} 浓度为 12mmol、pH 为 7.0 的条件下，螯合与非螯合的 γ-ATP 发生 1.3ppm 的化学位移差。

ADP 在 Mg^{2+} 浓度为 0.1 mol 、pH 为 6.8 时，测得的 α 和 β 两峰的化学位移分别为 －1.2ppm和 －2.3ppm，由此可确认仅 α-ADP 和 β-ADP 与金属离子相螯合。Cu^{2+}、Mn^{2+} 和 Co^{2+} 等顺磁性离子可影响核的弛豫速度，因而使 MRS 中的波峰变宽、T_1 和 T_2 时间缩短。

3. 温度

许多 ^{1}H 及 ^{31}P 磁共振谱的化学位移随环境温度发生变化，这使得通过化学位移来探测在体组织的温度成为可能。在体研究必须使用组织内的温度探测物，如 N-乙酰门冬氨酸（N-acasp)已用于在体鼠脑的温度研究中。研究发现，在 20～40℃范围内，N-acasp 的化学位移与温度呈如下线性关系

$$T = (8.127 - \delta_{N-acasp})/0.00789$$

式中，T 为摄氏温度；$\delta_{N-acasp}$为 N-acasp 中的酰胺质子相对于 CH_3 质子在 2.015ppm 处的化学移位。

在 ^{31}P 波谱中与 Mg^{2+} 螯合的 α-ATP、β-ATP 峰对温度的变化也表现出非常高的敏感性。在 40.5MHz 的共振频率下测得的化学位移变化率为 －0.012ppm/℃，其中 β-ATP化学位移变小的原因是温度升高引起了聚磷酸链与金属离子的进一步螯合之故。另外，研究还发现水 ^{1}H 波谱的化学位移也受温度的影响，测出的温度系数为 ＋0.015ppm/℃。

用乙烯乙二醇中亚甲基和乙醇质子的化学位移差来估算温度是另一种常用的 MRS 温度测量法。但是，由于不能把上述物质置入在体组织中进行测量，因而它不适合于在体波谱学研究。

五、自旋-自旋耦合及其去耦

在仅有化学位移效应的前提下，NMR 谱将由一条条单峰所组成，各峰下面积应正比于等性核的数目。但事实并非如此，早在 20 世纪 50 年代初，人们就已发现 NMR 谱由一组组“多重峰”所组成。这种谱峰的分裂现象正是自旋核与自旋核之间的能量耦合所致。

1. 自旋-自旋耦合的产生

在 MRS 中，将相邻原子核间的自旋相互作用称为自旋-自旋耦合，而将在这种耦合作用之下形成的波峰分裂现象称为谱峰劈裂。谱峰劈裂不是原子核所处化学环境的变化而引起，因而不是化学位移的结果。自旋-自旋耦合与化学位移是完全不同的两种现象。它具有如下几个特点：①各谱线分量之间的距离相等且与静磁场大小无关；②各谱线分量的强度呈对称式分布，并与多项式$(a+b)^n$ 的系数成正比；③设与被测核发生耦合的原子核数为 n，则对于 $I=1/2$ 的核，其谱线分裂为 $n+1$ 条；对于 $I>1/2$ 的核，其谱线分裂为 $2nI+1$ 条。

谱峰劈裂是被测核与其周围原子核间的磁相互作用即能量耦合引起的。周围自旋核在电子壳层中感应出磁矩，再作用到被测核上就改变了被测核的共振条件，从而产生谱

峰劈裂。一般说来，只有两个核相距较近时才会产生能量的耦合。

自旋核间的能量耦合可分为直接耦合和间接耦合两类。直接耦合是两个核的磁矩通过空间的直接偶极相互作用进行的耦合。它与两个核的核磁矩、核间距及其与外磁场 $\boldsymbol{B}_0$ 的夹角有关。间接耦合是指通过两个核以外的电子云即成键价电子的间接传递作用而实现的耦合。在非粘滞性溶液中，分子的快速随机运动可使直接耦合作用被平均而消失，而间接耦合依然存在。这种间接耦合又称为 J 耦合。因此，液体样本 NMR 高分辨谱中的等间隔多重峰即为 J 耦合所致。

自旋-自旋耦合作用的大小用耦合常数 J 表示。它实际上是多重峰各谱线间的距离，其单位为 Hz。耦合常数 J 除了与互相耦合的两个核的磁矩、二者之间的距离有关外，还与核电荷密度、取代基、界面角等因素有关，而它与外磁场强度无关。因此，J 是表征分子结构及构型的重要参数。例如，乳酸 MRS 中—CH_3 两峰及—CH 四峰的 J 大约为 7Hz，而^{31}P 波谱中 α、β 和 γ-ATP 分别劈裂为 2 个峰、3 个峰和 2 个峰，其耦合常数为 20Hz。

如果两核之间为单键连接，则相互的耦合作用最大。相隔两个或三个化学键的自旋核间也存在 J 耦合，但随着化学键数的递增，耦合作用会逐渐减弱。

作为例子，现考虑 $I=1/2$(如^{1}H)的 A、B 两个核的耦合情况。设 B 核核磁矩所产生的局部磁场为 $\boldsymbol{B}'$，A 核的化学位移为 δ_A，则 A 核实际所受到的磁场 $\boldsymbol{B}_A$ 为

$$B_A = (1-\delta_A)B_0 \pm B' \tag{23-8}$$

由于 B 核在外场中可以有两种取向，使得 $\boldsymbol{B}'$ 也有两个方向，这使 A 核被劈裂为两条谱线。类似地，由于 B 核也受 A 核核磁矩的局部场影响，B 核也被劈裂为两条谱线。如果 A 核存在两个相邻的核 B 和 C，则由于邻近两个核的取向有正正、正负、负正和负负四种组合状态，A 核将被劈裂为三条谱线，其强度比为 1∶2∶1。当 A 核有 n 个相邻的自旋核时，它的谱线就被分裂成 $2nI+1$ 条。由这一规则推测，乙醇的甲基 CH_3 应为三重峰；亚甲基 CH_2 应被分为四重峰；羟基 OH 中的质子与周围水分子进行着快速交换，因而不显示劈裂。图 23-3 为实际测得的乙醇高分辨^{1}H NMR 谱。乙醇甲基上的 3 个质子具有相同的化学环境，故又称为磁等价核。由于这 3 个质子快速地绕着碳-碳键旋转着，其平均位置是等同的，其耦合图中就不能反映。

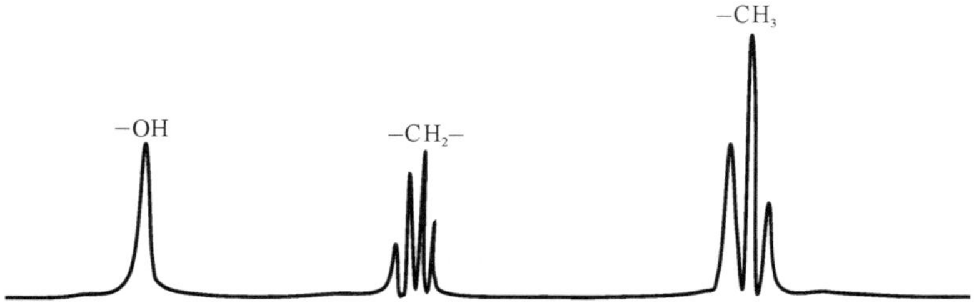

图 23-3　高分辨率的乙醇^{1}H 谱

综上所述，自旋-自旋耦合可以直接发生在两个相邻核之间，也可发生在两个相隔一个或几个化学键的核之间(如 H_A—^{12}C—^{12}C—H_B)；耦合的核可以是同种核

(如$^{1}H—^{1}H$)，也可以是不同种的核(如$^{31}P—^{1}H$和$^{13}C—^{1}H$等)。我们将同种原子核间的耦合称为同核耦合；不同种原子核间的耦合称为异核耦合；超过三个键的耦合称为远程耦合。

2. 双共振去耦法及其应用

在高分辨 NMR 实验中，通常要采用一定的去耦技术消除 J 耦合所造成的谱线劈裂和增宽，以便简化图谱、提高分辨率和信噪比。去耦也是从复杂的谱线中追踪耦合核之间相互关系的一种方法。

常用双共振法(NMDR，nuclear magnetic double resonance)去耦。双共振去耦的基本过程是，在 FID 信号读取期间用特定频率的 RF 脉冲对去耦对象(某一特定核，通常为^{1}H)进行照射，使其自旋状态发生快速地交替更换而被平均化，进而切断它与观测核的耦合并使观测核的信号简化。这一过程实际上是用一个 RF 脉冲干扰去耦对象核而用另一种 RF 脉冲来测量被观察核信号的过程。双共振去耦分为同核去耦和异核去耦两大类。同核双共振去耦就是用同一种原子核的两个不同原子核集团之间发生的双共振去耦。^{1}H-^{1}H 双共振是最常用的去耦方法，也是解析质子谱的一种重要手段。异核双共振去耦是用两种不同原子核同时发生的共振进行去耦。常用的异核去耦有^{1}H-^{13}C 和^{1}H-^{19}F等。例如，由于^{13}C 与^{1}H 之间的耦合常数较大(100Hz)，使得^{13}C MRS 中谱线劈裂为非常复杂的多峰结构，每个分量的 SNR 也进一步降低。乳酸甲基中的^{13}C 就表现出四个波峰。为简化其谱线，可在读取 FID 信号的同时施加频率为^{1}H 共振频率的 RF 脉冲，以使—CH_3 中的质子迅速饱和。这样，二者的自旋-自旋耦合便被破坏，从而使甲基中的^{13}C成为单峰。

3. 核的欧沃豪斯效应

欧沃豪斯效应(NOE，nuclear Overhauser effect)是美国学者欧沃豪斯(Albert Overhauser)于 1955 年发现的。NOE 是说，在核磁共振实验中，对某核进行射频照射且使之饱和后，与它相邻但彼此不存在耦合作用的另一种核的共振信号有可能增强。1965 年，当双共振法成为化学分析的有力工具时，NOE 才被推广使用。但是，10 年前当欧沃豪斯在美国物理学会的学术交流会上宣布他的发现时曾引起一片哗然。许多人当时还对 NOE 半信半疑。

NOE 是仅在相邻原子核之间发生的物理现象。设 A 核的谱线被饱和时，在 NOE 的作用下 B 核的谱线强度增加了 N_{NOE}倍，则将 N_{NOE}和 $\eta = N_{NOE} - 1$ 分别称为 NOE 因子和增强因子。利用量子学的微扰理论处理后可得^{13}C 核的 NOE 增强因子为

$$\eta = \frac{\gamma_H}{\gamma_C} \tag{23-9}$$

式中，γ_H 和 γ_C 分别为^{1}H 和^{13}C 核的磁旋比。

NOE 的应用主要有以下三方面：一是在确定分子构成时作为估计核间距的辅助工具；二是在大分子运动的分类中估计相关时间；三是增强^{1}H 周围其他不敏感核的共振信号。在活体 MRS 的研究中，NOE 主要被用来增强^{13}C 的信号。^{13}C 核的自然丰度低、磁矩小，故信号很弱。但是，它在分子中又与^{1}H 靠近，这样就便于在实验中，先使质

子进入饱和，再利用 NOE 使其信号大大增强。当质子饱和时，^{13}C 与 ^{1}H 的耦合同时去掉，亦使 ^{13}C 谱线得以简化。

第三节　谱线的几何描述

同通常意义上的频谱一样，磁共振谱是一组关于信号幅度与共振频率的关系曲线。其谱线的形状虽然比较复杂，但其形成具有一定的规律可循。前面已经阐述了谱线劈裂的原理，下面讨论谱线加宽现象，并给出谱线几何形状的数学描述。

一、宽度及其影响因素

由拉莫尔方程推知，磁共振的吸收谱线应无限窄即它的宽度应趋于零，且仅当用于射频激发的交变场与进动质子同频时才发生共振吸收。实际所得谱线总有一定宽度。这里讨论谱线加宽的因素。

1. 自然宽度

设原子核在某能级上的存在时间为 τ、能级的宽度差为 ΔE，则根据量子力学的有关理论，能量与时间的不确定关系可表示为

$$\Delta E\tau \to h \tag{23-10}$$

式中，h 为普朗克常量。由式(23-10)看出，仅当核在能级 E 上停留的时间无限长时，此能级的宽度才可能为零。换句话说，核在能级 E 上停留的时间愈短、该能级就愈宽，此时能级量值的不确定性也愈大。

又设两个能级均有一定宽度，对位于其上的核系统施加频率为 ω 的射频磁场，并用扫场法观察其波谱。由第五章的知识可知，只需满足 $h\omega = g_N\beta_N B_0$ 的条件即可发生共振跃迁。这时的跃迁不仅发生于某一确定的 B_0 值，而且发生在以 B_0 为中心、ΔB 为宽度的范围内。磁场中心值 B_0 处的跃迁几率最大，信号也最强；B_0 两侧附近则由于跃迁几率的变小使信号大大减弱。这样，共振谱线就被加宽了。

在共振实验中，必须给核系统施加射频场 $\boldsymbol{B}_1$。核在 $\boldsymbol{B}_1$ 的作用下从一个能级跃迁到另一个能级，就缩短了它在某一能级上的存在或停留时间 τ，等效于增大了该能级的宽度 ΔE。可见 $\boldsymbol{B}_1$ 的加入将使谱线进一步加宽。这种 $\boldsymbol{B}_1$ 引起的谱线加宽与被测物本身的性质无关，因而称为谱线的自然宽度。射频场 $\boldsymbol{B}_1$ 越强，τ 就越小、ΔE 就越大，谱线也就越宽；反之亦然。

2. 偶极加宽

偶极加宽是指被测原子核受到邻近磁性核的作用而引起的谱线加宽。

设核 A 与核 B 的自旋量子数 I 均为 1/2，因而二者只能有两个能级，相应地有两个进动圆锥。又设其分别在高、低能态进动，外加磁场 $\boldsymbol{B}_0$ 与进动轴重合。现就 B 核对 A 核的作用讨论如下。

将 B 核的磁矩分为平行于 $\boldsymbol{B}_0$ 与垂直于 $\boldsymbol{B}_0$ 的两个分量 μ_H 和 μ_V，则 μ_H 在 A 核处

产生一局部场 $\boldsymbol{B}_{loc}$。$\boldsymbol{B}_{loc}$与 $\boldsymbol{B}_0$ 叠加后作用于 A 核，使 A 核的进动与标准频率相偏离。由于 μ_H 可能与 $\boldsymbol{B}_0$ 同向，也可能与 $\boldsymbol{B}_0$ 反向，则上述频偏可正可负。

另一方面，对于由大量原子核组成的系统，每个核都将受到周围很多核的局部场作用。由于核在能级上的分布杂乱无章，任意时刻作用于每个核的局部场也就大不相同，其结果将导致共振频率的分散即共振吸收谱线的加宽。

μ_V 是一个绕 $\boldsymbol{B}_0$ 旋转的分量，其旋转频率为 $\omega_0=\gamma B_0$。μ_V 的旋转将在 A 核处感应出一个频率为 ω_0 的交变磁场。这时，若 A、B 为异种核，由于二者的拉莫尔频率不同，其交变场就互不影响；若 A、B 为同种核，由于此交变磁场的频率与 A 核的进动频率相同，便可引起 A 核的量子跃迁。于是，A 核吸收能量从低能态进动到高能态，B 核释放能量从高能态跃迁到低能态。这种能量交换过程就是偶极－偶极相互作用。它使核在原来所在能级上的平均停留时间 τ 大为缩短。由式(23-10)可知，τ 的变小必然伴随能级和谱线的加宽。

偶极加宽通常比谱线的自然宽度大几个数量级。固体的原子间距小，偶极加宽作用就更加明显，因而其谱线更宽。液体核间相对位置的快速变化将使偶级相互作用大大减弱。因此，偶极加宽对液体样品的谱线影响不大。

3. 非均匀加宽

如果外磁场 B_0 在整个感兴趣区内均匀，则全部受检核将以完全相同的共振频率 $\omega_0=\gamma B_0$ 进动。但是，如果 $\boldsymbol{B}_0$ 不均匀或它在 $B_0\pm2\Delta B$ 范围内变化，则不同位置的原子核将以不同的共振频率进动，其频率变化范围为 $\omega_0\pm2\Delta\omega_0$。共振频率的发散必然导致共振谱线的加宽。通常把这种由磁场非均匀性所引起的谱线加宽称为非均匀加宽。

二、形状和面积

磁共振谱线的形状可分为洛伦兹(Lorentzian)型、高斯型(Gaussian)和混合型三大类。这里引入线型函数 $g(\omega)$对谱线的形状加以描述。$g(\omega)$是共振点附近样品对能量的吸收曲线。首先将谱线所围面积归一化，即使其面积为 1，令

$$\int_0^{+\infty} g(\omega)\mathrm{d}\omega=1 \qquad (23\text{-}11)$$

解之，并由布洛赫方程可得

$$g(\omega)=\frac{T_2}{\pi}\times\frac{1}{1+T_2^2(\omega_0-\omega)^2} \qquad (23\text{-}12)$$

式(23-12)所示谱线为洛伦兹线型，形状如图 23-4(a)所示。显然，当 $\omega=\omega_0$ 时谱线有最大值 $g(\omega_0)=T_2/\pi$。在离开共振点处谱线强度将迅速衰减。谱线的半高宽 $\Delta_{1/2}$为

$$\Delta_{1/2}=\frac{2}{T_2} \qquad (23\text{-}13)$$

由此可见，这种谱线的陡度由横向弛豫时间 T_2 决定：T_2 越大，谱线越陡；T_2 越小，谱线越平缓。

洛伦兹线型的谱线形状主要适用于液体样本。固体样品的谱线形状一般由下式决定

$$g(\omega)=\frac{T_2}{\sqrt{2\pi}}\exp\left[\frac{-T_2^2(\omega-\omega_0)^2}{2}\right] \tag{23-14}$$

式(23-14)所示谱线为高斯线型，形状如图 23-4(b)所示。显然，当 $\omega=\omega_0$ 时谱线有最大值 $g(\omega_0)=T_2/\sqrt{2\pi}$。在离开共振点处谱线强度逐渐减弱。谱线斜率最大处的宽度为

$$\Delta=\frac{2}{T_2} \tag{23-15}$$

由图 23-4 可见，洛伦兹线型比较陡峭，高斯线型则比较平坦。另外，还有一种混合型谱，其波形兼有洛伦兹线型和高斯型的形状，是一种复杂谱。以上关于谱线形状的数学描述只适用于无饱和的情况。如果发生饱和，谱线将大大加宽。

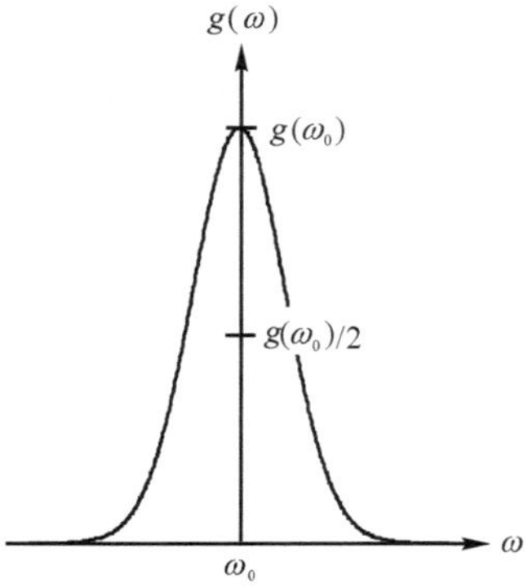

(a)洛伦兹型谱线

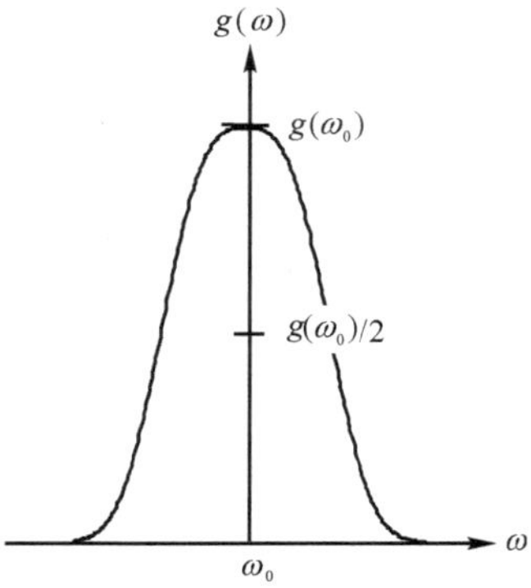

(b)高斯型谱线

图 23-4　磁共振谱线的基本形状

第四节　在体磁共振波谱定位技术

活体 MRS 研究的是某一器官或解剖部位特定感兴趣区内所含代谢物的 NMR 谱，因而需采用一定的技术进行空间定位(spatial localization，又称空间定域)，即将检测范围局限于感兴趣区即 VOI 内。VOI 应具有严格的边界定义，以尽可能排除 VOI 外部信号对最终波谱的影响。这是临床波谱分析的基本要求。多年来，在体波谱定位技术的研究主要集中在表面线圈方法及脉冲序列的设计上。经过大量的实验研究，目前已出现许多有效的定位技术，使在体波谱研究中获取 ^{1}H 谱和 ^{31}P 谱的最小 VOI 分别达到 1ml 和 8ml。

一、表面线圈法

表面线圈定位法包括一系列根据表面线圈特性，利用射频脉冲场的变化来产生采样敏感体的方法。

1. 简单表面线圈法

是在体波谱学研究中最早采用的定位技术之一。实验时将表面线圈置于被测部位或

器官表面即可。由于表面线圈均有一个有限的发射和接收区域，空间灵敏度随离开线圈的距离而衰减，因而能够实现定域测量。这时 VOI 就由表面线圈的几何形状、大小以及所用的脉冲序列所确定。

简单表面线圈法的优点是简单、易于掌握，常用于对空间位置要求不是十分严格的部位，如皮肤和肌肉等。原则上尽管它适用于任何核及器官，但实际上线圈的安放位置常常受到限制，动物实验中还需要手术介入。另外，VOI 的形状和信号的灵敏度都是位置的不规则函数，这是此类方法的缺点。现常用改进的表面线圈法。

2. 深度脉冲(DEPTH)法

深度脉冲(DEPTH，depth-pulse)法是一种将表面线圈与自旋回波序列相结合，并利用射频场的梯度来确定体内信号特定位置的技术。简单的深度脉冲序列由 1 个 90°脉冲和 4 个 180°脉冲组成，用公式法表示如下

$$90° - \tau - 180°(\pm x, \pm y) - \tau - 信号采集(\pm) \tag{23-16}$$

式中，τ 为 90°与 180°脉冲间的时间即 TE/2；($\pm x$，$\pm y$)表示 4 个 180°脉冲从不同的方向施加，从而使横向磁化矢量分别绕$\pm x$ 和$\pm y$ 轴旋转；($\pm$)表示对多次采集的信号累加时进行的运算方式。上述序列的每个执行周期由 4 次单独扫描完成。式(23-16)还可简写为

$$\theta;2\theta[\pm x, \pm y] \tag{23-17}$$

深度脉冲法的 VOI 边界由表面线圈 $\boldsymbol{B}_1$ 场边界的大小来限定，VOI 内射频场保持基本恒定($\boldsymbol{B}_1$ 场变化很小)。在序列的重复过程中，非选择性射频脉冲以特定的相序对受激区域的位置和尺寸进行控制，使信号仅从翻转角分别为 90°和 180°的采样区域获取。表 23-1 列出了上述序列的 4 个相位组合及其信号。

表 23-1　DEPTH 序列的相位组合与信号计算

	90°	180°	信号计算
相位	x	x	+
	x	$-x$	+
	x	y	−
	x	$-y$	−

DEPTH 序列产生的 VOI 具有凸透镜的形状。

DEPTH 法的缺点是不易消除 VOI 外部信号的干扰，也不便进行其他参数的测量。如果将大小两个表面线圈结合起来使用(两者均用来发射，但仅用小线圈采集信号)则可使它得到改进。

3. 表面线圈旋转(SCRF)法

表面线圈旋转(SCRF，surface coil rotating frame)法是一种将静磁场 $\boldsymbol{B}_0$ 与发射线圈的非均匀场相结合而实现定位的技术。二者结合后，表面线圈的 RF 场便可随深度的不同而发生近似线性的变化。这时，如果一个采样体在发射线圈的一定区域(表面线圈半

径的 0.3～0.8 倍范围)内被射频脉冲所激励，其磁化矢量的翻转角将依赖于它所在的深度。已知 $\boldsymbol{B}_1$ 场、RF 脉冲宽度 T 及磁化矢量翻转角 α 间满足下列关系

$$\alpha = 2\pi\gamma TB_1(x) \tag{23-18}$$

且信号的幅度正比于 $\sin\alpha$。由式(23-18)推知，改变射频脉冲的脉宽即可使信号的幅度发生变化。SCRF 技术正是利用上述特性，增加激励脉冲宽度以得到空间不同位置的不同幅度信号的。将此信号进行二维傅里叶变换便可得线圈表面平行区域的一组波谱，各个谱所对应的采样区由表面线圈 $\boldsymbol{B}_1$ 场的等高斯线所决定。SCRF 法的深度分辨率及体层厚度取决于脉冲宽度的增量和作为深度函数的 RF 场之线性。

SCRF 法通常亦由两个大小不同的同轴线圈来实施：大线圈用于射频发射，小线圈用来接收信号，VOI 定位在小线圈中。为了保证得到随深度而变的线性 RF 场，必须使用较大的线圈来发射射频波。为排除两个线圈的相互影响，还需采用去耦技术。

SCRF 法已用在人体心脏的 MRS 研究中。

二、梯度场法

又称开关梯度场定位法。这类方法是在接通梯度场的前提下，用选择性射频脉冲选定一个层面、一个体素或一个 VOI 并从被选区域采集信号的。

1. 深度分辨表面线圈波谱(DRESS)法

深度分辨表面线圈波谱(DRESS，depth resoluted surface coil spectrascopy)法是一种利用表面线圈和梯度场在深度方向共同选定层面的定位技术。其激发层面平行于表面线圈、层面大小决定于表面线圈的直径。它是目前最有效的一维 MRS 定位方法。

DRESS 的工作原理如图 23-5 所示。由图 23-5(a)可见，DRESS 是利用最简单的单脉冲序列来确定波谱区域的。它在施加 90°选择性脉冲的同时在表面线圈的轴线方向施加一梯度场，从而使平行于表面线圈且有一定厚度的单一层面得到激发，如图 23-5(b)所示。设表面线圈轴线与 y 轴平行，则为了选中相关层面，必须施加 y 向梯度场 G_y。这时受激层面相对于 G_y 原点的距离 y_1 为

$$y_1 = \frac{\omega}{\gamma G_y} \tag{23-19}$$

式中，ω 为 90°射频脉冲的频率。显然，改变射频脉冲的频率可以改变表面线圈到受激层面的距离，于是得出选定层面的厚度

$$\Delta y = \frac{\Delta\omega}{\gamma G_y} \tag{23-20}$$

式中，$\Delta\omega$ 为 90°射频脉冲的带宽。

显然，DRESS 法选定的 VOI 决定于层面厚度和层面上信号灵敏区的扩展程度，而后者则是由表面线圈的直径和层面的深度即层面中心至表面线圈的距离共同决定的。信号灵敏区是指能得到 50%总信号的中心区域。它大致为盘状，圆盘的直径随深度增加而变大。

序列中的梯度脉冲用以产生梯度回波，故 DRESS 法利用的是梯度回波信号。

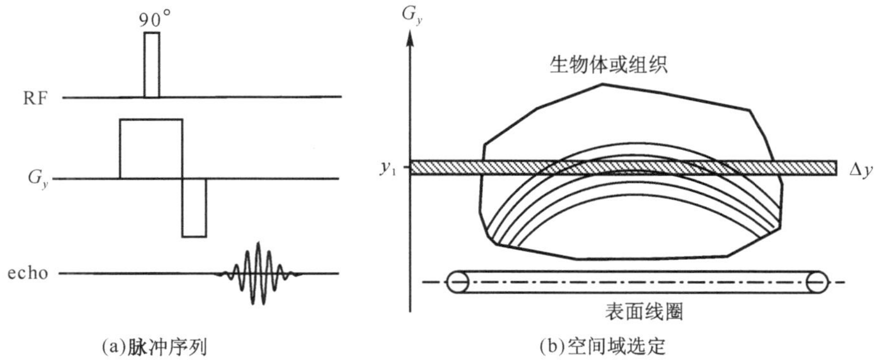

图 23-5　DRESS 的工作原理

上述单层面 DRESS 很容易改进为连续层面的 DRESS 定位法。在单层面法中，体层以外的组织是完全弛豫的。因此，通过连续变化 RF 频率的办法用一系列射频脉冲就可使不同层面内的组织依次受到激发。整个扫描可在一个 DRESS 周期即一个 TR 时间内完成，这意味着整个采集时间与单层的 DRESS 法相同。

DRESS 法已成功地应用于人脑、肝脏及心脏的 MRS 研究中。

2. 图像选择在体波谱(ISIS)法

图像选择在体波谱(ISIS，image selected in vivo spectroscopy)法是利用信号预备期中 3 个方向梯度脉冲的不同组合与 180°选层脉冲相配合而实现空间定位的。在每个预备期过后进行一次采样，然后将所得信号进行适当的加、减处理，便得到所求的定域谱。也就是说，为了达到三维空间定位的目的，ISIS 同时激发 3 个方向的核，然后利用相位循环(phase cycling)技术消除非 VOI 区域的信号。可见 ISIS 实际上是一种减影技术。由于ISIS使用了 3 个梯度，因而可用其定义出一维、二维或三维的检测域。

用 ISIS 定义一维域(一条线)时只需要两次激发：第一次不进行层面选择，仅用 90°非选择性脉冲，使线圈有效容积内所有组织的磁化矢量倾倒 90°(实际翻转角取决于射频脉冲的幅度及作用时间，翻转角的均匀性决定于发射线圈的类型)并采集一次数据；第二次先用 180°选择性脉冲作用于检测域，再用 90°非选择性脉冲对所有组织进行一次激励。这样，检测域内的磁化矢量在两次激励下共翻转 270°，而检测域外组织的磁化矢量仅翻转 90°。如果将两次激发后采集的数据相减，其差即为来自检测域的信号。

用 ISIS 获取二维谱时，使用梯度场 G_x 和 G_y 的 4 种组合方式与 2 个 180°脉冲相配合采集 4 次信号。这 4 次信号经过一定的加、减运算便可得 xOy 平面的定位谱。获取三维谱时，它需要 G_x、G_y 和 G_z 三个方向梯度脉冲的 8 种组合方式与 3 个 180°脉冲相配合采集 8 次信号。这 8 次信号仍需经过适当的加、减运算才能得到整个 VOI 的波谱信号。为便于说明问题，现将 8 次扫描中三个选层梯度的开(ON)、关(OFF)状态和信号的计算方法列入表 23-2 中。图 23-6 为 3D ISIS 脉冲序列的时序图。

用 ISIS 方法在 MRI 系统中进行波谱学实验时，一般先通过成像来确定感兴趣空间。在序列参数中，为避免信号受梯度场涡流的影响，180°选择性脉冲与 90°脉冲间必须保持 100μs 左右的延时。波谱信号的信噪比与 180°脉冲的特性有很大关系。性能良好的 180°脉冲即能提高选择性，又可改善信噪比。

表 23-2 三维 ISIS 中梯度的运用及信号计算

信号采集次数	选层梯度的组合			信号计算
	G_x	G_y	G_z	
1	OFF	OFF	OFF	+
2	ON	OFF	OFF	−
3	OFF	ON	OFF	−
4	OFF	OFF	ON	−
5	ON	ON	OFF	+
6	ON	OFF	ON	+
7	OFF	ON	ON	+
8	ON	ON	ON	−

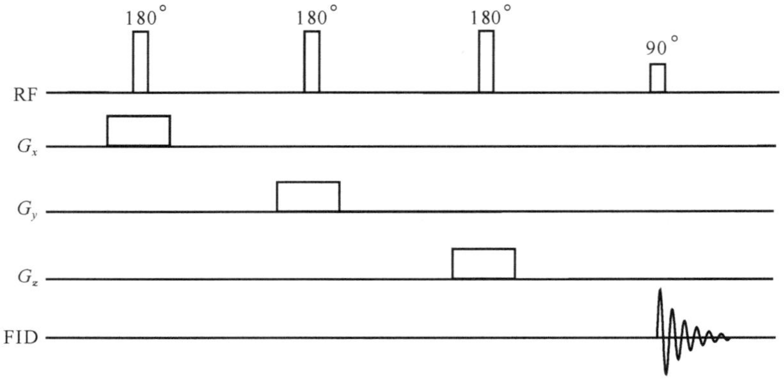

图 23-6 三维 ISIS 脉冲序列

ISIS 法的主要优点是：不使用聚焦脉冲和回波信号(仅利用 FID 信号)，因而特别适用于 T_2 弛豫时间短的代谢物如^{31}P 的研究(仅在磁化矢量的预备阶段有少量 T_1 损耗，T_2 弛豫引起的信号损失大大减少)；定位准确；检测域较大，故信噪比提高且不受检测域外组织的影响，可得到高质量的波谱；很容易与更复杂的多脉冲序列结合使用。

ISIS 技术的缺点为：对运动非常敏感；尽管每次采集的信号均来源于一个大采样体，但 8 次加减运算后的信号则来自于一个小的组织体中，使最终信号比每次单独扫描的信号幅度小；不能进行局部匀场和有效的水抑制；不能动态显示信号。为克服上述不足之处，人们已提出许多改进办法。例如，采用选择性预饱和脉冲或组合脉冲；与 DEPTH 技术和水抑制技术结合后进行人脑^{1}H 波谱学测量；用附加的选层梯度产生一个几何形状更复杂的检测域等。

在配置有^{1}H 和^{31}P 两用线圈的 MRI/MRS 一体化系统中，用 ISIS 方法检测局域^{31}P 波谱信号的大致步骤如下：①通过 MRI(使用线圈的^{1}H 检测功能)取得被检部位的有关图像，并在相应图像上确定获取波谱的 VOI；②用^{1}H 信号对此 VOI 进行局部匀场操作；③将线圈开关转换至^{31}P，并对^{31}P信号进行调谐；④设定专用于^{31}P检测的 ISIS 序列参数；⑤^{31}P波谱信号采集。

ISIS 的原始序列很少用在^{1}H MRS 的测量中。

3. 点分辨波谱(PRESS)法

点分辨波谱法(PRESS，point resolved spectroscopy)是由一个 90°和两个 180°选择性射频脉冲与 3 个梯度场共同作用来选定 VOI 的定位方法。图 23-7 为 PRESS 方法的脉冲序列。序列中的两个 180°脉冲是选层脉冲同时又是聚焦脉冲。但在 PRESS 技术中，上述两个 180°脉冲重聚形成的两个自旋回波仅有第二个被采集。这是因为它的 VOI 是由 3 个正交梯度场的交叉区域所确定的，只有同时受到 3 个 RF 脉冲激励的那些自旋核，才能在时间 $TE=TE_1+TE_2$ 内重聚，形成第 2 个回波信号。

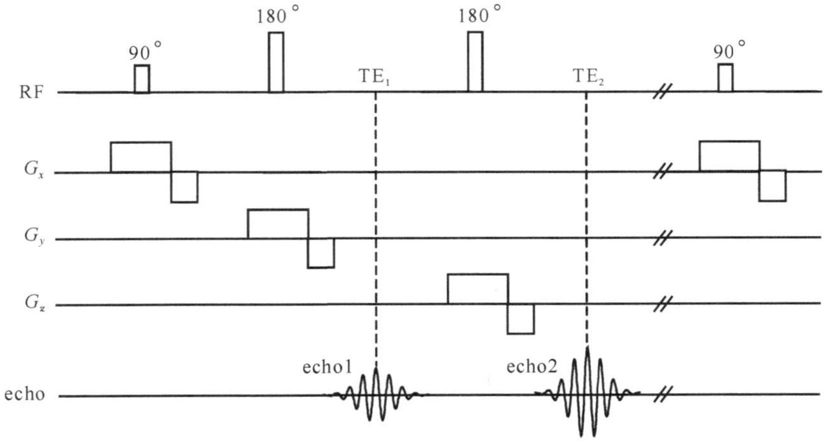

图 23-7　PRESS 脉冲序列

为了避免 180°选层及重聚脉冲不完善所引起的多量子干扰，第一个回波时间 TE_1 应尽可能短些，这样也有利于减小序列的运动敏感性。另外，如果磁场的均匀性足够好，则 VOI 内质子的 T_2 弛豫过程就长，因而多数情况下只能采集到后半个回波的信号。由于它只激发选中层面内 VOI 部分的磁化矢量，故可以用梯度破坏的方法，消除因选层脉冲不完善所产生的信号污染。PRESS 所得信号受 T_2 弛豫的影响程度依赖于序列的回波时间。相互耦合的核明显受 J 调制的影响。

PRESS 序列是人脑^{1}H MRS 研究中常用的方法。但是，只有与水抑制技术相结合，才能有效地测量质子的波谱信号。PRESS 是一种单次激发采样的方法，很容易在人体成像设备中进行定域成像选择、局域匀场和水信号抑制等操作。

4. 受激回波采集(STEAM)法

受激回波采集(STEAM，stimulated echo acquisition mode)法是以连续 3 个 90°选择性脉冲激发的 3 个垂直平面的交叉体确定 VOI 并利用其激发回波的定位技术。众所周知，常用的自旋回波信号是由 180°相位重聚脉冲形成的。实际上回波信号可以由任意翻转角的激励脉冲产生，受激回波就是如此。受激回波序列是一种特殊的脉冲序列。下面结合图 23-8 说明 STEAM 序列的工作原理。图中的 STE 表示受激回波信号。

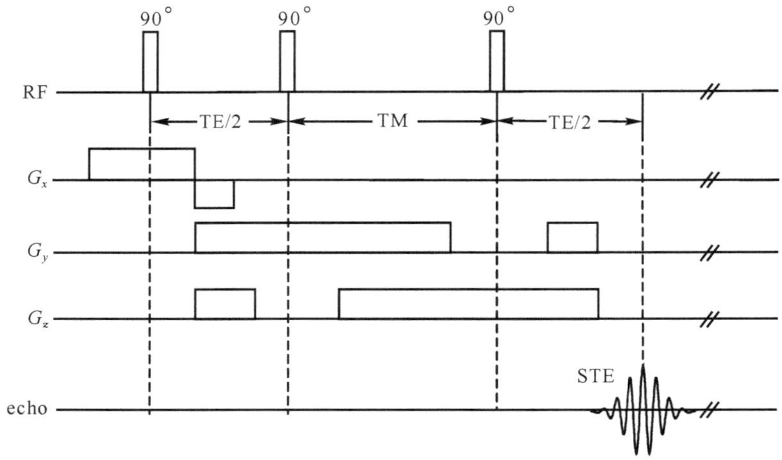

图 23-8　STEAM 脉冲序列

序列中共有 3 个 90°选层脉冲，其中前两个脉冲相距 TE/2 时间，第二和第三个脉冲则相距 TM 时间。第一个 90°脉冲所激发的横向磁化矢量经 TE/2 时间后受到第二个 90°脉冲的再激发，使这一横向磁化矢量被重新转换为纵向，但保持了 TE/2 期间所获的相位信息。显然，它在 TM 期间是以 T_1 时间弛豫的。与此同时，第二个 90°脉冲所形生的横向磁化矢量被 TM 期间所加的 y 向梯度破坏脉冲散相，使不希望的自旋回波得以消除。第三个 RF 脉冲产生两类横向磁化矢量：第一类是带有来自第一个 TE/2 的相位信息的横向磁化矢量，它在总回波时间 TE 重聚，形成被 T_2 和 T_1 弛豫衰减过的受激回波，即所需要的信号；第二类是由 VOI 外以及 TM 期间 T_1 弛豫所产生的纵向磁化矢量，但它被第三个脉冲后的梯度破坏脉冲散相。

由此可见，STEAM 序列通过 3 个 90°脉冲可产生 5 个回波信号，但它仅对其中的第二个回波即受激回波加以利用，其余回波丢弃不用(实际上均被梯度脉冲散相)；受激回波的信号强度不仅同 T_2 有关，而且与 T_1 有关；序列中的散相梯度对定位的质量影响很大，因为它不仅要使激励回波聚相，而且要使其他无用信号有效散相。另外，第二个 90°脉冲仅使一半的磁化矢量分别旋转至 xOz 及 yOz 面上，尚有一半保留在 xOy 面上，这部分磁化将在 TM 内去相，因而对激励回波没有贡献。因此，STEAM 序列仅得到的 VOI 有效信号的一半信号。

STEAM 序列也可用来成像，这时序列中的 3 个梯度分别被用作选层、频率编码和相位编码。但在进行定域谱采集时，三个梯度的作用都是层面选择。

STEAM 与 PRESS 有同样的定域优点。但是，由于它用 90°选择性脉冲代替 180°进行层面选择，VOI 的定位更为精确。在相同的硬件条件下，STEAM 可以采用比 PRESS 更短的回波时间。而在相同的回波时间下，STEAM 引起的 J 调制只有 PRESS 方法的一半。这在短回波时间的^{1}H波谱中，就可以大大改善自旋-自旋耦合共振信号的探测灵敏度，因而特别适用于具有强耦合的自旋体系。例如，在 δ＝2.0～2.5 的范围内，以 TE＝20ms的 STEAM 序列和 TE＝30ms 的 PRESS 序列分别对谷氨酸(Glutamate，简称 Glu)进行波谱信号采集，结果证明前者比后者能更好的分辨次甲基峰。因此，STEAM 序列在短 TE(10～30ms)的情况下可显示更大的优越性。多建议将 PRESS 用于需要更长回波时间的场合(TE＝135～270ms)。

图 23-9 是以不同 TE 采集的人体代谢物^{1}H MRS。其中，图 23-9(a)采用 PRESS 序列(TE＝270ms)，谱中从右至左的 3 个谱峰依次为氮-乙酰天门冬氨酸(NAA，N-acetylaspartate，2.0ppm)、肌酸(Cr，creatine，3.0ppm)和胆碱类化合物(Cho，choline-containing compounds，3.2ppm)；图 23-9(b)采用 STEAM 序列(TE＝20ms)，谱中除出现了上述 3 个谱峰外，还在 3.6ppm 和 4.0ppm 处出现了肌醇(mI，myo-inositol 或 myo-Ins)峰、在 2.6ppm 处出现了另外一个 NAA 峰以及在 2.2～2.4ppm 处出现了谷氨酸类化合物峰，这些谱峰都是肝和脑等组织病理改变的表现。

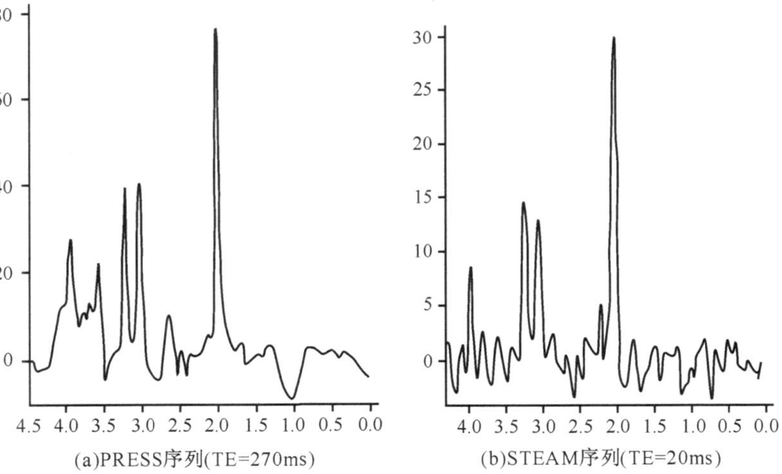

图 23-9　人体代谢物^{1}H MRS 例

从检测对象来看，由于 STEAM 利用的是回波信号，它较适用于 T_2 较长的原子核。^{1}H 的 T_2 要比^{31}P 长，因此，它常用于质子 MRS 的定域测量。目前，STEAM 多与水抑制技术相结合用在活体人脑^{1}H 波谱的研究中。为了抑制水质子的信号，序列通常在第一个 90°脉冲前和第二个与第三个 90°脉冲之间加进水质子饱和脉冲。为了破坏水质子的横向磁化，还需施加一个梯度场驱使水质子的相位迅速发散。

5. 相位编码(PE)法

相位编码(PE，phase encoding)定位法是一种在连续 RF 激励中施加幅度递增的梯度场而实现波谱定位的技术。由于该梯度场与成像技术中的相位编码梯度类似而得名。它是一种非常容易实现的方法。PE 法可分为自旋回波与单脉冲两种类型。

图 23-10 所示为一维自旋回波相位编码脉冲序列。图中 G_x 为沿 x 轴变化的梯度

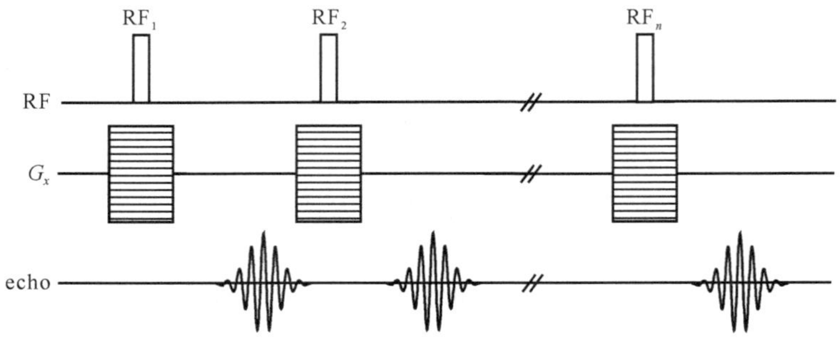

图 23-10　一维 PE 脉冲序列

场，每次扫描时 G_x 递增以提供所需的相位编码。RF 激励开始时，G_x 立刻作用于 x 方向。于是，沿 x 轴的自旋核的进动速度在局部场的作用下发生变化。G_x 关闭后，x 轴方向不同位置的磁化矢量便具有了不同的相位，且化学位移不同其进动速度和相位亦不同。通常在梯度感应涡流衰减后采集自旋回波(自旋回波法)或 FID(单脉冲法)信号。得到的谱信号来源于与 x 轴相垂直的体层，而体层的深度依赖于磁化矢量的相位编码。n 次等间隔激发、G_x 连续递增和采样后对 n 组数据进行二维傅里叶变换就得到沿 x 轴定位的波谱。重复进行上述采集可提高 SNR。

与 DRESS 法一样，PE 法得到来自平行于表面线圈的体层之信号。不同的是，如果将 G_y 或 G_z 用作相位编码，该技术还能产生垂直于表面线圈体层的信号。

PE 法的优点是可以同时得到整个采样体的信息并可推广到二维或三维的情况。它的缺点，一是在自旋回波方法中由于 90°～180°之间的衰减，使 ATP 及 Pi 的横向磁化矢量减少；二是在单脉冲方法中数据采集产生的相位编码衰减容易使波谱的基线破坏，故定量测定困难。

自旋回波相位编码定位法已用在鼠腿的^{31}P 肌肉波谱分析中，得到的定位分辨率为 3.3mm。单脉冲方法已用于人体肝脏、脑、肌肉及肿瘤组织等的研究中，定位分辨率为10～20mm，采集时间 15～20min。

6. 化学位移成像(CSI)法

化学位移成像(CSI，chemical shift imaging)法是由相位编码法扩展而来的多体素波谱分析技术。其原理与 MRI 类似，即用相位编码梯度对检测区域内的所有体素进行空间编码。体素的大小由矩阵及扫描野(FOV)共同确定。CSI 与 MRI 的不同之处是：不能使用频率编码；一次测量中可对成批的体素同时进行检测。它也不像其他方法那样仅对 VOI 的信号进行多次累加测量，而是对整个平面或体积的信号通过不同的相位编码进行多次采集。采样必须在没有任何梯度的条件下进行，以最大限度地保持其化学位移信息。2D 和 3D CSI 的脉冲序列分别如图 23-11(a)和图 23-11(b)所示。

2D CSI 序列用一个选择性 RF 脉冲及一个跟随相位平衡脉冲的选层梯度实施选择性激发，并在两个空间方向进行相位编码。因此，完成一个 $n\times m$ 矩阵的 CSI 波谱采集，共需 $n\times m$ 个相位编码步，可见 2D CSI 的实验时间与普通 3D 成像的时间相当。为减少 T_2 衰减及基线破坏所导致的信号丢失，序列的安排必须保证从 RF 脉冲到数据采集

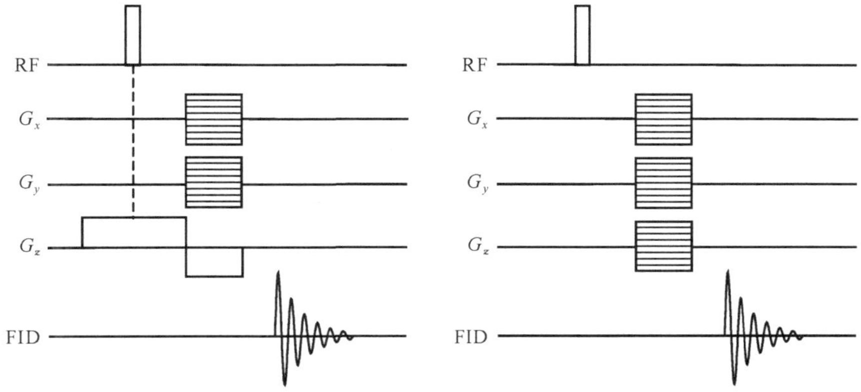

(a) 2D CSI　　(b)3D CSI

图 23-11　CSI 脉冲序列

开始的这段时间足够短。

3D CSI 序列与 2D CSI 十分类似。不同之处是它将三个梯度同时用作相位编码，且用一个频带很宽的 RF 脉冲代替层面激发射频脉冲。由于各方向的相位编码梯度可取不同步长，3D CSI 能产生长方形体素。3D CSI 的采集时间更长。

CSI 的优点是能在磁共振图像上直接确定测量位置，使正常和病变波谱便于比较；它的灵敏度也非常高。CSI 的主要缺点是每个体素的信号均易受外界干扰，这是由于离散和有限取样的结果。其实这一问题在其他成像法中也是存在的，只是在 CSI 中体素的点扩散函数对相邻体素的影响更大，从而使其空间定位的准确性降低。另外，这种方法每次都要获取所有体素之信息，使采集时间延长。由于体素小、信号强度较低，往往就需要反复采集，这更使其速度变慢。为了追求一定的信噪比，有时就不能将体素取得太小。例如，由于^{31}P 代谢物的含量及 NMR 敏感性都比较低，波谱研究中体素不能小于 3cm×3cm×3cm。最后，CSI 的数据分析也略显复杂。尽管如今的计算机可在几分钟内完成所有的数据转换，仍需继续开发能自动处理 CSI 复杂数据组的方法。最终目的是开发易为用户所掌握，并能提供更多生理或生化信息的后处理软件。

CSI 采集数据的区域(FOV)要比上述其他方法大很多，因而它对磁场均匀性的要求更高，匀场操作的质量就更显重要。磁场均匀性变差和涡流常使谱线增宽、畸变和位置移动。CSI 中多采用 FID 而不是回波信号，这主要是因为三维相位编码容易降低短 T_2 组织的信号。

CSI 适合观察代谢物的区域性变化，而前述的 VOI 或称单体素法对检查特定位置更有效。如能把 CSI 和 VOI 法结合起来，用体选脉冲减少编码数量，就可以通过多次累加来提高信噪比。

CSI 方法已用在肿瘤的定位研究中。图 23-12 所示^{31}P 谱采集自一个淋巴瘤病人。为便于比较，图中将两组谱上下排列：上图是原始谱，PCr 峰在谱中清晰可辨；下图为经 CSI 矩阵与 MRI 图像对照、去除肿瘤所在体素以后所得波谱，谱中 PCr 峰已消失。由此可知，PCr 峰正是肿瘤组织所发出，去除的体素应为是肿瘤所在体素。

随着分辨率的改善和数据采集效率的提高(每次采集的体素数增多)，用 CSI 方法可

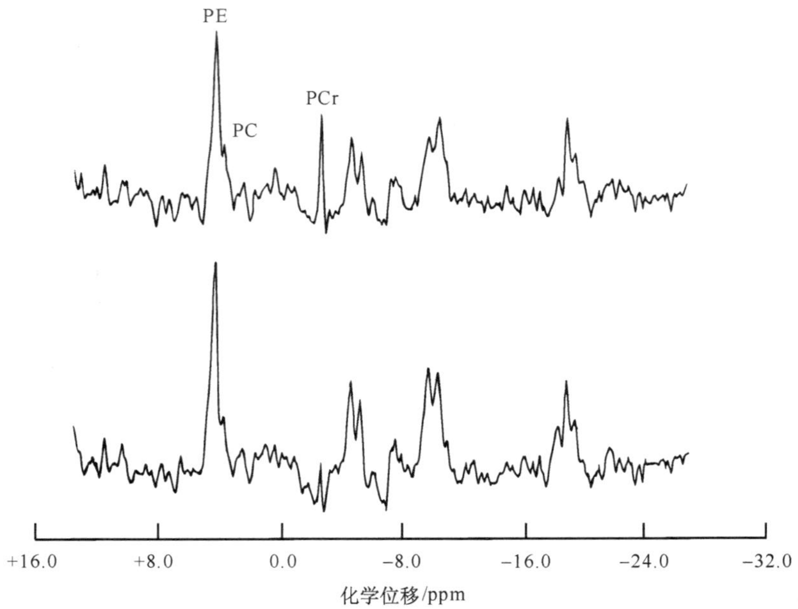

图 23-12 CSI 方法所获淋巴瘤组织的^{31}P 谱

以观察颅内各种占位性病变。例如，通过^{1}H MRS 的变化不仅可区分局灶性和浸润性肿瘤，也可分辨环状扩展型肿瘤和脓肿。下面通过图 23-13～图 23-16 来说明这一问题。图 23-13(a)、图 23-14(a)和图 23-15(a)的磁共振像所示均为典型颅脑环状增强损伤，分别为浸润性脑肿瘤(高分化型胶质瘤)、局灶性转移瘤(恶性腺瘤脑转移)和脑脓肿。图 23-15(b)是从图示脑脓肿的囊性区获取的^{1}H 波谱，由于该谱线中出现了氨基酸(2.4ppm，1.4ppm 和 0.9ppm)、乙酸(1.9ppm)、乳酸(1.3ppm)和脂质体(0.9ppm)峰，它已能与图 23-13(b)和图 23-14(b)所示胶质瘤和转移瘤囊性区的谱线相区别。相比之下可见，胶质瘤囊性坏死区的谱线以乳酸峰为主，而转移瘤的囊性区不仅有乳酸峰，还在 2.0ppm 处出现了一个波峰，看起来并不像 NAA 峰。图 23-13(c)、图 23-14(c)和图 23-15(c)分别为上述胶质瘤、转移瘤和脑脓肿三种病变包囊部位的波谱。由于存在部分容积效应，在磁共振像中对比度增强的囊性组织之波谱中均可见 Cho/NAA 峰的幅度增高。图 23-13(d)、图 23-14(d)和图 23-15(d)均为采集自正常脑组织的波谱，图中未见太多的波谱学变化。但是，从图 23-13(d)中还是可以看出 Cho 峰的增高和 NAA 峰的降低，这是由于信号仅来自胶质瘤周围看似正常的组织，实际上其中可能已有胶质瘤的浸润性生长。

CSI 方法的另一重要用途是以它采集的水质子信号为依据进行匀场操作。将其谱信息进行一定的算法处理，就可用来控制匀场电流，从而得到非常好的匀场效果。图 23-16是经 CSI 方法自动匀场操作以后取得的人脑全脑^{1}H 和^{31}P 谱。

7. 局部磁共振(TMR)法

局部磁共振(TMR，topical magnetic resonace)法是一种利用主磁场 $\boldsymbol{B}_0$ 和另一由专

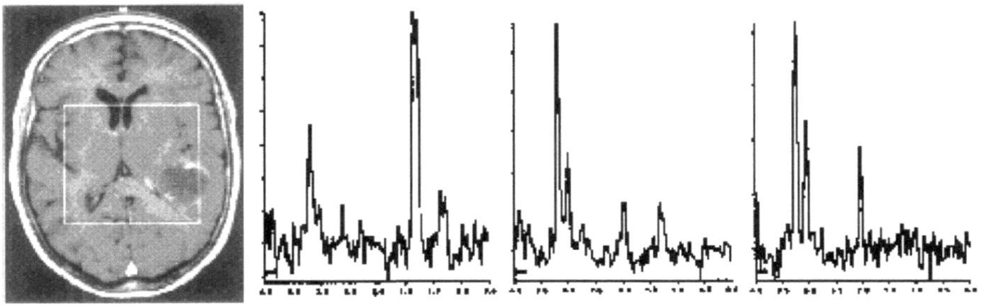

(a)定位像　(b)囊性区　(c)包囊区　(d)正常组织

图 23-13　胶质瘤的^{1}H NMR 谱(CSI 法)

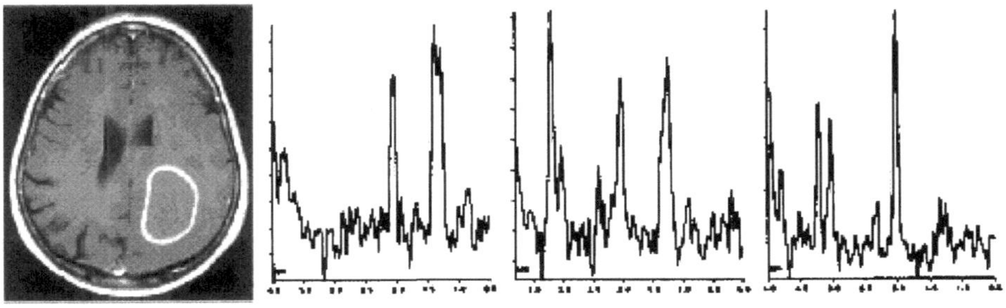

(a)定位像　(b)囊性区　(c)包囊区　(d)正常组织

图 23-14　转移瘤的^{1}H NMR 谱(CSI 法)

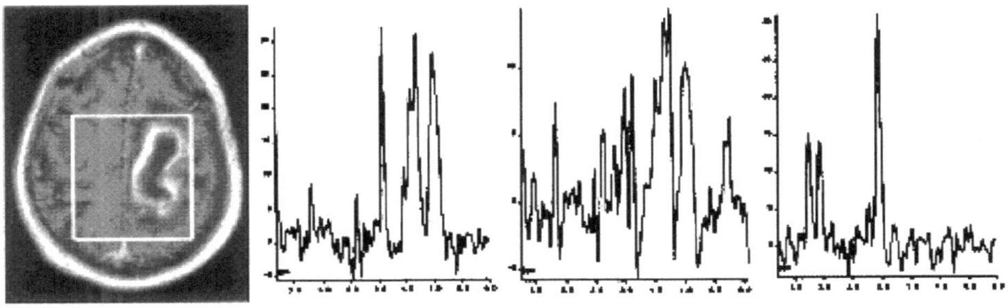

(a)定位像　(b)囊性区　(c)包囊区　(d)正常组织

图 23-15　脑脓肿的^{1}H NMR 谱(CSI 法)

门线圈产生的附加磁场通过改变 VOI 内外磁场均匀性而定位的技术。TMR 不使用开关梯度，即不利用梯度线圈所提供的梯度场。但是，由于这里附加线圈仍起到类似梯度场的作用，故将它归于梯度场类定位法加以介绍。

附加场的作用是改变主磁场 $\boldsymbol{B}_0$ 的均匀性。它与 $\boldsymbol{B}_0$ 叠加后，能使线圈有效范围内定域(可称为均匀体)的磁场均匀性增强、定域外的磁场均匀性下降，进而只能在均匀体内获得较强的 FID 信号。图 23-17 是 TMR 定位法确定空间域的示意图。图中上部为附加磁场加入后磁场的分布，下部表示附加线圈与所需空间域(阴影区)的关系；$\boldsymbol{B}(z)$为附加场(实线)，用来增加 $\boldsymbol{B}_0$ 的均匀性；$\Delta\boldsymbol{B}$ 为均匀体内的磁场变化量；r 是均匀体的

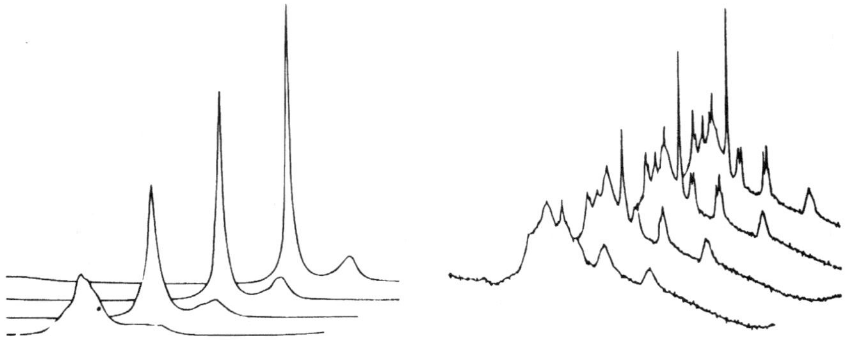

图 23-16　用 CSI 自动匀场技术匀场后取得的人脑^{1}H(左)和^{31}P(右)谱

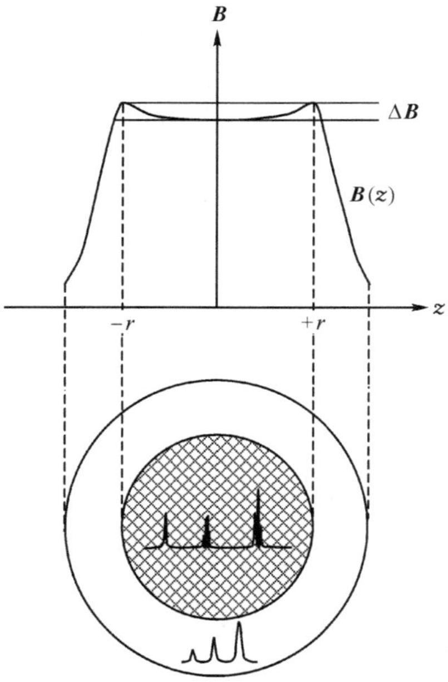

图 23-17　TMR 定位法示意

半径。由图可见，只要将整个区域所获谱进行一定的处理，就可得到均匀体内的高分辨波谱。

TMR 方法的优点有所用脉冲序列比较简单(一般为单脉冲序列)、不使用开关梯度、均匀体的大小容易控制等。但是，它必须增设一个附加线圈，这就提高了机器的硬件成本。它对均匀体大小的控制是有条件的，那就是均匀体必须位于磁体中心。此外，均匀体内的磁场也不是绝对均匀，这从图 23-17 中的磁场分布曲线也可看出。

三、其他定位法

在体 MRS 定位技术的发展十分迅速，因而近年来出现的定位方法非常之多。归纳起来，MRS 定位方法是朝着应用容易、定位准确及敏感性强等几个方向发展。除上述方法外，这里再列举几种。这些方法有些与水抑制技术结合后可用于在体^{1}H 波谱测量，有些则用在其他核的测量及定位上。

快速旋转波谱(FROGS，fast rotating spectroscopy)法：是一种将表面线圈的固有特性和一系列选择性饱和脉冲相结合进行定位的技术。它能有效破坏表面组织的磁化矢量，即减少来自表浅组织的信号，因而可用在肝脏等内脏器官的波谱学研究中。

容积选择激励(VSE，volume selective excitation)法：是一种在 x、y、z 梯度存在的前提下，用三个连续的夹层脉冲组成两个 45°选择性脉冲，结合 90°硬脉冲进行激励和定位的方法。

空间分辨波谱(SPARS，spatially resolved spectroscopy)法：是从 VSE 演变而来的定位方法。它是使用更加复杂的梯度夹层脉冲，并结合水抑制技术进行^{1}H 谱测定的。

均匀性破坏波谱(HSPS，homogeneity spoil spectroscopy)法：是一种利用铁磁离子对磁场均匀性的破坏作用来干扰表面组织信号并保护深层信号的波谱学方法。很薄的铁磁离子层夹在表面线圈与被检体之间，以破坏局部磁场的均匀性。

梯度支配的共振去除离散隔离(DIGGER，discrete isolation from gradient governed elimination of resonances)法：是一种用频率位移射频脉冲及梯度脉冲共同破坏或干扰无用信号的定位技术。它用 90°硬脉冲采集信号。所得信号与 T_2 值完全无关。

点分辨旋转梯度表面线圈波谱(PROGRESS，point resolved rotating gradient surface coil spectroscopy)法：是一种将 180°与 90°选层脉冲与两个相互垂直的梯度场相结合进行激励和定位的波谱分析法。

第五节　其他波谱实验技术

在体定域磁共振波谱分析是一门实验性极强的学科。由于大部分被测核的信号弱、灵敏度低，除了设备的性能之外，实验方法就显得特别重要。我们已经介绍了常用的空间定位方法，本节继续讨论在 MRS 研究中占有一定位置的水信号抑制、匀场和谱编辑等技术。

一、水信号抑制技术

在体 MRS 的观测对象主要是体内的各种代谢物。然而，活体组织中水的浓度(约 70mol)约比代谢物浓度(mmol 量级)大四个数量级。如果实验中将微弱的代谢物信号放大至可观测的程度，则水信号将大到足以使 MRI 系统的射频接收系统严重饱和的程度，从而造成谱线的畸变。例如，当用 4 位二进制数表示一个 NAA 峰时，未加抑制的水信号就需要 111100 位二进制数来数字化，这将使 MRI 系统配置的 16 位模数转换器产生溢出。因此，在活体^{1}H MRS 实验中，必须采取措施来抑制水峰。尽管水信号不可能被完全抑制，但应尽量将代谢物与水的谱强度之比控制在 100∶1 的范围之内。水抑制是高分辨 NMR 长期研究的课题之一。现已出现多种成熟有效的方法。

1. 频率选择脉冲法

水信号虽然很强，但它的共振频率却与代谢物不同。利用这一特点就可对波谱中的水峰加以抑制。所谓频率选择脉冲法，就是在序列的适当位置使用一个能覆盖水共振频率的窄带脉冲进行饱和激发，以使水因深度饱和而不再发出干扰信号的技术。这类方法已有很多，但各种方法在水的处理上稍有不同：有的在代谢物被激发之前进行饱和；有的在数据采集之后用信号处理的办法去除；有的应用不包含水共振频率的射频脉冲激发被测核(水信号不能形成)等。

水抑制最常用的方法是化学位移选择(CHESS，chemical shift selection)法。在序列中，CHESS 先用一个与水峰线宽相当的窄带脉冲(如高斯脉冲)激发水信号，接着用一个很强的散相梯度消除之。最后，序列再发射被测信号激励 RF 脉冲并测量其期望信号，而这时的水尚未恢复。

频率选择脉冲法的缺点是它在抑制水信号的同时也将抑制其他同频信号。它对饱和脉冲的要求也较高。如果饱和脉冲的频带发生偏差，则一方面有可能使水信号抑制不彻底，另一方面又有可能抑制了水附近的代谢物信号。

2. T_1 弛豫法

是利用水和代谢物的不同弛豫特点（T_1 值不同）而设计的水峰抑制方法。常用反转恢复脉冲序列，在水弛豫曲线过零点的时间激发和测量其他感兴趣的化合物。例如，FLAIR(fluid attenuated inversion recovery)序列就是取 TI＝0.69（T_1）$_水$来抑制水信号的。

重复应用 180°反转脉冲可以得到更好的水抑制效果，但是序列的执行时间也会随之延长。

3. 相移预饱和法

在生物大分子高分辨波谱研究中，过去一直使用一种简单易行的水峰抑制方法，即长脉冲预饱和法。这种方法的缺点是预饱和脉冲会在激励方向产生所谓自旋锁定效应，被锁定的磁化矢量虽然很弱，但仍比浓度极低的代谢物信号强，因而使水抑制效果变差。相移预饱和法是在通常的预饱和脉冲后再加入一个相移 90°的短脉冲，从而去除自锁信号、提高水抑制效果的。

二、双共振及 NOE 信号增强技术

在两个自旋体系中，如果在测量其中之一 NMR 信号的同时激励另一个自旋系统，则后者的磁化矢量将通过偶极弛豫传递给被测系统，从而使被测信号大大增强，这就是前面介绍过的 NOE 效应。利用这一效应和双共振技术，可以在 MRS 研究中获得高信噪比。例如，在^{31}P-^{1}H 双共振实验中，^{1}H 自旋系统的磁化矢量可通过偶极弛豫传给^{31}P 自旋系统，使^{31}P 的 NMR 信号得以放大（最大 NOE 增强因子为 2.47）。在^{13}C-^{1}H 的双共振实验中，NOE 增强因子可达 2.98。

由于^{13}C 和^{31}P 的 NMR 信号都比较小，活体 MRS 研究中便常用双共振技术和 NOE 效应来增加其信噪比。

三、匀场技术

在 MRS 研究中，磁场均匀性欠佳时不仅共振谱线变宽，而且易发生线性畸变和谱线移位。导致磁场均匀性下降的原因很多，如样品或被检体内磁导率的差别、样品或被检体与周围环境磁导率的差别、样品中存在的不同界面等，都会使磁场局部发生畸变。从技术上来说，还无法将磁场不均匀引起的谱线位移或强度变化与样品或被检体固有的谱线相区别，而 MRS 经常需要从谱线的微小变化中获取信息。因此，MRS 对磁场均匀性的要求非常之高。

MRI系统尤其是高场的MRI系统通常装有多组动态匀场线圈即有源匀场线圈。调节各组线圈的电流值，使其产生特定方向的线性或高阶梯度场来修正磁场空间分布的过程称为匀场。但是，通常操作者对匀场电流的控制是间接的并以FID信号的衰减作为判别标准。操作者的任务是控制机器重复采集整个样品或VOI内^{1}H的FID信号，使观测到的FID之衰减时间尽可能长，且呈现单指数衰减。

匀场操作需要技巧和经验。虽然很多机器都有自动匀场程序，但一个有经验的操作者往往能比自动匀场更快地获得良好的匀场效果。多以水共振峰的半高宽即FWHM表征磁场的均匀性。对于空间定域实验，一般要求FWHM$<10^{-7}$。

四、谱编辑技术

谱编辑是指经过一定的技术处理，使原本由于化学位移值非常靠近而难以区分的两种化合物的谱线相对突出显示的技术。例如，乙酸和乳酸的化学位移值就几乎相同(δ=1.2～1.3)。在活体MRS研究中，须以谱编辑技术来区别类似的谱峰。下面以乙酸和乳酸信号的谱编辑过程为例来说明其原理。

用自旋回波序列或STEAM定域方法均可进行乙酸和乳酸信号的谱编辑。用自旋回波方法时必须先分别取TE＝270ms和TE＝135ms进行两次信号采集。由于乙酸和乳酸的J耦合不同，当TE为270ms时乳酸的双线峰与乙酸的单线峰正好同相位，而当TE为135ms时乳酸和乙酸的波峰正好反向。也就是说，这两次测量的谱线中有一个化合物的波峰前后反相了(图23-18)。这一化合物就是具有双线波峰的乳酸。显然，只要将两幅谱的信号相叠加，便可去除其中的乳酸谱。

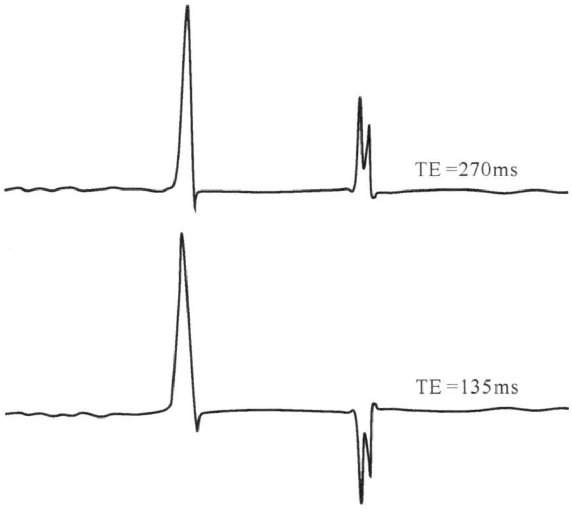

图23-18　乙酸和乳酸波谱的谱编辑
(SE序列，100mmol的乳酸锂和乙酸钠水溶液样品)

已知乳酸是有自旋－自旋耦合作用的化合物，而调整STEAM序列参数TM的长短可以改变此类化合物信号的相位。利用这一特点，采用STEAM序列，取TE＝135ms

并调整 TM 的长短进行两次采集(分别取 TM 为 28.6ms 和 31.4ms)，就可得到两幅包括乳酸和乙酸谱峰的^{1}H 谱，其中前后两幅谱中乳酸峰的相位是相反的(乙酸单线谱的相位不受 TM 影响)。用上面类似的办法可从最终谱线中去除乳酸信号。

五、数据处理方法

波谱信号采集完成后，所得数据还须经一系列处理才能加以显示。MRS 的数据处理可分为预处理、傅里叶变换、后处理和数据分析等 4 个步骤。其中预处理的目的是去除信号中的直流分量、实现数据补零和设法改善信噪比；傅里叶变换是将时域信号转变为频域，即形成所需的谱函数；后处理经常进行的计算有频谱的插值、复数数据的相位校正(主要校正实数部分的频谱，以避免谱峰的加宽)和涡流效应的校正等；数据分析是指谱的定量分析，如计算谱峰的化学位移值、代谢物的绝对浓度和相对浓度等。

在 MRS 实验中，邻近的金属器件会感生一定的涡流而造成波谱的相位失真。这种失真在进行波谱成像(使用梯度场进行空间位置编码)时更加严重。因此，波谱成像时必须对每个体素逐一进行相位校正。现已开发出多种自动相位校正方法。

六、波谱显示方法

波谱的显示是一个多维数据的可视化问题(波谱通常为一维信号)。为满足临床应用需要，必须将波谱数据与其周围组织相联系才便于生理或病理的对照解释。这里简单介绍常见的几种波谱显示法。

1. 三维体素对照显示法

是一种将定域内的波谱与标有体素位置的横轴位、冠状位和矢状位磁共振图像同时进行显示的方法。这种方法要求三个互相垂直的切层的磁共振像应用同一坐标系，从而使体素的空间位置一目了然。其缺点是它仅适用于单体素的 MRS 研究。

2. 波谱阵列显示法

是一种将各体素的波谱依体素顺序进行排列后加以显示的方法。显然，它适用于多体素 MRS 如 CSI 方法的显示。图 23-19 所示为一个正常受试者前臂肌^{31}P MRS 的谱图阵列(4×6)。其中图 23-19(a)为静息状态下所获谱，图 23-19(b)和图 23-19(c)分别为食指、无名指和小指以某种方式进行运动的条件下所获谱。MRS 信号采用直径为 8cm 的单匝表面线圈收集。

波谱阵列法不适合于大阵列多体素 MRS 的结果显示，且谱的解释困难。

3. 化学位移成像法

是将多体素 MRS 方法所获各体素的波谱转换为灰度图像进行显示的方法。通常以波谱中某化合物峰下的面积作为最终图像的像素参量。由此可见，波谱中的任意峰均可产生一幅图像，即一次波谱实验可得到多幅这类像(不妨称其为化学位移像)，如通过

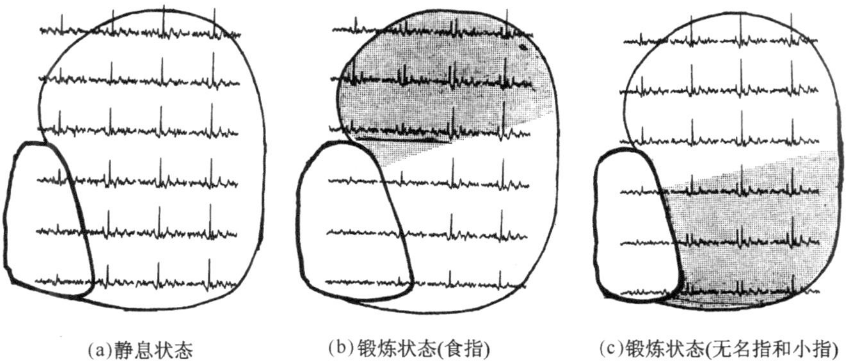

图 23-19　前臂肌^{31}P MRS测量结果的阵列显示(2D CSI，4×6)

^{31}P MRS 谱可分别得到 PCr 像和 Pi 像等。这种方法可以同伪彩色结合使用。

化学位移成像法的缺点是数据后处理工作量大。另外，由于目前多体素 MRS 的分辨率不高，很难根据这种像来确定相应的解剖结构。常用的显示方法是将化学位移像与高分辨率的磁共振图像相叠加。化学位移成像法的原理后面还要介绍。

第六节　磁性核及其特性

我们已经知道，MRI 实际上仅利用了氢质子的 NMR 现象。但是，生物体内的元素具有多样性。许多元素的核亦可发生磁共振。虽然由于体内浓度和信号灵敏度等原因，这些核暂时还不能用来获取诊断图像，但它们均已成为 MRS 的研究对象。作为 MRS 医学应用的基础知识，本节先给出磁性核的概念，然后讨论磁性核与 NMR 信号有关的几个重要特性。

一、磁性核与非磁性核

正如电子有自旋一样，某些原子核也有自旋。这些有自旋的核就是前面详细讨论过的自旋核。有自旋就有磁效应。也就是说，自旋核具有自旋角动量 $\boldsymbol{P}_N$、核磁矩 μ_N 和磁旋比 γ_N(下标 N 经常省略不写)。γ 是原子核的固有特性，其值可正可负。$\gamma>0$ 表明核磁矩与自旋角动量同向；$\gamma<0$ 表明核磁矩与自旋角动量反向。

大部分原子核都有自旋特性，即有非零磁矩和非零磁旋比。NMR 学科中将这类核统称为磁性核。磁性核是核磁共振的研究对象。^{12}C、^{16}O、^{32}S 和^{80}Se 等自旋量子数 $I=0$的核无自旋运动，因而无磁效应，表现为 $\mu=0$、$\gamma=0$。通常将这类核统称为非磁性核。非磁性核不发生核磁共振。

如果将各种放射性核素核计算在内，磁性核的种类多达一百三四十种，其中自旋量子数 $I=1/2$ 的核，如^{1}H、^{13}C、^{19}F、^{31}P、^{3}He 和^{123}Xe 等在传统的 NMR 波谱分析中占有非常重要的地位。MRI 是根据人体内氢质子的 NMR 信号进行成像的技术。所以，^{1}H 又是 MRI 的重点研究对象。此外，自旋量子数 I 为 3/2 的^{23}Na 也是常用的磁性核。

二、原子核的磁化和顺磁磁化率

在没有外磁场的情况下，磁性核磁矩的取向是杂乱无章的(热运动的结果)，因而核系统对外并不显现磁性。根据经典力学的原理，一旦将磁性核置于外磁场 $\boldsymbol{B}_0$ 中，核磁矩 μ 便受到磁力矩 $\boldsymbol{T}$ 的作用取同外场 $\boldsymbol{B}_0$ 的平行方向，以使其势能最低。从量子力学的观点来看，这时原子核基态能级将发生塞曼分裂，形成等间距的磁能级。当自旋系统达到热平衡时，各能级上的核数将满足玻尔兹曼分布。平行于磁场方向的低能级上的核数略多于高能级。这时我们说核系统磁化了。

在物理学中，磁化(magnetization)是指在磁场的作用下使原来不呈现磁性的物体呈现出磁性的过程。磁化率 χ_m 是表征磁媒质属性的物理量。在 NMR 学科中，它也被用来描述磁性核的磁化特性。核磁共振中使用的磁化率有静磁化率 χ_0 和动态磁化率或复数磁化率 $\chi(\chi=\chi'+i\chi'')$两种，分别用来表述自旋核在静磁场和交变磁场中的磁化行为。

我们知道，物质按其磁性可分为铁磁质、顺磁质和抗磁质三类。自旋核的磁化率大于零，因而自旋核系统在外磁场中的磁化属于顺磁磁化。也可以说，自旋核磁化后符合顺磁质的特点。此外，热运动对磁矩的定向起干扰作用，因而温度越高核系统的顺磁效应就越弱。

众所周知，电子的自旋也使其具有磁矩。但是，核磁矩比电子磁矩要小 3～4 个数量级。不仅如此，原子核的磁化率比整个原子的顺磁磁化率还要小 6～8 个数量级。因此，自旋核磁化后显示出的磁性是非常微弱的。表 23-3 对原子和核的磁化率进行了比较。

表 23-3　原子与原子核磁化率的比较

磁质	铁磁性原子	顺磁性原子	抗磁性原子	核
磁化率	10^3～10^5	10^{-5}～10^{-4}	-10^{-5}～10^{-6}	10^{-10}～10^{-13}

尽管原子核在静磁场中可被磁化，但其磁性被整个原子的磁性所掩盖，因而用静态测量的办法是无法观察到的。核磁只能用 NMR 技术进行研究和测量。

三、医用磁性核的有关特性

NMR 技术在医学上的应用可分为磁共振波谱和磁共振成像两个方面，观察的对象主要是人体。下面讨论生物体磁性核的有关特性。

1. 组织中的浓度

构成人体的化学元素非常复杂。各种组织的结构、新陈代谢以及病理学变化等又使人体成为一座庞大的化工厂。可以说，研究生物体生化蓝图的工程永远是医学面临的任务之一。尽管如此，从 NMR 的观点出发，我们仍然可按组织中的浓度将人体元素分为下述两大类。

(1)组织含量最丰富的元素及其磁性核

组织中含量最丰富的元素有^{1}H、^{12}C、^{14}N和^{16}O等四种，它们至少构成了组织质量的99%。遗憾的是，上述元素中只有^{1}H是磁性核，因而目前的MRI只限于氢核成像。^{1}H主要存在于生物组织的水分子和脂肪中。^{1}H只有一个质子，故它的磁共振图像也称为质子像。在有关MRI的文献中，如果成像使用的核素没有特别注明，则所指均为^{1}H成像。

(2)低浓度元素中的磁性核

除^{1}H是磁性核以外，人体低组织浓度的元素群内还有几种元素具有磁性核，如^{19}F、^{23}Na、^{31}P、^{39}K、^{15}N、^{17}O和^{13}C等。这些核的浓度非常低，因而即使采用MRS，其检测也是非常困难的。例如，^{19}F在活体中几乎不存在。于是，就有人在MRS研究中添加各种含氟化合物作为示踪剂(tracer)。^{19}F的MRS已用于离体麻醉代谢、淋巴细胞的pH监测以及抗精神病药物中氟浓度的测定等方面。此外，静脉注射抗癌药物5-氟尿嘧啶(5-FU)，可观察肝脏中该药物的药物动力学和代谢变化。

生物体中许多生物分子都含有^{31}P，而且这些化合物均参与细胞的能量代谢和与生物膜有关的磷脂代谢。因此，^{31}P波谱被广泛用来研究组织的能量代谢和生化改变。生物体内大量存在^{12}C，但它是非磁性核。通常的做法是给予^{13}C标记的置换物质，将体内的^{12}C变成^{13}C。这样，就有可能使某些特定化合物中的^{13}C含量增多，以增强其NMR信号。使用这种“磁化”标记的化合物作为“示踪物”，可研究活体中某些特殊的生化过程，如使用^{13}C标记物(乳酸、亮氨酸)研究三羧酸循环代谢等。^{23}Na在人体内含量较高，可达60mmol/L。但是，由于钠离子受周围化学环境影响较小，它的化学位移亦很小。因此，在^{23}Na波谱中只能观察到一个共振峰，并不能区分细胞内外的钠。据报道，对完整的细胞、组织或灌注器官，应用一些顺磁性物质使细胞内外的共振发生位移后，就可以区分细胞内、外的钠离子了。目前已用上述方法研究细胞膜钠离子转运和钠-钾泵功能。应用^{23}Na的MRS还可研究肿瘤及其水肿。

由此可见，除^{1}H外，尽管体内其他磁性核含量很低，但它们几乎都在MRS中得到了应用。有些磁性核，如^{31}P核的应用还非常广泛。^{1}H不仅广泛用来成像，而且大量用于MRS研究中。

2. 放射性核素的丰度

大多数化学元素都有好几种放射性核素。但是自然界的化学元素，尤其是人体组织中的化学元素，绝大部分是以一种放射性核素的形式存在的(即使有其他放射性核素浓度也很低)。例如，生物体中的碳元素主要是^{12}C，^{13}C的含量就非常低。为了定量说明各种放射性核素的比例关系，物理学中引入了自然丰度的概念。所谓自然丰度(natural abundance)，指的是化学元素中各种放射性核素所占核数的百分比。例如，^{13}C的自然丰度为1.1%，表示碳元素中有1.1%的^{13}C，其余98.9%为^{12}C。如果元素的自然丰度为100%，说明该元素没有别的放射性核素。

人体^{1}H的自然丰度为99.8%，其余自旋核(^{13}C除外)均为100%。

自然丰度又叫做相对含量。

3．相对灵敏度

灵敏度(sensitivity)是反映磁性核的 NMR 信号可检测程度的指标。由于^{1}H 的信号最强，也就是说它最容易检测，NMR 波谱学中就将其他磁性核的灵敏度与^{1}H 的灵敏度相比较表示了。这种表示法如果以百分比计算，则又可称做相对灵敏度。自然，^{1}H 的相对灵敏度为 100%(或 1)，其余磁性核的相对灵敏度均低于此值。^{23}Na 的灵敏度(9.3%或 0.093)高于^{31}P 的灵敏度(6.65%或 0.0665)，表明^{23}Na 比^{31}P 更容易检测。^{19}F 的灵敏度仅次于^{1}H(高达 83.4%或 0.834)，这就是人们通过静脉注射氟化物来监测某些药物浓度的原因。表 23-4 对生物体内磁性核的有关特性进行了总结。

表 23-4　人体内磁性核的有关 NMR 特性

原子核	自旋量子数	人体内浓度/(mmol/L)	自然丰度/%	敏感性	相对敏感度/%
^{1}H	1/2	99 980	99.985	1	100
^{2}H	1	15	0.015	0.0096	0.96
^{31}P	1/2	387	100	0.067	6.65
^{13}C	1/2	100	1.1	0.016	1.6
^{23}Na	3/2	44	100	0.093	9.27
^{19}F	1/2	0.004	100	0.834	83.4
^{14}N	1	1600	99.64	—	—
^{39}K	3/2	45	93.08	0.0005	0.05
^{17}O	5/2	31	0.037	0.029	2.9

顺便指出，在有些关于 NMR 波谱学的著作中，相对灵敏度是以^{13}C 为基准给出的，引用时一般需要加以说明。

四、NMR 信号强度及其影响因素

NMR 信号是由体素或空间域中的磁性核所产生的。因此，信号强度与每个体素或空间域中磁性核的量即它在组织中的浓度成正比。在活体组织测量中，只有被测化合物达到一定的浓度才能得到足够的信号强度加以分析。例如，^{1}H 代谢物的浓度要达到 100μmol～1mmol/L 才能被检测。另外，放射性核素的丰度及核素的灵敏度也是 NMR 信号的影响因素。与人体内其他自旋核相比，^{1}H 的组织浓度(质子密度)、自然丰度和固有敏感性等三个特性均为最大值，因此它的 NMR 信号最容易检测。^{13}C 的自然丰度及敏感性均低，检测就非常困难。

此外，许多技术因素，如磁场强度、磁场均匀性、射频线圈大小和形状等因素均可影响 NMR 信号强度。如采用的接受线圈大而被测组织小，则可能使 SNR 降低。相比之下，大的射频线圈可以提供较均匀的射频场；小线圈与被测组织大小接近，信号接收时的 SNR 较高。因此，MRS 中常将二者结合起来使用，即用大线圈进行射频激发、用小线圈进行信号接收，以提高 SNR。

第七节　医学磁共振波谱分析的元素

具有自旋的原子核才能产生磁共振。在上一节中，我们根据原子核有无自旋即有无磁矩将原子核分为磁性核和非磁性核两大类。显然，只有磁性核才是核磁共振的研究对象。除了氢质子大量存在于人体外，体内磁性核的种类并不多。器官组织分子中常见的原子核有^{12}C、^{1}H、^{16}O、^{14}N和^{31}P，其中只有^{1}H、^{14}N与^{31}P具有自旋性且其自然丰度为100%。为研究生物器官组织中的其他原子核，可对其丰度较低的放射性核素进行观察。目前用于医学MRS分析的原子核有^{1}H、^{31}P、^{13}C、^{23}Na、^{19}F和^{15}N等，其中以^{1}H和^{31}P的波谱应用最为广泛。

一、^{1}H

在所有用于MRS研究的原子核中，^{1}H的自然丰度和敏感性均为最高。它可用来检测体内许多与脂肪代谢、氨基酸代谢以及神经递质有关的微量代谢物，如肌酸(Cr)、胆碱(Cho)，γ-氨基丁酸(GABA)、谷氨酸(Glu)、谷氨酰胺(Gln)、乳酸(Lac)和N-乙酰门冬氨酸(NAA)等。

上述代谢物的多少，是分析组织代谢情况的依据。例如，NAA被认为是正常大脑组织的标志，可作为神经元存活性的指标，它的含量降低提示可能存在神经元衰竭类病变(NAA的浓度还与受检者的年龄有关，因而它在某种程度上反映了脑的成熟程度)；正常情况下Cr的总浓度相对恒定，故在很多情况下可作为NAA和Cho强度归一化的内部标准使用，以校定静磁场或射频磁场均匀性变差引起的信号改变；PCr是细胞内能量的提供者，它是在磷酸肌酸激活酶(CK)的催化之下与Cr进行转化，从而维持机体能量平衡的；Cho在细胞膜磷酸脂含量或泡沫细胞结构增多时发生变化，因而可以通过Cho信号的变化来观察疾病的进展及治疗效果；Lac是糖酵解的最终产物，它在氧化代谢不能满足能量需求时迅速增加，如肌肉运动、局部缺血及缺氧等，因而它的信号增加预示糖酵解增多或其他代谢物的缓慢积聚(正常颅内观测不到Lac信号)；Mi可能包括了肌醇－1－磷酸化合物和细胞膜上的含肌醇物质等。乳酸盐浓度测量是临床上^{1}H波谱的一个重要应用方面。图23-20为正常脑组织的^{1}H MRS。

由图23-20可见，正常人脑^{1}H MRS中3条信号最强的谱线分别为NAA(2.01ppm)、PCr/Cr(3.03ppm)和Cho(3.2ppm)。目前普遍认为NAA仅存在于神经元中，也有资料提出脑白质和其他N-乙酰基团中也含有NAA。NAA天门冬酰基团另外几条谱线的化学位移分别为2.48ppm、2.60ppm和2.64ppm。PCr/Cr谱峰中也可能包含γ-氨基丁酸(GABA，γ-amino butyrate)、赖氨酸(lysine)和谷胱甘肽(glutathione)的成分。^{1}H MRS中可见两条Lac谱线，分别位于3.2ppm和4.1ppm处：前者与脂肪酸信号接近，须用谱编辑方法加以区分；后者靠近水峰，因而易受水抑制方法的影响。Cho谱线可能主要来源于磷脂代谢的中间物，如磷酸胆碱、甘油磷酸胆碱和细胞膜构成物等。

尽管^{1}H的检测灵敏度很高，但获取^{1}H MRS还是比较困难。其原因主要有两个：一是水的信号极强，使得波谱中化学位移与水邻近的那些低浓度化合物很容易被掩盖

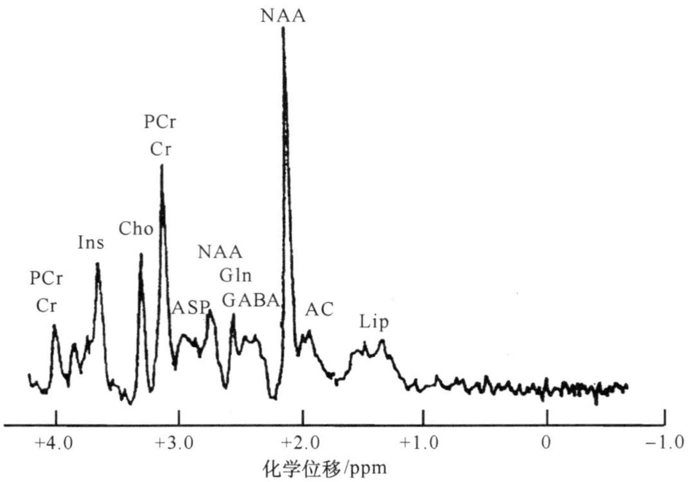

图 23-20　正常脑组织^{1}H MRS(STEAM 序列，TE=50ms)

(必须采用水抑制技术加以克服)；二是^{1}H 波谱的化学位移仅有 8～10ppm 的范围，使许多化合物的波峰相互重叠，影响其显示和分析。另外，由于特殊质子间的自旋-自旋耦合作用，使共振波峰更加复杂。在^{1}H 谱中，一种化合物可能会出现双峰、三峰甚至多峰的情况。因此，在^{1}H MRS 研究中，有时还必须采用各种技术使谱线简单化。较大的脂质峰也可能掩盖其他代谢物的共振峰。由于脑组织中能测出的脂质甚少，^{1}H MRS 比较成功地用在了脑部的研究中。

二、^{31}P

^{31}P 的 NMR 敏感性仅为^{1}H 的 6.65%，其含量也比^{1}H 低得多。但是，生物体中的许多分子都含有^{31}P，而且 PCr、ATP 和 Pi 等许多含磷化合物均参与细胞的能量代谢以及与生物膜有关的磷脂代谢。由此可见，^{31}P MRS 主要是通过测定磷代谢物的相对浓度来确定细胞的能量代谢状态的。不同物质中磷化合物的分子结构不同，其波谱曲线也不同。^{31}P 波谱的研究之所以受到重视，主要是由于它在机体代谢过程中的重要作用。现在，^{31}P 波谱被广泛用来研究组织的能量代谢和生化改变。研究已经表明，^{31}P MRS 是一种无损伤测量正常和病理状态下能量代谢物含量及变化的精确方法。

^{31}P MRS 具有下述特点：①^{31}P 谱不受水信号干扰，因而很早就用在活体研究中；②大多数代谢物分子中仅含一种磷基，使得^{31}P 的谱线相对简单(每个磷基仅一个信号峰)，这与^{1}H 谱同一代谢物有数个不同峰的情况大不相同；③生物体肌肉骨骼中的代谢物含量一般较高，这就非常有利于用最简单的表面线圈定位法进行肌肉的^{31}P MRS 研究。但是，由于^{31}P 的 NMR 敏感性较低，信号采集时只好选择大的 VOI 和/或进行多次累加等办法来提高 SNR，这就使其分辨率下降、信号获取时间延长。分辨率下降后，信号就很难显示肿瘤组织内部的非均匀性，也很难得到小病变的纯肿瘤组织的代谢物谱图；测量时间的加长则容易使谱信号受到运动的影响。对于表面线圈的使用，临床上也

受到安放和定位条件的限制。近年来提出了多种新的在体局域谱定位方法和多线圈组合技术，使^{31}P MRS从活体代谢的基础研究阶段进入了临床应用的探索阶段。

^{31}P的共振频带大约为40ppm。从生物组织的^{31}P波谱中通常可检出7种不同的代谢物或它可呈现7条不同的共振峰。这7种代谢物分别为磷酸单脂(PME)、磷酸双脂(PDE)、无机磷(Pi)、磷酸肌酸(PCr)和三磷酸腺苷(ATP)中的α、β和γ磷原子。上述化合物对于了解机体的代谢过程均有重要意义。图23-21为正常脑组织的^{31}P MRS。

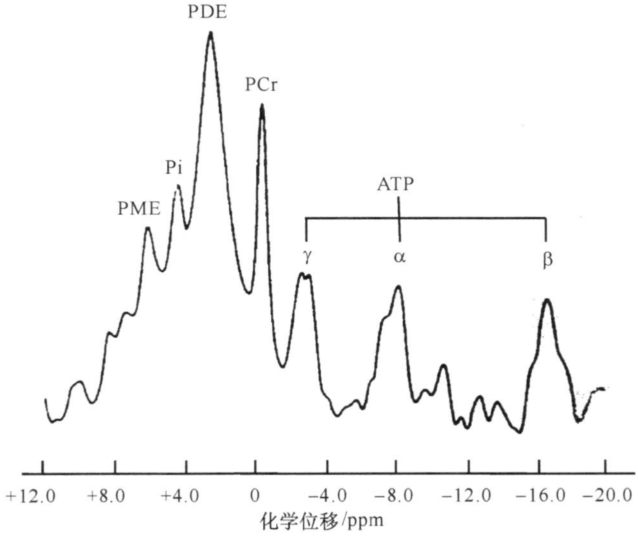

图 23-21　正常脑组织^{31}P MRS

由图23-21可见，正常脑组织^{31}P MRS中信号最强的两条谱线分别为PDE和PCr。PDE是磷脂细胞膜降解的产物和内质网的成分，它对于研究生长迅速的癌变组织有重要意义，其化学位移为2.9ppm。PCr是高能缓冲化合物或称高能储存物，可用于测定生物组织的能量状态。由于PCr的化学位移值不易受局部环境的影响，常将其谱线作为化学位移的内部参照物，并令其$\delta=0$。

图23-21中α，β，γ-ATP的δ值分别为−7.6ppm、−16.3ppm和−2.6ppm。ADP(二磷酸腺苷)是线粒体氧化磷酸化的调节剂。显然，ATP谱中还应包括它的贡献(ADP的α和β峰常与ATP的γ和α磷酸盐峰重叠)。由于β-ATP的波峰不与其他共振峰相重叠，通常用其来确定ATP浓度。ATP是新陈代谢的主要能量调节物：ATP水解成ADP和Pi，释放出能量；CK分解PCr，为ATP再合成提供能源。ATP对病理的或药物的应激反应很灵敏。另外，与Mg^{2+}结合的ATP也是代谢反应过程的重要物质。ATP与Mg^{2+}的螯合能使β和γ峰的化学位移发生变化，故可利用这一原理来估算细胞内ATP与Mg^{2+}的螯合情况。这一技术已用在红细胞、灌注心肌及其他组织Mg^{2+}代谢的研究中。

图23-21中PME的化学位移为6.8ppm，其波峰是磷脂细胞膜原始物、腺苷酸(AMP)和糖酵解作用中间产物的共同贡献，它的增高表明恶性肿瘤导致的脂膜代谢变化，因而对于鉴别迅速分化的癌变有重要意义。另外，在^{31}P MRS中还可见二磷酸二酯

(DPDE)和尿苷二磷酸葡萄糖(UDPG)的共振峰，化学位移分别为－8.1ppm和－9.6ppm。ADP、ATP和Pi一起决定细胞酸化的能力。

Pi是ATP的降解产物，其谱线较窄。Pi包括HPO_4^{2-}和$H_2PO_4^-$两个基团，它们的谱峰与PCr之间的化学位移分别为3.3ppm和5.7ppm(二者相距仅2.4ppm)。一般情况下，Pi谱峰的化学位移是上述两种基团数量的平均值。由于HPO_4^{2-}和$H_2PO_4^-$的浓度比例随环境的pH而变化，Pi峰的位置便可指示细胞内的pH：酸中毒使Pi峰向右移，碱中毒使Pi峰向左移。Pi的化学位移δ_{Pi}(ppm)与细胞内pH的关系式为

$$pH = 6.77 + \log\frac{\delta_{Pi} - 3.29}{5.68 - \delta_{Pi}} \tag{23-21}$$

需要指出的是，除pH外Mg^{2+}等离子的浓度也可影响Pi峰的化学位移。

三、^{13}C

在NMR领域，高分辨液体和固体的^{13}C MRS早已成为有机化学、材料科学和生物学等学科研究分子结构和反应动力学的重要手段。但是，由于它的自然丰度(1.1%)、相对敏感度(1.6%)和信号强度(只有^1H的1/5600)均非常低，检测^{13}C的NMR信号非常困难。这就大大限制了它的波谱在生物体中的应用。

^{13}C波谱的特点是化学位移范围宽(约200ppm)，故谱峰不易重叠、分辨率高、易分析；缺点为易受相邻质子的影响，使谱峰的结构由单峰变为双峰甚至多峰，故必须采取去耦措施。^{13}C谱中可分辨的组织代谢物有氨基酸(肌酸和乳酸等)、脂肪酸链、脂质膜、糖原和葡萄糖等。

生物体内大量存在的是^{12}C(自然丰度为98.9%)。它不是磁性核，因而不能产生NMR信号。但是，如果给予^{13}C标记的置换物设法将^{12}C变为^{13}C，就可能使某些特定化合物中的^{13}C含量增多，进而增强其信号强度。常用的方法是通过药物或葡萄糖将经^{13}C标记的化合物引入人体内，用^{13}C MRS跟踪观测这些化合物及其代谢过程，以得到有用信息。使用这种“磁化”标记的示踪物可观察体内特殊的生化过程，例如，应用乳酸、缬氨酸(valine)和亮氨酸(leucine)的^{13}C标记物研究三羧酸循环代谢等。

质子检测碳编辑谱是高分辨NMR中的一种常规方法，现也在活体MRS中得到应用。它不直接检测^{13}C的NMR信号，而是通过测量高灵敏度的^1H信号来得到与其相耦合的^{13}C信息，因而这是一种间接的^{13}C检测方法。另外，^1H去耦和NOE增强技术已用在活体^{13}C MRS的实验研究中，并取得了高质量的高分辨图谱。

四、^{23}Na

^{23}Na的自然丰度为100%，其NMR敏感度仅次于^1H(相对敏感度为9.27%)，且在人体中的含量较高(可达60mmol/L)。^{23}Na是细胞外的主要阳离子。它是在细胞膜钠-钾泵的作用下保持细胞内外离子梯度的。^{23}Na MRS的特点是信号强、受周围化学环境的影响小和谱线简单。此外，^{23}Na的T_1弛豫时间很短，故在实验上容易实现。

在正常状态下，人体中所有$^{23}Na^+$(可简写为Na^+)几乎共振频率相同，因而在^{23}Na

MRS 中仅能观察到一条谱线。尽管细胞内外的 Na^+ 浓度大大不同，但却不能通过 MRS 加以区分。现在，利用所谓顺磁性位移剂已可使细胞内外的 Na^+ 产生不同的化学位移，从而使 ^{23}Na MRS 中出现两条谱线。这两条谱线下面积分别表示细胞内外的 Na^+ 浓度。顺磁性位移剂可用于细胞、组织或灌注器官。三聚合磷酸镝就是一种典型的顺磁性位移剂。理想的位移剂不穿过细胞膜，因而它可使细胞外的 Na^+ 共振移位，而细胞内的 Na^+ 共振波峰仍保持原位不变。

上述技术可用来研究细胞内外 Na^+ 的浓度分布、细胞膜迁移动力学即细胞膜的钠离子转运和钠-钾泵功能。细胞内的 Na^+ 浓度及其在细胞膜中的分布梯度是许多生理过程的重要参数。^{23}Na MRS 无疑为这些过程的研究提供了一种无损伤的测量和监测手段。

^{23}Na MRS 的研究结果证明，与生长慢的肿瘤相比，快速生长的肿瘤内 Na^+ 含量较高。这可能与细胞核的有丝分裂以及肿瘤的发生有关。由于受组织 Na^+ 浓度低、对磁化不敏感等因素影响，Na^+ 的 T_2 弛豫时间很短，只有用特殊的序列才能使钠原子显像。

多量子滤波也是研究细胞内 Na^+ 的重要方法。有人已通过多量子谱的研究，证实了 ^{23}Na MRS 在检测骨关节软骨早期病变方面的潜力。^{23}Na MRS 还可研究肿瘤所致水肿。

^{23}Na 核是具有电四极矩的核，而四极矩有谱线加宽效应。位移剂的使用也可能使谱线加宽。因此，读谱时必须将上述两种原因引起的谱线加宽与离子浓度的变化相区别。

五、^{39}K

^{39}K 的自然丰度为 93.08%，但其敏感度仅为 ^{1}H 的 0.05%。因此，^{39}K 的谱线是很难检测的。利用其弛豫时间短(允许快速激发)的特点，结合一些特殊技术，可以在高场的系统中以较短的周期采集 ^{39}K 信号。^{39}K 是细胞内的主要阳离子。与 ^{23}Na 一样，它也是在细胞膜钠-钾泵的作用下保持细胞内外离子梯度的。

在 ^{39}K 波谱中只能观察到一个共振峰，但不能区分是细胞内还是细胞外的钾离子。使用顺磁性位移剂后可使细胞内外的 ^{39}K 产生不同的化学位移。有实验证明，钾的灌注或耗竭均可引起 ^{39}K 的信号变化，且这种改变与组织中钾的变化呈正比。因此，^{39}K 的 MRS 有可能用于无创的 ^{39}K 测定。

六、^{19}F

^{19}F 的自然丰度为 100%，共振频率与探测敏感度(^{1}H 的 83.4%)均与 ^{1}H 接近，因而实验容易实现。但是，动物和人体尤其是软组织内几乎不含天然的 ^{19}F。人体的微量 ^{19}F(0.004 mmol/L)绝大部分以矿物质形式存在于骨骼中。由于缺乏运动性，这些氟原子的 T_2 很短、谱线很宽，难以在 MRI 系统的场强范围内观测到。

活体 ^{19}F 的 MRS 研究主要通过注入外源性含氟化合物进行。例如，有人用 ^{1}H 去耦、

NOE 增强的 CSI 方法研究了含氟的化疗药物(静脉注射)5-氟尿嘧啶(5-fluorouracil)在肝内的代谢过程，证明^{19}F 可用在药物动力学研究方面。高氟有机化合物全氟化碳(FCs，perfluorcarbons)很可能成为血液代用品，宜用^{19}F MRS 进行研究。现已有了利用活体进行 FCs 研究的报道。^{19}F MRS 对活体的 pH、温度等局部环境因素也比较敏感。因此，通过对高氟化合物谱线化学位移、幅度、形状和弛豫时间等指标的测量，可以得到活体组织局部氧化强度和温度梯度等信息。^{19}F MRS 还可作为细胞内 Ca^{2+} 含量的指示剂。用^{19}F直接测量血流体积比^{1}H MRI 方法定量效果更好。

七、^{14}N 和 ^{15}N

MRS 可测出^{14}N 和^{15}N 的谱线。^{14}N 自然丰度很高(99.64%)，但其谱线通常很宽，不便于观测。在^{14}N MRS 中可观察到的化合物有尿素、氨以及其他含氮化合物。^{14}N MRS 主要被用在肿瘤中氨的测定和活体肾脏的研究中。

^{15}N 的自然丰度及敏感性都很低，且其化学位移的范围宽达 900ppm。因此，^{15}N 作为研究工具并不理想。但是，由于其 T_1 非常短，可用快速脉冲采集数据，同时用^{15}N 标记的化合物对其进行研究。

八、小　结

在体 MRS 可观察的代谢物种类较多。作为小结，现将常见的代谢物、分子基团或离子列于表 23-5 中，以便阅读时对照。表中所列代谢物主要出现在^{1}H 和^{31}P 的 MRS 中。

表 23-5　MRS 研究中常见的代谢物、分子基团及离子

中文名称	英文缩写	英文名称	谱的类型
谷氨酸，谷氨酸盐	Glu	glutamate	^{1}H
谷氨酰胺	Gln	glutamine	^{1}H
谷氨酸和谷氨酰胺	Glx	glutamate and glutamine	^{1}H
甘氨酸	Gly	glycine	^{1}H
丙氨酸，氨基丙酸	Ala	alanine	^{1}H
N-乙酰天门冬谷安酸盐	NAA	N-acetylaspartyglutamate	^{1}H
γ-氨基丁酸	GABA	γ-amino butyrate	^{1}H
乳酸	Lac	lactate	^{1}H
乙酸盐	Ac	acetate	^{1}H
磷酸肌酸	PCr	phosphocreatine	^{1}H，^{31}P
肌酸	Cr	creatine	^{1}H
含胆碱化合物	Cho	choline-containing compounds	^{1}H
葡萄糖	Glc	glucose	^{1}H
青蟹肌醇		seyllo-inositol，scyllo-Ins	^{1}H
肌醇	Mi	myo-inositol，myo-Ins	^{1}H
无机磷酸盐	Pi	inorganic phosphate	^{31}P
一磷酸腺苷、腺苷酸	AMP	adenosine monophosphate	^{31}P

续表

中文名称	英文缩写	英文名称	谱的类型
二磷酸腺苷	ADP	adenosine 5'-diphosphate	^{31}P
三磷酸腺苷	ATP，α，β，γ-ATP	α，β，γ phosphates of adenosine 5'-triphsophate	^{31}P
磷酸单酯	PME	phosphomonoester	^{31}P
磷酸双酯	PDE	phosphodiester	^{31}P
二磷酸二酯	DPDE	diphosphodiester	^{31}P
尿苷二磷酸葡萄糖	UDPG	uridine diphosphoglucose	^{31}P
核苷三磷酸	NTP	nucleotide triphosphate	^{31}P
细胞内、外的 pH			^{31}P
细胞内、外 Na^+含量			^{23}Na
细胞内、外 K^+含量			^{39}K
^{13}C 标记的化合物之代谢物			^{13}C
^{19}F 标记的药物之代谢物			^{19}F
氨离子			^{14}N、^{15}N
氨基酸			^{14}N、^{15}N

第八节　磁共振波谱的临床研究及应用

MRS 的医学应用始于 1973 年穆恩(Moon)、理查兹(Richards)对完整红细胞和 1974 年豪尔特(D. Hoult)对离体新鲜肌肉标本进行的^{31}P 波谱测定。1978 年，高尔登(Gordon)等人最早将^{31}P 波谱学研究应用于人体。现在，医学波谱学已从当初仅对离体标本的研究发展到在体的临床应用研究，使它成为目前唯一一种无损伤地研究活体器官的组织代谢、生化变化和化合物定量分析的方法。临床波谱学研究一般采有 1.5～3T 的 MRI/MRS 一体化设备。通常步骤是先行 MRI 检查，然后根据图像所显示的病变范围对一定 VOI 进行 MRS 测定，最后将检出的代谢、生化表现与磁共振图像中的形态学特点综合起来进行分析。本节先介绍人体能量代谢的一般知识，然后分别综述^{1}H 和^{31}P波谱学临床研究所取得的成果，最后讨论 MRS 临床研究中所存在的问题。

一、人体的能量代谢

人体是一个生化加工厂，通过消化道吸收的营养物质在这里储存、转化和利用。根据生物化学的基本观点，细胞是利用生物能进行离子传递、肌肉收缩及生物合成等功能活动的，而生物体细胞的主要能量载体是 ATP。1 分子的葡萄糖经糖酵解、柠檬酸循环和氧化磷酸化过程可分别产生 2、2 和 32 分子的 ATP。其中糖酵解的作用是将以糖原形式储存的能量转化为乳酸；柠檬酸循环则先将柠檬酸氧化成丙酮酸，然后将其转变为二氧化碳并在有关酶的作用下产生还原的烟酰胺腺嘌呤核苷酸(NADH)；氧化磷酸化则是从 NADH 产生 ATP 的生化过程。

在供氧不足的情况下，细胞代谢消耗 ATP。这时上述氧化磷酸化过程加快，促使

ATP 的形成，并引起 ADP 升高、刺激糖原酵解产生乳酸。人体内 ATP 的储备很容易被耗尽，因而 ATP 通常以 PCr 形式储存。PCr 是一种高能量的储存化合物，在磷酸肌酸激活酶(CK)的催化下随时准备供能。PCr 与 ATP 的平衡反应可表示为

$$PCr + ADP + H^{+} \Leftrightarrow ATP + Cr \tag{23-22}$$

当 ATP 增多时，上述反应向左进行即合成 PCr 并成为高能磷储存在细胞内。而当 ATP 被激活生成 ADP 时，PCr 被转化为 ATP 和 Cr，以维持 ATP 的浓度。PCr 耗尽时，ATP 才会下降。可以看出，ADP 是重要的代谢调节物。在肌肉和神经等 CK 丰富的组织中，以上反应始终保持着动态平衡。但是，CK 却受 H^{+} 浓度的影响：酸度增加反应向右进行；酸度下降反应向左进行。同理，肌酸浓度减少则引起碱化。腺嘌呤激酶(AK)是反应中的另一种重要酶，它催化 ATP、ADP 和一磷酸腺苷(AMP，adenosine monophosphate)之间的转化，下面为其反应式

$$2ADP \Leftrightarrow ATP + AMP \tag{23-23}$$

AK 同时具有保持 ATP 水平和降低 ADP 的作用。因此，当 ATP 转变为 ADP 后，AK 会催化 AMP 的生成。

上述代谢物几乎均可通过 MRS 进行观察。开展在体 MRS 的研究，对于了解人体的正常代谢过程及其在病理状态下的变化特点非常重要。例如，缺氧、局部贫血或细胞死亡时，PCr 和 ATP 水解加速，最终导致 PCr 和 ATP 含量下降、Pi 浓度上升、乳酸增加及 pH 下降。如果用 MRS 观察到上述变化，对波谱学的理解就比较容易。

二、代谢物的定量分析

我们已经指出，在完全弛豫的波谱中谱线所包围的面积与共振原子核的数目成正比。这是因为在热平衡条件下，共振峰的强度只与产生该峰的自旋核数有关，而与自旋核化学性质无关的缘故。因此，对于同一样本或被检体，在同一实验条件下所获谱线的面积应为一个常数。也就是说，谱线越窄，幅度必然越高。显然，对不同谱线进行积分，求得有关谱线下的面积之比，即可知参与共振的两类核数之比。

所谓波谱的定量分析，就是根据波形下的面积来推算组织中某一特殊代谢物的相对含量以及根据各共振峰的面积之比来计算自旋核的相对浓度。当谱的分辨率下降、共振峰过于接近或重叠，以至于面积不容易确定时，也可考虑用峰高进行定量分析。但是，这样做产生的误差较大。为此，应先通过实验求出峰高与含量间的关系常数或校准曲线，以校正弛豫时间等因素造成的非线性误差。由于谱峰的高度比面积容易测量而且比较准确，求得的关系常数可用在常规分析中。

充分弛豫的波谱指的是在序列 TR 足够长的条件下采集到的波谱信号。这时系统中的被测核没有饱和发生，即全部对信号作出贡献。但是，实际上为了在单位时间内得到最大的 SNR，大多数序列均取 $TR < 5T_1$ 进行信号采集。这就难免使部分被测核进入饱和或部分饱和状态。因此，为了使波峰面积相对直接地反映组织内代谢物的浓度，还必须对饱和现象进行校准。一般用 $TR = 5T_1$ 的测量结果与常规结果相比较进行校准。由于受不同组织 T_2 弛豫的影响，当用自旋回波类序列进行波谱学研究时，除了进行上述饱和校正外，还必须进行 T_2 弛豫的附加调整。在简单的自旋回波序列中，通常是对每

个测量面积乘以一个 T_2 校正因子即 $\exp(2\tau/T_2)$（τ 为自旋回波的衰减常数）进行校准的。

除了估算代谢物的相对含量之外，如果已知某代谢物在体内的绝对含量，还可根据波谱的面积或高度，借助间接比较的方法进一步得到代谢物的绝对含量。Pi 或 ATP 的含量都比较稳定，作为计算代谢物绝对含量的参考值比较合适。在动物实验中，还可将参考物植入体内有关位置进行研究。此外，常在测量体外设置已知浓度的参考物来获取所需的绝对含量。相比之下，前者可称为内标法，后者就是外标法。

三、^{1}H 波谱的应用研究

1. 概述

在体 ^{1}H MRS 研究开始于 1985 年前后。当时威廉姆斯（Williams）用 8.5T 的波谱仪对鼠的肌肉代谢物进行了研究。实验使用水抑制、去耦、双共振等技术，初步观察到了 Lac、Pi、PCr、ATP 等波峰。作者还尝试了从 Pi 的化学位移判断酸中毒的方法。

从此，^{1}H MRS 在医学上的应用主要集中于大量在体哺乳动物与离体动物器官和组织的研究上。由于早期还没有高场强的全身成像系统，故其研究只能在波谱仪中进行。近十年来，随着高场 MRI 系统及各种定位技术的发展，^{1}H MRS 才用在临床疾病的诊断探索方面。

由于脑组织比较接近表面且无移动脂质的干扰，脑部成为 ^{1}H MRS 首先试用的器官。最早研究正常人脑组织时大多采用 TMR 定位法。这一方法不使用梯度场，其准确性受到一定限制。现在用高场 MRI 系统进行 MRS 测量时都采用比较精确的 DRESS、STEAM 等定位技术，并将 MRI 与 MRS 对照起来进行研究。目前，^{1}H MRS 在颅内疾病诊断的研究方面已取得非常明显的进展。颅脑成为 ^{1}H MRS 应用最广且技术最成熟的器官。

其实，头部 MRS 备受重视的原因，更重要的还是医疗界对脑部疾病诊断方法的需求。据流行病学的资料，中枢神经系统疾病仍然是人类致残或死亡的主要病因。就欧洲来说，癫痫的平均发病率为 50/100 000（高发地区达 600～700/100 000）；在占位性病变中，脑肿瘤的发病率为 15/100 000（高发地区达 60/100 000）。在成人所患肿瘤中，脑瘤的比例为 10%（儿童更高），尽管其中的 2/3 是良性，但高度恶性的星形细胞瘤在 15～34岁年龄段的癌症死因中占第四位（男、女）、35～54 岁年龄段占第五位（男）。多发性动脉硬化症的发病率为 3/100 000。65 岁以上的人群中，有 5%～7%患有阿尔茨海默病（AD，Alzheimer's disease）。此外，帕金森病的发病率也很高（20/100 000，中欧高达 200/100 000）。人们期望出现更多更好的诊断方法，以便对各种脑病进行特性化的描述、诊断和分类。MRS 正是许多待选方法中的一种。因此，在体 ^{1}H MRS 的应用已针对上述各种疾病的诊断而展开，并取得了很大进展。

为使 ^{1}H MRS 的研究结果具有可比性，文献报道中多采用相对代谢物含量（两种代谢物的谱峰强度或面积之比）的方法来表达研究结果，如 NAA/Cho、NAA/Cr 和Cho/Cr 等。再将疾病与正常两种情况下的测量值进行比较，就可发现其改变。需要注意的是，NAA/Cho 比值随年龄增大而上升，Cho/Cr 比值则随年龄而下降。3 岁之前这种年龄相关性比较明显，并可持续到青春期。由于出生后神经元的数目并不增加，推测 NAA 的升高与轴突、树突数量的增加以及突触间连接增多有关。一项对青、老年人^{1}H 波谱的对比研究发现，老年组 NAA 含量较低；随着年龄的增加，NAA/Cho 比值也下降。因此，在 MRS 研究中还要适当考虑波谱学指标的年龄特征。

2. 癫痫

发作性癫痫的^{1}H MRS 证明，波谱学能提供与 MRI 不同或者互为补充的信息。与占位性脑损伤的病例相比，许多癫痫发作并无可供 MRI 检测的、有关脑实质变化的复杂信息。但是，通过由 NAA 共振表达的静态代谢异常和 Lac 峰所反映的有关无氧糖酵解的动态变化，波谱学具有提前获得脑代谢变化信息的可能性，从而显示出它有可能确定大脑病灶区的巨大潜力。

在癫痫的 MRS 研究中，具有单侧特点的颞叶癫痫(TLE，temporal lobe epilepsy)是目前研究最多且技术最为成熟的一种病例。测量结果一致显示癫痫发作区的 NAA 水平下降，这表明神经元的功能正在丧失。从定位技术上看，MRS 对单侧癫痫灶的定位结果与 EEG 或其他更精确的临床手段所确定的位置相一致。MRS 不仅能发现 MRI 所不能揭示的 NAA 降低现象，还能观察到颞叶癫痫灶被成功切除后 NAA 水平的可能恢复。因此，通常认为 NAA 波峰的降低反映了癫痫状态下神经元的功能丧失，它与海马区硬化症等疾病造成的神经元损害不同。MRS 也能显示大部分双侧性异常，而这是其他诊断技术难以做到的。

癫痫发作区 Cho 含量的增加可能与反应性神经胶质增生有关。在癫痫发作涉及的组织内，代谢的需求可能会超过组织通过氧化代谢所能提供的能量，无氧糖酵解过程的激活就导致了区域性乳酸盐的堆积。Lac 的区域增加可持续数小时，因而可将其作为癫痫活动更加直接的指标。图 23-22 所示为一单侧癫痫发作患者(已被 EEG 和其他临床手段确诊)的^{1}H MRS。其中图 23-22(b)为 MRI 定位像，图中标出了整个信号测量区和左右两个体素的位置。两个体素分别取在癫痫发作灶(右侧中央前回附近)和左侧对称处(功能正常区，以便于左右对照)，其波谱分别示于图 23-22(a)和图 23-22(c)中。由图可见，癫痫发作灶波谱中的 NAA 峰明显降低、Lac 略有增高，而对侧同一位置处的波谱

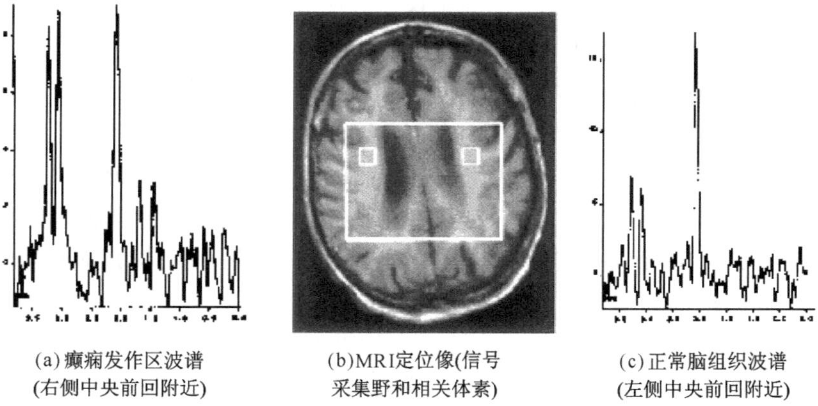

(a)癫痫发作区波谱(右侧中央前回附近)　(b)MRI定位像(信号采集野和相关体素)　(c)正常脑组织波谱(左侧中央前回附近)

图 23-22　单侧性癫痫的^{1}H MRS

未见任何异常[注意图 23-22(a)和图 23-22(c)的纵坐标不同]。

定量分析的结果也证实，颞叶癫痫患者海马病灶区波谱的 NAA/Cho 比值明显低于健康人以及本人同侧的正常区和对侧的同一位置。已通过大量在体波谱学研究取得了健康人 NAA/Cho 统计值和 Cr、Cho 含量，证实健康人脑中 Cr 和 Cho 的浓度基本相等。因此，在癫痫的诊断方面，现已能根据病人 NAA/Cho 值的变化和 Lac 等特征，精确无疑地确定癫痫病灶。这对于外科手术指导、治疗效果监视等都有重要意义。MRS 对癫痫的探测和诊断可以在发作前进行，因而就比脑电图等方法有了更大的优越性。目前，这一诊断方法已在美国有些大医院开始应用。它有可能发展成为一种常规的临床诊断手段。

3. 占位性病变

MRI、CT 和 SPECT 等诊断工具均可显示和诊断各种脑的占位性病变。因此，此类病变通常不难检测。然而，MRS 是从生物化学角度对各种病理损害的鉴别提供有用信息的。

颅内肿瘤的 MRS 研究一开始集中在代谢率和其他波谱学数据的定量分析方面，数据获取以覆盖大肿瘤和肿瘤不同区域的单体元法为主。根据颅内肿瘤的多样性特点，后来又开发出多种能对不同肿瘤进行区别诊断的波谱学方法，但所用指标之间有重叠。比较一致的发现是，肿瘤组织与正常神经组织相比，NAA 共振峰大幅度减小、胆碱类化合物的谱峰则增高，这是肿瘤细胞和神经胶质增多的特征。多数肿瘤中乳酸含量增多。乳酸、脂质、Cho 和 NAA 的水平还被用来进行恶性肿瘤的分级。此外，发现脑膜瘤的波谱中总有丙氨酸(Ala)波峰出现。

CSI 方法能以较高的分辨率和数据采集效率来观察谱的变化。因此，它已被用来研究颅内各种占位性病变，如区分灶性和浸润性肿瘤、分辨环状扩展型肿瘤和脓肿等。图 23-13～图 23-15 所示分别为高分化胶质瘤、脑转移瘤和脑脓肿三种占位性病变的^{1}H MRS。由图可见，不同种类的肿瘤具有不同的波谱学特点。

在脑占位性病变中，胶质瘤的波谱学观察资料较多。例如，用 CSI 方法发现，Cho 在胶质瘤的一些区域增加，而在另一些区域减少；NAA 在肿瘤的一些区域大大减少，而在另一些区域未见明显变化；所有谱中都不同程度的存在 Lac 等。有趣的是，Lac 含量的增加与 PET 显示的肿瘤对葡萄糖的吸收量相一致。上述结果说明^{1}H MRS 能描述肿瘤代谢的不均匀性，因而有望成为详细探查肿瘤代谢规律的新方法。

现有的定量研究资料表明，所有肿瘤组织的 NAA/Cho 和 Cr/Cho 两个比值均明显小于正常对照组，且不同类型的肿瘤有明显的差异，如脑膜瘤谱中可能出现 Ala 峰、转移瘤谱中出现相当大的脂质峰、胶质瘤的 NAA/Cho 和 Cr/Cho 介于正常组织与脑膜瘤之间等。有些胶质瘤中出现了大的 Lac 峰，但谱峰强度与肿瘤的性质无明显关系。

有研究证实，肿瘤和放射治疗的硬斑中 NAA 减少，而肿瘤边缘区的变化不太明显；大多数硬质瘤中 Cho 增加，恶性胶质瘤的归一化 Cho 值(病灶区与正常组织 Cho 的比值)明显高于良性胶质瘤；治疗后 Cho 值降低。作者据此认为 Cho 的变化虽然不能作为区分良性或恶性的指标，但可以探测恶性肿瘤的变性和对治疗的反应。对脑肿瘤的放疗反应可根据 Cho 的变化来判断：慢性放射性坏死区 Cho 下降，而复发的肿瘤 Cho 升高，由此可对二者进行区分。

美国6个磁共振中心对乳腺瘤、黑色素瘤和肺癌等原发肿瘤所致的脑转移瘤进行了 ^{1}H MRS研究。从发表的结果来看，原发病灶和脑转移灶之间的NAA、Cho和Cr谱峰的面积或强度并没有明显区别，但转移瘤的NAA/Cho比值明显小于对照组。此结果提示，还不能用波谱学方法区分原发癌和转移癌。

有人发现良性胶质瘤和室管膜瘤的Cho/NAA升高，并有Lac异常聚集，而恶性肿瘤的Cho/NAA增高更多，Lac却与良性大致相仿。另有人在研究中使用了Mi/Cho这一指标，发现脑膜瘤和转移瘤的Mi/Cho明显降低，胶质瘤的Mi/Cho却升高：恶性程度愈高，此值变化愈多。因此，作者认为可以通过 ^{1}H MRS鉴别胶质瘤和转移瘤。

归纳起来，脑肿瘤的 ^{1}H MRS有如下特点：囊性和实质性肿瘤的NAA均下降；Cho在多数实质性肿瘤中升高，且恶性程度越高越明显；Lac在肿瘤中升高，与肿瘤的恶性度无关；Cr下降。

已采用神经网络和模式识别方法自动分析复杂的波谱数据。这类自动识别方法的应用，将有利于更多病例的研究，从而进一步验证波谱学方法对于脑肿瘤鉴别诊断的可靠性。尽管这种方法有很大的优越性，但目前的应用还仅限于少数研究中心。

4. 多发性硬化症

多发性硬化症的急性和慢性功能破坏为中枢神经系统的局部脱髓鞘和轴突的损伤等，常伴继发性神经胶质反应而形成局部硬化斑(斑内轴突的直径变小、数量减少)。活动性斑块表现为血管周围炎、巨噬细胞浸润和水肿。这种疾病的主要波谱学发现为NAA峰降低。除此之外，最早可观察到Cr的短暂减少，后来还能观察到Cho和Lac的增多。在慢性损伤过程中，Cr显得正常而NAA保持低水平，证明轴突的不完全恢复。

^{1}H MRS的研究还显示，急性活动性斑内Lac谱峰增强，Cho/Cr增加和NAA/Cr下降，而慢性硬化斑内Lac和Cho/Cr波峰正常，NAA/Cr下降。黑克(P. V. Hecke)等人用受激回波和水抑制技术进行了类似的研究。定位时，他们使VOI内的硬斑尽可能多。结果发现，与正常对照组的 ^{1}H MRS相比，病人组NAA/Cho和NAA/Cr明显降低，且与正常组同一指标的比值为0.78，此值与VOI内硬斑的多少没有相关性(图23-23)。另外发现，代谢物的改变与脑内硬斑密度以及病程无关。上述实验所得结论是一致的，即硬化区内NAA含量降低。

用短回波时间的方法所进行的研究发现，多发性硬化症 ^{1}H波谱中Mi和脂质的信号增强。利用 T_2 加权的磁共振图像进行定位，并对可见病变区以外的组织进行波谱学检查时也得出了NAA波峰降低的结论，证明MRS在检测组织异常方面要比MRI敏感得多。考虑到多发性硬化症病人被 T_2 加权的损伤区域内白质含量较低，上述波谱学变化对脑白质看起来正常的慢性功能损伤病人更有意义。研究已证明，看起来正常的白质中NAA的变化与功能的损伤相关性更好。因此，MRS可能被用于多发性硬化症病人轴突破坏和脱髓鞘的检测。它也可能是将来评价轴突损伤和脱髓鞘病变的唯一无创伤性方法。

5. 神经变性脑病

神经变性疾病又称退化性病变，通常可根据其临床表现进行诊断。变性疾病的种类

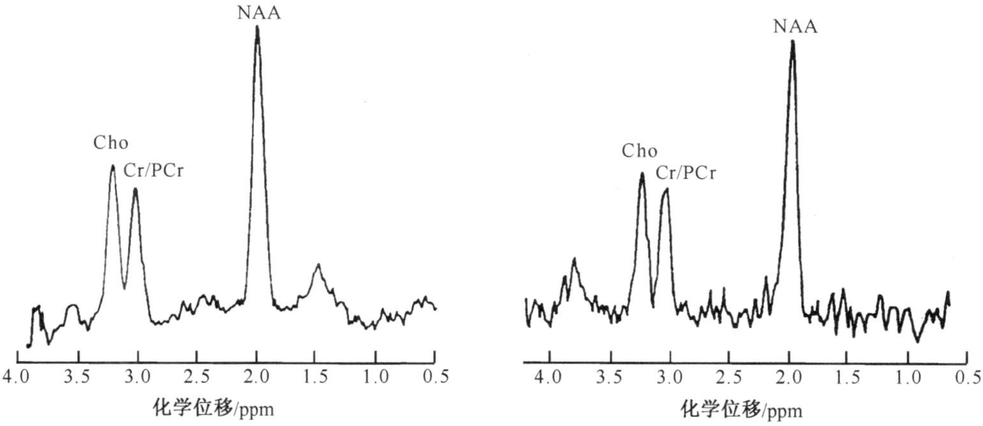

(a)VOI(40mm×40mm×40mm)内硬斑较少　(b)VOI(20mm×35mm×20mm)内硬斑较多

图 23-23　多发性硬化症病人的 ^{1}H MRS(TR=3s)

比较多，如阿尔茨海默病、帕金森病和亨廷顿舞蹈症等。对这类脑病的 MRS 研究已经开展并成功检测出几种神经变性病的代谢异常。因此，^{1}H MRS 可被用来进一步区分退化性疾病的类或型，也可用来监测病程或跟踪治疗效果。

阿尔茨海默病及多发性皮层下梗死是引起老年痴呆的常见原因，属神经变性疾病。已从阿尔茨海默病的波谱中观察到 NAA 水平降低。有研究还用短 TE 的方法证明阿尔茨海默病的 Mi 增加，而多梗死痴呆症的 Cho 增加。这样，波谱学手段便可用在痴呆症的区分上。还有人不仅用 ^{1}H 波谱发现阿尔茨海默病 NAA 下降，还发现 Gln 升高。作者由此提出，NAA 作为一种神经元功能的标识物，可用来观察此病和其他变性病的神经元损伤过程。

帕金森病脑组织(如黑质)的 MRS 评价不仅需要更高的空间分辨率，而且必须对感兴趣区内过量的铁沉积引起的磁化率效应作特殊处理。因此，它的 MRS 研究还受到极大限制。尽管如此，已有人检测了帕金森病患者纹状体的 ^{1}H 波谱，证明此处 NAA/Cho 下降。另一个小组对帕金森病的波谱学进行了大样本(90 例 31～83 岁的原发性帕金森病患者)的测量和分析。结果为：未发现 NAA/Cho 均值与对照组有明显差别；50～70 岁年龄段的病人在纹状体处的 NAA/Cho 均值减小；药物治疗与未治疗组之间的结果出现明显差异。这一方面说明帕金森病人纹状体中的神经元细胞可能严重损伤，另一方面证明临床上可用 MRS 来监视药物治疗效果。

对亨廷顿舞蹈症(HD，Huntington chorea)进行的 MRS 研究发现，这类病人大脑皮层和基底神经节等处 NAA/Cho 降低、Lac 增加。其中，Lac 水平的变化可以指导治疗，因为他们观察到使用泛醌治疗后 Lac 出现了逆向变化。

夏科氏综合征(ALS，amyotrophic lateral sclerosis，肌萎缩性脊髓侧索硬化症)病人的波谱学特征为 NAA 减少、Cho 和 Mi 均增加。神经轴索营养不良、Leigh's 病、Schilder 病和 Clckayne 病的 Cho 信号也增强，意味着受检区域的能量代谢紊乱。

6. 缺氧

^{1}H MRS可以检测窒息、溺水、心脏停搏、呼吸衰竭、脑卒中和外伤等原因所致缺氧后出现的主要生化反应。图23-24所示为一出生两天的新生儿在窒息缺氧后所获的^{1}H MRS。由图23-24(b)可见NAA波峰的增加及乳酸峰的略微降低。需要说明的是，由于取TE=135ms进行扫描，图中的乳酸峰是反向的(谱编辑技术)。采集信号的VOI选在基底神经节，如图23-24(a)中的轮廓线所示。

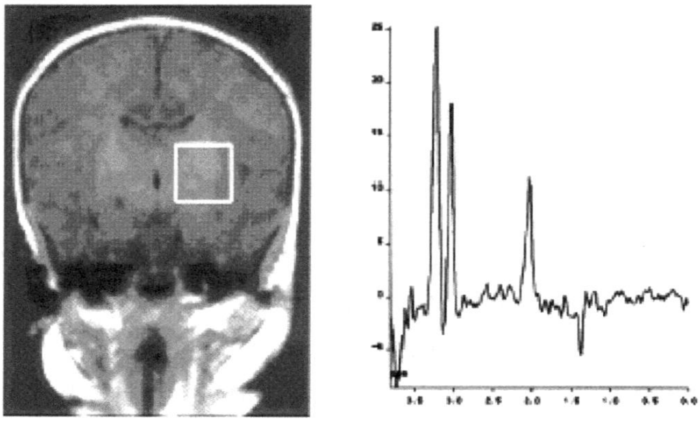

(a)定位像(轮廓线区域)　　(b)基底神经节波谱

图23-24　缺氧状态(新生儿窒息)下的^{1}H MRS(TE=135ms)

当缺氧发生时，乳酸的堆积加速了厌氧糖酵解过程以弥补所需的能量。这一变化已被短TE时间的波谱中Glx(几种有关的氨基酸)的增加所证实。NAA的减少反映神经元的功能丧失和轴突损伤。中枢神经系统受损后NAA水平会连续几天下降。与此同时，能观察到广泛性轴突损伤、髓磷脂和膜的破坏所造成的Cho升高。由于氧气不足，缺氧后可出现Cr的变化。因此，根据NAA和Lac的水平，MRS可用来预测神经功能的损伤情况，也可在脑卒中的急性期监视治疗效果。

7. 代谢性疾病

无论是遗传性还是获得性代谢病，MRS的评价都存在一定困难。原因是对于这类病，MRS只能检测各种病理生理机制所导致的二级生物化学变化，如神经元功能的丧失/破坏、脱髓鞘和神经胶质增多等，而不能反映代谢物、蛋白质、酶或者其他神经递质最初的改变。代谢性疾病的种类很多，目前只对少数几种进行了MRS研究，并取得了一些典型谱图。但是，对于这些谱及其特征的解释还离不开临床发现或病史，也没有形成一致的看法。

已报道的代谢性疾病^{1}H MRS的特征性变化有：线粒体病可见Lac峰升高，有时伴NAA峰降低(图23-25)；慢性肝性脑病(chronic hepatic encephalopathy)于脑白质中可检出Glu的提升、Mi的损耗及Cho的减少；Canacan氏病(一种遗传性脑白质营养不良症)

的 NAA 明显高于正常人，且 Cho 变小；非动态高甘氨酸血症的谱中可见氨基乙酸含量增多；先天性苯丙酮尿症检出苯基丙氨酸升高等。

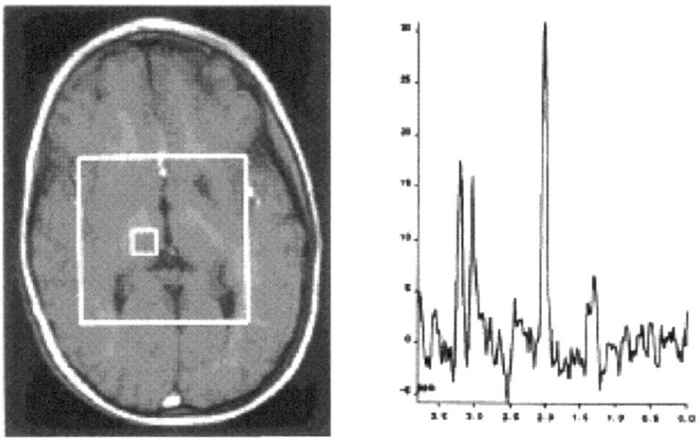

(a)定位像(VOI及体素)　　(b)乳酸峰增高的波谱

图 23-25　线粒体病的 ^{1}H MRS

有人对患丙酮酸脱氢酶缺乏症的幼儿进行了 ^{1}H MRS 检测，结果发现波谱中 Lac 波峰增大，后经脑脊液采样证实有高浓度乳酸存在。当注射二氯乙酸盐(dichloroacetate)类药物治疗后，^{1}H MRS 中 Lac 波峰变小，但停药后 Lac 峰再一次增大，临床症状重新出现。后持续用药直至症状完全消失，波谱学中的 Lac 随即恢复正常。

根据初步结果，有人预测 MRS 能被用在某些代谢异常病治疗过程的监测方面。例如，肝移植后肝性脑病的 Glu、Mi 和 Cho 的正常化过程用 MRS 进行动态观察就比较方便；也可用其监视上述丙酮酸脱氢酶缺乏症婴幼儿的代谢异常及其治疗效果。

8. 脑梗死

脑梗死是最常见的脑病之一，也是发达国家成人的主要死因之一。它的早期诊断对病人的治疗和预后都有重要意义。因此，这种病的研究一直备受医学界重视。由于梗死区内水的变化非常明显，MRI 能比 X 射线 CT 更早地发现病变。相比之下，^{1}H MRS 能及时发现梗死区内代谢物的改变。

对梗死灶的波谱学研究已证实，急性硬死区中央 NAA 信号完全消失，但梗死边缘区尚有一定的 NAA 存在，同时发现 Cho 和 Cr 共振信号减小、Lac 共振信号增大。用 2D CSI 方法对梗死进行定量观察后所得结果与以上事实一致，即梗死区 NAA、Cho 和 Cr 含量分别比对照区减少 69％～85％、42％～66％和 52％～74％，推测是梗死区细胞密度降低所致。谱图还显示，不仅梗死区内存在大量 Lac，侧脑室也出现了 Lac，这可能是缺血等因素引起的厌氧糖酵解加剧之故。^{1}H MRS 与解剖学进行的对照研究发现，NAA 减少和 Lac 增加的区域内神经元数目很少，而泡沫巨噬细胞成片分布。这种分布从发病 3 天后开始，可持续数月之久。它可能是 Lac 增多的原因。

9. 小结

除上述进展外，人们还通过^{1}H MRS对糖尿病、脑淀粉样变性、脑坏死、中枢神经系统损伤和艾滋等病进行了波谱学的观察研究，初步了解到多种疾病的能量代谢特点。

已有的结果表明，^{1}H MRS所提供的有关脑代谢的病理和生化信息，对疾病的诊断、分类、分期和治疗过程监测具有重要意义。MRS在癫痫和脑损伤病灶的定位方面已引起临床重视，且被认为是MRI和X射线CT等成像技术的一个非常有价值的补充。MRS在区别未经治疗的脑脓肿和其他占位性病变、在检测形态学尚属正常的萌生肿瘤等方面优于MRI。与MRI和X射线CT相比较，MRS对于许多代谢性疾病具有无创地提供代谢异常信息的能力，可以进行更精确的鉴别诊断并预报病变的程度。MRS还能为窒息的预后提供关键的信息。但是，这些研究尚属初步，严格意义上的定量分析还显不足，因而距真正的临床应用还有较大距离。

^{1}H MRS是放射学和神经放射学一个有趣和迅速扩展的分支。近十年来，从技术上来说，临床波谱数据的获取已经很方便，但仍不能满足应用需要。下一步的努力方向有：优化各种脉冲序列尤其是多层序列，使之适用于临床；开发更加表现用户友好特色的后处理方法；引入神经网络和模识识别技术，实现谱分析的自动化；使用新的数学和统计分析方法处理结果。如果将MRS提高到神经波谱学的高度，它还面临着许多挑战。

四、^{31}P波谱的应用研究

1. 骨骼肌

由于骨骼肌ATP和PCr的含量高，且比较表浅，相对容易使用表面线圈，故它最早成为^{31}P MRS的测定对象。相比之下，肌肉还较其他内脏组织均质，因而是波谱分析的好材料。但是，肌肉中还包括结缔组织、脂肪组织和各种纤维组织，使信号变得复杂。

MRS测定代谢物浓度的第一个实验是由英国学者豪尔特(D. I. Hoult，现为加拿大研究院生物诊断研究所资深研究员)于1974年用离体肌肉标本完成的。1978年，又有人通过大量^{31}P MRS实验测量了蛙肌高能磷酸盐的浓度，并探讨了肌肉收缩力与高能磷酸盐浓度间的关系，证实肌肉收缩强度愈大，PCr产生愈多、Pi和Cr产生愈少。随后，^{31}P MRS被广泛用来研究肌肉生理、代谢控制及病理改变等。

正常骨骼肌(横纹肌)^{31}P的MRS可显示PCr、Pi、PDE、α-ATP、β-ATP和γ-ATP等波峰，通常PCr峰高于ATP。还可利用其化学位移测出肌细胞内的pH。骨骼肌细胞内pH大约为7.10±0.04。

骨骼肌的能量代谢与运动密切相关。不少实验对运动负荷后肌肉的能量供应状况进行了观察。^{31}P MRS的研究结果表明，肌肉收缩时PCr逐渐减少、Pi增多、ATP变化不明显、pH变小。其原因如下：肌肉收缩需大量能量，而这些能量需消耗PCr来提供，使得PCr含量降低；肌肉运动时PCr分解成Pi和Cr，使得Pi浓度升高；ATP稳定说明PCr尚未耗尽；pH的变化是由于乳酸堆积并造成Pi峰发生位移之故。运动负荷

中止后，PCr 和 pH 均会恢复正常。McArdle 综合症(一种以缺少磷酸化酶为特性的肌病)患者的肌细胞中 pH 不随运动而降低，推测是糖原酵解受阻之故。而糖原酵解障碍正是磷酸化酶缺乏的结果。关于骨骼肌负荷与稳态氧化磷酸化过程间关系的研究结果认为，中等运动时负荷率与 Pi/PCr 比值呈线性关系，证明 ADP 浓度对耗氧量的调节作用。因此，可根据 PCr 的分解和合成速率来判断肌肉的健康状况。图 23-26 为健康小腿肌在完全松弛和强迫运动两种状态下的 ^{31}P 波谱。将图 23-26(a)和图 23-26(b)相比较可发现，运动后波谱中的 PCr 峰明显降低、Pi 峰明显升高。

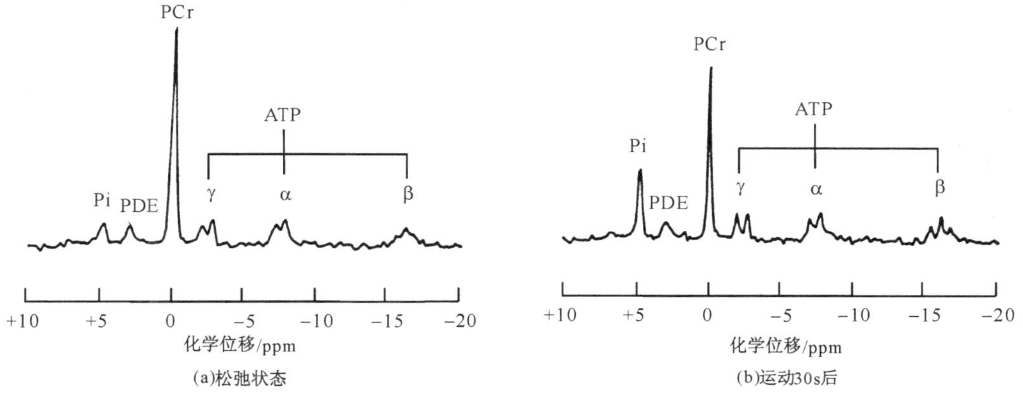

图 23-26　完全松弛和强迫运动两种状态下健康小腿肌的 ^{31}P MRS

利用 ^{31}P MRS 可以对有氧锻炼及恢复期间肌肉的局部能量代谢情况进行定量研究，例如估算局部缺血锻炼时和有氧锻炼期间 ATP 总的合成速率。研究结果为：锻炼初期 ATP 合成很少，而锻炼结束时增加到锻炼初期 PCr 的合成速率。

许多人对运动障碍病进行了 ^{31}P MRS 的研究。例如，对各种肌疾患者进行安静、运动和休息时的波谱测量，分别计算 PCr、Pi 和 PME 对 PCr+Pi+PME 之比，经动态观察分析发现：磷酸果糖激酶(PEK)或磷酸甘油激酶(PGK)缺乏症患者运动后 Pi 不升高而 PME 升高；安静时 PCr/Pi 降低不显著。对假性肥大性营养不良、肌强直性营养不良、脊髓灰质炎、家族性脊椎肌萎缩病和足肌张力下降等神经肌肉疾病进行 ^{31}P MRS 检测后发现，上述所有肌病的肌肉谱中 β-ATP/PCr 和 Pi/PCr 均较正常组升高，其中 β-ATP/PCr 的提高还与疾病的严重程度有关。炎性肌病、代谢性肌病等的 ^{31}P MRS 也发现类似变化。据分析，这与继发于炎症的线粒体代谢障碍有关。

氧化磷酸化过程异常的线粒体肌病的横纹肌能量代谢失常，即静止状态下 PCr 浓度降低，因而运动能力下降；运动后 PCr 的合成速度减弱，需要相当长的时间才能恢复至正常水平；运动时 PCr/Pi 迅速下降，且常常观察到细胞的酸中毒现象。此外，由于糖酵解过程中缺乏特殊的酶，乳酸生成将受到阻碍。因此，疾病组织的 pH 不随厌氧运动而降低。

2. 脑

对活体动物脑组织的 ^{31}P MRS 研究始于 1978 年，当时使用波谱仪测量了麻醉鼠的脑^{31}P 谱，初步显示了缺氧所致的 PCr 耗竭情况。后来又有人测得活鼠脑的 PCr/ATP 为 1.9，其值介于冰冻切片样本和松弛肌肉之间。

人脑^{31}P MRS 可显示的代谢物主要有 ATP、ADP、PDE、Pi 和 PCr 等。现在，^{31}P MRS 主要用在脑细胞能量代谢及细胞膜脂质代谢的研究方面。由于脑的代谢非常旺盛，脑细胞磷化合物和能量的代谢就很活跃。与骨骼肌相比，正常脑组织波谱中 PCr 峰要低于 ATP 峰。根据能量代谢的有关原理，代谢需求增加时，脑的 PCr 峰还会进一步降低。

有时还需根据某些代谢物的化学位移来测量细胞内的 pH。由^{31}P MRS 所得正常脑细胞的 pH 为 6.99～7.2。此外，测定代谢物的浓度和含量也是波谱分析的目的之一。有人计算了正常成人脑中 NAA、Cho 和 Lac 的绝对含量，分别为 11.5mmol/L、2.0mmol/L 和 0.6mmol/L。而已报道的 PME、Pi、PDE、PCr 和 ATP 五种物质的分子浓度分别为（2.7 ± 0.3）mmol/L、（1.2 ± 0.1）mmol/L、（8.1 ± 0.5）mmol/L、(3.0±0.2)mmol/L和(2.3±0.3)mmol/L。

婴儿、儿童和成人大脑的^{31}P MRS 明显不同。这是因为出生后正常脑组织会继续发育直至成熟，此过程必然伴有生化改变。一般认为，新生儿脑代谢尤为活跃，其波谱特征是 PME 峰高、PDE 和 PCr 峰低；成人脑的 PME 峰不十分突出，而 PDE 峰很突出；PCr/Pi 随年龄增大而升高、PME/PDE 随年龄增大而下降。但是，不同的研究在描述不同年龄段的波谱学代谢特征时应用了不同的指标，所得结果就很难进行比较。例如，有人测定新生儿至八个半月婴儿的^{31}P 谱，除使用 PCr/Pi 外，还引入了 PCr/β-ATP，发现上述两个比值均随年龄增大而升高。另外，这个年龄段的脑中检出了较多 PME 峰。还有人证实，随着年龄的增大，PME/β-ATP 和 PME/PCr 下降、PDE/β-ATP 和 PCr/Pi 升高(这种改变主要发生在三岁之前)，可见其使用的指标更多。PME 减少被认为是细胞的磷脂代谢障碍所致。它随年龄增大而下降的事实，与脑组织发育过程中组织学的改变有关。新生儿的脑细胞尚未完全成熟，因而容易引起细胞膜机能障碍。因此，^{31}P MRS 可作为新生儿脑损伤的重要研究手段。

MRS 还可对缺血引起的脑损伤以及治疗效果进行在体跟踪观察。新生儿窒息的研究就是一个典型的例子。^{31}P MRS 的文献表明，新生儿窒息可以发生不同程度的PCr/Pi 改变，且这种改变与其严重程度有关。有人认为 PCr/Pi 低于 0.8 者预后就比较差。随着病变的好转，PCr/Pi 可以回升。分娩窒息的新生儿出生第一天波谱通常表现正常，随后 PCr/Pi 开始下降，有些患儿核苷三磷酸(NTP，nucleotide triphosphate)同时下降，并在第2～4天降至最低值。推测 PCr/Pi 和 NTP 下降的程度与长时间的神经发育损伤或死亡迹象密切相关。由于脑的氧化磷酸化不足，缺氧、缺血的损伤还导致细胞内 pH 升高。PCr/Pi 的减小与神经发育损伤程度成正比。损伤严重时几乎探测不到 PCr 和 ATP，这样的婴儿出生不到一个月就会死亡。因此，可将 PCr/Pi 低下作为判断新生儿窒息预后的指标之一。磷代谢物浓度的变化，最后还会导致继发性脑功能衰竭，其机制尚不清楚。谷氨酸盐中毒等神经递质的影响可能是原因之一。由此可见，用^{31}P MRS 来预测新生儿脑损伤程度及监测治疗效果是可行的。

MRS 还可用来观察脑梗死不同阶段的能量代谢、氨基酸和 pH 变化情况。急性期脑梗死^{31}P 谱中 PCr 降低、Pi 升高、PCr/Pi 大大减小，并伴随细胞酸中毒。脑梗死 32h

后 pH 开始下降，ATP 和 PDE 信号也较健侧大脑为低，说明脑组织能量代谢活性细胞正在减少。持续的脑缺血导致不可逆转的细胞损伤和神经元死亡。慢性梗死病人^{31}P MRS 中磷信号的减小与梗死区存活细胞数量的减少趋势相一致。脑梗死病人脑细胞内的 pH 随发病时间而变化，即急性期呈酸性、亚急性和慢性期逐渐转为正常或碱性。相应地，细胞从早期的酸中毒逐渐发展到亚急性碱中毒，其机制可能与乳酸的变化有关。另一研究注意到，当细胞出现酸中毒时 Pi 的强度明显升高、ATP 降低。缺血区的 pH 与 PCr 正相关，而与 Pi 反相关，但 pH 和磷酸能量代谢物与梗死初始时的严重程度没有明显的相关性。MRS 还可用于脑梗死的早期诊断。一般于梗死 1.5～3.0h 后，MRI 才能在 T_2 像上观察到异常信号，而^{31}P 波谱可在几十分钟内观察到波谱学的改变。

阿尔茨海默病的^{31}P MRS 研究证明，这种脑神经变性病在颞顶区的 PME 和 PME/PDE升高，而 Pi 在额颞顶叶升高；多发性皮层下梗死性痴呆症的 PCr/Pi 升高。故可用波谱的方法来区分上述两种疾病。

对癫痫病人进行 MRS 分析发现，患侧颞叶 PCr/Pi 较正常脑区减小约 50%，较健侧颞叶下降 35%。这也是癫痫病人较为特征性的^{31}P 波谱学变化。

颅内肿瘤 MRS 研究的主要目的是判断肿瘤的性质、分化程度、代谢情况以及观察疗效等。肿瘤与正常脑组织的波谱明显不同，不同类型的肿瘤之间磷代谢物的变化情况也各不相同，其典型特征是 PCr 降低、PME 和 PDE 升高、PCr/Pi 下降和 pH 呈正常或偏碱性。PME 和 PDE 水平的改变反映肿瘤细胞合成和分解代谢或代谢循环速率与正常组织不同。大多数生长迅速的肿瘤 PCr/Pi 降低，说明肿瘤在生长过程中需要消耗更多的 ATP。

有些研究者希望可用^{31}P MRS 所反映的生物能量代谢状态来表征肿瘤的类型。这是基于以下的研究事实：良性的星形胶质细胞瘤 PDE 减少，而恶性者不但 PDE 减少，而且 PME 也减少、pH 升高；脑膜瘤及垂体瘤也发现 PDE 减少、pH 偏高，同时发现 PCr 和 Pi 也减少；垂体瘤与脑膜瘤相比，垂体瘤的 PME 峰似乎更高些；成髓细胞瘤的 PME 较脑膜瘤相对低(可能是肿瘤具浸润性，与正常组织分界不清所致)。因此，他们认为^{31}P 谱对脑肿瘤的定性诊断和代谢研究有一定帮助。另一种观点则认为，这些代谢状态的测量只能提供有关特定肿瘤具体位置和生理状态的信息，而利用该肿瘤在特定发展阶段的活性和氧化状态作为治疗方法选择的依据是可行的。

实际上，由于^{31}P 波谱的敏感性及空间分辨率低，通常所选 VOI 比较大，这就使其中不可避免的包含了许多正常脑组织。这可能是部分观察资料中肿瘤^{31}P 波谱与正常脑组织的指标差别不大的原因。如果^{31}P MRS 研究能在方法学上不断改进，在肿瘤的研究方面它还能发挥更大作用。

3. 心脏

心脏是一个特殊器官，因为它在分秒不停地运动着。心肌的主要功能就是将其蕴藏的化学能连续不断地转变为心脏舒缩的机械能。如能通过^{31}P MRS 这种无创的方法对它的能量代谢情况进行检测，就有可能探索心肌收缩的机制。

心脏的波谱学研究始于 1976 年。研究者一直在寻找利用^{31}P MRS 检测心脏代谢以及诊断各种心脏病的方法。一些先期的研究已初步得到了冠心病、心肌梗死、瓣膜病和肥厚性心肌病的^{31}P MRS。还有人在静止和负荷(体力锻炼或给药)两种状态下观察了心脏的波谱学反应。研究表明，^{31}P MRS可反映心脏的生理、病理和生化过程。但是，心脏的^{31}P MRS至今仍未得到临床认同。其主要原因是^{31}P MRS固有灵敏度太低，以至于人们只能用25cm^{3}的体素或更差的分辨率进行测量。这是一个太粗糙的分辨率。实际上是很难用如此低的分辨率检测病变区的代谢变化的。过长的检测时间也令许多受检者无法容忍。

心脏MRS检测中谱信号的定位非常困难。首先，由于VOI总是取得很大，就不可能将VOI完全限制在心肌范围内(典型VOI的边长通常取3cm，而这大约为心室壁的厚度)。其次，定位问题还被心脏的复杂运动形式所困扰。尽管采用ECG门控可以减轻心搏的影响，但不规则的呼吸运动仍然严重影响信号的空间定位。据估计，当受检者取仰卧位时，心脏的位置可随呼吸运动移动2cm以上的距离。另外，所获谱信号总是被邻近组织如胸部骨骼肌、肝脏、心腔血液和心肌中血液信号所污染。例如，在活体心脏^{31}P MRS中经常可见仅存在于红细胞中的二磷酸甘油酯(DPG)信号，这是受血液污染的结果。除DPG外，血液中通常还可检出ATP和PDE信号。胸壁的PCr是心肌的4倍，可见它对心肌信号的影响更大。上述干扰信号往往掩盖了Pi和PME，使PCr/Pi和pH无法测量。

因此，十多年来人们一直在尝试和寻找有效的心脏波谱定位法。旋转帧成像是一种利用表面线圈的$\boldsymbol{B}_1$场来确定感兴趣区的方法，鲍特姆雷等人曾用其进行心脏波谱学研究，并取得了成功。ISIS作为一种比较成熟的方法，也在临床研究中广泛使用着。ISIS的主要优点是一旦获得一幅图像，便可从跨越心脏的栅格中重建许多谱。它的缺点一是每次只能选取一个敏感容积；二是对运动极为敏感。单从灵敏度上来说，CSI是一个非常有效的方法，因为它可以通过一定的算法将VOI中心移至期望的区域。与ISIS相比，CSI敏感体的形状由空间响应函数(SRF，spatial response function，可作为定位精度和SNR效率的指标)所决定，而ISIS的VOI理论上接近于立方体。CSI的缺点也是对运动比较敏感，因而用于心脏波谱学研究时必须加以改进。

优化的点扩散函数空间定位(SLOOP，spatial localization with optimal pointspread function)法就是在CSI脉冲序列的基础之上发展起来的新空间定位法和定量分析法。SLOOP是针对心脏波谱研究分辨率、灵敏度差的现状和定量分析的目的而推出的重建算法，其基本思想是利用所有关于设备设置的、测量步骤的和病人的先验信息进行计算，以得到最精确的测量结果。SLOOP重建算法甚至考虑了$\boldsymbol{B}_1$场的多样性(不同的线圈产生不同的$\boldsymbol{B}_1$场)、区域性饱和等因素。它的质量标准为SRF。目前，SLOOP方法已被广泛用在心脏的波谱学研究中。

总之，无论采用何种方法，只有通过适当的线圈设计、仔细的病人定位和对波谱学方法的优化才有可能取得最大的信号灵敏度。用户必须在SNR、检测时间、分辨率和信号被污染的程度几者之间折中地进行选择。将好的定域谱技术和血液信号修正技术相结合，才有可能减小来自胸壁和血液的信号污染。

早期心脏MRS的实验研究大多数是利用离体的动物心脏或将活体动物开胸后植入线圈进行的。用磁化转移技术对新陈代谢及ATP的合成速率做定量分析，发现CK催化反应速率即ATP合成率与代谢率密切相关。有些实验还表明正向CK速率高于反向速率即 PCr 合成率。这种差异提示代谢物的组合和竞争反应。用磁化转移技术测定工作负荷和缺血引起的心脏代谢变化时，对波谱仪的灵敏度及稳定性提出了非常高的要求。

缺血对心脏代谢的影响是^{31}P MRS 的重点观察对象之一。离体心脏的研究发现，急性冠状动脉闭塞后 PCr 快速下降，ATP 也随之下降。多数实验中，完全缺血使心肌收缩停止后的几秒钟内，ATP 的浓度在 PCr 耗尽前并无改变。但是，由于心脏停搏过程进行得非常之快，就很难将上述变化归结于 PCr 或 pH 的改变。

心脏^{31}P MRS 研究中常用 PCr/ATP 比值作为生物能存储的指标。健康人运动时这一比值保持不变。据称，人和动物的 PCr/ATP 结果具有可比性。图 23-27 为采用 NOE 增强和^{1}H 去耦技术后获得的正常心肌的^{31}P 谱(2D CSI 法)。由于分辨率提高，谱中的 DPG 峰分裂为双线(5.25ppm 和 6.25ppm)。DPG 双峰右边的小峰为 Pi 峰，该峰的增高与某种类型的心脏疾病有关。活体心脏的^{31}P MRS 与横纹肌的波谱类似。由于心脏在不断舒缩之中，使得稳定状态的 PCr/ATP 较低、ADP 较高。正常心肌的 pH 为 7.15±0.03。

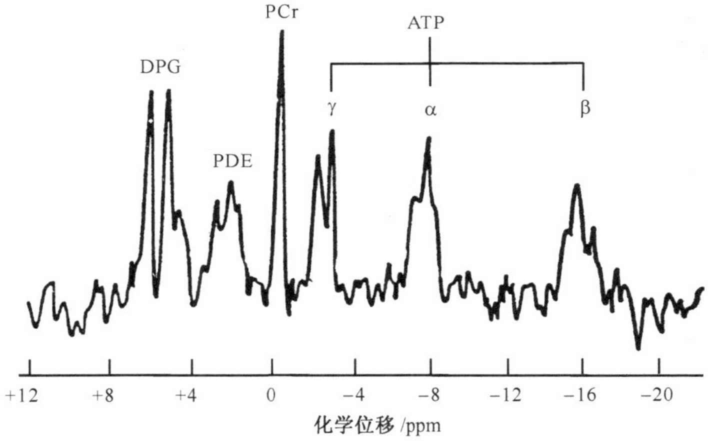

图 23-27　健康心肌的^{31}P MRS(2D CSI 法)

人在体心肌的^{31}P MRS 研究发现，重度扩张性心肌病的 PCr/ATP 明显低于正常人，而轻度扩张性心肌病与正常受试者相比则无明显的波谱学异常。对无症状的扩张性心肌病患者作运动后的^{31}P 波谱检测，发现 PCr 峰明显降低，提示这类心脏病确有心肌代谢异常。

心肌^{31}P MRS 异常主要反映心肌的缺血状态。冠状动脉狭窄病人在某种运动中 PCr/ATP 明显减小，左心室肥大和扩张性心肌病患者的同一指标也有明显的减小趋势。在陈旧性无 Q 波心肌梗死病人梗死心肌的^{31}P MRS 谱中发现 PCr 和 ATP 均降低，而陈旧性有 Q 波心肌梗死的梗死区仅有 PCr 降低。由此可见，可用高能磷酸物的变化评价心肌的存活状况。

4. 肝脏

由于肝细胞中不含 PCr，故肝脏^{31}P MRS 中无 PCr 峰。这使得肝的^{31}P 波谱比较容易识别，定域的质量也可直接由^{31}P 波谱进行判断。采用^{1}H 去耦技术，可使肝脏^{31}P 谱的 PDE 峰分裂为 GPC（glycerophosphocholine）和 GPE（glycerophosphoethanolamine）二重峰。其他可见谱线分别为 ATP、PME 和 Pi。

肝脏是维持机体代谢稳定的重要脏器，但对其 MRS 的研究远比肌肉、颅脑和心脏为少。医学界于 1978 年对离体的鼠肝组织进行了研究。结果发现谱线中 Pi、GPC、GPE 和 ATP 信号均较强，但没有测出 PCr，从而推测肝中不含 PCr。1980 年首次对在体鼠肝进行^{31}P MRS 研究。实验采用特殊的定位方法以减少腹部肌肉中 PCr 对测量结果的影响，结果进一步证明肝中几乎不存在 PCr。研究同时发现，由于肝组织中存在顺磁性的金属离子，使肝脏代谢物的弛豫时间缩短。用注射果糖的方法也可测量肝脏的代谢储备。有结果表明，静脉注射果糖后果糖不耐受病人的果糖负载 ATP 耗竭效应十分敏感。

近年来进行的肝脏^{31}P MRS 临床和生化应用研究说明，MRS 有可能作为肝功能的一种直接测量手段。有人对酒精性肝炎、酒精性肝硬化及病毒性肝炎三类患者进行了 MRS 的对比研究，结果发现酒精性肝硬化患者的肝 pH 偏低、酒精性肝炎患者的肝 pH 偏高，但没有发现酒精性肝炎和正常人之间肝的亚磷酸代谢有明显区别。对肝硬化、肝炎和肝肿瘤病人的^{31}P MRS 研究发现，肝硬变时肝脏波谱的全部 6 个谱峰中仅 PME 升高；肝炎的急性期 PME 升高，但它随着肝功能的恢复而逐渐降低，并在大约 4 个月后恢复至正常水平；大肠癌的肝转移瘤比肝硬化有更高的 PME，且观察到了 Pi 的升高。

肝病的 MRS 研究中，主要的观察对象为肝磷脂和糖类代谢的变化以及 PME/ATP 和 PDE/ATP 等指标的变化。疾病状态下谱的变化以及果糖、丙氨酸和酒精微灌后代谢作用的动态改变是临床最为关心的问题。

5. 肾脏

开展肾脏 MRS 研究的主要目的是确定正常肾脏代谢物的形式及其病理生理作用。但是，一方面由于肾脏比肝脏的解剖位置更深，另一方面由于肾不同部位如皮质和髓质的功能和代谢有很大区别，加之肾脏随呼吸运动而移动，使得在体研究比较困难。一般说来，肾皮质与氧化磷酸化作用关系密切，而髓质主要依赖于糖酵解过程。

肾脏 MRS 的研究结果于 1977 年首次报道。为了保持其高能磷酸盐，研究者将鼠肾摘除后迅速冷冻作为标本进行实验并取得了肾的^{31}P MRS。后来又有人用肾脏灌注技术证实^{31}P MRS 可用来测定肾细胞的 pH。早期的肾脏^{31}P MRS 研究还发现，pH 是肾脏产氨的重要信号，急、慢性代谢性酸中毒及食物中缺钾等因素均可使 pH 降低。急性肾功能衰竭时的缺血使 ATP 迅速水解，肾脏的 pH 随之降低。急性灌注性酸中毒的鼠肾切片研究表明，由 Pi 峰化学位移计算所得 pH 与灌注液 pH 的降低相符合。用休克、缺血、正肾素灌注等急性肾功能衰竭的动物模型进行波谱学研究，发现长期高血压、缺血或正肾素灌注可使谱中 ATP 降低、Pi 升高并导致组织酸中毒，而注射叶酸盐等药物对波谱无影响。这说明通过^{31}P 谱可鉴别中毒性肾衰竭与缺血性肾衰竭。

正常肾脏^{31}P谱中PCr峰不高，但PME信号比肝脏要强。正常可测波峰还有ATP、Pi、一磷酸腺苷(AMP，adenosine monophosphate)和GPC。由于肾中PCr很少，研究中可选用其他代谢物作为标志。例如，有人在肾移植中用^{31}P MRS估价移植前生理保护液中分离体的存活性及移植肾的排异性时就选用了AMP作为观察指标，因为ATP很快分解为ADP和Pi，如有足够的AMP，也能合成ATP。AMP的谱线位于PME区域，因此可将PME/Pi比值作为存活性的标志。研究证明，PME/Pi与术后的肾功能有很好的相关性。

6. 其他

^{31}P MRS也可被用在比较表浅的肿瘤如乳腺癌的测定中。结果显示，乳癌的ATP和PME均高于其他良性乳腺病变。乳腺癌的α-ATP和β-ATP间存在大约0.2ppm的化学位移，从而被认为是乳腺恶性肿瘤的可靠诊断方法。

用^{31}P MRS可对完整红细胞的代谢情况进行实时观察研究，因为新鲜血和保存时间较长的血具有不同的波谱学特征：前者谱中2，3-DPG峰较低并伴有Pi增高(采血后立即测定)，而后者2，3-DPG峰显著增高。

肿瘤经治疗(包括放疗和化疗)后其组织内的pH要比治疗前高，且治疗后的PCr/Pi高达治疗前的9倍。这可能与治疗后肿瘤内血流量增加即再氧化增多有关。^{31}P MRS也被用在肝癌的治疗效果评估上。据称，经成功治疗后病变区的PME/Pi和PME/ATP均降低。

有人对人体皮肤进行了在体研究，发现正常皮肤PCr/ATP较低，但PME、Pi和PDE含量较高，其pH与肌肉相比更趋于碱性。

五、^{13}C波谱的应用研究

^{13}C MRS于1977年首次用于动物肌肉的研究。在质子去耦的情况下当时主要观察到脂质碳、芳香族碳及酰基碳三个峰。但从理论上讲，在高场条件下应观察到许多^{13}C峰，如乳酸、侧链碳、胆碱、PCr、Cr、组胺酸、苯丙氨酸、酪氨酸、精氨酸、色氨酸等。研究还发现，随着温度的升高，脂肪酸的-CH_2峰变大。

动物脑的^{13}C MRS可显示乳酸盐、谷氨酸盐等信号。缺氧能使脑的^{13}C波谱中乳酸盐和氨基酸的信号增强。^{13}C双耦合和^{1}H追踪等可以用来增加灵敏度的技术已被用在糖酵解及柠檬酸循环等代谢过程的研究中。

目前，人体^{13}C MRS还局限于脂肪组织中甘油三酯和肝脏、肌肉中糖原累积的研究。有资料表明，^{13}C谱中所有的谱线都来自甘油三酯；利用化学位移为129ppm的未饱和碳的烯烃信号能够确定多聚合非饱和脂肪酸和单非饱和脂肪酸的相对浓度。还有人用^{1}H去耦的^{13}C MRS法证明了严格的素食者脂肪组织中非饱和脂肪酸的含量增加。用宽带的^{1}H去耦^{13}C MRS从腓肌和胸肌组织中得到了最大的NOE增强效应，还在胸肌组织中检测出甘油三酯的谱线。

用上述同样的^{1}H去耦法不仅从糖原累积病人的腓肌^{13}C谱中观察到了C-1糖原谱峰升高，而且在$\delta=73\sim77$ppm范围内观察到了可能由糖原的C-4和C-2，3，5发出的信

号。将^{13}C标记的葡萄糖、谷氨酸、谷氨酰胺等富集化合物引入体内后已观察到肝中α，β葡萄糖谱峰和脑中glu、gln等的谱线。有人通过^{13}C MRS推测活体糖原内^{13}C的含量为1.1%。尽管糖原的分子质量很大，但作者认为由于碳有足够的活动性而能保证其在MRS中的显示。由此看来，用^{13}C MRS来研究某些中间代谢情况和生化代谢途径还是可能的。

六、磁共振波谱临床应用中的问题

综上所述，MRS已在临床应用中取得很大进展。随着高场尤其是3T的MRI/MRS一体化设备的出现，可能还会涌现一批更新、更实用、更准确的测定方法。但是，目前MRS研究中还存在以下几个方面的问题：①测量时间还相当长；②空间定域技术尚需不断完善；③数据后处理过程仍较复杂，需要采用模式识别和自动分析技术；④相位和基线的校正还比较困难；⑤波谱的释读尚有一定困难；⑥还需进行大量的临床应用实验研究，以不断探索其医学价值。

第九节 化学位移成像和化学位移的其他应用

化学位移是一种重要的物理现象。MRS正是建立在这一物理基础之上的化学分析法。在体波谱学的开展已在生物体新陈代谢的观察研究中发挥了重要作用。本节继续讨论化学位移的应用即化学位移成像，顺便介绍它对MRI的影响及其利用问题。

一、化学位移成像

1. 单体素和多体素波谱分析

我们已经指出，MRS的数据采集或定位方法可分为单体素和多体素两大类。相比之下，单体素法具有定域质量高、体素内场强均匀和水抑制效果好等优点。单体素法通常能在3～10min(决定于TR的长短)内完成一次数据采集，可见它能在很短时间内采集T_1充分弛豫的信号。多体素法则具有一次采集可获多幅谱图的优点，故特别适用于需同时采集对侧波谱信号以方便比较的情况。多体素法每次可得到的波谱数决定于选用的体素大小和相位编码步的多少，通常为16幅或更多。如果使用得当，多体素法能在器官或病变层次上观察组织代谢水平的变化，也能在评价诸如放疗后坏死或复发肿瘤等大而复杂的病变方面发挥作用。

多体素法的缺点如下：在相同TR条件下，它要比单体素法耗费更多的扫描时间；由于测量时间长，它的测量结果更容易受运动的影响；多体素法的SNR是相位编码步的函数，因而低于单体素法的SNR(正比于信号平均次数的平方根)；仅使用为数不多的相位编码步，不可能定义出比单体素法更加精确的空间体素，故很难在病灶上定义一个体素。不过，现在已出现所谓的体素位移(voxel shifting)技术。利用这种技术可将多体素方法的定位栅格直接移往感兴趣区，例如病灶区。

2. 化学位移成像

多体素 MRS 采集时，波谱信号来自多个相邻的感兴趣区，使其与 MRI 中的成像体素非常类似。只要将每个感兴趣区的波谱信号强度转换为灰阶进行显示，就可得到代表生物化学特性的灰度图像。因此，多体素的 MRS 方法又被称为化学位移成像(CSI，chemical shift imaging)或波谱成像(SI，spectroscopic imaging)。由此可见，CSI 具有双重含义：当它将获得的多体素信号以谱的形式加以表达时，它是一种阵列谱采集技术；当它将获得的多体素信号强度以灰阶形式进行显示时，它又是一种成像方法。由于 CSI 中谱和图像的显示可以互相转换，常不进行区分。CSI 是常规 MRI 成像的延伸。它的数据显示有波谱和成像两种形式，因而便于对比。另外，CSI 不用预先确定感兴趣区便可直接进行测量。CSI 的缺点为不便进行定量分析，采集时间也比较长。

由于 CSI 在一次扫描中可获得多幅谱，而每幅谱图均由许多谱峰组成，故一次 CSI 采集就有多种图像表现形式，如可以分别重建反映组织中总的磷化合物或单一磷代谢物分布的图像，也可重建 NAA 或 PCr 的图像等。图 23-28 所示是采集自一个正常受试者的冠状位头部解剖像和同一位置的代谢物像：图 23-28(a)为连续层面的解剖像；图 23-28(b)展示的是相应冠状切层的 PCr 强度像，其体素尺寸为 $6cm^3$，数据采集耗时 115min。图中基底节的解剖结构清晰可辨。

除产生特定化学基团的分布像以外，用 CSI 所获数据还可导出其他有关参数的计算像，如利用 Pi 和 pH 的关系计算出活体的 pH 分布像、利用 PCr 和 Pi 的信号强度计算出 PCr/Pi 像等。

化学位移成像 1982 年由布朗(T. R. Brown)等人提出。

二、化学位移的其他应用

在 MRI 中，不仅不利用化学位移，还要设法抑制其信号。这是因为有时化学位移会严重干扰成像信号，使同一体素内的两种组织相互分离而引起图像失真。由于化学位移信号的干扰而出现在图像上的伪影称为化学位移伪影。它与人体氢质子成像中，类脂膜与水中氢质子的化学位移仅差 3.5ppm 紧密相关。化学位移的存在使那些同一体素内既含水、又含脂肪的组织常常难以分辨。在高场强的磁共振像上，化学位移伪影更加明显。过去，人们往往仅注意化学位移对图像质量的干扰。随着临床经验的积累，现在已发现某些情况下它还对诊断有所帮助。

1. 化学位移的影像特点

在 1.5T 的场强下，脂肪与水的共振频率相差 224Hz。因此，在 MRI 中如果以水的中心频率成像，则处于同一体素内的脂肪组织在图像中便会偏离其真正的空间位置。当其位置差等于或大于一个像素时，水和脂肪的界面将在所获影像的频率编码方向上出现一条明亮或灰暗的信号带。这就是所谓的化学位移伪影。

化学位移伪影在整个成像区都会出现，但它在肝脏、肾脏、膀胱和眼眶等含水器官与周围脂肪组织的交界处最为明显。化学位移伪影对诊断通常无不良影响，且可通过一

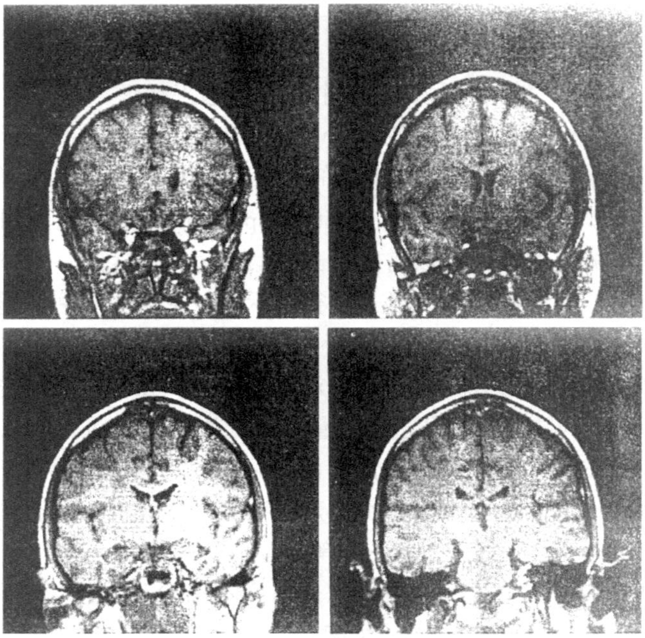

(a)头颅冠状位连续层面解剖像

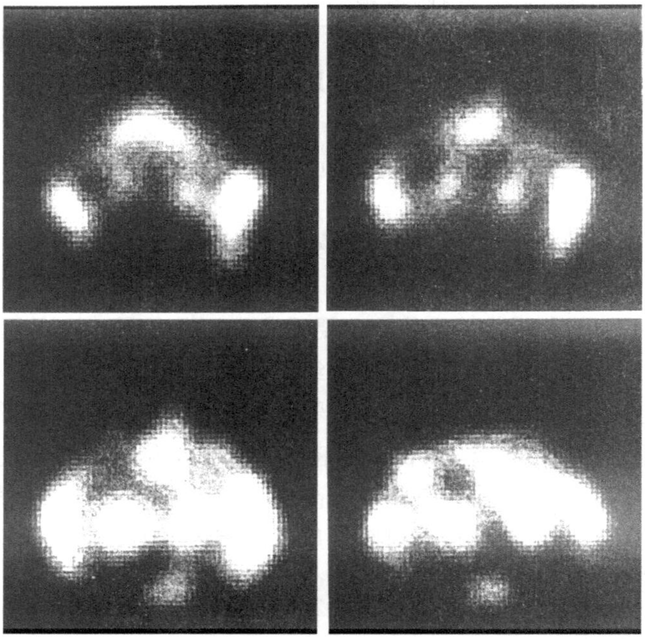

(b)头颅相邻冠状层面PCr像

图 23-28　健康受试者的 PCr 化学位移像(层厚 18mm)

定的技术来削弱其强度或改变其方向，如变化成像参数、使用不同的脉冲序列、改变频率编码方向和观察野大小、采用脂肪抑制技术等。顺便指出，脂肪抑制序列是对化学位移效应的成功应用。此外，人们还开发了所谓反相回波序列，它是通过改变序列的 TE

来获取不同化学位移的图像的。

2. 化学位移在神经系统成像中的应用

正常脑组织及脊髓中脂肪含量较低。因此，在 T_1 加权像中脑及脊髓表现为低信号，而那些含脂肪的病灶如脂肪瘤、畸胎瘤和皮样囊肿等显示为高信号，这就是临床上进行诊断的依据。但是，出血、钙化和黑色素等病灶也可呈现高信号。这种情况下可采用质子密度加权、T_2 加权或脂肪抑制技术进行鉴别。当采用质子密度加权和 T_2 加权成像时，化学位移效应的增强将使脂肪组织周围出现明显的低信号带，从而可与其他高信号病灶相区别。在质子密度加权和 T_2 加权像上，含脂肪病灶同脑脊液和正常组织间也会出现明显界限。根据上述影像学特征，再辅之以脂肪抑制技术，可对大多数高脂肪病灶做出诊断。

3. 化学位移在肝脏成像中的应用

肝脏脂肪浸润、局限性脂肪肝等均为常见的肝高脂肪良性病变。为了与恶性病变相区别，在利用梯度回波序列进行腹部成像时可取不同的 TE 进行扫描，以通过化学位移的改变使水和脂肪间的信号强度发生变化，进而使腹腔各脏器之间的界限更为清晰，以便为鉴别诊断提供更多信息。因此，在磁共振动态扫描时，选择合适的 TE 非常重要。

4. 化学位移在肾脏和肾上腺成像中的应用

肾脏为体内含水较多的器官之一，且被脂肪组织所包围。因此，当使用化学位移敏感序列成像尤其是冠状位扫描时，图像上肾脏与周围脂肪组织间可出现一条明显的低信号带，肾脏及其病灶的轮廓被清晰地描绘出来。这对肾脏的先天变异、病灶大小和位置以及它与周围组织关系的显示大有帮助。

化学位移效应在肾上腺病变的显示方面亦有较大应用价值。肾上腺瘤富含脂肪组织(典型的瘤体约含 16%的脂肪)，因此，用上述类似的技术可将其与其他肾上腺病变如嗜铬细胞瘤和肾上腺癌等加以区别。

5. 化学位移的其他应用

利用化学位移效应可对软组织或盆腔内含脂肪或水较多的病变进行鉴别诊断。

化学位移效应也被用在骨髓成分的评价中。随着年龄的增长，人类骨髓腔内的红骨髓减少而黄骨髓增多。由于后者的脂肪含量较多，就便于用化学位移敏感序列进行评价。一般来说，具有造血功能的正常骨髓在化学位移敏感像上显示为低信号，黄骨髓、受代谢性疾病或外伤等病理因素影响的骨髓中因脂肪含量增高而表现为高信号。

主要参考文献

北丸龟三. 1991. 核磁共振的基础与原理. 朱清仁译. 北京：中国科学技术出版社

陈　宪，方　虹. 1995. 磁共振波谱分析临床应用现状. 国外医学临床放射学分册，4：205～209

邓　勃，宁永成，刘密新. 1991. 仪器分析. 北京：清华大学出版社

法拉 T C. 1989. 脉冲核磁共振波谱学导论. 左其卉译. 合肥：中国科学技术大学出版社

方 虹等. 1995. 磁共振波谱技术在脑缺血中的应用价值. 国外医学脑血管疾病分册，3：23

方 虹，陈 宪. 1995. 磁共振波谱(MRS)分析技术的原理. 国外医学临床放射学分册，(4)：201～205

方 虹，郭庆林等. 1997. 人脑肿瘤^{1}H磁共振波谱研究. 中华放射学杂志，31

方 虹，郭庆林等. 1997. 正常人脑不同区域^{1}H磁共振波谱研究. 中华放射学杂志，31：35～39

黄继英，梁星原 .1998. 磁共振成像原理. 陕西：陕西科学技术出版社

吕维雪 .2000. 医学功能成像技术——磁共振波谱技术. 世界医疗器械，6(11)：50～54

唐孝威 .1999. 脑功能成像. 合肥：中国科学技术大学出版社

尤志军，赵海涛等 .2000. 磁共振成像中化学位移现象及临床应用. 第四军医大学学报，21(增刊)：152～153

于世林. 1991. 波谱分析法. 重庆：重庆大学出版社

曾仁端，全 红，胡丽丽等 .2000. 磁共振技术在医学中的应用. 世界医疗器械，6(4)：42～44，88

赵喜平 .2000. 磁共振成像系统的原理及其应用 . 北京：科学出版社

朱明华 .1993. 仪器分析. 第2版. 北京：高等教育出版社

Bottomley P A. 1994. MR spectroscopy of the human heart: the status and the challenges. Radiology, 691: 593

Brown Truman R. 2000. Chemical shift imaging. Methods in biomedical magnetic resonance imaging and spectroscopy. Chichester UK: John Wiley & Sons Ltd

Bruhn H Frahm J. 1991. Localized proton NMR spectroscopy using stimulated echoes: applications to human skeletal muscle in vivo. Magn Reson Med, 17: 82

Burtscher Isabella M, Holtas Stig. 2001. Proton MR spectroscopy in clinical routine. Journal of Magnetic Resonance Imaging, 13: 560～567

Cousins Joseph P. 1995. Clinical MR spectroscopy: fundamentals, current applications, and future potential. American Journal of Radiology, 164: 1337～1347

Ernst T, Henning J. 1991. Coupling effects in volume selective ^{1}H spectoscopy of major brain metabolite. J Magn Reson Med, 21: 82

Fitzsimmons J R, Brooker H R, Beck B A. 1987. A transformer-coulped double resonant probe for NMR imaging and spectroscopy. Magn Reson Med, 5: 471～477

Fukushima Eiichi, Roeder S B W. 1995. 实验脉冲核磁共振. 童瑜晔等译. 上海：复旦大学出版社

Grant David M, Harri Robin K. 1996. Encyclopedia of nuclear magnetic resonance (Volume 1: Historical perspectives). New York: John Wiley & Sons

Henriksen O. 1994. MR spectroscopy in clinical research. Acta Radiologica, 35: 96

Higgins C B, Hricak H, Helms C A. 1992. Magnetic resonance imaging of the body(Second Edition). New york: Haven Press

Hoffen E F et al. 1995. Evaluation of Cardial ^{31}P Magnetic resonance spectroscopy: reviewing NMR principles. J Surg Res, 6: 135

Jbrown J et al. 1990. MR spectroscopy of heart. AJR, 155(1)

Kolem H, Sauter R. 1991. Decoupled and nuclear overhauser enhanced localized phosphorus liver spectroscopy using the CSI technique. Soc of Magn Reson in Med. 318

Mahmood Umar. 1995. Magnetic resonance spectroscopy and imaging in radiology. Medical Physics, 22(11): 1935～1940

Merboldt K D. 1990. Localized ^{31}P NMR spectroscopy of the adult human in vivo using stimulated-echo (STEAM) sequences. J Magn Reson, 89: 343

Robitaille P M. 1989. Spectroscopy imaging and spatial localization using adiabatic pulses and detection of transmural metabolite distributions in the canine heart. Magn Reson Med, 10: 14

Sauter R, Mueller S, Weber H. 1987. Localization in in vivo ^{31}P NMR spectroscopy by combining surface coil and slice selective saturation. J Magn Reson, 75: 167～173

Sauter R, Schneider M, Wicklow K et al. 1992. Current status of clinically relevant techniques in magnetic resonance spectroscopy. Electromedica，60：29～56

Thomsen C et al. 1989. In vivo magnetic resonance imaging and ^{31}P spectroscopy of large human brain tumors at 1.5 Tesla. Acta Radiologica，29：77

Young Ian R. 2000. Methods in biomedical magnetic resonance imaging and spectroscopy. Chichester UK：John Wiley & Sons Ltd

第二十四章　磁共振门控成像

常规磁共振图像的获取时间比心动或呼吸周期长很多。因此，必须用一定方法将采集数据与上述周期性运动联系起来重建图像。否则，每个相位编码步收集的数据将对应于不同位置的解剖组织，从而在图像中导致伪影。心搏和呼吸运动伪影是磁共振图像中生理性伪影的主要来源。门控成像是控制上述两类伪影的有效方法之一。本章主要阐述心脏门控成像方法及其应用，对呼吸门控仅作简单介绍。

第一节　门控成像中应用的生理信号

MRI系统在门控成像中利用的生理信号主要有心电、脉搏波和呼吸波三种。

一、心电信号

1. 心电图及其各波的命名

我们知道，心房和心室每收缩、舒张一次称为一个心动周期。在心脏节律性活动的过程中，它的兴奋状态也发生周期性变化。这种变化可在体外加以记录或观察。心电图(ECG，electrocardiogram)就是心脏总电位变化在体外的表现。标准的心电图波形以及各波的命名如图24-1所示。图中的QRS复合波是心室去极化的标志，它出现后心室将剧烈收缩，使其运动量达到最大。因此，可以将R波作为心脏机械舒张的结束标志，生理学上称为舒张末期(ED，end of diastolic)。如果这时采集心脏及其邻近部位的NMR信号，其图像将会受到运动伪影的严重干扰。QRS波过后不久(<50ms)，心脏的舒张运动开始(以T波为标志)，因而可将T波看作心脏机械收缩的结束，生理学上称其为收缩末期(ES，end of systolic)。由于心脏的舒张缓慢、持续时间长(心室舒张期约占心动周期的5/8)，从收缩末期开始NMR信号采样是适宜的。MRI的R波触发扫描就是

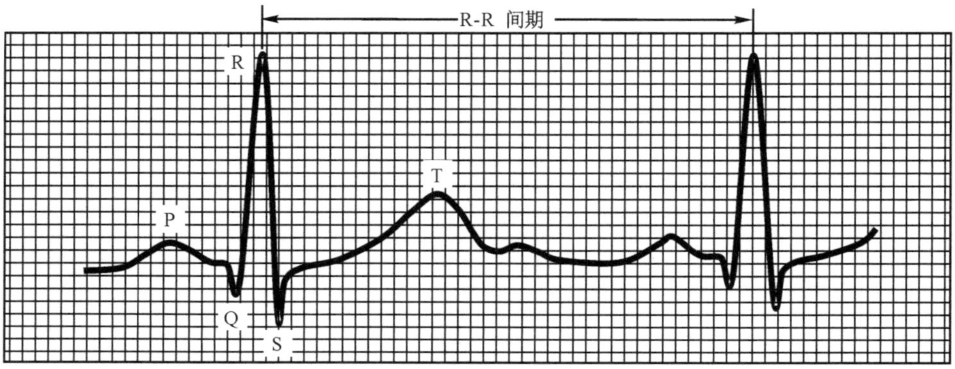

图24-1　ECG各波的命名和R-R间期

根据这一原理进行的。

2．心电信号的获取

探查电极(导联)的放置是心电信号获取的关键步骤。导联的摆放位置不同，ECG的波形随之不同。在MRI系统中应用时，电极的布置基本符合临床上所用的胸导联位置，即将探查电极和参考电极均置于前胸左锁骨中线上，且使电极引线尽可能平行于磁体 z 轴。这样做不仅有利于获得最大幅度的心电R波，同时也能最大限度地减少信号干扰。磁共振成像过程中心电电极的典型安放位置如图24-2所示。

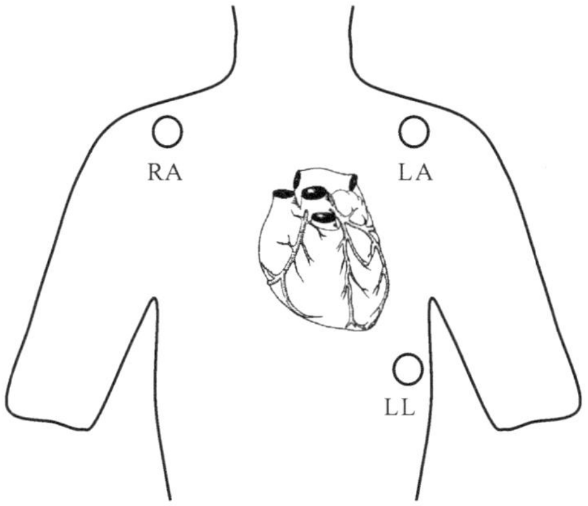

图 24-2　ECG电极的典型摆放位置

心电信号的获取还应注意以下几方面的问题：①病理情况下心电轴与解剖轴可出现一定偏差，这时应适当调整导联位置使其与心电轴相一致；②心电导联不可与检测线圈接触，以避免射频场的畸变或导线的发热；③如发现波形倒置，应及时调换有关导联的安放位置，直到出现正常波形为止；④电极也可置于受检者背部，这时尽管信号有所减弱，但呼吸运动对ECG的调制可大大削弱；⑤避免将心电电极置于成像区域内(不含金属材料的电极除外)，否则容易引起电极相关伪影。

ECG信号非常容易受静磁场、梯度磁场和射频场的影响。序列执行越快，上述三种场的干扰就越大。另外，如果射频信号被耦合至ECG系统，还有可能因导线或电极的温度升高而灼伤皮肤。因此，ECG的应用存在一定的安全隐患。预防的办法是尽量避免导联线的卷绕以及它与皮肤的直接接触。

3．MRI系统对心电信号的干扰

由于受到静磁场、梯度磁场和射频场三者的共同影响，扫描过程中采集ECG信号是一项比较难的工作，所获波形与磁场外的ECG波形也大不相同。

静磁场对ECG的影响可用法拉第-诺埃曼法则(Faraday-Neumann law)加以解释。该法则是说，当一个导体切割磁力线 Φ 时所感应出的电位差 V 与磁力线的变化率 $\mathrm{d}\Phi/\mathrm{d}t$ 成正比。血液是一种电解质溶液，因而当它流过心脏和大血管时可等效为一段阻抗变化的导体。根据上述法拉第-诺埃曼法则，它将产生一个感应电压并与心电信号相叠加。在心动周期的心脏收缩阶段，血液流出心脏的速度以及在主动脉中的流速最快，上述效应就最明显。此外，血流感应电压的大小还与磁场强度和血流方向有关，即磁场越强或磁力线垂直方向上血液流量越大，静磁场效应就越突出。感应电压的方向既与血流方向垂直，又与磁场方向垂直。

血液流经静磁场时产生感应电压的现象又被称为磁动力效应。在它的作用下，ECG的ST段和T波将发生变异。通常受检者一进入磁体，T波即开始抬高。系统的磁场越强，ECG受到的影响就越大。有时它所致高峰型T波还可以淹没QRS复合波。但是，只要仔细调整心电电极的摆放位置，常能使 T 波波幅恢复正常。

除静磁场外，成像序列所使用的开关梯度同样能引起快速变化的感应电压，从而严重干扰 ECG 信号。干扰信号的大小取决于穿过导体回路的磁场变化率和导体回路的面积。梯度场的干扰可通过扭合的信号线和缩小电极间的距离来减弱。一般说来，MRI 系统中使用的 ECG 放大器均能达到检测电位变化并保持其波形的设计要求，这就保证了大多数成像序列在很短的梯度开关时间内观察 ECG 信号的需要。然而，对于 EPI 等快速成像序列，由于梯度的开关速度非常快，整个采集过程中 ECG 波形总是模糊不清。

心电导联线可起到类似天线的作用，即很容易耦合射频噪声。因此，心电信号的外传也需特殊处理。经常采取的措施主要有三种：一是将 ECG 信号转换为光信号用光纤进行传输；二是使用屏蔽良好的 ECG 放大器及其导联线；三是用有别于 NMR 信号的频率进行遥测。

二、脉搏波信号

脉搏有动脉脉搏和静脉脉搏之分，MRI 系统中仅利用动脉脉搏及其脉搏波信号。

动脉脉搏是由心室收缩和舒张时血压的变化作用于血管壁而形成的。用压力传感器对脉搏的变化进行记录，就可得到脉搏波(pulse wave)信号。脉搏波具有如下两个特点：① 频率与心率一致；② 其强度和波形可代表心缩力的大小。由此可见，用脉搏波触发扫描时有可能排除大血管运动造成的伪影。

用脉搏波控制扫描的最大优点是它不受静磁场、射频磁场和梯度场的干扰。因为人体许多部位均可触及脉搏，故脉搏波比较容易记录。经常用手指套传感器的办法来获取脉搏波信号。所用的传感器有红外线反射式(套于手指)、血管床对红外线的吸收式(固定于耳垂)和连续波多普勒超声探头(对准任何体表的动脉血管)式等。

脉搏波与 ECG 均源于心脏。二者的不同在于，脉搏波反映心脏的机械运动(主要是收缩)，而 ECG 代表心脏的电兴奋过程。从时间上来看，由于脉搏波须通过血管传递，即存在所谓的脉搏波传递时间(约 20ms)，它的出现较心脏的相应活动稍晚些，而 ECG 却较心脏的有关运动提前些(心脏存在电-机械耦合时间之故)。因此，用脉搏波进行门控成像完全能起到与 ECG 相同的作用。考虑到上述因素，用脉搏波实施门控成像时，应对延迟时间 D 进行相应的调整。

一般来说，仅当心电信号不稳定时才利用脉搏波信号进行门控成像，其原因主要有三个方面：一是脉搏波波形的定义不像 ECG 那样明确，其中也不包含 QRS 复合波所具有的高频分量；二是它的时程与心脏实际活动并不一致，即血流的脉动要晚于心脏的收缩开始时间；三是脉搏波的波形很容易受其他生理因素的影响。

三、呼吸波信号

呼吸波(respiratory wave)是由呼吸引起的胸廓机械运动形成的。将与传感器相连的弹力带束于胸廓起伏最明显处就可记录出呼吸波(也有在鼻腔置入温度传感器以测定温度变化来得到呼吸波的)。呼吸周期可分为吸气(inspiration)和呼气(expiration)两相

(phase)。一般说来，胸廓总是随着呼吸而起伏运动着。但是，无论在吸气末还是呼气末，肺的容量变化都比较缓慢，即这两个时段内胸廓的运动幅度并不大，此时收集NMR信号是比较理想的。这就是呼吸波门控扫描的原理。由于有两个时段可以利用，呼吸波门控又有吸气门控和呼气门控之分。

上述生理信号均可用于危重病人的监测，其中ECG监测使用最多。几乎所有MRI系统均配置有生理信号监测装置，以随时了解受检病人的情况。

第二节 心脏门控成像

心脏门控(cardiac gating)成像是一种将成像序列与生理性触发信号相结合进行磁共振扫描的技术。心脏门控一词来源于放射性核素心室造影。事实上，将这一技术称为心脏同步(cardiac synchronizing)更为确切。

一、心脏门控成像的分类和应用

根据所用生理信号的形态可将心脏门控分为心电门控(ECG gating)和周围脉冲门控如脉搏波门控(pulse wave gating)两大类，其中以心电门控技术比较成熟和可靠。

从信号采集的角度出发，现在还将心脏同步分为预期性门控(prospective cardiac gating)和回顾性门控(retrospective cardiac gating)两大类。预期性门控又称为预期性触发(prospective triggering)、心脏触发(cardiac triggering)、即时触发和正向触发，它主要用在常规心脏磁共振成像中，且适用于任何成像序列；回顾性门控又称为反向门控，它是专为快速电影心脏采集而开发的方法。

门控技术可有效排除磁共振图像中因心脏运动所造成的伪影，从而使心血管系统(心肌、大血管、血液甚至瓣膜)的成像成为可能。心脏门控还可用来观察纵隔以及其他受脉动影响的解剖结构。当用EPI等单击发技术进行心脏成像时，尽管成像时间与心动周期相比已足够短，但在关心成像过程和心动周期的关系时仍需应用心脏触发技术。除此之外，脊柱成像中有时也采用心脏触发来观察脑脊液与心动周期的关系。

二、心脏门控成像的原理

下面以心电门控为例，说明心脏门控成像(预期性门控)的原理。所谓心电门控成像，是指以心电图R波为信号测量的参考点，选择适当的延迟时间(delay time) D 以获取心动周期任意时相图像的技术。

1. 心电信号与成像序列的关系

心电门控扫描中ECG与序列的时序关系如图24-3所示。我们看到，在心电图R波的控制下，序列的执行周期与心动周期完全同步起来。也就是说，每个心动周期只进行一次扫描。我们还注意到，R波出现后扫描并没有马上开始，而是经过一段延迟时间 D，这是为什么呢？下面就来说明这一问题。

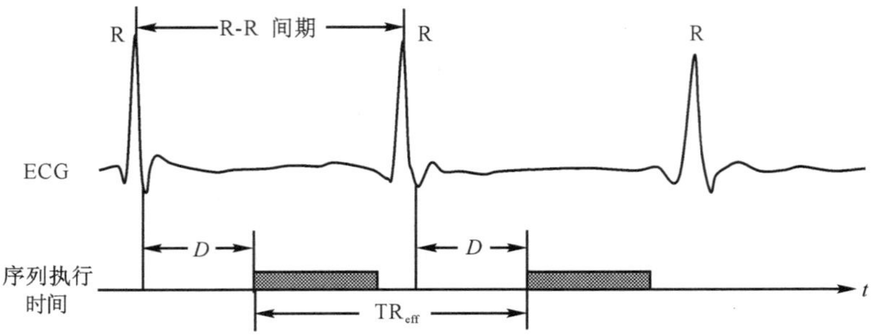

图 24-3　ECG 门控成像的原理

心脏是一个快速运动的器官。生理学上将心动周期的不同时刻或心脏所处的不同运动状态称之为时相(phase)。在心动周期的不同时相成像，将得到不同工作状态下的心脏图像。例如，在心脏的收缩末期成像，将取得全收缩的心脏图像；在心脏的舒张末期成像，将获得完全舒张的心脏图像。根据心脏舒张末的容积和收缩末容积可计算出射血分数等重要的心脏血液动力学指标，从而为评价心功能提供依据，这是临床对心脏成像的基本要求。在心脏门控成像中，成像时机的选择完全是由延迟时间 D 的长短所确定的。因此，D 为心电门控成像序列的重要参数。显然，通过 D 的控制，可以获得处于心动周期任一时相的心脏图像。

图 24-3 中的 TR_{eff} 称为序列的有效重复时间。在这里，实际重复时间 TR 将根据给定的 D 值和实测的 R-R 间期由机器自动确定。但是，它必须小于 TR_{eff}。TR_{eff}(ms)与心率 HR(heart rate，次/min)和 R-R 间期(ms)的关系可表示为

$$TR_{eff} = \frac{60\ 000}{HR} = \text{R-R} \tag{24-1}$$

需要指出的是，尽管心脏的运动很快，但与 ECG 的 R-R 间期(通常为 600～1000ms)相比，序列的执行周期(数十毫秒)仍要短得多。因此，当采用 ECG 与之同步后，扫描时心脏运动的影响就基本不予考虑了。如果将延迟时间 D 取得很小，在心脏的剧烈收缩阶段成像也是可能的。

2. 心电门控成像的序列

目前门控成像所用序列大致上可分为以梯度回波为基础的和以自旋回波为基础的两大类。

门控成像最常用的梯度回波类序列为 Turbo FLASH 和 True FISP。这类序列的图像中心肌呈低信号而腔室内的血液呈高信号。Turbo FLASH 的最大优点是可靠实用，对系统尤其是对磁场的均匀性要求不高。但是，它所获图像中心肌与腔室内血液的对比却不够强。True FISP 是近年来心脏成像中应用最为广泛的序列。与 Turbo FLASH 相比，True FISP 的信噪比、对比度和采样速度等指标都要好于前者。但是，True FISP 对磁场均匀性和梯度子系统的要求却比 Turbo FLASH 高。

所谓黑血快速自旋回波(DB-FSE)序列是目前较为常用的自旋回波类门控成像序列。它由常用的自旋回波序列加准备脉冲所组成。准备脉冲是两个反转的射频脉冲，起抑制

血液信号的作用。如有特殊需要，还可用三个射频脉冲作准备，以使血液和脂肪信号同时得以压制。

上述 True FISP 和 DB-FSE 序列均要求系统配置较强的梯度子系统及快速心电信号处理系统。此外，如果采用相位共享及在线图像重建和电影回放，则除了高性能的计算机外，还必须使用主机、谱仪和重建计算机的一体化技术。

常规心脏成像序列有单回波和多回波之分。下面以单回波自旋回波序列为例，分别讨论单层面和多层面成像时序列参数与心电信号的关系。

门控成像时，序列参数 TE 通常在 15～30ms 之间选取，TR 则必须与受检者的心动周期相对应，且应满足 $TR \leqslant TR_{eff}$的条件。显然，单层成像在每个心动周期内只进行一次数据采集。这次采集必须于下一次 R 波触发之前完成，即 R 波触发应在前一 TR 之后。为此，TR 最大取值 TR_{max}不应超过 R-R 间期的 80%～85%。考虑到延迟时间 D，单回波成像时 TR_{max}由下式所决定

$$TR_{max} = \text{R-R} - D - (10\% \sim 15\%)\text{R-R} \tag{24-2}$$

式中，(10%～15%)R-R 是对 TR 的限定条件，可称为安全间期(τ)。

图 24-4 即为单层面心电门控成像序列。设受检者的心率为 75 次/min、扫描矩阵为 256×256，则用此序列获取一幅图像的时间约 4min。

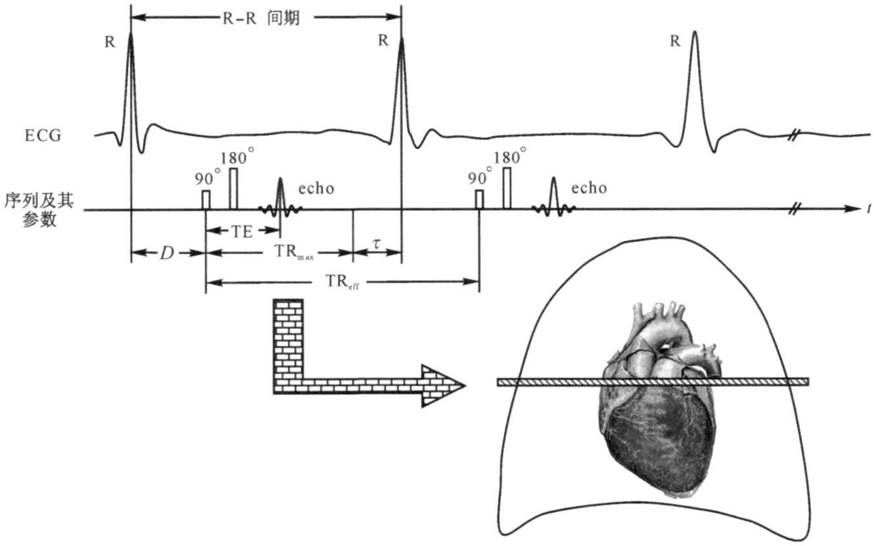

图 24-4　单层面自旋回波门控成像序列

与单层面成像序列不同，多层面成像序列在每个 R 波触发后须执行多遍射频激发，且每次都在选层梯度的配合下将扫描移往一个新层面(两个相邻层面间通常有 50～100ms的间隔时间)。由于各层面的数据采集自不同的时间，多层成像序列的每幅图像将代表心动周期的不同时相。图 24-5 表示多层面的心电门控自旋回波序列。

以上介绍的是单回波的自旋回波门控成像序列。门控成像还可以采用双回波和多回波的序列。利用双回波序列成像时回波时间常取 30ms 和 60ms；利用多回波序列成像时回波时间常取 30ms、60ms、90ms 和 120ms(以 4 回波的序列为例)。

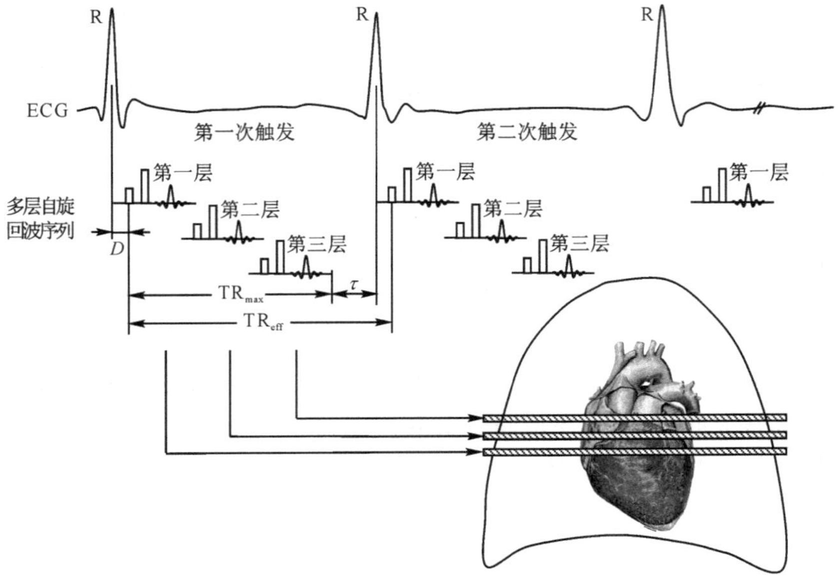

图 24-5　多层面自旋回波门控成像序列

三、预期性门控成像及其评价

预期性门控是应用最早也是最为常用的门控成像方式。它的特点是不借助任何先验信息(其他心动周期的信息)，即每检测到一个生理信号便触发一次或若干次扫描，信号采集和相位编码都是等间隔的。也就是说，当脉冲序列被触发之后，要等到信号采集结束心电门控才会被再次打开。

预期性门控成像既可以在相同的相位编码下对多个成像层面或电影成像的不同帧分别进行数据采集，也可以用不同的相位编码对同一图像进行多次采集。该方法中延迟时间 D 的作用是定义图像的“时相”即获取何种状态下的心脏图像。

用预期性门控技术所获数据正确重建图像有两个前提，一是每个心动周期心脏的位置和形状相同；二是每个心动周期必须同样长短，即要求心脏的节律性绝对准确。实际上这两个条件都很难满足。也就是说，不仅心脏的位置和形状在变，它的节律性也会变。因此，预期性门控图像中的伪影是在所难免的。对于心律不齐患者，用这种方法是难以得到理想图像的。

另外，由于必须在本周期最后一帧的采集和下一次触发采集间留出足够长的安全间期，门控电影梯度回波成像序列所得心脏电影的首帧图像总表现为高信号(纵向弛豫增加之故)。通常将此高信号伪影称之为闪电伪影(lightning artifact)。

安全间期的使用还意味着心动周期的部分时相不能被成像，如图 24-6(a)所示。当使用 ECG 的 R 波触发扫描时，安全间期正好对应于舒张末期。也就是说，受安全间期的影响，预期性门控方法不能获得心脏的舒张末期像。

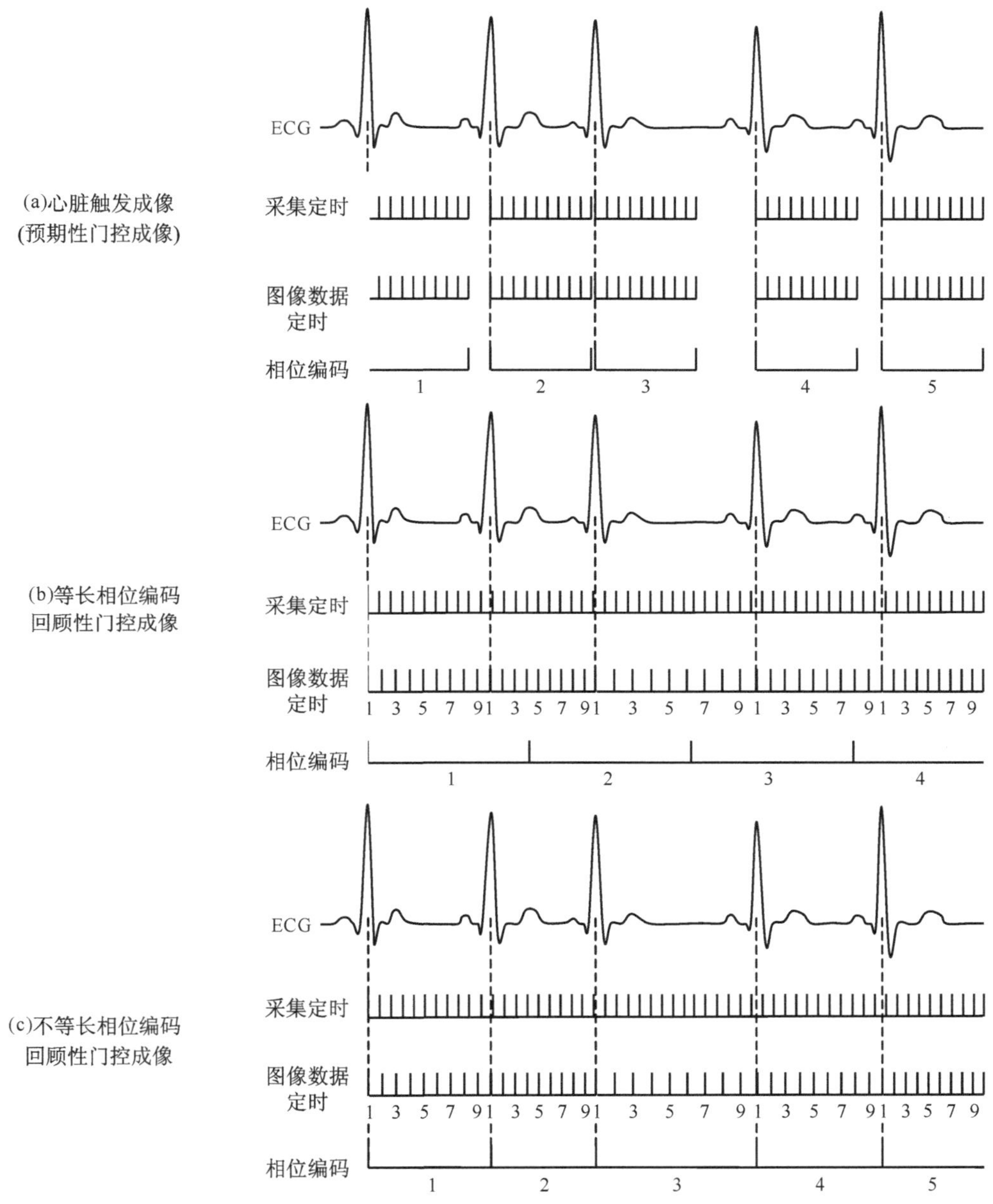

图 24-6　预期性门控成像和回顾性门控成像技术的比较

四、回顾性门控成像

回顾性心脏门控成像即反向门控成像是一种在监测和记录心电或脉搏波信号的同时以恒定 TR 连续重复采集数据的技术。它不仅可在整个心动周期的任何时相获取梯度回波像，还能有效消除闪电伪影并减弱因心律不齐而导致的其他伪影。同时，由于这种方法无触发死期，对心律不齐患者同样适用。这就是近年来反向门控备受欢迎的原因。从技术上讲，用反向门控进行心脏成像时，数据的采集即相位编码须通过实时计算来决定。因此，反向门控对系统的要求，无论是心电信号的拾取还是处理都要比正向门控高得多。回顾性门控有两种实现方法。

1．等长相位编码回顾性门控

等长相位编码回顾性门控是一种比较容易应用的门控成像方法。它是以长于最长心动周期且等长的时间间隔施加相位编码梯度的，如图 24-6(b)所示。其实现步骤如下：① 连续测量 30s 左右的 ECG 信号，并计算平均心动周期(收集先验信息)；② 根据所用电影成像序列的 TR 计算帧数(对应于平均心动周期加 20%的时间)；③ 持续施加等间隔相位编码梯度；④ 每采集一遍所需帧数相位编码增加一个步长。这种方法的缺点，一是使扫描时间延长约 20%，二是如果心动周期变异，则有可能使来自不同心动周期的数据与某些相位编码步相对应。

2．不等长相位编码回顾性门控

不等长相位编码回顾性门控的特点是相位编码取决于被检测的生理信号，即每检测到一个心电信号的 R 波立即施加一次相位编码梯度，如图 24-6(c)所示。因此，对于每个相位编码梯度，其序列的重复次数及数据采集次数都是根据心动周期而变化的。

不等长相位编码回顾性门控克服了等长相位编码回顾性门控方法的一切缺点。但是，这一技术是建立在相位编码梯度必须能随机变化的基础之上的，可见它对机器硬件及其灵活性的要求非常高。在大多数厂家的 MRI 产品中，类似的硬件都是作为选件出售的。

3．数据插入

在重建心动周期内各时相的图像之前，上述两种回顾性门控成像方法均需在实际采集点之间插入数据。通常采用线性插值法。如果图像的时间分辨率足够高，线性插入的效果尚可接受。也有采用可变时间窗最小平方插值法的。这种插值法中时间窗取得越宽 SNR 越高，但随着时间平均的增大，图像伪影也会不断加重。

第三节　呼吸门控成像

在 MRI 中，真正意义上的门控(gating)是指用开门和关门信号相配合来控制信号采集的技术。呼吸门控就是用呼吸波作为门控信号进行成像的。作为一种运动伪影抑制技术，呼吸门控在 MRI 胸部和腹部成像中均有所应用。值得注意的是，在心脏门控成像中，信号采集被触发后将自动结束，因而不需要关门信号。

一、呼吸门控成像的原理

呼吸波可分为吸气和呼气两个时相。相应地，呼吸门控就有吸气门控和呼气门控之分。信号采集控制信号在吸气相打开的称为吸气门控；在呼气相打开的就称为呼气门控。

与心脏门控成像不同的是，呼吸门控扫描一旦开始，序列就将以其固有周期重复执行，但信号的采样或读取只在呼吸门打开的情况下进行，即呼吸门关闭时不采样。也就是说，在呼吸波的控制下，呼吸门控序列仅在呼吸相的某一阶段实施采样。这样势必造成信号的丢弃。如果控制得好，舍弃的信号应该是呼吸运动所致变异最严重的信号。

图 24-7 为呼吸门控原理示意图。由图可见，吸气门控和呼气门控的区别主要是门控时相的选择不同：前者选呼吸波的顶部为开门信号，后者以呼吸波的底部为开门信号。开门时间的长短取决于所设置的阈值或门限值(gate threshold)。门限的高低通常用它所占波幅的百分比来表示。在使用吸气门控时，门限值越大[图 24-7(a)中水平线上移]，表明开门时间越短；在使用呼气门控时，门限值越大[图 24-7(b)中水平线上移]，表明开门时间越长。但无论何种情况，开门时间延长意味着每个呼吸周期中用于采样的时间增加。显然，这样可缩短扫描时间，但门控对运动的抑制能力却因此而变差。当开门时间长到与呼吸周期相等(吸气门控的门限取为 0 或呼气门控的门限取 100％)时，就相当于无门控的常规扫描了。为了有效去除呼吸运动伪影，一般在吸气相时取 90％作为门限值，而呼气相时选 20％的门限效果较佳。

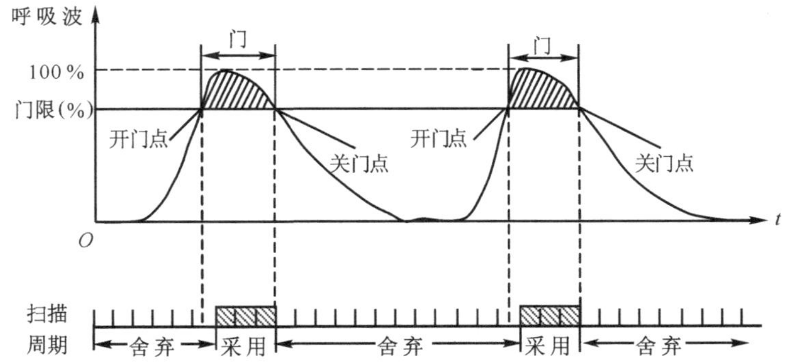

(a) 吸气门控

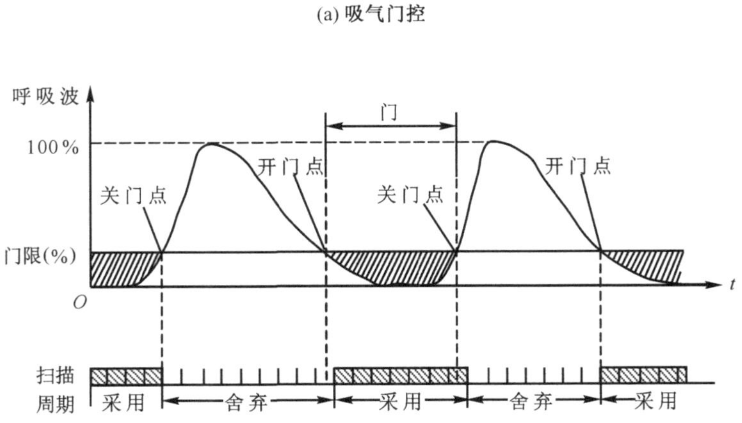

(b) 呼气门控

图 24-7　呼吸门控示意

二、呼吸门控的影响因素

综上所述，门限值是呼吸门控扫描序列中用来确定门宽及相对位置的重要参数。它的选择要兼顾运动伪影的抑制效果、扫描时间的长短和病人的耐受力等诸多因素。

我们知道，图像对比度主要由 K 空间低频傅里叶区的数据所决定。因此，在呼吸门控成像中为缩短扫描时间，可仅对低频傅里叶区甚至零傅里叶线上的数据采集实施门控，而对其他不用。通常将扫描过程中采用呼吸门控的扫描线所占总扫描线的比例叫做门控率。门控率经常在 10%～100%间选取。显然，门控率取得越大，扫描时间就会越长。在同一门控率下，成像所需的时间还与序列的 TR 有关。例如，当门控率为 30%～60%时，对于 TR 为 700ms 左右的序列，所需的扫描时间约为不用呼吸门控时的 1.5 倍;对于 TR 大于 1000ms 的序列，所需成像时间延长为原来的 1.8～2.0 倍。

呼吸门控同心脏门控一样，也将受到节律性的影响。相比之下，呼吸波的节律性更差，故它常常使呼吸门控扫描难以顺利完成。近年来，许多 MRI 设备生产厂家推出了与呼吸门控相配合的呼吸运动伪影抑制技术，取得了较好的效果。

除此之外，呼吸门控的效果和扫描时间还与受检者的呼吸频率有关。毫无疑问，使用呼吸门控可提高胸、腹部脏器的成像质量。但是，呼吸频率与序列的 TR 在胸腹部磁共振成像中具有一定的内在关系。例如，呼吸频率及幅度直接影响到特定部位组织信号的稳定性。只有当呼吸频率与成像周期满足一定关系，即当一个呼吸周期中正好包括某一整数倍的扫描周期时，呼吸频率对信号采集稳定性的影响才能降至最低程度。

第四节　心电和呼吸双门控成像

有时也在呼吸门控的同时采用 ECG 触发的形式进行扫描。这时，由于 R 波在不停地触发，使扫描在 ECG 的同步下进行，但只有呼吸门打开时的那些 NMR 信号被读取。

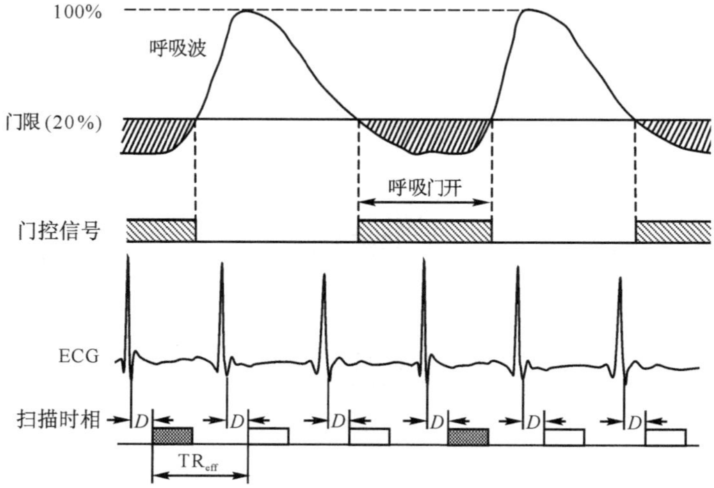

图 24-8　ECG 触发的呼吸门控

MRI系统的这种工作方式如图24-8所示。该扫描方式可同时克服心脏和呼吸运动造成的伪影，但所需扫描时间非常之长。

主要参考文献

黄继英，梁星原．1998．磁共振成像原理．陕西：陕西科学技术出版社

梁长虹．2000．心血管磁共振成像进展．世界医疗器械，6(9)：14～19

刘克成，王彩云，邢旭光等．2002．0.35T磁共振(MRI)系统心脏成像的技术及临床应用．中国医疗，10：56～60

西门子(中国)有限公司．1996．心血管系统磁共振成像．世界医疗器械，2(10)：66～68

赵喜平．2000．磁共振成像系统的原理及其应用．北京：科学出版社

Firmin David N. 2000. Cardiac gating practice. Methods in biomedical magnetic resonance imaging and spectroscopy. Chichester UK: John Wiley & Sons Ltd

Haacke E Mark, Brown Robert W, Thompson Michael R et al. 1999. Magnetic resonance imaging: physical principles and sequence design. New York: John Wiley & Sons, Inc

Higgins C B, Hricak H, Helms C A. 1992. Magnetic resonance imaging of the body(Second Edition). New york: Haven Press

NessAiver Moriel. 1997. All you really need to know about MRI physics. Baltimore, MD, United States: Simply Physics

Podo Franca. 2000. Quality control and quantification in whole body MRI and MRS. Methods in biomedical magnetic resonance imaging and spectroscopy. Chichester UK: John Wiley & Sons Ltd

Woodward Peggy, Freimarck Roger. 1995. MRI for technologists. New York: McGraw-Hill Information Services Company

Young Ian R. 2000. Methods in biomedical magnetic resonance imaging and spectroscopy. Chichester UK: John Wiley & Sons Ltd

第六篇　低温物理学及其在超导磁共振成像系统中的应用

第二十五章　超导电性及其应用

我们已经知道，磁体是 MRI 系统的核心组成部分。与永磁体、混合磁体和常导磁体相比，超导磁体不仅场强最高，其稳定性也是无与伦比的。可以说，超导材料最大量、最成功的应用就是绕制各种强磁场磁体，而磁体技术最广泛的应用领域为 MRI。目前，中等场强(0.5T)以上的 MRI 系统基本都采用了超导磁体。因此，有必要介绍一些超导电性的知识。

第一节　超导电性的概念

1908 年，随着最后一种“永久气体”氦(He)的液化，人们获得了－269℃(4.2K)的极低温。3 年后的 1911 年，荷兰物理学家昂尼斯(Heike Kamerlingh Onners)发现，当水银被冷却到液氦温度时，其电阻急剧地下降为零。他认为，电阻的突然消失意味着物质已转变为某种新的状态，并将电阻突然“消失”的现象命名为超导电性，简称超导性(superconductivity)。昂尼斯之所以发现超导现象，正是他 3 年前成功发明氦液化技术的结果。由于昂尼斯对低温物理的杰出贡献，特别是超导现象的发现，他获得了 1913 年的诺贝尔物理学奖。

具有超导性的物质就是超导体(superconductor)。超导体从呈现一定电阻的正常态转变为电阻为零的超导态时所处的温度，称为临界温度(T_c)。一般金属的 T_c 极低。例如，汞的 T_c 为 4K、锡的 T_c 仅 3.7K。

长期以来，科学家们一直致力于寻找新的超导体和临界温度较高的超导体。20 世纪 60 年代前后，马塞厄斯和孔茨勒等人发现了实用的超导材料金属间化合物铌三锌(Nb_3Sn)和铌-锆合金，并证明用这些材料可以绕制几至二十特斯拉的超导磁体。超导材料从此产生了飞速发展。现已发现数十种金属、5000 多种合金和化合物具有超导性。超导电性存在的温度范围已从液氦温区提高到液氮温区。超导物理学中将临界温度在液氮温区以上的超导体统称为高温超导体。可以预见，实用高温超导体的发现，势必导致许多技术部门的重大变革，并带来巨大的经济效益。常温超导材料的出现或许只是时间上的问题。

超导电性的微观机制已在 1957 年由巴丁(Bardeen)、库珀(Cooper)和施里弗(Schrifer)等三人从理论上阐明(文献上常称为 BCS 理论)。该理论可概括如下：当成对电子的总动量相同时，超导体处于最低能态；电子对的相同动量是由电子的相互作用即集体行为引起的，它在一定条件下导致超导体的超流动性(超流性)；电子对的集体行为意味着宏观量子态的存在。1972 年，上述三人由于该理论的提出共同获得了诺贝尔物理学奖。后来，又有许多科学家对 BCS 理论进行了引申和推广。超导已不再是什么神秘莫测的现象了。

物质的超导性一直是固体物理学中一个活跃的研究分支。然而，作为一门新技术而应用于各个领域，还与强磁场超导材料的研制成功与低温制冷技术的发展密切相关。因此，直到 20 世纪 60 年代之后，超导技术才陆续得以应用。目前，每小时生产千余升的氦液化器已大量投入使用，使液氦的生产达到高度自动化。我国也引进了每小时数百升的氦液化装置。液氦已不再那么稀贵了。

上述成果为超导材料的应用创造了条件。自从昂尼斯发现超导电性以来，人们就设想用超导体绕制线圈以获得强磁场。至今，制造几特斯拉至数十特斯拉的超导磁体已经不是太难的事。超导磁体的生产已步入工业化规模。

在为数众多的超导体中，最具实用价值的超导材料只有韧性的铌钛合金(Nb-Ti)和脆性的金属间化合物铌三锌。其中以 Nb-Ti 合金的应用范围最广、用量最大、价格最低。据估计，现在全世界 Nb-Ti 合金的年平均消耗量为数百吨量级，占实用超导材料的 90%以上。预计它的年耗量将很快超过万吨。

第二节 超导体的基本性质

一、完全导电性

前已述及，超导态是以零电阻为特征的。物理学上把物质进入超导状态后电阻为零的性质称为完全导电性。用实验来证明电阻为零实际上是做不到的。但是，通过严格的观察实验，却可以确定超导物质电阻率的上限。

当年昂尼斯在水银线中通以几毫安的电流测量其端电压，从而发现了超导电性。该实验发现，当水银在临界温度以下时，其电阻已降为原来的百万分之一。后来，昂尼斯进行了更为精确的实验：先将超导环置于磁场之中，然后使其冷却转变为超导态，接着撤销磁场。由于电磁感应的作用，超导环内将产生一沿阻碍其磁通变化方向流动的感生电流。昂尼斯推测，如果环的电阻为零，该电流便会长期无损地流动。果然，在未来几天的观察中，昂尼斯并未发现电流的衰减。他由此得出了该超导体的电阻率小于 10^{-17} $\Omega\cdot cm$ 的结论。美国麻省理工学院(MIT)的柯林斯(Collins)等人也重复过上述实验，证明超导线圈中的电流数年无变化。因此，人们便把超导体中因感应而产生的、持续流动的电流称为持续电流。上述实验就是著名的“持续电流实验”(图 25-1)。

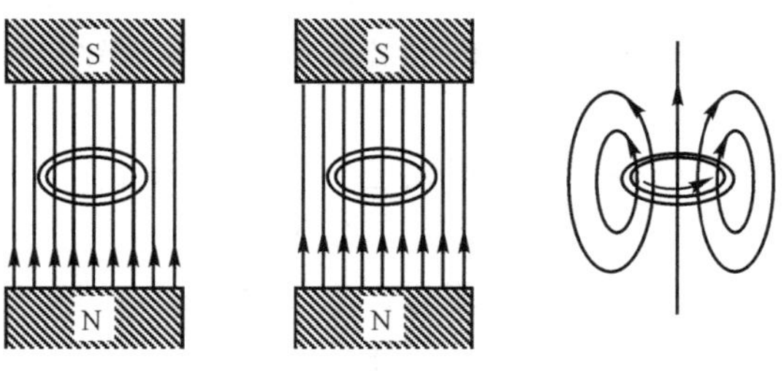

(a) $T>T_c$,在超导体圆环上施加磁场　(b) $T<T_c$,环转变为超导态　(c)撤掉外磁场，环内流过一持续电流

图 25-1 持续电流实验

目前尚无确切的证据表明超导体具有有限的电阻。一般认为，超导体在超导态时的直流电阻就是零，或者说它具有完全导电性。另外，这种完全导电性是对直流而言的。在交流情况下，超导体不再具有超导电性。也就是说，这时它将出现能量损耗。温度愈接近 T_c、电流的频率愈高，其损耗就越显著。

二、完全抗磁性

在磁场中，超导体会表现出一种特殊的磁化现象：给处于超导态的某物质外加一磁场，磁力线将无法穿透该样品，即保持超导体内的磁通为零。处于超导态的超导体的这种特性被称为完全抗磁性(图 25-2)。由于完全抗磁性首先由迈斯纳(Meissner)发现，它又被称为迈斯纳效应。

迈斯纳效应不能仅用超导体所具有的完全导电性加以解释。电阻为零的导体内部，其各处的电场也为零($E=0$)。这意味着理想导体内的磁通不随时间而变。但对于超导体，如果将它冷却至临界温度以下(使其转变为超导态)，则已穿透到样品内的磁通将全部被排斥，即它内部的磁感应强度永远为零。可见完全抗磁性并不是由完全导电性派生出来的，而是超导体的另一个基本属性。

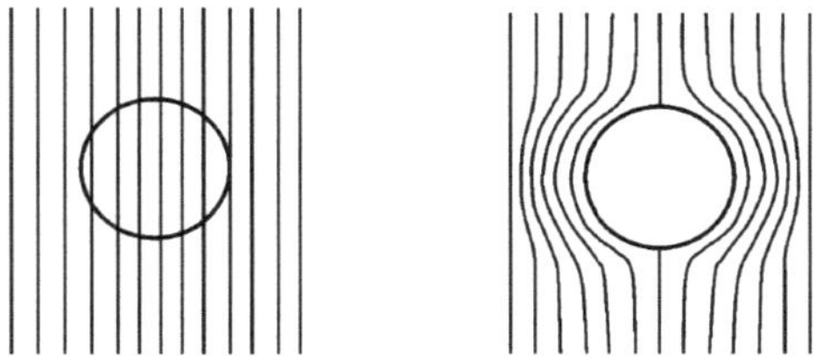

图 25-2　迈斯纳效应

处于超导态的物质，外加磁场之所以无法穿透，是因为这时在样品的表面感生了一个分布和大小刚好使其内部磁通为零的抗磁超导电流。这一电流沿着样品表面流过，磁场也只能穿透同样的深度。通常就将这一深度叫做磁场穿透深度(λ)。它的计算式为

$$\lambda=\frac{\lambda_0}{\sqrt{1-\left(\frac{T}{T_c}\right)^4}} \tag{25-1}$$

式中，λ_0 为绝对零度下的磁场穿透深度；T 为实验温度；T_c 为临界温度。

λ 是物质常数，其数量级在 $10^{-6}\sim10^{-5}$cm 之间。当样品的厚度比 λ 大很多时，超导体才能被看作具有完全抗磁性。

除了上面讨论的两个基本性质之外，超导体还有许多其他性质，例如，比热跃变、放射性核素效应、能隙、非平衡超导电性、磁通量子化、隧道效应和相干长度等，在此不一一介绍了。

第三节　超导材料的主要指标

一、临界温度

临界温度(T_c)又叫转变温度，是指超导体电阻发生突变时的温度。在超导物理中，

T_c是一个非常重要的概念。同时，它还是超导体最重要的参数之一。

临界温度是物质的本征参量。物质不同，其 T_c值也不同。实验中可观察到一种有趣的现象，即类似于汞和铌(Nb)这样的金属，它们在常温下电阻最大，但在液氦温度下却呈现出超导性；铜和银等在常温下为良导体的金属，在目前所能达到的极低温区内却没有发现超导性。至今已测量了许多金属、合金和化合物的 T_c。就元素来说，周期表中Ⅴa、Ⅶa族的某些元素 T_c较高，其中Ⅴa族中铌的 T_c高达9.2K。在合金和化合物当中具有 Cr_3O(β钨)结构的金属间化合物 T_c值最高。

在实用的高温或常温区超导材料问世之前，人们不得不将超导材料置于装有液氦的容器或恒温器中，而保持该超低温环境的代价是高昂的。从这个角度讲，T_c越高，制冷费用就越低。这也是超导材料研究者致力于提高 T_c值而探索新材料的主要原因。

二、临界磁场

实验证明，物质的超导电性不仅与温度 T有关，还与外加磁场 $\boldsymbol{H}$有关。当外加磁场达到一定数值时，超导体的超导性即被破坏，物质从超导态转变为正常态(磁通穿透到样品内部、电阻恢复)。通常把导致物质超导性开始破坏之磁场值叫做临界磁场，用 H_c表示。由此可见，超导体只有在临界温度和临界磁场下才具有完全抗磁性和完全导电性。

临界磁场和温度之间具有下述关系

$$H_c = H_0\left\{1-\left(\frac{T}{T_c}\right)^2\right\} \tag{25-2}$$

式中，H_0为绝对零度时的临界磁场。

三、临界电流

除了临界温度 T_c、临界磁场 H_c之外，限制超导电性的另一个重要参量为临界电流 I_c。按照设想，电阻为零的金属就应该在很小的截面上通过无穷大的电流。其实不然。在一定的温度和磁场下，当样品中的电流达到某一数值后超导性也会遭到破坏，这一数值就是人们常说的临界电流 I_c。超导物理中还把每平方厘米截面上可通过的最大电流值叫做临界电流密度，用 J_c表示。

对于下面将要提到的第Ⅰ类超导体来说，电流是沿着深度为 λ 的表面层内流过。当该电流所产生的磁场在超导体表面达到其临界磁场 H_c时，超导电性就破坏了。这种现象，与其说是由于电流超过 I_c而引起的，不如说是由于该电流所产生的磁场超过了 H_c所引起更为恰当。

设给半径为 R的超导线中通以强度为 I的电流，则它在超导线表面产生的磁场 H为

$$H = \frac{I}{2\pi R} \tag{25-3}$$

由式(25-3)可知，当 R为定值时，增加电流强度 I就有可能使 H大于 H_c而破坏超导线的超导性。因此，I_c的定义应该是使 $H=H_c(T)$时的电流值，即

$$I_c(T) = 2\pi RH_c(T) \tag{25-4}$$

可见 I_c 完全由 H_c 所决定。

第四节　超导体的分类

一、超导体的分类

曾经将超导金属元素分成两类。一类是以锡、铟等为代表的非过渡金属，另一类是包括钽、铌等的过渡金属。基于其材质的软硬，前者又叫软超导体，后者叫硬超导体。合金和化合物的绝大多数具有硬超导体的特性。近年来，随着冶金技术的发展，人们能够制备出很纯而又无应变的过渡金属，使得易于受到杂质等影响的过渡金属，显示出和软超导体同样的超导性能。因此，目前已不常用软、硬来区分超导体了。

现在一般根据超导体在磁场中的磁化行为进行分类。常用的超导体可分为两类，分别称作Ⅰ类超导体和Ⅱ类超导体。在性质上，上面提到的软、硬超导体和Ⅰ、Ⅱ类超导体基本相对应，但也有许多例外。例如，过渡金属除了铌和钒外，都属于第Ⅰ类超导体。这一结论是在样品的制备上经历了长期努力，并不断改进制样技术后才得出的。如果在样品制备过程中稍有疏忽、使杂质和应变得以引入，则许多样品即使是软超导体，也能显示出第Ⅱ类超导体的特性。

二、Ⅰ类超导体及其磁特性

Ⅰ类超导体(typeⅠ superconductor)在临界磁场 H_c 以内表现出完全抗磁性，而在达到和超过临界磁场时，超导体将向常态转变。也就是说，如果给处于超导态的超导体施加一个递增的磁场 $\boldsymbol{H}$，则在 H 未到达 H_c 时，超导体的磁化强度 $\boldsymbol{M}_s$ 随着 $\boldsymbol{H}$ 的增大而线性增大。由热力学原理知二者的变化遵循下述关系

$$\boldsymbol{M}_s = \frac{\boldsymbol{H}}{4\pi} \tag{25-5}$$

在 $H = H_c$ 处，$\boldsymbol{M}_s$ 发生不连续变化，即超导体内由于“持续电流”所产生的磁化强度突然下降至零，原来被排出体外的磁力线重新侵入超导体内，使超导体的电阻全部恢复。图 25-3 是这类超导体的磁化曲线。如图可见，Ⅰ类超导体磁化强度随外磁场的变化是一个可逆过程。

非过渡金属元素、大部分过渡金属元素以及按化学计算比组成的化合物超导体均属于Ⅰ类超导体(如 Sn、Pb、Hg 等)。此类超导体的 H_c 值不高(一般为 10^{-2} T 量级)，且 T_c 只有几开(K)。

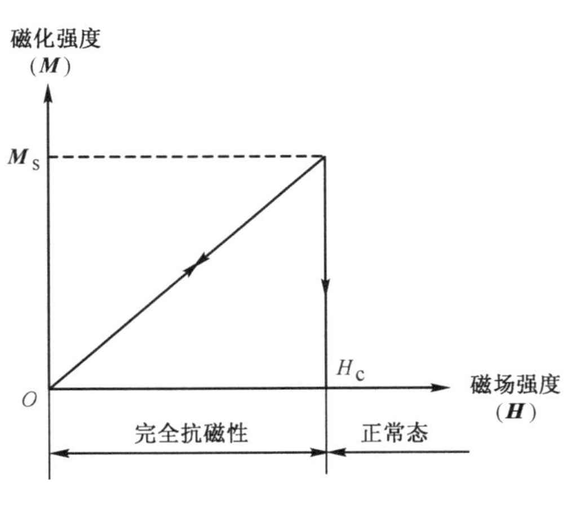

图 25-3　Ⅰ类超导体的磁化曲线

三、Ⅱ类超导体及其磁特性

Ⅱ类超导体(typeⅡ superconductor)包括金属元素铌、钒以及许多合金和化合物。它们与Ⅰ类超导体最明显的不同反映在各自的磁化曲线中。图 25-4 是这类超导体的磁化曲线。由图可见，Ⅱ类超导体具有两个临界磁场，即下临界磁场 H_{c1} 和上临界磁场 H_{c2}。当外加磁场 H 较低时，它呈完全抗磁性。但当 H 超过 H_{c1} 之后，磁通开始向超导体内部穿透，使磁化强度逐渐减小(到 H_{c2} 时减小为零)。此间超导体内部超导相和正常相共存，因而称做“混合态”。处于混合态的超导体不再具有完全抗磁的特征，却仍保持其超导性。这是Ⅱ类超导体与Ⅰ类超导体的根本区别。

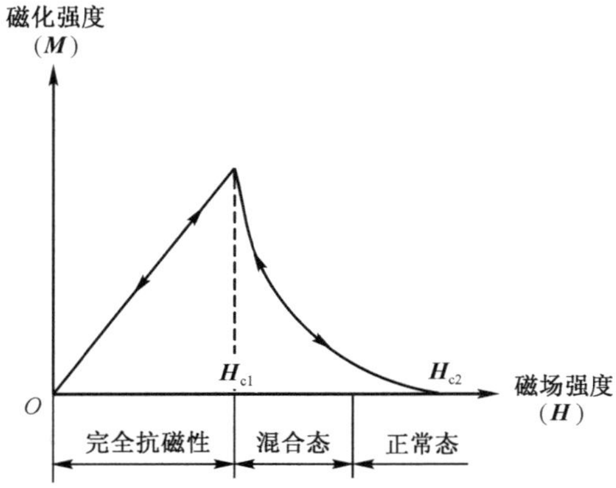

图 25-4 Ⅱ类超导体的磁化曲线

Ⅱ类超导体的临界电流特性也不同于Ⅰ类超导体。当外磁场为零时，临界电流 I_c 和第Ⅰ类超导体同样正比于 H_c。但是，如果施加一个外磁场，Ⅱ类超导体的 I_c 将随着磁场的提高而迅速降低。当磁场达到 H_{c2} 时，其 I_c 值下降为零。这类超导体的下临界磁场 H_{c1} 与Ⅰ类超导体的临界磁场 H_c 差不多(均为 10^{-2} T 量级)。

由于Ⅱ类超导体的 T_c 值也不高，故实用价值不大。

四、实用超导体

对于实际应用的超导体，不仅要求其临界磁场和临界温度高，还要求其具有很高的负载电流能力。三者必须兼备，缺一不可。实验证明，导体的负载电流能力对材料的内部结构十分敏感。人们正是利用这种特性来提高超导体的临界电流值的。在超导元素中添加第二种或多种元素使之形成合金或化合物，再进行适宜的压力加工和热处理，使材料中产生位错网、晶格缺陷以及沉淀物等非均质相，均可提高导体的负载电流能力。

第五节 超导电性应用举例

超导电技术的应用可分为强电应用和弱电应用两大类。超导强电应用的物理基础在于超导体的零电阻性(无焦耳热损耗)及其他在强磁场中具有的极高电流密度(大于 10^5 A/cm^2)。长期以来，人们主要根据这一原理来绕制各种线圈，即用超导材料制造磁体。因此，下面列举的例子中离不开超导线圈和超导磁体。超导的弱电应用主要体现在以约瑟夫逊(Josephson)效应为基础而建立的极灵敏的“超导结电子学”电子测量装置中。这里主要讨论其强电应用。

一、超导磁体

到目前为止，超导电性最大量、最有效、最成功的应用莫过于超导磁体。超导磁体的特点是可以在较大的空间内产生很高的磁场，而所需的励磁功率却很小。例如，一个10T的超导磁体可以很方便地用汽车蓄电池作为励磁电源，而且一旦充电完毕，就可采用所谓持续电流装置去掉外电源。在超导磁体中，只要线圈的超导电性不被破坏，磁场将保持恒定而永不衰减。

超导磁体不需要像常导磁体那样庞大的水冷却设备。此外，它还具有质量轻、体积小、稳定性及均匀性好、高梯度(可达14T/cm)、易于启动和可长期运转等优点。在一些情况下，超导磁体可取代常导磁体以达到提高效率和节省费用的目的；在另外一些场合，它能满足常导磁体所无法实现的要求，从而成为一种无可替代的技术。

超导磁体广泛应用于固体物理(核磁共振、绝热去磁等)、高能物理(粒子加速器、气泡室和束流处理系统等)、受控核聚变反应堆、发电机、电动机、变压器、磁流体发电机、电磁推进装置、磁悬浮高速列车、磁力选矿、污水净化以及人体磁共振成像装置等许多方面。

二、磁 悬 浮

早在1912年，比彻莱特(Bachelet)就曾提出将磁场用于交通运输的设想。1920年，德国工程师赫尔曼·肯培尔(Hermann Kemper)获得了“通过磁场达到悬浮并沿铁路轨道行驶的无轮车辆组成的悬浮列车”的专利。因此，肯培尔被称为“磁悬浮之父”。根据他的计算，理论上磁悬浮列车的时速可达1000km。从此之后，围绕这一问题展开的争论就从未间断过。超导强磁场的出现给以往的争论带来了新的前景，因而引起了世界许多国家的注意。日、美、德和加拿大等国都着手研究磁悬浮列车。

磁悬浮列车最早由美国布鲁克海文实验室于1966年提出。1974年9月，美国麻省理工学院在国际磁学会议上首先报告了一个有140个座位的磁悬浮列车。次年，他们所设计的磁悬浮列车模型公布于众。日本是研究和利用磁悬浮最有成效的国家之一。它从1972年制成重3.5t、装有4个超导磁体的实验列车，到1979年12月ML-100型磁悬浮列车(时速高达每小时504km)在宫崎县至日向市的7km试验线路上运行，只用了短短的7年时间。现在，日本的模拟超导磁悬浮列车，其时速已达557km，说明基础技术发展阶段已告完成。下一阶段的任务是朝着实用化方向迈进。为此，日本正在建造一条新的实验轨道，并采用新型的磁体和连接结构，以便增大悬浮力、降低车箱内的磁场强度。

1969年德国开始试制小型磁悬浮列车模型，不久又在埃姆斯兰(Emsland)成立了磁悬浮列车试验场，建造了31.5km长的试验轨道。1987年前后，德国又在埃姆斯兰完成南北环线工程，使试验轨道成为实际上运行长度为40km的封闭型轨道。其磁悬浮列车可在此轨道上以接近实际运营的条件持续运行。1991年，通过大量安全、技术测试之后，慕尼黑德意志联邦铁路中央局确认高速磁悬浮列车在技术上已经完全成熟，为其商业应用奠定了基础。2002年12月31日，世界上第一条商业磁悬浮线在上海浦东投入运营。线路全长30km，造价为每公里3亿左右人民币。但是，这条采用德国技术建造的磁悬浮线仍使用常导磁体。

目前，磁悬浮的发展采取两种技术路线，即以德国Transrapid为代表的常导磁悬浮和以日本MLX为代表的超导磁悬浮。前者的悬浮气隙仅8～10mm，而后者的悬浮气隙可高达100～150mm。相比之下，德国的常导技术已经比较成熟，而日本的超导技术可能还要经过几年的试验。

理论和实验都证明，在三维空间获得稳定磁悬浮的唯一条件，就是系统中必须具有抗磁体。日本的磁悬浮列车中，抗磁体是由轨道上铜回路的涡流产生的。这种列车静止时不悬浮。随着车速的增加，由涡流的磁场对列车产生一个向上的推力；当车速超出某一速度之后，该推力超过列车的质量，列车就悬浮起来了。

三、磁　分　离

所谓磁分离就是用磁场来处理样品中非常弱的磁离子以及非磁离子。虽然这一原理是古老的，但用强磁场的高梯度来分离磁离子是1970年以后才发展起来的技术。由于超导材料的日益商品化，目前超导磁体已广泛用于工业磁分离中，例如水的净化、混合物的纯化、尾矿金属的回收以及煤的脱硫等。

四、高能物理实验

超导电性是在物理实验室中发现的，因此，它最先被用在物理学的研究领域也是很自然的事。现代的高能物理实验室里，超导磁体已成为极其重要的研究手段。人们利用强磁场来加速、聚焦、控制和分析构成物质基本结构的高能粒子束。过去，一个大的高能物理实验室往往要消耗100MW以上的电功率，其中大部分功率被常导磁体所消耗。近年来，超导磁体在这一领域的应用之所以发展很快，其主要原因是它既能节省电能，又能产生高能实验所用的强磁场。现在，美国、德国和欧洲核联合研究中心等国家(机构)建造了一系列的超导离子加速器。

在高能物理中，粒子间的碰撞通常在气泡室中进行研究。在这种气泡室中，带电粒子的运动轨迹被看作一系列的微小气泡。通过粒子在磁场中运动时其轨迹的曲率就可精确计算出每个粒子的能量。为了在气泡室中产生磁场，通常需要一个很大的磁体。现在，这些磁体几乎都被超导磁体所取代。一个中心磁场为3.5T的气泡室磁场，如果采用常导磁体，则需要60MW的电功率。但是，超导系统仅需要一个900W的制冷系统。

五、受控热核反应

用磁场约束极高温度的氘-氚等离子体，从受控热核反应中获取能量，是很有前景的方案。目前，许多国家都在致力于这方面的研究。由于这种反应堆要消耗巨大的功率，任何企图获取能量的反应堆都必须使用超导磁体。现在世界上托克马克型(Tokamak Type)具有超导系统的受控反应堆，其功率已达 2500MW。如果采用常导磁体，可能早已超出一些小型电站的输出功率。

1991 年 11 月，在位于英国牛津的欧洲核聚变环形装置(JEF)上，科学家们以掺氚的氘(1∶4)作为燃料，获得等离子体温度达 2×10^{8}K、持续时间 2s、产生能量 1.7MW 的突破性成果，由此证明核聚变反应确实能够发生。

六、核 磁 共 振

众所周知，核磁共振即 NMR 研究离不开磁场。在核磁共振仪器中，不仅要求磁场分布极其均匀，而且要求它高度稳定。这种要求对于超导磁体是极易满足的，只要其在持续电流方式下运行即可。由于回路的电阻为零，线圈中的电流就不会衰减，从而它可保持稳定不变的磁场。目前，几乎所有核磁共振谱仪的磁场都是这样产生的。因此，可以说没有超导材料的贡献，就没有今天的 NMR 研究。

早期的 NMR 广泛地用于化学物质大范围的离体分析，例如测量某些物质的物理特性和化学特性等。然而，NMR 最主要的应用是通过 NMR 波谱学的方法来确定物质的分子结构。

七、磁共振成像

NMR 从磁共振波谱实验发展到成像技术是一大飞跃。用 NMR 进行成像的思想是 1972 年提出的，此后仅几年时间，成像仪器便进入了医学临床。在半个世纪中，NMR 从物理研究到化学实验、再从生物学测量到临床医学应用所走过的路程，是当今基础科学的发展推动社会进步最有说服力的例子之一。

应该说，近年来应用超导研究的重点已转移到磁共振全身成像装置方面来，其主要技术尤其是磁体技术日趋完善。事实证明，MRI 是从人类发现 X 射线以来所诞生的最重要的医疗诊断方法。与 X 射线 CT 相比，MRI 以其高灵敏度和对软组织的高分辨率而著称。另外，在磁共振成像过程中，病人不受电离辐射的作用，因而不存在辐射损伤。

MRI 如此光彩夺目的主要原因是它有一个相当强而且均匀的磁场。虽然用永久磁铁或常规的电磁方法也可构筑 MRI 所需的磁体，但它们在场强和均匀性上均受到限制。现在，场强高达 1.5T 甚至 3.0T、均匀度极高的超导磁体已在临床上广泛使用着。

八、超导电子器件

超导电子器件所依据的物理原理主要是约瑟夫逊效应。目前，除了超导隧道结外，呈现直流和交流约瑟夫逊效应的元件还有超导桥、点接触和焊滴结等，它们被统称为约瑟夫逊结或超导结。利用双结超导环中存在的量子干涉效应做成传感器件，称之为直流量子干涉器件(dc SQUID)。利用只有一个超导结的超导环与一振荡回路耦合做成的传感器件，叫做射频超导量子干涉器件(rf SQUID)。超导量子干涉器件已广泛用于现代科学技术中。

将超导量子干涉器件用于精密测量时，其分辨率要比常规仪器高出1～2个数量级。它作为磁强计已用于分数电荷、引力波和磁单极子的探测；作为梯度计可用于地磁场梯度测量和梯度起伏的监测，并可用来绘制肺磁、脑磁和心磁图；作为伏特计测量液氮温度下的霍尔效应、热电势等。许多国家已利用约瑟夫逊效应来监视电压单位基准器，因为它可随时测量出10^{-8}量级的电动势变化，其准确度比化学电池法高2个数量级。它还可使微波接收机的灵敏度大大提高。此外，超导薄膜数字电路可用来制作超高速、超小体积的大型计算机，这种计算机在功耗、体积、噪声和响应速度等方面的性能均优于半导体器件。

第六节 高温超导体及其进展

一、超导材料的“温度壁垒”

1911年超导电性就被昂尼斯发现了。但是，40多年后第一批强磁场超导材料才相继问世。此后，人们又在超导材料的线材化、细丝化复合加工工艺等方面进行了艰苦的探索，才使超导电性最终在诸如高能加速器、受控核聚变、磁共振成像等领域获得大规模应用。这中间又经历了10余年时间。然而，迄今为止的所有实用超导装置都只能在液氦温度下运行。由于获得液氦的装备和技术都比较复杂，加之制冷效率低、氦资源又非常稀少，严重地限制着超导电技术的应用范围，也影响着它与常规技术的竞争能力。这就构成了超导技术中所说的“温度壁垒”。

临界温度、临界磁场和临界电流是超导材料的三个基本参量。就目前使用的Nb-Ti合金和Nb_3Sn、V_3Ga化合物等超导强磁场材料而言，其上临界磁场均在10～25T之间、高磁场下的临界电流密度已在$10^5 A/cm^2$以上。因此，从实际应用的观点来看，阻碍超导体广泛应用的“磁电壁垒”已被冲破，而主要障碍仍是“温度壁垒”。

二、高温超导体的历史回顾

超导物理中把临界温度在液氦温区的超导体称为常规超导体或低温超导体，相应地把临界温度在液氦温区以上的超导体叫做高临界温度超导体，简称高温超导体。由于高温超导体研究是具有发展基础学科和技术应用双重意义的课题，人们对高温超导材料的探索多少年来一直没有停止过。液氮温区超导体甚至室温超导体，早已被人们作为“梦想”提出来了。长期以来，对于它的研究始终吸引着世界上众多的一流学者。

从昂尼斯的时代起，人们就努力探索提高超导临界温度的途径。

为了寻找更适于应用的超导材料，几十年来，物理学家广泛搜集各种元素的低温特性。除了汞、锡和铅以外，又发现铟、铊和镓也有超导特性。这些材料都是金属，而且具有柔软易熔的共同性质。后来迈斯纳把试验扩展到尖硬难熔的金属元素，又发现钽、铌、钛和钍等金属也具有超导特性。当磁冷却法应用于低温后，在极低温区(1K以下)又发现许多金属元素和合金有超导迹象。后来甚至知道上千种物质的超导特性。可是，它们的临界温度都在液氦温度附近或在 1K 以下。

1941 年，德国物理学家阿瑟曼（G. Ascherman）发现了第一个超越液氦区的超导材料氮化铌（NbN），其临界温度高达 15K。1953 年，美国物理学家哈迪（G. F. Hardy）和哈尔姆（J. Hulm）开辟了另一条新路，他们找到了四种 A-15 结构或 β 钨结构的超导体，其中钒三硅（V_3Si）的临界温度最高，达 17.1K。

在超导体主体的研究方面，则经历了一个由简单到复杂，即从一元系到二元系和三元系的过程。1911～1932 年间，以研究元素超导体为主。1932～1953 年，先后发现了许多合金和具有 NaCl 结构的过渡金属碳化物及氮化物超导体，使 T_c 得到进一步提高。1973 年，Nb_3Ga 和 Nb_3Ge 等超导体的发现，使 T_c 的最高记录上升到了液氢的温度范围（23.2K）。

总之，这一时期超导体的最高 T_c 值随时间呈逐步上升的趋势（到 1973 年为止，T_c 平均每年升高 0.3K）。但是，在 1973～1985 年的 10 多年中，关于高温超导体的研究却未出现大的进展。

三、高温超导体研究的重大突破

1986 年 4 月，高温超导体研究终于出现了重大突破。国际商用机器公司（IBM）苏黎世研究室的研究员柏诺兹（J. G. Bednorz）和缪勒（K. A. Müller）发现了临界温度可能达到 35K 的镧-钡-铜-氧（La-Ba-Cu-O）系氧化物超导体，在超导体研究史上揭开了新的一页。为此，柏诺兹和缪勒共同获得了 1987 年的诺贝尔物理奖。国际上高临界温度超导体研究领域的情况随之发生了聚变。不久，世界范围内掀起了探索和研究高温超导体的热潮，其特征是研究队伍不断扩大、新的发现层出不穷、T_c 的最高记录被反复刷新。这使整个科技界受到极大的震动和鼓舞，其热烈的程度实属世界科学史上罕见。

1987 年 2 月，朱经武和吴茂昆等首先通过美国国家科学基金会宣布他们新合成的、T_c 为 98K 的超导体，并强调测量是在液氮中进行的，从而真正开创了液氮温度超导体的新时代。紧接着，中国科学院物理所的赵忠贤、陈立泉等合成了钡-钇-铜-氧（Ba-Y-Cu-O）超导体（其 T_c 为 100K、转变中点的温度为 92.8K，且当温度降至 78.5K 时电阻消失），并在国际上第一次公布 $T_c \geqslant 90K$ 的超导体的组成元素。日本也宣布他们已把上述超导体的起始临界温度提高到 123K。时隔不久，北京大学、中国科技大学亦相继合成 $T_c \geqslant 90K$ 的超导体。此后，全世界几百个实验室立即投入到一场旨在追求更高临界温度超导体的角逐之中。

1988 年 2 月，美国阿肯色州大学的盛正直和赫尔曼（Hermann）报道，他们又发现了新的 T_l 系高温超导体，其临界温度高达 125K，这是迄今为止被普遍公认的最高 T_c（在此前后还有关于更高 T_c 的报道，但均因无法重复而未能获得公认）。表 25-1 列举了一些氧化物超导体的物理参数。

表 25-1　部分高 T_c 氧化物超导体的物理参数

化合物	T_c/K	载流子密度/cm^{-3}	载流子型号	结构类型
$La_{2-x}Sr_xCuO_4$	40	1.5×10^{21}	p	氧缺位钙钛矿（CuO_2 层，T 相）
$YBa_2Cu_3O_7$	90	3×10^{21}	p	氧缺位钙钛矿（CuO_2 层十链，T 相）
$Bi_2Sr_2Ca_{n-1}Cu_nO_y$（$n=1,2,3$）	10,85,100	$\sim10^{21}$	p	氧缺位钙钛矿（CuO_2 层，T 相）
$Tl_mBa_2Ca_{n-1}Cu_nO_y$（$m=1,2$；$n=1,2,3$）	20,108,125	$\sim10^{21}$	p	氧缺位钙钛矿（CuO_2 层，T 相）
$Ln_{2-x}M_xCuO_{4-y}$（Ln＝Pr,Nd,Sm,Eu；M＝Ce,Th）	≤24	$\sim10^{21}$	n	氧缺位钙钛矿（CuO_2 层，T′相）
$Ba_{1-x}K_xBiO_3$	25～34	$\sim10^{21}$	n	钙钛矿

上述铜氧化物超导体被发现后，人们还进行了大量的宏观电磁性质研究，并一致确认它们属于第Ⅱ类超导体。例如，证实高温超导体的磁化曲线和常规第Ⅱ类超导体定性上完全一样，即存在上临界场和下临界场等。

需要指出的是，在这场世界性的高临界温度超导体的研究竞赛中，我国的研究成果处于世界先进行列。这不仅是我国科学家起步早、反应快的原因，而且是我国重视这一领域的基础研究并有长期积累的结果。

四、高温超导体展望

1987 年那样的高温超导热已经过去。但是，探索更高 T_c 超导材料的工作不但会继续下去，还会向纵深发展。有关高 T_c 氧化物超导体中高 T_c 的起因，亦即高温超导电性的机理已成为大量实验和理论研究的目标。与此同时，研究重点将逐渐向应用领域转移。要使高温超导电性那些诱人的应用可能性变成现实，需要解决许多技术难题，其中最关键、也是最困难的是研制出实用的超导材料。在这一方面，首先有两个问题需要解决：一是采用适当的工艺，将那些脆的陶瓷类材料加工成长线；二是设法在加工过程中引入有效的磁通钉扎中心，从而使超导材料在一定的运行温度（如 77K）和场强（如 5T）下能够承受足够大（$\geq10^4$ A/cm^2）的临界电流密度。为推动高温超导电性实用化的进程，当前的首要任务是革新制备工艺和改善超导性能。

高温超导电性出现以来，有人曾经预言，继石器、青铜器、铁器、钢和半导体之后，世界将进入一个新的超导时代。该观点主要基于这样一种分析，那就是高温超导电性如果能在一系列重要领域，特别在诸如电力输送、电机、受控核聚变、交通、医疗等所谓强电领域获得应用，它可能显示出的巨大优越性将导致一场新的技术革命。到那时，冷却超导体的不再是昂贵的液氦，而是廉价的液氮。据估计，在获得相同冷量的场合下，用液氦冷却的超导装置之制冷费用约为液氮的 50 倍。

主要参考文献

布雷克纳 H. 1986. 超导磁体系统. 金德昌，李树棠，黄友朋等译. 北京：科学出版社
焦正宽，朱震刚，宁宇宏等. 1975. 超导电技术及其应用. 北京：国防工业出版社
毛希安. 1996. 核磁共振基础简论. 北京：科学出版社
宓子宏，徐在新. 1983. 物理学词典(电磁学分册). 北京：科学出版社
田沼静一. 1980. 低温. 叶士禄，焦正宽，张学栋译. 西安：低温工程编辑部
王中兴. 1988. 铌-钛超导合金. 北京：冶金工业出版社
张其瑞等. 1992. 高温超导电性. 杭州：浙江大学出版社
张志鹏，朱玉群. 1989. 超导磁体. 武汉：华中理工大学出版社
赵喜平. 2000. 磁共振成像系统的原理及其应用. 北京：科学出版社
Narlikar A V，Ekbote S N. 1983. Superconductivity and superconducting materials. South Asian Publishers

第二十六章　低温物理学和低温流体

通过前面的介绍，我们已对超导体的特性、用途以及超导磁体的工作原理有了初步认识。悉心的读者可能注意到，超导体之所以有其奇特的性质、超导磁体的结构之所以庞杂，原来都与低温技术有关。是的，超导电性已被看作一种低温现象，因为它需要利用低温技术来获得和保持其所需的环境。可见要彻底了解 MRI 系统的工作原理，还需具备一些低温物理学的知识。本章从热力学基础开始，先后介绍纯物质的相变过程、氦的性质、氦制冷原理等方面的内容。

第一节　概　　述

低温技术的发展，如果从 1877 年人们第一次用压缩、预冷和节流降压的方法将氧液化算起，已经有了近 130 年的历史。一个多世纪以来，可以说低温技术已经发展到基本完备、自成系统的程度，并且成功地应用于国民经济、国防设施和包括医学在内的现代科学技术的许多方面。

与低温技术紧密关联的是制冷技术。顾名思义，制冷就是人工制取低温，即利用科学技术手段获取低于周围环境的温度，以满足人类社会的种种需要。人工制冷须借助专门的制冷装置，如冰箱、冷柜和各种专用的制冷设备等。MRI 系统的磁体冷却系统是以氦为制冷工质的典型制冷设备。

在物理学中，“低温”是指液态空气(81K)以下的温度。但在制冷技术中，“低温”是指这样的温度范围：从普通液态制冷剂相关联的温度(300K 左右)至与液氦相关联的温度。也就是说，只要低于环境温度就称之为低温。同时，制冷技术中还将上述的低温范围分为普冷(300～120K)、深冷(120K 以下)和超低温(0.3K 以下)几个温度段。标准沸点在上述温度范围内的低温工质多达三十多种。氦是常用的超低温制冷工质之一。

随着科学技术的发展，人们可以获得愈来愈低的温度。目前已经接近所谓“绝对零度”(－273.15℃)，达到了 10^{-5}～10^{-6}K。在低温领域中，许多物质具有异于常温的物理性质，如超导电性和超流性等。这些事实的发现，促使人们进一步探索低温领域中的物理现象，以扩大对物质运动规律的认识。获得低温的设备，已成为某些工程技术和科学研究不可缺少的工具。

在超导 MRI 系统中，要使磁体线圈在超导态下运行，就要有一个高度真空的低温容器，而该低温容器的温度又是由特定的低温流体(液氦或液氦和液氮)来维持的。上述低温流体的运输、储存、灌装、氦回收和液化等过程均与低温技术有关。可见从超导 MRI 系统诞生之日起，它就与低温和低温技术相伴而行。

需要强调指出的是，在 MRI 系统中，广泛使用两种方法来获得它所需要的低温环境。一种是用低温致冷剂(液氦和液氮)的自然挥发为代价来吸收漏入磁体的部分热量的方法，习惯上称之为“制冷”；另一种是通过磁体冷却系统提供的冷量来维持冷屏低温的方法，我们不妨称其为“制冷”。正是制冷和制冷两种机制的共同作用，才有效地维持着磁体的低温环境，并反过来减少致冷剂的损耗。

第二节　低温物理中的基本物理量

为方便下面的叙述，先介绍几个与低温物理密切相关的物理量。

一、状态参量

在物理学中，常采用一些物理量作为描述物质状态的参数，称为状态参量。对于质量为 M 的气体的状态，一般可用下列三个量来表征：气体所占的体积 V、压强 p 和温度 T(K)或 t(℃)。上述三个量就是气体的状态参量。由于它们可直接或间接地用仪表进行测量，上述参量又叫基本状态参量。除此之外，还有许多导出参量。就单相均质的热力学系统来说，其状态通常可由任意两个相互独立的状态参数来确定。

1. 体积

气体的体积是指气体分子所能达到的空间，其单位为立方米(m^3)。它与气体分子本身体积的总和是两个完全不同的概念。

2. 压强

气体的压强指的是气体作用在容器壁单位面积上的正压力。压强在许多科学领域中都要用到，但它的单位却十分繁杂、很不统一。压强的国际单位是帕斯卡，简称为帕(Pa)。在压力比较大的场合，也常用千帕斯卡(简称为千帕，kPa)或兆帕斯卡(简称为兆帕，MPa)。在 MRI 系统的氦气回收系统中，还经常使用巴(bar)、标准大气压(atm)和工程大气压(at)等单位。表 26-1 给出了上述几种单位间的换算关系，以便读者查对。

表 26-1　常用压强单位的换算

单 位	帕/Pa	千帕/kPa	兆帕/MPa	标准大气压/atm	工程大气压/at	巴/bar	毫巴/mbar	微巴/μbar
1 Pa	1	10^{-3}	10^{-6}	0.9869×10^{-5}	1.0197×10^{-5}	10^{-5}	10^{-2}	10
1 kPa	10^3	1	10^{-3}	0.9869×10^{-2}	1.0197×10^{-2}	10^{-2}	10	1×10^4
1 MPa	10^6	10^3	1	0.9869×10	1.0197×10	1×10	1×10^4	1×10^7
1 atm	1.0133×10^5	1.0133×10^2	1.0133×10^{-1}	1	1.0332	1.013	1.013×10^{-3}	1.013×10^{-6}
1 at	9.8067×10^4	9.8067×10	9.8067×10^{-2}	0.9678	1	0.9807	0.9807×10^{-3}	0.9807×10^{-6}
1 bar	10^5	10^2	10^{-1}	0.9869	1.0197	1	10^3	10^7
1m bar	10^2	10^{-1}	10^{-4}	0.9869×10^{-3}	1.0197×10^{-3}	10^{-3}	1	10^3
1μ bar	10^{-1}	10^{-4}	10^{-7}	0.9869×10^{-6}	1.0197×10^{-6}	10^{-6}	10^{-3}	1

工程上将压强称为压力。压力通常有如下几种表示法：①绝对压力 p。指容器内物质的实际压力。②表压力 p_g。指压力表测出的压力，一般为高于大气压的相对压力。③真空度 p_v。是真空计测出的压力，一般指低于大气压的相对压力。④大气压 p_b。是由地球上方的大气质量所形成的压力，也是气压表指示的压力。

上述四种压力表示法之间的关系如图 26-1 所示。它们的换算式为

$$p = p_b + p_g \quad (p > p_b) \tag{26-1a}$$

$$p = p_b - p_v \quad (p < p_b) \tag{26-1b}$$

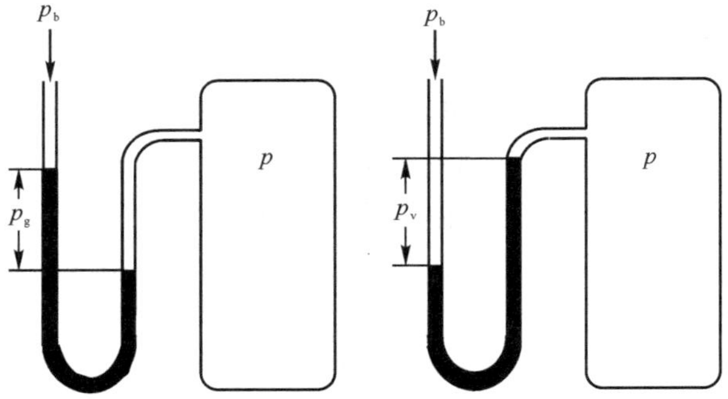

(a)实际压力高于大气压($p>p_b$)　(b)实际压力低于大气压($p<p_b$)

图 26-1　几种压力表示法间的关系

3. 温度

温度是表示物体冷热程度的物理量。也就是说，较热的物体有较高的温度。同时，温度本身还说明了与该物体接触时的热传递方向。如果两物体接触时不发生热传递现象，则证明两者无温差，即处于热平衡状态。温度的本质与物质的分子运动密切相关。因此，温度的高低反映物质内部分子运动的剧烈程度。

温度的分度方法就是温标。为了统一温度的计量标准，在国际温标中对于固定的温度参考点及标准的温度计都作了具体的规定。国际温标即国际实用温标通常简称为 IPTS（International Practice Temperature Scale)。现在，国际上常用的温标有下述三种。

摄氏温标：又称国际温标，它于 1742 年由瑞士科学家摄尔修斯提出。这个温标以通常大气压下水的冰点为零度、沸点为 100 度。摄氏温度以字母“t”表示，其单位记为℃。

华氏温标：是 1714 年由德国科学家华伦海特提出来的温标。它是以常压下水的冰点为 32 度、沸点为 212 度，并将其间隔分为 180 个刻度来确定 1 度的。华氏温标的单位可记为°F。

开氏温标：又称开尔文温标、热力学温标或绝对温标。它是 1848 年由英国科学家开尔文提出来的。开氏温标以－273℃作为零度，并以此表示最低温度，故称绝对零度。开氏温度通常用“T”表示，其单位记作 K。开氏温标的应用，不仅简化了物理学中某些公式的表达(如查理定律、吕萨克定律等)，而且推动了低温科学的发展。在低温下温度均可用正的开氏温标表示，这是更为适宜和方便的。

显然，开氏温标与摄氏温标之间存在如下换算关系

$$t(℃) = T(K) - 273.15$$

下面介绍几种常用的温度。①绝对零度：是上述热力学温标的零度，即 0 K，它等于－273.15℃。②露点：是指在一定湿度和压力下，随着气温的下降，大气中水蒸气开始凝结时的温度。③饱和温度：指与给定压力相对应的液体温度或气体的冷凝温度。④蒸发温度：蒸发压力下的沸点。⑤沸点：指在给定压力下液体开始沸腾的温度，也即液体的蒸气压力等于气液分界面上外界绝对压力时的温度。外界压力不同，物质的沸点亦不同。例如，水在 1.013×10^5 Pa(1atm)下的沸点为 100℃，但在 $2\times1.013\times10^5$ Pa 下其沸点升高为 120℃。⑥冷凝温度：在压力一定的前提下，蒸气的冷凝温度与其液体的沸点相等。⑦熔点(凝固点)：在给定压力下物体的固、液两相处于平衡状态时的温度。对于非晶体，自然无熔点而言。⑧临界温度：与物质的临界状态相对应的饱和温度。在临界状态下，液体和气体具有相同的温度。

二、理想气体的状态方程

表征气体平衡状态的三个参量 p、V、T(由于 t 和 T 之间存在固定的换算关系，这里仅用 T 表示温度)之间关系的表达式称为气体的状态方程。在压强不太大(与大气压比较)和温度不太低(与室温比较)的实验范围内，一般气体遵守玻意耳-马略特(Boyle-Mariotte)定律、盖-吕萨克(Gay-Lussac)定律和查理(Charles)定律。物理学中把任何情况下绝对遵守上述三大经典实验定律的气体称为理想气体。在质量一定的前提下，理想气体的 p、V、T 三者之间满足下述关系

$$\frac{pV}{T} = C \tag{26-2}$$

式(26-2)称为理想气体的状态方程。它对 p、V、T 的任一平衡状态均成立。式中的常量 C 可以从气体在标准状态下的 p、V 和 T 值，即 p_0、V_0 和 T_0 值来确定。C 的计算式为

$$C = \frac{p_0 V_0}{T_0} \tag{26-3}$$

三、理想气体、真实气体和等温线

上面给出了理想气体的状态方程，但实际上理想气体是不存在的。它只是真实气体的初步近似。在一般温度和较低压强下，很多气体都可看作理想气体，例如，氢、氧、氮和氦等。

如果气体的温度 T 一定，则压强 p 和体积 V 之间的关系可用 p-V 图来表示，这种图称为等温线。理想气体的等温线是一条等轴双曲线。图 26-2 给出了理想气体在不同温度下的等温线。图中位置越高的等温线其相应的温度就越高。所有温度下的等温线构成一个等轴双曲线簇。

严格说来，真实气体是自然界实际存在的一切气体。一些容易被液化的气体，如水

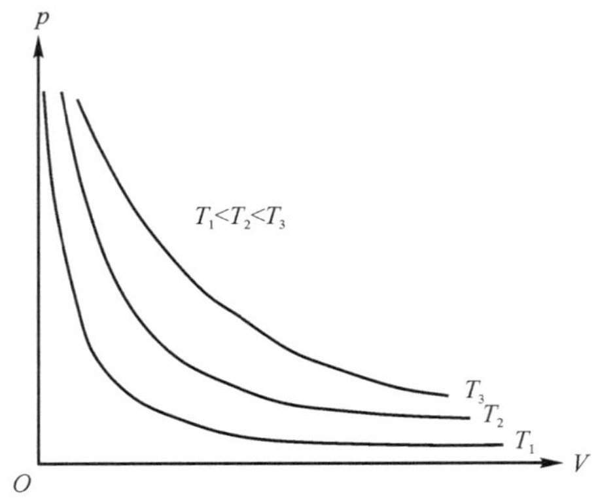

图 26-2　理想气体的等温线

蒸气、氨气、二氧化碳和氟利昂等，在接近液化状态时的性质就与理想气体偏离较大。但是，当温度升得越高、压力降得越低时，二者的偏差就会越小。因此，真实气体只是在温度不太低、压强不太高的条件下，才能遵守理想气体的状态方程。另外，在 p-V 图上，真实气体的等温线并非都是等轴双曲线。研究真实气体的等温线，就可了解理想气体偏离定律的实际情况，从而帮助我们进一步认识真实气体的性质。

四、气体的临界恒量

下面结合二氧化碳(CO_2)的等温线介绍几个有关的物理学名词。

图 26-3 是 CO_2 的等温线图。图中以压强为纵坐标、比体积(单位质量的气体所占有的容积)为横坐标，作出了 5 个温度值的等温线。

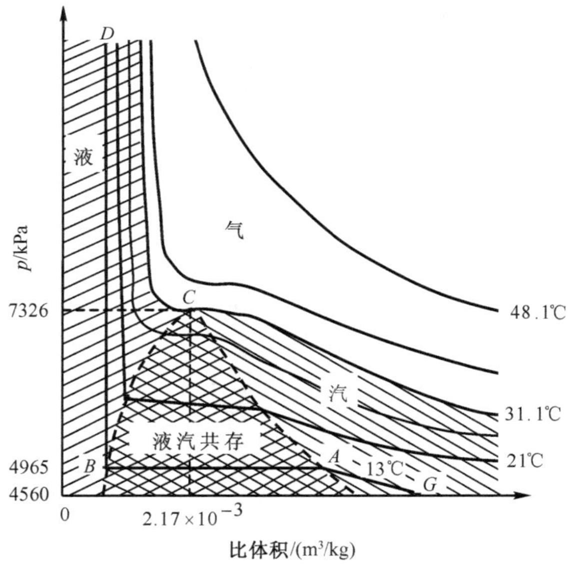

图 26-3　CO_2 的等温线

现在先看 13℃的等温线。在曲线 GA 部分，比体积随压强增加而减少，与理想气体的等温线相似；在 A 点处，即在压强约为 4965kPa 时，二氧化碳开始液化；在从 A 点到 B 点的液化过程中比体积虽在减少，但压强却保持不变，使 AB 成为一条平直线；在 B 点处，二氧化碳全部液化。通常把接近液化的气体称为蒸汽。等温线的平直部分就是汽液共存状态的范围，在这范围内的气体称为饱和蒸汽，相应的压强称为饱和蒸汽压强。可见，在一定温度下，饱和蒸汽压强的量值与蒸汽的体积无关。从 *B* 点到 *D* 点，*BD* 线几乎与压强轴平行。这表示压强虽然不断增加，而比体积却减少不多。它反映了液体不易压缩的事实。等温线 *ABD* 部分与理想气体的等温线相差悬殊。换句话说，二氧化碳在这种温度和压强下，不遵守理想气体的状态方程。

相应于21℃的等温线，形式与13℃的等温线相似，只是平直部分较短，而饱和蒸汽压强较高。由图可见，随着温度的升高，等温线的平直部分逐渐缩短，相应的饱和蒸汽压强也逐渐升高。由此看出，饱和蒸汽压强的量值虽然与蒸汽的体积无关但却是温度的函数。当温度升至31.1℃时，等温线的平直部分已缩成一点，在气体压强与比体积关系的曲线上出现了一个拐点 *C*。如果温度继续升高，那么不论压强有多大，二氧化碳也不可能被液化。同时还可看出，温度愈高，相应的等温线愈接近于等轴双曲线。48.1℃的等温线就已经与等轴双曲线相差无几了。可知二氧化碳在高温(如48.1℃)或低压(4965kPa，相当于13℃曲线的 *GA* 部分)条件下，近似地遵守理想气体的状态方程。其他的真实气体也都有类似的情况。

物理学上把等温线的平直部分正好缩成一拐点时的温度，称为临界温度，通常以 T_c 表示。与临界温度相对应的等温线就是临界等温线。在临界温度以上，无论怎样加大压强，气体也不再液化。由图26-3可见，二氧化碳的临界温度为31.1℃。相应于31.1℃的那条等温线就是二氧化碳的临界等温线。临界等温线上的拐点(如图26-3中的 *C* 点)叫做临界点。相应地，又把临界点上的压强称为临界压强，比体积称作临界比体积，分别以 p_c 和 v_c 表示。临界温度、临界压强和临界比体积这三个物理量叫做气体的临界恒量。

实验结果指出，不同的气体具有不同的临界恒量。表26-2列举了几种常见气体的临界恒量等数据。表中的 T_b 为沸点，ρ_c 为临界比体积的倒数(表示临界温度下单位体积气体的质量)。

表 26-2　几种气体的临界数据

气体	T_b/K	p_c/kPa	T_c/K	ρ_c/(kg/m^3)
He	4.2	228.99	5.20	69.3
H_2	20.26	1296.96	33.23	31.0
Ne	27.2	2725.64	44.43	483
N_2	77.36	3394.39	126.25	311
O_2	90.18	5035.85	154.77	410
CO_2	194.68	7467.65	301.19	468
SO_2	263.13	7872.95	430.4	520
H_2S	312.82	9007.29	273.6	—
H_2O	373.15	22 058.45	647.2	400

五、物质的相和相变

物质可以以不同的物理状态而存在，每种状态称之为相。一般的物质均具有固体、液体和气体三种相态。在一定的条件下，不同相态之间可发生熔化、蒸发、凝结、凝固等过程，即物质可以由一种相态转变为另一种相态，这样的变化就是相变。

物质的相变一般是在等温、等压条件下进行的，此时其温度同压力之间存在确定的依从关系。同时，在相变时物质的某些热力学性质会发生改变。所有这些，构成了相变过程的特点。相变又有一阶相变和高阶相变之分，它们在性质上是大不相同的。本章仅介绍纯物质的一阶相变。高阶相变的过程比较复杂，这里不作讨论。

第三节 工程热力学基础

工程热力学是一门研究热能及其与其他形式能量相互转化规律的科学，即研究物质状态变化过程中有关热、功转换的关系和条件的科学。由于各种低温和制冷技术都是热力学理论的具体应用，在阐述氦、氦制冷和氦液化的原理之前，明了有关的热力学概念是必要的。

一、热力学系统

在工程热力学中，通常把作为主要研究对象的物质统称为热力学系统，并简称热力系统。这一系统中用以实现能量转化或能量传递的工作物质就是工质。一般又把供给工质热量的高温物质称作高温热源，而把吸收工质所放出热量的冷却介质或周围环境称低温热源。另外，根据系统是否通过其边界进行物质、能量的交换，又可将其分为开口、闭口、绝热和孤立系统。系统的划分不是截然不变的，应视具体情况而定。这一点对于研究低温制冷技术是非常重要的。

二、制冷介质和制冷系统

制冷介质是指那些在使用过程中无论有无相变现象，均能使其他物质或物体的温度降到低于环境温度的物质。而制冷系统是工作于两个不同热源之间的一种系统，它能从低温热源吸取热量并将其送往高温热源。制冷剂就是制冷系统中使用的制冷介质，通常采用具有物态变化的流体，如氟利昂和氨等。制冷剂在低温、低压下吸收热量，而在较高的温度和压力下放出热量。

三、热 量

热量是表示物体吸热或放热多少的物理量，也是由于物体之间温度的差别而传递的物理量。与之相关的还有热容量(C)和比热容(c)两种物理量。热容量是表示物体吸热或放热性能的物理量，即物体的温度升高或降低 1℃时所需吸收或放出的热量。它的计算式为

$$C = \frac{Q}{t_2 - t_1} \tag{26-4}$$

式中，Q 为热量；$t_2 - t_1$ 为温差。热容量 C 的单位为 J/℃。

单位量(如 1kg、1kmol、1m^3 等)物质温度升高或降低 1℃所吸收或放出的热量叫做比热容。按物质采用的单位不同，比热容又可分为质量比热容、摩尔比热容和容积比热容三种。这里仅给出常用的质量比热容的计算式。设有质量为 m(kg)的物质，当它吸收了热量 Q(kJ)之后，温度从原来的 t_1(℃)上升至 t_2(℃)，则其质量比热容 c 为

$$c = \frac{Q}{m(t_2 - t_1)} \tag{26-5}$$

显然，这里比热容 c 的单位应为 kJ/(kg·℃)。

另外，单位时间内高温物体放热量的总和一定等于与其相关的低温物体吸热量的总和，这一事实称为热平衡。在热量的传递过程中，热平衡的概念也是十分重要的。由此建立起来的热平衡方程式，是低温技术中有关热力计算的理论基础。

下面再补充几个常用的热量术语。

显热：是指在不发生物态变化的条件下，由于物质的温度上升或下降所吸收或放出的热量。它与受热物质在受热前后的温差、受热物质的质量和比热容成正比。

潜热：当温度保持不变时，物质在物态变化过程中所吸收或放出的热量。

汽化潜热：单位质量的液体变成同一温度气体时的吸热量。不同的液体，其汽化潜热有所不同；同一种液体的汽化潜热亦随温度而变化：温度越高，汽化潜热越小。物质的汽化潜热越小，表明它越容易汽化。例如，超导 MRI 系统中常用做低温致冷剂的液氦之汽化潜热仅 20.306kJ/kg，如此小的汽化潜热使得温度稍有升高它就会大量蒸发。因此，液氦的储存不得不采用特制的高真空杜瓦瓶。除此之外，由于漏热的存在，使液氦的运输和灌注成本都大大提高。表 26-3 给出了几种液体在标准状态下的汽化潜热值。

表 26-3　几种液体的汽化潜热(1.013×10^5 Pa)

液体名称	汽化潜热/(kJ/kg)	液体名称	汽化潜热/(kJ/kg)
水	2257	R_{13}	231
乙醇	854	液态空气	197
氨	1369	液氦	20.306
R_{12}	167		

熔化潜热：单位质量的晶体在熔点下变成同一温度的液体时所吸收的热量。不同的晶体具有不同的熔化潜热。熔化潜热又叫融化潜热。

升华潜热：单位质量的固体升华时的吸热量。显然，它应等于该物质的熔化潜热与汽化潜热之和。固体升华时要吸收大量的热量，故可用来制冷，叫做固体升华制冷。

反应热：参加化学反应的各物质在反应过程中向周围介质放出或从周围介质吸收的热量。常将吸收热量的反应称为吸热反应、放出热量的反应称为放热反应。

四、热力学基本定律

1. 热力学第一定律

热力学第一定律是能量守恒与转化定律在热现象中的具体应用。它指出，各种形式的能量均可在一定条件下相互转化；能量既不能消灭，也不会创生，只能从一种形式转化为另一种形式，或从一个物体转移到另一个物体，而能的总量保持不变。因此，任何企图不消耗能量而连续产生机械功的“第一类永动机”是不可能的。

2. 热力学第二定律

热力学第二定律说明热能与机械能之间相互转化的条件和方向。高温物体能够自发地向低温物体传热，而低温物体向高温物体自发传热是不可能的。定律同时指出，欲实现“逆向”传热就必须消耗机械功。可见，任何把加给工质的热量连续不断地全部转化为机械能的企图都是不可能的。也就是说，热效率达到100%的“第二类永动机”是永远制造不出来的。

在制冷或低温工程中，正是按照热力学第二定律所揭示的原理，通过消耗一定的能量(机械能、电能或其他形式的能量)，使热量从低温热源(蒸发器)转移到高温热源(冷凝器)的。

3. 热力学第三定律

热力学第三定律说明达到绝对零度(0 K)是不可能的。在0 K温度下，物质的分子运动业已停止，不可能采取有限的手段和步骤使一个物体冷至绝对零度。也就是说，这一温度只能无限接近而无法达到。

五、热力学函数

物质可以以固、液、气三种状态的任一种而存在，且三者在一定条件下能够互相转化。热力学中对这一过程，即由纯物质构成的体系的性质有着详尽的描述。描述纯物质体系时经常要用到三个基本参数(压力 p、容积 V 和温度 T 或 t)以及五个导出参数(内能 U、焓 H、熵 S、自由能 F 和自由焓 G)。其中五个导出参数均可表示为 p、V、T 的函数，故又称热力学函数。下面仅给出导出函数即热力学函数的简单定义，以便以后引用。

1. 内能

热力学系统的内能是指物质内部所具有的能量。内能常用符号 U 表示，单位为J。从分子运动论的观点来说，它为系统中所有分子热运动的能量和分子间相互作用的热能之和。工程上也有人将内能叫做工质内部的热能。内能的变化量可用它所传递的热量和功来度量。

另外，又将单位质量的物质所具有的内能称为比内能(u)。根据其定义，有

$$U = mu \qquad (26\text{-}6)$$

式中，m 为质量。显然，比内能的单位应为 J/kg。

2. 焓

焓是物质所含有的内能与推动功(压力位能)之和，常用符号 H 表示，单位为 J。它是一个复合的状态参数，对于描述流动工质的能量关系特别有用，因而是一个非常重要的概念。

单位质量的物质所具有的焓称为比焓(h)。根据其定义，有

$$H = U + pV \qquad (26\text{-}7a)$$

$$h = u + pv \qquad (26\text{-}7b)$$

和

$$H = mh \qquad (26\text{-}8)$$

式(26-7)和式(26-8)中，m 为质量；pV 和 pv 分别为推动功和比推动功。显然，推动功和比推动功的单位应分别为 J 和 J/kg。

3. 熵

熵是热力学系统的状态函数，其变化与状态改变过程中热量的传递有关。从工程角度来看，熵是工质状态变化时其热量传递程度的函数。熵一般用符号 S 表示，其单位为 J/K。

4. 自由能

自由能也称亥姆霍茨函数或亥姆霍茨自由能。它是可加的物理量，且具有能量的单位。其定义式为

$$F = U - TS \qquad (26\text{-}9)$$

5. 自由焓

自由焓也称吉布斯函数或吉布斯自由能。它也是可加的物理量，且具有能量的单位。其定义式为

$$G = H - TS \qquad (26\text{-}10)$$

六、热力过程

热力过程是工质状态变化的总和，简称为过程。下面简单介绍热力学中常用的几种过程。

1. 可逆过程和不可逆过程

完成了某一过程之后，如果有可能使工质沿相同的途径逆行回复到原始状态，并使与其热、功相关联的外界也回复到原始状态，则这一过程叫做可逆过程。反之，凡是不满足上述条件之一的过程就是不可逆过程。

2. 基本热力过程

下述四种热力过程称为基本热力过程。

定容过程：工质在状态变化中比体积保持不变的过程，也就是对外不做膨胀功的过程。

定压过程：工质在状态变化中压力保持不变的过程，也就是对外不做技术功的过程。

定温过程：工质在状态变化中温度保持不变的过程，也就是内能不发生变化的过程。

绝热过程：工质在状态变化中不与外界发生热交换的过程。如果过程中的每一瞬间均不出现热交换现象，则为可逆绝热过程，即定熵过程。

七、热 力 循 环

1. 热力循环的定义

热力循环是指热力过程的综合或者封闭的热力过程。热力循环又叫循环。根据循环方向及其工作效果的不同，可将循环分为正向循环和逆向循环。正向循环能将热能转化为机械能，因而又叫热机循环，其效果是对外界做功。与此相反，逆向循环可将机械能转化为热能，因此又叫制冷循环或热泵循环，其效果是将热从低温物体传给高温物体，因而必须消耗外功。

2. 热机循环的效率

热机循环的经济性通常用热效率 η_t 来衡量。热效率越高，循环的经济性就越好。如果用 q_1 和 q_2 分别表示单位工质高温热源和低温热源的放热量(J/kg)，用 w_0 和 q_0 分别表示循环内单位工质所做的净功和单位工质的净热量(J/kg)，则效率 η_t 的计算式为

$$\eta_t = \frac{w_0}{q_1} = \frac{q_0}{q_1} = \frac{q_1 - q_2}{q_1} = 1 - \frac{q_2}{q_1} < 1 \tag{26-11}$$

3. 制冷系数

制冷循环的经济性指标为制冷系数 ε。制冷系数越大，说明循环的经济性越好。如果仍用 q_1 和 q_2 分别表示单位工质高温热源和低温热源的放热量(J/kg)，用 w_0 表示循环内单位工质所做的净功(J/kg)，则制冷系数 ε 的计算式为

$$\varepsilon = \frac{q_2}{w_0} = \frac{q_2}{q_1 - q_2} > 1 \tag{26-12}$$

4. 卡诺循环

卡诺循环是 1824 年法国青年工程师卡诺(Carnot)对热机的最大可能效率问题进行理论研究后提出的。它是热力学中最为理想的热力循环。

卡诺循环是在两个温度恒定的热源(高温热源和低温热源)之间工作的循环过程。在整个循环中，工作物质只和高温热源或低温热源交换热量。它包括定温吸热、绝热膨胀、定温放热和绝热压缩等四个过程，也就是说它是由两个等温过程和两个绝热过程组成的。设 T_h、T_l 分别为高温热源和低温热源的温度，则卡诺循环的效率 η_c 可表示为

$$\eta_c = 1 - \frac{T_l}{T_h} \tag{26-13}$$

式(26-13)告诉我们，卡诺循环的效率只与两个热源的温度有关：高温热源的温度越高，低温热源的温度越低，卡诺循环的效率就越大。另外还可看出，卡诺循环的效率总是小于 1 的(除非 $T_l=0$ K)。

值得注意的是，热机的工作过程就是从高温热源吸取热量，并在低温热源处不断地把热转化为功的过程。如果倒过来，从低温热源吸取热量的话，将使低温热源(或低温物体)的温度降得更低，这就是制冷机的工作原理。

制冷机从低温热源吸取热量 Q_2 并给高温热源传递热量 Q_1 的过程中，外界消耗了功 W。热力学中将制冷机从低温热源中吸取的热量 Q_2 与外功的比值定义为制冷系数 ε_c，即

$$\varepsilon_c = \frac{Q_2}{W} = \frac{Q_2}{Q_1 - Q_2} = \frac{T_l}{T_h - T_l} \tag{26-14}$$

从式(26-14)可以看出，T_l 越小，ε_c 也就越小。这说明要从温度愈低的低温热源中吸取热量，就需要消耗愈多的外界功。

第四节　纯物质的一阶相变

一、一阶相变的基本特征

如前所述，物质由一种相态变为另一种相态的过程叫相变。纯物质的相变有多种形式，其中有潜热且容积发生变化的相变称为一阶相变。一阶相变是最常见也是最有用的相变。固体的熔解、液体的蒸发、固体的升华及其反过程都属于一阶相变。

在讨论物质的相变时，一般将相变对象叫做工质。工质的一阶相变具有如下四个基本特征。

1) 如果把单位工质的自由焓称为化学势(g)并分别把单位工质的熵和容积叫做比熵(s)和比体积(v)，则相变过程中工质化学势的变化可表示为

$$dg = -s dT + v dp \tag{26-15}$$

因为纯物质在相变中压力和温度均保持衡定，即 T、p 为常数，由此得出

$$dg = 0 \tag{26-16}$$

一般用(i)和(f)分别表示相变前后的相，那么综合式(26-15)和式(26-16)就有

$$g^{(i)} = g^{(f)} \tag{26-17}$$

即相变前后工质的化学势不变。

另外，就式(26-15)分别对 p 和 T 求偏导，可得相变过程中比熵和比体积的表达式

$$s = -\left(\frac{\partial g}{\partial T}\right)_p, \quad v = \left(\frac{\partial g}{\partial p}\right)_T \tag{26-18}$$

式(26-18)说明 s、v 均为不确定值(dg、dt 和 dp 均为零之故)，即在相变过程中 s 和 v 的变化都不连续，要发生突变：比熵由 $s^{(i)}$ 变为 $s^{(f)}$、比体积由 $v^{(i)}$ 变为 $v^{(f)}$。而相变前后的 s、v 都是相变时所保持的温度 T 和压力 p 的函数；T、p 不变时，它们各自的值也不变。

2）如果把单位工质的焓称为比焓(h)，相变中工质同外界交换的热量叫做潜热(l)，则有

$$l = h^{(f)} - h^{(i)} = T(s^{(f)} - s^{(i)}) \tag{26-19}$$

由上面的第一个特征已知相变过程中比熵要发生突变，即 $s^{(f)} \neq s^{(i)}$。故由式(26-19)可知一阶相变中的 l 为一有限值。也就是说，一阶相变是有潜热的相变。

3）工质的比热(c_p)、容积膨胀系数(β)和等温压缩系数(k)等三个热力学指标在一阶相变过程中趋于无穷大。

4）对于处在平衡状态的两相之混合物，其混合状态参数(比体积、比焓和比熵)可按下式计算

$$v = (1-x)v^{(i)} + xv^{(f)} = v^{(i)} + x(v^{(f)} - v^{(i)}) \tag{26-20a}$$

$$h = (1-x)h^{(i)} + xh^{(f)} = h^{(i)} + xl \tag{26-20b}$$

$$s = (1-x)s^{(i)} + xs^{(f)} = s^{(i)} + \frac{xl}{T} \tag{26-20c}$$

式中，x 为混合物中由相(i)变为相(f)的物质量占全部物质量的比例。

相变前后纯物质的化学势(g)、比熵(s)、比体积(v)和比热容(c_p)等热力学参数随温度 T 而变化的曲线如图 26-4 所示。可以看出，无论对于相(i)或相(f)，在未达到相变温度前，g、s、v 和 c_p 都不发生急剧变化；一旦达到相变温度，相变即刻发生，而且 s、v 发生突变，c_p 则变为无穷大。

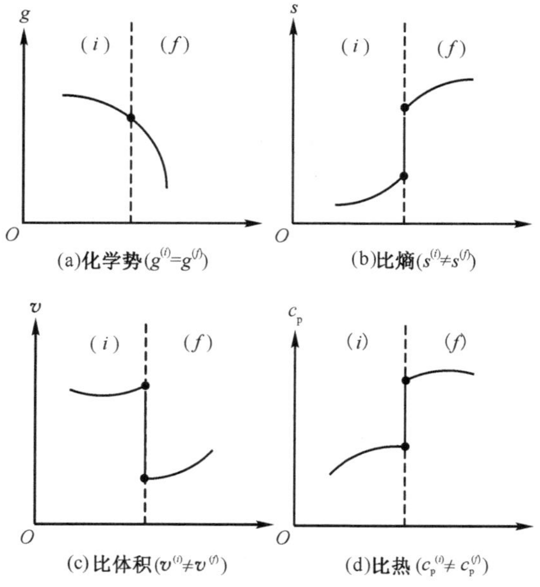

图 26-4　纯物质一阶相变的基本特征

二、纯物质的相图

纯物质发生一阶相变时其温度同压力之间存在固定关系。将纯物质的升华、蒸发和熔解三种相变过程表示在压力和温度构成的坐标系中，便得出了纯物质的相图，简称 $p-T$ 图。p-T 图是物质相变过程最简捷、最直观的表达方式。作为例子，这里给出水的相图(图 26-5)，并结合它来介绍有关物质相变过程的重要物理概念。

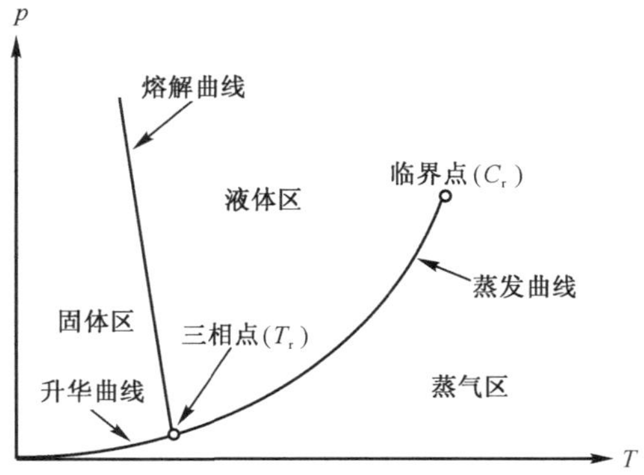

图 26-5　纯物质(水)的 $p-T$ 图

一般来说，纯物质的相图包括三条曲线，即升华曲线、蒸发曲线和熔解曲线。三条曲线的交点称三相点(T_r)。同时，这三条曲线将整个图面分割为固体区、液体区和蒸气区等三个区域。升华曲线始于坐标原点，止于三相点；蒸发曲线介于三相点与临界点(C_r)之间；熔解曲线则可以从三相点一直向上延伸。任何物质的升华曲线和蒸发曲线都具有正的斜率，即温度升高时饱和蒸气压力也随之提高。多数物质的熔解曲线之斜率亦为正，但水却例外(其斜率为负值，即压力升高时熔解温度反而降低)。这是由于冰熔解时体积缩小的缘故。

三、纯物质的 pVT 图

上面介绍的 p-T 图没有反映出相变过程中工质容积的变化。纯物质在三种相变过程中 p，V 和 T 的变化情况可以绘制在以 p，V 和 T 为直角坐标的图上，称为 pVT 图(或 pVT 表面)，如图 26-6 所示。其中，图 26-6(a)和图 26-6(b)分别为熔解时体积缩小的物质(如水)和体积增大的物质(如二氧化碳)之 pVT 图。可以看出，在 pVT 图上，三相点的状态是用一条平行于 V 轴的直线表示的，临界状态则用一个点(图中的 C_r 点)表示，通过该点的等温线即为临界等温线 T_{Cr}。显然，纯物质的 pVT 表面是一个形状不规则的表面，并被几条曲线分割为若干个空间区域，如固体区 S、液体区 L、气体区 G(在临界等温线以上)、蒸气区 V(在临界等温线以下)以及处于这些区域之间的固液共存($S+L$)区、固气共存($S+V$)区和液气共存($L+V$)区等七个区域。只有液气共存区被局限在一个限定的范围内，而其他几个区域都可以向外延伸。

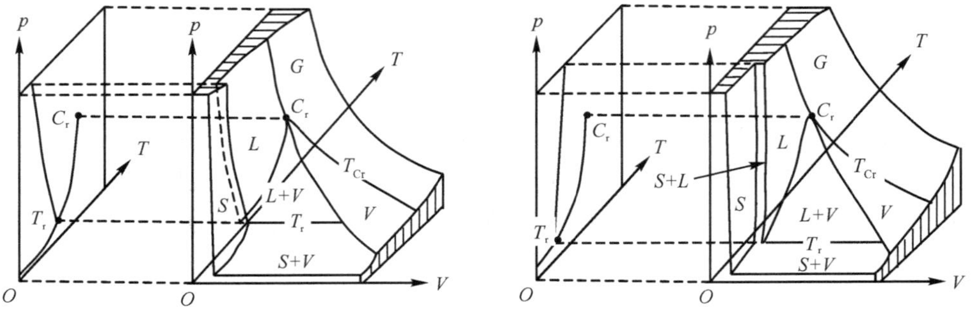

(a)熔解时体积缩小的物质(水)　　(b)熔解时体积增大的物质(CO_2)

图 26-6　纯物质的 pVT 表面

将 pVT 表面上的分割曲线投影到 p-T 平面上，便得到如图 26-5 所示的相图。由图 26-6 可以看出，pVT 图的固气共存区在 p-T 平面的投影为升华曲线。同样，将固液共存区和液气共存区投影分别可得熔解曲线和蒸发曲线，表示三相状态的直线则投影为三相点 T_r。如果将 pVT 表面上的分割曲线投影在 p-V 面上，便可得出纯物质相变过程的 p-V 图，如图 26-7 所示。

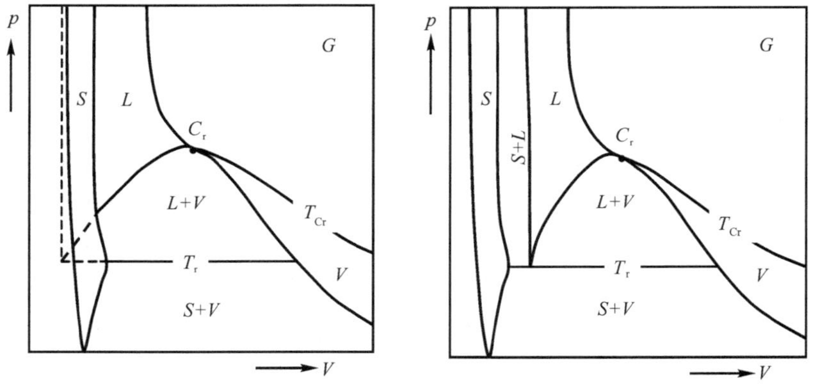

(a)熔解时体积缩小的物质　　(b)熔解时体积增大的物质

图 26-7　纯物质的 p-V 图

同相变过程的 p-T 图一样，p-V 图也是物质相变过程的客观反映，因而也是常用的相图之一。

第五节　氦及其性质

氦(He)是惰性气体，在地球上的含量非常稀少，但其用途却非常广泛。氦有 He^3 和 He^4 两种放射性核素。超导 MRI 系统中使用的液氦中 He^3 含量非常少，因此本节的介绍以 He^4 为主。另外，从实用的观点出发，这里论述氦的性质时，略去了许多关于其热力学性质描述的内容。

一、氦的来源

氦为无色、无味的气体。其熔点为－272.2℃(2533kPa)、沸点是－268.9℃、气体密度为 0.1785g/L(0℃，101.33kPa)、临界温度和临界压力分别为－267.8℃和 229kPa。氦是唯一不能在大气压下固化的物质。

氦首先于 1868 年在太阳的表面层中发现，那就是人们在观察日食时发现的黄色的 D_3 射线，即太阳光谱中波长为 5.88×10^{-7}m 的射线。第二年，雷埃特(Rayet)认定发射 D_3 射线的气体是一种类似于氢的新元素，并将其定名为“氦(helium)”。由于太阳表面的热核聚变反应中会产生大量的氦元素，人们曾把氦气称为“太阳物质”。太阳或类似的天体中，氦的含量非常高。

后来，有人用无机酸处理沥青铀矿时得到一种不活泼气体。1895 年英国科学家拉姆齐(William Ramsay)用光谱实验证实该气体就是 1868 年从太阳光谱中发现的氦。此后又陆续从空气、天然气和其他矿石中发现了氦。

在地球上，氦属于稀有气体。它在地球上的含量只有十亿分之三。在地壳的 94 种天然元素中，氦的含量居第 75 位(按质量计)。氦在大气中的含量也极少，大约只有百万分之五。但是，在有些地区的天然气中氦的含量却较高，个别甚至高达 1%～2%以上。因此，目前全世界生产的氦绝大多数提取于天然气。

相比之下，美国的氦气资源算得上十分丰富了。这些资源主要分布在俄克拉何马、得克萨斯、堪萨斯、犹他、新墨西哥和亚利桑那等州。早在 1963 年，为了不让作为燃料使用的天然气中的氦气白白浪费掉，美国政府就推行了一项氦气保存计划。这项计划要求将从天然气中提取的氦含量为 50%～85%的粗制氦气泵入氦气枯竭的气体矿层作为天然储备。按照目前的用量，美国仅储存的氦气就可以用上数十年。

我国无富氦天然气。四川省自贡出产的天然气中氦气含量仅为 0.2%～0.3%，用这种天然气提取氦的成本非常高。目前国内使用的氦主要依靠进口。

二、氦的用途

氦属于惰性气体，化学性质极为稳定，因而一般情况下不与其他元素化合。氦的相对密度(比重)虽二倍于氢气，但只有空气的 1/7。氦气的传热能力略逊于氢气，但比空气高 5 倍，是气体中亚军。由此可见，氦有分子小、质轻、无毒、不燃烧、不爆炸和导热性好的特点。这些特点是它得以广泛应用的原因。

氦的用途概括起来有以下几个方面。首先，液氦作为低温致冷剂，大量地用于超导磁体、超导电性和超导材料研究等许多需要超低温的场合。医用超导 MRI 系统的迅速普及使氦的需要量猛增。其次，氦是一种良好的低温致冷剂。用氦作工质的制冷技术有很多类。它可以获得上至 100K 左右，下至 mK 级的低温。第三，由于质轻且不具有可燃性，氦在空间飞行中被作为液体燃料火箭中的净化剂和增压剂。氦气膨胀可提供必要的压力，将火箭燃料推至发动机中，同时，氦还使推进剂混合物保持在适当的温度下。第四，由于无毒，氦还常作为水下工作所用呼吸混合物的重要成分。此外，氦的分子小且在大气中含量稀薄，故可作为检漏的极好物质。氦还将在核反应堆、激光、磁流体动力学、超导发电机和电动机等方面的研究和发展中起重要作用。

目前，全世界每年消耗氦气达数亿立方米、液氦几十亿升，可见其用量之大。氦气的价格与其纯度密切相关。在国际市场上，低纯度气(99%以下)是工业用气，价格相对便宜；生产液氦用的、纯度优于99.995%的氦气之价格是工业纯的2～3倍。总的来说，由于氦资源的稀少，它的价格还是相当贵的。

顺便说一下，液氦价格的昂贵，是超导MRI系统磁体运行费用高的主要原因。

三、氦的两种放射性核素

氦有原子质量数分别为3和4的两种天然放射性核素，即He^3和He^4。通常使用的氦实际上是这两种放射性核素的混合物，但其中He^3含量极少。例如，从天然气提纯所得的氦中He^3只占其总量的$\frac{1}{10^7}\sim\frac{1}{10^6}$。可见要从天然氦中分离出$He^3$是很困难的。

放射性衰变中放出的α粒子在得到电子后就形成He^4。因此，氦总是同含有α发射体的矿物并存，如含铀的沥青油矿、含钍的独居石和钇铀矿等。自然界中存在的氦基本上全是He^4。He^3是氚的放射性产物，为稳定核素，但它只占地球上氦的0.000 138%

一般用原子反应堆中锂原子同中子(n)的原子反应来获得He^3，其反应式为

$$Li^6 + n \rightarrow H^3 + He^4 \tag{26-21a}$$

$$H^3 \rightarrow He^3 + e^- \tag{26-21b}$$

即锂原子受中子的撞击得到氚(H^3)，氚再放出β射线(e^-)而蜕变为He^3(半衰期为12.5年)。上述反应后，再用钯作催化剂，方使He^3同He^4相分离。最后还需对He^3进行提纯，使其中He^4的含量降至0.1%以下，这才得到He^3的商品气体。可见He^3比He^4的价格还要贵很多。

表26-4列出的是He^3和He^4的主要物理常数。由表可知，He^3和He^4的物性数据相差较大，因而二者的性质是大不相同的。同He^4比较，He^3具有更低的标准沸点和临界温度。

表26-4　He^3和He^4的物理常数

物理常数	He^3	He^4	单位
分子质量	3.016	4.003	—
摩尔气体常量	2.757	2.007	KJ/(kg·K)(比熵)
标准沸点	3.191	4.215	K
标准沸点时的气化潜热	7.531	20.306	KJ/kg(比内能)
标准状况密度	0.1345	0.1769	Kg/m^3
临界温度	3.35	5.199	K
临界压力	118	229	kPa
临界密度	41	69	Kg/m^3
转化温度	～39	46	K
容积比	440	700	—

四、氦的气液相变

氦是最难液化的气体，也是地球上最后一个被液化的气体。1908年，荷兰物理学家卡麦林•昂尼斯(也是后来超导现象的发现者)在他来顿大学的实验室中得到了液氦，使曾经称之为“永久气体”的氦终于得到液化。氦气的液化不仅使人们发现了超导现象，从而诞生了一个全新的学科，而且大大推动了低温物理的发展。后来人们又相继发现了液氦的许多性质。

氦分子间的作用力(范德华力)比其他物质要小，因而更难液化。在所有的物质中，氦的液化温度是最低的，而且只有预冷到很低的温度(达到其转化温度以下)时才有可能通过压缩和节流的方法使之液化。

同其他纯物质一样，氦的气液相变属一阶相变，因而具有前述一阶相变的所有特征。表26-5给出了一些温度下氦的饱和蒸气压。由表中数据可知，在同一温度时 He^3 的饱和蒸气压比 He^4 高得多，且温度越低这种情况越显著。例如，温度为2K时 He^3 的饱和蒸气压约为 He^4 的6.4倍，而在1K时约为73.7倍，到0.5K时则近乎10 000倍。这一关系说明，当用抽气方法制冷时，用 He^3 作为工质比 He^4 更有效。也就是说，当要达到同一温度时，用 He^3 只需要较低的真空度，而用 He^4 则需要较高的真空度；当保持同样的压力(或真空度)时用 He^3 可以得到更低的温度。

表26-5 氦的饱和蒸气压

温度/K	蒸气压/kPa	
	He^3	He^4
0.2	1.613×10^{-6}	—
0.3	2.502×10^{-4}	—
0.4	3.748×10^{-3}	—
0.5	2.122×10^{-2}	2.178×10^{-6}
1.0	1.179	1.600×10^{-2}
1.5	6.776	4.798×10^{-1}
2.0	20.146	3.169
3.0	82.379	24.274
4.0	—	82.197

五、He^4 的相图和 λ 相变

1. He^4 的相图

我们曾经指出，当沿着相图的气液平衡曲线降低温度时，一般纯物质均会出现气、液、固同时并存的情况，称为三相点。物质到达其三相点后，如果进一步降低温度，液体将全部凝固，并由气液平衡转变为气固平衡。但是，He^4 分子间的吸引力很小，且零点能又比较大(约为210kJ/kmol)，所以在压力较低的情况下不能固化。也就是说，当

沿着气液平衡曲线降温(如用抽气泵不断抽除氦蒸气)时，即使温度已非常接近绝对零度(实验已可达 10^{-6}K)，液氦也不会凝固。这一事实证明，氦不存在通常意义上的三相点，因而液体 He^4 具有“永久液体”的俗称。图 26-8 是 He^4 的相图。

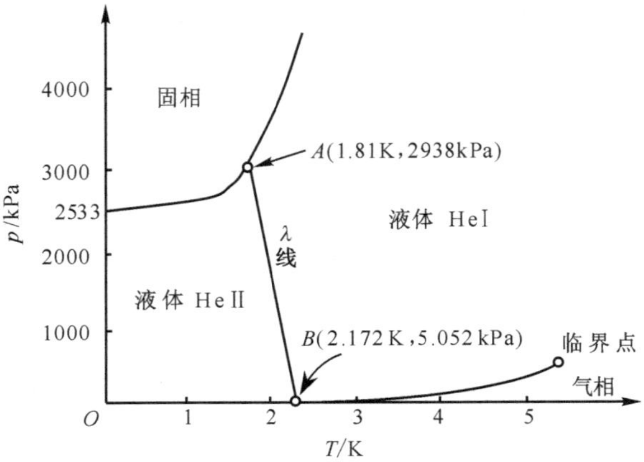

图 26-8　He^4 的相图

2. He^4 的 λ 相变

前面已介绍了纯物质的一阶相变及其特征。热力学理论还导出了多种类型的高阶相变。但是，由于高阶相变推导复杂，且与实际物质的相变过程很少相符，作者有意略去了这部分内容。λ 相变是一种特殊的高阶相变。它因相变时比热 C_p 与温度 T 的关系曲线与希腊字母“λ”相像而得名。由于 He^4 的相变比较符合 λ 相变的特点，我们在这里补充介绍之。

λ 相变具有如下三个特征：①在等温条件下进行，相变前后的化学势 g 不变；②相变过程中比体积 v 和比熵 s 不变，因而相变前后工质的比体积 v、比熵 s、比焓 h 及自由能 f 也不变，使得相变潜热 l 等于零；③相变过程中比热 C_p、容积膨胀系数 β 及等温压缩系数 κ 趋于无穷大。

当液体 He^4 沿气液平衡曲线被冷却到 2.172K(p=5.052kPa)时，原有的气液平衡被打破，出现上面所描述的 λ 相变(图 26-8)。习惯上将图 26-8 中的点 B(2.172K，5.052kPa)称为 λ 点，而且用 T_λ 表示发生相变时的温度。若保持稍高的压力，并在等压条件下使液体 He^4 冷却，同样也会出现 λ 相变，不过此时的 λ 点稍向低温方向移动。将不同压力时得到的 λ 点连接起来，便构成 λ 曲线。在图 26-8 所示的相图(p-T 图)上，λ 曲线接近于直线。值得注意的是，λ 曲线的上端点，即点 A(1.81K，2938kPa)以上，He^4 不再存在 λ 相变，而是由液体凝为固体。习惯上将图 26-8 中的 A 和 B 两点分别称为上 λ 点和下 λ 点。由图 26-8 还可看出，即使在较低的温度下，当压力提高到约 2533kPa 以上时，He^4 也会凝固。

由上、下 λ 点之值，可知 λ 线的斜率为

$$\frac{dp}{dT}=\frac{2938-5.052}{1.81-2.172}=-8102\ \text{kPa/K}$$

3. He^4 的三相点

下面继续分析图 26-8 所示 He^4 的相图。该图可以分割为 4 个区域。与一般物质的相图不同，图中除了固体区和气体区外，还有两个液体区。这两个液体区以 λ 线为界，分别被称为 HeⅠ区和 HeⅡ区。相应地，把位于这两个区域状态下的液氦分别叫做HeⅠ氦和 HeⅡ氦，简称为 HeⅠ和 HeⅡ。另外，λ 曲线的两个端点实际上也是三相点，可分别称为上三相点和下三相点。与一般纯物质的三相点(气-液-固)不同的是，He^4 的上三相点为液(HeⅡ)-固-液(HeⅠ)三相点，而下三相点是液(HeⅡ)-气-液(HeⅠ)三相点。我们以前说氦没有三相点，是指它没有通常意义上的三相点。

有趣的是，同为液体 He^4，HeⅠ和 HeⅡ在性质上却有很大差别。HeⅠ的性质同一般低温液体没有原则上的区别，称为常流氦。然而，HeⅡ却具有一种特殊的性质，这就是所谓超流动性。它因之称为超流氦。下面就讨论 HeⅡ的特殊性。

六、HeⅡ的超导热性和超流动性

上面的论述说明，液体 He^4 被冷却到 λ 点，即气液平衡曲线上 $T_\lambda=2.172$K 处将发生一次相变，我们称其为 λ 相变。经过 λ 相变后液体 He^4 将由 HeⅠ变为 HeⅡ。下面介绍 HeⅡ的两个具有质变意义的性质，即超常导热性和超常流动性。

1. 超常导热性

HeⅡ的导热性比银、铜等良导热体还要高出上千倍。HeⅡ的这种性质被称为超常导热性。由于它的导热很快，在其中建立起明显的温度梯度几乎是不可能的。在实验中，这种超常导热性甚至可以用肉眼观察到。例如，用抽气法使液体 He^4 降温时，在冷却到 λ 点之前，液氦中可以观察到剧烈的气泡沸腾现象。但温度一降到 T_λ，气泡现象会立即停止。此后即使继续降温，液氦将始终保持其安静表面。这是 HeⅡ的导热性极强，其中不可能保持足以产生气泡的温差(液体只能在其表面发生气化)之故。这一现象也提供了温度到达 λ 点的可视化方法，即在液体 He^4 的抽气冷却过程中，一旦气泡停止沸腾，就可证明已到达 λ 点。

2. 超常流动性

HeⅡ还具有超常的流动性，即流动时阻力非常小。这说明其黏滞性低至接近消失的程度。

根据泊肃叶(Poiseulle)公式，液体在管道内流动时，其平均流速与管道两端的压力差和管道直径的平方成正比，而与液体的黏度和管长成反比。HeⅡ的流动不服从这一规律。用槽道进行的实验证明，其流速几乎不随槽道两端的压差而改变，而且槽道的宽度越大(即当量直径越大)，其流速反而越小。有人在研究了 HeⅡ在窄缝中的流动情况后得出结论说，HeⅡ的黏度大约只有 HeⅠ黏度值的百万分之一。

HeⅡ的超常流动性可以通过许多实验得到证明。首先，它能流过半径在 0.1μm 以下的小孔或毛细管。其次，如果将液体 He^4 盛于陶瓷容器中，当温度保持在 T_λ 以上时液氦不会向外渗漏；但当温度降低到 T_λ 以下时，会发现 HeⅡ从陶瓷容器壁的微孔或缝隙中漏出，如同水经滤纸漏出一样。同 HeⅡ超常流动性有关的还有另外两个著名实验，一个是所谓爬行液膜实验，另一个是喷泉效应实验，下面分别介绍之。

爬行液膜实验也叫烧杯实验(图 26-9)。如图 26-9(a)所示，首先将一空烧杯半沉入 HeⅡ液池中，这时液池中的 HeⅡ就会自动以液膜的形式注入烧杯中，直到杯中的液面同池中的液面持平为止。如果将烧杯稍许提起，使杯中的液面高于池中液面，则会出现如图 26-9(b)所示的现象，即杯中的 HeⅡ又以液膜的形式重新流入液池中。最后，如图 26-9(c)所示那样将烧杯提离池内液体，杯内的 HeⅡ将继续外流(从杯底部也能看到下流的液滴)，直到全部流完为止。之所以会出现上述现象，是由于 HeⅡ液面以上的容器壁表面布有一层厚约 0.03μm 的液膜，该液膜沿着固体表面以 200mm/s 左右的速率爬行。这就是 HeⅡ的爬行液膜现象。

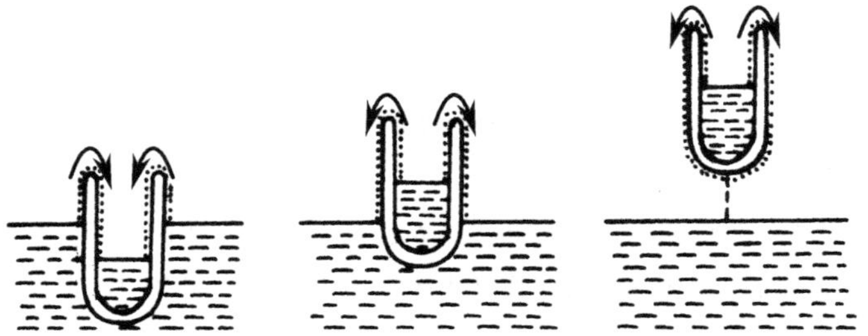

(a)空烧杯半沉入 HeⅡ液池中　(b)烧杯中液面高于池中液面　(c)烧杯提离液池

图 26-9　HeⅡ的爬行液膜实验

图 26-10 所示为喷泉效应实验。取一两端开口的玻璃弯管，在其中一个开口处接一毛细管，并给玻璃弯管内充满金刚砂(同时起吸热剂及半透膜的作用)。然后将弯管沉入

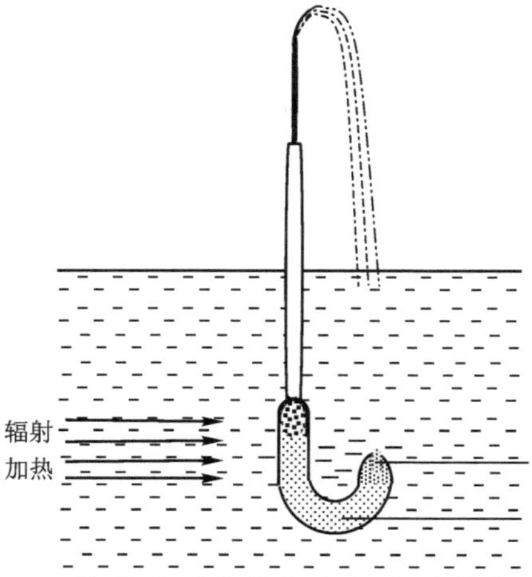

图 26-10　HeⅡ的喷泉效应实验

HeⅡ中。这时如果用光束(手电筒等)照射金刚砂，使之加热，即可发现液氦从毛细管上端喷出，高度达 30cm。这就是所谓的喷泉效应。喷泉效应是 HeⅡ将热能转化为机械能的结果。进一步的试验表明，通过 HeⅡ的作用，还可将机械能直接转化为热能。这两种现象实际上都是 HeⅡ的热机械效应。

七、小　结

液氦是一种昂贵、但又十分有效的致冷剂，广泛用于超导磁体等需要超低温的场所。因此，有些情况下液氦成了低温的代名词。后面还会看到，气氦作为高效的制冷工质，在许多制冷设备中也发挥着重要作用。

常见的氦主要来自天然气，其中 He^3 的成分微乎其微。将天然气中的氦提纯后再经液化就得到了可用的液氦。这里的液氦实际上是指液体 He^4。液体 He^4 的下相点(λ点)为 $T=2.172$K 和 $p=5.052$kPa。按照平常的储存条件，液氦均处于 HeⅠ态。这种状态的氦具有近乎普通低温流体的特性。现在可以这样理解 MRI 超导磁体所使用的液氦了：它是一种处于 HeⅠ态的液体 He^4，其中的液体 He^3 可以忽略不计。因此，如果不加特殊说明，以后我们所说的液氦就是指 HeⅠ态的液体 He^4。

He^4 经 λ 相变后由 HeⅠ成为 HeⅡ，而 HeⅡ有着许多奇异的性质。本节只介绍了它的超导热性和超流动性，其他特性如研究得较多的声特性以及关于 HeⅡ超流性的理论均未讨论。

He^3 主要通过原子反应而得到，从天然气中是难以提取的。有些场合也需要用 He^3 做工质制冷，但因其价格贵得惊人而受到限制。He^3 和 He^4 分别在 3040kPa(30atm)和 2533kPa(25atm)的压力下，发生从液体到固体的相变(须冷却到一定温度)。固体氦有三种晶体结构。

另外，液体 He^3 和液体 He^4 混合液的性质，物理上已有成熟的结论。出于实用和篇幅的考虑，对以上几方面的内容没有进一步阐述。本节对 He^4 的热力学性质也未详尽介绍。有兴趣的读者可查阅有关的低温热力学专著。

第六节　液　氮

在超导 MRI 系统中，除了液氦以外，常用的致冷剂还有液氮。与液氦相比，液氮是一种廉价的致冷剂。由于它的临界温度较高，在 MRI 系统中一般只作辅助致冷剂使用。

氮是一种化学性质不活泼的元素，故可作为安全的致冷剂。氮的原子量为 14.006 7,正常沸点是 77.35K，临界点和三相点分别为 126.200K 和 63.148K(压力 12.522kPa)。它大量存在于空气中(约占空气体积的 78.08%)。因此，通过空气分离的方法就可获得氮气。在很多情况下，它是作为制氧的副产品而加以处理的，所以它可以大量提取。其价格也非常便宜。

液态氮为无色、无味的液体。由于沸点同凝固点之间的温差仅 15K 左右，使用机械泵减压时它极容易变成固体。固体氮是一种无色透明的结晶，在 35.61K 时即有相转变，密度随着温度的下降而增大，其比热容在 63.14K 和 35.61K 处有突变。液氮的黏度随温度下降而增加。

超导磁体的低温容器一般由外层的液氮杜瓦和内层的液氦杜瓦等结构组成。正是位于液氮杜瓦中的液氮，给磁体提供了一个初步的低温环境，减少了内层液氦的挥发。另外，在磁体的安装阶段，常常需消耗数千升的液氮使液氦容器内的温度预冷至 78K 左右，然后再充以液氦。这样做可以节省大量液氦。

有些厂家的超导磁体并不使用液氮冷却。

第七节 氦 制 冷

一、制冷的一般原理

我们已通过卡诺循环的介绍阐明了制冷的热力学原理。这里再补充几个重要概念，以加深读者对氦制冷和氦液化原理的全面理解。

1. 节流

所谓节流，是指管路中的流体流经截面突然缩小的阀门、狭缝或孔口时，因发生不可逆的压力损失而使流体压力降低的物理现象。

2. 绝热节流

在与外界无热量交换的条件下，热力系统的状态变化过程叫做绝热过程。要实现绝热过程，系统的外壁必须是完全绝热的，且此过程应进行得无限缓慢。但是，这在自然界中是不可能的。实际上进行的都是近似的绝热过程。在节流过程中，只要气流与外界交换的热量小到可以忽略的程度，这一过程就可叫做绝热节流过程。

绝热节流是不可逆的绝热过程。通过绝热节流的气体因迅速膨胀而使压力降低。但在节流前后，气体的比焓值近似相等（$h_1 \approx h_2$）。因此，人们不严格地将其称为定焓过程。

3. 焦耳-汤姆孙效应

理想气体在绝热节流前后的温度是不变的。但对于实际气体，绝热节流过程中其温度将随压力而变化。这一现象被称为焦耳-汤姆孙(Joule-Thomsom)效应。它是通过著名的焦耳-汤姆孙实验来观察的。下面详细介绍这一实验的设计和得出的结果。

焦耳-汤姆孙实验的装置如图 26-11 所示。在包有绝热材料的铁管的中部，装有用压缩棉绒或丝绸制成的多孔塞。气体通过多孔塞，容易形成稳定气流。在多孔塞的两侧，装着截面积均为 S 的两个活塞 A 和 B。假设活塞与管壁间的摩擦力非常小。缓慢地推动活塞 A，同时也缓慢地移动活塞 B，使多孔塞左侧的气体经常维护一较大压强 p_1，右侧的气体经常维持一较小压强 p_2。多孔塞两侧还装有温度计（T_1 和 T_2），用来测量各自的温度。在这一实验中，气体是从压强较大的空间，经过多孔性物质，迁移到压强较小的空间。这一过程就是我们上面所讨论过的节流过程，物理学上也称其为焦耳-汤姆孙过程。由于节流过程是在气体和外界没有热交换的条件下进行的，所以它属于绝热过程。

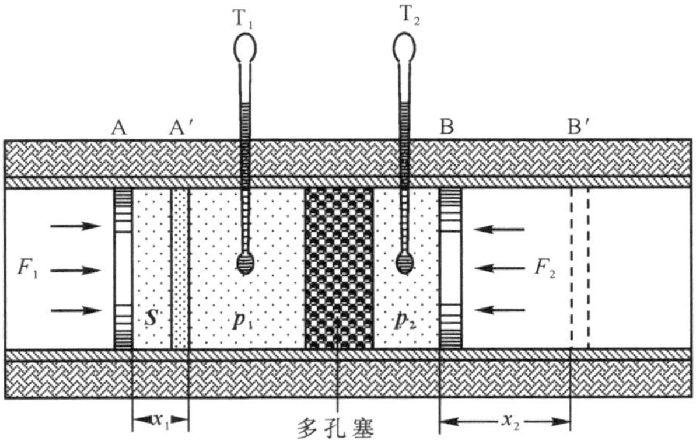

图 26-11　焦耳-汤姆孙实验

实验指出，在室温附近，当气流到达稳定状态时，几乎一切气体在节流过程中温度都要降低(唯独氢有微弱的升高)。气体经过这种膨胀过程而发生温度改变的现象称为焦耳-汤姆孙效应。凡膨胀后温度降低者称为正焦耳-汤姆孙效应，温度升高者为负焦耳-汤姆孙效应。多孔塞两侧的温度差，随气体的性质、两侧压强的差值和气体的原始温度等因素而异。例如，在室温下，当压强差 $p_1-p_2=101.325$kPa 时，空气、氮及氧的温度降低约 0.25K，二氧化碳约 0.75K；而在同样条件下，氢的温度却升高约 0.03K。如果氢的原始温度低于 192.5K，膨胀后温度也将降低。可见在某一温度下，焦耳-汤姆孙效应的正负将发生改变，这一温度称为反转温度。每一气体都有其反转温度。空气、氮和氧的反转温度高于室温，氢的反转温度就是 192.5K。

焦耳-汤姆孙效应是一个相当复杂的现象。但是，它所提示的节流和气体膨胀使温度下降的原理，却被广泛用来制冷。

4. 用焦耳-汤姆孙效应原理制冷

作为用焦耳-汤姆孙效应原理制冷的例子，下面介绍林德(Linde)液化空气的方法及其装置。

图 26-12 是林德液化空气的装置示意图。可以看到，压缩机 A 策动空气沿箭头所示的方向环流。空气在较高压强和较高温度下，从 A 经过 B 流入 C 管。尽管气流在 C 管中得到冷却(用冷水或空气)，但仍在较高压强下离开 C 管。然后，再使高压气流从小孔 D 喷出，使其突然膨胀(节流过程)。因小孔 D 具有多孔性间壁的作用，此处便发生焦耳-汤姆孙正效应，空气的温度随之降低。E 和 F 管中的压强因抽

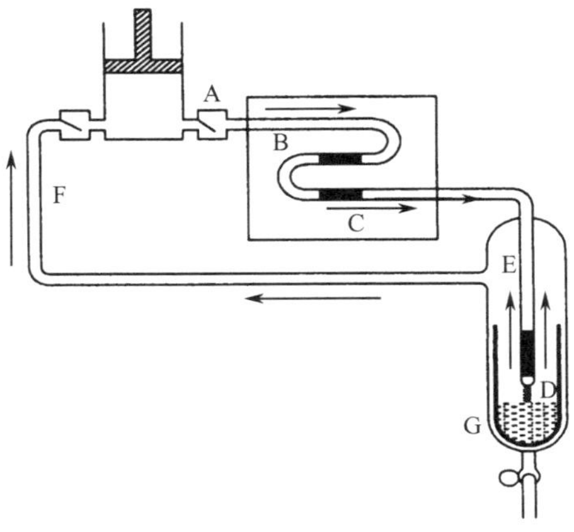

图 26-12　林德(Linde)空气液化示意图

气作用而保持低压，使膨胀后的冷空气经 E 及 F 管，再次抽入压缩机中被第二次压缩。另外，当该冷空气流经 E 管时，顺便使新进入 D 中的空气得到进一步冷却。如果使上述过程循环往复地进行，多次发生焦耳-汤姆孙效应的结果，就会使压缩空气的温度愈来愈低，达到临界温度后便开始液化。

5. 压缩制冷循环的基本过程

利用焦耳-汤姆孙效应可以使空气降温甚至液化，当然也可使氦降温或者液化。实际上，要得到持续的低温，还要设法使焦耳-汤姆孙过程不断进行下去，这就要求外界对系统做功。实用的制冷机正是通过不断地从低温热源吸取热量 Q_2，并给高温热源传递热量 Q_1 来获得人们所需低温的。在这一过程中，外界消耗了功 W。例如，制冷系统中，诸如活塞的运动、透平的转动等所作的机械功都可将气体的能量取走，从而使其温度下降。

卡诺循环是这一过程的最佳循环。

压缩式制冷是应用广泛而又经济的制冷方式，也是 MRI 磁体冷却系统所采取的制冷方式。这种方式中，压缩机是整个制冷系统的核心，因为它起着上面所说的热量传递作用。压缩制冷循环可分为下述四个基本过程。

1）蒸发过程：指在温度、压力保持不变的情况下，通过节流阀节流后的低温、低压蒸气在蒸发器内从周围介质吸热，并使其冷却的过程。

2）绝热压缩过程：是在压缩机内进行的耗功过程。经过压缩的气体其温度和压力急剧升高，排出的气体为过热蒸汽。

3）冷凝过程：从压缩机排出的高温、高压过热气体进入冷凝器后，与冷却水或空气进行热交换，使过热蒸汽逐渐变成饱和蒸汽，进而成为饱和液体。

4）绝热膨胀过程：从冷凝器流出的液体，经节流阀而被节流成为湿蒸汽，再进入蒸发器，以重复上述过程。

二、氦　制　冷

氦是一种良好的低温制冷剂，用它做工质可以获得上至 100K 左右，下至 mK 级的低温。

以氦为制冷剂以获得低温的方法大致可归纳为下述五种类型：气体膨胀制冷、氦制冷机制冷、液体抽气蒸发制冷、He^3 压缩制冷和 He^3-He^4 稀释制冷。应用氦气膨胀制冷的制冷机和设备种类较多，其中主要是各种类型的气体制冷机，还有节流制冷器和脉管制冷器等。用这些制冷设备可以得到 100K 以下，3～5K 以上的低温。下面以德国 LEYBOLD 公司的 RW6000 型冷头压缩制冷机(氦压缩机)为例，说明氦膨胀制冷技术的应用。

RW6000 是一种高效能、高质量的水冷式氦压缩制冷机，被广泛地用在超导 MRI 磁体的冷却系统中。它以高纯度氦气(99.999%)作为工质。运行时它不断地提供冷氦气，并通过磁体冷头的膨胀作用使与其相连的两个冷屏(20K 和 77K)得以冷却，从而减少了磁体液氦的挥发量。

RW6000 由氦气压缩机、热交换器、氦气净化装置、连接管路、电源以及必要的安全阀等单元组成。图 26-13 是 RW6000 型氦压缩机工作流程图。现通过图 26-14 的原理图来介绍其工作过程。

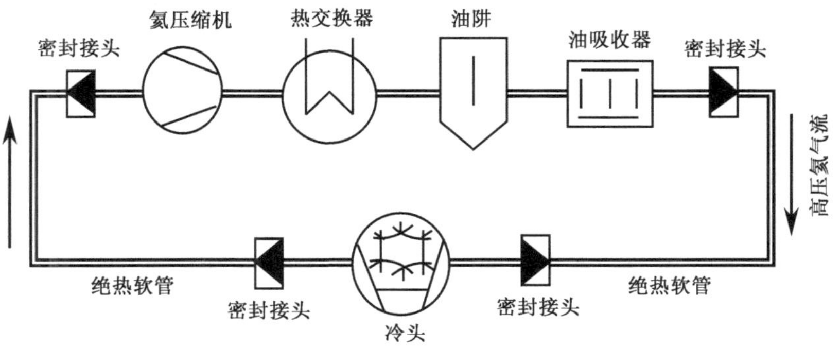

图 26-13　RW6000 型氦压缩机工作流程图

为了说明问题，先从经冷头返回的低压氦气(约 700kPa)输入端即低压端看起。该低压氦气进入后被直接送往氦压缩机(图 26-14 中虚线框所示)。压缩后的氦气压力升至 2200kPa 左右，同时温度也变得非常高。紧接着该高温高压氦气流被驱往热交换器，并在其中与逆流的冷水交换热量，使温度骤降，成为低温高压的制冷工质。此后该气流便通过长达数米的密封保温软管直达位于磁体上面的冷头，并在那里节流，使其迅速膨胀而发生焦耳-汤姆孙效应。其结果使氦气的温度进一步下降，从而产生冷头所需要的冷量(从周围环境吸热)。膨胀以后的氦气(低压氦气)又被送回制冷循环的输入端，开始下一流程。

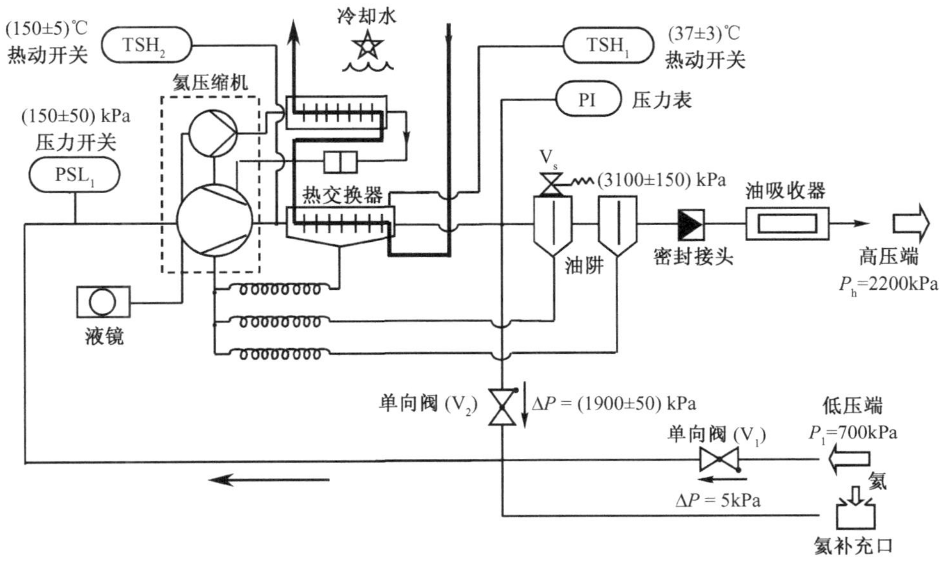

图 26-14　RW6000 型氦压缩机原理图

RW6000 的氦气净化装置设计得非常完美。它对高压氦气中的油雾进行了三次净化滤除，因而可在输出端得到高纯的氦气工质。首先，高压氦气中的油雾在热交换器中被冷凝为小油滴，这些小油滴先后通过两个并排的油阱被过滤(进入油阱的压缩机油通过毛细管被重新送回压缩机中)。经过这两级油阱的过滤，剩余的微量油蒸气还需经过最后一级油吸附器的吸附。这样一来，就有效地预防了油污在冷头上的冻结，有利于冷头寿命的提高。该油吸收器为消耗品，一般用够 18 000h(约 2 年)就需更换。

系统的安全设计也是值得称道的。RW6000 首先在低压输入端设置了单向阀 V_1，以免压缩机停转时低压气体的倒流；单向阀 V_2 在高低压差为 1900kPa 左右[(1900±50)kPa]时开启，使过压的氦气工质与低压端短路，保证了磁体冷头的安全。其次，系统对压缩机也进行了多重保护，如压力开关 PSL_1 在低压端与大气的压力差过小 [(150±50)kPa] 时会直接关闭压缩机，这是防止管路内部出现负压的举措；热动开关 TSH_1 在热交换后的氦温度过高 [(37±3)℃] 时动作，使压缩机停止工作(冷水机故障后常由 TSH_1 的动作给出高温报警信号)。当高温高压氦气温度超过 150℃时，通过热动开关 TSH_2 的动作也可使压缩机停转。另外，如果高压气体压力过高 [(3100±150)kPa]，系统还会启动一个安全阀 V_S 泄放部分氦气。系统还有一些自保护功能，这里不一一列举了。

图 26-15 是 RW6000 的外形图。

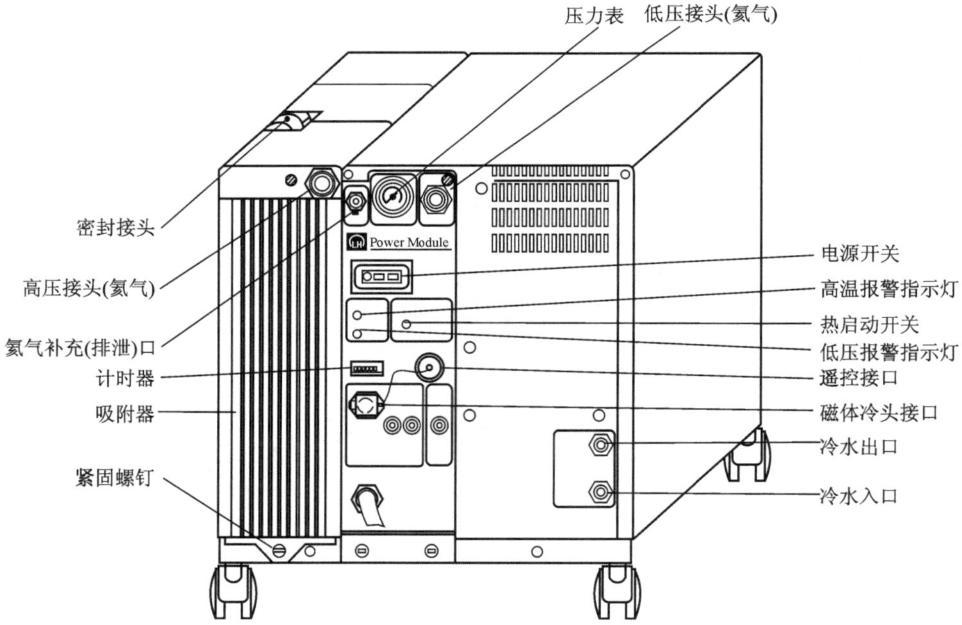

图 26-15　RW6000 外形图

氦制冷机按封闭式循环工作，其制冷温度可以根据需要来调节。此外，它还可以实现超临界氦制冷。所谓超临界氦是指 He^4 在临界压力以上的状态，这种状态的氦可在临界等温线附近实现连续的气液转变，而且始终以单相存在。超临界氦温度升高时需吸收热量，故可用以制冷。应用超临界氦进行冷却具有如下优点：可以实现强制对流，以提高换热强度；可以减小通道尺寸，有利于提高被冷却物(如超导磁体)的机械强度；制冷温度不受液气相变过程中 p-T 关系的限制等。

三、氦压缩制冷机与磁体冷头的关系

超导磁体的低温真空容器中分别设置了 20K 和 77K 两个冷屏，以有效地减少致冷剂挥发。但是，如果没有冷头提供的冷源，冷屏的作用就得不到发挥。

图 26-16 展示了氦压缩制冷机、磁体冷屏和冷头三者之间的关系。我们看到，冷头被镶入液氦容器中。其下端顶在 20K 冷屏上，中部与 77K 冷屏充分接触(冷头体在磁体外部)。冷头工作时，氦压机提供的高压氦气在这里突然膨胀，导致焦耳-汤姆孙过程的发生。这时，冷头的特殊结构(座入冷屏式结构)便可使两个冷屏得到不同的冷却温度。

实际上，磁体冷头就是氦压缩制冷机的负载。如果将冷水机组也算在内，整个磁体的冷却系统是由三级的级联冷却来实现的，即冷水机提供一定温度的冷水使氦制冷机的高压氦气得以冷却；氦制冷机又作为冷源，通过膨胀氦气使冷头温度骤降；冷头的低温在两个冷屏上的传播最后使磁体得到预期的冷却。上述三级中任一环节故障，都会导致整个磁体冷却系统的瘫痪，从而使致冷剂的挥发量成倍增长。

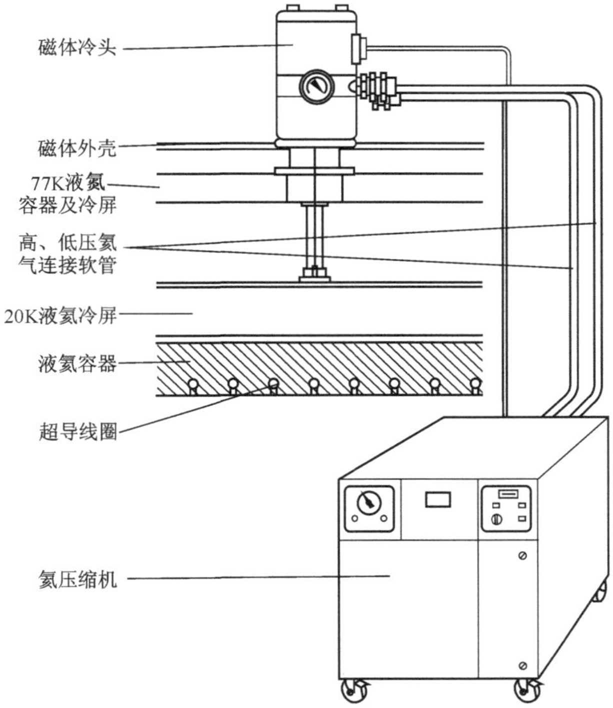

图 26-16　氦制冷机、磁体冷屏和冷头间的关系

四、氦的液化

上述氦制冷系统都是按闭环工作的。氦的液化需要整个冷却系统工作于开环状态，以便对外提供大气压力下的液氦。现在的氦液化器仍然是多级控制的焦耳-汤姆孙膨胀系统，可见其应用有多么广泛。MRI 用户一般不配置氦液化系统，故在此仅对氦的液化原理作一简单介绍。

1. 氦液化的特点

氦的沸点非常低(4.216K)，因而是最难液化的气体。氦液化具有下述特点。

1）氦节流制冷的转换温度约 40K，但实际上要预冷到 30K 以下才有节流制冷价值，且在约 7K 的温度下节流方可产生液氦。因此，氦液化时就必须用液氮、液氢或者利用部分气流作功膨胀来预冷。

2）在液氦的正常沸点温度下制取 1kW 的冷量，即使在相当大型的装置中，一般也需消耗 700kW 左右的能量。因此，在氦液化系统中提高装置的效率就显得特别重要。过去所能达到的卡诺效率为 10%。目前效率最高的大型液化器，其设计效率也在 25% 以下。

3）氦的蒸发潜热很小(只有 2.177×10^{4}J/kg)，因而仅仅利用液氦气化的冷量是很不经济的。实践中常设计成封闭循环的氦制冷机，而不用开放式的氦液化器。后者的制冷成本约为封闭循环制冷机的 4 倍。

4）氦液化之前，所有气体均已固化，这时氦气的纯化就显得特别重要。

2. 级联式氦液化器

要通过焦耳-汤姆孙膨胀过程进行氦的液化，必须先将氦预冷到 40K 以下。图 26-17 所示的氦液化器采用了逐级冷却的方法，即先用液氮冷却液氢、再由液氢冷却液氦。这一方法可看作氮、氢、氦三种焦耳-汤姆孙单膨胀式制冷方法的组合，故称为级联式制冷法。

级联式液化器不仅容易实现，操作也较方便。但是，由于它是几个系统的组合，结构比较复杂。另外，这里采用了自由膨胀制冷，故其液化效率是较低的。高压氢的采用也使系统的安全性降低。由于存在上述缺点，这类液化器现已不太使用了。

3. 膨胀式氦液化器

膨胀式氦液化器是一种通过压缩气体作机械功的制冷方式。这种方法一般采用热交换器和膨胀机来冷却气体。为了确定在整个系统的流量当中通过膨胀机的气体流量和通过焦耳-汤姆孙系统中的流量比，应先精确地计算热交换器的温度分布。图 26-18 是膨胀式氦液化器的流程图。它的优点是用液态空气预冷、用一个膨胀机制冷，所以成本和故障率均较低，可长时间运转。

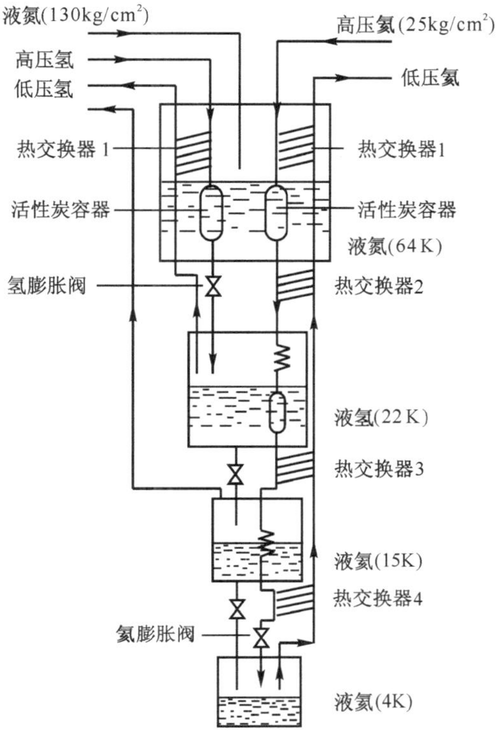

图 26-17　级联式氦液化器流程图

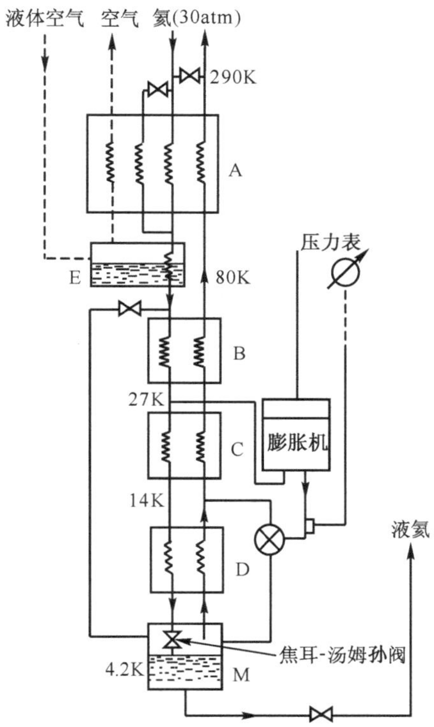

图 26-18　膨胀式氦液化器流程图

4. 实用液化器举例

在实用的氦液化器中，为了使设备小型化，一般不采用体积庞大的往复式膨胀机，而以高速旋转的透平式膨胀机取而代之。下面以美国 KOCH 公司的 1430 型液化器为例来说明大型液化器的工作流程(图 26-19)。

1430 型液化器由液氮预冷器、五级换热器(EX_1～EX_5)、两级膨胀机、一系列纯化器以及最后的焦耳-汤姆孙节流阀等组成。较纯净的高压氦气经液氮预冷器后温度降至 80K 左右，然后顺序经过五级热交换器和两级膨胀机，氦气膨胀对外做功的结果使其温度陆续降至 7.5K 左右。该低温氦气通过焦耳-汤姆孙节流阀时便产生 4.2K 的液氦，并由外节流杜瓦管送往液氦杜瓦容器备用。

液化器的其他部分是一系列的纯化设备。大家知道，液化所使用的纯氦气来自天然气，其中不可避免地含有 H_2、N_2、Ne、O_2、H_2O 和 CO_2 等杂质，这些杂质在进入液化器以前都必须除去。从图中看到，通过补气回路进入的氦气先被送入氦气压缩机，使压力升至约 1824kPa。紧接着，该高压氦气被送入一个油水分离器，以滤去其中的油、水等杂质。在进入液化器之前，氦气源还要通过一个处于液氮温度的外吸附桶，对杂质气体进行进一步的吸附。

上述过程可看作氦气的外纯化。一般情况下，经外纯化后氦气中的氢和氖还没有除去，原因是二者的液化温度很低(分别为 20K 和 27K)，因而它们在液氮温度下依然以

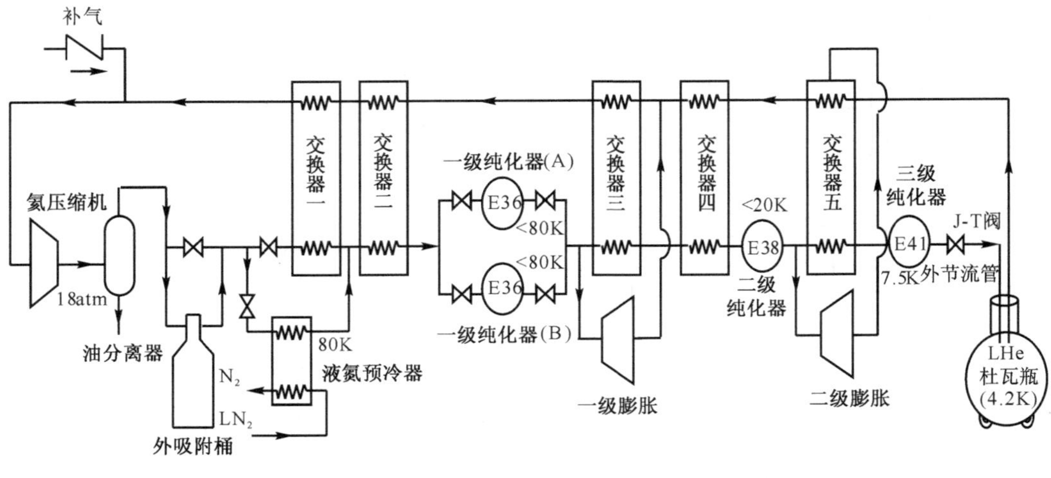

图 26-19　美国 COCH 公司 1430 型液化器的生产流程

气态存在，需要进一步纯化。另外，随着氦气的液化，要不断补充新的氦气，新氦气中往往含有一定量的空气，这也要求在液化器里面进行纯化，这就是内纯化。

图 26-19 中的内纯化系统由三级纯化器组成，每一级纯化器的工作温度均不同，要除去的杂质也不同。一级纯化器是 E36A 和 E36B，二者工作在 80K 温度下，用于除去来自补充氦气的空气；二级内纯化器为 E38，它在 20K 温度以下除去低液化温度的杂质气体氢和氖；运行在 8K 以下的三级纯化器 E41 能除去任何残余微量废气，起到了防止焦耳-汤姆孙阀受阻、避免氢以及氖变成固体小颗粒(氢和氖的凝固点分别为 14K 和 24K)随同液氦进入液氦杜瓦的作用，可见 E41 是液氦质量的最后一道关卡。

在使用液氮预冷的情况下，1430 型液化器的液化能力为 34L/h，制冷功率为 92W/4.6K。如果不采用液氮预冷，则液化能力下降为 12L/h，制冷功率也降至 57W/4.6K。

这种液化器目前国内已有单位引进。

第八节　低温技术的回顾和展望

低温技术主要是应超导磁体的需要而迅速发展的。但是，与超导磁体的发展相比，低温制冷技术尤其是极低温技术就显得十分落后。

我们知道，1908 年卡麦林·昂尼斯就将氦气液化了。但是，直到 1959 年前后，随着德国林德公司超绝热材料的发展，低温液体的储存技术才前进了一大步。在此之前，由于氦气的稀贵、液化的困难和储存条件的限制，液氦生产仅限于实验室规模，并主要为低温物理研究服务。当时氦液化器的产量每小时仅一二十升。

1965 年前后，由于高能加速器之大型探测器超导磁体的建造，以及随后超导核聚变实验装置和超导加速器磁体的产生，大型液氦机应运而生。从那时起，液氦的生产才开始进入工业化阶段。由于要冷却的磁体重达上百吨乃至数千吨，1975 年前后美国制成了每小时产 800～2000L 的液氦机。现在，每小时数千升产量的巨大低温工厂在全世界已屡见不鲜。这些低温工程不仅产量高，而且可以连续数月乃至几年可靠运行。它标志着低温技术的成熟。

我国低温技术的发展比较缓慢。20 世纪 50 年代，中国科学院北京物理研究所制成产量为 5～15L/h 的液氦机。10 多年后，上海制冷设备厂和杭州制氧机厂均生产过 50～100L/h 的商用液氦机，但性能较差，运行不可靠。1980 年以来，随着国门的开放，国内开始引进液氦机。这些引进的机器分布在北京、上海、昆明、武汉和合肥等地。我国自己的低温技术队伍已初步形成。

主要参考文献

布雷克纳 H．1986．超导磁体系统．金德昌，李树棠，黄友朋等译．北京：科学出版社

程守洙，江之永．1982．普通物理(2)．第 4 版．北京：高等教育出版社

焦正宽，朱震刚，宁宇宏等．1975．超导电技术及其应用．北京：国防工业出版社

解焕民．1994．制冷技术基础．北京：机械工业出版社

刘作桐．1991．真空技术及设备．南京：东南大学出版社

宓子宏，徐在新．1983．物理学词典(电磁学分册)．北京：科学出版社

舒泉声．1983．低温技术与应用．北京：科学出版社

田沼静一．1980．低温．叶士禄，焦正宽，张学栋译．西安：低温工程编辑部

王中兴．1988．铌-钛超导合金．北京：冶金工业出版社

张宝凤．1989．近代低温技术．上海：同济大学出版社

张其瑞等．1992．高温超导电性．杭州：浙江大学出版社

张祉祐．1991．低温技术热力学．西安：西安交通大学出版社

张志鹏，朱玉群．1989．超导磁体．武汉：华中理工大学出版社

赵喜平．2000．磁共振成像的特点及其局限性．中国医学影像技术，16(7)：102～104

赵喜平．2000．磁共振成像系统的原理及其应用．北京：科学出版社

赵喜平，郑崇勋，赵海涛．1998．超导磁共振成像系统中的低温技术．世界医疗器械，4(3)：40～45，76

中国大百科全书化学编辑委员会．1989．中国大百科全书——化学(Ⅰ、Ⅱ)．北京•上海：中国大百科全书出版社

Morneburg H．1983．Factors in the site determination and planning for a magnetom．Electromedica，51(2)：65～72

Narlikar A V，Ekbote S N．1983．Superconductivity and superconducting materials．South Asian Publishers

第二十七章 低温操作技术

低温保障体系是超导磁共振成像装置的重要组成部分。为了维持超导磁体的正常运行，需要定期给磁体的低温容器补充液氦和液氮这两种低温流体。因此，有必要了解一些低温操作方面的知识。低温技术是以热力学的理论和方法为基础发展起来的。在上一章的基础之上，这里介绍液氮及液氦的管理、灌装等实用低温操作技术。本章最后简单阐述有关低温真空的概念。

第一节 液氮、液氦的管理和储存

液氮和液氦都是无色、无味、无毒、无磁和不导电的低温致冷剂。由于它们处于低温状态，所以极具挥发性。一般说来，气化的致冷剂已无法继续使用(氦气可回收供再液化)。包括液氮、液氦在内的低温流体的挥发量与其管理方式和储存条件密切相关。此外，如果管理不善，还会造成人员伤亡。下面就介绍低温流体管理与储存方面的知识。

一、液氮和液氦的管理

低温流体是一种特殊物质，因而必须采取严密的措施加以管理。下面罗列了低温流体处理中最基本的安全措施。这些措施适用于所有的低温流体，但对液氦来说更加重要。

1. 储存容器要有减压阀和防爆膜等安全装置

由于低温容器不可避免的漏热性，容器中的致冷剂会不断挥发，并在容器中形成大量积聚气体，使其压力升高。这时如果不及时泄放减压，爆炸的危险是存在的。对于运输中的低温流体，这种过压的危险就更大，因为致冷剂与容器壁的摩擦或碰撞会产生额外的热，使得低温流体的挥发量倍增。

上述问题的解决办法就是定时观察容器上的压力表，必要时打开减压阀泄压，使其保持在规定的范围之内。使用符合规定的防爆膜也是必要的。

值得注意的是，液氦和较冷的氦气可使任何别的气体凝固，而这些固化的气体很容易堵塞减压阀。因此，必须保持在正压力下或封闭系统中储存和处理液氦。

低温流体也不宜久存，因为挥发损失是不可避免的。容量越小的低温容器其储存效率越低。最好的办法是边生产边使用。MRI 系统的用户一般无液氦生产设备，因此，在液氦液面到达警戒线以前就要通知液氦供应商，以便适时来灌装。

2. 压力安全阀装置的尺寸必须足够大

众所周知，低温流体的气化需要热。但是，由于液氦的气化潜热很小，加之它与环境温度的温差很大(约 300K)，在漏热存在的条件下，挥发是非常迅速的。在向一个温热或冷却不充分的容器中输灌液氦，或者容器的真空泄漏时，上述蒸发变得更加剧烈。在室温条件下，1L 液氦将挥发为 700L 左右的氦气，1L 液氮也将变为约 650L 的氮气。如此大的体积比，要求低温容器的压力安全阀要有足够大的尺寸。

3. 低温容器周围必须通风良好

氦气和氮气均为无毒气体。但是，由于氦气轻于空气、氮气重于空气，当储存房间通风不良时，有关容器中排出的挥发气体就正好充满整个房间(空气被置换)。这时很容易形成缺氧环境而使人窒息。正常情况下，空气中的氧含量约为 21%。当它降至 11% 以下时，人就不能正常呼吸了。

4. 眼睛和皮肤的保护

液氮、液氦等低温流体均会冻伤皮肤，因而低温操作时应戴劳保眼镜和防护手套。

5. 随时观察低温容器的挥发情况

正常情况下，容器内低温液体的挥发量比较恒定(可以通过容器的标称日挥发率和容器的体积计算)。如果观察到挥发量猛增或容器内的压力上升加快，则表明该容器的漏热可能增大(绝热破坏)，这时应尽快采取措施。

二、液氮和液氦的储存

为了长时间的储存致冷剂，人们研制了各种各样的低温容器。这些低温容器就是常说的杜瓦瓶(dewar，常简称为杜瓦)。杜瓦的容量小至几升、大至几千升不等。它的种类也非常多。例如，可根据杜瓦容量的大小将其分为运输槽车(还有公路槽车、铁路槽车和航空容器之分)、大型储槽、中型储槽和小容量杜瓦；根据杜瓦的用途可分为液氮杜瓦和液氢、液氦杜瓦；有金属制作的绝热杜瓦，也有供实验使用的玻璃杜瓦。目前各种杜瓦都有市售，但一般来说价格比较贵，使用时要根据自己的实际情况选用。下面主要介绍超导 MRI 系统低温流体供应中常用的中型金属杜瓦的有关知识。

1. 低温热传递

众所周知，凡有温差的地方，热量就会自发地从高温方向向低温方向流动，称为热传递。对流、辐射和传导是热传递的三种基本形式。所谓对流是由流体介质本身的相对位移而形成的，因而主要发生在液体及气体中。事实上，流体介质往往与固体器壁直接接触，使得对流与传导作用通常同时存在。辐射热是由带电粒子的振动或激发而产生的。由于大部分低温装置工作在环境温度下，就必然受到环境温度热辐射的影响。热传导是指物体各部分或不同物体之间直接接触而发生的热传递现象。其热量的传递是依靠物质的分子、原子及自由电子等微观离子间的热运动而进行的。只要有温差存在，物体间就会导热。在低温技术中，来自低温装置固体结构支架的固体导热是整个漏热的主要部分。

杜瓦的漏热中，传导热传递占了绝大部分。因此，杜瓦设计要解决的首要问题就是最大限度地降低热传导。传导漏热的途径，主要有杜瓦颈内壁、液氦注入管、安全减压阀、爆破膜管口以及液面计等。

对低温支撑体的材料，不仅要求抗拉强度大，而且要求热导率差，即绝热性好。在强度满足要求的前提下，多选用聚酯纤维、聚酯树脂、聚四氟乙烯等材料做杜瓦的支撑体。

2. 低温容器的绝热

液氦容器的绝热分真空绝热、粉末真空绝热以及多层、多屏绝热等。

真空绝热是通过杜瓦绝热层的高温壁(外层)和低温壁(内层)之间的高度真空来实现的。漏热的大小既与该真空层的真空度有关，还与高、低温壁所用的材料和真空层的形状有关。常用的真空层有平行板夹层、圆柱体夹层和同心球夹层等几种。好的杜瓦，真空层的辐射漏热损失量非常小。

粉末真空绝热是一种在容器的真空层中加入绝热粉末材料的绝热技术。常用的材料有碳酸镁、珠光砂和气凝胶等。大型的低温液体储槽常采用这种绝热方法。

所谓多层绝热，是指用许多互相重叠的高反射率薄片组成绝热层的绝热方式。普通的多层绝热层就是在容器的真空层中放置多层金属反射屏。这些反射屏是在 10μm 左右厚的涤纶薄膜两面真空喷镀约 50nm 厚的铝膜(也有用金膜的)而形成的。为了改善多层绝热的性能，还可在反射屏之间引入利用冷蒸气的保护屏。上述薄层又常被真空夹层分开。也就是说，多层绝热经常与真空绝热联合使用，这样构成的绝热方式又叫超绝热(super-insulation)方式。

多层绝热比真空绝热的性能要好得多。例如，用铝和玻璃丝的叠层构成的多层绝热，其热导率的平均值小到 0.3～0.6μW/(cm·K)(20～300K)。它的另一个优点是，当其真空度比真空绝热层的真空度还低时，仍有足够好的绝热效果。

多层绝热的缺点是叠层不允许压缩。据称，即使轻微的压缩也可使其热导率增加10～40 倍。因此，杜瓦是严禁碰撞的。另外，由于多层绝热采取互相平行的叠片结构，其绝热性能有显著的方向性：沿着叠片平行方向的漏热比垂直方向大几个数量级。

3. 低温容器的结构

简单说来，低温容器由内胆、外壳和真空绝热结构三部分组成。但是，一个完备的液化气体储存设备除了储液容器、绝热结构、外壳和机械构件组成的容器本体外，还应包括液体和气体的排注系统、测量系统(由压力、温度、液面和流量等测量仪表组成)及安全设施等。下面以小型储存容器为例，分别介绍液氮和液氦杜瓦的构造。

(1) *液氮杜瓦*

小型液氮容器过去大多采用高真空绝热或真空粉末绝热技术。近来已开始采用真空多层绝热技术，以改善其绝热性能。图 27-1 是小型金属液氮杜瓦示意图。由图 27-1 可见，这是一个采用高真空进行绝热的容器，内胆由双层紫铜球胆构成。其中内胆与热导率很小的德银管焊接后与外胆相连，内外胆之间抽成真空。抽真空时利用软铅制成的抽气嘴，抽毕将其密封。在内外胆之间置有热导率相当小的垫块，以防两者的接触。

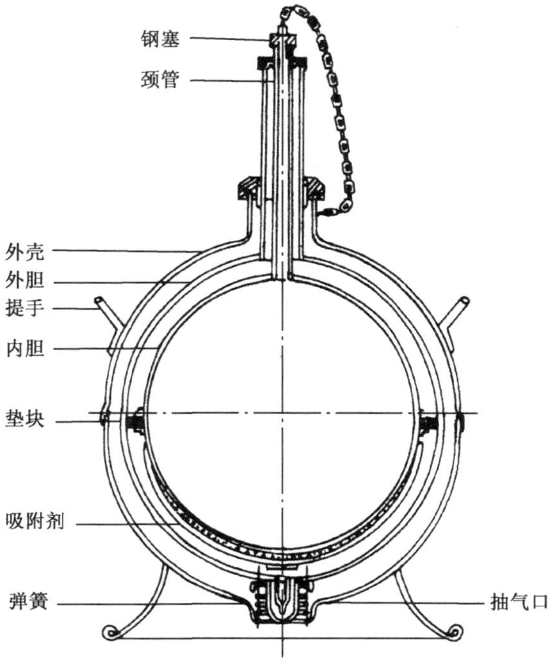

图 27-1　液氮杜瓦的结构

此外，在真空夹层的下部还置有少量的活性炭，其作用是吸附因工艺或材料不良而可能渗入真空夹层内的微量气体。注入液氮后，吸气剂吸附气体的能力剧增，使它的真空绝热效能进一步提高。容器的内外胆均放在铝制外壳中加以保护。下部装有弹簧，以减少振动。

这种杜瓦经常用于超导 MRI 系统磁体的液氮补充。磁体预冷时要消耗数千升的液氮，这时一般用大型液氮储槽装运。

(2) 液氦杜瓦

与液氮杜瓦相比，液氦杜瓦的结构要复杂得多。早期的液氦杜瓦在液氦内容器外设置了一个液氮屏，以构成高效率热屏蔽。我们知道，辐射热流与热、冷壁温度的四次方之差成正比。因此，这种结构的采用可有效的遏制辐射传热。据估计，上述液氮屏可使从热壁传向低温液体的辐射热减少 150～200 倍。在这种液氦容器中，液氮屏从内胆颈管中上部的连接处延伸到整个绝热空间，并将内胆包围起来，构成温度只有 77K 的热壁。这种杜瓦的缺点是结构复杂、笨重和脆弱，又要经常灌注辅助冷源液氮，因而现已很少使用。取而代之的是带气体传导冷却屏的真空多层绝热杜瓦，即“超绝热”杜瓦。

典型“超绝热”液氦杜瓦的外形和结构如图 27-2 所示。这种杜瓦是利用其内部蒸发的冷氦气来进行热屏蔽的，因而可称为气体屏容器。瓶内低温液体的沸点愈低、液体的汽化潜热愈小，其显热与潜热之比就愈大、气体屏的冷却效果也就愈好。由于液氦的显热与潜热之比高达 74(液氧和液氢分别为 0.87 和 8.6)，利用液氦蒸汽来降低容器的蒸发损耗就非常有价值。如果将气体屏与真空多层绝热结构相结合，便能使漏热降至最小程度。

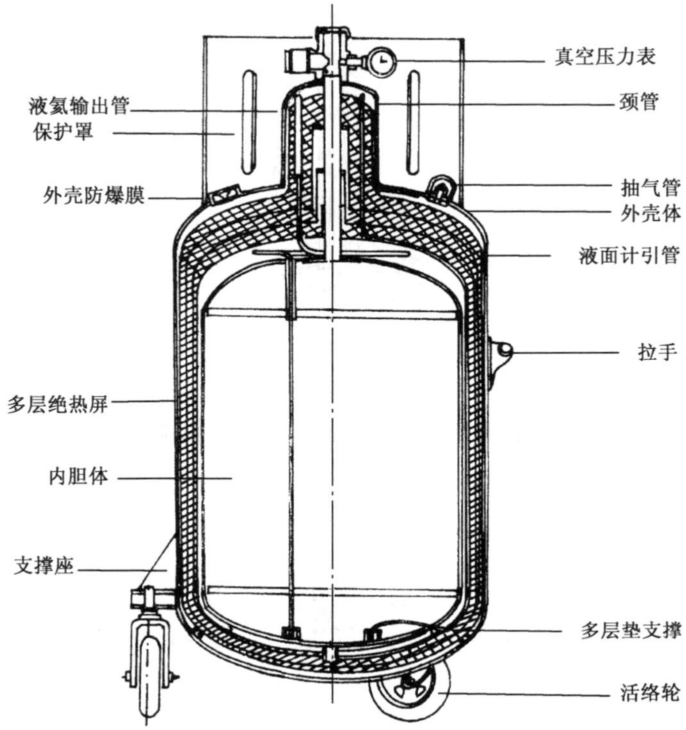

图 27-2 液氦杜瓦的结构

按照高真空气体屏低温杜瓦的设计，低温氦蒸气必须经容器的颈管排出，从而使数个与颈管相连接(每屏只有一个接触点)的金属传导屏在此同时被冷却。此外，为了减少温度梯度，金属屏一般用热导率很高的金属制造，且在屏间安放多层绝热材料。在这种绝热系统中，通过绝热材料或真空空间的径向热流被屏所阻断。通过屏的纵向热流传至颈管后被逸出的蒸气带走。这里颈管的作用与翅片式换热器相类似。

4. 低温容器的技术指标

杜瓦的技术指标主要有容量和日蒸发率两种。容量指标反映杜瓦的容积大小。目前各种规格均可见到，但用于 MRI 系统低温流体补充的杜瓦通常要在 250L 以上。日蒸发率是杜瓦绝热性能的重要指标，多用体积分数表示。一般说来，杜瓦容量越小，其蒸发率越高。例如，容量为 5L 的液氮杜瓦日蒸发量约 8%，而 100L 液氮杜瓦的日蒸发率则降为 3%。液氦杜瓦与液氮杜瓦类似，即其日蒸发率也随着容量的增加而降低。例如，10L 的液氦杜瓦之日蒸发率高达 2%，而 100L 的液氦杜瓦可降至 0.6%。在杜瓦低温流体出口处插有输液管的情况下，杜瓦的日蒸发率就会成倍上升。因此，每次使用完应及时拔掉输液管。

表 27-1 和表 27-2 分别为液氮和液氦杜瓦的主要规格指标。

表 27-1　几种液氮杜瓦的规格

型　号	LS-175PB	LS-600	LS-1900
容量/L	169	600	1900
高/m	1.54	1.2	1.6
外径/m	0.58	0.9	1.4
长/m	—	2.2	2.6
空重/kg	104	345	890
灌满重/kg	224	830	2420
日蒸发率(体积分数)	1.5	1	0.5
内容器	不锈钢	铝	铝
外容器	碳钢	碳钢	碳钢
绝热设计	超绝热	超绝热	超绝热

表 27-2　几种液氦杜瓦的规格

型　号	LSHe-30	LSHe-102	LSHe-500
容量/L	30	102	500
高/m	1.12	1.59	1.7
外径/m	0.475	0.51	1.06
长/m	—	—	—
空重/kg	37.7	99.5	338
灌满重/kg	41.45	112.0	400.5
日蒸发率(体积分数)	0.80	0.6	0.6
内容器	不锈钢	不锈钢	不锈钢
外容器	铝	不锈钢	铝
绝热设计	超绝热及多层屏蔽	超绝热及多层屏蔽	超绝热及多层屏蔽

选购杜瓦时，在容积相同的前提下，挥发率越小的杜瓦自然越好。

另外，MRI 系统须使用完全无磁的杜瓦来储存低温致冷剂。明了这一点是非常重要的。

第二节　液氦消耗机理

由于漏热的存在，超导磁体的致冷剂会不断挥发损失。不同的磁体其挥发率不同，致冷剂的补充周期也就不同。对于同一磁体，其挥发率还受磁体冷却系统性能的影响。因此，MRI 系统维护工程师要随时掌握磁体的挥发和致冷剂液面的情况，以便及时发现问题，并适时补充致冷剂。本节讨论液氦的消耗原因。

液氦的蒸发潜热相当小，仅为 20.306kJ/kg，是所有气体中最容易气化的。对于一个场强为 1.5T、装有 100～150kg 液氦的磁体来说，液氦的全部潜热约 2100～3150kJ，但它所贮存的磁能总量却高达 5000kJ，为其液氦潜热的 2 倍。另外，低温物理试验的结果证明，深低温下所有物质的比热都变得很小。例如，铜的比热将降低为室温的千分之一。这种情况下物质是很容易被加热而升温的。由此可见，一旦磁体失超，使磁能全部转变为热能时，必然把全部液氦蒸发成气体，而且有可能使线圈升温。

在 MRI 装置正常运行的情况下，液氦的消耗主要是到达液氦容器的热量所引起的，通常称之为漏热。漏热主要有下述 3 条途径。一是残余气体传热。绝热真空夹层中仍有残余气体，这些极少量的气体分子可以在真空外壳与冷屏之间和冷屏与液氦容器之间传递热量。漏热的第二条途径为辐射传热。20K 和 77K 冷屏的设置只是大大减小了辐射传热，但它并不能将辐射传热减小为零。支撑材料传热是漏热的第三条途径。磁体中液氦容器和冷屏等结构都有一定质量。超导线圈与磁屏蔽之间还有电磁力，磁体运输中的振动也会产生附加力。这些力都必须由固体支撑材料去承受。尽管采用了绝热性能极佳的高强度材料，热量仍会通过这些支撑结构而传播。此外，电流引线和回气颈管等处也会有热量传入。正因为这样，超导磁体要达到每小时 0.2L 以下液氦蒸发量的指标是相当不容易的。

在刚充灌完液氦后，液面下降量会明显地高于平时值，这是因为液氦的沸点与压力相关之故。充灌液氦时，容器内的压力比平时高，使液氦温度略高于 4.2K；液氦灌完后该压力会恢复到低值(正常值)，液氦的温度也随之下降。温度回到 4.2K 是通过蒸发液氦来实现的，这是正常现象。

一般情况下，MRI 系统低温容器固体支撑结构的传热量及真空层内残余气体的传热量均为一稳定值。因此，平时磁体辐射漏热的多少完全由冷屏的温度所决定。如果冷屏的温度足够低，磁体的辐射漏热量就是比较稳定的，这时日蒸发量接近于常数。磁体冷却系统一旦出现故障，其制冷能力的下降立刻会导致冷屏温度的上升，从而使辐射漏热增多、液氦蒸发率增加。磁体冷却系统停止运行时，液氦蒸发率将成倍增加。所以，检查和维护磁体制冷系统的状态是一项不可忽视的工作。发现故障应及时修理。

在磁体首次或重新励磁时，液氦的蒸发率可高达每小时几升。这是由于电流引线的传热以及它本身产生的焦耳热所造成的。如果励磁后不及时移去电流引线，则液氦挥发率会增加到平时的数十倍。

充灌液氦时低温容器内出现的压力振动会导致液氦蒸发量加大、输液率(液氦转移率)下降，所以要尽量避免这种现象的出现，并保持平稳充灌。

另外，频繁地进行液面检测也会使挥发率增高。

第三节 液氦灌装技术

综上所述，超导磁体中液氦的消耗不可避免。因此，就必须定期地加以补充。习惯上将给磁体内灌装致冷剂的过程称为输液。输液是超导 MRI 系统日常维护的重要内容，也是一项专业性非常强的工作，千万不能忽视。

一、输 液 率

输液率就是液氦转移率。它表示液氦从杜瓦瓶中移出，经输液管到达磁体容器的多少。一般说来，首先从杜瓦瓶中移出的那部分液氦全都用于给输液管降温了，也就是说待输液管内温度降至4.2K左右时，管中才可能有稳定的液氦流出。其次，输液管中流出的液氦流(或液气流)的冲击，将使磁体内液氦的温度和压力均有所升高，从而使部分液氦蒸发掉。另外，输液管本身也有漏热损耗(忽略输液中杜瓦容器的挥发量)。输液管是高真空管道，应定时抽吸。如果它的漏热增大，液氦通过时损耗将增大无疑。以上三方面构成了输液损耗的主要方面。输液率一般按下式计算

$$\text{输液率}(\%)=\left[1-\frac{\text{杜瓦中减少的容量}-\text{磁体中增加的容量}}{\text{杜瓦中减少的容量}}\right]\times 100\% \tag{27-1}$$

输液率的高低与低温操作员的操作方法也有很大关系。一般来说，输液时输液管应缓慢插入杜瓦，以使其各段逐渐冷却。如果输液管插入过快，则由于瓶内液氦的沸腾效应，就会有过多的氦气生成。输液管被冷却到4.2K左右时，它的磁体端(外端)便会有液氦喷出，但对于没有输液经验的人员来说，是很难将液氦流和低温氦气流加以区分的。

输液率是输液过程的重要指标。在估算超导MRI系统的运行成本时，也要考虑到输液率的影响。也就是说，不能仅仅根据标称的液氦消耗量来计算MRI系统的液氦费用。典型的输液率在90%左右。

二、输　液　管

把液氦从液化器输送给低温容器时，在供液容器和接收容器之间必须有专用的输液管道相连接，这种管道统称为输液管。对输液管的要求，除了容易制造和牢固可靠外，主要是其蒸发损耗要小。这种真空绝热输液管可分为高真空绝热、真空粉末绝热和真空多层绝热等形式。此外，它们还有刚性和挠性之分。挠性输液管又叫输液软管。它一般由两个同心的连接波纹管组成，其夹层抽真空。使用软管时，接收容器可在一定范围内移动。

为了减少输液损失，给超导磁体输液时液氦杜瓦一般靠近磁体，因而所需的输液管道很短，且中间不需接头。这种输液管又叫虹吸管。它是液氦、液氮转移时使用的专用绝热真空管道，通常用不锈钢材料制作。这种管道由中间的传输软管和两端的插入直管组成。此外，在软、直管交界处一般都有供抽真空用的密封阀。使用时长直管一端插入液氦杜瓦瓶中，不妨将其称为杜瓦端；另一端(短直管端)是需伸入磁体液氦容器的部分，可称磁体端。中间的连接管是弹性管道，可弯曲一定角度。常用液氦输液管的直径有12mm和12.7mm两种规格。图27-3所示是内径为12mm的液氦输液软管。

值得注意的是，液氦输液管是不能用液氮输液管代替的。

非常低的汽化潜热使液氦输液管的高效率传输变得非常困难。如果采用了设计不良的输液管或输液管绝热不充分时，容器中的液氦有可能在未到达输液管的另一端前就全部蒸发了。可见输液管的质量直接影响着上面所说的输液率，而且间接影响到磁体的经济性。因此，选择高质量的输液管是必要的。

输液管的管径如此之小，以至于无法在其周围填以足够的绝热材料。在这种情况

下，起绝热作用的主要是高效率的真空屏障。为了保持管壁的真空度，输液管两端均备有供抽真空使用的止回阀。图 27-4 是抽真空时真空泵与输液管的连接图。

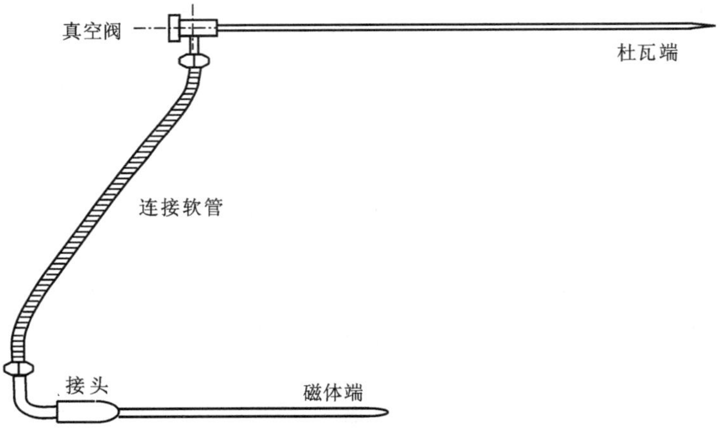

图 27-3 弹性输液管的结构及尺寸(内径 12mm)

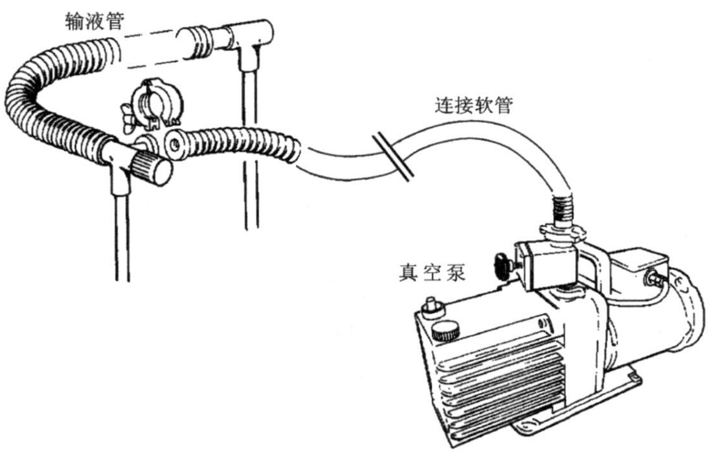

图 27-4 抽真空时真空泵与输液管的连接图

输液管抽真空要有一定的技巧。真空泵连接完毕后，应先开机抽除连接管路中的空气。10min 后开始用热枪或电吹风均匀加热两端部的细直管(温度保持在 110℃左右)，以使内部的水分充分蒸发。此过程需反复进行 3 次以上，每次间隔 15min。加热抽吸完成后，真空泵还需继续抽吸 2h，使管内真空度达到 10^{-4}。

输液管首次使用或使用两三个月后原则上应抽真空一次。如果使用中管的外表面出现结霜现象，说明管内真空度下降，应抽完真空再使用。

三、液氦注入口的封闭

对于磁共振成像设备的维修工程师来说，还必须了解磁体各管口的位置、掌握磁体液氦注入口的密封要领。图 27-5 为牛津 UNISTAT 超导磁体各对外管口的位置图。由图 27-5 可见，磁体上方除了液氦和液氮注入口之外，还有常规气体流出道(图中液氮注入与蒸发气共用同一通道)和紧急气体流出道(平时与外界由保险膜隔开)。上述各主要管口的相互关系如图 27-6 所示。

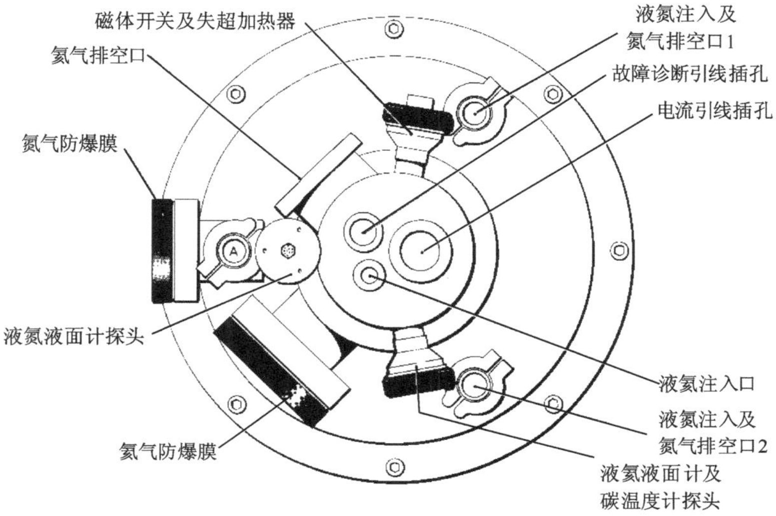

图 27-5 牛津 UNISTAT 超导磁体上方各对外管口的位置

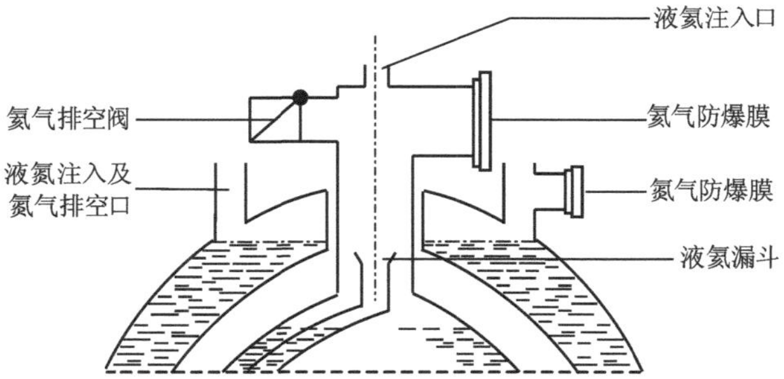

图 27-6 超导磁体各对外管口与低温容器的关系
(以牛津 UNISTAT 磁体为例)

超导磁体的液氦注入口平时通过封闭杆进行保温隔离。图 27-7 为牛津 UNISTAT 磁体液氦注入口封闭杆的结构图。该封闭杆通过上端的“O”型密封环阻挡大气与磁体口低温氦气的接触。它下端的 4 个金属密封环起进一步的隔热作用。

上述液氦注入口只在输液时打开。输液完毕后，管口上一般会集结大量冰霜，需用热枪化开。这时切不可将密封杆强行插入，以免破坏杆上的密封环。输液时最好也不要将制冷剂喷溅在密封环上。

四、输液的原理

液体在输液管中的流动是由两端的压力差推动的。按照此推动力的不同产生方法，可将输液分为以下三种。第一种为常压输送。这是指接收容器处于常压之下，而供液容器内尚有一定气压的输液方法。低温输液的第二种类型为减压输送。这是一种通过对接收容器进行减压处理而获得所需推动力的输液方法。最后一种是所谓液泵输送法。它是用输液泵来推动液体从供液一端向接收一端流动的。

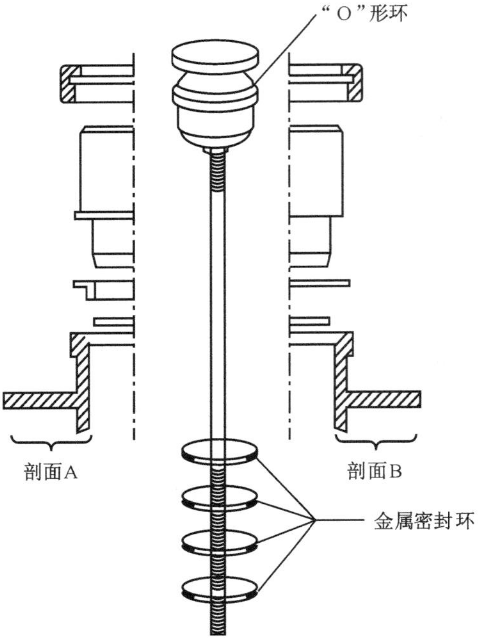

图 27-7　牛津 UNISTAT 磁体液氦注入口封闭杆的结构

MRI 超导磁体的液氦灌装采用上述的常压输送法。我们曾经指出，液氦杜瓦中应保持一定的正压力，也就是说要在密封的环境中保存液氦。液氦输灌时，室温下的输液管一插入杜瓦瓶便有大量液氦因温度升高而挥发，同时使输液管冷却。冷却输液管所产生的氦气在杜瓦瓶中聚集的结果，导致瓶内压力升高。这一压力足以将密度很小的液氦压至磁体顶部。因此，输液开始阶段液体会自动沿输液管上升。

随着液氦的流出，杜瓦瓶中的压力逐渐下降。这时要给杜瓦瓶中缓慢注入 99.995%以上的高纯氦气，以维持瓶内的灌注压。图 27-8 是输液时的管路连接示意图。由图 27-8 可见，输液时液氦杜瓦就在磁体附近，它一方面通过真空输液管与磁体低温容器相连，另一方面还通过一根输气管与位于另一房间的氦气钢瓶相连接。调节氦气钢瓶出口处的压力表就可控制氦气的输出压力。输液过程中液氦流动所需的压力主要是由上述高纯氦气所提供的。输液结束时应先关闭该气源。

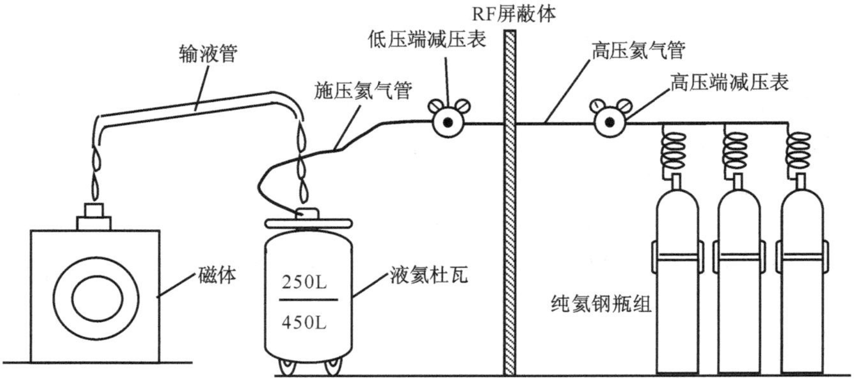

图 27-8　输液时的管路连接示意图

五、输液的准备

输液开始前须认真完成下述各项准备工作。

1）停止病人扫描并清理磁体室，移走所有影响输液的物品。

2）在磁体室外设置明显的警告标志，声明超低温操作的危险，以防有人误入。

3）检查磁体室内氧检测器和紧急排风设施的工作情况。输液过程中应始终开启排风机以改善室内的通风状况。

4）检查磁体液面计和杜瓦液面计的工作情况，并记录各自的读数。

5）准备输液加压用纯氦气。

6）准备好专用的无磁真空输液管。输液管两个插入端的外径有 12mm 和 12.7mm 两种规格，应事先选择好相应口径的紧固螺帽，以便与杜瓦出口相匹配。

7）准备化冰所用的热枪，并接通有关的电源。

8）对于安装了氦气回收系统的用户，还要提前准备好回收废氦气所用的钢瓶，以便及时开机回收输液过程中产生的大量氦气。

六、输液注意事项

1）输液操作人员应该训练有素。他们除了有足够的低温物理知识以外，还应了解各种意外情况的处置方法，熟悉超导磁体上方各管口的用途。此外，输液人员对于 MRI 系统的特殊性也应有所了解。一般说来，输液应该通过两人的默契配合来完成。

2）低温操作员须身着防护服、戴干皮或 PVC 材料制作的手套进行操作，以防皮肤被冻伤。必要时还要戴防护眼镜。需要指出的是，无论是液氮、液氦，还是刚蒸发的低温氦气均可冻伤皮肤，其伤口犹如烫伤。如果皮肤接触了未绝热的输液管，该处皮肤立刻会被冻僵并极易随输液管的移动而撕裂。对于冻伤的皮肤，应立即用冷水冲洗或施以冷压。

3）整个输液过程需要严肃认真、谨慎操作，因为这时的任何误动作都有可能造成经济损失或人身伤害。

4）低温操作时要禁止吸烟，以免失火。尽管液氦是非燃物质，但它的极低温度将使空气中的氧在某些低温表面凝结，造成局部的氧浓度(液氧)增高，这便是易燃因素。

5）储存液氦(氮)的杜瓦必须是 MRI 系统专用的无磁杜瓦。应严禁磁性材料制作的杜瓦瓶进入磁体室内。杜瓦瓶不准踩踏。

6）禁止将充有加压用氦气的钢瓶移入磁体室内。

7）输液后磁体液氦注入口的冰霜要用热枪化开。化冰时热风不准直对液氦注入口，同时要避免冰碴掉入磁体。如果输液前已发现有结冰现象，很可能是注入口的密封破坏，也许磁体内也结冰了，这时的处理要非常谨慎。

8）输液过程中磁体液面应该上升，而杜瓦液面应持续下降，否则应停止输液，并检修液面计。另外，输液前应将磁体液面计的采样速率开关打至快测一端(有些液面计无此开关)，以便及时了解液面上升情况。输液完毕后立即将其恢复原位。

9）从经济和安全的角度考虑，液氦输至99%就应停止输灌。

10）输液后数小时内，要仔细观察磁体液氦输入孔处的结冰情况。一般说来，输液时所结冰霜将在几小时内融化，如一直有冰出现，可能是磁体封闭不严，要及时处理之。

七、输液步骤

1. 液氦杜瓦泄压

输液前应将杜瓦瓶中的气压全部泄掉。泄压球阀开到氦气刚能缓慢流出为止。如果泄压太快，有可能使大量液氦挥发。压力降完后方可将杜瓦缓慢推入磁体室内，并保持球阀的敞开状态。

2. 连接氦气管路

按图 27-8 所示的方法连通氦气加压管路。

3. 插入输液管

首先打开并抽出磁体液氦注入孔封闭杆，放于妥善位置。然后按图 27-9 所示方法将输液管杜瓦端缓慢插入液氦杜瓦。输液管前端到达瓶底后应轻轻拔起 2～5cm。另外，插管时要适时关闭泄压阀门，以使瓶内蓄积一定压力。要不断观察该压力之变化，并防止其过高。插管过程需要两人配合完成。

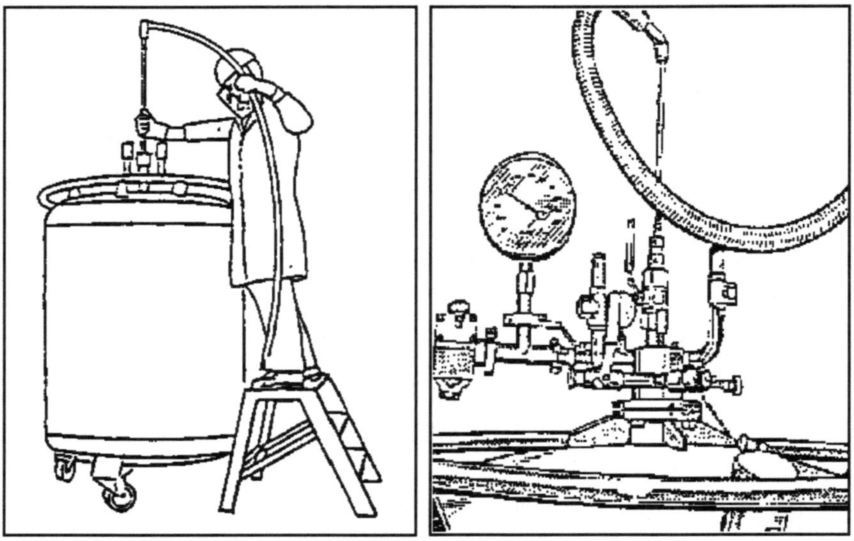

(a)杜瓦端输液管的插入　　(b)磁体端输液管的插入

图 27-9　输液管的插入

4. 冷却输液管

由于杜瓦中已蓄积一定压力，输液管一接触液面便有液氦进入，只是这些液氦都用于冷却输液管了。手持输液管磁体端，可以看到大量白色“烟雾”喷出(图 27-10)。这时应关闭液氦杜瓦上方所有减压阀。

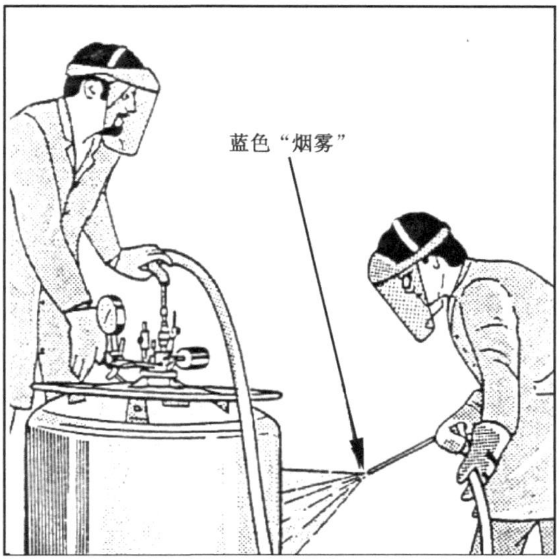

图 27-10　观察输液管中喷出的氦气

5. 液氦灌注开始

上述白色“烟雾”喷出后应仔细观察其颜色的变化。数秒钟后白色“烟雾”转变为蓝色雾状物，这是液氦喷出的标志。此时，要立即将输液管插入磁体，开始输液。注意，插管动作不能太快。

6. 设置液氦转移压力

输液时杜瓦内的最佳压力为 15～20kPa。因此，氦气钢瓶一端的输出压力应调在 25kPa 左右。该压力过高时液氦转移速度加快，液体到达磁体容器时的快速冲激有可能挥发额外的液氦，使输液率降低。这就是常说的沸腾效应(boiling effect)。

7. 持续观察输液过程

输液前应将磁体液氦液面计的测量开关开至快测位置，以便及时观察输液情况。如果采用手控测量，一般说来输液开始阶段和最后阶段应缩短测量周期(如每 5min 左右测量一次)，而输液中可适当减少测量次数。

8. 输液过程结束

液面值到达 99％应立即停止液氦的灌注。如果输液管中发出啸叫声，表明杜瓦中的液体已用完，也要停止操作。在拔出输液管之前，首先要关闭加压气源，并给杜瓦泄压。最后按前面所述的方法封闭磁体液氦注入孔，做好输液时间及所达液面的记录。

在上述液体转移压力下，输液所需的时间决定于开始液面和磁体的容积。对于一个1000L容量的磁体，若从60%的液面灌起，一般需要两小时以上的时间才能完成上述输液过程。

综上所述，超导磁体的液氦灌注是一项非常细致的工作，每一步都不能敷衍。还需指出的是，不同的超导磁体或不同厂家的MRI系统对致冷剂的补充可能有不同要求，这一点请读者注意。另外，输液造成的失超在MRI系统的磁体失超事故中占有非常高的比例。

第四节　低温真空技术

低温真空技术在超导MRI系统中得到了广泛应用。例如，作为超导磁体重要组成部分的真空绝热层，不仅是高真空部件，而且工作在极低温状态。在各种杜瓦瓶和低温流体输液管中也都广泛采用了真空技术。我们在这里仅对真空的概念、真空的表示方法和真空的获得设备等内容加以介绍。

一、真空的概念

真空是指气体分子数密度或压强低于标准状态下分子数密度或压强的空间，即低于101.33kPa(1atm)的特殊空间状态。也可简略地将真空定义为非常稀薄的气体所占有的空间。所以，真空的含义绝不是指一无所有的空间。工程技术上常说的所谓真空，气压在$1.33\times10^{-5}\sim1.33\times10^{-2}$Pa之间。

真空技术在电子工业、冶金工业、机械工业、原子能、宇宙航空工程和材料科学等领域获得了广泛应用。例如，真空冶金、真空干燥、真空镀膜等都要用真空技术。各种电子管、X射线管、显像管等凡牵涉到分子、原子、离子或电子射线的过程以及绝大部分原子核反应的实验，也都需要利用高度真空。在本书所讨论的超导磁体中，高度真空更是不可缺少的技术。

二、描述真空状态的物理量

常用来描述真空状态的物理量有气体压强、气体分子数密度、真空度和平均自由程。下面仅给出真空度和平均自由程的概念。

1. 真空度

真空度是表示真空条件下空间气体稀薄程度的物理量。它与气体的压强p有关。真空度一般用δ来表示，其计算式为

$$\delta=\frac{1.0133\times10^{5}-p}{1.0133\times10^{5}}\times100\% \tag{27-2}$$

式中，压强 p 的单位用 Pa。

2. 平均自由程

平均自由程是指气体分子在相邻两次碰撞之间所走过的直线距离的平均值。它与空间的气体分子数密度、温度和气体种类等参量有关。压强低时平均自由程大，或者说真空度高时平均自由程大，因而常用它与容器的线性尺寸之间的关系来表征真空状态。

三、真空度的划分

真空度是表征真空内所剩气体压强的物理量。真空度越高，说明指定空间内所剩气体越少。为实用方便，通常根据气体分子所处的运动状态、真空的获得方法(使用的真空泵)以及真空的检测手段(使用的真空计)等将整个真空划分为粗真空(1.3332×10^3～1.0133×10^5 Pa)、低真空(10^{-1}～1.3332×10^3 Pa)、高真空(10^{-6}～10^{-1} Pa)、超高真空(10^{-10}～10^{-6} Pa)和极高真空($<10^{-10}$ Pa)等五个区域。

超导磁体真空绝热层内的压力大约在 10^{-3} Pa 数量级，属于上述的高真空范围。

四、真空获得设备

获得真空要依靠各种类型的真空泵(真空抽气机)。所谓真空泵，指的是利用机械、物理、化学或物理化学的方法抽除有关容器内的气体而获得真空的器件或设备。目前，真空泵的种类已发展到很多种。下面列举一些常见的类型。

1. 机械真空泵

机械真空泵是基于波意耳-马略特定律，利用机械运动以改变容积而实现抽气功能的真空泵。它包括油封旋片机械真空泵、滑阀式真空泵和罗次真空泵等。它们大都被用来获取低真空。

2. 扩散泵

扩散泵是利用高速定向蒸汽流对汽体的扩散作用而抽气的设备。常用的是油扩散泵。

3. 吸附泵

吸附泵是利用多孔性物质在低温下可吸附大量气体的原理而工作的抽气泵。常见的是分子筛吸附泵，它可被用作无油抽气系统的预抽泵。活性炭、活性氧化铝也可用来吸附气体。

4. 离子泵

利用某些金属对气体的吸附或吸收的性能而制成的抽气设备就是离子泵，又称吸气离子泵。其中金属材料钛、锆-铝合金为最常用的吸气剂。吸气的方式有物理吸附、化学吸附、电吸附和掩埋作用等。常采用蒸发或溅射的方法形成吸气的钛膜。根据形成钛膜的方法不同，吸气离子泵又可分为升华泵、电离蒸发式钛泵、弹道式钛泵和溅射离子泵等。

5. 分子泵

利用气体分子与高速运动的叶片发生碰撞时将获得定向速度的原理来抽真空的设备称为分子泵。常用的是立式涡轮分子泵，它是获得超高真空的重要工具。

6. 低温泵

低温泵是利用温度极低的表面上黏附的活性碳对气体分子的大量冷凝和吸附作用而获得真空的抽气设备。其中最有发展前途的是致冷机低温泵。用低温泵可以以很高的抽速获得极高的真空。

总之，抽气泵的种类繁多，使用时应根据应用条件和所要达到的真空度来灵活选择。

主要参考文献

布雷克纳 H．1986．超导磁体系统．金德昌，李树棠，黄友朋等译．北京：科学出版社

解焕民．1994．制冷技术基础．北京：机械工业出版社

刘作桐．1991．真空技术及设备．南京：东南大学出版社

舒泉声．1983．低温技术与应用．北京：科学出版社

田沼静一．1980．低温．叶士禄，焦正宽，张学栋译．西安：低温工程编辑部

张宝凤．1989．近代低温技术．上海：同济大学出版社

张祉祜．1991．低温技术热力学．西安：西安交通大学出版社

张志鹏，朱玉群．1989．超导磁体．武汉：华中理工大学出版社

赵喜平．2000．磁共振成像系统的原理及其应用．北京：科学出版社

赵喜平，郑崇勋，赵海涛．1998．超导磁共振成像系统中的低温技术．世界医疗器械，4(3)：40～45，76

第二十八章　匀场和超导磁体的运行

磁体系统是 MRI 设备的重要组成部分，其性能直接影响最终图像质量。因此，设计高品质的磁体系统一直是 MRI 设备制造商所追逐的目标之一。本章首先介绍磁共振成像系统主磁场的测量知识以及提高磁场均匀性的方法，然后着重讨论超导磁体的运行原理和安全性等方面的内容。

第一节　磁场的测量

磁场测量是 MRI 系统安装阶段的例行工作。所得数据不仅是匀场的依据，而且可帮助现场工程师监测新磁体的运行情况。磁场的测量需要专门的设备和方法，下面加以介绍。

一、磁场测量仪器

磁场的测量有多种方法，其中霍尔探头法和核磁共振法是匀强磁场测量中最常用的两种方法。专门用于磁感应强度 **B** 测量的仪器就是常说的高斯计(Gauss meter)。

霍尔探头高斯计是根据半导体的霍尔效应(Hall effect)原理制成的仪器。它由霍尔探头、电子线路以及指示表头等部分组成。测量时，将霍尔探头伸入磁体孔洞，并使其精确定位在预定点上。探头的半导体薄片平面须与被测磁场方向垂直。这时，从指示表头上就可直接读出磁感应强度 **B** 的数值。这种高斯计具有量程宽、灵敏度高和测试简便等优点。

图 28-1 为核磁共振法高斯计的原理图。我们已经知道，质子的共振频率同磁场强度有关，即在某一场值时，核磁矩将与给定频率的电磁场发生共振。这种共振可以通过耦合到核磁共振样品上的射频振荡器的阻抗变化来测量。因此，如果知道了物质的磁旋比 γ，根据测得的共振频率，就可以用拉莫尔公式计算出磁感应强度 **B**。图 28-1 所示仪器就是基于这一原理工作的。图 28-1 中的频率发生器提供了探测所用的共振频率，射频探头中装有已知磁旋比的标准物质。需要提请读者注意的是，用核磁共振法测量磁场的方法与 NMR 有所不同，二者依据的原理虽然一样，但互为逆运算。

为了保证测量结果的准确性，一般规定 MRI 系统磁场测量仪器的精度为 5×10^{-7}，也就是说它要达到 0.5ppm 的分辨率。在磁共振成像系统的磁场测量中，核磁共振高斯计的使用最为广泛。例如，德国出品的 DRUSCH R21 就是此类高斯计。它由测量探头、前置放大器、频率发生器和八位场强显示器等单元组成，其主要指标为：分辨率 1mG (毫高斯，即 10^{-7}T)、量程 0.3～2.1T、可允许的磁场梯度 1G/cm(1×10^{-2}T/m)。可见 DRUSCH R21 能满足 2.0T 以下 MRI 系统对磁场测量的需要。

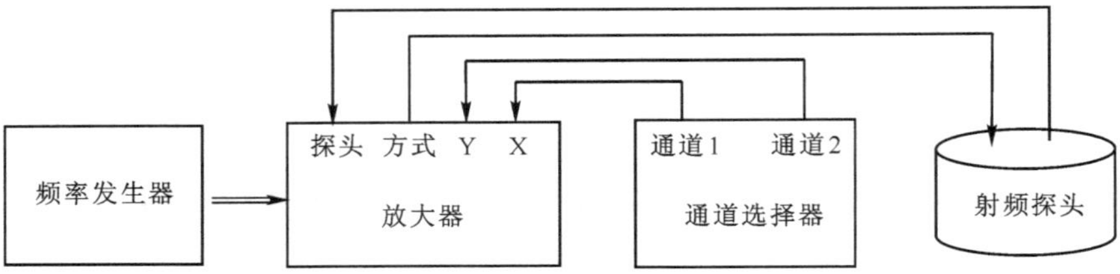

图 28-1 核磁共振法高斯计原理图

二、磁场测量方案

磁场测量常以一定直径的、与磁体同心的球形空间为基准或参照范围。这可能与球体表面任意一点至磁体中心的距离相等、便于布置高斯计探头、方便计算和表达、有利于比较等原因有关。常用 DSV(diameter of spherical volume)表示上述球形空间的直径。为简便起见，人们已将上述球体直接叫做 DSV 了。常用的 DSV 有 10cm、20cm、30cm 和 50cm 等几种。在 MRI 微成像和波谱分析中，还用更小的 DSV。

在磁场均匀性的测量中，高斯计探头总是在 DSV 的表面布置。因此，测量结果只能反映该 DSV 所在空间的磁场状况。那么，在 DSV 确定的前提下，如何选取测量点呢？这是磁场均匀性测量的又一问题。目前，测量点选取有数种方案可供选择，常用的有 7 平面法、9 平面法和 11 平面法等。下面结合图 28-2 和图 28-3，并以 50cm 的 DSV 为例来介绍 9 平面测量法。其他方案与此类似。

图 28-2 是 9 个测量平面的选取示意图。图示为 DSV 的 yOz 面。可以看出，5 号平面取在坐标原点(即磁体正中心)，并垂直于 xOz 面；其余 8 个平面两两对称地平行分布于 y 轴或 5 号平面两边，它们至磁体中心的距离分别为 7.7cm、14.7cm、20.2cm 和

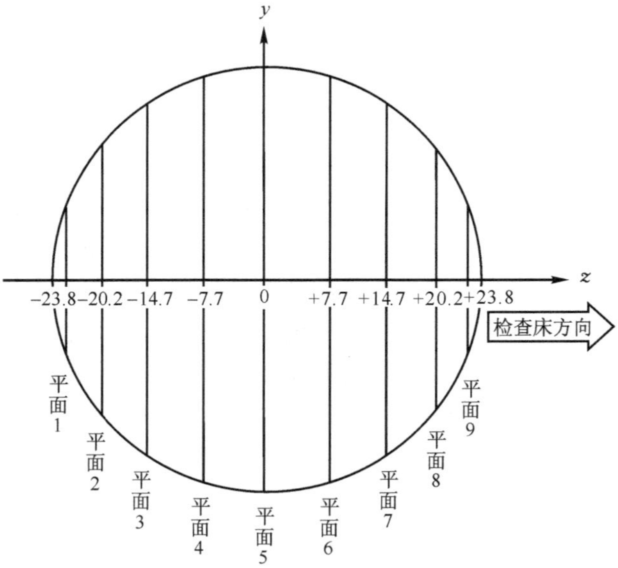

图 28-2 9 个测量平面的选取示意图

23.8cm。9个测量平面依次取1～9的编号。显然，9号平面靠近检查床(+ z 轴方向)、1号平面远离检查床(− z 轴方向)。9个测量平面将DSV划分为若干个薄片。

图28-3是9个测量平面在 xOy 面上的投影。显然，在该方向上9个平面与DSV的交线呈现为5个从小到大的同心圆。高斯计探头就在这些圆周上精确布置。同时我们看到，由内向外4个圆周的半径依次为7.7cm、14.7cm、20.2cm和23.8cm，正好分别等于6～9号(或4～1号)平面至磁体中心的距离(图28-2)，且外圆半径就是DSV之半径(25cm)。上述圆周均被8等分，等分线与圆周的交点即为测量点。由此可见，这种方案在每个测量平面上选取8个点(每45°取一测量点)，9个平面共需测量72个点。

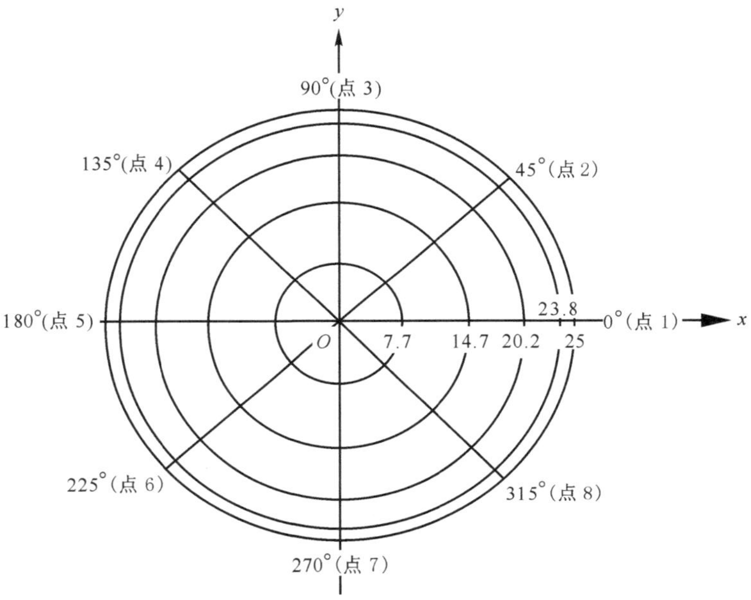

图28-3　9个测量平面在 xOy 面上的投影

除测量平面数不同之外，11平面方案在每个圆周上所取测量点也较多(一般取12点)。这样，11平面法将要测定多达132个点，可见这种方法的测量工作量之大。

为方便记录，在进行磁场测量之前，一般先设计好测量值记录表。表28-1为9平面法磁场测定值记录表示例。

在实际应用中，究竟使用何种方案测量磁场，主要取决于当时磁场的质量以及磁场测量的目的。一般来说，磁场的基础测量采用11平面法，这样可为将要进行的无源匀场提供更多更准确的匀场信息。当磁场均匀性达到25～50ppm时，应继续使用11平面法，以便进行下一步磁场的精细调整(有源调整)。其他情况下可用9平面法。7平面法则很少应用。当然，平面选择越多，测量点也将随之增多，测量和计算的工作量也就越大。

有些国家对MRI磁体的均匀性有明确规定。例如，德国规定在50cm的DSV中，用9平面法所测磁场均匀性应小于25ppm。

表 28-1　磁场均匀性测量记录表示例(50cm DSV，9 平面法)

z 坐标	−23.8	−20.2	−14.7	−7.7	0	+7.7	+14.7	+20.2	+23.8
x 坐标	+7.7	+14.7	+20.2	+23.8	25.0	−23.8	−20.2	−14.7	−7.7
编　号	平面 1	平面 2	平面 3	平面 4	平面 5	平面 6	平面 7	平面 8	平面 9
0°(测量点 1)									
45°(测量点 2)									
90°(测量点 3)									
135°(测量点 4)									
180°(测量点 5)									
225°(测量点 6)									
270°(测量点 7)									
315°(测量点 8)									
备　注									

三、高斯计的连接

磁场的测量是一件不仅细致而且重要的工作。测量结果可靠与否，直接关系到 MRI 磁场的最终均匀程度。因此，光有测量方法是不够的，还必须正确使用磁场测量设备。磁场测量使用的仪器主要是高斯计或场强仪，其次是与之配套的探头固定架和前置放大器等。

探头固定架实际上是一个用胶木等非磁材料制作的活动支架，起固定、旋转和伸缩高斯计探头的作用，使用时须紧固在磁体上。探头固定架的构造比较复杂，除了紧固和活动机构外，它还应有角度盘(用于确定测量点)和刻度尺(用于探头的定量伸缩)。

图 28-4 是上述仪器的连接图。值得注意的是，高斯计一般应远离磁体 3m 以上，不可置于磁体附近(最安全的办法是移至室外)。它与前置放大器间用 50Ω 同轴电缆相连。

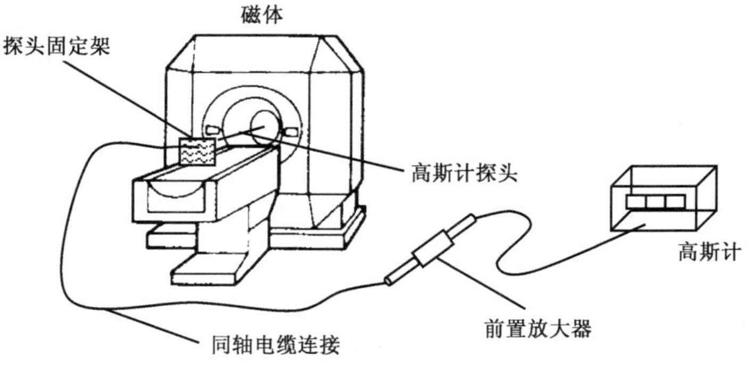

图 28-4　磁场检测仪器的连接

高斯计使用前一定要预热 15min 以上，否则有可能产生 10^{-6}G 左右的偏差。此外，磁场的测定也要在励磁结束 2～3h 后进行，因为那时磁场才能达到稳定值。

四、磁场中心的测定

用下述方法确定磁场中心。首先安装好高斯计探头固定架和探头。沿磁体 z 轴方向逐步移动探头(保持角度和半径)，量取磁体两端点上探头至磁体匀场线圈的距离。然后转动探头(使探头绕一定半径的圆周旋转)，重复上述操作。如果两端点上各对应距离均相等(误差≤5mm)，表明探头固定架轴线与磁体 z 轴相重合，否则应调整该固定架的位置。z 轴的中点即为磁体中心。这样操作后，才能保证 DSV 与磁体是完全同心的。

对于带自屏蔽的系统，还应使屏蔽体系的几何中心与 DSV、磁体三者同心，其操作就更复杂一些。磁体中心确定后，有关 MRI 系统的坐标系就可统一了。

五、磁场方向的确定

磁体的设计总是使其 S 极指向病人检查床一端。磁场建立后，可进一步加以验证。确定磁场方向要使用罗盘。首先将罗盘带至室外无磁干扰处，记下磁针指向地球北方(真北)的一端，然后将其带入磁体室内，这时磁针的真北端应指向磁体的病人检查床一端(图 28-5)。

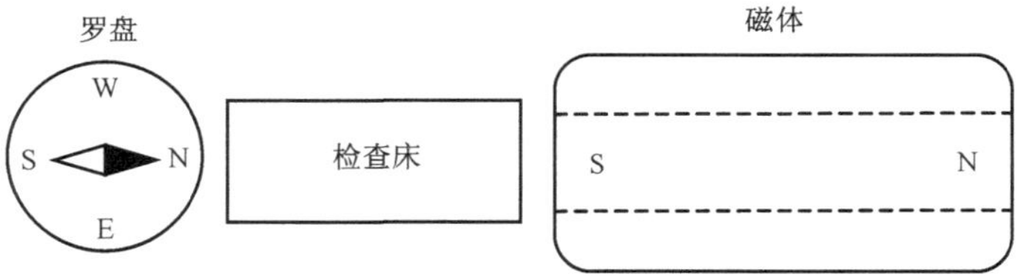

图 28-5　磁场方向的确定

第二节　匀　　场

磁场均匀性是 MRI 系统的重要指标。那么，如何提高磁场的均匀性呢？本节专门讨论这一问题，同时继续介绍 MRI 磁场测量的相关知识。

一、匀场的概念

受磁体设计和制造工艺限制，任何磁体出厂后都不可能使整个孔洞内的磁场完全同一。此外，磁体周围的环境对磁场也有一定影响，如磁场的屏蔽物、磁体附近固定或可移动的铁磁性物体等。因此，磁体安装完毕后还要在现场对磁场进行物理调整，习惯上把这一步骤称为匀场(shim)。

常用的匀场方法有无源和有源两种。

二、无 源 匀 场

无源匀场(passive shiming)是指在磁体孔洞内壁上贴补专用的小铁片(也有叫匀场片的),以提高磁场均匀性的方法。这种方法在匀场过程中不使用有源器件,因而称之为无源匀场。

无源匀场的依据为磁体孔洞有关容积内的场强状况。因此,匀场前必须先选择一种测量方案,并用高斯计或场强仪逐点测量有关 DSV 内的磁场数据。此后方可计算所需金属片的几何尺寸以及贴补位置。对于超导磁体,应在去磁的情况下进行操作,以增加其安全性。无源匀场的一般过程是:磁体励磁(充磁)→测量场强数据→计算匀场参数→去磁→在相关位置贴补不同尺寸的小铁片。这一过程要反复进行多次。超导磁体匀场中反复的励磁和去磁将会挥发大量液氦。

下面结合图 28-6～图 28-8 来介绍无源匀场的原理。

图 28-6 是磁体的纵断面示意图,图中的磁力线分布清楚地表明了磁体内外的磁场方向。图 28-7 示意条型磁铁的磁场。我们知道,匀场用的小铁片本来没有磁性,一旦将它贴补到磁体内壁,就会立刻被主磁场磁化而成为条型磁铁,从而具有了图 28-7 那样的磁场。图 28-8 表示匀场小铁片的作用。由图 28-8(a)可见,由于小铁片的磁化,贴补的匀场片如同一块条形磁铁。虽然其内部的磁场与主磁场同向,但在其外部靠近磁体中心一侧,从 N 极返回 S 极的磁力线正好与主磁场反向(注意:任何磁力线都是闭合的),从而削弱了小区域 ΔS 内的磁场强度,这就是小铁片之所以影响局部磁场的原理。匀场时,何处磁场均匀性达不到要求,就在何处贴补这种铁片。当然,铁片的大小要根据需要扭转的场强差来决定,这就是上面所说的匀场参数计算。为了达到理想的磁场均匀性,一般需贴补数十个小铁片。因此,无源匀场要经过几天的努力才能完成。

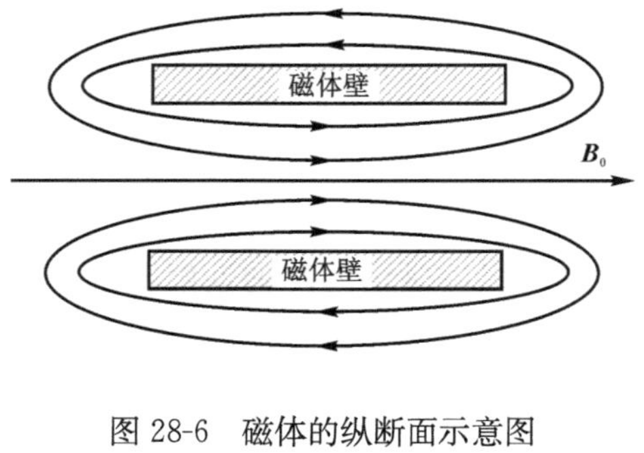

图 28-6 磁体的纵断面示意图

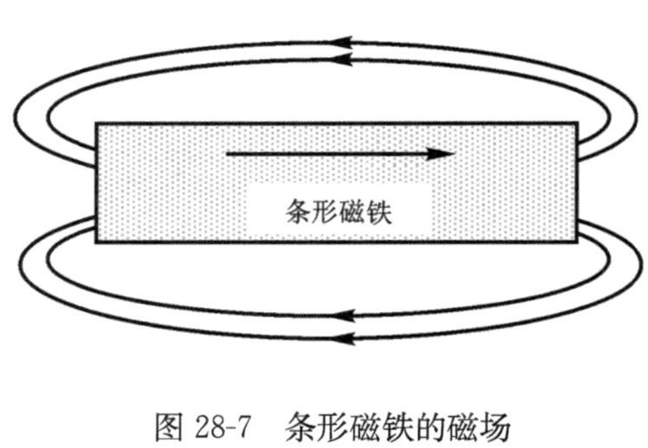

图 28-7 条形磁铁的磁场

图 28-8(b)表示了将小铁片贴在磁体外表面的情况。我们看到,这里的小铁片同样能够影响主磁场。与图 28-8(a)不同的是,它对主磁场的影响应该是加强而不是削弱。然而,这种做法是从未被使用过的,此处仅为说明问题。之所以不使用这种方法,其主要原因是磁体的壁厚可能削弱甚至完全阻断小铁片对主磁场的影响作用。对于环之以低温容器的超导磁体,根本不可能用这种方法达到匀场的目的。

匀场所用小铁片一般用磁化率很高的软磁材料压制。匀场片的几何尺寸分为 1/1、1/2、1/4、1/10 和 1/20 等规格,使用前应按大小顺序排放整齐,以免拿错。所有贴补

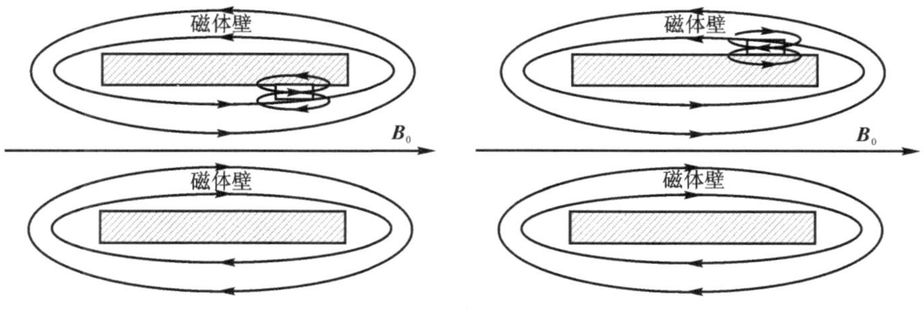

(a)小铁片对主磁场的影响
(在磁体内壁贴补)

(b)小铁片对主磁场的影响
(在磁体外壁贴补)

图 28-8　无源匀场的原理

的小铁片均应插入专用的卡槽中，并用无磁螺钉固定。匀场完毕，须将所余铁片全部带至磁体室外，以防止励磁时造成人员伤害。

顺便说一下，磁场对磁体附近铁磁性物质的作用力($\boldsymbol{F}$)可按下式进行估算

$$\boldsymbol{F} = \boldsymbol{M}V\frac{\mathrm{d}\boldsymbol{B}}{\mathrm{d}r} \tag{28-1}$$

式中，$\boldsymbol{M}$ 为物体的磁化强度；V 为体积；$\frac{\mathrm{d}\boldsymbol{B}}{\mathrm{d}r}$为磁场梯度($r$ 为物体至磁体的距离)。由于$\frac{\mathrm{d}\boldsymbol{B}}{\mathrm{d}r}$正比于$\frac{1}{r^4}$，故当物体移近磁体时，磁场梯度会猛增。与此同时，物体的磁化强度 $\boldsymbol{M}$ 也会因此而变大(有可能达到最大值)，进而使磁体对物体的作用力出现成倍甚至上百倍的增长，这是非常危险的。以匀场小铁片为例，其饱和磁化强度是 2.1T，在场强为 2.0T 的磁体孔洞内，磁体对它的作用力将增至其自身质量的 200 倍。也就是说，重 100g 的匀场片将受到 20kg 的力。为此，匀场操作前后，应严格遵守有关的安全规程。例如，匀场时磁体附近只留一人操作；匀场人员必须戴厚手套；每次只处理一块小铁片；励磁前要彻底清理现场等。

综上所述，在磁体内壁贴补小铁片可以有效地调整磁场。如果铁片的位置和几何尺寸选择得当，就可提高磁场均匀性。因此，无源匀场作为一种初步匀场手段一直被广泛使用着。

无源匀场一般是一次性的，即在超导磁体安装完毕后进行一次，以后不可能再做。贴上去的小铁片也就不会卸掉了。对于环境条件造成的磁场波动，要用有源匀场的方法去弥补。

三、匀场线圈和有源匀场

在有限的磁体孔洞内，除了安装梯度线圈外，一般还装有匀场线圈(shimming coils)。匀场线圈有超导型和常导型之分。超导型匀场线圈与主磁场线圈置于同一低温容器中，其电流高度稳定，且不消耗电能，是近年来新出现的高品质匀场手段。常导型匀场线圈使用最多，但它一方面要消耗能量，另一方面其匀场效果往往受匀场电源质量

的限制。

匀场线圈由若干个小线圈所组成。这些小线圈分布在柱状匀场线圈骨架表面，构成以磁体中心为调节对象的线圈阵列。由于线圈的大小不同，通电时产生的磁场也不同，因而对主磁场的影响程度就不一样。表 28-2 列出了英国牛津公司生产的常导型匀场线圈的主要参数(电流调节能力和最大调节范围)。此匀场线圈由 18 个小线圈组成线圈阵列，适用于该公司出品的 1.5T 和 2.0T 两种超导磁体。由表 28-2 可见，Z_1 线圈对主磁场的影响最大：它对 1.5T 磁体的调节能力为 35ppm/A，最大调节范围为 400ppm；对 2.0T 磁体的调节能力为 25.3ppm/A，最大调节范围为 300ppm。X_3 和 Y_3 线圈对主磁场的影响最小：它们对 1.5T 磁体的调节能力和最大调节范围分别为 0.3ppm/A 和 2ppm；对 2.0T 磁体的调节能力和最大调节范围分别为 0.2ppm/A 和 1.5ppm。

表 28-2　匀场线圈(英国牛津公司，常导型)参数表

线圈名称	1.5T 磁体		2.0T 磁体	
	调节能力 / (ppm/A)	最大调节范围 /ppm	调节能力 / (ppm/A)	最大调节范围 /ppm
Z_0	18.1	350	13.58	250
Z_1	35	400	25.3	300
Z_2	30	400	22.5	300
Z_3	8	70	6	52
Z_4	5.5	50	4	37
Z_5	1.3	10	1	7.5
X	16	140	12	100
Y	16	140	12	100
ZX	3.5	30	2.6	22
ZY	3.5	30	2.6	22
XY	3.3	20	2.5	15
X^2-Y^2	3.3	20	2.5	15
Z^2X	1.8	10	1.3	7.5
Z^2Y	1.8	10	1.3	7.5
Z(XY)	0.5	4	0.4	3
$Z(X^2-Y^2)$	0.5	4	0.4	3
X_3	0.3	2	0.2	1.5
Y_3	0.3	2	0.2	1.5

注：所有数据均采用 7 平面磁场测量法在 50cm 的 DSV 中测定。

所谓有源匀场(active shimming)，是指通过适当调整匀场线圈阵列中各线圈的电流强度，使其周围的局部磁场发生变化来调节主磁场以提高磁场整体均匀性的过程。在有源匀场过程中，匀场电源的质量对于匀场效果起着至关重要的作用。匀场电源波动时，不仅匀场目的达不到，而且主磁场的稳定性会变差。因此，在 MRI 系统中匀场线圈的电流均由高精度、高稳定度的专用电源提供。这种电源不仅可通过面板进行控制，也可通过标准接口，由系统软件进行精细的调整、设定和监控，即进行远程控制。例如，英国牛津公司的 2332 型匀场电源就提供面板和标准接口两种监控方式，其电流分辨率为 30ppm，电流的热稳定度是 50ppm/℃。

匀场线圈的制作非常精细，其作用范围也比较局限。因此，经过有源匀场通常可获得高度均匀的成像空间。一般说来，达到 10ppm 以下的均匀性是不成问题的。

四、匀场数据的处理

磁场测量所得数据均为场强信息，需计算出匀场数据(均匀性、小铁片贴补位置或匀场电流等)方有指导意义。现在，这一任务通常是由计算机来完成的。MRI 的系统软件中均提供这类计算工具，这里不详细讨论了。

五、匀场操作步骤

匀场操作一般可按以下步骤进行。

(1) 确定磁体(场)中心

有自屏蔽的系统还应测定屏蔽体几何中心，并对其加以调整，使之与磁场中心重合(误差≤2mm)。

(2) 安装高斯计探头固定架

探头固定架安装就绪后还须检查其角度盘和刻度尺，使其显示正确。该固定架的 z 轴必须与磁体 z 轴相重合，以保证 DSV 的球心位于磁体坐标原点。

(3) 确定磁场测量方案

多数情况下采用 11 平面法。

(4) 连接测量仪器

按图 28-4 连接测量仪器。注意，高斯计需要预热，且应远离磁体 3m 以上。

(5) 基础磁场测量

基础磁场是指励磁结束后的磁场，亦即未经匀场处理的磁场。它的测定可给将要进行的无源匀场提供依据。基础测量常用 11 平面法。

(6) 无源匀场

这一过程通常在反复励磁、去磁的过程中完成。无源匀场结束后，磁场的均匀性应在 500ppm(50cm DSV)以下。磁体不同，其匀场片的定位和固定方式亦有所不同，但原理都是相同的。

(7) 有源匀场

有源匀场属于对磁场均匀性的精细调整，也是磁体安装工作的最后一步(日常进行的动态匀场除外)。有源匀场结束后，磁场均匀性应完全达到预期的指标。下面是有源匀场的大致过程。

1) 磁场测量并分析其结果，以了解匀场前的磁场偏差(ppm 值)。

2) 以 ppm/A 为单位，列出各匀场线圈的电流参数表。

3) 磁场偏差值除以上述的电流参数，得出每个匀场线圈应加载的电流值。

4) 在匀场电源中设置并加载上述电流，并再次测量磁场基本数据。

5）重新计算磁场偏差和匀场线圈电流值（本次实际电流值应为上次与本次新电流值之和）；

6）重复第（3）～第（5）步，以达到预定的磁场均匀性。

（8）记录结果匀场结束，做好磁场参数和匀场过程的各种记录。

六、关于匀场方法的讨论

在实用的超导 MRI 系统中，绝大多数厂家的产品都是无源、有源匀场兼而用之。众所周知，不论是无源匀场还是有源匀场，其目的都是尽可能地提高磁场均匀性。下面讨论二者的联系和区别。

首先，无源匀场是有源匀场的基础。如果在无源匀场阶段磁场没有达到预定的均匀性，则有源匀场要取得理想的效果就比较困难。因此，在进行无源匀场操作时要求做到三准确，即测量准确、计算准确和匀场铁片的定位准确。无源匀场的过程须反复进行（通常在 3 次以上），以达到预定的磁场均匀性。如果有源匀场中匀场电源的输出总功率大于 500W，或者某一线圈的负载电流大于 10A，就表明无源匀场未达到预定的均匀性标准，应重新进行无源匀场。现将一般超导磁体两种匀场方法各要达到的均匀性标准值列入表 28-3 中。无源匀场的结果至少要达到表中的数值后才能进行有源匀场。

表 28-3 无源和有源匀场的磁场均匀性标准

磁场状态	DSV/cm	均匀性/ppm	稳定性/（ppm/h）
基础状态（匀场前）	50	1000	
	30	400	
初步调整状态（无源匀场后）	50	500	
	30	200	
精细调整状态（有源匀场后）	50	15	
	30	2.5	
	10	<0.1	<0.1

其次，由表 28-3 可见，DSV 取得越小，所选区域内磁场的均匀性就显得越好。也就是说，用不同的 DSV，将得出不同的均匀性测量值。这就是之所以会出现多种均匀性标准的原因。因此，在了解磁体的均匀性状况时，一定要明了所用 DSV 的大小，或者说公布磁场均匀性时必须注明所用的 DSV。不同磁体间均匀性的比较更要在同一 DSV 条件下进行。实际上，所谓磁场均匀性只反映主磁场在一定 DSV 内的均匀程度，并不代表整个磁体孔洞的磁场情况（除非对它进行全面测量）。

最后，无源匀场是装机时进行的一次性工作。与此不同的是，有源匀场作为 MRI 系统质量保证的例行工作，需经常进行。在大多数磁共振成像设备中，有源匀场可在系统软件的控制下进行，操作十分简便。需要强调指出的是，磁共振波谱（MRS）分析和脂肪抑制扫描序列对磁场的均匀性要求更高，故每次进行这类实验前都必须先进行匀场（有源匀场）操作。

第三节　超导磁体的内部结构

磁体是 MRI 设备的核心。从结构上来说，永磁体和常导磁体都比较简单，但超导磁体的内部结构却是相当精细而复杂的。本节简单介绍超导磁体的构造。

一个密封完好的超导磁体如图 28-9 所示，其剖面图如图 28-10 所示。由图 28-10 可见，如果把磁体孔径外圈的整个环型结构均看作低温真空容器，则磁体应由该容器、浸泡在液氦中的超导线圈、底座以及顶部的输液管口、气体蒸发通道和电流引线等部分组成。其中低温真空容器是超真空、超低温环境下工作的环状容器，内部依次套叠有冷屏、液氦容器和液氮容器，且内外分别用高效能绝热箔包裹。为了减少漏热，容器内部各部件间的连接和紧固均采用绝热性能极佳的玻璃钢和环氧树脂材料。另外，一般来说，磁体顶上还装有一个二级膨胀的制冷机(冷头)，它也是磁体的重要组成部分。与其配套使用的还有氦气压缩机和冷水机组，它们组成了超导磁体的磁体冷却系统。

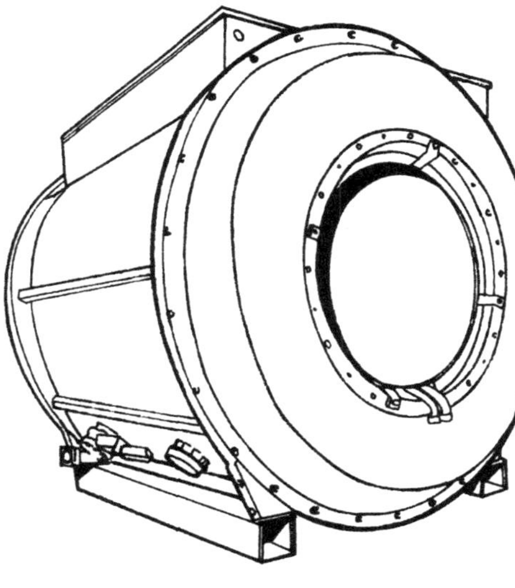

图 28-9　超导磁体的外形

图 28-11 为磁体侧壁(即环状低温真空容器)纵断面(局部)示意图。图 28-11 上方为磁体外侧壁、下方为内侧壁。图 28-12 表示磁体的前或后端面。将上述二图结合起来，就很容易看出容器各层的相对位置关系。

图 28-11 中阴影区域表示磁体的环形中空结构，即液氮和液氦容器的有效容积或称低温恒温器(也有叫液氮、液氦杜瓦的)。该有效容积是磁体的主要指标之一，例如，英国牛津公司 UNISTAT 磁体(1.5T)的液氦容器为 865L、液氮容器是 580L。在致冷剂(液氦)挥发率一定的情况下，有效容积大些可适当延长致冷剂补充周期。

液氦恒温器是整个低温真空容器的核心。超导线圈就安装在等液氦容器中(图 28-11中未画出)，并被温度为 4.2K(－269℃)的液氦所浸渍。这一环境使得用铌-钛(Nb-Ti)细丝复合材料绕制的线圈始终保持超导态。液氦容器内外都是高度真空的真空绝热层，形成液氦容器的第一道绝热屏障。在这两个真空层中间还分别设置了两个 20K

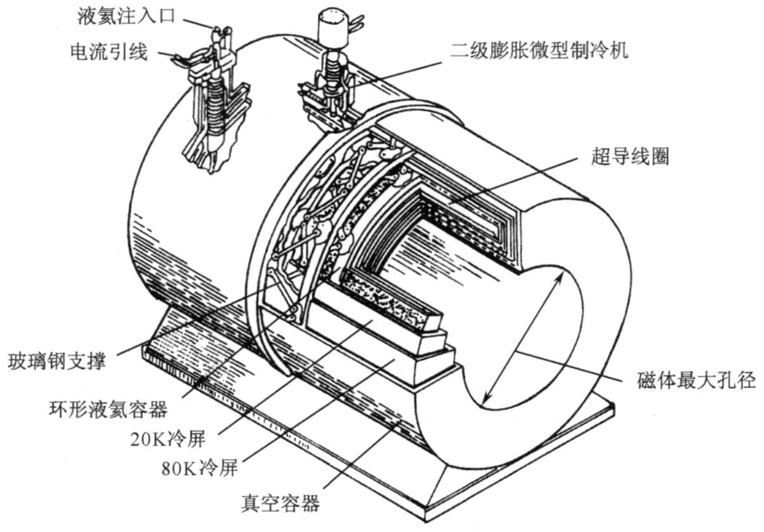

图 28-10　超导磁体的剖面

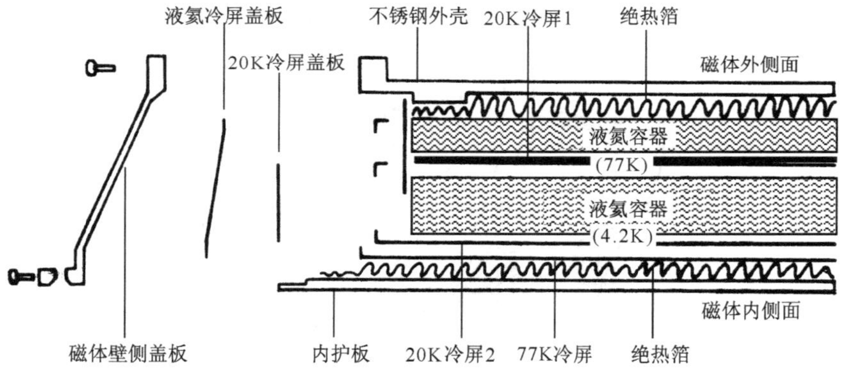

图 28-11　磁体侧壁(环状低温真空容器)纵断面(局部)示意

冷屏(radiation shield)，构成液氦致冷剂的第二道绝热屏障。此外，还有一个 77K 冷屏与内侧 20K 冷屏相伴。此 77K 冷屏与液氮恒温器分别位于两个 20K 冷屏两侧，成为磁体的第三道绝热屏障，起着共同保冷液氦的作用。图 28-11 中磁体侧壁内外两侧的高效绝热箔既可防止热量的传导渗漏，又可防止热量的辐射侵入，可算作第四个绝热屏障。最后，磁体最外层的不锈钢真空外壳，将整个低温真空环境与室温初步隔离开来。正是上述五道绝热屏障的共同作用，才保持了磁体内外近 300℃的温度梯度，以有效地减少液氦的挥发量。由此可见，超导磁体的设计确实是独具匠心的。它凝结着几代科学家坚持不懈的研究成果。

热力学的计算表明，辐射传热与温度的 4 次方成正比。因此，磁体低温容器的设计应以尽可能减少辐射漏热为目的(图28-12)。77K 冷屏和两个 20K 冷屏的作用都是为了有效减少辐射传热量。据计算，与直接接触 300K 室温(27℃)相比，设置 77K 冷屏后，

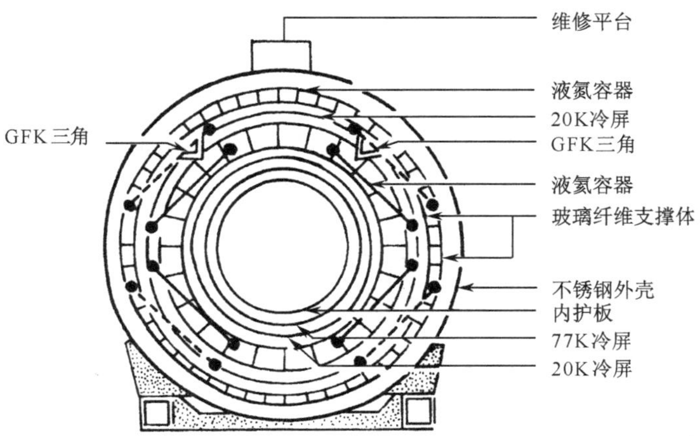

图 28-12　超导磁体前(后)面观

辐射热约减少 200 倍；插入 20K 冷屏，又使向液氦容器的辐射热减少约 250 倍。由此可见，如果没有这两级冷屏，液氦的蒸发率将增加五万倍，液氦的消耗量也会非常惊人。

上述三个冷屏的温度，是靠前面提到的冷头提供冷氦气来维持的。在超导磁体的磁体冷却系统中，20K 和 77K 冷屏一般是由 20K 和 65K 的两个冷头分别进行冷却的。

第四节　超导线圈的绕制材料

几十年来，为了得到高质量的磁体，尤其是解决磁体的稳定性问题，人们进行了大量的实验研究和理论分析。结果表明，当超导体的直径小于临界尺寸时才能达到绝热状态下的稳定。这就是目前人们以超导细丝为原料做成所谓多芯复合超导线来绕制磁体线圈的原因。现在的超导磁体中，多采用铌-钛二元合金的多芯复合超导线。

上述超导线的加工并不复杂。其大致过程是：首先给较粗的铌-钛棒敷铜，并将其插入铜棒钻的孔或铜管中拉拔，再聚束装入铜套，最后使用常规的挤压、轧制、拉拔等压力加工方法加工至最终尺寸。这样，在铜的基体中就镶嵌了数十根乃至数万根规则排列的超导细丝。观察这种超导体的横断面，看到的是大量超导芯丝组成的规则图案(图 28-13)。

在液氦温度下，铌-钛细丝处于超导态而呈现零电阻特性，但分布在其周围的铜基却保持一定电阻。与铌-钛相比，这时的铜基相当于绝缘体。一旦发生失超，电流就会从超导线周围的铜基流过。由此看来，超导线中铜基的主要作用是泄放磁体所储存的巨大电能，以防止过热而烧毁超导体。超导线铜基的另一作用，是作为机械支持物以提高线圈的机械性能。

顺便说一下，线圈绕成后，一般用环氧树脂来固化磁体绕组。由于环氧树脂有较好的低温特性，磁体内部的其他结构也用掺有玻璃纤维的环氧树脂制作或固定。

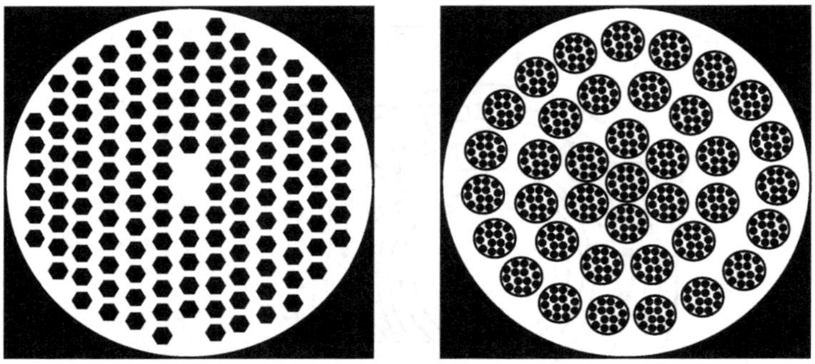

图 28-13 铌-钛(Nb-Ti)多芯复合超导线的横截面

第五节 超导环境的建立和励磁

一、超导环境的建立

同常导型磁体一样，超导型磁体也由线圈中的电流产生磁场。二者的差别主要是绕制线圈的材料不同：前者用普通铜线，后者由超导线。目前所用超导材料主要是铌-钛与铜的多丝复合线，其工作温度为 4.2K(−268.8℃)，即一个大气压下液氦的温度。因此，超导线圈必须浸泡在液氦里才能保证其正常工作。MRI 磁体超导环境的建立通常需要下述步骤。

1. 真空绝热层抽真空

如前所述，超导型磁体一般在玻璃钢支撑结构下依次装有环形真空绝热层、液氮容器和液氦容器，超导线圈置于液氦容器之中。各容器都有非常好的绝热性能和密封性能。可见超导磁体的制造工艺是相当精细的。

真空绝热层是超导磁体的重要保冷屏障，其保冷性能主要决定于它内部的真空度。因此，抽真空的质量直接关系到超导磁体运行后的经济性能。抽真空的工作一般于磁体安装完毕后在现场进行(有些厂家的产品出厂前已经抽毕)。

真空绝热层抽真空的过程可分为两步：首先用扩散泵或离子泵抽吸约四小时，使内部压力降至 10Pa(10^{-4}bar)以下；紧接着改用涡轮分子泵，将内部压力抽至约 0.001Pa (10^{-8}bar)。如果以真空度来标称此抽吸结果，则这时的真空度大概为99.999 999%。要达到这样低的压力或如此高的真空度，涡轮分子泵需连续运转数十小时，有时长达数日。此间一旦出现断电情况，就有可能前功尽弃。因此，真空绝热层抽真空前 MRI 系统的不间断电源就应安装就绪，以便将涡轮分子泵与其相连。这样，断电后就能争取足够的时间来关闭磁体上的真空阀。达到所需真空度后，应及时关闭有关的密封阀，以免漏气。磁体真空绝热层高真空的实现，将为下一步进行的磁体预冷奠定基础。

抽真空时不仅需要高精度、高效能的真空泵，还需准备真空表、检漏仪、连接管道及有关的密封剂等。另外，抽真空前还须仔细检查磁体阀门及各连接件的密封状况。

抽真空是系统安装的重要环节，通常由厂家来完成。

2. 磁体预冷

磁体预冷是指用致冷剂将液氮、液氦容器内的温度分别降至其工作温度的过程。由于上述容器与致冷剂的温差相当悬殊，磁体预冷常常需要消耗大量的液氮和液氦。下面以英国牛津公司 UNISTAT 磁体(1T、1.5T 和 2.0T 三种规格)为例来介绍磁体的预冷过程。

在实施预冷前，先检查磁体液氮、液氦液面计的工作情况，准备好有关的管线以及热枪、带报警装置的氧检测器等专用工具。操作人员应具备一定的低温物理知识。

液氮容器的预冷比较简单。首先按低温操作的有关规定将液氮杜瓦和磁体液氮输入口相连，并保持杜瓦内 20～25kPa(0.2～0.25bar)的过压力。在这一压力的驱动下，随着输液管道的开通，液氮会缓缓注入磁体液氮容器。由于开始时容器内温度较高，大量液氮将被蒸发。因此，这时一定要保持磁体氮气排出孔畅通。液氮的蒸发也使容器内的温度慢慢降低。一旦磁体的液氮液面计有了读数，就表明该容器内温度已降至 77.4K(－195.6℃)的液氮温度。到此为止，液氮容器的预冷实际上就已经完成。然而，通常的做法都是接着输液，直到液氮充满其容器。这是将预冷和输液两者合二为一了。

在接着的几天、尤其是最初几小时内，由于内部温度尚不稳定，液氮的挥发将非常显著。

液氦容器的预冷一般分四步完成。

(1) 用液氮进行初冷

液氦温度与室温相差近 300℃，如果直接用液氦冷却将消耗大量昂贵的液氦，可见用液氮进行初冷是避免浪费的有效举措。液氦容器的初冷过程与液氮容器的预冷基本相似。不同之处是，这里可将充灌压力升高至 50kPa(0.5bar)。此外，也不必像液氮容器那样将其充满，液面至 50%就可以了。一般来说，用于初冷的液氮须在容器内保留 3 天以上，方可使内部温度稳定在液氮温度上。上述初冷过程大约需要消耗 1800L 左右的液氮。

(2) 吹除液氮

初冷时注入液氦容器的液氮须用高纯度氦气来吹除。首先连通氦气管道，并逐渐将气压调至 30～35kPa(0.3～0.35bar)，使容器内液氮开始排出。排出的液氮可先直接导入磁体液氮容器中，使之充满。然后将余液送入备好的液氮杜瓦。吹气过程中要始终注意有无液氮流出。吹除完毕，该容器内将充满高纯氦气。这一状态要求保持 12h 以上。

(3) 液氦容器抽真空

液氦容器抽真空的目的主要有两个，一是防止液氮遗留在液氦容器内，二是检漏。如果上一步的液氮吹除不彻底，液氦注入后容器内的液氮残液就会结为永久性冰块，其后患无穷。液氦容器泄漏也是磁体的常见故障之一，如果不及时排除，励磁后损失就更大了。因此，这一步亦非常重要。值得指出的是，液氦容器抽真空的步骤只有在磁体真空绝热层的真空抽毕后才可实施。

液氦容器抽真空时，通过真空软管将真空泵与磁体顶上的角阀直接相连(图 28-14)，然后开机抽气即可。这里对真空度的要求并不高，一般抽至 1～3kPa(0.01～

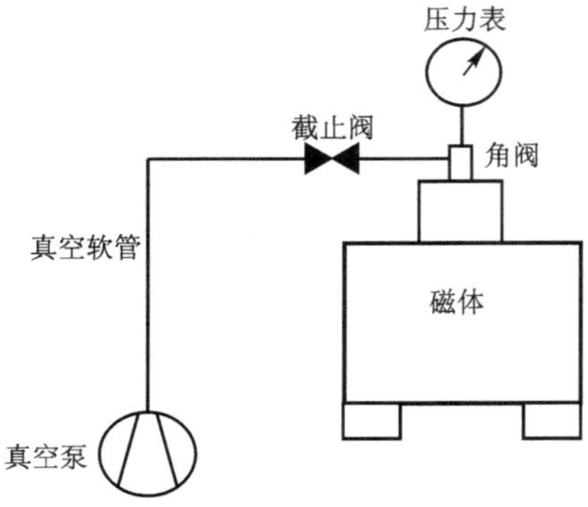

图 28-14　液氦容器抽真空示意

0.03bar)就满足要求了。如果压力停滞在 11～12kPa(0.11～0.12bar)之间，说明容器内有遗留液氮存在，应该重新吹除。

液氦容器检漏时须再次在该容器中充入氦气。充气以 100kPa(1bar)左右的压力开始，然后逐渐升高，直到此充气压高出磁体内压约 20kPa(0.2bar)方可开始检漏。检漏重点为液氦容器的所有管口及阀门等处。检测使用高灵敏度的氦检漏仪。当发现采样口附近有微量氦气存在时，氦检漏仪通常会发出报警声。

(4) 用液氦预冷

这是磁体预冷的最后一步，它将使液氦容器最终冷至所需的液氦温度。为了最大限度的节省液氦，应将杜瓦内压调在 10～15kPa(0.1～0.15bar)之间，以使冷却缓慢进行。随着时间的推移，被冷容器内的温度会逐渐降低，但大量液氦将会随之挥发。监测磁体液氦液面计传感器两端的电阻，可推知容器内温度接近或到达 4.2K 的时间(参照磁体的技术手册)。如果液氦液面计出现读数，也可证明液氦容器已被冷至液氦温度。

液氦预冷过程将持续 10h，需液氦约 1000L。

3. 超导环境的建立

所谓超导环境，简单地说就是 4.2K 的液氦温度。在这一温度下，超导线圈将实现从正常态至超导态的转变。

通过上面的预冷过程，液氦容器内的温度已初步降至 4.2K，而超导线圈稳定工作的条件是必须将其浸泡在液氦中。因此，需要在磁体液氦容器中灌满液氦。以后液氦的输入方法与上面的预冷过程基本相同，只是可将灌注压稍提高些(20～25kPa)。灌满液氦容器还需液氦 1000L 左右，耗时约 4h。

牛津公司 UNISTAT 磁体液氮容器和液氦容器的容积分别为 580L 和 865L，但上述预冷过程(包括首次灌注)就需要多达 4000L 的液氮和近 3000L 的液氦。整个过程耗时 10 多天。由此可见，磁体超导环境的建立是一个漫长而复杂的过程，必须有条不紊地进行。

二、励　　磁

励磁(energizing the magnet)又叫充磁，是指超导磁体系统在磁体电源的控制下逐渐给超导线圈施加电流，从而建立预定磁场的过程。励磁一旦成功，超导磁体就将在不消耗能量的情况下提供强大的、高度稳定的匀强磁场。

物理学中所说的充磁(magnetize)，是指通过充磁机使铁磁质获得磁性或加强其磁性的过程。图 28-15 为充磁机示意图。充磁时将待充磁的磁铁置于电磁铁铁芯开口处。该开口铁芯由铸钢制成，套有两组线圈。给线圈通以直流电源，两极间就会产生磁场，从而使磁铁充磁。电源断开，它就获得了所需的剩磁。可见超导磁体的充磁和磁铁的充磁有着显著区别：前者是指超导线圈的通电过程，而后者是指铁磁质被磁化的现象。

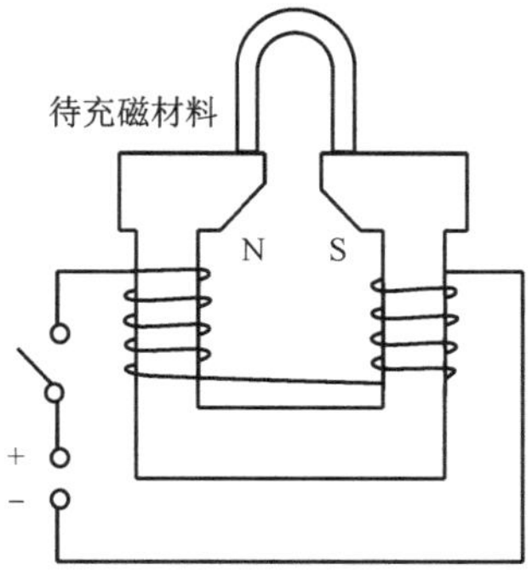

图 28-15　充磁机示意图

对于超导磁体，成功励磁的首要条件是建立稳定的超导环境。其次，要有一套完善的控制系统。该系统一般由电流引线、励磁电流控制电路、励磁电流检测器、紧急失超开关和超导开关等单元组成。另外，一个高精度的励磁专用电源也是不可缺少的。这种电源还应具有大功率、高稳定性、好重复性及线性的特点。例如，2141 型磁体电源(英国牛津公司)的电流输出能力高达 400A(11kVA)，其精度为 0.1A、常温下电流的稳定度为 200ppm/℃，它的重复性指标也达到了 300ppm 的水平。

励磁前需要做如下的准备工作：①补足致冷剂。超导环境刚建立时，由于低温容器温度尚不稳定，致冷剂的挥发过快，有可能使液氦、液氮液面低于 80%，应补足再励磁。②建立磁体室的安全体系。要对有关的控制电路，尤其是紧急失超开关、磁体室氧监测器等部件进行检验，使之动作正确。③安装磁场检测设备。按图 28-4 连接好高斯计，以便励磁过程中动态地监测磁场。④现场清理。彻底清理现场，移走磁体附近的一切铁磁性物体，并准备好专用的无磁工具。⑤设置危险标志。在磁体室外张贴(悬挂)危险警示标志，防止植有心脏起搏器等人工体内植入物的病人误入等。

励磁时还必须充分考虑突然增大的磁场对磁体本身的作用，比如大涡流的影响等。扰动效应和磁锻炼行为等超导体的特殊性质，也是应该加以考虑的因素。因此，给超导磁体励磁不是一个简单的合闸过程。

不同厂家的磁体励磁过程有所不同，故励磁所需时间也不尽相同。但是，电流的投入一般应遵循从小到大、分段控制的原则，因而磁场也是逐步建立的。如西门子 63 SP MRI 系统的磁场就是分五步建立的，即先使磁场达到 0.3T，再依次经过 0.5T、0.7T、1.2T 三个阶段，最后才到达期望的 1.5T，整个过程长达近两小时。对于有磁(自)屏蔽的磁体，场强每上升到一个新值，都要调整一次磁体的几何位置，使之处于重几十吨的铁屏蔽体中心。

为了按上述规律励磁，磁体电源对输出功率的控制一般都实行双重限制，即既限定输出电压，又限定输出电流。这样做的另一个好处，就是使建立磁场的操作变得安全可靠。

磁体线圈的稳定电流强度不仅取决于磁体所设计的场强，也与线圈的结构有关。因此，不同厂家的同一场强磁体，其稳定电流往往是不相同的。即使是同一型号的磁体，线圈电流也因有无自屏蔽而有所区别(有自屏蔽时稳定电流稍小些)。表 28-4 列出了几种磁体的线圈稳定电流值。不过，对用户来说，该电流值的大小是无关紧要的。

励磁结束后获得的磁场叫做基础磁场(basic field)。也就是说，未经任何匀场处理的磁场就是基础磁场。我们已在前面给出了系统对基础磁场均匀性的要求。表 28-5 列出的是 MRI 系统对超导磁体基础磁场的要求。励磁时，场强一定要控制在标准场强的最小值$(\boldsymbol{B}_0)_{min}$和最大值$(\boldsymbol{B}_0)_{max}$范围之内，且越接近其标准值$(\boldsymbol{B}_0)$越好。表 28-5 中共列出了三种磁体的数据，同时算出了相应的共振频率。如果实际得到的基础磁场不符合表 28-5 的要求，那就只有重新励磁或者进行增减电流的操作了。

表 28-4　几种超导磁体(英国牛津公司)的线圈稳定电流

磁体型号	磁体场强/T	线圈稳定电流/A	
		无自屏蔽	有自屏蔽
LI	1	115	107
LISE	1	239	222
LI	1.5	95	88
LISE	1.5	161	150
LISE	2.0	294	273.5

表 28-5　MRI 系统对超导磁体基础磁场的要求

磁体类型	基础磁场强度/T			基础共振频率/MHz		
	$(\boldsymbol{B}_0)_{min}$	$\boldsymbol{B}_0$	$(\boldsymbol{B}_0)_{max}$	$(f_0)_{min}$	f_0	$(f_0)_{max}$
0.5T	0.490 88	0.492 06	0.493 23	20.90	20.95	21.00
1.0T	0.960 64	0.964 16	0.967 69	40.9	41.05	41.2
1.5T	1.4891	1.4938	1.4985	63.40	63.60	63.80

三、最佳电流的概念

超导体具有零电阻的特性。也就是说，在超导转变温度以下，超导体的电阻将完全消失。但是，在超导磁体中，超导线圈的电流引线是不能用超导材料制作的(在室温下使用)。这样，大电流下电流引线两端哪怕出现很小的压降都有可能使其烧毁。因此，超导磁体设计中有一个“最佳电流”的概念。在这一最佳电流下工作时，正常电流引线只产生 80mV 左右的电压降，这时它是安全的。当引线中的电流超过最佳电流值时，两端的压降就会急速上升(该引线就有过热而烧断的可能)，其后果是严重的。

综上所述，除了励磁时遵循从小到大、分段控制的电流投入原则外，超导磁体还应有最佳电流尽可能大的电流引线设计。电流引线的设计问题下面还会提到。

四、持续电流模式

励磁结束后，就可通过超导开关切断供电电源，此后强大的电流便在超导线圈中永无休止地流动起来，从而产生高稳定度的磁场。超导物理中把这种工作状态称为持续电流模式(persistent mode)。据推算，磁共振成像用磁体持续电流的时间常数大约为 1000 年。因此，可以认为线圈中的电流是永不衰减的。磁共振波谱仪对磁体的电流衰减速度要求更为严格，即每小时的衰减不超过 10^{-8}，也就是一亿分之一，其时间常数相当于 110 个世纪！

由于超导体存在所谓磁通跳跃(flux flow)特性，在持续电流模式刚刚建立的几天内会出现明显的磁场衰减。最典型的数值是，最初几个小时内磁场强度以每小时百万分之一的速率递减，并逐渐地接近其稳定值。由于每一磁体内部的微细结构均有所不同，这一效应的作用时间也就不同，因而磁场的精确稳定值常常是难以预料的。

磁场稳定后，还应及时卸掉磁体的电流引线，以减少致冷剂的消耗。

顺便说一下，超导线所允许的电流密度比普通铜线高出几十至上百倍，火柴梗粗细的导体便可通过 200～300A 的电流。

第六节 超导磁体的电源和持续电流开关

一、超导磁体的供电装置

超导磁体一般都是从室温电源提供的电流中得到能量的。同其他高质量的电源一样，超导磁体的电源也采用由晶体管组成的变压器整流器系统或可控硅整流器系统输出电流。但是，它还有自己独特的性能。现将超导磁体电源的特殊要求概括为下述几个方面。

1. 要提供完整的控制功能

前面已经提到，超导线圈的工作电流要分几次递增才能达到预定值，去磁时也不是简单地切断线圈中的电流。因此，超导磁体的电源在控制上要复杂得多。一般说来，励磁时电流的加载、去磁时磁体能量的泄放等程序都要由电源进行预置。电源的所有功能都应提供面板和接口两种控制方式，以分别满足手动控制和遥控的要求。此外，它还应有自检和多种参数的动态跟踪显示等功能。磁体急停开关也是磁体电源不可缺少的部分。

2. 要有好的电流特性

磁体电源要能够输出恒稳的、重复性好的、高达数百安培的电流。也就是说，磁体电源实际上是一个电流源，它要有非常好的电流特性。一般来说，输出电压选用 2～6V 就足够了。

3. 要有好的电流引线设计

电流引线是连接磁体内外电流通路的专用导线。它的上端(室温端)励磁时与来自磁体电源的励磁电流线相连，平时则悬空；其下端(低温端)直接与处于液氦温度的超导线圈相接。因此，电流引线常常是进入磁体恒温器的决定性外部漏热源。由于磁体内外温差近 300℃，电流引线的漏热将在很大程度上决定磁体系统的运行费用(包括液氦的消耗量和磁体冷却系统的功率)。另外，正如上节所述，电流引线还有一个最佳电流问题。如果它的最佳电流太小，就容易使其烧毁。可见围绕着电流引线的设计，至少要考虑最佳长度、最少漏热和最佳电流等几个特殊问题。在电流引线与来自磁体电源励磁线二者的连接方式上，常用拧入式接头，这样可减少接触电阻。励磁完毕后，励磁电源线应立即卸掉。

4. 要有一个可靠的持续电流开关

持续电流开关又叫磁体开关，是磁体供电装置的重要组成部分。它的作用和原理将在下面专门讨论。

作为例子，我们在表 28-6 中给出了西门子 63 SP 4000 磁共振成像系统磁体电源的主要性能指标。

表 28-6　西门子 63 SP MRI 系统励磁电源的主要性能指标

指标名称	指 标 值
输出电流限制	根据磁体类型预置
输出电压限制	根据磁体类型预置
输出电流能力	0～400A (0～350A 可连续运行，350～400A 可运行 1h)
输出电压能力 加电流(励磁) 减电流(去磁或降场强)	 0～15V 0～－15V(依电流起始值而分段线性变化)
输出显示	$4\frac{1}{2}$位数字显示
电流调整分辨率 面板 遥控	 100mA 6.1mA
电压调整分辨率	0.01V
电流稳定度	200ppm/℃
电流重复性	300ppm(室温)
磁体电流上升速率	决定于电压设定值和磁体电感的大小
引线电流上升速率	100A/min
电路保护方式	温度传感器、电源相位检测、保险丝
总功耗	11kVA
最大允许磁场	50G

二、持续电流开关

1. 工作原理

超导磁体充磁时，电流达到预定数值就要适时切断供电电源，去磁时又要迅速将磁体贮存的能量泄去。超导磁体中实现这一特殊功能的设备就是持续电流开关。持续电流开关(persistent mode switch)又叫磁体开关(magnet switch)。它是磁体供电装置的重要组成部分。下面介绍其工作原理。

图 28-16 是磁体开关原理图。可以看到，磁体对外可接三对引线，即磁体电源线、感应电压检测线和加热器引线。其中磁体电源线和电压感应线是励磁专用线，励磁结束

后就已卸掉。平时只有开关加热器引线(switch heater leads)与磁体电源中的磁体急停开关相连。图 28-16 中 a、b 间是一段超导线，它跨接在磁体线圈的两端。a-b 超导线和加热器被封装在一起置于磁体低温容器内。为了说明该开关的工作原理，我们给出图 28-16 的等效电路(图 28-17)。

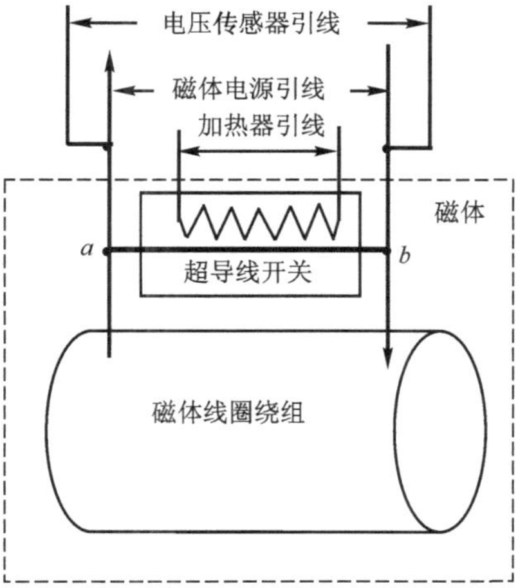

图 28-16　磁体开关原理图

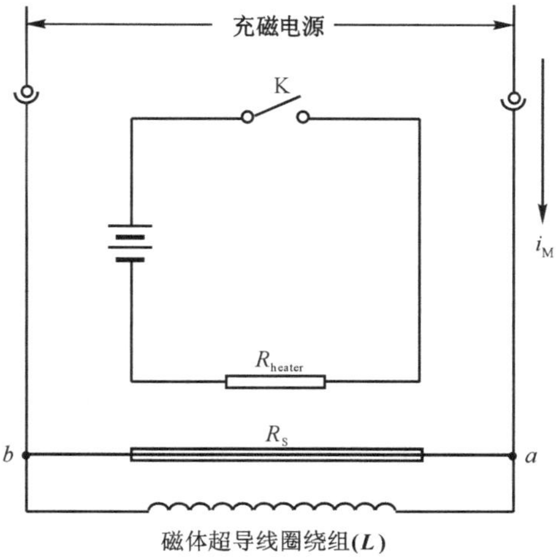

图 28-17　有持续电流开关和可卸电流引线的磁体回路

图 28-17 中，a-b 超导线的工作状态是由加热器 R_{heater} 控制的。设该超导线的电阻为 R_s，则在正常情况下，由于加热器电源关闭(开关 K 断开)，a-b 线处于超导态($R_s=0$)；一旦加热器电源接通(开关 K 闭合)，a-b 线就会被加热而失去超导性($R_s\neq 0$)。注意，为了表达 a-b 超导线的这一特殊作用，图 28-17 中使用了电阻加直线的符号。

明白了加热器与超导线的关系，磁体开关的工作原理就不难理解了。励磁时，给加热器通电使其发热，a-b 线失去超导性，这时充磁电流只能流过磁体线圈 L；电流达预定值后切断加热器电源，超导线 a-b 再次进入超导态，磁体线圈 L 被 a-b 线所短接，线圈内部的闭环电流通路形成。此后就可关闭供电电源、卸掉磁体励磁的电流引线了。由此看来，磁体开关的设计是独具匠心的。

磁体开关的特点是采用非接触式通断，因而非常适用于超低温环境。

顺便说一下，超导线圈 L 中的电流值决定着磁场的场强。因此精确控制充磁电流值，并不失时机地切断之，是对超导磁体供电装置的基本要求。

2. 磁体励磁过程举例

有了上面的知识，就有可能对超导磁体的整个充磁过程有一全面了解。

图 28-18 是英国牛津公司 2141 型磁体电源的充磁电流加载示意图。图 28-18 中的纵轴表示励磁电流 I 和超导线圈两端的感应电压 u_L、横轴为励磁时间 t，I_d 为线圈电流预定值。电流的转折点依超导线圈两端电压 u_L 之值进行设定。

超导线圈是理想电感元件(纯电感性)。设它的电感为 L、流经它的电流为 i_M，则它两端的电压必然正比于电流变化率，即存在

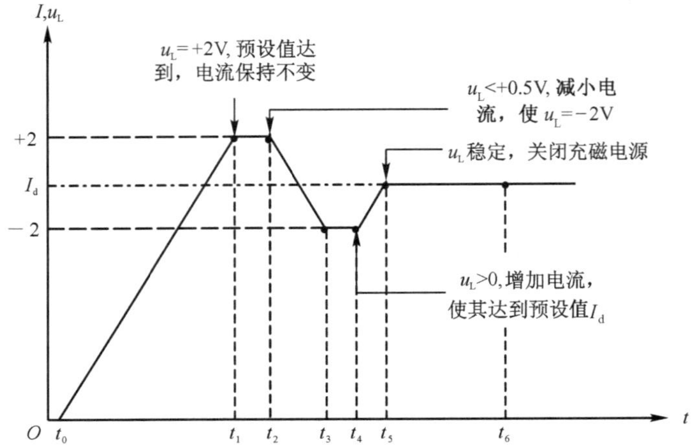

图 28-18　英国牛津公司 2141 型磁体的充磁电流加载示意图

$$u_L = L\frac{\mathrm{d}i_M}{\mathrm{d}t} \tag{28-2}$$

因此，随着磁体电流 i_M 的变化，u_L 也将随之变化。当 i_M 保持不变时，$u_L=0$。

设充磁于 t_0 时刻开始(此前须先通过磁体开关给加热器加电，然后打开磁体电源)。t_1 时刻充磁电流已超过预定值 I_d，且使 u_L 达到 2V。此后保持电流恒定，至 t_2 时刻 u_L 又降至 0.5V 以下。由于电流尚大于 I_d，须减小之。电流的减小使线圈两端出现负电压($\frac{\mathrm{d}i_M}{\mathrm{d}t}<0$)，至 t_3 时刻 u_L 下降为−2V。由于此时电流又小于预定值 I_d，从 t_4 后再次加大电流。如果控制得好，在 t_5 时刻停止电流投入，就可达到预定值。为了得到稳定的充磁电流，上述电流需保持一段时间，并于 t_6 时刻关闭加热器电源。卸下电流引线，充磁才算完成。此过程大约需要 2 小时。

上面已经提到，u_L 太大容易使电流引线烧毁，这是检测 u_L 以控制励磁电流上升速度的主要原因。选择图 28-17 所示波形，与超导体的扰动效应、退化效应、锻炼效应等不稳定特性有关。另外，磁场建立太快时产生的涡流也有负面影响。

一般来说，上述励磁规律是事先设计好并预置在磁体电源中的。也就是说，它是由该电源自动完成的。

第七节　失超及其保护

一、失超的概念

所谓失超(quench，过去曾有人译为猝熄)，就是超导体因某种原因突然失去超导特性而进入正常态的过程。超导体是在极高的电流密度下工作的，又处于超低温环境，因此，像一般系统的稳定性和机械应力一样，失超永远是超导磁体的一个严重问题。

需要提请读者注意的是，失超和磁体去磁是两个完全不同的概念。去磁只是通过磁体的特殊电路慢慢泄去其储存的巨大能量，使线圈电流逐渐减小为零，但线圈仍处于超导态。失超后不仅磁场消失，而且线圈失去超导性。

二、失超的简单过程

失超是一个将电磁能量转换为热能的过程。如果失超所产生的热能在整个磁体均匀分布，它造成的危害就不会很大。但是，实际上磁能在线圈绕组周围的传播是不均匀的。从微观上讲，失超总是从一点开始通过热传导方式向外扩散欧姆热的。温度的升高常使线圈局部出现失常区，也就是说使失超区附近的线圈有了电阻。该局部电阻的出现，又会使磁体电流下降、产热增多，从而形成正反馈。可见失超的发生是一个不可逆过程。在这一过程中，失超开始点总是经受最高温升。此局部温升既可破坏线圈的绝缘，又可熔化超导体，严重时将破坏整个磁体。

人们可能认为失超过程中磁体两端会出现高电压。实际上几乎所有的压降都发生在线圈内部。这是因为失超过程中线圈电感和电阻(失超的结果)上将出现反向电压。这种出现在失超区的反向电压常达几百甚至上千伏。它可使匝间产生电弧。

据估计，一个 1.5T 的磁体励磁后所储存的磁场能量高达 500 万焦。失超时，如此巨大的能量迅速泄放所产生的热量，足以使磁体内的几千升液氦在数分钟内剧烈蒸发，有些情况下还可能危及磁体安全。可见失超后无论是重新预冷、励磁，还是 MRI 系统停机所造成的经济损失都是巨大的。

实际上由于超导磁体均采取了有效的失超保护措施，失超后上述危害不一定同时发生。

三、失超的原因

导致磁体失超的因素很多，但主要有以下几方面。

1. 磁体本身结构和线圈因素造成的失超

正常运行的磁体偶尔出现的失超和励磁过程中出现的失超大都是这类原因造成的。下面从磁体的制造工艺上探讨其机理。

超导体有许多特殊性质，其中之一就是稳定性特别差(固体物理学上用众多指标对此进行描述)。磁体设计中一般采用全稳定和绝热稳定两种不同的稳定方式来增加超导磁体的可靠性。全稳定方式常用于储能在 $10^8 \sim 10^9$ J 以上的磁体，其超导体中的铜组分较高，运行时即使局部导体失超，失超区也只会缩小，不能传开。这种磁体非常稳定，但造价很高。MRI 系统中采用较为廉价的绝热稳定式磁体。这种磁体超导线中的铜组分比上述磁体要少，因而它只能承受小的扰动，其稳定性能要差些。也就是说，失超的可能性更大些。

MRI 磁体的失超大多发生在励磁过程中。处理不好的线圈在线匝之间存在微小空隙，励磁时在电磁力的作用下，这些线匝可能产生突然移动。由于磁体材料的比热很小，上述线匝移动所产生的摩擦热就会导致失超。为了固定线匝并防止其滑动，通常情况下都要用环氧树脂浇灌绕好的线圈。这样做带来的问题是，当励磁过程中线圈整体受到的径向或轴向挤压力大到足以使浸渍的环氧树脂局部开裂时，变形能的释放将转化为热能而引发失超。这也是励磁时电流要缓慢增加的原因之一。

2. 超导材料不稳定造成的失超

很早以前人们就发现，一个绕制好的磁体，其性能总是难以达到超导体短样品实验时的指标，专业上将这种现象叫做线圈的退化。线圈退化是超导体许多不稳定特性之一。它的存在往往使绕好的线圈未达到临界电流便发生失超。后来人们发现，经过多次失超之后，磁体的性能才能逐步改进(改进的程度取决于使用的超导体、线圈的形状和绕制的方法等)。这就是所谓磁锻炼现象。经过锻炼的磁体，性能已相当稳定。

首次励磁时发生的失超，还可能与线圈的锻炼有关。

3. 磁体超低温环境破坏造成的失超

超导线圈是浸泡在液氦中工作的。如果磁体低温容器中的液氦液面降到一定限度(各厂家规定的液氦低限容量不等)仍未按规定补充，则可能发生失超。另外，磁体的真空破坏后，发生失超是肯定无疑的。

4. 人为因素造成的失超

励磁时充磁电流超过额定值，使磁场建立过快时易造成失超。

给磁体补充液氦时方法不当也极易引起失超。例如，在输液的开始阶段，输液管尚未完全冷却到 4.2K 温度时，管中吹出的仍为氦气，此时将输液管插入磁体输液孔是非常危险的。输液速度过快也是失超的原因之一。

为了避免人为因素造成的失超，输液人员必须接受严格的低温操作训练。

5. 其他不可抗拒因素造成的失超

地震、雷电、撞击等均可造成失超。

四、失 超 保 护

失超的损失和危害是众所周知的。因此，必须寻求必要的电路保护方法。人们最希望的是磁体能够自保护，但是 MRI 磁体是不满足自保护条件的，这就需要采取一定的措施以保证失超时磁体的安全。或许 MRI 磁体厂家已在磁体的保护和稳定性上花费了过多的精力，才使我们所使用的磁体即使发生失超也没有那么可怕。这里介绍两类常用的失超保护电路。

1. 外电阻保护电路

磁体保护最简单的办法就是采用外部阻尼电阻。图 28-19 给出了一个这样的电路。图 28-19 中 R_e 是阻尼电阻，S 为阻尼电阻短路开关。正常情况下，开关 S 是闭合的，故 R_e 上没有电流通过；当检测到失超时，它应迅速打开，电流便通过 R_e 进行衰减。如果取 R_e 大于内部失超电阻，它就有效地控制了失超的衰减，其衰减电流 I 为

$$I = I_0 e^{-R_e \frac{t}{L}} \tag{28-3}$$

式中，I_0 为失超开始瞬间的电流；L 为线圈的电感。

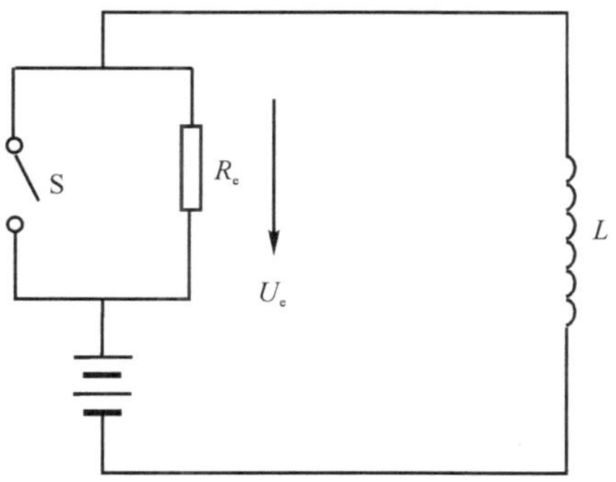

图 28-19　阻尼电阻法磁体保护电路

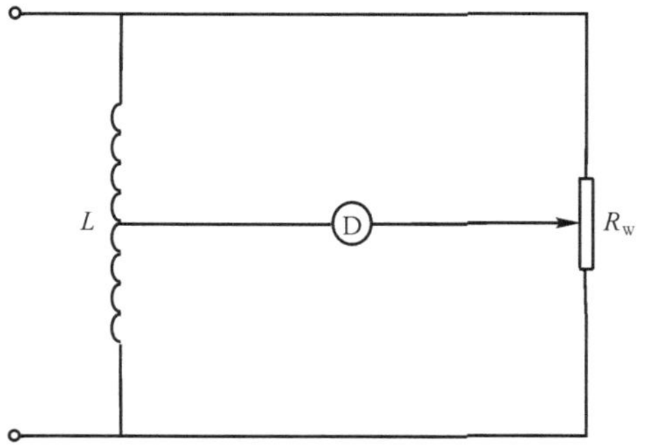

图 28-20　电位差式失超检测电路

要使上述电路成为一个实用的磁体保护电路，关键是需要一个灵敏的失超检测器，以便失超时迅速打开开关 S。图 28-20 是一个利用磁体线圈中心抽头和平衡电位差计(D)组成的失超检测电路。调整图 28-20 中的电位器 R_W，使磁体正常工作时 D 无输出。这样，一旦失超发生，电位差计就可以检测了。注意，这里假定磁体线圈的任何失超区都能产生一个向外输出的不平衡电压，从而使失超检测器动作。

线圈正常工作时，图 28-19 的开关 S 中流过超导线圈的工作电流。因此，它的设计必须满足满载时能够打开的条件。如果是机械开关，则应该是具有灭弧能力的直流断路器。也可采用快速真空开关或可控硅。

上述电路又叫主动型保护电路。它的优点是失超时能够从低温容器内移出大量磁能，以便减少失超后液氦的消耗和激烈沸腾引起的过压危险。移出的能量全部消耗在阻尼电阻 R_e 上，所以 R_e 又叫移能电阻。

上述电路的缺点是依赖于灵敏的检测器和开关的动作，且有可能产生较高的外部电压。

2. 分段保护电路

失超区之所以发热是由于磁体电感迫使电流继续通过它流动的结果，下面的分段保护技术用并联电阻的方法为电流提供了额外的途径(图 28-21)。图中的磁体线圈 L 被分成 L_1、L_2 两段，每一段上并联一个电阻。正常工作时失超电阻 R_{Q1}、R_{Q2} 均为零(故二者均用中间加直线的电阻符号表示)，线圈电流不经过并联电阻 R_1 和 R_2，有

$$I_1 = I_2 = I_3 \tag{28-4}$$

如果某一时刻下面一段线圈即 L_1 发生失超，则出现 $R_{Q1} \neq 0$(R_{Q2}仍为零)的情况，这一结果导致 I_1 的衰减和 I_2 通过 L_2、R_1 支路的分流，从而使部分磁能量得以泄放。

上述简单电路表达了线圈分段保护的基本思想。实际上还要考虑有限电阻 R_1、R_2 和线圈之间的互感 M_{12}。然而，求解这么一个电路，从而确定 R_1、R_2 的取值是不难的。

根据这一思路，实践中使用的是多段分段保护电路，这里从略了。

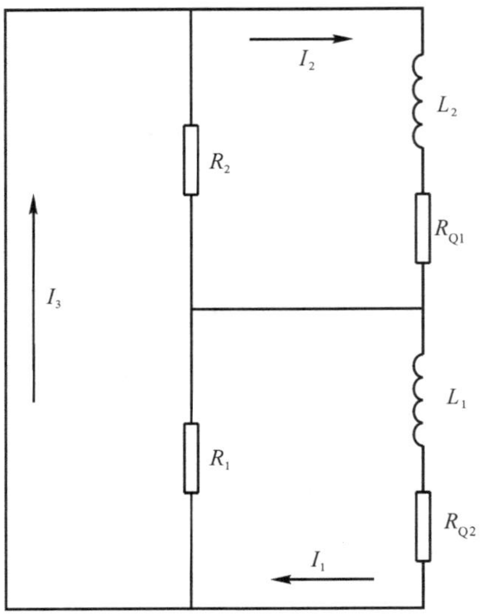

图 28-21 分段保护法磁体保护电路

分段保护法是被动保护技术的一种。它具有廉价、简单、实用和不依赖任何机械装置的特点。它既能大大减小失超时磁体的内部电压，又不产生外部电压。另外，电路还与线圈的结构无关。因此，只要分段足够多，这种电路的保护效果总能令人满意。分段保护电路的缺点是由于并联电阻的存在，励磁时可能消耗部分能量。励磁时耗能的增加将使液氦消耗量大增。

磁体保护技术较多，但都有这样或那样的局限性。目前还没有一种十全十美的做法。实际应用中，往往要综合考虑磁体的稳定性、可靠性和经济性等诸多因素，然后选用其中的一种或几种。当然，这首先是磁体制造商所要考虑的问题。

五、失超后的处理

综上所述，失超造成的损失是巨大的。由于引起失超的原因较多，有时它又是不可避免的。但是，只要对本节内容、尤其是造成失超的上述危险因素有所了解，同时严格按照操作规程办事，就能将失超的可能性降到最低限度。从这个意义上讲，MRI 系统维护工程师的责任是非常重大的。

失超带来的主要是过压、过热等一系列问题。如果发生失超，磁体中的致冷剂肯定会挥发一空。因此，对于用户来说，失超后首先要尽快更换有关管道口的保险膜，以免空气进入磁体低温容器后形成冰块。此后可对磁体进行全面检查，以找出失超原因。如果磁体尚未破坏，就要按本章第五节所述方法重新建立超导环境并给磁体励磁。

第八节 超导磁体的其他组成部分

一、致冷剂液面检测器

超导磁体使用的致冷剂有液氮和液氦两种(有些磁体仅使用液氦)。由于不同程度漏热的存在，磁体低温容器中的致冷剂会逐渐挥发减少。致冷剂减少到一定程度，超导体的超导环境就会破坏，这时失超是必然的。为此，超导磁体一般都装有液氮、液氦的液面检测装置，简称液面计。液面到了规定的界限就要及时补充相应的致冷剂。

低温物理知识告诉我们，光线在液氦和空气界面上的折射率大约等于 1。因此，即使对于玻璃杜瓦瓶中的液氦液面，一般也难以直接看出。但是，如果用间接的方法，还是很容易观察到的。对于金属杜瓦瓶或金属低温容器(如 MRI 磁体低温真空容器)中的液氦和液氮液面，只能用专门的液面计进行测量。下面介绍几种常用的液面计。

1. 热振荡法液面计

这种方法利用了细管中氦气柱的热振荡频率将在液面上下发生变化的原理。在内径2～3mm的薄壁长管的一端罩一薄橡皮膜，以另一端逐渐靠近液面。当细管下端冷到大约30K时，管中的气体开始急剧地振荡。这种振荡频率的改变，用手摸橡皮膜就可感觉出来。管子到达液体时，振荡频率下降。如果这时又将管子稍稍提起，振动频率和振幅均会增大，说明它已经触及液面。这种方法很简便，但要正确地确定液面，尚需一定经验。如果测量时间过长，还有可能使管内的温度梯度变小，使得橡皮膜的振动频率差难以区分。因此，这种方法的液面测量宜迅速进行，不可拖延过久。

2. 电阻法液面计

电阻法液面计是根据同一温度下有些电阻、导体或半导体(下面统称电阻)在气体和液体中电阻率不同的特性而制成的。常用来做液面计的有碳膜电阻、铂(白金)和锗。这种电路的原理如图28-22(a)所示。为了改善其导热性能，电阻应去掉绝缘层，并用低电感变压器供电。当电阻由气体进入液面时，其阻值会突然变大，电流因此而减小。但如果这时电流减少太多即电流太小，电阻回到气体中的温升就不够高；反之，如果电流下降太少即电流过大，则电阻在液体中又不容易冷却下来。上述两种情况下都得不到理想的电阻差。为提高电阻法液面计的灵敏度，设计电路时应充分考虑各种电阻的最佳工作

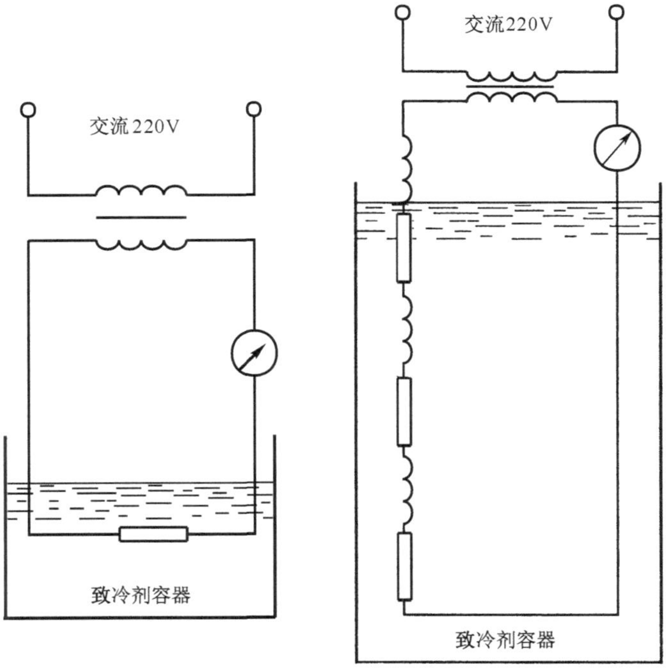

(a)普通电阻式液面计　(b)可连续检测的电阻式液面计

图28-22　电阻式液面计

条件。例如，室温下 330Ω 的电阻，用 12V 的直流电源供电，当它从气体进到液体时，如果电流能从 8mA 减小到 2mA（6mA 电流差），就足以判断出液面位置。

根据上述原理构成的可连续检测的液面计如图 28-22(b)所示。图 28-22(b)中的螺线状导线是用来增加温度梯度以提高灵敏度的(不是电感线圈)。

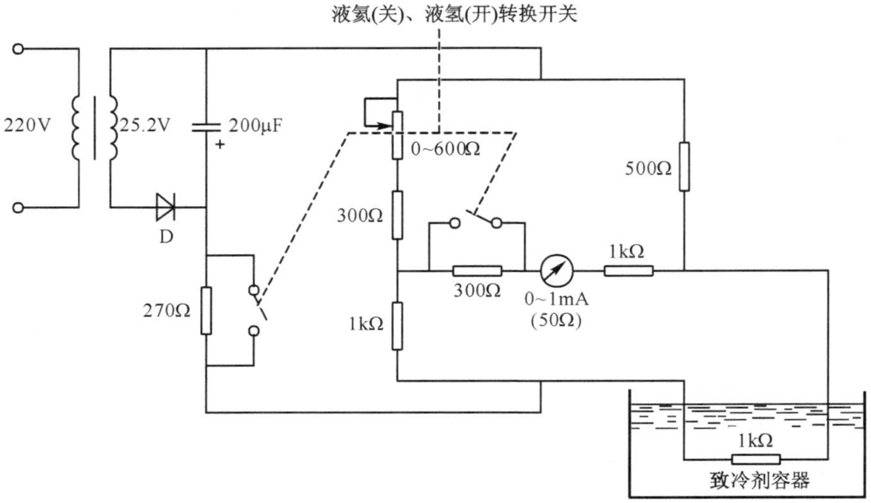

图 28-23　实用的液氦、液氢两用液面计

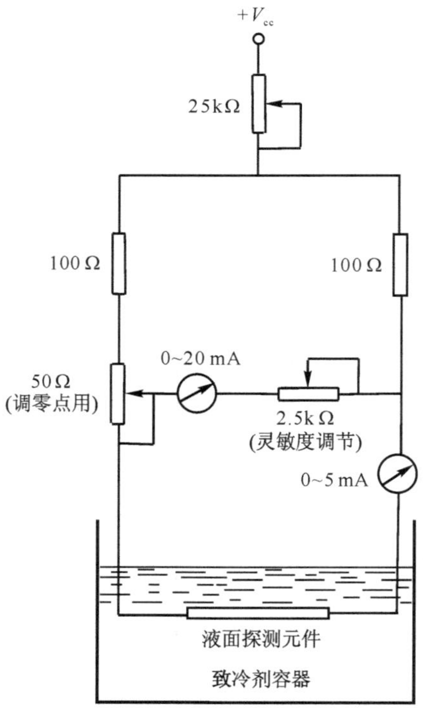

图 28-24　金属铂电阻液面计

电阻(包括半导体)的温度变化也可以用电桥电路测出。图 28-23 是一个实用的液氦、液氢两用液面计的电路图。用图示的电桥电路，在液体内若接通平衡电路，可得到微安计 50% 满刻度的变化。需要注意的是，由于室温下电阻太小，该电路是不允许通电的。

图 28-24 给出了另一种电阻式液面计，其中的探测元件采用了金属铂。目前这种液面计在 MRI 磁体的液氮杜瓦中广泛使用着。例如，牛津 UNISTAT 磁体的液氮容器中就采用了铂液面计。

3. 超导法液面计

利用超导体的零电阻特性可以制作液氦液面计。当超导体未接触液面时，处于正常态的超导体表现为电阻性；超导体一接触液面便进入超导态，其电阻立刻消失。因此，只要检测超导体的电阻，就可以检测液面。实际上，这正是上述电阻法液面计的推广。

用来制作液面计探头的超导材料有钽线、

铅-锡和铌-锆线等，下面简述其制作工艺。

用钽(临界温度为4.3K)可以做成连续式液面计。将退火的、直径为0.13mm的钽线(长2～3m)绕在较细的绝缘胶木棍上，两端连接电压计即可通电检测了。这种液面计的灵敏度与通过钽线的电流大小有关：当通过它的直流电流太小时，即使在液面上的低温气体中它也可能转变为超导态；相反，如果电流过大，即使到了液体中它还可能处于正常态。因此，它的设计也有一个最佳电流的问题。一般说来，0.2A左右的电流比较合适。需要注意的是，不同材料的最佳电流有所不同，应预先进行测定。另外，当所用钽线含有少量杂质，或采用了不同的加工方法时，其临界温度可能低于4.2K。

钽液面计的测量精度可达到2mm。它的缺点是液面的稍许振动或液体的蒸发，都将引起较大的噪声。这是钽的临界温度与4.2K相差太小之故。

用铅-锡合金超导材料(临界温度为8K)也可制成液面计，其原理与钽线液面计相同，但灵敏度却高得多。此外，用铌-锆超导线还可制成极简便的连续式液面计。这种液面计的示意图如图28-25所示。

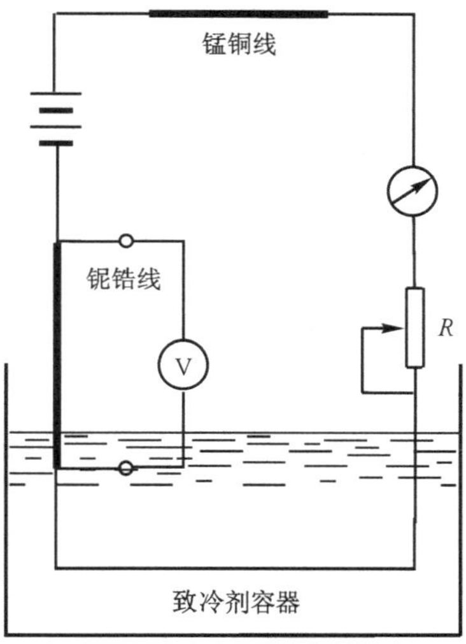

图28-25　铌-锆线连续式液面计

在超导线上部绕一个锰铜线圈，并经过超导线给线圈通以几百毫安的电流。因为液体和气体中的冷却效果不同，超导线正常态的扩展刚好止于液面，并在液体中保持完全的超导态。也就是说，液体内外的超导线以液面为界，分别保持着超导态和正常态。这时，通过检测正常态部分的电阻，便可求出液体量。与用钽线时不同，合金的特性是电阻温度系数较小，因此直到液氦温度，电阻值和正常部分的长度仍能保持较好的线性关系。这种液面计灵敏度很高(精确度可达±1mm)，当液面发生急剧变化时，仍能灵敏地测出液面来。

4. 实用液面计的功能及其讨论

MRI磁体中均使用连续式液面计检测液面，其中液氮液面多用金属铂作为探测元件，而液氦容器中使用超导材料探头的居多。由于致冷剂液面计对于MRI磁体的安全有着非常重要的作用，MRI系统工程师要每天观察记录液面计读数，以便不失时机地给磁体补充致冷剂。如果液面计故障，也可及时发现。

一个设计得好的液面计，除了能准确测量致冷剂液面外，还应该具备如下功能。

1) 醒目地显示致冷剂液面值。也就是说，它的显示数字要大、安装位置要突出，以便于观察。现多采用红色数码管进行显示。

2) 测量值可用相对容量或绝对容量两种方式显示(必要时由用户选择显示方式)。显示精度用0.1%(相对容量)或1～1999L(绝对容量)一般就能满足要求。可见用三位半或最多四位的显示器件就可以了。

3) 设定时测和即时测两种测量方式。定时测方式在日常情况下使用，每天测量的次数要能够预置。即时测又叫快测，即在需要测定时能够随时进行。这种测量方式在给磁体补充致冷剂的过程中特别有用。

4) 要有报警功能。当液面下降到一定值后，最好能启动报警电路通知有关人员。警戒液面值应能根据需要设定。另外，有些厂家的产品还具有上警戒线报警功能，这一功能在给磁体补充致冷剂时很需要。例如，如果在液面到达 98%时液面计能发出提示信号，低温操作人员便可适时停止输液。这将在很大程度上减少输液的盲目性和危险性。

5) 采样速度要快。这不仅是缩短测量时间的问题，更重要的是它可有效减少测量所造成的致冷剂损耗。因此，采样时间直接与磁体的经济性有关。例如，牛津公司 4017 型液氦液面计和 4037 型液氮液面计的采样时间均设计在 10～35s 范围内(可预置)。在这种情况下，当然取其下限作为工作点较为有利。

上面选列了实用液面计的主要功能。还要告诫读者的是，有了好的液面计，还需了解一些液面测量的基础知识。例如，液面计工作时要给超导探头(或其他探头)通以工作电流，这一电流将造成额外的致冷剂损耗。由此可见，液面的测量是以挥发致冷剂为代价的，不要以为每天测量次数越多(或测量周期越短)越好。实际上每天测 2 次(每 12h 测 1 次)或 3 次(每 8h 测 1 次)就足够了。如果你误将测定方式控制开关打在了“快测”位置，你会发现液氦的挥发量将成倍增加。

二、磁体急停单元

磁体急停单元(ERDU，emergency run-down unit)又叫应急失超单元。一般装在磁体附近的墙上。它的作用是在紧急情况下迅速使磁场削减为零。我们已经知道，给磁体去磁采用的是逐步减小线圈电流的方法。ERDU 削减磁场不采用这种方法，因为它经历的时间太漫长，达不到“急停”的目的。

磁体急停单元是用破坏线圈的超导环境，即人工失超的方法来迅速削减磁场的。磁体急停单元上的磁体急停开关(magnet stop)一般直接与位于磁体线圈中的电加热器相连。该开关一旦被按下，上述电加热器的电源立刻接通。此后被加热的超导线圈开始出现失超区，并迅速传遍整个磁体，使之失超。低温容器中的液氦也会在数分钟内挥发一空。磁体中的保护电路这时将发挥作用，以有效地预防可能出现的高温和高压。因此，一般来说这种失超不会造成磁体的损坏。

英国牛津公司的 2630A 型磁体急停开关控制着磁体中的 4 个(有些磁体中装有 6 个)电加热器的电源。为了可靠失超(即保证开关被启用时失超)，ERDU 中安装了镍-镉(Ni-Cd)充电电池，该电池具有至少在 3min 内连续输出 8A 电流(20V)的功率。因此，在任何情况下它都能使磁体失超。失超结束后，上述电池需要重新充电。

ERDU 启用前，首先要保证磁体上方无人在继续工作，并责令其他人员离开现场，然后方可按下磁体急停按钮。另外，如前所述，失超进行完毕后，要及时更换有关的保险膜。

那么，什么是启用 ERDU 的“紧急情况”呢？主要指地震、火灾等危及磁体安全或人的生命受到磁场威胁的时刻。但作者认为，无论何种情况都不可轻易使用；与此相反，采用一定的保护措施，保证其不被误用倒是很有必要的。另外，定期给充电电池放电(通过 ERDU 的测试功能)是保证该系统正常功能的重要步骤。

三、失　超　管

失超管(quench tube)也是超导磁体不可缺少的一部分。它汇集了磁体的所有气体挥发管口，从磁体上端直通室外。平时，失超管的作用就是排除废气。一旦失超发生，磁体中近千升液氦挥发的全部氦气(每升液氦可气化为 1.25m^3 氦气)将全部从失超管喷出。如果失超管不畅甚至堵塞，磁体因压力增高被损坏的可能性将增大。因此，除了要有一定的管径之外，保持失超管的畅通也是至关重要的。

四、氧检测器和应急排风机

我们知道，氦气的比重小于空气，而氮气又重于空气，所以补充致冷剂或失超后上述两种气体的泄漏有可能充满磁体室的所有空间，从而使人窒息。因此，要求在磁体室安装氧检测装置和应急排风机。如果能做到后者的开关由前者自动控制，那么磁体室的安全就更有保障了。

主要参考文献

布雷克纳 H．1986．超导磁体系统．金德昌，李树棠，黄友朋等译．北京：科学出版社
焦正宽，朱震刚，宁宇宏等．1975．超导电技术及其应用．北京：国防工业出版社
宓子宏，徐在新．1983．物理学词典(电磁学分册)．北京：科学出版社
王中兴．1988．铌-钛超导合金．北京：冶金工业出版社
谢南柱，曾仁端．1985．现代医学成像——物理原理与临床应用．广州：广东科技出版社
张其瑞等．1992．高温超导电性．杭州：浙江大学出版社
张志鹏，朱玉群．1989．超导磁体．武汉：华中理工大学出版社
赵海涛，赵喜平，郭群恩．1995．超导磁共振成像系统中的低温保障技术．实用放射学杂志，11(suppl)：19～22
赵喜平．2000．磁共振成像系统的原理及其应用．北京：科学出版社
赵喜平，郑崇勋．1997．磁共振成像系统与环境的关系．世界医疗器械，3(12)：48～51，54
赵喜平，郑崇勋，赵海涛．1998．超导磁共振成像系统中的低温技术．世界医疗器械，4(3)：40～45，46
朱小平，苏学曾．1987．磁共振成像入门．上海：同济大学出版社
Narlikar A V，Ekbote S N．1983．Superconductivity and superconducting materials．South Asian Publishers
Woodward Peggy，Freimarck Roger．1995．MRI for technologists．America：McGraw-Hill

第七篇　磁共振成像的质量控制

第二十九章　磁共振成像的伪影及其控制

在成像技术中，伪影(artifact)是指出现在图像中但与被成像体相应区域的特性不相符合的图像表现。伪影可来自成像设备本身，也可产生于被成像体与成像设备间某种错误的关联，亦能由一些外部因素所致。与其他医学影像技术相比，MRI可能是产生伪影最多的成像方法。归结起来，MRI在设备和技术方面的先天缺陷，是导致形形色色伪影的根本原因。因此，掌握MRI伪影的产生机理、预防措施和克服方法，甚至比了解MRI成像原理更为重要。本章首先介绍MRI伪影的一般知识，然后从运动(包括流动)、扫描参数设置、设备性能和固有物理现象等几个方面讨论各种伪影的产生原因、图像表现和控制措施(有些伪影无法消除)。

第一节　伪影的一般概念

磁共振成像过程中各种原因所导致的图像模糊或图像中呈现的与被成像体无关的影像形式称为伪影。也可以说，伪影是图像中未能正确反映解剖结构和组织特性(质子密度、T_1 和 T_2 等)的虚假信息。如果这些虚假信息脱离了它的“原始”位置但却表现出与正确图像相仿的几何形状，则经常称其为假影(alias)。伪影往往严重干扰图像的有用信息、导致图像质量下降或完全失去诊断价值，从而使扫描失败。因此，同提高SNR和空间分辨率一样，预防、减少和控制伪影一直是MRI设备制造商和用户所追求的目标之一。

在MRI中，引起伪影的原因很多。有运动(包括生理性运动如呼吸、心搏、流动和受检者的自主运动)造成的，有固有物理现象所致的，还有设备本身不完善形成的。特别的是，在MRI中扫描参数设置不当也是常见的伪影产生原因。众所周知，磁共振图像的对比度控制非常灵活。通过扫描序列的参数设置来改变图像对比度是MRI的主要优点之一。但是，它同时意味着磁共振图像表面的影响因素是如此之多，以至于稍不留意就会因错误的设置而获得伪影图像。例如，FOV太小将导致折叠伪影、层距太小将引起部分容积效应层面失真等。

除被检者的生理因素和部分外界原因之外，大部分MRI伪影与系统的硬件和软件性能不尽完善密切相关。例如，射频脉冲的带宽不准、磁场的不均匀或不稳定、梯度场的变异、信号采集和处理过程的失真、序列参数设置的不恰当等。需要强调的是，任何干扰或扭曲主磁场的物体都能导致伪影；磁场的时间稳定性变差(阻抗型磁体的电源波动或永磁体的温度不稳定等)也会引起伪影。超导磁体的磁场质量则主要受附近移动性铁磁物质如电梯或车辆等因素影响。数据采集过程中磁场的短暂波动或随机波动仅在对应图像的相位编码方向形成所谓的涂抹伪影(smearing artifact)。由此看来，有些伪影是可以预防或克服的，有些则难以排除。

磁共振伪影的表现形式不尽相同：有的为阴影，有的使图像亮度、对比度或层面失真，有的导致组织边界信号丢失，有的在图像上出现伪点、伪线(带)，还有的使图像模糊、网格化、扭曲或变形。有些伪影仅使图像发生微小变异，而有的能使图像畸变至面目全非。一种奇怪的现象是，某些原因引起的伪影用不同的重建方法处理后还可有不同的图像表现。

从伪影对诊断的影响来看，如果图像中的伪影信号比较容易识别，便不会产生误解；而那些难以捉摸的伪影信号则往往导致错误的诊断。因此，只有真正了解伪影产生的原因，才有利于伪影的分析和判断。

MRI 中最常用的方法是 2D 傅里叶变换成像法。这种方法中，给定层面内质子的进动频率和相位决定其在频率和相位编码方向上的空间位置。然而，标准的 2D 傅里叶变换成像法并未考虑运动和流动的影响。它是一种建立在下述假设基础之上的成像方法：数据采集过程中质子的位置保持不变；主磁场为理想的均匀场；梯度脉冲的波形为方波；层面厚度方向的组织绝对均质；射频脉冲能够均匀激发每个层面等。从理论上讲，上述任一条件不满足图像中都将出现伪影信号。实际的 MRI 设备是很难完全满足上述条件的。

第二节　运动伪影

运动伪影(motion artifact)是指由人体生理性和自主性运动所导致的图像变异。其主要图像表现为条形或半弧形重影或阴影，从而使图像模糊不清、信号细节丢失。本节主要讨论周期性生理运动伪影的成因、控制和克服途径。由于非周期性运动及受检者自主性运动无规律可循，这里只给出一些伪影图像，以帮助读者识别。

一、运动及其图像表现

1. 运动的类型

运动伪影是导致磁共振图像质量退化最常见的原因，也是 MRI 在许多应用领域受到限制的最主要因素。即使采用目前比较理想的运动校正技术，也不可能完全消除运动伪影的影响。这是因为 MRI 是一种基于时间脉冲序列且成像速度较慢的技术。近年来，MRI 技术的迅猛发展使设备的成像速度和 SNR 稳步提高。但是，各种快速成像技术大多是以尽量减少信号采集次数来达到加速目的的。另外，高 SNR 的成像系统在采用高场强、强梯度和其他相关措施来减小成像体素、提高空间分辨率的同时，也创造了相对来说更容易受运动伪影干扰的物理环境。这是因为对运动来说，高场强比低场强的系统更加敏感。

可将影响 MRI 的运动分为周期性和非周期性两大类。周期性运动是指呼吸运动、血液流动、脑脊液脉动、胃肠蠕动以及心脏和大血管的搏动等生理性非自主运动。这类运动的特点是具有一定规律，因而可采取多种技术来减小或克服它对 MRI 的影响，而且行之有效。非周期运动是指吞咽动作、舌动、眼球转动、躁动等各种自主性运动形式。这类运动具有一定的随机性及不可控性。除了嘱受检者努力配合外，目前还没有可行的办法加以消除。

自主运动对于成像质量的影响不可忽略。据美国一些医院的调查资料，单从 MRI 的胶片上来统计，在接受头和颈部 MRI 检查的患者中大约有 30%的病例因不同形式的自主运动使图像质量下降。对于小儿科的受检者，这一问题将更加突出。

呼吸运动(正常人频率为 12～20 次/min)是腹部 MRI 伪影的主要来源。呼吸不仅使肝、脾、胰腺和肾等腹部脏器在头尾方向上下移动，也在前后向发生位移。据估计，呼吸运动可使上腹部器官上下位移约 20mm(深呼吸时可达 100mm)。从横轴位层面上看，呼吸所致腹壁的位移量约为腹部脏器上下位移量的 1/6。在肋间肌的作用下，呼吸时胸部也经历一定距离的位移。膈肌的运动进一步加大了胸腔的膨大。不同个体呼吸时的幅度、周期和模式存在很大变异。心脏病或肺疾患者的呼吸运动尤其复杂。这就使呼吸运动伪影的克服更加困难。

2. 运动伪影的图像表现

临床实践中可见的典型运动伪影主要有图像模糊(blurring)、重影(ghosting)和信号替换(displacement of signal)等 3 种形式。其伪影信号强度与对应的组织信号强度成正比。除此之外，运动的图像表现还与所用成像序列尤其是梯度脉冲的结构和运动本身的形式(方向、幅度和频率)有关。

图像模糊是最常见同时又是最难控制的运动伪影。由于它的数据组采集自随机运动的过程，故没有一种校准方法能够完全纠正其错误。图 29-1 所示即为此类运动伪影像的例子。

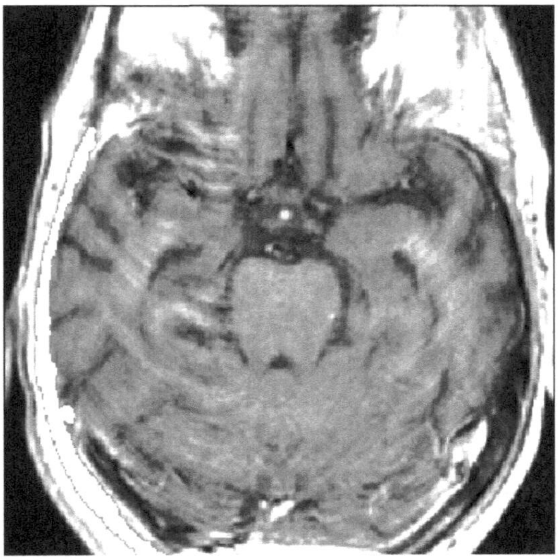

图 29-1　头颅运动伪影例(随机运动)

如果运动使组织磁化矢量的相位或幅度作循环往复地变化，则导致重影图像(ghost-like image)。呼吸运动伪影就是典型的重影伪影。重影信号的强度不仅与运动结构的信号强度有关，还与运动的幅度有关。重影之间的距离与运动的频率以及序列的 TR 成比例。运动周期延长与 TR 缩短将对重影间距产生同样的影响效果。如果重影仍落在图像范围之内，与周围组织相比，它的信号可能或明或暗。

由于频率在不断地变化之中，呼吸等生理性运动并无严格的周期性，其结果就使得重影伪影总是涂抹混淆的或者是多重的，如图 29-2 所示。在腹部成像中，主要的伪影来源于纵向运动的肝脏、肾脏和胰腺等脏器。由于长 TE 将在这些器官的位置积累大量的相移量，故 T_2 加权像上运动伪影的表现更加突出。腹壁运动的速度并非引起伪影的主要原因。

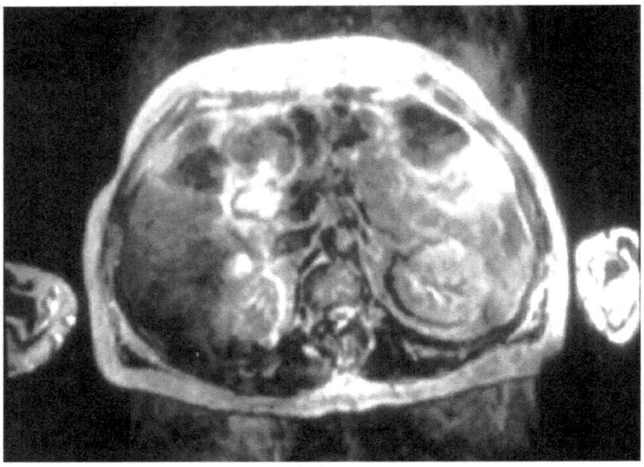

图 29-2　呼吸运动伪影例(腹部横轴位)

3. 流动伪影的图像表现

体液(主要是血液和脑脊液)的流动是一种特殊的运动形式，其伪影表现与其他运动有所不同。

在成像过程中，流动的信号强度主要取决于流动的方向、流速以及扫描参数。流动质子将经历以下两种过程：一是流速的不同而改变质子的相位；二是流入、流出及体素间的相位发散效应使磁化矢量的幅度变小。这两种过程都会引起涂抹或离散的重影伪影(图 29-3)。

流动所致信号强度损失(intensity loss)可以由三种机制引起，即流出效应、体素间的相位离散和体素的相位调制。流出效应发生在运动质子于 90°和 180°脉冲之间的时间内离开成像层面时。由于这些质子不再产生信号，使得相应区域出现低信号。体素间相位离散的结果为信号离开原来位置而被错误定位。这两种机制就是常说的“流空”效应。它的图像表现为相位编码方向上一个或一串血管截面轮廓，如图 29-4 的腹部横轴位像所示。图中箭头所指即为腹主动脉的搏动伪影。这种轮廓伪影一直可传播至解剖结构以外的背景上。

除腹部横轴位像上可见到腹主动脉或腹腔静脉的流动伪影外，还常在颈部横轴位像上发现颈动脉或颈静脉的流动伪影，在枕大孔、基底池和鞍上池区显示脑脊液的流动伪影。当扫描平面与血管走向平行时，产生与血管形状相似的条状伪影。脑脊液的搏动使其影像模糊。它快速流动所致低信号现象多见于室间孔及导水管等循环狭窄处，而其流动增强可见于颈胸段及颅底。

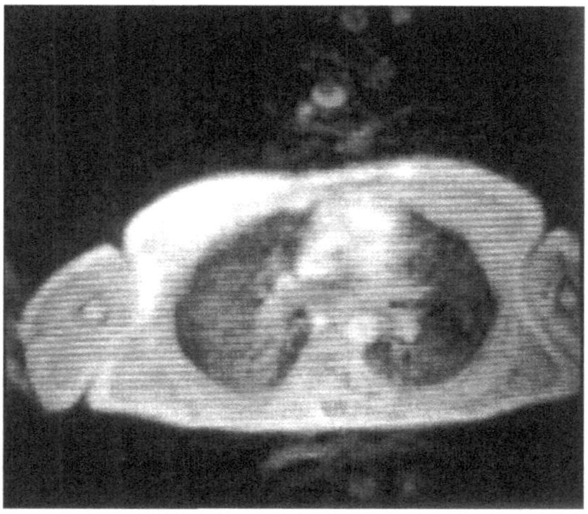

图 29-3 血液流动伪影例(离散的血管混淆影)

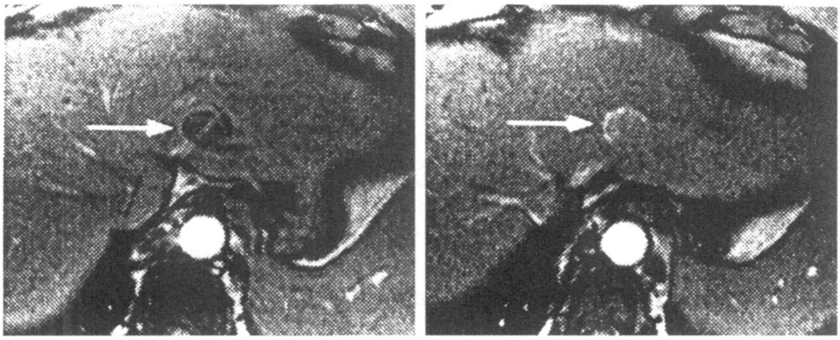

图 29-4 腹主动脉搏动伪影(箭头所示)

二、运动伪影的产生机制

1. 运动与 K 空间的关系

在傅里叶变换成像法中，图像总是与 K 空间相对应，且只要将 K 空间数据进行傅里叶反变换，就可获得所需图像。K 空间的坐标 K_x 和 K_y 分别与序列的频率和相位编码相关联。它的每一行数据都对应一个确定的 K_y 值，即确定的相位编码梯度。如果 K_y 有 256 个值，表示序列从相位编码方向共获取了 256 个像素。下面结合图 29-5 来说明运动情况下 K 空间的填充或数据写入特点。图中 a_1 代表最强的相位编码梯度(假设采用正梯度)结束后首个回波信号的第一个采样点，紧接着是第二个采样点 b_1，二者间的时间称为采样间期，大约为 10μs。此后采样每 10μs 进行一次，直到将本次回波的最后一个数据写入 m_1 位置($K_x=0$ 处正好对应回波信号的峰值)。采样点 a_1 至 m_1 的时间称为采样时间或数据读取时间，通常为 10ms。K 空间第二行数据存放第二个回波信号的采样值，这时的相位编码梯度已有稍许减小。两个 K 空间行即采样点 a_1 和 a_2 之间的时间为序列的重复时间 TR，它通常在 1s 的数量级。可见在信号读出过程中相位编码梯度是固定不变的，使得 K 空间连续两个 K_y 值间的时间比连续两个 K_x 值间的时间长很多(前者约为后者的 10 万倍)。

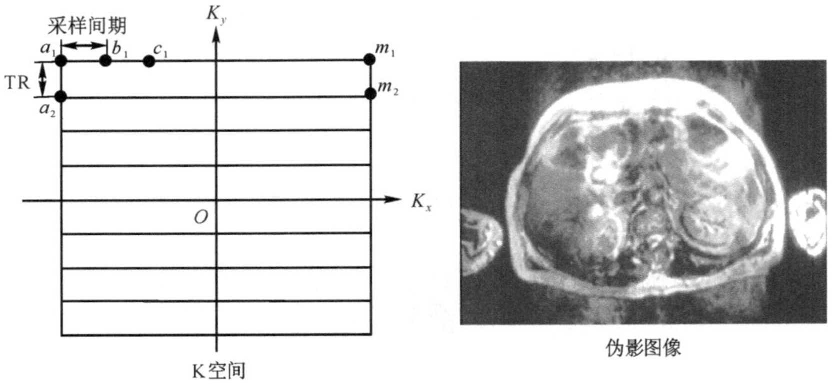

图 29-5　傅里叶成像法中运动伪影沿相位编码方向的分布

由于呼吸运动的速度较慢，它不足以调制 K 空间同一 K_y 线内的不同 K_x 值。也就是说，在频率编码的毫秒级时间范围内，可以认为被成像体是静止不动的。因此，当序列取 1s 左右的 TR 时，运动仅调制 K_y 方向的数据，使得运动伪影总是出现在图像的相位编码方向。顺便说一下，3D 成像时两个方向都会受到运动伪影的影响，这是因为它采用两个相位编码梯度之故。

运动不仅影响磁化的幅度，也干扰磁化的相位，从而改变 K 空间与图像之间的傅里叶变换关系。呼吸对 K 空间的影响是周期性的或者至少是准周期性的，故可以用正弦信号的幅度调制原理进行解释。幅度被调制的正弦函数从傅里叶反变换中将得到旁瓣分量即一系列谐波峰，这时的数据将重建出重影状的伪影图像。它正是平均磁化与被运动调制过的谐波峰之卷积。可用点扩散函数(PSF，point spread function)对上述运动调制现象进行描述。

可以通过改变相位编码方向使伪影重新定向，但这不等于它可以消除之，因为 MRI 中运动可以在任何方向导致伪影。例如，在进行腹部横轴位成像(仰卧位)时，如果取前后向为相位编码方向，大动脉中的血流伪影将干扰肝脏的左叶；如果取左右向为相位编码方向，来自大动脉的血流重影信号带将旋转 90°并影响到肝的右叶。因此，改变相位编码方向仅更换图像中与伪影相叠加的组织结构。实践中，相位编码的方向要由成像层面的取向和成像部位的解剖结构共同来决定。

2. 运动导致的相移

空间编码梯度脉冲作用期间出现的运动可影响磁化矢量的相位。

磁化矢量是从被激励的瞬间($t=0$)开始具有一定相位的。设该相位为 $\varphi(t)$ ($0\leqslant t\leqslant TE$)、γ 为磁旋比，则它与空间编码梯度的关系可表示为

$$\varphi(t)=\gamma\int_0^{TE}\boldsymbol{r}(t)\boldsymbol{G}(t)\mathrm{d}t \tag{29-1}$$

式中，$\boldsymbol{r}(t)$和 $\boldsymbol{G}(t)$分别为质子的空间位置和三个方向的梯度脉冲，二者均为与时间有关的向量。由此可见，计算 $\varphi(t)$必须先给出梯度脉冲的结构和质子的空间位置。

由于沿空间不同方向的运动是分别贡献于 $\varphi(t)$的，计算时只考虑一个方向以使问题简化。姑且以 $r(t)$表示某一特定方向的 $\boldsymbol{r}(t)$。与身体的运动速度相比，TE 是一个比较短暂的量，故可将 $r(t)$拓展为如下的泰勒级数

$$r(t)=r_0+v_0t+\frac{1}{2}a_0t^2+\frac{1}{6}p_0t^3\cdots \tag{29-2}$$

式中，r_0、v_0、a_0 和 p_0 分别为 $t=0$ 时质子的位置、运动速度、加速度和加速度的变率(由搏动引起)。取该特勒级数的前三项，并将其代入式（29-1）得

$$\varphi(t)=\gamma\left[r_0\int_0^{TE}G(t)\mathrm{d}t+v_0\int_0^{TE}tG(t)\mathrm{d}t+\frac{1}{2}a_0\int_0^{TE}t^2G(t)\mathrm{d}t\right] \tag{29-3}$$

式（29-3）中的三个积分项分别被称为梯度波形 $G(t)$的零阶、一阶和二阶矩。可以推知，在梯度波形中，两个相同的脉冲对零阶矩的作用亦相同，但后一个梯度脉冲对高阶矩的影响更大些；如果梯度波形的一阶矩很大，表明在恒速的前提下它对 $\varphi(t)$的贡献更大。选层和频率编码梯度的波形设计应使 $\varphi(TE)=0$，即在回波形成时磁化矢量的相位应为零。

图 29-6 表示梯度脉冲作用期间出现的运动对相移的影响。图上部为双梯度脉冲的波形，设运动正沿该梯度的方向匀速传播；图下部点划线所示为静止状态下相位变化与梯度脉冲的对应关系，实线为出现运动后的相位变化曲线。由图可见，如果没有运动，TE 时刻 $\varphi(t)$将成为零，而在匀速运动的作用下，TE 时刻却会积累出一定的相移 $\varphi(TE)$。设图中两梯度脉冲之间的时间很短且可以忽略，运动速度 v 为常量，则由式(29-3)所决定的相移 $\varphi(TE)$为 $\frac{1}{2}\gamma Gv\mathrm{TE}^2$。这便是运动所致的相移量。同时可以看出，加速度对 $\varphi(t)$的影响与二阶矩成正比。因此，梯度矩表达了梯度波形对运动的敏感性。

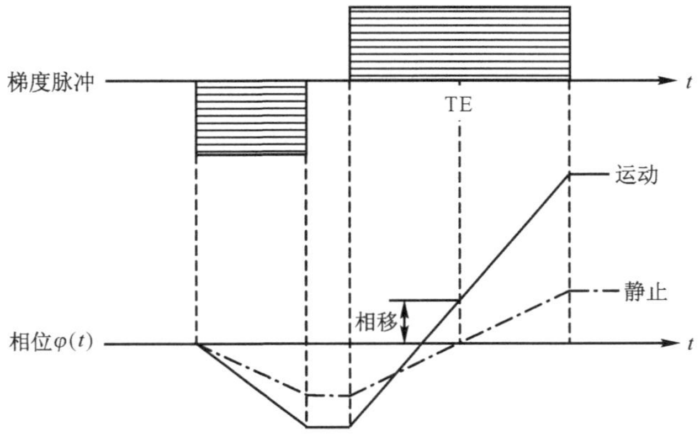

图 29-6　梯度脉冲作用期间的运动在 TE 时刻积累的相移

上述相移将对磁共振图像产生 3 个方面的不利影响，即重影、体素内的相位发散和空间替换。当不同的 TE 之间运动速度有变化即运动不恒速时出现重影，这是最常见的一种情况；当体素内出现不同的速度分布，使其总的磁化强度矢量受到削弱的情况下出现体素内相位发散；当血管的路径与层面不垂直时血管内的血液会发生空间替换或称错位，因为频率编码和相位编码间通常存在数毫秒的时间间隔。

3. 运动组织的信号强度与伪影信号的关系

组织结构的信号越强，运动时它产生的重影伪影的信号也越强。也就是说，任何重影的信号强度正比于产生它的组织之信号强度。我们知道，特定组织结构的信号强度不仅与脉冲序列及其参数如 TR 和 TE 有关，还与决定于磁场强度和接收线圈灵敏度等因素的 SNR 有关。例如，在短 TR、短 TE 的自旋回波序列中，脂肪是信号最强的组织。因此，当腹壁随着呼吸作横向运动时，将呈现非常显著的重影信号(典型的腹壁伪影)。流过层面的血流在梯度回波图像上的重影信号比自旋回波图像更强(血流在自旋回波图像上的信号已很强)。在高场的情况下，图像的运动重影信号更强，这主要是由于此时随机噪声更小(重影信号更容易显现)和脂肪与其他组织的对比度更大的缘故。如果在运动部位使用更加靠近的表面线圈，也得到比其他低灵敏度线圈强的重影信号。

4. 运动组织的“量”与伪影信号的关系

数据采集期间运动组织的范围也影响重影的信号强度。发生位移的体素数(不是长度单位)越多，对 K 空间数据的调制作用就越大。当体素位移很广泛时，不仅运动结构的重影更清晰，而且信号更强。

5. 重影与运动频率和幅度的关系

呼吸等重复运动在磁共振图像中导致重影信号。尽管呼吸运动的频率不很固定，但通常情况下还是以某一频率为主。设相位编码梯度是单调增加的，运动的频率为 f，则单一频率的运动造成规则的空间散布型重影。重影间距 Δy 可表示为

$$\frac{\Delta y}{\mathrm{FOV}} = f \times \mathrm{NSA} \times \mathrm{TR} \tag{29-4}$$

式中，FOV 和 NSA 分别为感兴趣区的大小和信号平均的次数；NSA×TR 为相位编码梯度的保持时间。值得注意的是，重影超出 FOV 范围后经图像重建将出现在图像的对侧，成为卷褶的重影伪影。

又设图像的采集时间即运动的持续时间为 t、运动的幅值为 L_y，则重影偏离主图像的距离 y 可按下式估算

$$y = (\mathrm{NSA} \times \mathrm{TR} \div t)\, L_y \tag{29-5}$$

三、运动伪影的控制方法

目前还没有出现一种能够完全消除运动伪影的方法。尽管如此，运动伪影尤其是周期性生理运动的伪影已能有效控制。一般来说，不同运动所致伪影须采用不同的方法加

以控制。下面根据运动伪影的产生机制介绍分别针对运动所致相移、伪影信号强度、体素位移量的控制方法，最后简述几种根据运动周期性进行重影信号控制的技术。

1. 针对相移的控制方法

目前针对运动所致相移进行伪影信号控制的技术只有梯度矩置零(gradient moment nulling，GMN)法。具体地说，GMN是通过运用梯度波形来消除有关相移量的。这是一类应用非常广泛的方法，其名称也很多。例如，运动伪影抑制技术(MAST，motion artifact suppression technique)、流动补偿(flow compensation)、梯度运动重聚(GMR，gradient motion rephasing)和梯度矩补偿(gradient moment compensation，GMC)等。

由式(29-3)可知，只要将梯度波形的一阶矩置零，就可在 $t=0$～TE时间段内阻止恒速运动对磁化矢量的相移作用，这就是梯度矩置零法的原理。实际运用GMN技术时，仅在正常梯度波形的适当位置加入另外一个梯度脉冲(散向梯度脉冲或破坏梯度脉冲)便可实现一阶矩置零的目的。问题的关键是设计正负极性和幅度按一定关系变化的梯度脉冲波形。散向梯度脉冲多加在频率编码和选层梯度波形中(有时也在相位编码梯度中使用以消除斜向的流动伪影)。用这种方法不仅能补偿与运动速度有关的附加相移，还可以补偿与加速度和加速度变率有关的附加相移，但它将使梯度波形更加复杂。

在将GMN应用于序列之前，通常需进行一系列动态调试，使之达到理想的伪影抑制水平。从理论上讲，GMN适用于任何脉冲序列，也可用来控制任何形式的运动所积累的附加相移。一旦它被写入成像序列中，其使用就非常简单易行，且不增加额外的病人准备时间和数据采集时间。GMN的缺点是多采用一个梯度脉冲，从而使序列的最小TE有所缩短。这就限制了它在某些序列中的应用。另外，在长TR、长TE的图像中，GMN使肝血管信号增强，容易导致误诊。

需要指出的是，在那些欲正确评价流动特性的场合并不主张使用相位补偿技术，因为补偿过的影像不能发现组织或病变的某些流动指征。例如，大脑导水管的流动空洞将在补偿影像中消失、常规 T_2 加权像上脊髓空洞症和蛛网膜下腔囊肿等椎管内囊性病变在补偿像中不能显示流动特征等。

2. 削弱伪影信号的控制方法

采取一定措施削弱伪影的信号强度也可起到控制运动重影的作用。但是，这类方法是以同时降低运动结构或组织的信号强度为代价使相关的重影信号得到控制的。因此，它仅适用于在图像中不需观察运动结构的场合。常见的伪影信号削减方法有空间预饱和、谱预饱和、短TI反转恢复和表面线圈成像等，其中空间预饱和技术的应用最为普遍。

(1) 空间预饱和

空间预饱和(spatial presaturation)就是在信号的射频激发前数毫秒之内，向确定的区域发射一个或数个空间选择性射频脉冲，使该空间域内的纵向磁化矢量提前翻转至横向平面的激发方法。理想情况下，所谓空间预饱和脉冲将使所有纵向磁化矢量全部倒至横向，从而完全删除其信号。这种空间预饱和可在任意方向使用，即它能饱和任何位置的信号带。目前，各种商用MRI系统均提供这一技术，但不同厂家可能冠以不同名称，如 SAT、PRE-SAT、PRESAT、BFAST 和 SATURATION 等。

空间预饱和技术基本上与任何成像序列兼容，且不延长数据采集时间，也不需要特殊的病人准备过程，这是其优越性。其缺点是由于增加了信号产生的准备时间，采用预饱和的序列在同样 TR 的条件下成像层数有所减少。预饱和射频脉冲也使病人所承受的射频沉积增多。

空间预饱和技术的应用实例很多。例如，行腰椎成像时可用其饱和腹部的信号，以减少腹部运动重影对图像的干扰；进行颈椎成像时，可用其饱和喉管部位，以减少吞咽动作对图像的影响等。预饱和技术还用在垂直进入成像层面的血液和脑脊液信号的饱和方面。由于动、静脉血流方向相反，饱和带一定要在成像区两侧同时建立。饱和带的厚度应足够大，以保证上游血液中的未饱和质子不流入检测层面。

(2) 谱饱和

谱饱和(spectral presaturation)仅指根据水和脂肪拉莫尔频率不同的特点分别对二者尤其是脂肪信号进行限制的方法。又称为脂肪抑制和水抑制。谱饱和的原理与空间预饱和方法相似，即在序列的信号准备阶段均施加特定的射频脉冲。不同之处是前者使用谱选择脉冲而不是空间选择脉冲。在 1.5T 的磁场中，水的拉莫尔频率比脂肪高 225Hz。因此，预饱和脂肪的射频脉冲之频率应比产生成像信号的水之激发脉冲低 225Hz。

在不同的商用 MRI 系统中，谱饱和技术的名称有 FATSAT、谱预饱和反转恢复(SPIR，spectral presaturation with inversion recovery)和 ChemSat 等。它的优缺点与空间预饱和方法类似。不过，谱饱和技术对磁场的均匀性要求更高。

(3) STIR

STIR(short tau inversion recovery 或 short TI inversion recovery)即短 TI 反转恢复序列，是反转恢复序列的变种。在 STIR 中，正好取脂肪纵向磁化过零点的时刻作为反转时间，以使短 T_1 的脂肪组织之信号削减为零，而其他组织间良好的对比度仍得以保持。STIR 的缺点是使得液体的信号更强，因而对流动液体更加敏感。这种技术还可用来消除图像中的其他组织信号。

(4) 表面线圈成像

表面线圈的灵敏度和图像的均匀性均随距离增大而下降。但是，当使线圈的低灵敏度区靠近不需成像的运动结构时，便有利于减小运动伪影的影响。例如，用脊柱表面线圈进行脊柱成像时就应用了这一原理：当病人取仰卧位时，表面线圈紧贴脊柱但距前面随呼吸而运动的腹壁强信号区很远，使脊柱成像基本不受呼吸运动影响。用体线圈进行脊柱成像时情况就不是这样。

3. 针对体素置换的控制方法

TR 期间运动引起的体素置换可以通过多种方法加以控制。常用的方法有病人节制、屏息、门控、触发、回顾性门控和后处理等。

(1) 节制

节制(restraining)是指在受检者可以接受的前提下对病人的运动所采取的限制措施。节制主要用在大范围运动伪影的粗略控制方面，且能用于多种 MRI 检查。但是，这种方法的实施依赖于病人的密切配合、操作人员的灵活性以及受检的解剖部位。例如，使用柔软的腹带包裹腹部就可使腹部前后向的运动幅度大为减小。但是，如果腹带捆得过紧，则可能导致呼吸运动模式的改变，使头脚向的运动量增大，这就起到了反作用。一些危重病人常因定位不妥而难以长时间保持其姿势，这时可用些垫子辅助，以增加病人的舒适度、减少长时间扫描中的身体移动。取俯卧姿也能减少图像中胸、腹的运动伪影。

对于有些病人的躁动、抽搐等自主运动，可在镇静状态下行 MRI 检查。但是，在服用或注射镇静剂后必须加强对病人生命特征的监视。

(2) 屏息

屏息(breath holding)与快速成像技术如梯度回波序列相结合是减少呼吸运动伪影最常用的方法。屏息扫描时将在 20s 左右的时间内采集所有的图像数据。例如，利用屏息的梯度回波序列，现可一次得到 8～10 层连续图像。虽然其信噪比与分辨率并不高，但它能有效减少运动伪影，特别适用于腹部成像。

屏息成像的优点为简单有效。缺点是在屏息的情况下有时心脏的运动仍会通过膈肌影响到左叶肝脏的图像；多次屏息扫描所获图像在解剖结构上也很难严格对准。另外，屏息成像的质量还取决于所用的成像序列。尽管快速成像技术在不断改进，但其图像对比度和 SNR 仍不比耗时的常规成像序列好。大多数快速成像技术对磁化率、化学位移和其他因素的变化都很敏感。

(3) 门控

门控(gating)扫描是指用一个与运动直接相关的生理信号触发或启动成像序列，使数据采集与周期性生理过程同步进行的运动伪影控制方法。其原理为每个特定层面的信号仅在运动周期的固定时相被利用，因而保证在运动位移基本不变的前提下获取该层面的数据组。需要注意的是，它仅当运动所致位移量未超过某预定值(称为门限)时才利用其数据。在门控技术中，只有满足要求的数据被保留，其他位移超限期间采集的数据则被舍弃，但数据的收集和舍弃是重复进行的。通过数据的舍弃，门控技术能使重影或图像的混淆两种现象均得到抑制。

门控技术的最大缺点是它需要反复采样，从而使数据采集时间成倍延长。另外，门控依赖于由传感器所提供的运动位移量数据，如呼吸门控使用绕在病人胸廓周围的张力传感器。传感器的应用增加了病人的准备时间且使成像过程变得更加复杂。

在腹部和胸部成像中，呼吸门控曾被作为限制呼吸运动影响的主要方法，但这一方法目前已用得不多，原因是它太耗时。

(4) 触发扫描

触发(triggering)扫描是心脏和大血管成像中使用最多的周期性运动伪影控制方法。常用 ECG 或外周脉搏波作为信号来触发一个特别时段的信号采集。触发后再以延迟时间为参数来控制需采集数据的时间段。信号采集大多在动脉流速最低时(心脏的舒张末期)进行。触发扫描能有效减少重影或图像混乱。

利用 ECG 门控技术可获得心动周期不同时相的心脏影像，实现电影成像。在脊柱成像中，也可通过触发扫描来减少脉动的脑脊液所致伪影。但是，如果触发脉冲本身不规则，例如，R-R 间期发生变化，则它本身还可导致伪影。另外，至今仍无方便的生理触发信号获取方法。这些缺点或多或少地限制了触发扫描技术的进一步应用。

(5) 回顾性门控

回顾性门控(retrospective gating)也是一种需应用门控生理信号的伪影控制方法。首先，它检测与运动有关的生理信号，并将此信号同成像数据一起做记录。然后，它以生理信号为依据将几乎与其同时收集的图像数据分为若干组重建图像，使每幅图像均成为运动同一时相中的图像。

回顾性门控技术已在心脏成像中成功应用。它也能扩展至呼吸运动的控制中。

(6) 数据后处理

运动中采集的数据可以通过数据处理的方法来减少运动伪影。为了有效进行后处理，通常先建立运动模型，即从数据获取过程中抽取运动信息。用在成像回波中间插入导航回波的办法，就可以获得有关的运动信息。

后处理方法最主要的优点是它可以同时减少重影和图像混乱两类运动伪影。但后处理方法几乎不能控制呼吸运动的伪影，因为这种情况下腹部的位移量是不断变化的，很难抽取运动信息。

4. 针对运动周期性的控制方法

针对运动周期性的伪影控制方法主要有信号平均、伪门控和顺序相位编码等几种，其中信号平均法的用途最为广泛。

(1) 信号平均

用信号叠加平均(averaging)的方法不仅能够有效减少图像中的随机噪声，还能减少运动造成的重影伪影。这是因为在重复测量过程中运动总是处于不同相位之故。信号平均所重复的次数称为信号平均次数(NSA，number of signal averages)，也有叫采集数(acquisitions)、数据组数(data sets)、平均数(averages)、激发数(excitations)、重复数(repetitions)、投影数(projections)、观察数(views)和剖面数(profiles)的。

采集重复数据有并行和串行两种不同的方法。并行平均(parallel averaging)是指多次重复采集某一 K_y 行的所用数据，完成后再将采样移至下一个 K_y 继续收集。串行平均(serial averaging)则是先顺序收集一遍 K 空间的所有数据，接着进行下一遍采样，直到重复完所需的遍数。式(29-4)是根据并行平均方法推出的结果，而串行平均的 NSA 与重影间距无关。由于串行平均重复数据之间的时间更长，使得运动结构更容易出现在一个新的位置上，这就对减少重影伪影更有利。

信号平均法是一种实用、通用且能有效压制运动伪影的方法。然而，它使数据采集时间延长了 NSA 倍，因而只能用在短 TR 的序列中。为缩短信号平均的时间，出现了只重复采集部分数据的改进方法。然而，这样做是不足以抑制全部伪影信号的，因为伪影信号强度是按 $\sqrt{NSA}$倍来减弱的。也就是说，欲使伪影信号削弱一半，数据采集时间将延长 4 倍。另外，信号平均法不能削弱重复运动引起的信号混乱。

尽管存在上述缺点，信号平均仍不失为一种简单、通用的运动伪影抑制方法。

(2) 伪门控

伪门控(pseudogating)是一种根据运动位移量将所有重影信号移回本来位置或完全移出成像野(运动点至 0.5 FOV 距离以外)的伪影抑制方法。实现伪门控的关键是选择合适的 NSA 和 TR，使得下式成立

$$\Delta y = n\frac{\text{FOV}}{2} \qquad (29\text{-}6)$$

式中，n 为正整数；Δy 是重影间距。如果用 T 表示运动周期，则伪门控的条件还可表达为

$$T = \text{TR} \times \text{NSA} \qquad (29\text{-}7)$$

伪门控技术原则上能用在心脏运动伪影的控制方面，且主要用于 T_1 加权图像的获取（T_2 加权像的数据采集时间太长）。它不能广泛用在呼吸伪影的控制上，因为很难选定适合的 NSA 和 TR 值，使之满足伪门控的条件。

（3）重排相位编码

重排相位编码（OPE，ordered phase encoding）是以运动结构的位置为依据来决定每一个 K_y 行的周期性运动伪影控制方法。这种方法又被称为呼吸重排相位编码（ROPE，respiratory ordered phase encoding）、COPE、POPE、呼吸补偿（RESCOMP，respiratory compensation）、呼吸分类的相位编码（RSPE，respiratory-sorted phase encoding）、相位编码伪影削减（PEAR，phase-encoded artifact reduction）、相位重排序（phase reordering）和 FREEAE 等。

OPE 方法的原理如图 29-7 所示。这实际上是一种 K 空间重排方法。首先，它需要某种传感器来提供病人的运动模式信息，如呼吸波（图 29-7 上部波形）。其次，OPE 要根据采样点在运动曲线上的时间坐标确定该数据在 K 空间的填充位置。其结果一是数据与单周期运动过程中所获数据类似；二是不同时间点所获数据在 K 空间的排列接近于线性，如图 29-7 下部的 K_y-位移关系所示。实践中，吸气末、呼气末以及位于这两种极端状态之间的时间点都是 K 空间填充所必需的信息。也就是说，它将吸气末（呼吸波的高频成分）的数据置于 K 空间的顶端，呼气末（呼吸波的低频成分）的数据置于 K 空间的底端，而将其他数据放在 K 空间中部。OPE 的理想效果是：尽管信号采集过程中，病人在进行着不停顿的多周期呼吸运动，但在 K 空间看起来好像受检者仅吸入了一口气，即运动对数据的调制是单调的，而不再是周期的。理想的结果图像应该不再包含重影。

与门控技术相比，OPE 并不中断数据采集，因而它不延长数据采集时间。然而，

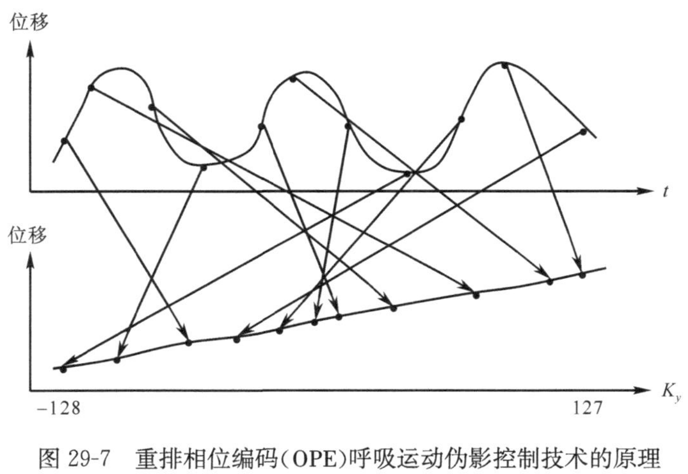

图 29-7　重排相位编码（OPE）呼吸运动伪影控制技术的原理

在具体应用时 OPE 却比较困难，原因是一方面它因需要生理信号而不得不延长病人准备时间，另一方面是它还谋求病人的配合并依赖于操作人员的技术水平。

OPE 仅适合于呼吸运动伪影的控制。一般来说，它不能同时削弱运动所致的图像混乱，更不能减少其他运动伪影的影响。

(4) 重影干涉

一幅重影伪影图像可被分解成一幅重影蒙片(ghost mask)图像和一幅理想的无伪影图像。二者的不同之处是，前者依赖于周期性运动而后者不然。因此，只要先用隔层扫描的办法在相位编码方向上获取被运动调制过的图像，再设法获取与此具有相似重影特征但相位不同的图像，就可通过重组的办法得到无重影的图像。这一技术被称为重影干涉(ghost interfernce)。

重影干涉技术不需要有关运动的监视数据，因而是一种简便易行的方法。它的缺点主要是使数据采集时间延长 2～3 倍。另外，它还要求运动至少是准周期性的，否则其伪影将难以被消除。

5. 胃肠蠕动伪影的抑制

生理运动的种类很多，不同的运动须用不同的方法进行控制。胃肠蠕动是典型的非周期、非随意运动，目前还没有出现实用的物理方法消除其伪影干扰。现多用药物抑制即减缓胃肠蠕动速度的办法对其伪影加以控制。已试用的药物为胰高血糖素(glucagons)类药，但由于它的作用时间较短，还有待于进一步评估。在 MRI 检查前 0.5～2h 范围内分次口服钆喷酸葡胺稀释液，使肠道在 T_2 加权像上呈现低信号，还能有效去除肠道的重叠影。

6. 小结

十多年来，人们一直在研究与 MRI 有关的周期性运动并设法控制其伪影。这类伪影的控制方法已很多。

在 MRI 中，运动伪影控制技术的选用主要应考虑以下几方面的问题：①使图像质量退化的运动类型；②所使用的脉冲序列；③成像的解剖区域；④进行 MRI 检查的临床目标。如不考虑这些因素，就很难达到正确选用伪影抑制方法、有效控制伪影的目的。

尽管运动伪影抑制方法很多，但不同方法各有其优缺点。好在大多数运动伪影控制技术可以组合使用，以期达到更好的伪影抑制效果。现将几种应用场合中主要运动伪影技术的组合应用方案列于表 29-1 中。表中 SAT、OPE 和 GMN 分别为空间预饱和技术、重排相位编码技术和梯度矩置零技术。实际应用中，还应根据经验和采用的新技术经常对扫描方案进行评价及修改。

总起来看，现有方法均可减少重影，但可同时削弱图像混乱伪影的不多。目前主要期望不延长采样时间、不需要特殊病人准备过程即不采用生理信号的运动伪影控制方法。

表 29-1　几种应用场合中运动伪影控制技术的建议组合

解剖位置	自旋回波序列 短 TR/TE（T_1 加权成像）	自旋回波序列 长 TR/TE（T_2 加权成像）	梯度回波序列
血管系统	SAT	SAT	GMN
胸部	SAT，OPE	SAT，OPE	GMN，SAT
腹部	SAT，OPE	GMN，SAT，OPE	GMN，SAT
四肢	SAT	SAT	GMN
头颅和脊柱	SAT	GMN，SAT	GMN

第三节　序列参数相关伪影

多参数成像是 MRI 的特点之一。但是，如果不能很好控制之，这些参数也可能成为正常图像的干扰因素，以至于因设置不当而导致伪影图像。本节介绍与 FOV、层间距、层面厚度、层面定位、TE 和扫描矩阵(相位编码方向)等参数设置有关的伪影，如折叠伪影、部分容积效应伪影、层面交叉伪影、层间重叠伪影、黑线伪影和截断伪影等。

一、折叠伪影

折叠伪影是 MRI 中最常见的伪影之一。它常由序列中 FOV 设置不妥所引起，因而也是最容易导致重复扫描的原因之一。了解其图像表现、产生机制和克服方法，对于提高 MRI 的扫描效率大有益处。

1. 折叠伪影及其图像表现

折叠伪影(wraparound artifact 或 alias artifact)是由于受检部位的大小超出序列设定的 FOV 或由于对病人的错误定位而产生的图像失真，其特征是正常情况下应位于影像某一侧(端)的解剖结构被反卷后叠加或完全分离显示于另一侧(端)。折叠伪影又被称为包绕伪影、卷褶伪影和混叠伪影(aliasing)。它使折叠区的影像模糊，可供诊断的图像有效区域缩小。但是，如果折叠区较小，且伪影未落于感兴趣区范围之内，则图像仍然可用。

图 29-8(a)所示为一幅典型的头颅矢状位折叠伪影像，图中头顶部的结构被切断后错误地定位在影像下端并与该处原有结构相叠。由于出现大面积图像叠加，这幅图像已失去诊断价值。图 29-9(a)是又一幅头颅横轴位折叠伪影像，与图 29-8(a)不同的是，图中被折叠的解剖结构(鼻)是分离显示的。由于折叠部分较少，这幅图像尚可使用。

2. 折叠伪影的产生机制

折叠伪影常出现在高分辨率和小 FOV 成像的条件下。在这种情况下，被成像的解

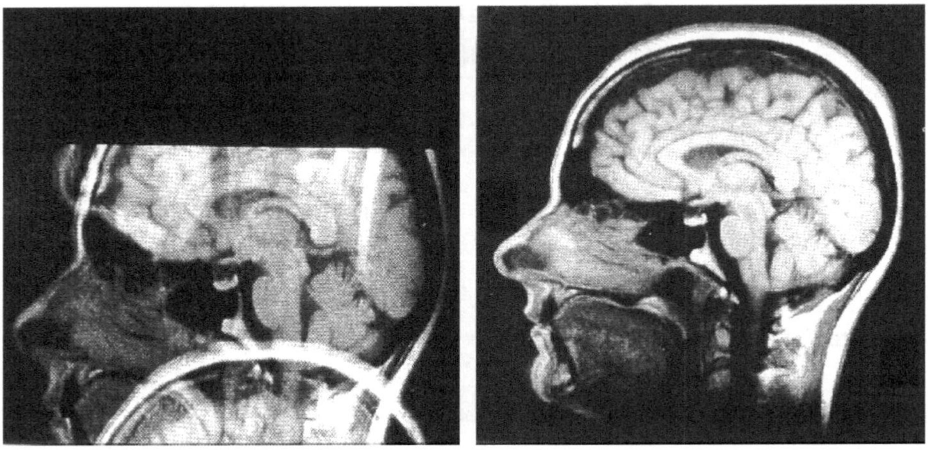

(a)FOV=13cm　　(b)FOV=26cm

图 29-8　折叠伪影例 1

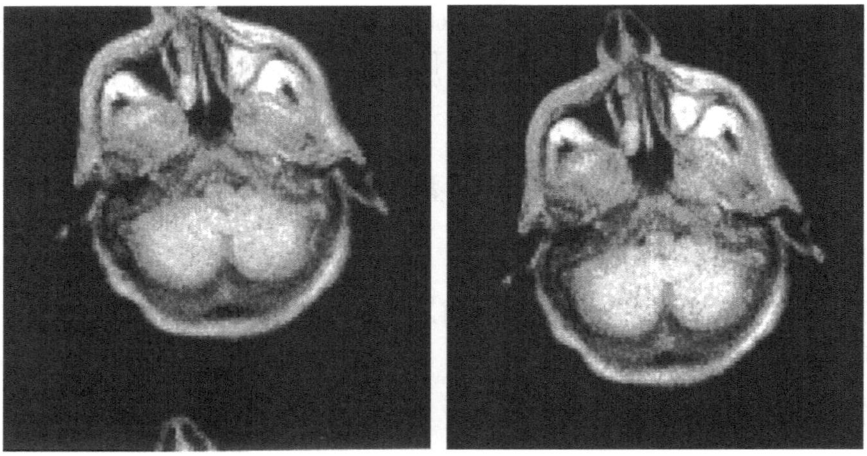

(a)后处理前　　(b)后处理后

图 29-9　折叠伪影例 2

剖层面一旦超出规定的 FOV 便会出现图像折叠。折叠伪影既可发生在相位编码方向，也可出现在频率编码方向上。下面以频率编码方向的信号采集为例，结合图 29-10 来说明折叠伪影的产生原理。

设频率编码取在 x 方向，a、b 和 c 均为成像体频率编码方向上的 3 个点，其中 a 和 b 位于 FOV 内且在磁体中心两侧对称分布、c 位于 FOV 外且在 FOV 右界与 b 对称分布。由图 29-10 可知，在频率编码梯度 G_x 的作用下，处在 a、b 两点上的质子将以相同的进动频率、相反的相位进动；c 点的梯度场更强，因而质子的进动频率更高。取样后 a、b 两处的质子因相位相反而容易区分，但 b、c 两点不然。设 c 点的信号频率

为 f_c、采样的中心频率为 f_s，这时有 $f_c > \frac{1}{2} f_s$，即 $f_s < 2f_c$ 成立，即对 c 点信号的采样不满足采样定理的要求，故信号产生折叠肯定无疑。其折叠所得低频信号(伪影信号)的频率应为 $f_s - f_c$。因此，b、c 两点将得到相位相反的信号，进而使 a、c 两点的信号被看作同频而不能区分。结果，图像重建后 FOV 外的 c 将与 FOV 内的 a 出现在同一位置上。这就是 c 点被折叠的过程。

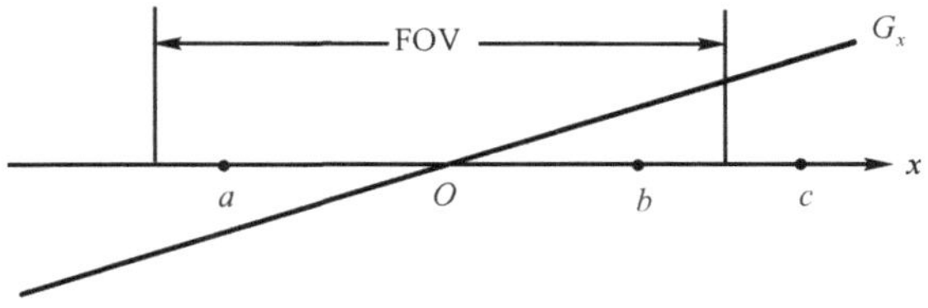

图 29-10　折叠伪影的产生原理

由此可见，当 FOV 选取太小时，采样后成像层面内在 FOV 高频端的信号将按低于中心频率的低频端信号处理。于是，图像重建后产生上述高频信号的组织结构便被错误地定位于另一侧的 FOV 内。

相位编码方向折叠伪影的形成与频率编码方向相似。

3．折叠伪影的克服

折叠伪影常常出现在相位编码方向，而频率编码方向很少见。这是因为频率编码方向的折叠很容易通过低通滤波和过采样(oversampling)两种方法加以控制。前者的目的是去除与中心参考频率相差甚远的高频 NMR 信号，即滤除频率编码方向上由相距太远的组织所发出的信号。这也是 MRI 系统在频率编码方向上使用低通滤波器的原因。过采样是指以高于采样定理所要求的最低采样频率进行信号采集的方案。实践证明，这是一个非常满意的解决办法。例如，用 $2f_s$ 的频率进行采样时，尽管傅里叶转换的点数也将翻番，但却能获得双倍于 FOV 宽度的图像(只选取中间一半加以显示)，从而有效预防了该方向的折叠伪影。

对于相位编码方向的折叠伪影，通常用扩大 FOV 的方法来克服。图 29-8(a)的折叠像是误将 FOV 取为 13cm 时获得的，将其扩大为 26cm 后所得图像如图 29-8(b)所示。可见原来的伪影已彻底消除。还可用交换编码方向的方法抑制折叠伪影。例如，在解剖部位长轴大于 FOV 的情况下，将此长轴作为频率编码方向、短轴作为相位编码方向，就能有效预防折叠伪影的出现。

如果图像折回部分呈离散分布，即不与其他正常图像相重叠，还可以用后处理的方式将折回的信号影移至原位。图 29-9(a)的伪影处理后如图 29-9(b)所示。一般 MRI 系统的图像处理软件均有此功能。

利用表面线圈对线圈外信号不敏感的特性也能避免折叠伪影。

二、部分容积伪影

在 MRI 中，成像平面内的分辨率总是高于层面选择即层厚方向(高分辨率 3D 容积成像除外)。例如，一次 FOV 为 26cm、矩阵为 256×256 的扫描，可在平面内得到约 1mm 的分辨率，而典型的层面厚度却在 4～8mm 范围之内。

理论上的断层图像应从无限薄的组织层面内获取。但在实际的 MRI 系统中，由于受层面选择射频脉冲的带宽和 SNR(随层面的变薄或体素的变小而下降)的双重限制，组织层面就不可能取得太薄。这是层厚方向的分辨率总是低于层面方向的主要原因。

组织层面的增厚，又会导致图像沿投影方向的退化，因为成像所用 NMR 信号是组织体素内所有质子共振信号的平均。这种由层厚所致的图像模糊现象叫做部分容积效应(partial volume effect)、部分容积平均(partial volume averaging)或部分容积伪影(partial volume artifact)。图 29-11 中箭头所示的低信号区即为部分容积伪影。它是由脑组织与矢状缝中的脑脊液相平均而形成的。

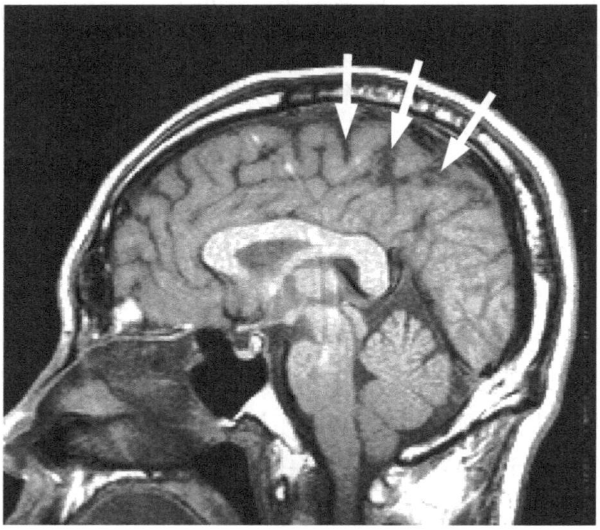

图 29-11　部分容积伪影的图像表现

除层面厚度外，选择性射频脉冲的波形不理想也能加剧部分容积效应。理想的射频脉冲应使选定层面内的质子均受到等强度的激励，而层面外的质子不被激发，这就要求射频脉冲的频谱具有矩形包络。但是，常用的激励脉冲为高斯形或钟形，因而层面方向所受射频照射先天不一致。如果它的波形进一步变差，还可使激励范围扩大到相邻层面，从而进一步增强部分容积效应。

当成像层较厚、病变较小且位于层与层之间时，图像最易受到部分容积效应的影响。这时低信号的病变位于高信号的组织中，即周围组织的信号将掩盖小病变。为尽量减少部分容积伪影的影响，一般应选择薄层面进行扫描。当对图像要求较高的部位成像或对小病变成像时更应如此。但是，层厚的变薄将使 SNR 下降，反过来又会影响图像的分辨率。可见削弱部分容积效应与提高 SNR 的要求是矛盾的。这种情况下往往用增加激励次数等措施来获得满意的诊断图像。

三、层面交叉伪影

层间交叉伪影(slice overlap artifact)是指多层面多角度成像中由于所选层面互相交叉而在图像中造成的信号丢失带，多见于腰椎间盘成像。在腰椎成像中，如各椎间盘横轴切面不平行，则有可能形成交叉点。这种情况多发生在 L4-L5（腰 4-腰 5）椎间盘和 L5-S1（腰 5-骶 1）椎间盘的定位中。这时交叉层面内的质子会因反复受激而进入饱和或部分饱和，故后一次采样的层面内就会表现出信号的丢失。图 29-12(a)表示交叉层面的形成，图 29-12(b)是层间交叉伪影示例(图中箭头所示)。

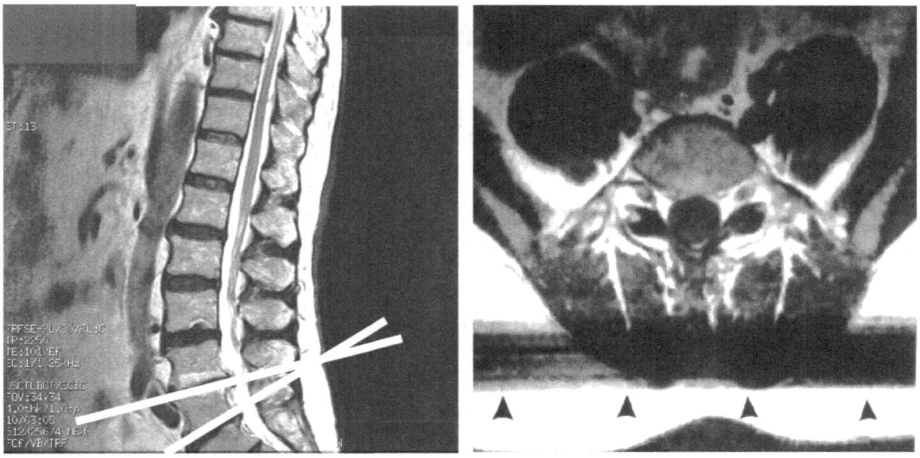

(a) 交叉层面的形成　　(b) 层面交叉伪影(箭头所指)

图 29-12　层面交叉伪影的形成和图像表现

由于层间交叉伪影的信号带总是位于椎间盘切面后方，通常不影响诊断。

四、层间重叠伪影

层间重叠伪影(cross-talk artifact)是由层间距太小或选择性射频脉冲波形不准确所致的层面失真。它的形成与层面交叉伪影类似，即二者的信号损失均来自重叠层面中的饱和质子。与层面交叉不同的是，层间重叠伪影发生在平行层面之间。图 29-13 是重叠层面的剖面图，图中阴影示层面的相互重叠。由图可见，这种层面重叠主要是由非矩形的剖面形状所引起(理想的层面断面应为矩形)，而这种剖面形状正是选择性层选脉冲不理想之故。

不精确的选择性激发脉冲会影响正常层面边界外质子的共振信号。其结果是：①来自相邻层面的直接干扰导致各层面信号幅度的减小以及整个多层面成像容积内平均信号幅度的变化(与层面的采集顺序和层间距有关)；②来自相邻层面的干扰还使层面内的实

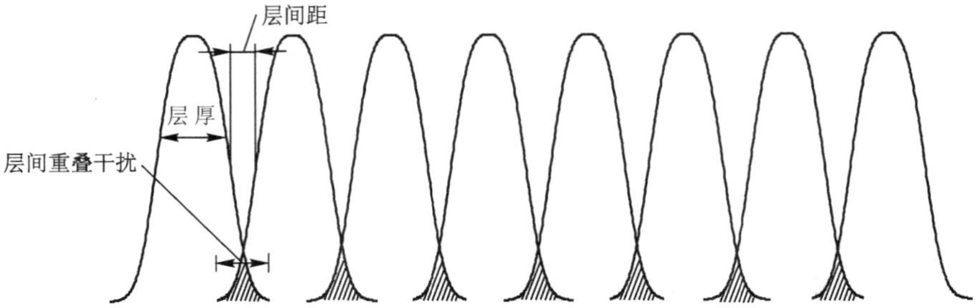

图 29-13　重叠层面剖面(阴影部分为重叠区)

时图像对比度(real time contrast)即同一窗宽、窗位条件下不同图像所表现出的对比度变差(在 T_2 加权像上更加明显)。

由此可见，层间干扰将使每个层面的信号均受到影响。克服的办法有增大层间距、采用隔层扫描技术和优化选层射频脉冲等。但是，射频脉冲的优化将使序列的最小 TE 增大，进而使同样 TR 条件下序列的成像层数减少。层间重叠伪影的存在也是成像序列通常须设置层间距的原因。

五、黑线伪影

黑线伪影(black line artifact)是指出现在两种相邻组织界面的、宽度仅一个像素的黑线。因此，它又被称为黑边界(black boundary)。黑线伪影主要表现在肌肉和脂肪的分界处，且仅当序列的 TE 为某一定值(与磁场强度有关)时才出现。图 29-14 所示是一颈部横轴位像。图中箭头指处即为呈现在肌肉和脂肪边界的黑线伪影。

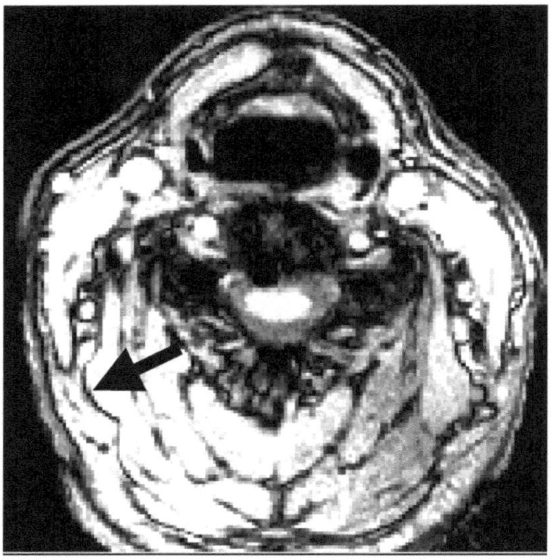

图 29-14　黑线伪影的图像表现(黑色箭头所示处)

黑线伪影主要是由脂肪和水的不同共振频率所致。在某一 TE 值处，如果二者的共振信号正好反相，则脂肪和水各占一半的组织体素中的 NMR 信号就可能相互抵消。因此，从理论上讲无论哪两种相邻组织，只要出现反相信号，均可形成黑线伪影。肌肉-脂肪边界的体素最容易满足这一条件。

黑线伪影多出现在梯度回波序列和反转恢复序列的图像中，尤其是观察其幅度图像时容易发生。遇这种情况时取其模或实部重建之便可消除。也可改用不同的 TE 再次成像，以从根本上消除这种伪影。

黑线伪影与化学位移伪影不同：前者在脂肪和水的界面上只呈一条黑线，而后者在这种情况下总是一边为黑边界、另一边为白边界。

六、截断伪影

截断伪影（truncation artifact）是指发生在图像组织界面的环形黑白条纹。该条纹明暗相间，常与信号有突变的组织分界线平行分布，并由分界处向两侧蔓延，远离上述边界后幅度逐渐变小。还有一种截断伪影表现为单纯的边界增强，即在组织边界呈高信号环。截断伪影又被称为边界振铃伪影（edge ringing artifact）、吉布斯伪影（Gibbs artifact）或吉布斯振铃伪影（Gibbs ringing artifact）。

颅骨与脑组织的交界、骨盆内器官或组织与骨的界面以及脑脊液和脊髓的边界等处是最容易产生截断伪影的地方，其中脑脊液和脊髓边界的截断伪影很容易与脊髓空洞相混淆，因而必须加以区别。截断伪影很少出现在频率编码方向，这是该方向分辨率较高且经常工作于过采样方式之故。此外，截断伪影对高 SNR 成像更加敏感。图 29-15 是截断伪影的图像表现。

截断伪影发生在图像重建的过程中，其原因是信号强度的突变。下面通过图 29-16 来说明其原理。设使用均匀的矩形水模成像，则 K 空间的中央相位编码线上应得到可由 sinc 函数表示的信号。由图可见，在信号采样点数从 64 增加至 128，再先后增加至 192 和 256 的过程中，采样所得 sinc 函数的波瓣越来越多，经傅里叶变换后频谱的波纹幅度降低、个数增多，使其更接近于矩形。这一过程说明，采样点的增多，将使数据中的频率分量越来越丰富、对应图像的分辨率也越来越高。由此可见，小矩阵采集不能还原信号中的高频分量。而高频分量的丢失相当于对信号的截断，这就是截断伪影名称的由来。在信号处理中，常将因采样不足而导致的信号失真现象称为吉布斯效应或振铃效应，这就是截断伪影又被称为吉布斯伪影或振铃伪影的原因。

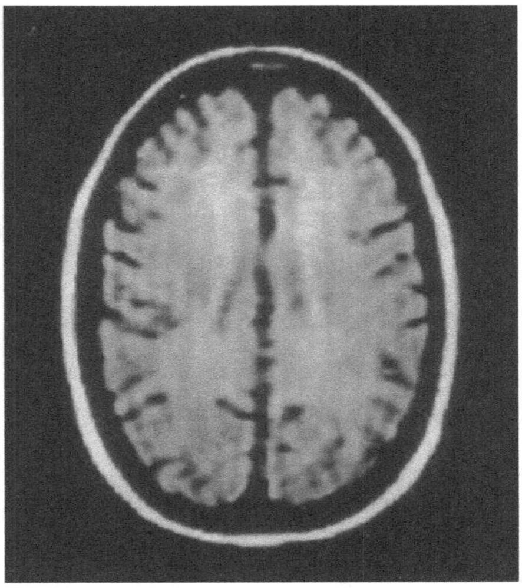

图 29-15　截断伪影的图像表现

显然，截断伪影是由于采样不足即相

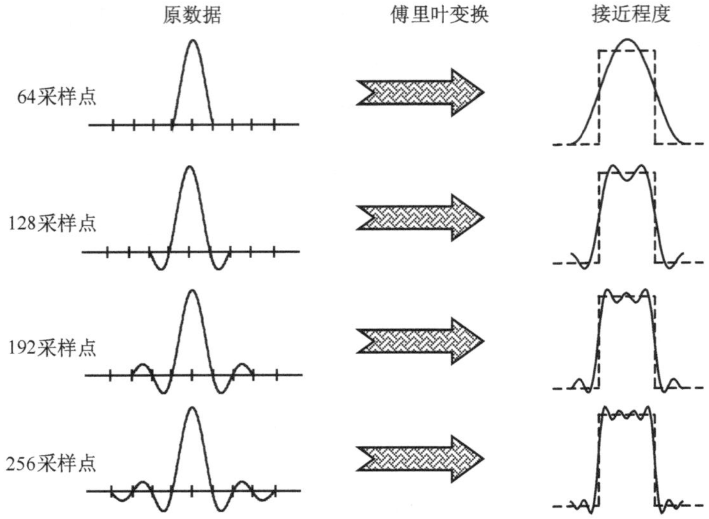

图 29-16 吉布斯效应与截断伪影的原理

位编码步太少所致，故可通过扩大扫描矩阵来控制截断伪影。随着相位编码步的增加，组织界面间信号截断带的宽度和伪影信号的强度均会变小。图 29-17 是分别在128×256和 256×256 两种扫描矩阵下取得的水模像。由于相位编码方向(水平方向)的分辨率太低，图 29-17(a)所示图像中出现了明显的截断伪影。将相位编码步增至 256 以后，图像中的截断伪影消失，如图 29-17(b)所示。

需要指出的是，扫描矩阵的增大同时使信噪比减小、扫描时间延长。

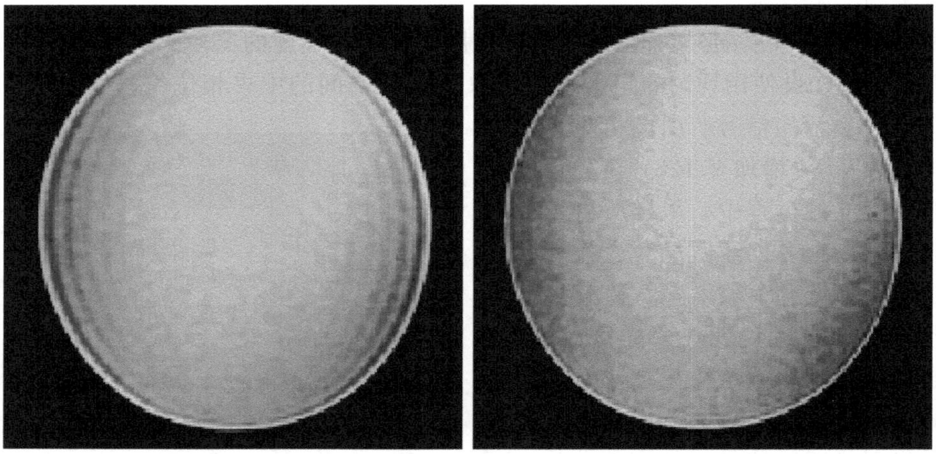

(a)128×256 矩阵(截断伪影产生)　　(b)256×256 矩阵(截断伪影消除)

图 29-17 截断伪影的产生与消除(水模)

保持相位编码步不变，仅缩小 FOV(相当于缩小体素尺寸)同样能减少信号中高频分量的损失和伪影信号的强度。在图像重建之前对原始数据进行低通滤波，除去导致伪影的高频信号，也能使图像质量得到改善，但这种方法将伴随图像分辨率的下降。另一方面，如果保持矩阵大小不变而仅增加信号的平均次数，则图像中的振铃效应更加明显。

第四节　设备相关伪影

设备相关伪影是指由磁共振设备所产生的伪影。可导致伪影的硬件单元有主磁场、梯度磁场、RF系统和其他电子元件及线路等。下面讨论几种常见的设备伪影。

一、射频干扰伪影

射频干扰伪影(radio frequency interference artifact，RFI artifact)是指射频干扰信号进入MRI系统的接收器后出现在图像中的离散噪声线(也可表现为一个亮点)。由于它的信号忽强忽弱，其图像表现为拉链状，因而又称拉链伪影(zipper artifact)。这种伪影仅在相位编码方向出现。它在图像中的具体位置取决于NMR信号与干扰信号的频率差以及它在频率编码方向的定位。因此，常根据“拉链”的方向和位置来寻找干扰源。

这里的射频干扰特指频率与系统共振频率接近的随机电磁波。它既可来自外部环境，也可源自成像系统内部。如果干扰源是一个与成像设备之工作频率非常接近的、单一频率的稳定信号，则它在被干扰图像中导致一个亮点；如果干扰源的频率虽与成像设备接近但不稳定(如有几个赫兹变化)，则被干扰图像中的亮点被拉伸为相位编码方向的一条线；如果干扰源的稳定性进一步变差或受到某种强信号的调制，则被干扰图像中的干扰线被扩展为相位编码方向上的伪影信号带；离散频率的干扰信号导致多条方向不定的伪影信号带。图29-18(a)和图29-18(b)分别为一条伪影带和多条伪影带的干扰图像。许多无线电发射机是工作频率单一的稳定信号源，因而可在图像中形成亮点干扰。另外，如果干扰源的频率缓慢漂移，还可能在连续多层图像中形成干扰带。

实际上，由于MRI系统通常均装有性能良好的RF屏蔽体，其电子部件同信号接

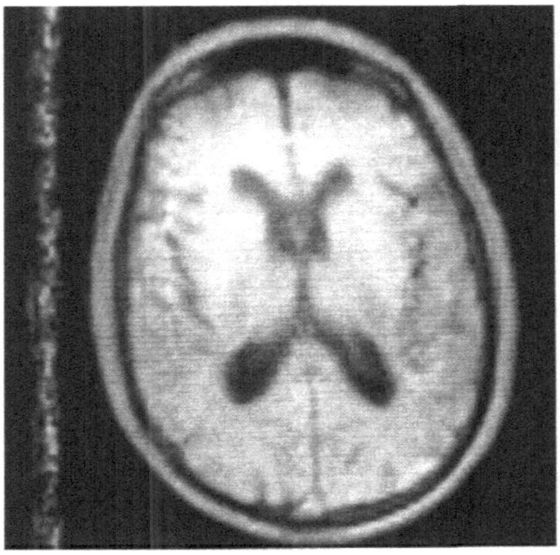

(a) 一条干扰带(T_1加权像)

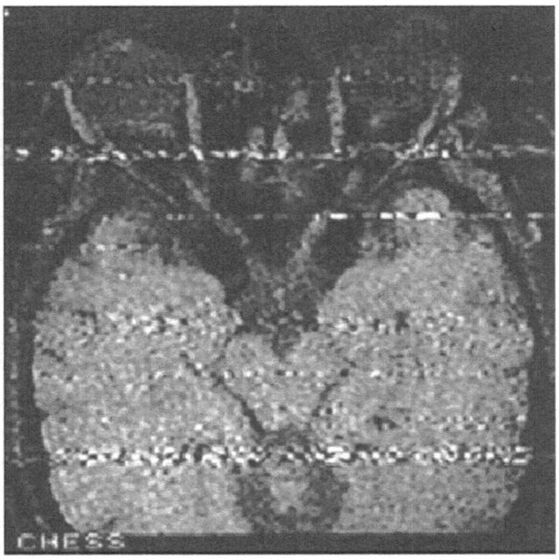

(b)多条干扰带(脂肪抑制像)

图29-18　射频干扰伪影的图像表现

收链也被彻底隔离，故一般情况下外部射频干扰很难到达。

除外部干扰外，射频伪影还可能由人体(作为导体，其导电的局部差异可影响 RF 场的穿透性及均匀性)、室内的电子设备和尼龙衣物、毛衣及毛毯(静电作用)等因素引起。MRI 系统的计算机也可能造成射频干扰伪影。

射频干扰伪影对磁共振图像的影响较大，因而要设法避免。除了在机器的安装阶段准备好射频室外，还要加强对磁体室内仪器和进出人员的管理，特别是在扫描期间要禁止打开屏蔽门，以有效防止外来射频干扰伪影的发生。图 29-18(b)的伪影图像正是扫描中突然开门后由无线电电台的干扰造成的。

二、FID 伪　影

FID 伪影即自由感应衰减伪影(FID artifact，free induction decay artifact)是自旋回波图像中出现的一种由 FID 信号引起的拉链状干扰信号线。它总是位于频率编码方向相位编码轴的中线上，因而又称零线伪影或中心拉链伪影(central zipper artifact)。这是一种非常有特征的伪影。其影像表现如图 29-19 所示。FID 伪影也是射频干扰类伪影，但它与上述伪影来源不同。

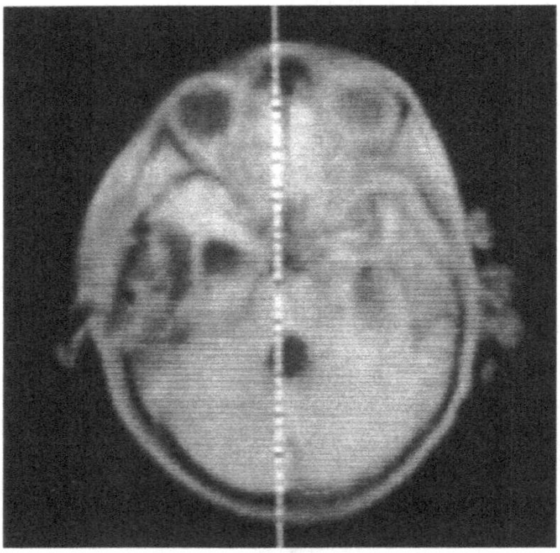

图 29-19　FID 伪影(中心拉链伪影)的图像表现

FID 伪影是由序列中 180°脉冲的 FID 信号所致。在自旋回波序列中，FID 信号通常被弃之不用。但是，如果选择性射频激发不理想，它就有可能被折叠至每个回波的信号收集窗中，进而被作为回波信号加以采集。由于序列并未对 FID 信号进行相位编码，故每次采集的数据均被定在同一位置上。

随着成像速度的加快，每个 T_1 时间内使用的射频脉冲数越来越多，产生的 FID 信号也越来越多，使得出现 FID 干扰伪影的可能性不断增大。

FID 伪影可通过下述 3 种途径来加以控制：①设计性能更佳的选择性射频激发脉冲

波形；②改变射频激发的相位周期，使伪影信号出现在图像的边缘(此处通常不影响对图中解剖结构的观察)；③使用相位击溃梯度，破坏横向任何多余的相位相干。其中第3种方法应用非常广泛。

需要指出的是，以上所讨论的拉链伪影显然都来自线性采集的K空间数据。在其他复杂的数据采集方案中，射频伪影的表现将很难分辨，因为它很可能以图像噪声的形式出现，而不是所谓“拉链”。

激发回波序列中的激发回波也能导致类似的中心拉链伪影。

三、网纹伪影

网纹伪影(herringbone artifact，有人译为人字形伪影)是指出现在整个图像中的、类似于织物条纹或网纹的干扰信号。它的图像表现多式多样：其纹路既有平行的，还有环形的和网状的；纹线有稀有密、方向任意且贯穿于整个图像；常伴随较差的信噪比。网纹伪影有时仅出现在一幅图像上，有时一组图像均有表现。图29-20是一具有网纹伪影的盆腔图像。除了网纹伪影外，本图中还有截断伪影的表现。

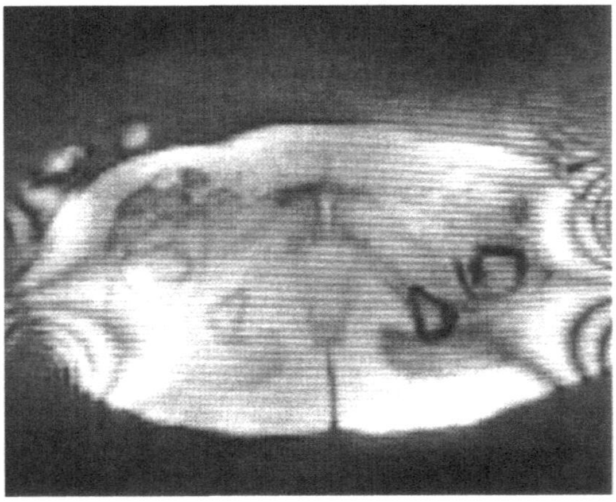

图29-20　网纹伪影的图像表现

网纹伪影是由信号中的尖峰(spike)干扰即延续时间短促且幅度较大的一类噪声脉冲造成的。电路元件焊接不良、部件之间的连接松动、模数转换器性能下降等因素均可引起尖峰噪声。如果在时间上满足了一定条件，尖峰干扰就可能在某一相位编码值上被采样。此后该尖峰信号将以K空间“坏点”的形式而存在。由于K空间每个点均与图像中的2D频率相对应，此“坏点”经傅里叶变换形成x方向和y方向的振荡函数，并在最终图像中表现为某种形式的条纹。条纹的频率和方向取决于“坏点”在K空间的具体位置。“坏点”越大，图像中的条纹越明显。另外，如果尖峰信号不止一个，对应图像中的条纹将更加复杂。这就是网纹伪影形式多样的原因。

网纹伪影主要在系统工作于极限条件的情形下产生，如使用小FOV和/或高采样速率(高接收带宽)进行成像的情况。接收通道故障时也可出现这种伪影。引起网纹伪影的其他因素有：信号采集与存储阶段的电磁波峰干扰；梯度功率放大器稳定性欠佳；模数转换器误差增大或故障；受检者衣着或毛毯所致的火花放电(静电)；扫描期间打开屏蔽室门等。灯具的开关、继电器的动作和电流尖峰等外源性瞬时干扰均可使个别信号出错，从而导致网纹伪影。但是，许多商用 MRI 系统中均有这类尖峰信号的检测线路，一旦发现错误，该行数据将被丢弃并重新采样。因此，对于一次 256 行的数据采集，有时序列可能重复执行 257 遍或更多。

图像中出现随机的网纹伪影时可进行一次重复扫描，一般来说它不会再现。但是，如果重复扫描后图像仍得不到改善，就可能是硬件故障。

四、射频溢出伪影

射频溢出伪影(RF-overflow artifact)是因信号幅度超出模数转换器的动态范围之后形成的伪影。其图像的空间分辨率看起来很好，且无明显的错位结构，但图像对比度褪色严重、图像均匀性下降、周围呈弱光环状，如图 29-21 的头颅横轴位质子密度加权像所示。由图可见，射频溢出伪影是一种非常典型的伪影，故很容易与其他伪影相区别。由于图像对比度失真严重，此类伪影又被称为对比度褪色伪影(washed-out contrast artifact)。

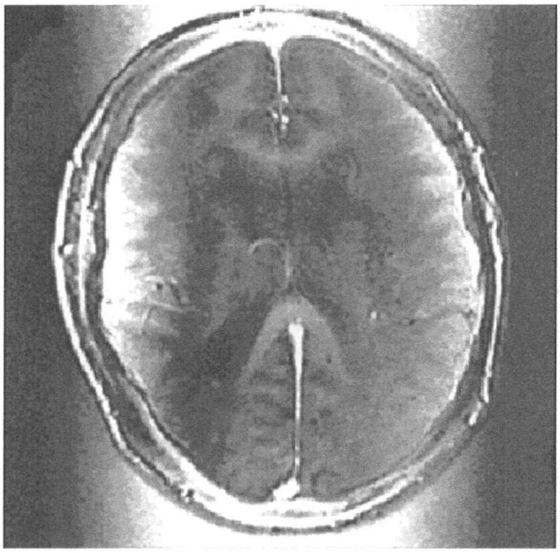

图 29-21 射频溢出伪影的图像表现

射频溢出伪影是当幅度较高的信号通过模数转换器时部分信号被限幅后形成的，其原理示于图 29-22 中。仅当被限幅的信号正好位于 K 空间中央附近时，图像重建时才形成明显的射频溢出伪影。这种伪影几乎都与 3D 成像有关，因为当 256^3 的三维空间被一次激励时信号往往很强。

只要增加机器的接收阻尼系数和/或减小接收增益重新进行扫描便可排除射频溢出伪影。通常上述两个参数是在预扫描时由机器自动检测并被加以调整的，但在出现射频

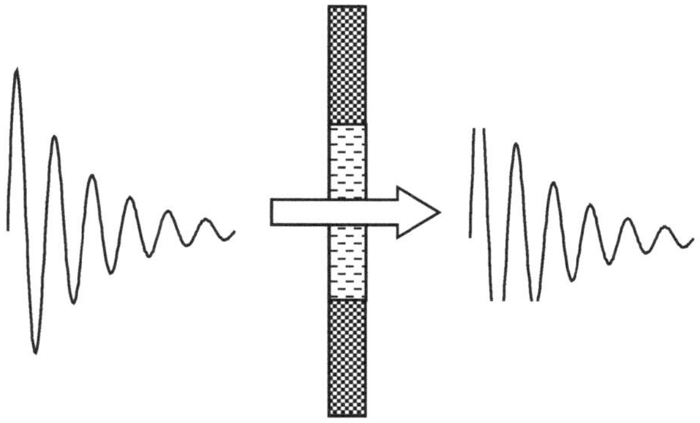

图 29-22 射频溢出伪影的形成

溢出伪影的情况下就有必要进行手动调整。

五、射频非均匀伪影

射频非均匀伪影(RF nonuniformity artifact)是指由于接收线圈有效范围内射频场的不均匀而形成的明暗不均的图像。其图像表现依所用的线圈和成像部位有所不同。表面线圈在线圈平面垂直方向总获得不均匀像。例如，在用表面线圈获得的脊柱横轴位像上，贴近表面线圈的皮下组织和椎间盘组织因射频场的强大总显示为高信号，而远离线圈表面的胸腹部组织则因射频场的弱小而总显示为低信号。这是 MRI 中对射频场非均匀性加以利用的唯一一种情况。

射频场的均匀性可以由射频线圈的各向异性和电磁波在体内传播时不同组织的不同衰减而下降。一般来说，体线圈等大发射线圈或全容积线圈内可形成较均匀的 RF 场；小发射线圈、部分容积线圈或表面线圈的 RF 场稍差。表面线圈的射频场是典型的不均匀场：越靠近线圈表面，射频场越强；越远离线圈表面，射频场越弱。这样，与表面线圈相垂直的层面就难以收到均匀信号，从而使远离表面线圈的组织显示不清。这是表面线圈的固有缺陷。因此，表面线圈的应用常常受到一定限制。另外，传播媒介对电磁波有一定的吸收作用。人体作为一种特殊的导体和电磁波介质，RF 波进入后将随穿透深度的增加而逐渐衰减，这一过程称为人体对射频波的屏蔽或吸收作用。由于人体组织并不均质，它将使进入体内的电磁波很快失去均匀性。根据互易原理，线圈接收信号的方向性与发射信号的方向性完全相同。因此，以上所讨论的情况也适合于线圈的射频接收。

人体对射频能量的屏蔽作用随频率提高而增强。因此，高场系统中人体屏蔽作用所致射频不均匀曾为限制高场 MRI 进一步发展的因素之一。事实上，当用 1.5T 或超高场机器进行成像时，横轴位腹部像上确实可见左右对称的轻度射频不均匀伪影。但是，由于人们已对接受线圈灵敏度的不均匀性司空见惯，已很少有人认为它就是伪影。

现在，已能用 4T 的机器获取非常优质的解剖图像，射频不均匀的问题再次被人们所忽略。

六、莫尔纹伪影

莫尔纹伪影(moiré artifact)是梯度回波序列特有的一种曲线条纹状伪影。图像外周往往表现出多条黑白相间、宽度不一的旋转式伪影信号带(伪影信号带所占空间有大有小)，而图像内部看起来常无异常表现。它因其边缘全波纹状而得名，故也有叫莫尔纹边缘伪影(moiré fringe artifact)的。莫尔纹伪影的图像表现如图 29-23 的胸腹部冠状位梯度回波像所示。

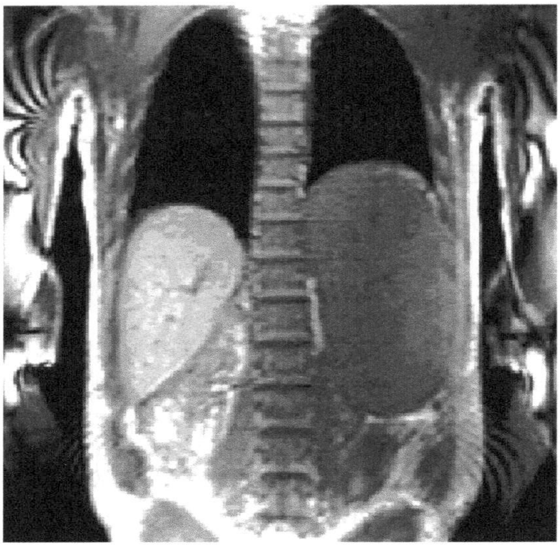

图 29-23　莫尔纹伪影(GRE 序列)的图像表现

莫尔纹伪影是因成像过程中沿 FOV 某两端的磁场均匀性变差引起的。随着磁场均匀性的下降，FOV 两端的质子将积累出不同的附加相位。当重叠发生时，具有不同相位差的信号很容易相加或相减，从而形成变化的黑白信号带。

莫尔纹伪影总是出现在梯度回波序列中，这主要是因为 GRE 序列对磁场均匀性非常敏感之故。在自旋回波序列图像中有时也可以出现与此原理不同，但比较类似的图像伪影。例如，用多回波 SE 序列成像时，如果激励后续回波的射频脉冲翻转角不理想，则可导致一个激发回波，序列的安排通常使其与主回波信号相加。如果这时激发回波的相位与主回波相同，信号叠加就是有益的；否则，信号将受到干扰而出现纹状边缘，这种叠加就是多余的。

七、中心点状伪影

中心点状伪影(central point artifact)是指出现在最终图像正中央的、非常局限的高信号点。其大小为 2～3 个像素。图 29-24 所示头颅横轴位像中脑桥部位的白点(箭头指处)就是这种伪影。

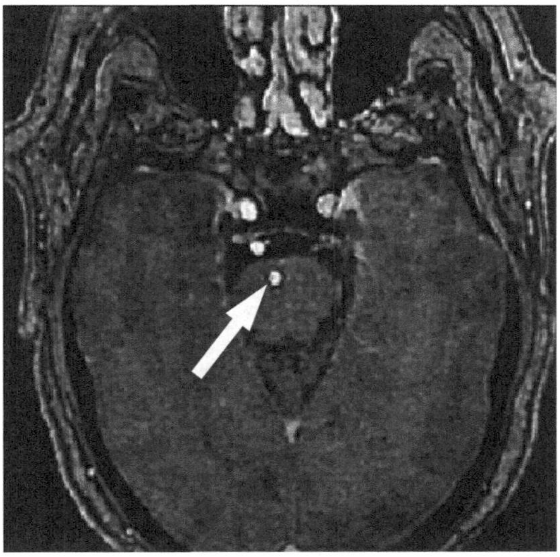

图 29-24　中心点状伪影（箭头指处）的图像表现

中心点状伪影是相位编码过程中由接收器端的恒稳直流偏置所引起的。这种固定偏置使 K 空间的所有信号均被抬高。由于 K 空间中央点代表图像的低频分量以及信号的平均值，故信号抬高后 K 空间正中央会出现一个异常亮点。有趣的是，图像重建后这一亮点即成为图像中央处的伪影信号。可见这种情况下图像中央的点状伪影正好对应于 K 空间中央的亮点。中心点状伪影是时间域的小误差导致图像出错的典型例子。

中心点状伪影是辐射采集过程最有特征意义的图像表现。通过对采集方案的仔细调整方能去除这种伪影的干扰。在长方形矩阵的数据采集方法中，如果任凭参考射频功率泄露，则也存在导致中心点状伪影的可能。早期的 MRI 系统很容易产生 RF 接收链的失衡，因而这种伪影比较多见。现在的扫描仪中点状伪影已不多见。

八、斑马条伪影

斑马条伪影(zebra-stripe artifact)是指由于某种原因使 K 空间的部分数据行被错误置零后在图像中出现的类似于斑马线的带状干扰信号。干扰带的宽度、信号强度和方向均可变化。斑马条伪影的图像表现如图 29-25 所示。这是一幅肩关节冠状位像。在数据采集过程中，K 空间的写入被突然中断，于是数据空缺处被机器自动补为零。这样，图像重建后水平方向便出现了两条低信号带即斑马条伪影(箭头所示)。

K 空间数据可以因故而丢失，也可能误写，从而导致斑马条伪影。另外，K 空间某一点的尖峰干扰也可能形成斑马条伪影。

总的来说，此类伪影不多见。

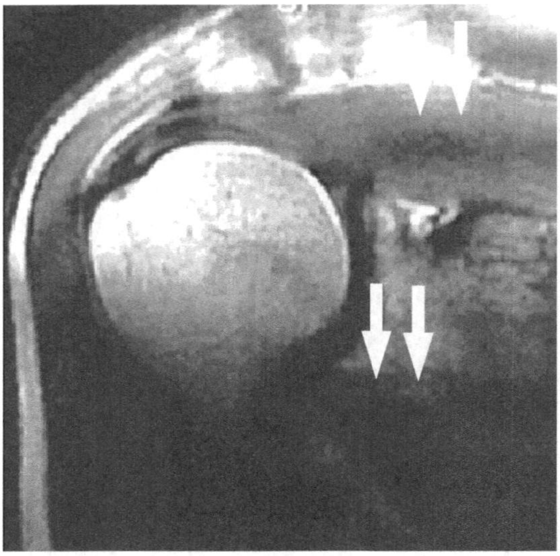

图 29-25　斑马条伪影的图像表现

九、磁场非均匀伪影

磁场非均匀伪影是由于磁场均匀性变差而在图像中出现的涂抹状阴影信号。由于超导磁体高度稳定，这种伪影的影响一般不是很大。而在温度系数较高的永磁型 MRI 系统中，磁场均匀性或稳定性的变化就可能影响到图像质量。

磁场非均匀性阴影伪影主要出现在梯度回波图像中，因为此类序列中未安排校正磁场均匀性变差所致相位发散作用的射频脉冲。自旋回波序列仅在回波链中比较靠后的回波所对应的图像中伪影才有所表现。

高质量的磁共振图像需要高均匀的静磁场。在理想的均匀磁场中，所有质子将共振在同一频率上，物体中的每个体素必然由图像中的一个像素来代表。而在非均匀磁场中，单位体素范围内场强为 ΔB_0 的变化，将引起共振频率在中心频率 f_0 附近 Δf 的变化，使成像体的影像由一个点扩展到 $\Delta f/\Delta BW$ 个像素（ΔBW 为单位体素的带宽）。由此可见，在均匀性差的磁场中成像时，本应属于一个像素的信号将被分配至附近几个像素，从而造成图像的涂抹。图像细节的这种变化就是阴影伪影。

十、梯度场涡流伪影

梯度场涡流伪影是指因梯度场的线性变差而引起的影像畸变或信号幅度减小。这种变化不仅可以发生在层面方向，还可发生在层间。

梯度场的快速开关在梯度线圈周围结构中感应出的电流称为涡流。涡流又会导致时变的磁场或梯度场叠加在主磁场上，其效果相当于改变了矩形梯度脉冲前后沿的形状。也就是说，梯度脉冲接通时，涡流不能使梯度场迅速建立；梯度场关断时，涡流又使梯度场不能立即消失。梯度脉冲的下降沿被拖长数十毫秒经常可见。

在二维傅里叶成像法中，如果涡流的存在一直持续到信号的采集阶段，读出梯度便会受其调制，进而影响到影像质量。例如，在自旋回波序列中，如果在180°重聚脉冲之前施加读出梯度补偿脉冲，且该脉冲的涡流在整个180°脉冲作用期间延续的话，则该180°脉冲所选取的层面可能被旋转90°度。这种情况下虽然在层面中央也能取得理想的相位重聚效果，但离开中心后沿频率方向的信号幅度将大打折扣。选层梯度的涡流与读出梯度相叠时可导致层面的畸变，其影像表现为阴影伪影。

第五节　物理相关伪影

前面已分类介绍了MRI中十余种常见伪影的形成、图像表现及控制方法。本节将由磁化率和化学位移这两种物理现象所致伪影归入物理相关伪影进行讨论，目的是加深读者对其物理本质的认识。磁化率伪影就是常说的金属伪影。它是由进入成像区的金属异物造成的，而金属异物本身还会涉及MRI的安全性。这一问题将在第三十三章专门阐述，本节仅介绍它对图像质量的影响。化学位移的原理已在第二十二章阐明，本节讨论其伪影的分类、产生机制、图像表现和控制方法。

一、磁化率伪影

1. 磁化率伪影及其图像表现

磁化率伪影(magnetic susceptibility artifact)是指因受检区磁化率的改变而产生的图像扭曲(distortion)或图像混乱(blurring)，常又称其为金属伪影(metal artifact)。磁化率伪影是对图像破坏最严重的一类伪影，也是除运动伪影外最常见的伪影之一。根据导致磁化率变化的物质的性质，可将这种伪影分为铁磁性磁化率伪影和非铁磁性磁化率伪影两大类。前者的图像特征是铁磁性物体周围大片组织无信号、附近组织器官的信号严重畸变和错位；后者则表现为圆形低信号区，信号扭曲但周围组织的边缘仍可分辨。影像的畸变部分还往往出现亮度极高的离散区域。

图29-26为各种磁化率伪影的例子，其中：图29-26(a)所示为含有铁着色剂的睫毛膏引起的眼球磁化率伪影，图中可见眼球信号损失过半；图29-26(b)为受检者佩戴的金属眼镜框造成的伪影，图中横轴位头颅像的扭曲非常严重；图29-26(c)的头颅矢状位像示一非铁磁性金属饰物产生的典型信号失真，尽管图像变形明显，但图中解剖结构依然可见；图29-26(d)是宫内节育器的图像表现（图中可见大片无信号区）。

2. 磁化率效应

磁化率是表征磁介质性质的物理量。人体的主要成分为微带抗磁性的水，总的磁化率很小。但是，不同的组织成分抗磁性磁化率不同，这使得磁场中的人体具有磁场非均匀性的特点。体内磁化率相差较大的场所是空气和组织的交界面，如肺、瘘管和窦道与组织的交界处。这种情况下组织界面间就会出现明显的磁场梯度。习惯上将这类原因引起的横向弛豫过程即自旋相位的发散和横向磁化的迅速消失现象称为磁化率效应。TE

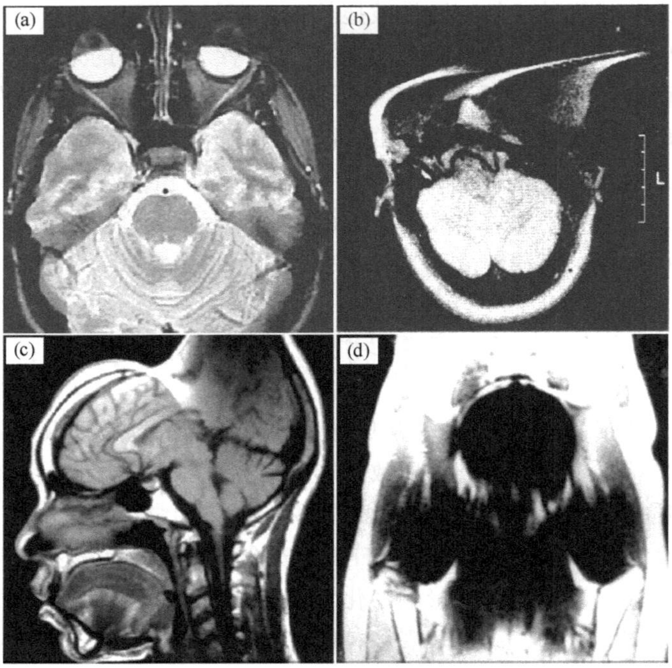

(a) 眼球磁化率伪影　　(b)头颅磁化率伪影1
(c)头颅磁化率伪影2　　(d)盆腔磁化率伪影

图 29-26　磁化率伪影的图像表现

越长，由磁化率效应造成的信号衰减就越明显。

磁化率效应是自旋回波影像上窦腔与其他组织界面信号丢失的原因。在 TE 较长的头颅图像上，鼻咽和筛窦之间的信号丢失最为常见。骨、脂肪与其他组织之间也可见到类似的图像表现。

3. 磁化率伪影的形成机制

MRI 的空间定位方法是建立在质子共振频率和物理位置的确定关系基础之上的。也就是说，共振频率的任何改变都只能由线性梯度场的应用所引起，否则空间编码方法就不能为信号源精确定位。因此，磁场的不均匀或梯度场的非线性，均会破坏频率和位置的固定关系，从而导致图像的扭曲。因此，MRI 设备安装期间，总要花费大量时间进行现场匀场，以使磁体中心的磁场尽可能均匀。但是，只有当被成像组织的总磁化率相对不变的前提下主磁场才能保持应有的均匀性。磁化率的改变必然扭曲磁场。

磁场中任何铁磁性或非铁磁性金属的出现，均可导致明显的磁场扭曲。由于铁磁物质的磁化率比抗磁性和顺磁性物质大得多，微量铁磁性物质便可引起周围磁场的极大改变。具体来说，铁、钴、镍等铁磁性金属进入磁场后，磁力线将高度集中于这些金属，从而使磁场均匀性受到严重破坏；铂、钛、钆等顺磁性金属集中磁力线的程度比铁磁性金属弱得多，但也影响主磁场均匀性；铜、金、锌等抗磁性金属对磁场的影响最小。非铁磁性金属虽然不对其周围磁场产生明显影响，但它在梯度场的作用下却能产生感应电流，进而通过其局部场而影响到主磁场。

磁场均匀性破坏对图像的影响主要表现在两个方面：大片信号的损失和图像的扭曲(错误定位)。扭曲信号往往出现在信号丢失区远方。磁场增加之处影像延伸，磁场减弱之处影像被压缩，延伸和缩小区域的分辨率与正常图像大不相同。下面进一步讨论这一问题。

首先看层面选择方向。我们知道，选层就是用一个带宽特别窄的 RF 脉冲来激发层面内的所有质子。激发后的质子将在一个频率(加减射频带宽)上进动。每个选层脉冲的中心频率都是由受激层面的物理位置决定的。也就是说，越远离中心的层面，激发所需的频率就越不同。金属物体一旦进入成像层面，立刻会导致局部磁场的升高，其磁场变化值通常大于选层梯度的强度。因此，金属物体周围质子的共振频率就会随之提高，这意味着上述质子已不能被它对应的选层脉冲所激发(激励频率离开被激层面)，但它却受到其他远层面选层脉冲的激励。这样，那些较远层面的信号就成为本层面和易位后金属物体所在层面的信号之和，即这里出现强信号区而原层面信号完全丢失。由此看来，越靠近金属物体的质子其共振频率的变化越大，因而它的信号将与距离更远的层面相叠加，即产生最大的信号错位量。

在频率编码方向，区部磁场的增加同样引起共振频率的变化。一个共振频率为 γB_0 的质子，如果受到增量为 ΔB_0 的磁场变化，其共振频率将成为 $\gamma(B_0+\Delta B_0)$。因为这里不同的频率意味着不同的空间位置，上述变化使它在频率编码方向上脱离原来的图像位置而向高频率编码方向移动，即信号将从一个体素消失而在另外一个体素的位置重新出现。这个新体素的信号强度为它本来的信号强度与错位而来的体素信号之和。

上述磁场的变化仅影响选层和频率编码，相位编码方向与此无关。因此，磁化率改变引起的信号变异不仅发生在层面内，还发生在层面间。也就是说，它可以使这一层的信号被错误地定位至另一层。

4. SE 序列和 GRE 序列对磁化率的不同敏感性

磁场均匀性变化不大时它对信号即横向弛豫的影响总是通过 T_2^* 的机制来说明。众所周知，自旋回波序列可以克服 T_2^* 造成的信号损失(与真正的 T_2 损失不同)。自旋回波就是对 T_2^* 所致的相位发散重聚后形成的。为什么当磁场变化较大时 SE 序列的图像也会有信号损失呢？这是因为 SE 序列仅当磁场的不均匀程度小于空间编码梯度时才起到相位重聚作用。如果体素大小的尺寸内磁场变化超过了空间编码梯度的范围，则上述层间及层面内信号错位现象发生，即 SE 序列的信号这时也将受其影响。实际上，由于层面错的缘故，金属物体所在层面内的质子根本未被激发，就更无自旋相位重聚可言。

梯度回波序列对磁化率效应更敏感。因为这种效应能使 T_2^* 变得很短，故有时难以采集到梯度回波信号。因此，与 SE 图像相比，GRE 序列的图像受磁化率伪影的影响大得多。

5. 磁化率伪影的克服

组织界面出现的磁化率伪影对诊断的影响不是很大。但金属异物导致的图像扭曲、错位和信号丢失常常是扫描失败的直接原因。克服此类伪影的办法只有一个，那就是设法排除体外的金属异物。对体内的外科手术夹、金属避孕环等植入物一定要慎重对待，最好免做相关部位的扫描，以免发生危险。但是，对假牙之类的植入物，如果成像部位不在颌面部而在脑部，通常仍能得到可用图像。图 29-27 就是一幅具有假牙伪影的图像，可见脑组织的影像并未受到影响。这幅图像上还同时出现了射频干扰造成的拉链伪影。

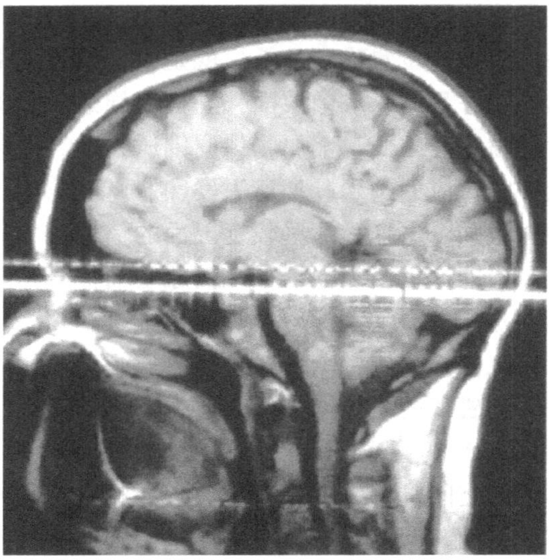

图 29-27　假牙所致磁化率伪影
（图中横线为射频拉链伪影）

对于轻度的图像扭曲，可用增加梯度场和减少信号采集带宽的办法来加以控制。

磁场均匀性的变化对于非单向的或非线性的 K 空间数据采集方案影响更大，因为这些方案可使磁场变化处的体素定位于图像的不同点上，从而引起图像混乱。

二、化学位移伪影

化学位移是由分子所在的化学环境不同而引起的共振频率偏移现象。它最广泛的应用为磁共振波谱学研究。在 MRI 中，化学位移主要被用来进行脂肪抑制和水抑制。然而，化学位移在图像中所产生的伪影有时也对诊断不利。

1. 化学位移伪影及其分类

化学位移伪影(chemical shift artifact)是指由化学位移效应而引起的影像失真。根据其图像表现，化学位移伪影可分为两大类：①频率编码方向的空间错位使脂肪和组织交界处出现的一条形亮带或条形暗带，也可两者兼而有之；②脂肪和组织边界仅呈现一条黑线。为讨论方便，不妨分别称其为第一类和第二类化学位移伪影。第一类化学位移伪影主要发生在高场强的图像中，图中两种组织的分离程度可达几个像素的宽度，而

0.5T 以下的机器基本不可见；第二类化学位移伪影可出现在任何场强的图像中，但仅梯度回波序列可以表现。常说的化学位移伪影多指第一类。

2. 第一类化学位移伪影的形成机制

第一类化学位移伪影是脂肪质子和水质子共振频率的不同在频率编码方向的反映。我们已经知道，水与脂肪中的氢质子共振频率稍有不同，其化学位移差为 3.5ppm。在 1.5T 的 MRI 系统中，这一化学位移大约相当于 224Hz。具体来说，脂肪质子的共振频率比水质子低 224Hz。如果二者同处于一个体素中，激发后将会发出不同频率的射频信号。由于频率编码方向空间定位的依据就是质子的共振频率，因而经傅里叶反变换后最终图像中脂肪信号将出现在频率编码方向的低频一侧，使两种本来处于同一体素的组织错误地显示在不同像素中。

图 29-28 表达了第一类化学位移伪影形成的全过程。该图以水的共振频率作为横坐标，因而它的信号投影不会变。但是，脂肪的情况就不同了：它发出的信号在读出方向被定位在低于水信号相当于 224Hz(以 1.5T 的系统为例)的位置上。图像重建后，水仍出现在原来的物理位置上，使最终图像对应位置左侧出现空白信号带、右侧呈现二者相加后的高信号带。由此可见，化学位移伪影的延伸总是发生在频率编码方向。

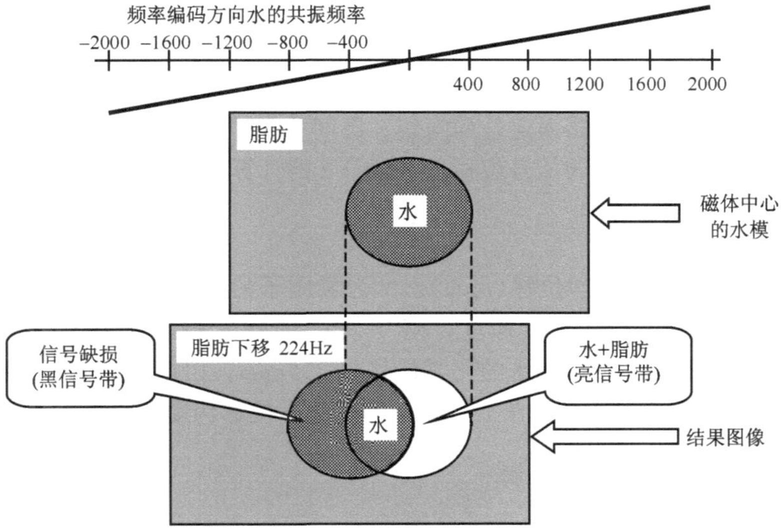

图 29-28　化学位移伪影的形成原理(以 1.5T 为例)

化学位移伪影是由于两种组织拉莫尔频率的不同而产生的，因而它对磁场强度非常敏感。一般认为它只发生在 1.0T 以上的机器中。除此之外，化学位移伪影还在很大程度上决定于接收器带宽，下面详细讨论这一问题。

接收器带宽(BW，receiver bandwidth)是采样时间的倒数，代表整个 FOV 内的采样频率，其典型值为(16±8)kHz。也有以 Hz/像素为单位来表达 BW 的，这时与 16kHz 带宽对应的 BW 为 64Hz/像素(设 FOV 内的采样频率为 256)。显然，将 BW 除以采样的总点数 N_x，便可得两像素间的频率差。进一步地，如果某场强下的化学位移 Δf 已知，

还可计算出以像素数所表达的化学位移量 CS_{pixel}，其计算式为

$$CS_{pixel} = \frac{\Delta f}{BW/N_x} = \frac{\Delta f N_x}{BW} \tag{29-8}$$

设采样带宽为 16kHz(16×1024=16 384Hz)、数据采样点数为 256，则根据式(29-8)可算出 1.5T 场强下图像中脂肪质子与水质子的化学位移，即

$$CS_{pixel} = \frac{\Delta f N_x}{BW} = \frac{224 \times 256}{16\ 384} = 3.5\ 像素$$

现将几种场强下脂肪质子与水质子在图像中的化学位移列于表 29-2 中。通常情况下，接收器带宽越窄，图像的信噪比越高。但由表 29-2 可见，这时化学位移伪影的影响却随接收器带宽的缩窄而加重。

表 29-2　不同场强下图像中脂肪质子和水质子的化学位移量

场强/T	化学位移/Hz	不同带宽下的化学位移/像素数		
		8kHz	16kHz	32kHz
0.35	53	1.7	0.8	0.4
0.5	75	2.3	1.2	0.6
1.0	149	4.7	2.3	1.2
1.5	224	7	3.5	1.8

除频率编码方向外，层面选择方向也可出现化学位移伪影。也就是说，层间也存在脂肪组织和水的相对位置被错误定位的问题。层间化学位移伪影与所用的选层梯度 G_{ss} 成反比。层间化学位移引起的信号位移量(间距) d 的计算式为

$$d = \frac{\delta}{\gamma G_{ss}} \tag{29-9}$$

式中，δ 为两种组织间的化学位移(ppm)；γ 为氢质子的磁旋比。例如，在 1.5T 的场强下，如果使用 5mT/m 的选层梯度，则 10ppm 的化学位移所产生的位移量约为 0.3mm。而该场强下脂肪组织和水的化学位移仅 3.5ppm，由此引起的层间位移量还不足 0.1mm。由此可见，对于氢质子成像，层间的化学位移伪影完全可以忽略。

3. 第二类化学位移伪影的形成机制

第二种化学位移伪影在任何场强的 MRI 系统中均可显示，但它只出现在梯度回波图像中。

当层面刚刚被激发时，所有的质子均在一个频率上同相位地进动。但是，由于水和脂肪质子的频率不同，其进动很快失相。二者间的频率差越大，失相速度越快。有趣的是，用不了多久，脂肪和水质子的相位差将成为 180°；再过一段时间，该相位差变为 360°。这意味着上述两种组织的进动相位在失相、反相、同相位几种状态之间转换。显然，这种转换还具有周期性。在 1.5T 的机器中，脂肪和水质子反相和重聚的时间分别为 2.23ms 和 4.5ms。也就是说，再过 4.5ms，二者将重新相聚。因此，只要将梯度回波序列的 TE 取为脂肪和水质子相位差为 180°的时间(1.5T 机器为 2.23ms)，则成像层内包含脂肪和水两种组织的任何体素之信号将会互相抵消，从而在脂肪和水的界面出现

一条空白信号线。该空白线的位置和取向不仅与频率编码和相位编码梯度无关，也与接收器带宽无关。这就是第二类化学位移伪影的产生原理。表 29-3 中列出了梯度回波序列中脂肪质子与水质子的信号反相和重聚时间。

表 29-3　不同场强下 GRE 序列图像中脂肪质子和水质子的反相及重聚时间

场强/T	化学位移/Hz	相位时间/ms	
		反相(180°相位差)	重聚(360°相位差)
0.35	53	9.4，28.3	18.9，37.8
0.5	75	6.7，20.0	13.3，26.7
1.0	149	3.3，10.0，16.7	6.7，13.3，20.0
1.5	224	2.2，6.7，11.2	4.5，8.9，13.4

第二类化学位移伪影在自旋回波图像中不可能显示。这是因为化学位移引起的频率变化进入了 T_2^* 效应的范围，而它正是 SE 序列要取消的对象。因此，在自旋回波技术中，脂肪和水直到 180°脉冲发出前都是失相的；180°脉冲作用后二者在 TE 时间才重新相聚并形成自旋回波信号。

4. 化学位移伪影的图像表现

化学位移伪影常出现在脊柱、腹部和眼眶(视神经与眼窝后部)等处的脂肪与其他组织交界处。在脊柱图像中，它使椎间盘看起来两端不一样厚；在腹部和眼眶图像中，它使一侧的水和脂肪界面为黑边界而对侧为亮边界。磁化率伪影与化学位移伪影的图像表现很接近，因而难以辨别。一般当上述图像变化出现在体内的空气与组织界面处时，磁化率伪影的可能性大。

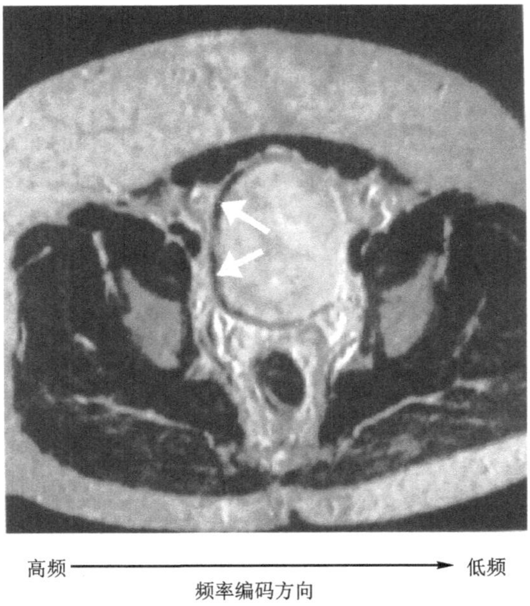

图 29-29　化学位移伪影的图像表现(椎间盘)

图 29-29 和图 29-30 均为第一类化学位移伪影的典型图像表现(箭头指处)。由图 29-29 可见，由于脂肪质子的共振频率略低于水质子，图中的椎间盘(富含脂肪成分)沿频率编码方向右移(低频方向)，使其左侧信号缺失区出现一个条形暗带。图 29-30 所示为肾脏的横轴位像，频率编码取在前后(图中上下)方向。由于肾被脂肪组织所包绕，故当脂肪向低频方向移动时在肾的两侧均出现了化学位移伪影信号带：图中肾脏切面下方的暗信号带表示脂肪移位后的信号损失；肾脏切面上方的强信号带则是下移的脂肪信号与原位不动的肾组织信号相叠加的结果。

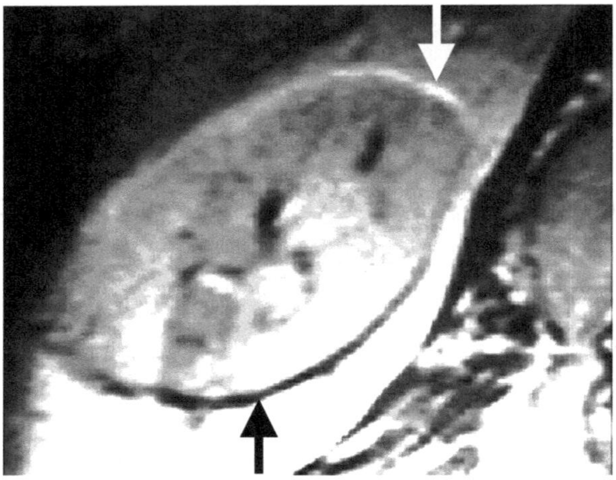

图 29-30 化学位移伪影的图像表现(肾脏)

化学位移伪影可以导致错误的诊断。例如，与一个皮样囊肿相联系的化学位移伪影最容易被误认为钙化或水肿组织，或者误认为巨噬细胞中的含铁血黄素；在脊柱影像中，如果脂肪组织在一个可疑病灶区聚集，则将出现对比度和分辨率下降的情况等。

5. 化学位移伪影的控制

化学位移伪影的控制常采用加大读出梯度的方法，这样有可能将高场成像时脂肪和水质子的化学位移控制在一个像素的范围之内。但是，这种方法一方面受机器硬件条件的限制，另一方面使图像的信噪比降低。另一种较为有效的方法就是使用各种脂肪抑制技术，如 STIR(短 TI 的反转恢复序列)等。将频率编码取在平行于脂肪和水界面的方向也有利于化学位移伪影的控制。

主要参考文献

黄继英，梁星原．1998．磁共振成像原理．陕西：陕西科学技术出版社

徐长杰，赵海涛，刘满生等．2001．磁共振成像常见伪影分析．第四军医大学学报，21(Suppl)：105～106

赵海涛，尤志军．2001．腹部磁共振成像中运动伪影及抑制方法．世界医疗器械，7(1)：66～68

Bailes D R，Gilderdale D I．1985．Respiratory ordered phase encoding (ROPE)：A method for reducing respiratory motion artifacts in MR imaging．J Comput Assist Tomog，9：835～838

Dantendorfer Karl，Amering Michaela，Bankier Alexander．1997．A study of the effects of patient anxiety perception and equipmenrt on motion artifacts in magnetic resonance imaging. Magn Reson Imaging, 15: 301～306

Heiken J P, Glazer H S, Lee J K. 1986. Imaging artifacts manual of clincal magnetic resonance imaging. New York: Raven Press

Henkelman R Mark. 2000. Whole body magnetic resonance artifacts. Methods in biomedical magnetic resonance imaging and spectroscopy. Chichester UK: John Wiley & Sons Ltd

Higgins Charles B, Hricak Hedvig, Helms Clyde A. 1992. Magnetic resonance imaging of the body. New York: Raven Press Ltd

Hutchison James M S. 2000. Spin warp method: artifacts. Methods in biomedical magnetic resonance imaging and spectroscopy. Chichester UK: John Wiley & Sons Ltd

Macgowan Chrislopher K, Wood Michuel L. 1996. Phase encode reordering to minimize errors caused by motion. Magn Reson Med, 35: 391～398

NessAiver Moriel. 1997. All you really need to know about MRI physics. Baltimore, MD, United States: Simply Physics

Pattany Pradip M. 2000. Pulsatility artifacts due to blood flow and tissue motion and their control. Methods in biomedical magnetic resonance imaging and spectroscopy. Chichester UK: John Wiley & Sons Ltd

Weiger Markus, Bornert Peter, Proksa Roland et al. 1997. Motion_adapted gating based on K-spacing weighting for reduction of respiratory motion artifacts. Magn Reson Med, 38: 322～333

Wood Michael L. 2000. Motion artifacts: mechanism and control. Methods in biomedical magnetic resonance imaging and spectroscopy. Chichester UK: John Wiley & Sons Ltd

Woodward Peggy, Freimarck Roger. 1995. MRI for technologists. New York: McGraw-Hill Information Services Company

Young Ian R. 2000. Slective excitation method: artifacts. Methods in biomedical magnetic resonance imaging and spectroscopy. Chichester UK: John Wiley & Sons Ltd

第三十章　磁共振成像的质量保证

MRI 系统是临床上用于人体检查的大型成像设备。也就是说，它的成像对象可能是人体的任意部位。因此，其信息（主要是图像形式）的准确性、重复性以及可靠性，直接关系到临床诊断的质量。一般说来，质量保证（QA，quality assurance）的目的是通过一定的质量控制（QC，quality control）手段来达到的。MRI 系统的质量控制包括两方面的内容，即保证机器始终为临床提供有价值的、可重复的结果以及先进的技术；保证与其他机器在同一方式下获得相同的临床结果，这样诊断就可相互比较、临床意见就能交流、人员就便于在相同的知识背景下培训、新技术就能够推广。质量保证就是通过一系列日常测试手段来确定系统是否正以一种可重复的和可预期的方式而运行。本章在介绍质量保证一般概念和测试体模的基础上，阐述反映 MRI 系统工作状态的主要性能参数及其日常测试方法。

第一节　概　　述

一、质量保证标准及其发展

质量保证和质量控制是一个整体，二者互为目的和手段的关系。按照国际标准化组织（ISO，International Organization for Standardization）的定义，质量控制是指旨在保持和改进质量的整套工作，其中包括预测、协调和实行 ISO 标准等几个环节。把这套工作应用于医学诊断方法时，质量保证可表述为：对可以限定、测量和调整的所有设备指标进行规范、监视和评价，并保证设备运转于最佳水平。医学影像的质量保证是其中的重要内容之一。对于放射诊断的成像设备，国际电工技术委员会（IEC，International Electrotechnical Commission）已颁布医用放射影像保证大纲，并制定了有关放射诊断设备性能参数的稳定性测试方法和国际通用标准。这一标准特别侧重对健康和安全的考虑。

1988～1992 年间，代表设备制造商的美国电气制造业协会（NEMA，National Electrical Manufacturers Association）曾先后出版有关 MRI 系统的信噪比、图像均匀性、二维图像的几何性能和层厚测定的有关标准（NEMA Standards Publication No. MS1～MS3，MS5）。1990 年，美国医学物理学会（AAPM，American Association of Physics in Medicine）也曾对 MRI 设备的质量保证有过通报（AAPM Task Group No. 1 report on MRI QA，Med Phys，1990，17(2)：287～295）。在欧共体，MRI 设备用户启动了一个“NMR 协调行动（NMR Concerted Actions）”，意在联合制造商和 NEMA 以定义 MRI 系统的测试参数、研制试验物体和所用材料、规定检测方案和实际应用中的评估办法。经过 10 余年（1984～1996 年）的努力，该机构推出的方法和标准已在欧洲等地使用。图 30-1 为欧共体 NMR 协调行动组织设计的用于全身 MRI 系统质量保证的主要测试物

(test objects)平面图。其中：TO1 用于图像信号均匀性、图像 SNR、图像 SNR 均匀性和伪影(包括重影)的测量；TO2 用于几何变形性、层面轮廓和层厚的测量；TO3 用于层面位置和层面平整性的测量；TO4 用于空间分辨率和调制转移功能的测量；TO5 用于 T_1、T_2、质子密度值的精度和准确度、信号的线性以及图像对比度/噪声率(image contrast-to-noise ratio)的测定；环轮则当作 SNR 测量时的负载使用。应该说，人们已在 MRI 设备的测试和性能评估方面做了大量工作。由于 MRI 与 X 射线 CT 和正电子发射 CT 等多平面成像技术有共同之处，故大多数关于 MRI 系统性能测试的方案和体模设计均借助了 CT 和核医学的标准。

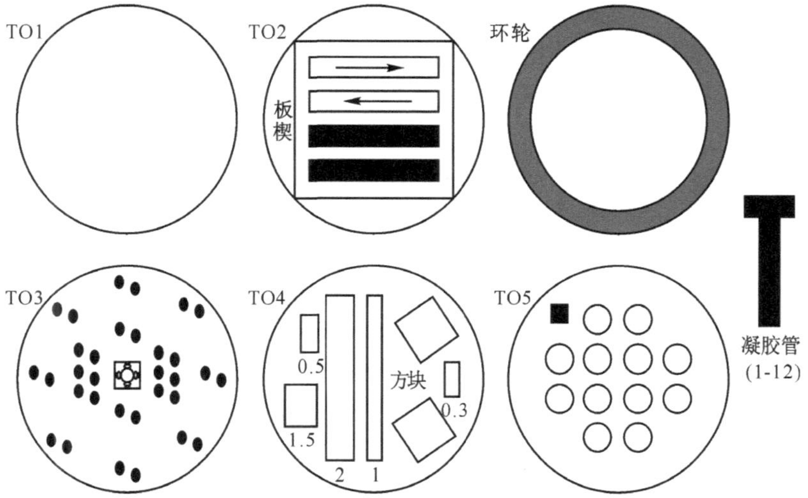

图 30-1 欧共体 Concerted Action 设计的全身 MRI 系统质量保证测试物(test objects)平面图

遗憾的是，MRI 设备性能参数的稳定性测试及常规性能检测并未因此而普及；各个生产厂家仍按自己的标准进行检测和调试。这是因为测试方法或标准仍需进一步统一或制定之故。一个新的、与其他医学设备类似的质量保证通用标准目前还没有形成。

质量保证计划和产品的验收方案是两个不同概念。验收方案仅通过一定的量化指标来表明设备是否达到制造商自己的标准。对用户来说，这种测试兴许仅在系统性能的相对变化评估方面较有意义。然而，专家们建议验收方案应当重新设计，使之一方面摆脱设备依赖性，另一方面能提供一些绝对的检测指标，以便对不同系统进行比较和分析。

二、质量保证的物理基础

MRI 系统是利用组织的 NMR 信号来确定其空间位置和生物特性的，而这些信号均与系统的基本参数和功能有关。因此，信号测量是质量控制过程的重要步骤。与常规应用不同的是，用于质量保证的测量通常是对试验物体如体模模拟进行的。采用体模的目的是能对 MRI 系统的定性和定位准确性加以客观评价。但是，即使在模拟条件下，要对 MRI 系统反映组织特性的参数逐一单独测量是很困难的，测试结果也不容易解释。

三、质量保证测试的分类

为达到质量保证的目的，需对 MRI 设备进行定期或不定期的质量跟踪测试。根据目标的不同，可将这种测试分为三种类型，即验收测试、状态测试和稳定性测试。验收测试是指系统安装完毕或升级后由设备制造商及用户共同进行的测试，目的为检测机器性能是否与订货合同的规定相符、主要参数是否同厂商的标称值一致等；状态测试是指初用、升级后或设备性能不稳定时，由制造商及用户共同进行的检测，目的是确定系统的主要性能指标；稳定性测试是指维修故障后，制造商或用户对设备的有关参数进行的测试和调整，目的是发现机器故障或隐患、设置机器的最佳工作点，以保证设备的稳定运行。

四、质量保证的参数

MRI 系统性能和工作状态的可测参数很多，但大部分都需利用相关的检测物来测量。只有在使用标准检测物套件和标准检测方案的前提下，才能为用户提供有价值的测量结果。但是，在 NEMA 的检测方案中仅对使用检测物提出了建议，并给出了包括信号产生体的 NMR 特性、几何形状和结构、测量区域的大小等信息。

用于 MRI 设备质量保证的参数可分为非成像参数、信号强度参数和几何参数等三类。其中非成像参数包括共振频率的稳定性、磁场均匀性、射频翻转角的准确性、涡流补偿及梯度场的精确性等；信号强度参数包括噪声、SNR、精度、 T_1 和 T_2 值、质子密度值和信号均匀性等；几何参数有空间分辨率、层面几何参数(层面定位、层间距、层的准直和层厚)、敏感容积及空间线性等。信号强度参数和几何参数可合称为成像参数。

五、测量条件的记录

为便于数据分析，应完整记录质量保证使用的所有测量条件。这些条件包括使用的脉冲序列、序列参数(TE、TI、TR、翻转角、FOV、矩阵、层数、层厚、层间距和信号采集次数等)、线圈类型、体模、体模材料、RF 功率、图像处理手段等。大多数情况下，测试体模均应置于磁场中心。特别地，如果使用了质量保证测量的专用脉冲序列，其记录就更加重要。

六、体模常用材料

所谓体模(phatom)就是各种检测标准中所说的检测物(test object)，即测试所用的人体模拟物。体模又称为水模。用于制作 MRI 质量保证测试体模的材料应具备以下特点：①化学稳定性和热稳定性高；②无化学位移；③ T_1、 T_2 值及质子密度与生物组织的相关参数相当。具体说来，在任何场强下所选体模材料的 T_1、 T_2 值必须满足下列条件，即 100ms＜ T_1 ＜1200ms、50ms＜ T_2 ＜400ms（ T_1 与 T_2 之比为 3～6）和质子密度与水基本相等。另外，还要考虑体模材料的方便性和实用性：方便性是指 T_1 值必须与序列的 TR 相匹配，使扫描时间不至于太长；实用性是说其 T_2 值不能太短，否则会超出某些机器对最短 T_2 的限制。除了上述对体模填充物的要求外，体模容器的制作还要避免使用有色塑料以及其他与内部填充材料的磁化率相差甚远的材料。

很多材料已被成功地用作 MRI 的体模溶剂。这些材料大多是含有大量质子的凝胶和不同顺磁性离子的水溶液。表 30-1 中列出了 1，2-丙二醇的蒸馏水溶液以及 $CuSO_4$、$NiCl_2$ 和 $MnCl_2$ 等三种不同顺磁性离子溶液的弛豫时间。由表看出，$CuSO_4$ 溶液的 T_1/T_2 值接近于 1，与生物组织的 T_1/T_2（3～10）相差较大，故这种溶液只能用在 T_1、T_2 及质子密度值以外其他参数的测试。$CuSO_4$ 和 $MnCl_2$ 两者既可单独使用又可混合使用。二者的混合液即可用在 T_1、T_2 及质子密度值的测试上。琼脂凝胶体也是一种性能良好的质量保证测试材料，其温度敏感性小于水溶液，储存温度为 4～45℃。再在高纯度的琼脂中加入少量顺磁性钆离子，它便可作为很精确的弛豫测量材料而使用。

表 30-1　常用体模溶剂的近似弛豫时间（0.5T，20MHz）

溶剂	浓度	T_1/ms	T_2/ms
1，2-丙二醇	0～100%	2134～217	485～72
$CuSO_4$	1～25mmol	860～40	625～38
$NiCl_2$	1～25mmol	806～59	763～66
$MnCl_2$	0.1～1mmol	982～132	—

七、线圈负载

在 SNR 等有关信号强度的参数测量中，线圈的负载对检测结果也有一定影响。质量保证测试均使用某种类型的体模。实际上体模对线圈的负载作用与人体不同，主要表现在导电性及电磁特性方面。可行的方法是用某种含盐物质作为体模溶液，以模拟人体导电特性。

在质量保证测量中提倡使用专门的负载，以使测定结果与实际成像条件尽量相接近。现在多用一种环形负载来模拟人体（测量时将体模套于其中）。但是，接收线圈的负载问题还没有完全解决。线圈负载的变化主要影响其 Q 值。

第二节　非成像参数的质量保证

非成像参数是指与信号强度和图像表面没有直接关系的一类参数，如共振频率、磁场均匀性、射频翻转角、梯度场线性和涡流补偿功能等。但这些参数对于 MRI 系统的信号和最终图像质量起着至关重要的作用。

一、共振频率

MRI 系统的共振频率是指由拉莫尔公式和静磁场 $\boldsymbol{B}_0$ 所确定的射频波频率，也是整个射频系统的基准工作频率。大多数制造商都要求用户在每次开机之后校准之。因此，这是一项常规的质量保证检测项目，可由操作员来完成。对于采用移动式和阻抗型磁体的 MRI 系统，共振频率的检测就更有必要。实际上共振频率的变化是静磁场 $\boldsymbol{B}_0$ 变化所致。影响主磁场的因素有：①超导磁体中超导体的“退化”效应(run down effect)，该效应可使磁场发生每日 1ppm 的变化量(对于 1.5T 的磁场相当于每月下降 60Hz)；②温度及机械效应引起的磁体线圈中电流密度的变化；③匀场电流的变化；④外界铁磁性物质的影响等。磁场的波动必然使共振频率发生变化。

共振频率的偏移称为失振(off-resonance)。失振对 MRI 系统的影响主要表现在两个方面，一是使系统的敏感性及图像的 SNR 大大降低；二是梯度与主磁场的不配套影响到图像的线性。因此，建议在任何质量保证测量之前、每次更换体模之后均进行频率校准的操作，以保证测量的可比性和准确性。

共振频率的校准或检测常使用可产生均匀信号的柱形体模(可用供 SNR 及磁场均匀性测量的同一体模)。测量时先将体模定位于磁体中心(使用水模固定架以保证定位的准确性)并关断所有的梯度场，然后通过控制 RF 合成器的中心频率来调整射频并使其达到最大信号。有些阻抗型磁体还允许用调整磁体电流的方法来改变磁场强度并达到共振的目的。大多数 MRI 设备都为用户提供共振频率的专用调整程序，还有一些系统可自动完成此功能。MRI 系统的共振频率应每天加以记录，以便进行趋势分析。

磁场均匀性的测定可通过测量某一特定波峰的半高宽(FWHM，full width at half-maximum)来得到。半高宽既可以用 Hz 为单位，又能以 ppm 为单位，二者的关系为

$$\mathrm{FWHM(ppm)} = \frac{\mathrm{FWHM}}{42.576\,B_0}(\mathrm{Hz}) \tag{30-1}$$

一般情况下，MRI 系统的共振频率在连续几次测量中不应发生大于 50ppm(在 1.5T 磁场中相当于 3000Hz)的变化量。如果变化速度加大，则需采取相关措施。

二、磁场均匀性

磁场均匀性是 MRI 系统图像质量的重要参数。MRI/MRS 一体化系统对磁场均匀性的要求更高，因为它决定波谱的质量尤其是波谱的分辨率。日常条件下，磁场均匀性的测量结果均以信号的半高宽表示。测量使用均匀体模和单脉冲序列。一般说来，成像系统的半高宽应小于 3～5ppm，进行 MRS 实验时则要达到 0.15ppm 以下。磁场均匀性下降时，应通过匀场功能调整之。

磁场均匀性检测及调整可每三个月进行一次，但每次波谱实验前均应匀场。磁场的测量及其此后的匀场操作均应由系统维护工程师实施。

三、RF 翻转角

RF 翻转角是射频系统的重要性能指标之一，因而也是质量保证所要测试的主要指标。

射频翻转角可通过单脉冲的梯度回波序列如 FLASH、GRASS 或 FISP 等进行。将一可产生均匀信号的体模置于磁体物理中心，启动扫描后便可记录 ROI 的信号强度。信号强度有功率或角度两种表示法。特定体模的 RF 功率参考值一旦确定，就可以在此基础之上快速测定 RF 翻转角来判断 RF 子系统的状态。

同共振频率的检测一样，当更换检测对象或改变检测位置后，大多数 MRI 系统都要求重新确定 RF 翻转角。不过这一功能是由机器自动完成的，整个过程非常简单。需要强调的是，在进行趋势分析时，结果之间的比较只有扫描参数相同且体模及体模位置保持不变的情况下才有意义。

四、涡流补偿

涡流补偿也是须定期检测的对象之一。典型的检测周期为半年，但在进行机器的全面维修或调整后必须进行测试。涡流补偿的检测通常由维修工程师完成。

日常条件下，梯度的涡流补偿程度也可用最简单的办法进行观察，即先用一个 90°脉冲进行 RF 激发并测量一次 FID 信号，再在 90°脉冲后施加梯度脉冲(2mT/m，持续 5～20ms)重复测量一次 FID，最后比较两次测量结果：如果 FID 信号基本重合，说明涡流补偿工作良好；如果二者位移严重，证明涡流补偿效果变差，应重新进行校准。这是由于梯度的开关在附近导体如低温容器中感应出的涡电流可产生瞬时交变磁场，这种交变场能影响静态磁场的均匀性并可引起 FID 位移之故。图 30-2 是用上述方法观察涡流补偿(在 z 方向施加梯度脉冲)作用时获得的两次 FID 信号示意图。图示信号在峰值处几乎重合，证明系统的涡流补偿仍在发挥作用。用类似方法，还可分别在 x 和 y 方向施加梯度脉冲，以观察这两个方向的涡流补偿情况。

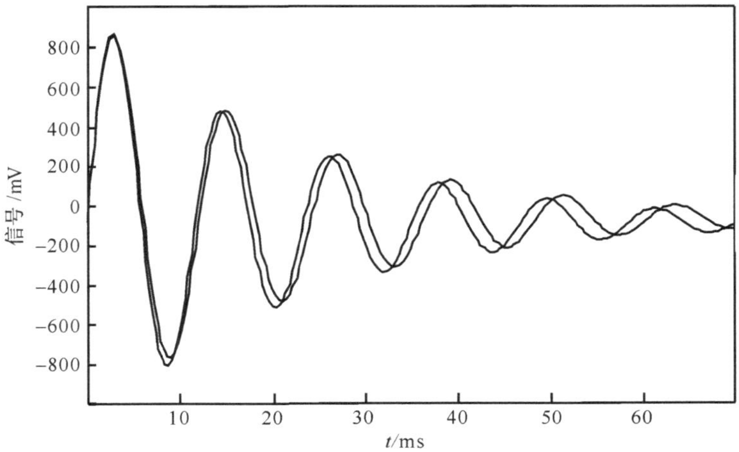

图 30-2 梯度脉冲加入前后的 FID 信号

涡流的影响还有一种更直接的观察方法。这种方法需要在被观察的梯度线圈附近放置一个小检测线圈，并在施加梯度脉冲的同时观察该线圈两端的感应电压。这一感应电压的波形与被扫描物体所经历的梯度场非常近似。当然，这一试验是应由维修工程师来实施的。图 30-3 是涡流补偿(过驱动)校准前后两次测得的梯度电流感应电压曲线。由图可见，校准前梯度波形的上升沿及下降沿均呈弧型且在数毫秒内不稳定，这是梯度场涡流所致。补偿后梯度波形得以改进。

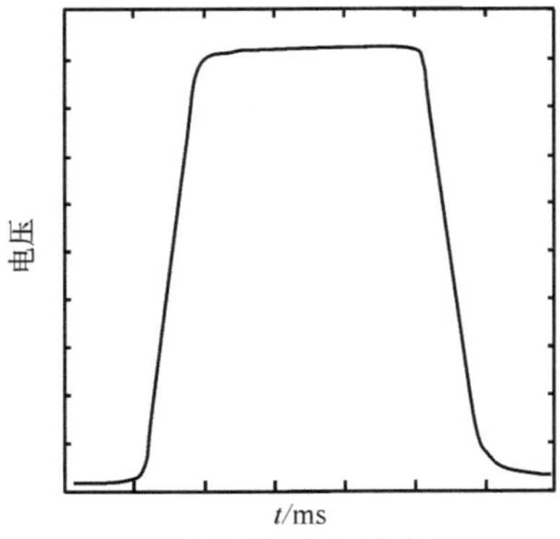

(a)涡流补偿校准前

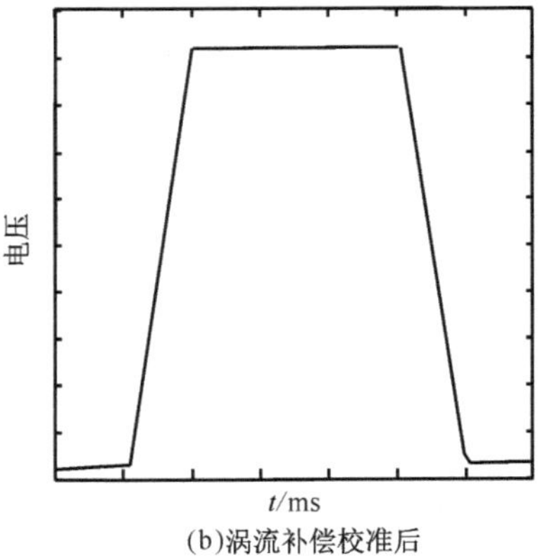

(b)涡流补偿校准后

图 30-3　涡流补偿前后梯度脉冲的波形

五、梯度场强度及线性

梯度场强度有多种测量方法，其中最常用的是间接测量法。这种方法先采用不同的读出梯度(如以 0.625mT/m 为步长)对已知大小的物体(通常为专用体模)进行一系列成像，然后根据对应图像中物体有关方向的像素数来计算读出梯度强度。

设读出方向扫描矩阵的大小为 L_x，数据采集时间为 t_x，则梯度场强的计算公式为

$$梯度场强度=\frac{L_x\times 物体长度方向的像素数}{\gamma t_x\times 物体实际长度} \tag{30-2}$$

式中，当长度和时间的单位分别取 m 和 s、磁旋比的单位取 Hz/mT 时，梯度场的单位便为 mT/m。这种方法已用在多个厂家的 MRI 系统中。

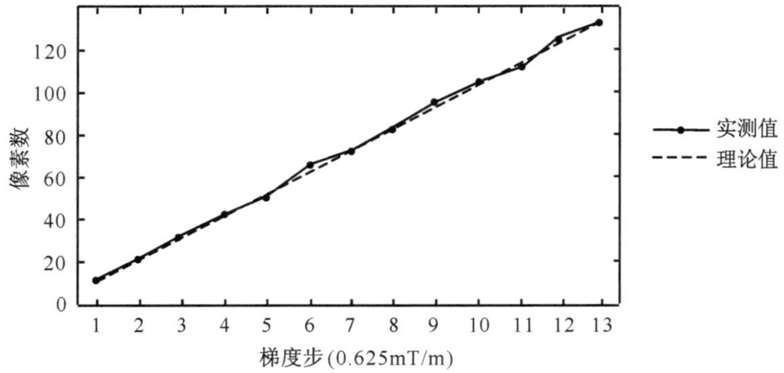

图 30-4　梯度场线性测定结果

将上述测量结果以梯度步为横坐标、像素数为纵坐标绘图，可得图 30-4 所示的读出梯度线性趋势图。图中虚线为梯度线性的理论值，实线为实测值。由于图中两条线重合良好，说明读出梯度尚能满足要求。用类似的方法，可将其余两个梯度分别作为读出梯度进行测量，从而得到所有三个梯度的线性评价图。

上述检测也是每半年进行一次。每次调整或维修梯度子系统后也必须做梯度场的校准。

第三节　信号强度参数的质量保证

信号强度参数包括信噪比、图像均匀性、信号线性、信噪比线性、弛豫时间和质子密度的精度与准确度等，其中信噪比是至关重要的质量保证测量参数，需要经常进行测量和控制。本节重点介绍信噪比的测量方法、影响因素以及它对体模的特殊要求等内容。

一、信　噪　比

1. 质量保证测量中信噪比的定义

我们已在第七章详细讨论了信噪比即 SNR 的有关问题。在那里，SNR 被定义为信号强(幅)度与噪声强(幅)度的比值。在质量保证体系中，由于 SNR 的测量是通过图像进行的，故将信号定义为均匀体模感兴趣区即 ROI 内像素值的平均值与偏移量之差；噪声则被定义为像素值的随机变化量即标准差。这样，SNR 就是一定 ROI 内平均像素值与背景噪声的标准差之比。

SNR 不仅表示低对比度物体的可检测程度，也表示一定背景噪声条件下获取一幅图像所需的最短时间。因此，它是衡量图像质量和机器射频系统工作状态最重要的指标，也是质量保证测量中须经常检测的指标之一。

2. 信噪比的影响因素

SNR 与接收线圈的几何形状、线圈的品质因数 Q、线圈及检测体的温度、线圈负载、信号总增益、静磁场强度 $\boldsymbol{B}_0$(拉莫尔频率 ω_0)、RF 屏蔽、样品的浓度、弛豫时间以及脉冲序列参数等因素均有关。

任何增加信号强度或降低噪声水平的措施，均可提高 SNR、改善图像质量。SNR 的提高，既有利于扫描速度的加快，又有利于图像空间分辨率的提高。

3. 信噪比的测量方法

常用的 SNR 测量方法主要有三种。

1) 单回波自旋回波序列法：先获取一幅体模图像，然后在图像的体模区域内测量平均信号强度、在图像的背景区取一矩形区测量背景噪声。如图 30-5(a)所示。

2) 双回波自旋回波序列法：先在一次扫描中获取两幅图像，分别为体模图像和由 0°翻转角激发所获的背景图像(黑图像)，然后在图像的体模区域内测量平均信号强度，

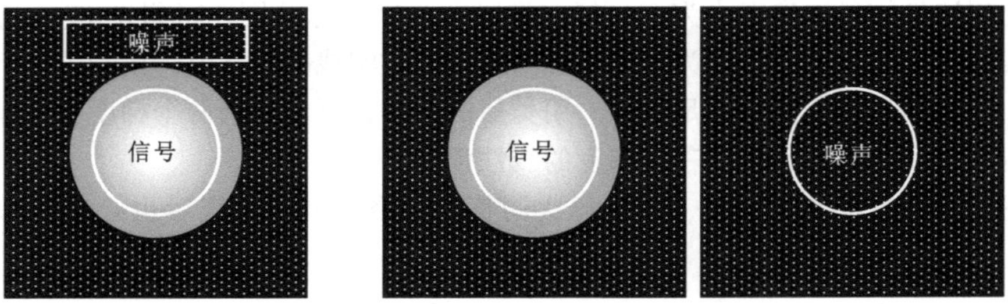

(a)单图像法信号和噪声区的选取　　(b)双图像法信号和噪声区的选取

图 30-5　信噪比的两种测量方法

在黑图像上取一圆域测量背景噪声。如图 30-5(b)所示。

3) 差图像法：先用同样参数进行连续两次测量，然后将得到的两幅原始图像相减，得出第三幅图像即差图像，最后以任一原始图像为信号源、差图像同一 ROI 内各像素的标准差为噪声计算 SNR。其计算公式为

$$\mathrm{SNR} = \frac{\sqrt{2}\,S}{\mathrm{SD}} \tag{30-3}$$

式中，S 为信号强度；SD 为噪声的标准差。式(30-3)中之所以出现系数 $\sqrt{2}$，是因为 SD 来自差图像而不是原始图像之故。这一方法的优点是有效排除了低频噪声对测量结果的影响(伪影信号不随时间而变)。

需要注意的是：①上述几种方法的结果类似但不相同；②在质量保证测量中必须始终采用同一种方法，不可交替使用；③信号测量区即 ROI 的选取不能少于 100 个像素或体模图像面积的 10%，且 ROI 应位于图像中心；④具有明显伪影的图像不能用于 SNR 评定；⑤为了提高准确性，上述每种方法均应重复多次，并计算平均测量结果。

4. 信噪比测量用体模

SNR 的测量应使用标准的均匀体模。不同厂家通常均提供不同的 SNR 测定专用体模，其形状有立方体的，也有柱形的和球形的。

根据 AAPM 的建议，对 SNR 测试体模的基本要求有：①必须由可产生均匀信号的材料构成；②最小成像面边长或直径(D)不得小于 10cm 或者不得小于 FOV 的 80%；③对于单层成像测量，层厚方向的长度(L)不能小于最大层厚的两倍；④对于多层成像测量，层厚方向的长度不能小于总成像容积(层间距与层数之积)与一个层厚之和；⑤其断面形状可以为圆形，也可以是矩形；⑥尺寸不设上限，但当使用大容积液体材料体模时，应充分考虑到温度及机械性能所致伪影对测量的影响。图 30-6 为 AAPM 提出的用于 SNR、共振频率及图像均匀性测定的均匀体模的几何形状。

上述体模中通常填以非导电材料。因此，从电性能方面讲，使用这种体模时测量线圈等效于未加载。尽管这种用未加载线圈进行的测量并不能模拟临床应用，但可用来评价系统噪声。在临床成像中，受检者为主要噪声源。为尽量接近临床实际即尽量模拟人体的电特性，可选用合适的填充材料，使线圈工作于类似人体的电加载特性下。典型的

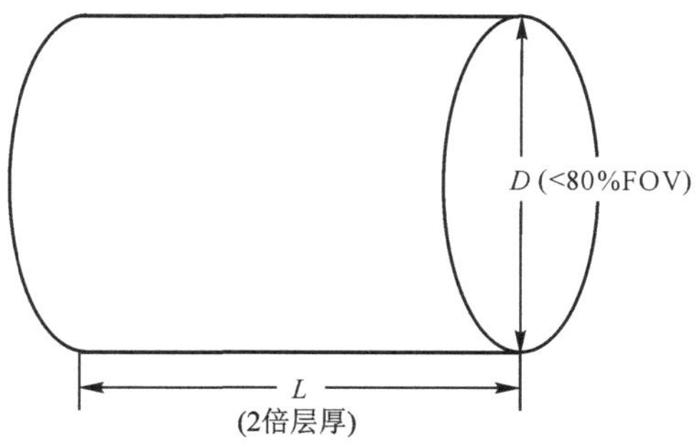

图 30-6　AAPM 推荐的 SNR、共振频率及图像均匀性测定用均匀体模

加载体模通常由位于中央的球形均匀信号产生体模及周围的负载套组成。负载套中充以含盐的导电液以模拟人体的导电性。

除了采用特殊体模外，电负载还可用专门的附件或感性阻尼回路(这种回路还有调整线圈 Q 值的作用)来实现。采用非标的测试物可能给日常的 SNR 检测带来很大方便，但未使用标准的测试物或加载过程时测量结果不能进行比较。电负载对测量非常重要，但目前还没有找到完全满意的解决方案。

NEMA 在其 SNR 标准中已提出了加载测量的要求。

5. 信噪比的测量时机

除了日常质量保证测试外，下述情况下也必须进行 SNR 测量：系统校正(共振频率和翻转角调整等)、射频增益调整、线圈调谐状态改变、射频屏蔽变化、线圈负载变化等。

SNR 之值很难制定统一标准，这是因为它是因机器、体模和扫描条件而异的。也就是说，信号和噪声的测量均有赖于扫描参数和测试条件。SNR 偏差过大往往提示硬件故障。但是，从 SNR 本身很难判断硬件的故障所在。

二、图像均匀性

1. 图像均匀性及其测量

图像均匀性(image uniformity)或图像信号均匀性(uniformity of image signal)是指 MRI 系统在整个成像容积内对具有同一 NMR 特性的均匀成像体产生恒定信号的能力。一般通过图像中整个 ROI 内像素值的变异来反映。具体地说，它是体模断面图像频率和相位编码两个方向上图像信号强度的偏差值。下面给出其计算式。

在图像的体模中心区取一 ROI(不小于体模图像面积的 75%)，并设该 ROI 内的最大和最小像素值分别为 S_{max}和 S_{min}，则信号变化范围 S_{Δ} 和中值 S_m 分别为

$$S_{\Delta} = \frac{S_{max} - S_{min}}{2} \tag{30-4}$$

$$S_m = \frac{S_{max} + S_{min}}{2} \tag{30-5}$$

由此得整体图像均匀性 U_Σ 的计算式为

$$U_\Sigma = \left(1 - \frac{S_\Delta}{S_m}\right) \times 100\% = \left(1 - \frac{S_{max} - S_{min}}{S_{max} + S_{min}}\right) \times 100\% \tag{30-6}$$

图像均匀性的理想值为 $U_\Sigma = 100\%$。同样条件下，FOV 越大图像均匀性越差。一般来说，对于一次 FOV 不大于 20cm 的测量，所得整体均匀性应在 80%以上。

上述公式不能用来计算表面线圈图像的均匀性。

任何 SNR 可达一定值的多层面采集技术均可用于图像均匀性测量。建议将 SNR 大于 80 作为标准来测定图像均匀性。由于 SNR 不够高时将影响测量的准确性，可通过增加采集次数及使用低通滤波等办法来提高 SNR。在低场等 SNR 较小的情况下，图像均匀性测量可能受到限制，这时应首先设法提高 SNR。

2. 图像均匀性的影响因素及体模

影响图像均匀性的因素有：①静磁场均匀性；②RF 场均匀性；③射频穿透特性；④涡流补偿；⑤梯度场线性；⑥线圈的几何形状；⑦射频接收器的响应特性；⑧信号处理技术等。

图像均匀性评价所用体模的特性与 SNR 及共振频率测定所用体模基本相同，但为了防止射频穿透效应，体模中应填充非导电材料。如果要观察 RF 穿透导致的非均匀性效应，则需使用充有导电液的体模单独进行测试。需要注意的是，通过导电材料体模观察到的射频穿透效应并不一定能在人体观察到，这是因为人体组织具有区部隔离效应之故。

三、信号线性

信号线性(signal linearity)是指图像信号强度与受激励的敏感材料即体模填充物浓度之间的线性关系。信号线性的测定需要一种特殊的体模。这种体模内通常镶有一组装有不同质子密度物质的管状容器，因而是一种复合功能体模。

四、信噪比均匀性

信噪比均匀性(uniformity of signal to noise ratio)或图像信噪比均匀性(uniformity of image signal to noise ratio)是指一个成像层面内图像 SNR 的变异程度。其测量采用与 SNR 测量同样的体模和类似的方法。

信噪比均匀性主要用于与层面位置(slice position)和层面平整度(slice flatness)或卷曲度(slice warp)等几何参数一起描述层面的性状。它在日常质量保证测量中应用不多。

五、T_1、T_2、质子密度的精度和准确度

T_1、T_2、质子密度的精度(precision)和准确度(accuracy)是产生磁共振图像对比度

的基本条件。没有这些参数，磁共振图像便失去临床意义。在质量保证中值得控制的主要是上述参数的长期和短期参数。出于科研和临床的需要，有些 MRI 研究中心也对 T_1、T_2 和质子密度的准确度进行测量。其研究结果可供临床对照使用。

第四节　质量保证的几何参数

几何参数是指反映体素空间位置与图像对应关系的一系列参数。常见且在质量保证过程中具有重要意义的几何参数主要有机器的空间线性、图像的空间分辨率、层面厚度、层面位置和层面间隔等。本节不仅介绍几何参数的测量方法，还讨论各种相关体模的结构和用法。最后说明机器硬件所致各种相位相关伪影的检测方法。

一、空间线性

1. 空间线性及其影响因素

空间线性(spatial linearity)是用来描述由成像设备所产生的图像中几何变形程度的参数，而几何变形(geometric distortion)程度是指图像中两点间的距离与被测物体实际尺寸的偏差。几何变形由物体中已知点在图像中移位和图像中任意两点间距离与实际物体不成比例而形成。

MRI 系统中导致图像几何变形的主要因素有：①主磁场非均匀性；②梯度场的非线性；③信号采集不完整等。几何变形与序列的时间参数如 TE 和 TR 无关，也不受信号采集次数的影响。

2. 空间线性测量用体模

空间线性测量必须使用专用体模。这种体模通常采用阵列式结构，即在内部置一已知尺寸和空间位置的几何物体阵列(可称为测试阵)，如孔、管、棒或凹槽等，中间充满可发出 NMR 信号的材料。其体积至少应能占据最大 FOV 的 60%。体模测试阵内的孔、管、棒或凹槽等应在空间有序排列(通常每 1～2cm 设置一个)并要方便测量，其定位尺寸误差不能大于 10%。对体模厚度的要求与其他体模相同，即用于单层成像的体模其厚度应大于最大层厚的两倍，用于多层成像的体模其层厚方向的长度不能小于总成像容积(层间距与层数之积)与一个层厚之和。另外，体模内还应设计定位标记。

空间线性测量体模的阵列类型很多。图 30-7 给出了两种空间线性测量用体模的几

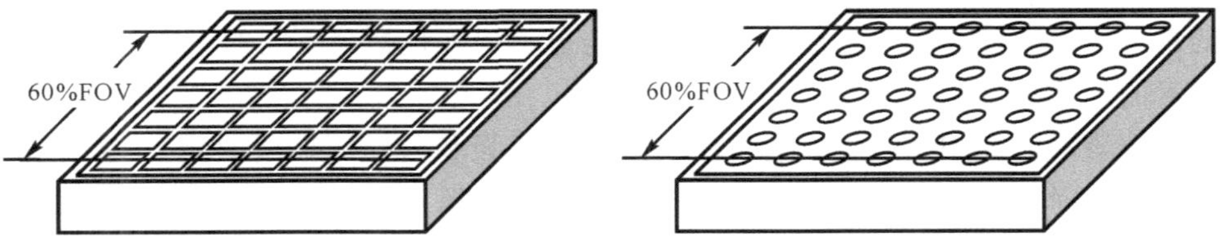

(a)垂直槽阵列空间线性测量体模　　(b)圆柱孔阵列空间线性测量体模

图 30-7　空间线性测量用体模的几何构成

何结构，其中图 30-7(a)和图 30-7(b)所示体模分别采用垂直槽阵列和圆柱孔阵列，二者的槽和孔均开在聚丙烯基板上，内容物为 NMR 信号发生材料。

3．空间线性的测量

空间线性测量应使用多层成像序列，并取最大成像矩阵采集数据，以得到最大的空间分辨率。建议采用大 FOV 进行成像，这样最容易观察图像的几何变形程度。由于 MRI 是一种容积成像技术，故空间线性的评价须分别在三个互相垂直的平面内进行。如果用特制的三维体模，则数据可在一次定位后分多方向扫描采集；如采用单层扫描体模，则需进行三次定位、三次扫描来获取三个方向的数据。如果临床上经常进行斜面成像，则空间线性的评价还应包括倾斜方向在内。

图像获取后，便可在图像内取任意两点测量其距离(设像素分辨率不是几何变形的主要影响因素)。为保证计算和测量的准确性，两个测量点不能取得太近(须大于 10 个像素)。设实际的和图像中观察到的两点之间距离分别为 D_{true}和 $D_{observed}$，则相应的几何变形程度 GD 可表示为

$$GD = \frac{D_{true} - D_{observed}}{D_{true}} \times 100\% \tag{30-7}$$

此外，根据 NEMA 的建议，图像的几何变形程度还可用柱形体模进行测定。与上述方法不同的是，扫描需进行多次以便从多幅体模图像中测量多个观察直径。这时，几何变形程度 GD 为观察直径的偏差 $D_{deviation}$与体模实际直径 D_{true}之比。设观察到的最大直径为 D_{max}、最小直径为 D_{min}，则相应的几何变形程度 GD 为

$$GD = \frac{D_{deviation}}{D_{true}} \times 100\% = \frac{D_{max} - D_{min}}{D_{true}} \times 100\% \tag{30-8}$$

空间线性既可以在 MRI 系统中直接进行测量，也可以输出胶片后从胶片上测量，但二者反映的信息有所不同：前者仅代表 MRI 系统本身的空间特性，后者则代表了 MRI 视频系统和胶片系统的综合信息(包含了影像输出设备的非线性)。

一般情况下，当用 25cm 以上的 FOV 进行测量时，几何变形程度小于 5%就可以接受。

二、空间分辨率

1．空间分辨率及其影响因素

空间分辨率(spatial resolution)是在无明显噪声干扰的条件下度量成像系统物体分离能力的指标。需要注意的是，数据采集矩阵与显示矩阵是两个不同的概念，因为后者可通过像素的内插或复制使其扩大。

空间分辨率的影响因素主要有 FOV(由梯度场强和采样周期所决定)、数据采集矩阵、图像重建时使用的滤波器等。例如，为了提高信噪比采用某种函数对原始数据进行滤波处理时固有的空间分辨率就可能降低；快速梯度开关引起的涡流也能在成像区域内造成分辨率的不均匀损失等。在 2D 傅里叶变换成像法中，频率编码和相位编码方向的采样和滤波是各自独立的，因而这两个方向的分辨率并不相同。

在图像处理中，分辨率是通过点扩散函数(PSF，point spread function)、线扩散函数(LSF，line spread function)或调制传递函数(MTF，modulation transfer function)等数学方法进行定量描述的。然而，日常 MRI 系统的质量保证测试中却采用根据测试物体(体模)的图像进行直观评估的方法，因为上述数学方法并不实用。

2. 空间分辨率测量用体模

用于直观评估空间分辨率的体模也为阵列状。它可有棒阵、条阵和圆孔阵等多种构成形式，因而体模横截面上的信号产生面为圆形或矩形。从工艺技术来看，用棒或条的结构比在聚丙烯基板上开槽或打孔容易制作。因此，现在的空间分辨率测量体模仅采用棒阵和条阵两种结构。相比之下，条阵比棒阵更方便，因为条阵体模图像的最高分辨率可直接用线对来表达，而棒阵体模不能。体模内条或棒通常等间隔排列，并使信号产生区与非信号区等距。体模在层面方向的厚度至少应为扫描层厚的两倍。

图 30-8 和图 30-9 分别为棒阵体模的立体图和条阵体模的横断面图。由图可见，两种体模信号产生阵列的每行各 5 个信号产生单元，中间被 4 个与信号产生单元同宽的非信号区所分隔。两种体模信号产生阵列的行数不等。图 30-9 中还标出了阵列各行信号产生单元的尺寸(分别为 2.00mm、1.50mm、1.25mm、1.00mm、0.75mm 和 0.50mm)和两个独立信号产生单元的尺寸(分别为 3.00mm 和 5.00mm)。

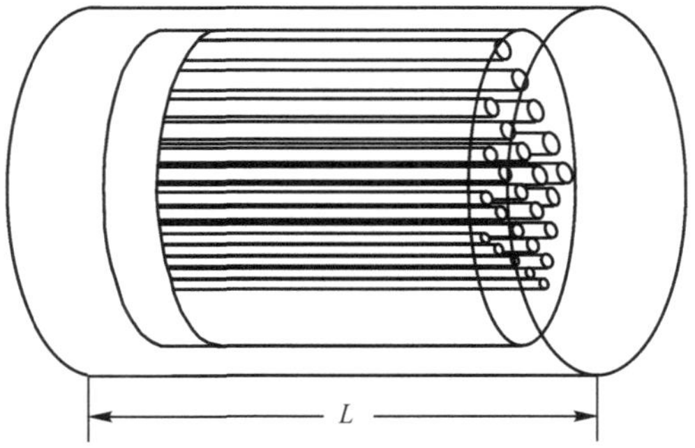

图 30-8　空间分辨率测量用棒阵体模的立体图

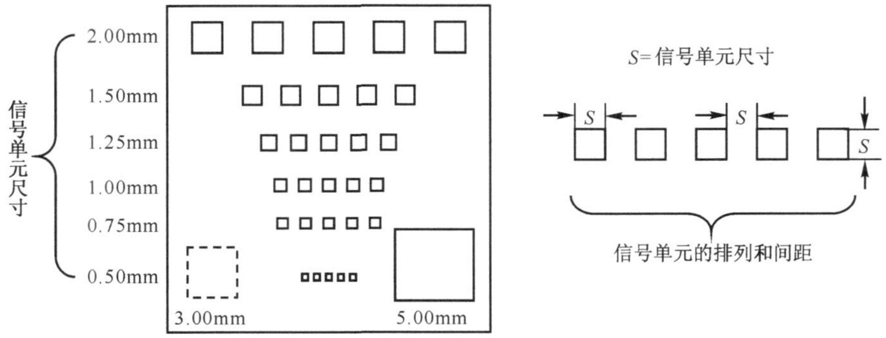

图 30-9　空间分辨率测量用条阵体模示意图

3. 空间分辨率的测量

首先将体模定位于磁体物理中心并使其垂直于扫描平面，然后任选一多层扫描序列获取体模图像以测量空间分辨率。为得到足够的 SNR，一般取 5～10mm 层厚。由于频率编码和相位编码两个方向的分辨率不一定相同，测试应分别在这两个方向进行，即必须进行两次单独扫描。

空间分辨率的图像评价用目测法，主要是观察图像中可分辨的最小体模信号单元阵列。体模信号单元阵中每行 5 个信号单元被 4 个间隔区所分割，其图像应能分辨。观察时还应调整图像的窗宽窗位，使之最有利于观察。当采用条阵体模时，分辨率的测量结果由可分辨的最小信号单元的尺寸(mm)表示(也有用线对表示的)。

在同样扫描条件下，重复测量所得空间分辨率应保持不变，且其值为像素尺寸的大小。例如，一次 FOV 为 256mm、采集矩阵为 256×256 的扫描，其分辨率应为 1mm，这时在图像中应能分辨尺寸为 1.00mm 的体模信号单元。

三、层　　厚

1. 层厚及其影响因素

层厚(slice thinkness)的定义为成像层面轮廓线的半高宽。而层面轮廓线本身是垂直于层面的位置函数，因而它也是对图像信号有贡献的变量。实际上，层厚表达的是层面方向选择性激发过程的有效性。由于图像信噪比随层厚呈线性变化，故层厚又是 SNR 的决定因素之一。

层厚的影响因素有静磁场的均匀性、梯度场的均匀性、RF 场的均匀性、激发和信号读出过程中层选脉冲的共面性(coplanar)、TR/ T_1 比值、RF 脉冲波形和激发回波等。显然，它与 RF 激发的精确性和成像序列关系密切。层面选择的目的，是仅从一个矩形剖面内获取 NMR 信号，但实际得到的层面形状则完全不同。

2. 层厚测量用体模

层厚的测量有两种方法，一是从倾斜薄层块信号产生材料的图像上直接量取，二是先从倾斜楔形板(信号产生材料)中测量边界响应函数再计算结果。因此，层厚的测量仍需要专用体模。

用于评估层厚的体模种类较多，但大多数采用不同的斜面作为信号产生单元，如斜平面、锥面、螺旋面等。作为例子，这里介绍一种典型的层厚测定体模即交叉高信号斜面(HSR，crossed high signal ramp)体模，如图 30-10 所示。由图可见，HSR 体模由一对交叉斜面(设其交角为 θ)组成。图中 θ 为 90°，故成像层面与每个斜面的交角为 45°。为了精确测量层面轮廓的形状，HSR 体模的两个斜面必须非常薄(理想情况下应为无限薄)，一般在被评价层面厚度的 20%以下选取。由于这种薄斜面体模产生信号的能力较弱，故测量时须采取一定措施以提高图像的 SNR，如增加信号采集次数等。体模的长度 L 仍须大于最大层厚的两倍。另外，体模中间用一定位棒来指示二斜面的交叉点。成像时，如果层面与交叉点重合，则图像中两个斜面可与定位棒完全对准。

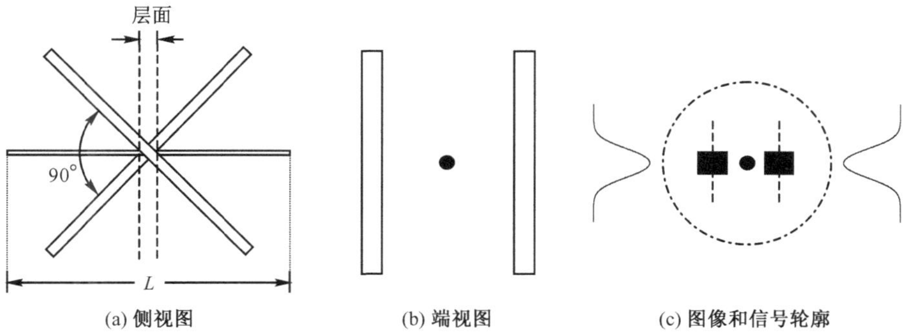

图 30-10 层厚测量用交叉高信号斜面(HSR)体模

分析图 30-10 所示体模结构可知，对于 HSR 体模，如要评价更薄的层面(厚度小于 3mm)，可用增加斜面交角 θ 和减少斜面厚度两种办法。一般说来，斜面交角为 90°(与成像层面相交 45°)的 HSR 体模，可测厚度小于成像层厚 20％的层面。也就是说，如果被评价层厚为 5mm，则选取 1mm 厚的斜面即可。这时的测量误差将小于 20％。

3. 层厚的测量

层厚的测量在专用体模的图像上进行。可以通过任何多层成像序列来采集图像数据，但要求序列采用最大扫描矩阵，并使 TR 大于体模填充材料 T_1 值的 3 倍。另外，为保证获得足够的 SNR，可适当增加采集次数。获得图像后，层厚应在图像的中心及周围等处取点测量。设体模两斜面的交角为 θ，则采用 HSR 体模时 FWHM 的计算式为

$$\mathrm{FWHM}=\frac{(a+b)\cos\theta+\left[(a+b)^2\cos^2\theta+4ab\sin^2\theta\right]^{\frac{1}{2}}}{2\sin\theta} \tag{30-9}$$

式中，a 和 b 分别为两个斜面信号强度轮廓线的 FWHM。信号强度轮廓线的获取采用所谓选层回波法，即在层面选择方向同时施加一个标准的选择性 90°及 180°脉冲，并在读出梯度的作用下采集信号，则结果回波经傅里叶反变换后的图像即为所需的层面轮廓线。由此可见，参数 FWHM 是由两个交叉斜面共同决定的。当 θ 为 90°时，上述计算式可简化为

$$\mathrm{FWHM}=\sqrt{ab} \tag{30-10}$$

在保证一定测量精度的前提下，对于 5mm 以上的层厚，其测量误差只要在±1mm 范围内就是可以接受的。

四、层面位置和层间隔

1. 层面位置和层间隔及其影响因素

层面位置(slice position)是指层面轮廓线 FWHM 中点的绝对位置，而层间隔(slice separation)指的是相邻两个层面位置之间的距离。层面位置是由外部定位设备如激光定位灯或内部层间距共同决定的。层面位置和层间隔的影响因素主要有定位设施的准确性、梯度场均匀性、RF 场均匀性、选层脉冲的非共面性和静磁场的均匀性等。

2. 层面位置和层间隔测量用体模

测量层厚的体模大多数均可用来进行层面位置或层间距的评估，如 HSR 体模。但是，这些体模表面或内部要求具有定位标记，以便与外部定位设施配合进行物理定位。HSR 体模双斜面之间的定位棒就是一种定位标记。

3. 层面位置和层间隔的测量

可以通过任何多层成像脉冲序列获取层面位置和层间隔的测量图像。由于体模斜面的倾斜度已知，故测量图像中的体模影与体模真实斜面的位置和倾斜度一一对应。利用这些图像测量层面位置即层面轮廓线 FWHM 中点的原理如图 30-11 所示。图中的 D_2、D_3 均为层面轮廓中点到定位棒中心的距离，该距离分别与层面位置 O_2、O_3 有关。设成像前已将体模斜面的交叉点精确定位于磁体物理中心，则对于 45°的斜面，从定位棒中心至层面轮廓线中点的距离将与层面距磁体中心的距离相等。对于斜面交角为 θ 的双斜面体模，两个层面位置(图中与层面 1 的距离)的计算式分别为

$$O_2 = \frac{D_2}{\tan\frac{\theta}{2}} \tag{30-11}$$

$$O_3 = \frac{D_3}{\tan\frac{\theta}{2}} \tag{30-12}$$

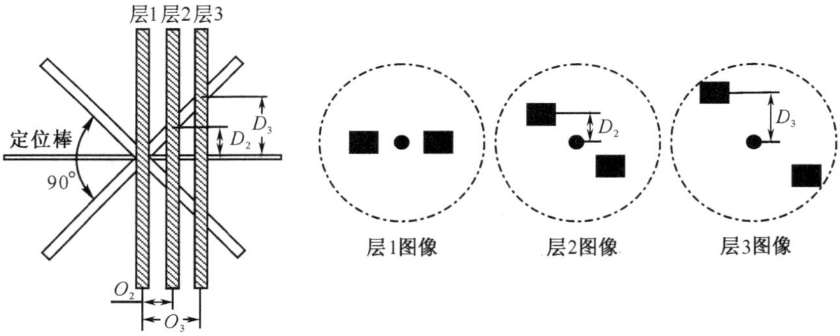

(a) 体模及层面取向　　(b) 图像中的测量

图 30-11　层面位置和层间距的测量示意图(HSR 体模)

需要注意的是，所有测量均应沿磁场物理中心和成像平面中心的连线方向进行。对层面位置测量精度的要求为±2mm(采用外部定位标记)。

五、相位相关伪影

1. 相位相关伪影及其影响因素

在 MRI 中，相位相关伪影(phase-related artifact)是指特定空间位置内出现的非正常图像信号。一般情况下，其图像表现为已知无信号区内信号强度的异常增加。相位相关

伪影可由下述原因引起：相位编码梯度稳定性变差、选层 RF 脉冲合成过程中出现的正交相移调整错误和接收时出现的正交相移解码错误等。通常将相位编码梯度和 RF 发射、接收正交相移错误在图像中的表现称为重影(ghost)或重影伪影。

2. 相位相关伪影测量用体模

典型的正交相移检测体模如图 30-12 所示。根据 AAPM 的建议，体模直径 D 至少为 10cm，厚度 L 不小于成像最大层厚的 2 倍。由图可见，在体模 FOV 面的 45°方向上非对称的嵌有一个信号产生柱，不妨称其为真实物体。真实物体的大小没有统一规定，通常在 2～5cm 范围内选取。此外，体模上还置有一些定位标记。

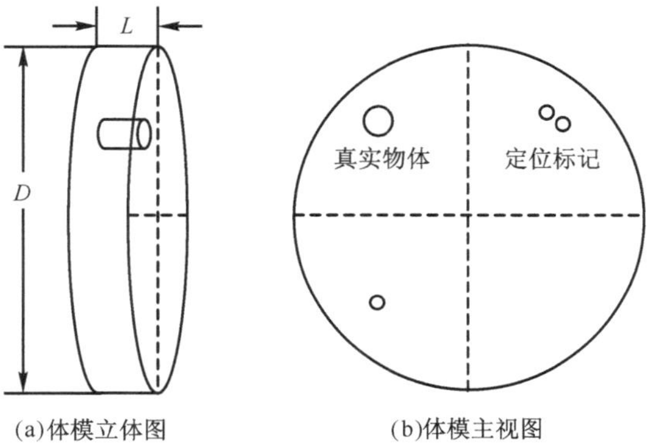

图 30-12　正交错误检测体模

3. 相位编码错的测量

相位编码错的测量图像可用任一多层成像序列采集。如果使用图 30-12 所示体模，相位编码错误将导致图 30-13(a)所示的重叠图像，这是典型的相位编码伪影。图中的重影像起源于真实物体，并沿相位编码方向呈柱状分布。如果交换相位编码和频率编码方向，伪影信号的分布亦随之改变。分别从真实物体像和信号最强的重影区中取 ROI 测量其平均信号强度值(称为 ROI 值) S_{true}和 S_{ghost}，则相位编码错的误差 E_{phase}可表示为

$$E_{phase} = 1 - \frac{S_{true} - S_{ghost}}{S_{true}} \times 100\% \tag{30-13}$$

4. 接收正交错的测量

任一多层成像序列均可用来获取接收正交错测量用图像。成像时体模定位于磁体物理中心，并使多层成像序列的中心层面通过体模中心。图像获取后取正中层面评价接收正交错所致伪影。如果使用图 30-12 所示的体模，接收正交错误将导致图 30-13(b)所示的重影图像。由图可见，接收重影出现在与真实图像对称于坐标原点的位置上。分别从真实物体像和重影像中取 ROI 测量其 ROI 值 S_{true}和 S_{ghost}，则接收正交错的误差 $E_{receive}$可表示为

$$E_{receive} = 1 - \frac{S_{true} - S_{ghost}}{S_{true}} \times 100\% \tag{30-14}$$

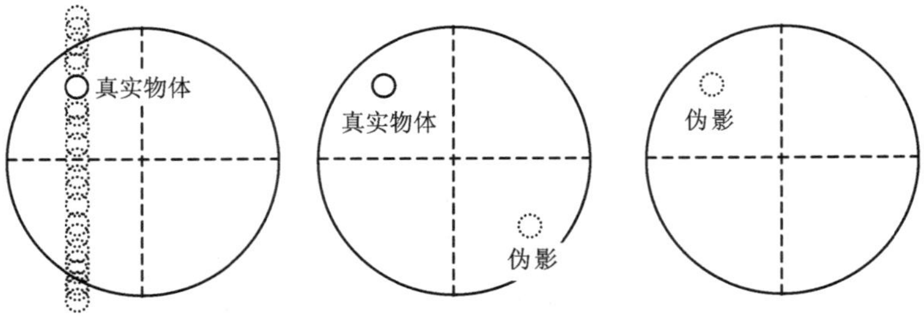

(a)相位编码错(相位编码方向)　(b)接收正交错(中心层面)　(c)发射正交错(非中心层面)

图 30-13　相位相关伪影的图像表现

5. 发射正交错的测量

任一多层成像序列均可用来获取发射正交错测量用图像。成像时体模仍定位于磁体物理中心。与接收正交错测量不同的是，这里不利用其中心层面，而仅用距中心层面 5cm 左右的层面进行评估。如果使用图 30-12 所示体模，发射正交错误将导致图 30-13(c)所示的重影图像。由图可见，发射重影出现在真实图像的镜像位置上，即它至磁体中心的距离与真实物体距磁体中心的距离相等，但各自位于磁体中心两侧。也就是说，二者表现在位置相关但不同位置的图像中。举例来说，位于磁体中心左上方＋5cm 处的真实物体产生的发射正交伪影将出现在磁体左上方－5cm 处。分别从真实物体像和重影像中取 ROI 测量其 ROI 值 S_{true}和 S_{ghost}，则发射正交相移错的误差 $E_{transmit}$可表示为

$$E_{transmit} = 1 - \frac{S_{true} - S_{ghost}}{S_{true}} \times 100\% \tag{30-15}$$

一般情况下，接收与发射正交相移错的成像与评估是分别进行的。但是，如果使用更复杂的体模，则发射与接收错误的测量可同时进行。

相位相关误差越小越好。通常情况下，上述 E_{phase}、$E_{receive}$和 $E_{transmit}$等 3 个指标小于 5%便可接受。

六、直流偏置错

直流偏置错是由于 MRI 时域信号在进行傅里叶变换时不适当的低频分量尤其是直流分量在图像中心导致的高信号像素或低信号像素。

用相位相关错同样的方法和体模获取观察图像，然后目测其伪影。典型的直流偏置错往往表现为图像正中单一的强信号点(如果出现数据溢出可表现为黑信号点)。

在一个性能良好的成像系统中是不应该出现直流偏移误差的。

第五节　质量保证计划

反映 MRI 系统工作状态的指标或参数很多。对这些指标和参数的全面测试仅在机器验收阶段进行，日常质量保证工作中进行的测量和控制都比较简单。但是，一个好的质量保证计划在维护机器稳定性和敏感性中的作用是不可低估的。质量保证计划一旦制定，就得一丝不苟地执行。执行过程中还可不断改进，使之日趋完善。不同的用户其 MRI 设备和测试条件也不同，就不可能套用相同的质量保证计划。本节讨论有关质量保证计划的内容。

一、测量参考值

质量保证测量的目的实际上是检测机器参数相对于参考值的变化量。这些参考值有些是制造商在 MRI 设备出厂之前设置好的，有些是在现场调整后确定的。但无论如何，所有参数在机器验收过程中均需用户和商家共同认定。参考值不是一成不变的。随着部件的老化或性能的下降，每隔一定时间参考值又需重新调整。例如，射频系统的核心部件为射频管，它的性能下降时发射功率就会受到影响，这时就需要重新调整其工作点。因此，质量保证计划的第一步，是在整机优化运行的前提下建立一套可行的参考值。

大多数质量保证的参考值是因机器而异的，因而还没有一个适用于所有系统的通用标准。

二、测试指标和方法的优选

一个好的质量保证计划主要有两个标准，一是测试的指标是最重要的或者是利用率最高的；二是使用的测试方法是最敏感的或测试所需的时间是最短的。不进行回顾性观察，或者说不利用的指标测了意义也不大。质量保证的指标还必须是能在常规条件下测量并可进行经常性重复测量的指标。另外，质量保证观察的最好都是量化指标，这样便于记录和比较。既敏感，测试又简单即不占用太多时间的方法当然最佳。

三、质量保证计划的内容

质量保证计划包括日测试、月测试和年测试三部分。

1. 日测试

日测试规定每天质量保证工作所必须测定的内容。其目的是通过少数几个关键指标观察机器的稳定性，并为趋势分析积累数据。日测试的时间一般安排在早晨开机后正式开始检查病人之前。检测内容侧重于一些重要但不耗时的指标。因此，准备一个合适的体模，尤其是复合功能体模是非常重要的。例如，一个可同时用于 SNR、层厚、空间分辨率及空间线性等指标测量的体模就非常便于常规质量保证的测定。

一般选多层面的自旋回波序列进行测试扫描。为了不占用太多的时间，取 5 个 10mm 厚的连续层面用头线圈进行成像即可。取 TE＝15ms、TR＝300ms 进行 T_1 加权成像可进一步节省时间。每天必须对体模进行标准横轴位、矢状位和冠状位三个方向的扫描和评估。也可每天仅对三个标准切面之一进行轮流扫描测量，这样每三天可检测一次各个方向的梯度。成像前结合体模的定位注意观察检查床的运动。扫描开始前还要检查自动调谐过程及系统频率、发射及接收的调整过程。

需每天记录的指标有：共振频率、RF 发射功率、SNR、可观察到的层厚、可观察到的空间分辨率和图像的几何变形情况等。

2. 月测试

月测试规定每月需定期测试或观察的内容。其目的是全面了解机器的运行状况并进行一月来的趋势分析，以便及时发现故障，必要时还应进行一些调整。因此，月测试的指标多为测试比较复杂和费时的指标。月测试一般在机器的维修日进行。

月测试要详细检测的指标有层面形状或轮廓、层面的偏移量、空间的均匀性和线性等。其中层厚和层面位置偏移量使用交叉斜面体模、空间均匀性使用均匀性体模、空间线性使用线性测量专用体模。

3. 半年或年测试

半年或年测试规定相应时间内必须进行测量或调整的指标内容。其目的为发现故障隐患并根据趋势分析的结果调整机器的工作状态。它通常与年保养和检修同时进行。

每半年或一年内必须进行测试的指标有：梯度强度及其线性、涡流补偿和主磁场均匀性等。

除了上述内容外，质量保证计划中对参加质量保证测试的人员及其责任范围都要有明确的规定。

主要参考文献

林意群，康立丽，余晓锷等. 1997. 磁共振成像设备的状态检测和临床照片评估. 中华放射学杂志，33(1)：131～135

赵海涛，刘满生等. 2000. 磁共振成像设备的质量控制检测. 第四军医大学学报，21(Suppl)：147～149

Grant David M，Harri Robin K. 1996. Encyclopedia of nuclear magnetic resonance (Volume 1：Historicalperspectives). New York：John Wiley & Sons

Henkelman R Mark. 2000. Whole body magnetic resonance artifacts. Methods in biomedical magnetic resonance imaging and spectroscopy. Chichester UK：John Wiley & Sons Ltd

Higgins C B，Hricak H，Helms C A. 1992. Magnetic resonance imaging of the body (Second Edition). New York：Haven Press

Lerski R A. 1993. Trial of modifications to European MRI test objects. Magn Reson Imaging，11：835～839

Lerski R A，Straughan D W，Walker P M. 1988. Multi-center trial with protocols and prototype test objects for the assessment of MRI equipment. Magn Reson Imaging，6：201～214

NessAiver Moriel. 1997. All you really need to know about MRI physics. Baltimore，MD，United States：Simply Physics

Podo Franca. 2000. Quality control and quantification in whole body MRI and MRS. Methods in biomedical magnetic resonance imaging and spectroscopy. Chichester UK: John Wiley & Sons Ltd

Price R R, Axel L, Morgan T et al. 1990. Quality assurance methods and phantoms for magnetic resonance imaging: report of AAPM nuclear magnetic resonance task group No 1. Med Phys, 17(2): 287～295

Walker P M, Balmer C, Ablett S et al. 1989. A test material for tissue characterization and system calibration in MRI. Phys Med Biol, 34: 5～22

Woodward Peggy, Freimarck Roger. 1995. MRI for technologists. New York: McGraw-Hill Information Services Company

Young Ian R. 2000. Methods in biomedical magnetic resonance imaging and spectroscopy. Chichester UK: John Wiley & Sons Ltd

第八篇　磁共振成像系统与环境的关系

第三十一章　磁共振成像系统的生物效应

进行 MRI 检查时，受检者被置于静磁场、梯度磁场和射频场三类场的辐射之中。从理论上讲，上述任一种场都将产生相关的生物学效应。几十年来，这种生物效应有无临床意义，即 MRI 是否安全的问题，一直为人们所关注。其实，关于 MRI 生物效应的研究从来就没有停止过，其报告无计其数。但是，目前还不能得出 MRI 对机体存在潜在危害的结论。或者说，还没有理由认为它是“有损”的。这方面的课题有待于深入地研究。本章综述 MRI 对人体可能造成的各种影响，即多年来人们在 MRI 生物效应研究方面取得的成果。

第一节　概　　述

MRI 是根据生物体磁性核(氢核)在磁场中的表现特性进行成像的高新技术。近 20 年来，它得到了飞速的发展。超导技术、磁体技术、低温技术、电子技术和计算机等相关技术的最新研究成果均在 MRI 系统中得到了应用。相比之下，MRI 的生物效应研究却远远滞后了。其原因主要有以下几个方面。

1)生物效应的研究难度大。MRI 的生物效应可由静磁场、梯度磁场和 RF 电磁场引起。相对来说，上述三者单独作用时的生物效应还比较容易观察，但复合作用的结果是很难进行评价的，因为梯度场和射频场的生物作用与所用的脉冲序列甚至脉冲参数有极大关系。另外，有些动物实验的结果并不能直接应用于人体，这使动物模型的采用受到一定程度的限制。例如，人和动物的体温调节机制是完全不同的，因而通过某种动物的体温变化来研究 MRI 的温度效应就不是很有意义。

2)生物效应的影响因素多。在 MRI 系统中，有可能导致生物效应的三种场均受多因素影响。例如，研究 MRI 的温升效应时至少受到环境温度、环境湿度、磁体内的通风条件、受检者的体温调节机能、温度计的性能(主要是电磁性能)和放置点、所用的场强、在磁体内滞留的时间(扫描时间)、记录体温的时间等因素影响。这也是不同研究报告中出现相反结果的原因。

3)MRI 系统千差万别。目前全世界有 MRI 系统 2 万余台，场强从 0.1T 到 4.7T (或更高)不等。一般来说，不同场强的机器其梯度场大小也不同。另外，不同厂家产品的射频发射功率、RF 波的形状等均有所不同，这给研究结果的横向比较或引证带来了困难。对于同一种机器来说，研究资料或临床数据的积累需要相当长的时间。

4)硬件发展过快。出于商业目的，许多新技术的生物效应尚未开始评价就已在临床应用。而这些技术大都是在加大梯度系统工作量即加快梯度脉冲变化速度、增加 RF 发射量的基础上开发的，如 EPI 技术和各种快速成像技术。毫无疑问，如果存在有害的生物效应，这些新的成像技术将是最严重的。应该说，这方面目前的市场准入条件过宽。美国食品和药物管理局(FDA，the U. S. Food and Drug Administration)、英国国家放射保护委员会(NRPB，the National Radiology Protection Board)等机构所执行的有关MRI的条款还是若干年前所制定的。

5)窗口效应的存在。生物效应的窗口效应(window effect)，是指那些仅在一定的电磁波谱范围内才出现的生物反应。它广泛存在于有关射频辐射的生物效应过程中。由于MRI系统的场强和射频频率之间为线性关系，故静磁场和RF场的生物效应均存在窗口效应。实际上，目前为止的所有MRI生物效应研究实验都是在特定的“窗口”中进行的，亦即其实验结果不能任意推广。

正因为上述诸多原因，使MRI生物效应的研究甚至表述都变得很复杂。但是，这一领域的工作还将继续。从目前的观察资料(仅限于1.5T以下的场强)中可以得出这样的结论：常规MRI成像不会给人类健康造成任何有临床意义的威胁。它对于人体健康的影响远远小于X射线CT。也就是说，MRI是安全的。另一方面，生物效应的存在又是肯定的，有必要深入地进行评价。

在研究方法上，必须对静磁场、梯度场(波形、上升时间、变化率、脉冲宽度和占空比)、射频场(频率、功率)进行比较精确的计量。对于RF电磁场，还要对大剂量、临床模拟剂量或低水平的慢性照射剂量等加以定义。此外，对于MRI来说，仅对三种场的某一方面所致生物效应进行观察是不够的，而需要对三种场的综合生物效应进行评估。这是MRI生物效应研究所面临的新课题。

对文献中所报道的研究成果要仔细地加以分析。一般来说，实验室取得的成果不能直接应用于人体或临床MRI中。这是因为电磁辐射与生物组织的相互作用与器官或受检体的大小、解剖位置、照射时间长短、组织的敏感性等诸多因素相关，而不同作者在实验中所采用的生物系统是不可能完全相同的。

第二节 静磁场的生物效应

静(主)磁场 $\boldsymbol{B}_0$ 是磁共振成像系统的重要组成部分。随着超导磁体技术的日益成熟，它的场强有不断提高之趋势。但是，静磁场对生物体的影响至今没有完全阐明，表明超高场(3T以上)对人体影响的资料就更少。为此，美国FDA和英国NRPB分别将成像的最高场强限制在3.0T和2.5T以内。FDA还明确规定，因场强超过规定限值而造成的一切后果由MRI制造商承担。在静磁场的生物效应明确之前，追求超高场成像只能限制在实验室中进行。

一、温度效应

静磁场对哺乳动物体温的影响称为温度效应(temperature effect)。它是MRI技术出现后最早受到关注的生物效应之一。但是，多年来由于存在磁场使体温升高、磁场不影响体温甚至磁场使身体某些部位的体温下降等多种观点，温度效应曾经成为文献报道中最令人费解的一个方面。然而，它正好说明这一方面的研究曾经是多么活跃。现已证明静磁场对人的体温不产生影响。下面列举一些实验结果，以说明温度效应的研究历程。

有人对0.1～1.5T磁场中的体温变化进行了连续观察，得出的结论是静磁场内人体不同部位的体表温度有升有降：浅静脉表面的皮肤温度升高 2.0℃，而肌肉表面的区域降低达 5℃。还有人在研究温度效应问题时将器官体温在静磁场中的升降与其在磁场中的方向联系起来。在这类资料中，大多数作者都认为体温的升高还与场强有一定的依赖关系。例如，有人通过对实验鼠的研究，证实 0.4～8.0T 范围内其皮肤和直肠温度都随场强而增高。

哺乳动物的体温在磁场中发生变化的原因也是众说纷纭。有作者解释说，体内的生物分子和多肽等具有抗磁性多向异性特点，当强大的磁场强度使它们重新取向时便发生体温的波动。还有人试图将磁场对外周血流的影响联系起来阐述。然而，上述理由似乎都不太充分。持相反意见的观点将静磁场中观察到的体温变化归结为环境条件变化、所用动物本身体温不稳定以及温度测量仪表在磁场中精确度受到影响等因素。事实上，进行这类实验时环境条件的确难以控制，例如磁体室内整个采样阶段的温度、湿度及磁体孔洞内的通风情况等。某些方法学上的问题，也是导致错误结果的原因。例如，静磁场会对传统的测温仪器产生影响，这种影响可通过塞曼效应(Zeeman effect)而起作用，使温度计的读数发生偏差。该偏差不仅与场强成正比，而且可随磁场的变化重复出现。再如，初步的观察资料对数据未进行令人信服的统计分析。

1989 年，富兰克(G. S. Frank)等人采用荧光温度计，在更精确的实验和环境条件下对 1.5T 磁场中人体的体温变化进行了测量。这种荧光温度计以很小的、不导电的磷荧光体作为温度探头。它在 4.7T 以下的场强中不受磁场影响(无塞曼效应)，其温度精确性可达±0.1℃，是一种理想的磁场测温仪器。在富兰克的实验中，测量深部体温的探头置于舌下(令被检者闭嘴)，测表面温度的探头分别固定于小腿、大腿、胸、前臂、上臂、前额和腹部。每分钟记录一次数据，共进行 20 min 的连续观察(基本上相当于一次 MRI 扫描的时间)。将 6 个受试者在磁场内外的体温测量值分别进行方差分析后证实，在静磁中至少 20 min 内人体的深、浅体温均无明显变化。由于该实验所用的测温方案比较科学，其结果很快被广泛接受。

二、磁流体动力学效应

磁流体动力学效应(magnetohydrodynamic effect)是指由磁场中的血流以及其他流动液体产生的生物效应。在静磁场中它能使红细胞的沉积速度加快、心电图发生改变，并有可能感应出生物电位。

血液中的血红蛋白是氧的载体。它的活性成分为血红素。由于血红素含有一个铁离子(血红素铁)，使它具有一定的磁性，但这种磁性与血红蛋白的氧合水平有关：氧离血红蛋白有非常大的磁矩，表现为顺磁性；氧合血红蛋白则没有磁矩或顺磁性效果。氧离血红蛋白的顺磁特性，有可能使血液中的红细胞在强磁场(包括强梯度场)中出现一定程度的沉积。沉积的方向取决于血流在磁场中的相对位置。由于动、静脉血含氧量不同(血红蛋白的氧合水平不同)，沉积的程度也稍有不同。根据这一原理，人们用场梯度实验成功地分离了血液。

血液在磁场中的沉积现象又叫静态血磁效应。但是，在体内正常循环的血液中却观察不到这种沉降现象。原因是血液的流动可以完全阻止血细胞的沉降，或者说它足以抵消红细胞微弱磁性所致的沉降加速度。因此，在通常的成像场强下，静态血磁效应可以不加考虑。

静磁场和心血管系统的相互作用是一个令人感兴趣的问题。很早以前就有人发现，静磁场将在心血管系统中诱导出生物电位。该生物电位与血流速度、脉管直径、磁场强度、磁场和血流方向的夹角以及血液的磁导率等因素有关，且在肺动脉和升主动脉等处最明显。当血液流速为 0.65m/s、主动脉直径为 2.9cm 时，主动脉两端的生物电位可达 16mV/T。生理学的研究表明，心肌去极化的阈值电压约为 40mV，相当于 3T 的磁场中产生的血流电压。这可能是高场中容易出现心律不齐或心率降低等变化的原因。心血管系统在磁场中的上述变化称为动态血磁效应。

现在已经肯定磁场中 ECG 将发生变化，其主要表现为 T 波的抬高以及其他非特异性的波形变化(如小尖头波的出现等)。图 31-1 就是分别在磁体外、磁体孔洞中心(未扫描)以及磁体孔洞中心(开始扫描)三种情况下记录的 ECG。所用的磁场为 1.5T。ECG 的变化在这里看得非常清楚。实际上在 0.1T 的低场下也能观察到 ECG 波形的改变。也就是说，场强对 ECG 的影响不是非常明显。目前将上述情况归结为生物电位变化的结果。

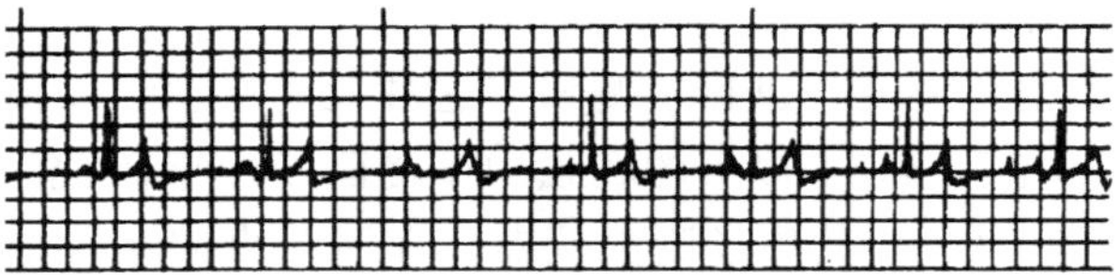

(a)距磁体中心1.5m处的ECG

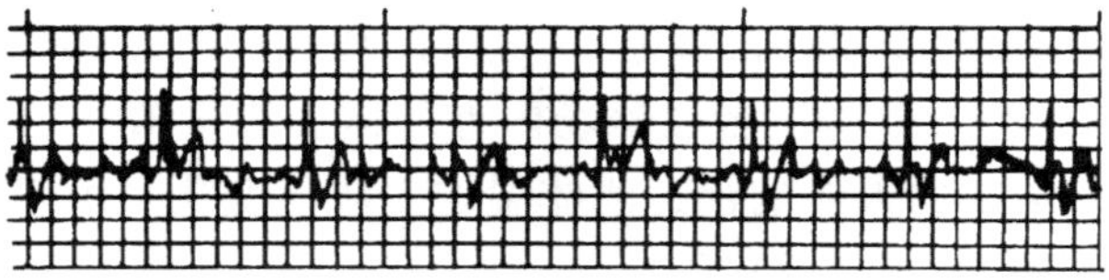

(b)磁体中心的ECG

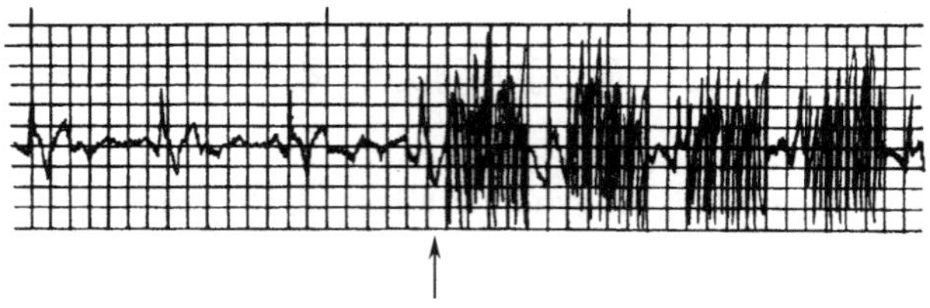

(c)扫描对ECG的影响

图 31-1　静磁场对 ECG 的影响(1.5T)

在心脏学中，T 波幅的抬高被认为是心肌梗死、心肌缺血或钾中毒的表现。但在 MRI 中，由静磁场引起的 ECG 变化并不伴随其他心脏功能或循环系统的功能不全，因而一般认为没有生物风险。然而，对于有心脏疾患的病人，有必要在 MRI 检查中监测 ECG 的变化。

三、中枢神经系统效应

神经信息的传递是一种电活动。因此，完全有理由认为，磁场可能对神经电荷载体或传导过程产生影响。如果干扰发生在轴突或有突触联系的神经接头部位，就会引起神经活动的误传导。也就是说，磁场干扰有可能转变为突触处乙酰胆碱和去甲肾上腺素等神经递质的释放。但在很早就进行的神经-肌肉标本与磁场关系的研究中没有发现阳性结果。

同静磁场的温度效应一样，有关神经系统效应的文献中也出现了相互矛盾的信息：有的研究组声称，静磁场对中枢神经系统的功能和结构都有显著影响，而另一些研究组则证明它无任何作用。相对来说，这方面的临床资料并不多，因而是一个需要进一步研究的领域。目前公认 3.0T 以下的静磁场对人的中枢神经系统没有明显不良影响。

由此可见，急性、短期地暴露于 3.0T 以下的静磁场中对人体不会产生明显的生物学影响。但是，1990 年以后全世界出现了多台 4.0T 以上的 MRI 系统。大多数志愿者在这种超高场系统中出现眩晕、恶心、头痛、口中有异味等主观感觉。显然，超高场磁体可导致人体某种显著的生理变化。超高场的生理效应基础以及应采取的对策等都是需要进一步研究的课题。

第三节　梯度磁场的生物效应

一、梯度场及其感应电流

综上所述，3.0T 以下的静磁场对人体不会产生太明显的生物效应。但是，梯度场的情况就大不相同。梯度磁场是一种时变场。根据法拉第电磁感应定律，变化的磁场在导体中将感应出电流。人体组织作为导体，当穿过它的磁通量发生变化时同样会产生电流。梯度场的这种感应电流是其生物效应的主要来源。

梯度场变化引起的法拉第感应电流在人体内部构成回路。因此，越是靠近机体外周的组织电流密度越大(作用半径大)，而越接近身体中心的组织电流越小。电流通路还因组织类型的不同而异，脂肪和骨等低电导的组织将改变感应电流的方向。另外，如果组织的导电性能很好，感应电流还会进一步加大。

梯度场只在扫描时产生，且工作在开关状态，即脉冲状态。感应电流就是梯度场高速切换的产物，它的大小与梯度场的切换率、最大磁通强度(梯度场强度)、平均磁通强度、谐波频率、波形参数、脉冲极性、体内电流分布、组织细胞膜的电特性和敏感性(导电性)等诸多因素均有关系。脉冲的各种参数都是由序列进行编码的，因而不同序列产生的感应电流大小就不同，随之而来的生物效应也就不同。典型的梯度场为 10～15mT/m，上升时间是 0.5～1.0ms，对应的磁场变化率为 1.5～3T/s(磁体中心附近)。在标准的成像技术中，梯度场每隔 10～50ms 变化一次，因而体内感应电流的频率为 100～20Hz。

需要补充指出的是，不仅梯度场的开启会在被检者体内感应出电流，静磁场中运动的导电物体也会产生电流。因此，病人被送入磁体的过程中体内有感生电流出现。

二、梯度场的心血管效应

强电流对心血管系统的作用为直接刺激血管和心肌纤维等电敏感性细胞，使其发生去极化过程，引起心律不齐、心室或心房纤颤等。有计算表明，当 17μA 以上的直流电通过心脏时，就会发生心室纤颤。一般将皮肤(感觉)神经或外周骨骼肌神经受到刺激(抽搐或收缩)看作心律不齐或心室纤颤出现的先兆。

三、磁致光幻视

据计算，当磁场变化率为 1T/s 时，每平方厘米组织范围内产生的感生电流还不足 1μA，而神经活动的电流密度高达 3000μA/cm^2。可见常规 MRI 检查时组织内产生的感生电流非常小。但是，当梯度变化率加快，并使组织电流密度达到 300μA/cm^2 左右，即达到神经活动电流密度阈值的 10%时，就有可能导致误动作。因此，组织中比较显著的感应电流对生物组织有害无益。

梯度感应电流在神经系统的主要表现是所谓视觉磁致光幻视。磁致光幻视(magnetophosphene)又叫光幻视或磁幻视，是指在梯度场作用下受检者眼前出现闪光感或色环的现象。这种现象目前被认为是电刺激被检者视网膜感光细胞后形成的视觉紊乱，是梯度场最敏感的生理反应之一。光幻视与梯度场变化率和静磁场强度均有关系，且在梯度场停止后自动消失。进行常规 MRI 检查（1.5T 以下）时，梯度场的变化率在 20T/s 以下，产生的电流密度也不足 3μA/cm^2，因而不出现这种幻视觉。但当双眼暴露于 4.0T 的静磁场中时，梯度场的变化(20～40Hz)很容易使正常人产生磁幻视。

四、梯度场的有关安全标准

美国 FDA 和英国 NRPB 是两家权威的梯度场安全标准发布机构。FDA 安全标准的基本内容是，MRI 扫描过程中病人所经受的梯度场变化率不能达到甚至超过使外周神经出现误刺激的阈值，且至少要有三倍以上的安全系数。具体标准为：①最大梯度场变化率$\left(\frac{dB}{dt}\right)_{max}$在 6T/s 以下。②对于轴向梯度(G_z 梯度)，设梯度脉冲的波宽(对于矩形梯度脉冲)或半波宽(对于正弦梯度脉冲)为 r，则在 $r\geqslant120\mu s$ 时，$\frac{dB}{dt}$必须小于 20T/s；当 $12\mu s < r < 120\mu s$ 时，$\frac{dB}{dt}$应小于$\left(\frac{2400}{r}\right)$ T/s；当 $r\leqslant12\mu s$ 时，$\frac{dB}{dt}$须小于 200T/s。③对于横向梯度$\left(G_x、G_y\right)$，$\frac{dB}{dt}$要小于轴向梯度上限的 3 倍。可见该标准是将梯度脉冲的脉宽和变化率联系起来定义的：脉宽 r 越大，允许的变化率就越小。英国 NRPB 仅规定 10ms 以上的交变磁场不得超过 20T/s。

常规 MRI 检查的梯度场一般不会超出上述标准。但是，EPI 系统及各种单激发技术中所使用的梯度场更快、波形更复杂，因而容易超出 FDA 的安全标准。这是它们的生物效应需要进一步评价的原因。

第四节　射频场的生物效应

人体是具有一定生物电阻的导体。因此，当人体受到电磁波照射时就有将其能量转换为欧姆热的能力。实践表明，MRI 扫描时 RF 激励波的功率将全部或大部被人体所吸收，其生物效应主要是体温的变化。下面讨论这方面的问题。

一、射频能量的特殊吸收率

为了定量说明 RF 场中组织吸收能量的情况，早期的研究者定义了特殊吸收率(SAR，specific absorption rate)这一指标。所谓 SAR，是指单位质量生物组织中 RF 功率的吸收量，其单位为 W/kg。它是对组织中电磁能量吸收值或 RF 功率沉积值的度量。因此，SAR 又表示每秒钟传递 RF 能量的多少，是一种速率。SAR 又有局部 SAR(local SAR)和全身 SAR(global SAR 或 whole body SAR)之分，它们分别对应于局部组织和全身组织平均的射频功率吸收量。

在 MRI 中，SAR 的大小与共振频率(静磁场强度)、RF 脉冲的类型(90°或 180°)、重复时间和脉宽、线圈效率、成像组织容积、组织类型(电特性)、解剖结构等许多因素有关。其中，RF 脉冲的参数是由所用的扫描序列决定的。MRI 检查中，组织吸收的电磁能大部分转换为热能的形式放出。因此，温度效应被认为是 RF 场最主要的生物效应。但是，RF 照射引起的实际组织温升还决定于照射时间、环境温度以及被检者自身的温度调节功能(表浅血流量、出汗率等)。

SAR 的计算和建模都非常复杂。早期曾使用均匀圆柱体或球体模型，即将人体成像组织简化为均匀的圆柱体或球体来计算 SAR。也有采用非均匀椭球模型的。计算中还要考虑到 RF 波的入射方向、入射波长、发射功率、穿透深度和组织的几何形状等因素。如果组织的相对尺寸大于波长，则射频能量大部分在组织表面被吸收；如果它的尺寸小于波长，RF 波的穿透便增多、射频功率的吸收就减少。当组织的尺寸等于波长的一半时，RF 功率的吸收量最大。这一峰值吸收功率对应的 RF 频率就是共振频率。在 RF 线圈中设置法拉第屏蔽，就可使被检体内射频功率的吸收量大大减少。

美国国家标准协会(ANSI，the American National Standards Institute)和 FDA 对人类接受电磁波的安全剂量都有规定。按 ANSI“人类接受射频电磁场(300kHz～100GHz)的水平”自愿标准(C95.1-1982)推荐，接受连续电磁波辐射时，全身平均 SAR 不能超过 0.4W/kg。美国 FDA 制定的 RF 电磁场安全标准为：全身平均 SAR≤0.4W/kg 或每克组织的 SAR 空间峰值≤8.0W/kg。

二、辐射“热点”及温度“热点”

辐射或温度的“热点”是一个关于射频-温度效应的理论问题。据推导，在受限导体模型中，任何时间电流的集中都会引起射频功率的不平均分布，从而导致射频辐射的“热点”(hot spot)。于是有人推测，MRI 扫描中的 RF “热点” 必然导致温度 “热点” 的存在，因为 RF 辐射主要被外周组织所吸收。为了证实这一点，有作者用温度描记图研究了全身 SAR 条件下 MRI 的体温变化模式。MRI 检查采用 1.5T 的扫描仪，全身平均 SAR 定为 3.4W/kg。实验要求每个受检者接受长达45min的 MRI 射频照射，并在 MRI 检查前、后各测取一幅温度描记图。结果表明 MRI 检查中人体内不出现温度 “热点”。作者认为，这可能与机体的温度调节系统对温度负载进行了重新分布有关。该现象现在被称为体表温度的涂抹效应(smearing effect)。

目前还不能排除 MRI 可在机体内部形成温度 “热点” 的可能性。

三、射频场对体温的影响

MRI 扫描中 RF 波所传送的能量首先由组织吸收，然后以热的形式放出，使体温得以提高。体温升高的程度与多种生理、物理及环境因素有关，如 RF 照射时间的长短、能量沉积的速率、环境温度和湿度的高低、病人体温调节系统的状态等。我们在前面已经说明，静磁场与体温无关。因此，MRI 检查时病人体温的变化完全是射频场作用的结果。

早在 MRI 出现之前，就有了 RF 照射下人体体温变化的研究资料。但是，这些资料只检测人体的热觉或者某种 RF 透热疗法的疗效，且观察对象往往很局限，其结果不能直接用在 MRI 中。近几年来，MRI 扫描过程中射频功率吸收情况的研究进行得较多，并取得了一定的成果。结果表明，扫描中组织的温升主要来自磁感应，而电场的贡献几乎可以忽略。因此，它将在体表取得最大的欧姆热，而在体内中心处的温升接近于零。例如，为了了解生物体不同深度的温度变化情况，有人对一个无籽西瓜(直径24cm)进行了 MRI 扫描。实验磁场为 1.5T，其工作频率约为 64MHz，当时的环境温度和相对湿度分别为 20.5℃和 45%。于扫描前、后分别将温度探头插入该西瓜不同深度测量温度变化。图 31-2 是本实验的测量结果。显然，扫描后西瓜不同深度处的温升有所不同，接近西瓜核心(距表面 9cm)处的温度变化幅度最小。实验采用了 1.0W/kg 和 2.5W/kg 两种 SAR，可以发现二者的温升差别显著。这一温度分布模式已经为许多水

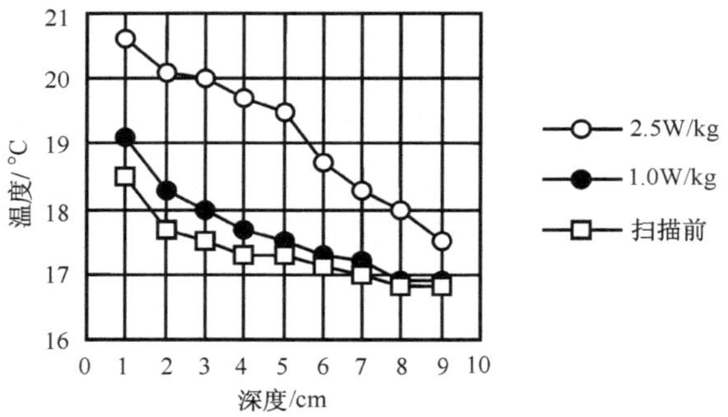

图 31-2　RF 波所致温升与深度的关系

模甚至人体的实验结果所证实。

有人用不受电磁场干扰的荧光温度探头，对 MRI 扫描后人的体温变化进行了精确测定。使用的 SAR 高达 4.0W/kg(为 FDA 标准的 10 倍)。结果表明扫描后体温的升高没有统计学意义。MRI 扫描可导致皮肤温度的显著升高，但作者认为此升高不构成临床有害影响。结果揭示，美国 FDA 制定的 SAR 限值(0.4W/kg)，对于体温调节机能健全的人来说未免太保守了。但是，对于老年受检者、各种原因所致的发热患者、糖尿病人、心血管病患者、肥胖病人等体温调节机能有可能受损的病人，接受高 SAR 值扫描时的生理反应过程则需要进一步评价。另外，由于钙阻断剂、β 受体阻断剂、利尿药、血管舒张剂等药物有可能影响机体的体温调节功能，当这些药物的使用者进行 MRI 检查时就必须注意其体温的变化。

需要强调的是，用任何实验动物都不可能模拟出与人体充分接近的温度调节机制来。正因为这样，类似的动物实验结果就不能简单地照搬于人体。

四、射频场最易损伤的器官

人体中散热功能不好的器官，如睾丸、眼等对温度的升高非常敏感。因此，这些部位是最容易受 MRI 射频辐射损伤的部位。实验室研究结果示，如果射频照射产生的热量使阴囊或睾丸组织的温度上升至 38～42℃，就有可能对睾丸功能造成伤害，例如，减少或停止生精、精子活力下降、细精管功能退化等。有人对志愿者 MRI 检查过程中的阴囊温度(代表睾丸内温度)进行了测量，采用的全身平均 SAR 为 1.1W/kg。他们记录到的阴囊表面最高温度为 34.2℃(变化范围为 2.1℃)，这显然低于造成睾丸功能伤害的温度阈值。但是，高烧、精索静脉曲张等病的患者，如果已经存在精子减少的症状，则 MRI 检查对阴囊的过量加热可使某些症状加重，甚至造成暂时地或永久地不育。

眼属于血供较差(眼内血管分布少)的器官，因而它的散热很慢。动物实验证实，眼或头部急性、近距离的 RF 照射容易导致白内障。这是因为当射频场足够强、照射时间又足够长时，热能使眼组织受到破坏的缘故。但是，将鼠置入磁体中，用大大超过临床成像水平的 RF 照射量进行 MRI 实验，仍未发现鼠眼有明显的损伤。当然，这一结果并不能证明 MRI 的 RF 脉冲对人眼无害。

有作者对 MRI 受试者的角膜温度直接进行了测量，使用的局部 SAR 达 3.1W/kg。在采用头线圈的情况下，该实验测得的最高角膜温度及其变化范围分别为 34.4℃和 1.8℃。由于动物模型证实的白内障发生温度阈值(近距离急性照射)为 41～55℃，因而作者认为使用头线圈的临床 MRI 成像一般不会造成眼组织的热损伤。但是，高 SAR 的 MRI 检查或长时间的 MRI 检查所致热效应是一个需要进一步研究的课题。

主要参考文献

赵喜平．2000．磁共振成像的评价．仪器仪表学报，21(5，增刊)：31～33，40

赵喜平．2000．磁共振成像的特点及其局限性．中国医学影像技术，16(7)：102～104

赵喜平．2000．磁共振成像系统的原理及其应用．北京：科学出版社

赵喜平，郑崇勋，吕　娟．1998．磁共振成像的安全性．第四军医大学学报，19(Suppl)：78～80

朱小平，苏学曾．1987．磁共振成像入门．上海：同济大学出版社

宗贤钧，朱跃龙，宗　晔．1987．生物医学中的核磁共振成像．杭州：浙江大学出版社

Athey T W. 1989. A model of the temperature rise in the head due to magnetic resonanse imaging procedures. Magnetic resonance in medicine, 9: 177～184

Gulch R W, Lutz O. 1986. Influence of strong static magnetic fields on heart muscle contraction. Phys Med Biol, 31(7): 763～769

Higgins C B, Hricak H, Helms C A. 1992. Magnetic resonance imaging of the body(Second Edition). New York: Haven Press

Merritt C R B. 1987. Magnetic resonance imaging—a clinical perspective: imaging quality, safety and risk management. RadioGraphics, 7(5): 1001～1016

Patton J A. 1994. MR imaging instrumentation and image artifacts. RadioGraphics, 14: 1083～1096

Planert J, Modler H, Vosshenrich R. 1996. Measurement of magnetic-related forces and torques moments affecting medical instruments, implants, and foreign objects during magnetic resonance imaging at all degrees of freedom. Medical Physics, 23(6): 851～856

Slichter C P. 1978. Principles of magnetic resonance. Second revised and expanded edition. New York: Springer-Verlag Berlin Heidelberg

Shellock F G, Morisoli S, Kanal E. 1993. MR procedures and biomedical implants, materials, and devices: 1993 update. Radiology, 189: 587～599

Shellock F G, Schaefet D J, Crues J V. 1989. Exposure to a 1.5-T static field does not alter body and skin temperatures in man. Magnetic resonance in Medicine, 11: 371～375

Wood M L, Bronskill M J, Mulkern R V et al. 1993. Physical MR desktop data. J Magn Reson Imaging, 3(S)

Woodward Peggy, Freimarck Roger. 1995. MRI for technologists. New York: McGraw-Hill Information Services Company

第三十二章　磁共振成像系统的安全性

MRI系统是当代最先进、最复杂、最昂贵的医疗设备之一。它的核心为一数千高斯乃至几特斯拉的磁体。在如此高的场强作用下，磁体附近的铁磁性物体极易受到吸引而造成机器或人员的伤害。另外，受检病人体内的各种金属植入物也可能在磁场的作用下移位、发热或丧失功能。因此，除了生物学效应以外，MRI的安全性也是一个值得注意的问题。本章主要讨论与静磁场有关的安全知识，也介绍梯度系统的噪声对人体的损害及其预防办法等。

第一节　铁磁性投射物

一、投射效应

目前临床MRI系统的静磁场场强多在0.3～3.0T之间。即使是低场系统，其场强也在地磁(约0.05mT)的数千倍以上。这种强磁场的潜在危险性首先来自所谓投射效应。

投射效应(projectile effect或missile effect)特指在强磁场作用下铁磁性物体从磁体以外的地方以一定速度投向磁体的现象。它实际上是磁体强大吸引力的外在表现。通常将受到铁磁性效应作用的物体叫做铁磁性投射物(projectiles)。它可以从远处，甚至从毫无准备的人手中以非常快的速度“飞”向磁体，从而造成人员或机器的伤害。铁磁性投射物既可以是缝衣针、别针、螺丝刀、扳手等小物体，也可能是氧气瓶、吸尘器、工具箱等大物体。磁体的场强不同，铁磁性投射物“飞”向磁体时的加速度也就不同。

投射效应是MRI系统最大的安全性问题之一。对美国100台MRI系统安全性的调查结果显示，有20%的设备曾发生过铁磁性投射物事故，所造成的伤害或损失严重程度不一。但是，通过严格的管理，投射物伤害事故还是可以避免的。在这一方面，要求所有进出磁体室的人员树立牢固的安全意识非常重要。此外，有必要在磁体室入口处安装可调阈值的金属探测器。

二、磁场对物质的作用

物质在磁体附近受到的磁力(magnetism-related force或attractive force)可以用专门的仪器进行测量，其结果是区分物质磁性强弱的依据。由于物体在磁体中心受到的磁力为零，磁力大小的量取可以以此为参考点。波兰勒特(J. Planert)等人曾对45种常用外科手术器械和病人体内植入物在1.5T磁体附近受到的磁力进行了研究。根据测量结果，他们将常用金属器械分为弱磁性(包括非磁性)、中等磁性和强磁性三类，它们在磁场中受到的磁力分别为0～0.2N、0.2～1.0N和1.0N以上。其中弱磁性器械只占受检器械总数的31%(仅5%为非磁性)，而中等磁性和高磁性的物体分别占据了总数的36%和33%。上述分类对于正确认识投射效应的危害性具有指导意义。但是，分类本身并不能代表物体潜在的伤害程度。例如，如果将磁力并不大但很锋利的手术刀带至磁体附近，其投射效应带来的危险性并不亚于其他磁力较大的物体。

不同形状的投射物在向磁体靠近的过程中还会受到一种力矩的作用，称为磁扭矩(torque moments)。根据波兰勒特等人的研究，物质的磁性还可根据它在磁场中受到的扭矩大小而分类。他们确定的三类物质的磁扭矩分别为0～0.2N•cm(弱磁性)、0.2～1.0N•cm(中等磁性)和1N•cm以上(强磁性)。

三、常见铁磁性投射物

在MRI的磁场中，一切铁磁性物体都可能成为投射物而造成伤害。典型的铁磁性物质往往含有铁的成分，但镍和钴等元素也具有较强的铁磁性。它们同样可以成为铁磁性投射物。显然，磁性越强的物体，其投射效应就越明显。

MRI磁体附近可能出现的铁磁性投射物主要有外科手术器械、氧气瓶、医疗仪器(尤其是各种监护仪器)、担架、轮椅以及受检者随身携带的各种金属物品等。小刀、金属拉链、金属纽扣、指甲刀、钢笔(圆珠笔)、钥匙、硬币、饰物、发卡、手表、打火机、手机、传呼机、助听器等是最容易被病人误带入磁体的随身铁磁性物体或金属物品。需要注意的是，非铁磁性金属物品虽然不产生投射效应而造成某种伤害，却能形成金属伪影而干扰图像。

如果误将强铁磁性的氧气钢瓶推入磁体室，则发生灾难性事故的可能性是存在的。因为在投射效应的作用下，氧气钢瓶将以一定的加速度“飞”向磁体。该加速度足以使钢瓶上的气阀损坏而造成氧气的泄漏。这时MRI系统的破坏是肯定的，且有发生爆炸的可能。

大部分军用器械都是铁磁性物质，如枪械、钢盔等。有人对6种小口径步枪在1.5T磁场中的安全性进行了研究，证明它们在距磁体几英尺之外均受到磁体强大的吸引力。在将它们从磁体中心向外拉的过程中，发现两种枪支出现可重复性击发，而这种击发不是击锤动作的结果，而是强磁吸引力直接作用于扳机所致。原文作者推测，如果手枪不是放入磁体，而是在投射效应的作用下“飞”向磁体，则每种误入磁体室的手枪都有走火的可能。

总之，为了防止铁磁性投射物对机器和人身安全的威胁，MRI室应建立一整套安全防范措施。例如，磁体室维修作业必须使用专门的无磁工具，并注意铁磁性工具和无磁工具不能混放；每次重新励磁前都要详细清理现场，以免遗留铁磁性物品；在磁体室入口处设置明显的警示标志等。

第二节　体内植入物

不仅磁体附近的铁磁性物体会因投射效应而造成某种程度的伤害，MRI受检者体内的各种铁磁性物体也会在磁力和磁扭矩的作用下发生移位或倾斜。此外，MRI的射频电磁波还有可能使植入体内的某些电子设备失灵。下面详细讨论上述体内金属异物及植入物的安全性问题。

一、体内植入物

体内植入物(implants and devices)泛指通过各种渠道进(置)入体内并长期驻留体内的异物(包括某些具有特殊功能的机械或电子器件)。弹片、铁砂、假牙、动脉夹、人工髋关节、人工股骨头、人工血管、心脏起搏器或除颤器、人工心脏瓣膜、人工耳蜗、神经刺激器、骨增长刺激器、植入性药物泵、探查电极、避孕环或其他宫内节育器等是最常见的体内植入物。根据体内植入物在磁场中的表现，一般可将其分为铁磁性和非铁磁性两大类。非铁磁性植入物又有金属性和非金属性之分。

体内具有非铁磁性植入物的患者是可以接受 MRI 检查的。但是，如果这类植入物为金属性，它可在图像中导致严重的金属伪影。而植有铁磁性植入物的病人一般来说是不宜接受 MRI 检查的，除非有资料表明该铁磁性植入物在磁场中的倾斜程度或位移都很小。

随着生物材料和生物医学工程技术的高度发展，体内植入物的种类日益增多。有专家建议，为了保证 MRI 设备和受检者的安全，有必要在任何生物材料和植入产品上标明其 MRI 兼容性，同时应提倡使用非铁磁性材料生产各种人工生物替代品。在此之前，应对现有植入物的磁特性作出评价，以便给临床 MRI 检查提供参考资料。

已有很多人对各种体内植入物、植入材料及器件的静磁场特性(磁扭矩、磁吸引力等)进行了研究，并有大量文献发表。谢洛克(F. G. Shellock)等人对来自 80 多个研究报告的结果(使用的静磁场为 0.147～4.7T)进行了归纳整理，从而以列表的形式给出了多达 338 种常用植入物的磁特性(原文载于 1993 年第 189 卷的“Radiology”杂志，587～599 页)。这些植入物可分为动脉瘤钳、止血钳、活检夹、颈动脉血管夹、牙科材料、人工心脏瓣膜、血管支持物、眼内植入物、耳内植入物、矫形外科植入物、导管等类。谢洛克等人的资料表明，大约有 1/3 的体内植入物将在静磁场中发生偏斜或移位。由此可见，体内植入物也是 MRI 安全性的重要方面。

除此之外，谢洛克还对那些虽然是铁磁性的，但在磁场中位移很小或所受磁力并不大的植入物作了特别说明，指出具有这类植入物的患者是可以接受 MRI 检查的。因此，一概将铁磁性植入物看作 MRI 禁忌症的观点并不一定全面。需要指出的是，他们所列举的生物材料或植入物多为美国市场上的产品，而我国自制的产品目前还没有详细的观察资料。

二、体内植入物的安全性

MRI 对铁磁性体内植入物的影响主要表现在以下几个方面：①位置变化。即在静磁场的强磁力及磁扭矩作用下体内植入物的转向或移位。②功能紊乱。也就是电子植入器件受到射频场的干扰而失去全部或部分功能。③区部温升。是指扫描时过大的梯度场感应电流使植入物发热的现象。上述影响可造成某种程度的生理损伤，如机械移位将导致组织拉伤和内出血、区部温度升高有可能使组织灼伤等。因此，在对病人体内植入物的磁特性还缺乏了解的情况下，进行 MRI 检查必须非常慎重，否则有可能造成不堪设想的后果。例如，如果强磁场使脑动脉瘤治疗中放置的动脉夹移动甚至脱落，问题就非常严重。

现代心脏起搏器是一种植入式(一般埋入皮下)电子刺激器件，用于产生异常心脏所需的兴奋脉冲。其输出电极直接刺激心肌，以维持心脏的正常节律。它常用不锈钢外壳封装，其质量在 50～70g 之间。静磁场和 RF 场都可能干扰人工心脏起搏器的正常工作。但是，由于心脏起搏器的种类很多、性能各异，它在 MRI 扫描时受影响的程度和表现也就大不相同。总起来说，MRI 使心脏起搏器失效或停搏的原因可归结为位置移动、继电器闭锁或损坏、探测回路失灵、程序紊乱、异步操作模式禁止、电磁干扰过大以及引线感应电流的冲击等。此外，起搏器的电极引线如同一根天线，在梯度场和/或射频波的作用下可感应出相当大的电流，引起房颤、室颤或灼伤心肌的危险性是存在的。

人体内的良导体植入物也非常有害。这是因为它不仅能在梯度场的作用下感应出电流，也能在人体进入磁体时通过其相对运动(切割磁力线)而产生电流。当这种植入物内的感应电压足够大，且当它与另一导体距离很近时还可能产生电弧放电。在美国，感应电流造成病人伤害的报告已经时有所见。

在动物眼内放入 0.1mm×0.1mm×0.1mm～3.0mm×1.0mm×1.0mm 范围内的若干金属异物进行实验的结果表明，2.0T 的磁场中只有大小为 3.0mm×1.0mm×1.0mm 的异物发生了旋转运动，但并不造成损伤。因此，眼中只有足够大的金属异物才会导致生理损害，而这种规格的异物用普通的 X 射线检查术完全可以发现。

除了上述潜在的损害以外，金属植入物(铁磁性或非铁磁性)还使局部磁场的均匀性发生改变，以至于因破坏组织的物理位置与频率的对应关系而扰乱图像，形成所谓的金属伪影。图像被扰乱的程度取决于该植入物的磁化率、几何形状、取向以及它在体内的位置，同时与所用的扫描序列有关。有些非金属的植入物也可导致伪影，这是梯度场涡电流作用的结果。

三、体外铁磁性支持物

接受 MRI 检查的病人有时还可能携带各种铁磁性支持物(固定物)，如颈托、假肢、腰围等。对于铁磁性的支持物，由于其一般体积较大，是禁止进入磁体室的。非铁磁性的金属支持物虽然不存在安全问题，但会造成一定的金属伪影。该金属伪影对图像的影响程度与支持物所用的金属材料有关。据报道，使用不锈钢材料金属支持物时所得图像质量最差，以后依次为铝和钛。上述材料在磁场中受力、产热以及感应电流的产生情况均需进一步评价。

四、金属异物的预检查

对于有金属异物侵入史的病人，体内可能存留诸如弹片、金属屑、铁砂等类型的金属碎片。进行 MRI 检查时，这些异物的危险性决定于它们在体内的位置。当金属异物处于比较表浅的器官或要害器官时，它们的拉出或位移是很危险的。例如，眼内的金属异物被拉出时就很容易造成伤害(已经有了眼内金属异物致盲的报告)。因此，对怀疑体内有金属异物的患者，在行 MRI 扫描前必须进行 X 射线预检。

实践证明，透视或拍片检查是对金属异物进行预检的一种既敏感又廉价的方法，因为在标准的 X 射线片上可以发现小到 0.1mm×0.1mm×0.1mm 的金属异物。

第三节　梯度场噪声

MRI 装置的音频噪声可分为静态及动态两种。静态噪声是由于磁体冷却系统即冷头(对于超导磁体)的工作而引起的噪声，这种噪声一般比较小。动态噪声是指扫描过程中由梯度场的不断开启或关闭而形成的。由于主磁场的存在，梯度线圈工作时将产生很强的洛伦兹力，使线圈载体在梯度场转换期间发生剧烈振荡，从而产生扫描时的特殊噪声。系统的静磁场越高、梯度上升速度越快或梯度脉冲的频率越高，它发出的噪声就会越大。因此，MRI 设备的噪声主要指动态噪声即梯度场噪声。

在 1.0～2.0T 的主磁场下，当所用梯度场达到 25mT/m 时，它所产生的扫描噪声可高达 110dB(A 模式)。这种噪声不仅影响医患之间的通话联络，还可对受检者造成一定程度的心理或生理伤害。心理伤害是指病人恐惧心理的加剧，而这种恐惧是癫痫和精神幽闭症的诱发因素。梯度噪声的生理伤害主要表现为暂时性(可逆性)听力下降。更严重的是，对于那些噪声高度敏感型病人，造成永久性听力损害或其他精神效应的可能性是存在的。在 EPI 及各种运用复杂梯度波形的超快速成像技术中，梯度噪声的危害更大。为此，英国卫生部于 1993 年制定了“临床用磁共振诊断设备安全性指导原则”。该原则要求对于噪声超过 85dB(A 模式)的扫描，需采取一定的听力保护措施来保证受检者的安全。

因此，MRI 的噪声(梯度场噪声)也是一个不能忽视的安全性问题。解决这一问题最简单的办法就是使用耳塞或其他阻声器材。能有效降低梯度噪声的阻声或吸音材料以及其他的降噪方案都在研究之中。

第四节　孕妇的 MRI 检查

孕妇接受 MRI 检查的安全性实际上是胎儿发育是否受强磁场(包括静磁场和梯度场)以及射频场影响的问题，即 MRI 是否有致畸作用的问题。但是，到目前为止，有关致畸作用的研究进行得还不够深入。尽管还没有足够的证据认为 MRI 对胎儿存在不良影响，但 MRI 对妊娠妇女的安全性仍然是一个有争议的话题。为此，美国 FDA 至今未对孕妇(胎儿)、婴儿接受 MRI 检查的安全性作出明确规定。英国 NRPB 仅建议“在妊娠的头三个月谨慎应用”(1983 年)。

在取得大量的临床安全性资料之前，孕妇的 MRI 检查应该谨慎进行。这主要是基于以下两方面的考虑。一是从理论上分析，至少 MRI 的电磁场可通过多种途径对发育中的胎儿产生生物效应；二是正在分化中的细胞极易受到许多生理因素的干扰而遭破坏

(胎龄在三个月内的胎儿正好处于这样一种敏感阶段)。

除了妊娠妇女接受 MRI 检查要慎重权衡利弊之外，孕期的工作人员对 MRI 电磁场的接触也应受到限制。一般说来，她们的活动范围要尽量在 1mT 线(10G 线)以外，以避免接受 MRI 产生的小剂量慢性辐射。

第五节　不良心理反应及其预防

在 MRI 检查中，由于受检者所处的磁体孔洞比较狭小，加之梯度场噪声的干扰，有些病人就可能出现焦虑、恐慌及情绪低落等心理反应，重者诱发精神幽闭症。MRI 受检者的上述不良心理反应一般很短暂，但是却经常导致检查延缓甚至失败。为此，需要采取以下措施来降低其发生率。

1)事先向病人讲解 MRI 检查的特殊性，如磁体孔洞的大小以及梯度场的噪声水平等。

2)允许被检者的亲属或朋友进磁体室陪同。

3)改变体位：如仰卧位改为俯卧位、头先进改为脚先进等。

4)提供 MRI 兼容耳机并播放音乐。

5)在磁体孔洞内或头线圈上设置镜片或反光镜，以分散病人的注意力。

6)扫描中同病人保持对讲等某种类型的通讯联系。

开放型的磁体结构可以有效减少心理相关障碍的发生率。

第六节　生理信号监测

生理信号监测是保证危重病人安全和实施门控扫描的重要手段。最常用的生理信号有 ECG 和呼吸波。除此之外，在监护病房或手术室中观察的其他生理参数，如心率、呼吸率、血压、脉搏波、体温和氧饱和度等在 MRI 扫描过程中都可继续观测。对于施用过镇静剂的病人、麻醉病人、昏迷病人以及其他类型的危重病人，在 MRI 扫描过程中必须进行生理性监测。

成功实施监控的关键是具备可在一定磁场场强下正常工作的监测设备。具有铁磁性元件(如变压器、金属机壳等)的仪器在中场和高场的 MRI 系统附近都会受到很大的磁吸力。为了避免投射效应的发生并保证设备的正常工作，监测仪器一般要远离磁体放置。例如，对于 1.5T 的磁体，3m 以上的距离是需要的。如果静磁场使监视器或阴极射线管的扫描线发生扭曲，还可用转动其方向的办法使其得到改善。除了静磁场的影响之外，有些监视仪器还将受到 RF 波或梯度场的干扰。在这种情况下，只有延长传感器连线，并将所用仪器移至磁体室外。

ECG 是门控成像和生理性监测中经常用到的信号。但是，静磁场、梯度磁场以及 RF 电磁场都会对其产生干扰，使 ECG 波形变坏。通过复杂的滤波技术可大大减轻上述干扰，但静磁场所致的 T 波抬高现象却不容易克服。当 T 波幅高于 R 波时，就有造成错误触发或显示出错误心率值的可能。提高 ECG 波形质量的措施有：使用特殊的滤波器、使用非金属电极、选择金属含量很低的或绞合的导线、重新布置电极等。

主要参考文献

赵喜平．2000．磁共振成像的评价．仪器仪表学报，21(5，增刊)：31～33，40

赵喜平．2000．磁共振成像的特点及其局限性．中国医学影像技术，16(7)：102～104

赵喜平．2000．磁共振成像系统的原理及其应用．北京：科学出版社

赵喜平，郑崇勋，吕　娟．1998．磁共振成像的安全性．第四军医大学学报，19(Suppl)：78～80

朱小平，苏学曾．1987．磁共振成像入门．上海：同济大学出版社

Gulch R W，Lutz O．1986．Influence of strong static magnetic fields on heart muscle contraction．Phys Med Biol，31(7)：763～769

Hendrick R E．1994．Basic physics of MR imaging：an introduction．RadioGraphics，14：829～846

Higgins C B，Hricak H，Helms C A．1992．Magnetic resonance imaging of the body (Second Edition)．New York：Haven Press

Kanal E，Shaibani A．1994．Firearm safety in the MR imaging environment．Radiology，193：875～876

Merritt C R B．1987．Magnetic resonance imaging—a clinical perspective：imaging quality，safety and risk management．RadioGraphics，7(5)：1001～1016

Morneburg H．1983．Factors in the site determination and planning for a magnetom．Electromedica，51(2)：65～72

Planert J，Modler H，Vosshenrich R．1996．Measurement of magnetic-related forces and torques moments affecting medical instruments，implants，and foreign objects during magnetic resonance imaging at all degrees of freedom．Medical Physics，23(6)：851～856

Schenck J F．1996．The role of magnetic susceptibility in magnetic resonance imaging：MRI magnetic compatibility of the first and second kinds．Medical Physics，23(6)：815～850

Shellock F G，Morisoli S，Kanal E．1993．MR procedures and biomedical implants，materials，and devices：1993 update．Radiology，189：587～599

Slichter C P．1978．Principles of magnetic resonance．Second revised and expanded edition．New York：Springer-Verlag Berlin Heidelberg

Wood Michael L，Bronskill Michael J，Mulkern Robert V et al．1994．Physical MR desktop data．Mresource Guide，19～26

Woodward Peggy，Freimarck Roger．1995．MRI for technologists．New York：McGraw-Hill Information Services Company

第三十三章　磁共振成像系统的保障体系

磁体是磁共振成像系统的重要组成部分。无论是超导磁体，还是永磁体或常导磁体，其作用都是为 MRI 设备提供静磁场 $\boldsymbol{B}_0$。静磁场、梯度场和射频场的有机结合，是磁共振成像得以实现的关键。我们曾经讨论了上述三种场的生物效应。本章继续介绍它们与 MRI 系统环境之间的关系。在此基础之上，简述磁屏蔽、射频屏蔽、冷水系统、空调系统、电源系统等外围设备的有关知识。这些设备构成了 MRI 系统的保障体系。

第一节　磁场与环境的相互影响

一、等高斯线图

MRI 磁体所产生的磁场，向空间各个方向散布，称为杂散磁场(stray field 或 fringe field)。它的强弱与空间位置有关。随着空间点与磁体距离的增大，杂散磁场的场强逐渐降低(数值接近于与距离的立方成反比)。杂散磁场是以磁体原点为中心向周围空间发散的，因而具有一定的对称性。经常用等高斯线图来形象地表示杂散磁场的上述分布。所谓等高斯线图，是由一簇接近于椭圆的同心闭环曲线(永磁体不然)表示的杂散磁场分布图。图中每一椭圆上的点都有相同的场强(以往均用高斯表示)，故称为等高斯线。等高斯线可以由它所表示的场强而命名，如 5G 线图(0.5mT 线图)和 10G 线图(1mT 线

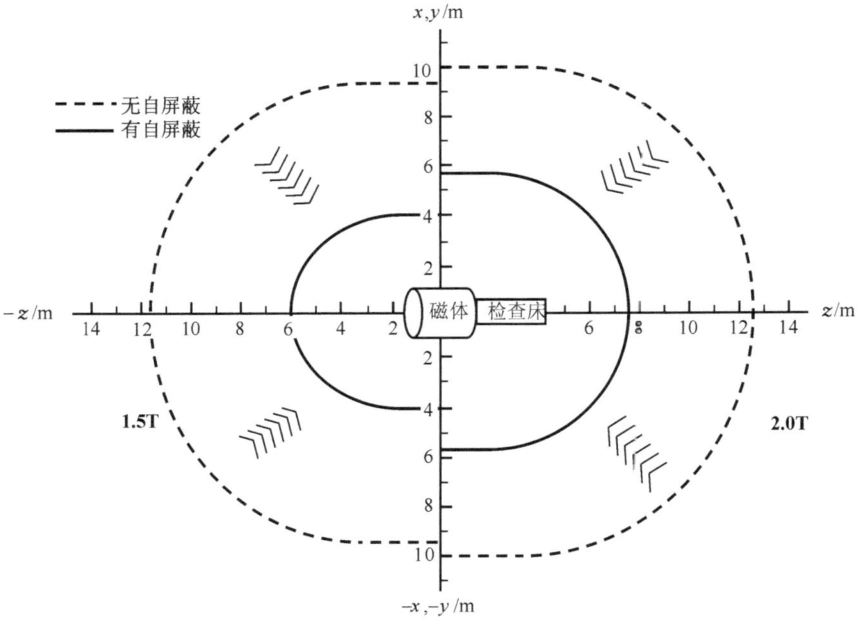

图 33-1　两种磁体(1.5T 和 2.0T)的 5 高斯线图

图)。在等高斯线图中，两个坐标轴均以距磁体中心的距离(m)为单位。由于不同场强磁体的杂散磁场强弱不同，对应的等高斯线也就不同。例如，同 0.5T 的磁体相比，2.0T 磁体的 5G 线范围要大得多。在 MRI 系统的场所设计阶段，等高斯线图是经常使用的工具之一。

图 33-1 是西门子公司 MRI 系统 HELICON 磁体(1.5T，2.0T)的 5G 线图。为了进行比较，我们将 1.5T 和 2.0T 两种磁体的 5G 线各绘出一半，分别布于同一幅图的左右两边。另外，由于杂散磁场在 x、y 向分布的对称性，图中 x、y 坐标共用一轴，使得图 33-1 成为杂散磁场的三维空间分布图。由图可见，杂散磁场呈椭球体分布，即 z 向较强，x、y 向较弱(图中虚线所示)。1.5T 磁体中心距 5G 线的距离在 x、y 轴上约为 9.2m、z 轴上约为 11.6m。2.0T 磁体的 5G 线半径更大些(x 和 y 轴 10m、z 轴约 12.6m)，说明它对环境的影响也大。类似地，还可以画出各种磁体的 50G 线图(5mT 线图)、0.5G 线图(0.05mT 线图)等。

二、磁场对环境的影响

当杂散磁场的场强达到一定程度时，就可能干扰周围环境中那些磁敏感性强的设备，使其不能正常工作。也就是说，MRI 对环境存在磁影响。这种影响通常在 5G 线内区域非常明显，而在 5G 线以外区域逐渐减弱。因此，在 MRI 磁体的 5G 线处应设立醒目的警示标志。

依照磁敏感性的不同，可将常见医疗设备归纳为下述 4 类。第一类是机械型的仪器和仪表，如钟表、照相机等；第二类为磁盘、磁带、信用卡、摄像机及计算机(磁盘驱动器)等磁记录装置；第三类是心脏起搏器、离子泵等体内植入物；最后一类是电视机、图文显示终端、示波器、心脏监护仪、X 射线影像增强器、γ 照相机和 X 射线 CT 等具有电真空器件和光电耦合器件的设备。它们的磁敏感性基本上依次增强。表 33-1 给出了部分医疗设备所能允许的最大磁场强度以及距磁体中心的最小距离。

表 33-1　杂散磁场对部分医疗设备的影响

设备种类	最大磁场强度/mT	距磁体中心的最小距离/m			
		0.5T 磁体		1.5T 磁体	
		x、y 向	z 向	x、y 向	z 向
小电机、钟表、照相机、信用卡、磁盘等数据载体	3	3.5	4.5	5	6.2
电视系统、图像显示终端、计算机磁盘驱动器	1	5	6.5	7	9
心脏起搏器	0.5	6.5	8	9	11.5
X 射线影像增强器、γ 照相机、CT 扫描系统	0.1	10.5	13.5	15.5	19.5

由表可见，X 射线影像增强器和 CT 等都是具有高度磁敏感性的设备，它们必须与 MRI 系统保持足够远的距离。例如，对于 1.5T 的 MRI 系统，CT 应该安装在距其 20m 以上或 1G 线以外的位置，才能保证其正常运行。这一距离的限制使 MRI 和 CT 不适于在楼上楼下安装。

特别需要强调的是，装有心脏起搏器的患者必须远离 MRI 系统。虽然各种心脏起搏器对磁场的敏感程度有所不同，但一般认为患者不能进入 5G 线内。因此，有人将 5G 线内区域称为“禁区”。

三、环境对磁场的影响

静磁场的均匀性是 MRI 图像质量的重要保证。但是，磁体周围环境的变化却会影响磁场的均匀程度。通常把导致磁场均匀性和稳定性发生改变的一切因素统称为磁场干扰(源)。它可分为静干扰和动干扰两大类。建筑物中的钢梁、钢筋等铁磁性加固物或建筑材料就属于静干扰。这类干扰对磁场的影响一般可通过有源或无源匀场的办法加以克服。为了减少静止干扰，在 MRI 系统的场所设计阶段，就要尽量对建筑物所有墙壁、地面、墙柱及磁体基座等结构中钢材的用量加以限制。例如，尽管磁体基座要承受 5t 以上(带自屏蔽的系统为数十吨)重量，其钢材的用量也不能超过 $15kg/m^2$。

与静干扰相对应，将移动或者变化的磁场干扰源称为动干扰。动干扰的特点是在 MRI 安装前无法估计，因而通常不能克服，可见其更加有害。常见的动干扰有两类，一类是移动的铁磁性物体，如轮椅、小汽车等；另一类为可产生交变磁场的装置，如变压器等。它们对磁场的影响程度取决于各自的质量、距磁体的远近以及交变磁场的强弱。计算结果证明，可允许的最大交变磁场干扰为 $0.1\mu T$。表 33-2 列出了常见的磁场干扰源。

表 33-2 MRI 系统的部分磁场干扰源

干扰源	至磁体中心的最小距离/m
地板内的钢筋网($15kg/m^2$)	>1
钢梁、支持物、混凝支柱	>5
轮椅、担架	>8
大功率电缆、变压器	>10
活动床、电瓶车、小汽车	>12
起重机、卡车	>15
铁路、地铁、电车	>30

第二节 磁 屏 蔽

综上所述，磁场与环境的相互影响不容忽视。因此，在 MRI 的场所设计阶段就必须对此进行考虑。为了尽量将 5G 线所围区域限于磁体室内，可以增加磁体室的面积和高度，但这在很多情况下并不可行。目前广泛采用磁屏蔽来达目的。

一、磁屏蔽的概念

所谓磁屏蔽(magnetic screen 或 magnetic shield)，就是用高饱和度的铁磁性材料来包容特定容积内的磁力线。它不仅可防止外部铁磁性物质对磁体内部磁场均匀性的影响，还能大大削减磁屏蔽外部杂散磁场的分布。例如，设置磁屏蔽体后，1.5T 和 2.0T 磁体中心与 5G 线的距离在 x、y 轴上可分别由 9.2m 和 10m 内缩至 4.2m 和 5.5m，z 轴上则分别由 11.6m 和 12.6m 缩小至 5.8m 和 7.4m(图 33-1 中实线所示)，5G 线内缩幅度达 5m 左右。因此，增加磁屏蔽是一种极为有效的磁场隔离措施。

磁屏蔽的原理可借助并联磁路的概念来说明。如图 33-2 所示，将一个磁导率很大的软磁材料罩壳放在外磁场中，则罩壳壁与空腔中的空气就可以看作并联磁路。由于空气的磁导率 μ 接近于 1，而罩壳的磁导率在几千以上，使得空腔的磁阻比罩壳壁的磁阻大很多。这样一来，外磁场的绝大部分磁感应通量将从空腔两侧的罩壳壁内“通过”，“进入”空腔内部的磁通量是很少的。这就达到了磁屏蔽的目的。在 MRI 系统中，磁屏蔽既起到保护空腔内磁场不被其他外界因素干扰的作用，又限制腔内磁场以杂散磁场的方式向周围环境中散布。

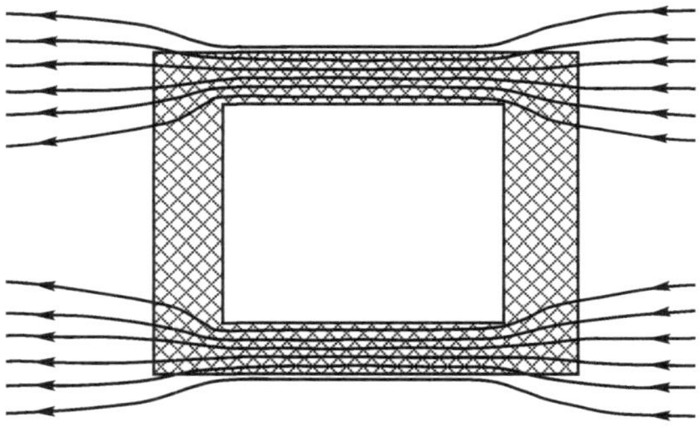

图 33-2　磁屏蔽

应当指出的是，用软磁材料制作的罩壳(称为屏蔽体)对磁场的屏蔽效果远不如金属导体壳静电屏蔽对静电的屏蔽效果好。这是因为金属导体的电导率一般要比空气的电导率大十几个数量级，而铁与空气的磁导率仅相差几千倍。

二、磁屏蔽的分类

从广义上说，MRI 系统的磁屏蔽可分为有源和无源两种。有源屏蔽(active shield)是指由一个线圈或线圈系统组成的磁屏蔽。与工作线圈(内线圈)相比，屏蔽线圈可称为外线圈。这种磁体的内线圈中通以正向电流，以产生所需的工作磁场；外线圈中则通以反向电流，以产生反向的磁场来抵消工作磁场的杂散磁场，从而达到屏蔽的目的。如果线圈排列合理或电流控制准确，屏蔽线圈所产生的磁场就有可能抵消杂散磁场。无源屏蔽(passive shield)使用的是铁磁性屏蔽体，即上面所说的软磁材料罩壳，它因不使用电流源而得名。

根据屏蔽范围的不同，无源磁屏蔽又可分为下述三种。

1)房屋屏蔽：即在磁体室的四周墙壁、地基和天花板等六面体中镶入 4～8mm 厚的钢板而构成的封闭的磁屏蔽间。这种屏蔽体的用材常达数十吨甚至上百吨，因而价格昂贵。

2)定向屏蔽：如果杂散磁场的分布仅在某个方向超出了规定的限度(如 0.5mT)，则可只在对应方向的墙壁中安装屏蔽物，形成杂散磁场的定向屏蔽。这种方法特别适用于 MRI 室和 CT 室共用一建筑物的情形。

3)自屏蔽(self-shielding)：是指仅在磁体周围安装铁磁材料屏蔽体的屏蔽方法。用这种方法可以得到非常理想的屏蔽效果。如果再在屋顶加装定向屏蔽，它就有可能使主磁场的 5G 线完全限制在一般建筑物的楼层高度之内。

全身 MRI 系统磁体的自屏蔽可以有板式、圆柱式、立柱式及圆顶罩式等多种结构形式。各种结构的设计都应以主磁场的均匀性不受影响或少受影响为目的。自屏蔽的缺点是其屏蔽体重量往往多达数十吨。但是，它对外界磁干扰的屏蔽既有效又方便。图 33-3 是英国牛津公司为其 UNISTAT 磁体(1.5T)设计的磁屏蔽体(立柱式)，其安装重量达 32t。

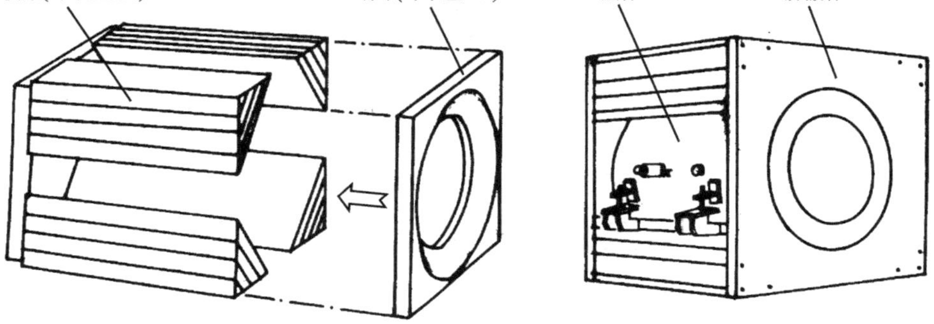

(a)六块屏蔽件的组合　　(b)完整的屏蔽体

图 33-3　磁屏蔽体(立柱式，重 32t)

三、无源屏蔽的效率及其讨论

屏蔽体的效率一般由屏蔽因数 S 确定。设所有屏蔽体材料的厚度 τ 相同、磁导率 μ 均匀而恒定，即屏蔽体由磁导率处处相同的板材构成。将这种屏蔽体置于均匀的静磁场中。则 S 的定义为

$$S = \frac{B_0}{B_s} \tag{33-1}$$

式中，B_0 和 B_s 分别为屏蔽区内给定点在屏蔽前、后的场强。屏蔽后已知点场强下降越多，表明屏蔽效率越高(S 越大)。

显然，式(33-1)所表示的屏蔽效率是采用理想屏蔽体的情况。静态屏蔽的效率主要决定于屏蔽材料的磁导率。但是，实际上磁导率 μ 之值受许多因素影响，如它所在的磁场场强、环境温度和屏蔽体的厚度等。当内部磁感应强度增加时，磁导率随之增加并达最大值；当饱和出现时它又迅速衰减。因此，为了保证屏蔽的有效性，必须保证屏蔽体不被饱和。另一方面，即使屏蔽体是均匀的，磁力线的密度并不均匀。由此可以推

知：屏蔽体磁导率的大小与它的几何形状以及在磁场中的位置有关。也就是说，屏蔽体的磁导率既不均匀，也不可能保持恒定。实践中，最好是通过实验的方法来测定 μ 值。MRI 屏蔽体制造厂家通常要提供内部磁感强度 B_i 和 μ 之间的关系式。因此，还可通过估计屏蔽体内某点的磁感 B_i 来计算 μ。

B_i 的估计可按下述思路进行。首先将磁体线圈简化为双极磁体，并将其置于一个半径为 R、厚度为 τ、由高度磁化材料制作的柱形屏蔽体中。如果该屏蔽体效率足够高，它将收集磁体的所有空间磁力线。由于场强与距离的立方成反比，进入屏蔽体的磁通为

$$\Phi=\int_R^{\infty}\frac{C}{r^3}2\pi r\mathrm{d}r=\frac{2\pi C}{R} \tag{33-2}$$

式中，C 为与磁体线圈匝数、线圈电流以及线圈几何尺寸等因素相关的常数；r 为给定点至磁体中心的距离。设该磁通全部通过屏蔽体横断面。由于其面积为 $A\approx2\pi R\tau$，从而得出屏蔽体内的磁感应强度

$$B_i=\frac{C}{R^2\tau}=B_0\frac{R}{\tau} \tag{33-3}$$

式中，B_0 为无磁屏蔽时距离 R 处磁体所产生的磁感强度。为了获得最大的屏蔽效率，屏蔽体的厚度选择应使其磁感强度在最大磁导率范围之内，即

$$B_0\frac{R}{\tau}=B_{\max} \tag{33-4}$$

且在任何时候上述磁感都应小于屏蔽体的饱和磁感 B_{sat}，也就是

$$B_0\frac{R}{\tau}<B_{\mathrm{sat}} \tag{33-5}$$

该不等式对于许多屏蔽材料都是适用的。

四、磁屏蔽材料

磁屏蔽材料可根据磁导率的高低粗略地划分为高磁导率及低磁导率两大类，它们分别以镍合金及铁合金(包括铁和钢)为代表。

高磁导率材料的特点是具有很高的初始磁导率和最大磁导率。为了保持理想的磁导率，屏蔽体做成后还需进行退火处理。另外，这类材料的饱和磁感为 0.75～0.9T，只有普通铁合金或钢饱和磁感的 1/3。也就是说，高磁导率材料非常容易饱和。在高场的情况下，这类材料的屏蔽体只有做得比铁屏蔽厚得多时，才能避免饱和的出现。而从价格上来看，高磁导率材料又比低磁导率材料贵得多。此外，这类材料还具有因大应力和高温度敏感性而难以处理的缺点。因此，尽管镍合金的磁导率很高，但综合考虑到用量、经济性以及制作工艺等原因，一般认为它并不适于制造大容量的磁体屏蔽体。

铁或钢的最大磁导率可以达到 5000，这对于一般的磁屏蔽来说已经足够高了。理论和实践都证明，这类材料完全可以使屏蔽因数达到 10 以上。这一效果已能使 5G 线区缩小至理想范围之内。因此，现在大量采用相对便宜的、高磁饱和度的铁或钢来制作磁屏蔽体。调整其厚度可获得最大磁导率。

下面估算建造一个单层柱形屏蔽体所需的铁用量。我们已经知道，有效屏蔽体的横

断面面积为 $A \approx 2\pi R\tau$，将式(33-3)和式(33-4)代入，得

$$A \approx 2\pi R\tau = \frac{2\pi C}{RB_{max}} \tag{33-6}$$

理论计算表明，当屏蔽体的长度 L 与其直径 $D(D=2R)$相当时方可获得最佳屏蔽效果。因而可知所需屏蔽材料的体积为

$$V = AL = AD = 2AR = \frac{4\pi C}{B_{max}} \tag{33-7}$$

由式(33-7)可见，屏蔽材料的用量与屏蔽体的半径无关。

对于典型的 2T 磁场，由式(33-7)决定的铁用量约 25t。

第三节　射 频 屏 蔽

由发射器与接收器组成的射频单元是 MRI 系统的重要组成部分。发射器按照拉莫尔频率发射 RF 脉冲，是磁共振的激励源；接收器则在质子的弛豫阶段接收磁共振信号。由于发射器的功率高达数千瓦，工作时产生的 RF 脉冲又处于电磁波谱的米波段，极易干扰邻近的无线电设备(如调频无线电广播)。另一方面，线圈接收到的共振信号功率为纳瓦级，又容易受干扰而淹没。因此，MRI 的磁体室须安装有效的 RF 屏蔽。

常见的 RF 屏蔽用铜板或不锈钢板制作，并镶嵌于磁体室的四壁、天花板及地板内，以构成一个完整的、密封的 RF 屏蔽体。上述六个面之间的接缝应当全部叠压，并采用氩弧焊、无磁螺钉等工艺连接。地板内的 RF 屏蔽还需进行防潮、防腐和绝缘处理。需要强调的是，所有屏蔽件均不能采用铁磁材料制作。

关门后磁体室门和墙壁间的屏蔽层要密切贴合。观察窗的玻璃间改用铜丝网屏蔽体，其目数的选择要满足其孔径小于被屏蔽电磁波波长的条件。也就是说，电磁波的频率越高，要求铜网的孔径越小。进出磁体室的电源线、信号线均应通过滤波板(一般由 MRI 设备厂家提供)，以有效地抑制 RF 干扰。所有进出磁体室的送风管、回风口和氦气回收管等穿过 RF 屏蔽时必须通过相应的波导管。此外，整个屏蔽体须通过一点单独接地，其接地电阻要小于规定值。

屏蔽工程完成后，应邀请有关专业机构按国家标准对其质量进行检测。门、观察窗、波导管和滤波器周围要重点测试。总的要求是各墙面、开口处对 15～100MHz 范围内信号的衰减不低于 90dB。

第四节　冷 水 系 统

液氦作为致冷剂在超导 MRI 系统中得到了广泛应用。但是，由于液氦的价格昂贵，使超导 MRI 系统的运行费用大大增加。因此，降低磁体的液氦消耗量一直是 MRI 磁体制造商追逐的目标之一。

除了在磁体制造方面采用高性能的保温材料和保温技术之外，目前还广泛采用磁体冷却系统来减少液氦蒸发。磁体冷却系统通常由磁体中的液氮及液氦冷屏、冷头、氦压缩机(冷头压缩机)和冷水机系统组成，它们之间的关系如图 33-4 所示。

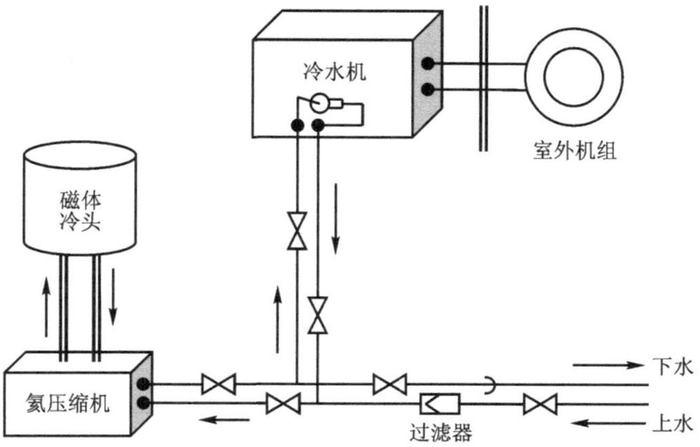

图 33-4　超导磁共振成像装置的磁体冷却系统

冷屏是磁体的组成部分之一。超导磁体中通常设置两个冷屏，即 80K 和 20K 冷屏(也有仅一个冷屏的磁体)，二者的作用都是直接减少辐射传热。在磁体的低温容器顶部还装有一个二级膨胀的冷头(制冷机)，它提供冷氦气来维持冷屏的温度。氦压缩机和冷水机组都是与此配套的设备。氦压缩机中充以高纯度的氦气，并通过绝热软管与冷头相连。工作时，由冷头循环而来的热氦气被压缩后，其温度骤然升高。此高温高压氦气在热交换器中与压缩机油交换热量，使得温度迅速下降，成为低温氦气。低温氦气经油水分离器滤除其中的油滴，方送冷头制冷用。

氦压缩机采用水冷却方式。它的散热器被冷水管包绕，产生的热量最终由循环冷水所带走，而这里的冷水正是由系统中的冷水机提供的。冷水机一旦出现故障，氦压缩机会因高温报警而立即停转，冷头自然就不能制冷。由于这时冷屏温度逐渐上升，辐射漏热增多，液氦蒸发率将成倍升高。由此可见，必须有可靠的冷水机作为 MRI 设备正常运行的保证。目前，市售冷水机中已有能自动切换的双机组产品，如意大利 RC 公司的 6.02E 冷水机组。正常情况下，这种冷水机只有其中一组运行，另外一组处于待机状态。如果工作机组出现故障，等待机组将立即启动，从而保证冷水的持续供应。

第五节　氦气回收系统

液氦价格昂贵的原因主要有以下两个方面。一是氦气本身为稀有气体，生产液氦所用的高纯度氦气(99.99%以上)只能从天然气中经多次提纯得到；二是液氦的生产、储存、运输以及氦气的回收都需要专门技术，且需要投入大量资金。对于超导 MRI 系统的用户来说，有必要建立配套的氦气回收装置，因为除了磁体冷却系统外，它是降低运行费用可采取的唯一有效措施。

一、氦气回收装置

图 33-5 表示一个典型的氦气回收系统。图中的氦气压缩机是整个系统的核心，其

作用是将收集的氦气压入高压储气钢瓶中，以便送液氦生产厂家提纯液化。气袋是具有一定容量的橡皮囊，其入口与磁体的氦气出口相连接，用于收集从磁体低温容器中蒸发的氦气；它的出口通向回收氦气压缩机。图中的各种阀门是为了气体流向控制、安全保障和状态指示而设。此外，作为一个完整的回收系统，启动单元、油水分离器和过压报警装置等也是不可缺少的。

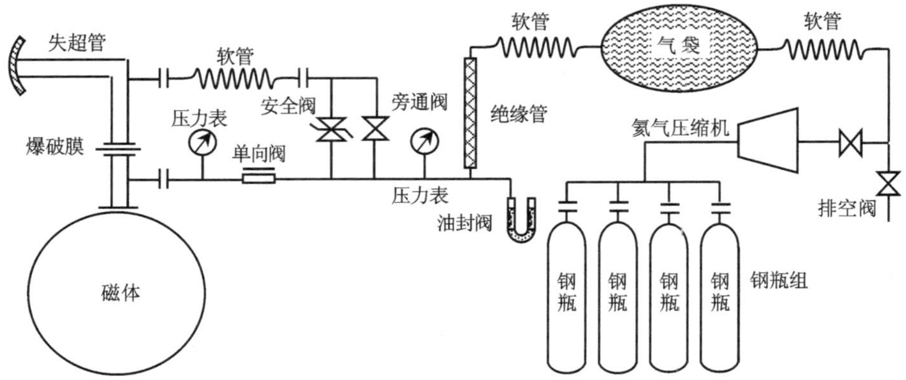

图 33-5　氦气回收系统

回收氦气压缩机要安装在远离磁体的房间，以免收气时振动磁体。它的电源也要同 MRI 系统分开。压缩氦气要用专门的氦气钢瓶回收、储存和运输。也可用氧气钢瓶代替之，但瓶上必须有明显的氦气标志。另外，储气钢瓶不能置于磁体附近，以免影响磁场均匀性。

二、氦气的回收

有了氦气回收装置，还必须掌握正确的回收方法，才能提高氦气的回收率并保证回收气的纯度。一般说来，氦气的回收要注意如下几点：

1)定时观察气袋充盈量。充满 80%左右气量时开机压气最好。如果气袋充气压力太高，容易因过压而使安全膜爆破。氦气在袋中储存太久，也容易使其纯度降低。另外，由于氦气分子较小，压力增高时穿透损失增多。

2)向磁体补充液氦时，由于液氦挥发量猛增，要及时开机收气。液氦灌注过程中，氦气回收压缩机一般需连续运转。因此，事先要仔细检查机器状况，以确保输液中挥发氦气的全部回收。

3)经常检查各管路的密封情况，发现漏气立即排除。

第六节　其他保证系统

一、空调系统

MRI 系统各电子柜、图像处理器、控制计算机、氦压缩机和电源等设备工作时都会产生一定热量，使室温升高，从而影响系统的可靠性。因此，它必须有空调系统作保障。MRI 系统对环境的要求一般为室温(21±3)℃、相对湿度 50%～65%。由于现在的精密空调都可进行温度和湿度的双重控制，经过适当设置很容易达到 MRI 系统的要求。

不同厂家的 MRI 设备其产热量不尽相同，选购空调时应参照 MRI 系统标称的产热量并适当留有余地。另外，空调系统还应安装空气过滤器，使大部分(80%以上)大小为 5～10μm 的尘粒得以滤除，以保持一定的空气洁净度。这一点在北方地区非常重要。

二、不间断电源

不间断电源(UPS，uninterruptible power system)是一种位于市电和用户负载之间的、可连续高质量供电的新型电源设备。有了 UPS，即使市电不正常或发生中断，它也能向负载提供符合要求的交流电，从而保证一些重要设备的不间断工作。除了对市电的处理环节外，UPS 中还包括一个或多个储能环节和能量变换装置，这是它能够持续供电的根本原因。

计算机等高级电子系统的电源中都装有欠压保护电路，当电网欠压或突然中断后，其滤波电容的能量一般可维持 10ms 左右的时间。如果 UPS 能在此时间间隔内接续供电，就不影响负载的正常工作。这一时间叫做 UPS 的过渡时间，它是 UPS 的重要指标之一。目前，UPS 的过渡时间已能缩短到 10ms 以下，许多 UPS 的过渡时间甚至接近于零。显然，过渡时间越短，断电时对设备的影响就越小。

断电后 UPS 通过释放储存的能量来暂时提供负载所需要的电能。它能供给电能的时间叫做 UPS 的后备时间。由于 UPS 的能量也是储存于大容量的蓄电池中，后备时间不可能太长，一般够进行断电后的紧急作业处理就可以了。随着后备时间的延长，UPS 的成本将成倍提高。

图 33-6 是 UPS 的基本形式。在正常情况下，市电电源经整流器将交流变为直流，该直流电对储能装置即蓄电池组进行浮充电，同时对逆变装置供电。逆变器再将直流电变换为交流电，并向负载供电。由于蓄电池已在浮充状态，即在充分储能状态，故当市电突然中断时，逆变器就可能用蓄电池的储能几乎毫无间断地对负载提供高质量的交流电。实用的 UPS 是在图 33-6 的基础上补充若干环节后发展起来的。目前市售大功率 UPS 大多还具有无间断切换、断电报警、微机控制和可编程等功能。有些产品还提供标准接口，供微机远程监控或联网使用。

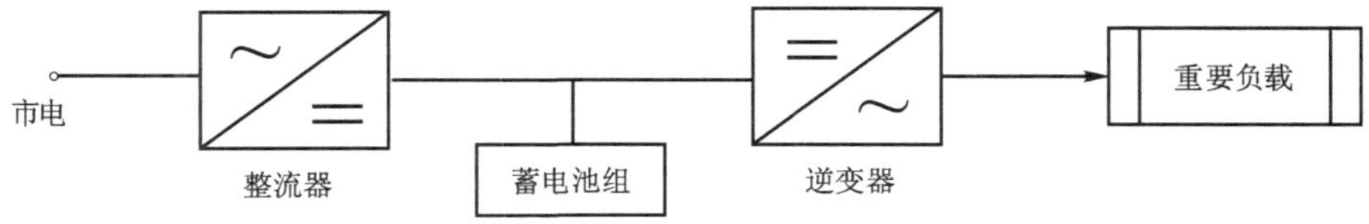

图 33-6　不间断电源(UPS)的基本形式

一般工业供电系统的电压和频率都不可避免地有所波动，但这些波动不影响 UPS 的输出。也就是说，UPS 通过从交流到直流、再从直流到交流的双能量转换，总能提供平稳和连续的电源输出。由此可见，除了连续供电之外，使用 UPS 还可改善输出电源特性。

如前所述，目前 UPS 中大量使用蓄电池作为电能储存装置。我们知道，蓄电池是一种将电能转换为化学能而储存的装置。市电中断时，蓄电池再将它储存的化学能转化为电能放出。现在，在中小型 UPS 中广泛使用的是不需维护的密封式铅酸蓄电池。这种电池价格比较高(一般约占 UPS 电源总成本的 1/3 左右)，但其寿命比较长。据估计，铅酸电池的寿命可达 5 年以上。

对于 MRI 系统来说，配备 UPS 是保证突然断电后病人和设备安全的唯一措施。另外，MRI 系统对供电质量的要求较高。许多厂家都明确规定了电压、频率和纹波等电源指标，如西门子公司公布的电源指标为：电压波动在＋6％～－10％之间、纹波不大于 5％和频率稳定度为(50±0.5)Hz。使用 UPS，才有可能使 MRI 系统得到更加满意的供电质量。因此，现在都主张将高质量的 UPS 列入 MRI 系统的保障设备之中。

UPS 的功率由 MRI 系统的总功耗选定，并注意留有 30％左右的余量。例如，当 MRI 设备的总功耗为 45kVA 时，就应选购功率为 60kVA 左右的 UPS。所用 UPS 的后备时间要大于 15min，以便给工程技术人员进行断电处理预留足够时间。

三、空气压缩机

强磁场下电机和继电器等常用电器元件难以正常工作。因此，MRI 系统靠近磁体的部件如线圈切换电路、前置放大器和调谐电路中都广泛采用气动元件实现特定功能，其气源应由高精度的空气压缩机(空压机)提供。这里使用的空压机应具备自动启停、过压保护和输出压力在 100～1500kPa 内连续可调等功能，压气速度不小于 150L/min、储气缸容积在 50L 以上。此外，空压机和 MRI 系统之间还需安装油水分离器，以防止管路被油污所堵塞。

四、安全监测

为了保证 MRI 系统的安全运行，下述监测设施是必不可少的。

(1)警示标志

MRI 系统的建筑物周围及各通道口都应设置明显的警示标志，防止装有心脏起搏器等体内电子植入物的病人误入 5G(0.5mT)线内。

(2)金属探测器

在磁体室入口处要安装可调阈值的金属探测器，禁止任何铁磁性物体被带入室内。

(3)氧气监测器及应急排气机

磁体制冷剂挥发后将产生大量氮气和氦气，使得磁体室内的氧含量大幅度下降。因此，有必要在磁体室内安装氧监测器，且当氧浓度降至 18％(人体所需的最低限氧浓度)以下时它应能自动启动应急排气机排气。给磁体补充液氦时，有可能使氧含量过低，更要适时排气。

(4)断电报警装置

市电停止后，该装置应立即触发报警，提示工程人员进行断电处理。断电报警装置的电源可由 UPS 提供。

(5)紧急停电开关

在磁体室、控制室和设备室墙壁的明显部位都应安装系统紧急断电开关，以便在病人或设备安全受到威胁时迅速切断电源。

(6)消防器材

MRI 系统的磁体室、操作室、计算机室和设备室都需配备一定数量的消防器材。与一般建筑物的消防要求不同，磁共振室须采用无磁性材料的灭火器具。

主要参考文献

宓子宏，徐在新. 1983. 物理学词典(电磁学分册). 北京：科学出版社

赵海涛，赵喜平，郭群恩. 1995. 超导磁共振成像系统的低温保障技术. 实用放射学杂志，11(5)：287～288

赵凯华，陈熙谋. 1979. 电磁学(上、下). 北京：人民教育出版社

赵喜平. 2000. 磁共振成像的评价. 仪器仪表学报，21(5，增刊)：31～33，40

赵喜平. 2000. 磁共振成像的特点及其局限性. 中国医学影像技术，16(7)：102～104

赵喜平. 2000. 磁共振成像系统的原理及其应用. 北京：科学出版社

赵喜平，郑崇勋，赵海涛. 1998. 超导磁共振成像系统中的低温技术. 世界医疗器械，4(3)：40～45，76

赵喜平，郑崇勋. 1997. 磁共振成像系统与环境的关系. 世界医疗器械，3(12)：48～51，54

Andrew E R, Szczesniak E. 1989. Magnetic shielding of magnetic resonance systems. Magnetic Resonance in Medicine, 10：373～387

Morneburg H. 1983. Factors in the site determination and planning for a Magnetom. Electromedica，51(2)：65～72

第三十四章　磁共振成像系统的场所设计

磁共振成像系统的运行场所是指设备布局、房屋功能区划分和建筑结构等，其要求与X射线CT有相似之处。但是，MRI系统的“共振”信号仅当氢质子处于磁场中且当它受到一定能量的射频脉冲激励时才会产生，故MRI设备的场所设计还必须考虑强磁场和射频场等特殊性。此外，由于MRI系统工作时无电离辐射，它的场所也就不必进行辐射防护。我们已在第三十三章介绍了磁屏蔽和射频屏蔽的内容，本章接着讨论场所设计中有关建筑结构和功能区划分方面的问题，同时给出一些场所设计实例。

第一节　场所设计中必须考虑的问题

除了磁屏蔽和射频屏蔽之外，MRI设备场所设计中还必须考虑磁体室的特殊性、系统运行安全性和电源稳定性等因素。

一、磁体室的特殊设计

磁体室结构设计所要考虑的问题主要有地面承重和水平、磁屏蔽类型、射频屏蔽类型以及采用的施工方法等。

1. 地面承重

磁体是MRI系统的主要组成部分，其重量从数吨(超导磁体)至数十吨(永磁体)不等。表34-1列出了一些磁体的典型重量。由表可见，多数磁体都非常重，如再采用自屏蔽，二者重量常可达数十吨。因此，场所结构设计中首先须考虑磁体室地面的承重问题。通常要求将磁体基座单独浇铸成块，以增大其承重能力，但混凝土中不能使用过多钢筋。地面亦可采用混凝土材料，且其工艺要同射频屏蔽体的嵌入以及防潮、防腐等工序统一考虑。一般来说，地面的水平要求为3m范围内高低变化不大于3mm。除磁体室地面外，磁体就位必经路径如走廊的承重能力也在重点考虑之列。

表34-1　几种典型磁体的规格

磁体类型	大小(长×高)/m	重量/kg	安装场所最低高度/m
0.15T(阻抗型)	2.1×2.3	2500	2.9
0.3T(阻抗型)	2.3×2.5	4500	2.9
0.35T(永磁型)	2.3×2.3	20 000	2.6
0.5T(超导型)	2.3×2.5	4800	2.9
1.5～2.0T(超导型)	2.3×3.0	8000	4.2

2. 地面防振

地面振动不仅会增加超导磁体低温致冷剂的挥发量，还可能影响系统的稳定性。因此，必须采取有效的减振措施。磁体邻近区域内大型压缩机、电机或风扇的运转是最常见的振动源，故场所设计阶段就必须设法排除之。如振动无法减弱或去除，就需要重新选址，以完全避开振动源的干扰。

3. 磁屏蔽和射频屏蔽类型

磁屏蔽和射频屏蔽的类型及安装方案在场所设计阶段就应确定，因为二者均与房屋结构和施工进展有关。对于自屏蔽，通常在磁体就位后立即安装，而此时房屋主体尚未完工。射频屏蔽则在建筑主体竣工后进行，室内装修紧随其后。

4. 钢筋或其他钢支持物用量

磁体室屋顶和地面常用混凝土进行浇灌，但多数厂家对磁体附近混凝土中钢筋或其他钢支持物的用量有所限制，其原则是越少越好。在这种情况下，可采用玻璃纤维、环氧树脂和不锈钢配筋等措施来提高其强度。

5. 磁体室高度

磁体室高度主要由磁体安装和致冷剂补充的需要所决定，往往因 MRI 系统而异。几种典型磁体的最小安装高度如表 34-1 所示。为了有效利用磁体室的建筑空间，场所设计阶段必须与 MRI 产品供应商进行沟通，以确定建筑物的最小高度尺寸。显然，这一尺寸还应给屋顶的装修留有足够余量。

6. 磁体就位通道

因为磁体体积庞大，很难通过磁体室门而就位。常用方法是在磁体室墙壁适当位置留一缺口作为临时通道，待磁体就位后再封闭之。这一临时通道的位置和大小也是场所设计要考虑的因素之一。

7. 致冷剂运载通道

对于超导 MRI 系统，必须考虑致冷剂杜瓦的装卸平台和转送通道(专用入口)，以方便磁体预冷和平时致冷剂的灌注操作。

8. 装修材料

磁体室装修必须使用无磁材料，以增加其安全性。磁体室的其他辅助建材也要做到无磁，如通风管道和上、下水管等。

二、安全方面的考虑

1. 铁磁性物体的控制

在强磁场作用下，铁磁性物体可从磁体周围的任何方向以一定速度“飞”向磁体，这一现象被称为投射效应。它是MRI系统最主要的潜在危险或安全问题之一。美国有调查显示，约20%的设备曾发生铁磁性投射物事故，所造成的伤害或损失严重程度不一。但是，通过严格有效的管理，这种事故不仅能够减少而且可以避免。

这一方面，除了采取严格的控制措施和要求所有进出磁体室的人员树立牢固的安全意识之外，还可通过精心的场所设计来保证其安全性，例如，对建筑物内的交通或过道加以特别考虑、在进入MRI室的必经之路上设置路障或控制点(明显的警示标志或专人监控)、在磁体室入口处安装金属探测器等。

2. 随身物品的保存

场所设计必须为受检者随身物品提供保存空间，因为进入磁体室前病人携带的铁磁性物体、各种磁介质媒体以及其他随身物品如硬币、小刀、手表、钥匙、项链、珠宝和戒指等均应留在室外。这些物品的保存之处最好与更衣室或准备室统一考虑。

3. 心脏起搏器的安全

植有心脏起搏器或其他电子器件的患者不能进行MRI检查。如果杂散磁场足够强，磁体室外的某些区域也可能影响起搏器的正常工作。为防止意外，病人、工作人员和来访者均不应在这些区域内停留。显然，这样的区域在场所设计阶段即可通过杂散磁场的计算而加以预测。

机器安装完毕后，必须对警戒区内、外的杂散磁场进行实测，做到胸中有数。在此基础上，还必须在警示区域边界处用易读、明显的标志告诫植有起搏器的人员迅速离开。当然，最好的办法是将杂散磁场限制在磁体室内，这样公众就不会到达危险区域了。

4. 人员控制

MRI室应严格控制人员进出，以防止各类事故的发生。为此，建筑物内任何磁场敏感区域及其到达路径上都必须设置警示标志和路障。场所设计时应该考虑这种控制的方便性和实用性。

5. 病人监视

尽管病人监视基本上采用闭路电视方式，仍应在控制室和磁体室之间设一观察窗，使受检者正好位于操作员视野之内。

6. 幽闭恐惧症的预防

MRI检查可使极少部分病人产生幽闭恐惧症。磁体室的设计风格和装修效果有助于减少这一现象的发生率。经常采取的措施有：保持磁体室面积适中、使用暖色调的地毯或无缝的乙烯地板、改变呆板的屏蔽门装饰和磁体外貌、避免病人窥见操作室、磁体室内选用漂亮家具、警示标志尽可能醒目但不令人恐惧、在磁体孔洞内或头线圈上安装镜子等。此外，增加病人准备时间、扫描期间与其保持通信联系、准许陪人与受检者接触和扫描期间播放音乐等措施均有可能减少幽闭恐惧症的发生。

7. 紧急救护通道

MRI 场所应设计径直撤离通道，以便在紧急情况下使病人迅速脱离强磁场而转入邻近的急救室。急救室内应预备病人监视设备和生命支持系统。

病人急救室(处)是 MRI 场所设计的重要方面。

三、必需的安全监测设施

为了保证 MRI 系统的安全运行，下述监测设施必不可少。

1. 警示标志

MRI 系统的建筑物周围及各通道口都应设置明显的警示标志，防止装有心脏起搏器等体内电子植入物的病人误入 5G 线内区域。

2. 金属探测器

在磁体室入口处要安装可调阈值的金属探测器，禁止任何铁磁性物体被带入室内。

3. 氧气监测器及应急排气机

磁体致冷剂挥发后将产生大量氮气或氦气，使得磁体室内的氧含量大幅度下降。因此，有必要在磁体室内安装氧监测器，并保证当氧浓度降至 18%(人体所需的最低限氧浓度)时自动启动应急排气机排气。

4. 断电报警装置

市电停止后，该装置应立即触发报警，提示 MRI 设备维护工程师进行断电处理。断电报警装置的电源应由不间断电源提供。

5. 紧急停电开关

在磁体室、控制室和设备室墙壁的明显部位都应安装系统紧急断电开关，以便在病人或设备安全受到威胁时迅速切断电源。

6. 消防器材

MRI 系统的磁体室、控制室、计算机室和设备室都需配备一定数量的消防器材。与一般建筑物的消防要求不同，磁共振室须采用无磁的灭火器具。在某些情况下，磁体室可采用喷水消防装置(取决于磁体类型)，但必须征得设备制造商认可。电子设备功能区内不可使用喷水灭火装置。

四、电源、照明和通信方面的考虑

1. 对电源系统的要求

整个 MRI 系统尤其是超导系统最好采用不间断电源供电。不间断电源的功率由系统设备的总功率所决定(留有30%以上的余量)。此外，从市电至MRI室应采用专线供电并最好留一备用线路。为减少电源电缆上的电压降，从不间断电源至MRI设备的电缆应尽可能短。配电盘、电源插座应位于设备室，其容量至少保留25%的富余量，以满足将来之需。各电源面板上均要有明确的打印标记，以表明每条线路的供电范围。

磁体室RF屏蔽内的电源(包括照明电源)以及维修作业所需的临时电源都必须通过波导管并经滤波器滤波，以去除电源中的其他频率成分。在电源滤波器附近的RF屏蔽体上必须设置接地点且保证滤波器与高质量的“地”相连。为了保证屏蔽体一点接地，所有波导和滤波器均采用非导电材料。由此可见，RF屏蔽体与毗邻的建筑结构间无直接的电连接。

控制室和设备室最好采用活动地板，以方便设备维修和日后的变更。

2. 对照明和通信系统的要求

MRI系统的工作场所多采用可调光的白炽灯照明(设备室须采用亮度较高的日光灯)。灯具的排列和控制应能满足不同亮度的需要。场所设计时还应充分考虑观片灯的位置和排列方式。

为方便工作区、办公室和病人接待(候诊)区间的通信，MRI场所通常需要安装对讲系统和电话转接线路。

第二节　建筑功能区划分

MRI系统是目前最复杂、最昂贵的医学成像设备之一。因此，对其场所应做到考虑周到、设计精确、功能完整。为达到这一目的，在场所计划阶段咨询有关专家(包括在MRI场所规划方面颇有经验的医学物理学家)是至关重要的。此外，还要仔细研究MRI制造商为用户提供的场所计划指导书。本节分类罗列MRI设备建筑物的常用功能区，同时给出主要功能区的设计实例。

一、主要功能区

是指磁体室、控制室、设备室、诊断室以及致冷剂杜瓦储藏室(超导系统)等MRI场所必须的功能区。

1. 磁体室

磁体室是磁体的安装场所，也是机器就绪后病人接受MRI检查之处，因而又被称为扫描室或检查室。磁体室的面积可根据磁屏蔽的类型来决定：当采用房屋屏蔽时，由于其成本较高且屏蔽效果好，房间面积就不必太大；当采用自屏蔽时，由于杂散磁场仍可在一定范围内分布，房间就最好大些，以将5G线局限在室内。当然，如果不计划采用任何磁屏蔽，房间设计就要尽可能大。但是，对于高场系统，不用磁屏蔽时是很难将5G线限在室内的。

2. 控制室

控制室即操作室，是 MRI 的控制场所。

控制室内通常安装操作界面(控制键盘)、图像显示器、病人监视器和对讲系统等设备。

3. 设备室

有主设备室和辅助设备室之分：主设备室安装电子控制柜；辅助设备室安装空调、稳压电源、不间断电源、冷水机、冷头压缩机等辅助设备。主设备室多采用防静电活动地板，所有线、缆均在活动地板下布放。

需要注意的是，冷水机组、空调系统等有可能漏水的设备均不能与电子设备同室安装。

4. 诊断室

又称为阅片室或读片室，是 MRI 诊断医师回顾病例、会诊和书写诊断报告之处。诊断室内通常装有诊断子台、观片灯和报告书写电脑系统等设备。

5. 致冷剂杜瓦储藏室及氦气回收室

对于超导磁体，还必须准备致冷剂容器暂存室。房间面积虽然不大，但通风必须良好。

氦气回收室是氦气回收压缩机运转和氦气回收钢瓶存放的场所。其面积主要取决于压缩机的体积以及预备的储气钢瓶的数量(至少数十个)。由于氦气压缩机工作时有一定振动，回收室必须远离磁体室而建。

二、辅助功能区

1. 病人接待和候检处

是病人咨询、预约、登记和候诊的场所。它通常采用开放式，即与门厅或过道结合起来考虑。这里必须准备候诊椅、饮水处、盥洗室和卫生间等方便病人的设施。

2. 病人更衣和随身物品暂存室

为受检者更衣或暂存随身物品的场所。此外通常备有更衣柜及小件物品寄存柜。

3. 病人准备和观察室

是对受检者上机前进行询问、禁忌审查、谈话和急诊病人观察、抢救的场所。

4. 担架或轮椅存放处

外来担架或轮椅多用铁磁性材料制造(或含有铁磁性部件)，因而要阻止其进入磁体室，以免发生意外。MRI 设备的建筑内必须准备存放上述器材的场所。对于重症病人或行动不便的病人，应换用完全无磁的病人承载设备进入磁体室。为此，MRI 室还应准备无磁担架及无磁轮椅。

5. 洗片室和暗室

是安装激光相机、洗片机及装片的场所，其功能与常见 X 射线影像设备的洗片室及暗室相同。

6. 质量控制和维修室

又称物理室，是存放检测设备、备件、随机资料和工程师进行维修作业的场所。

7. 盥洗室和卫生间

8. 储藏室

用于储藏胶片和消耗材料等物品的库房。

三、可与其他部门共用的功能区

秘书室、会议室(教学室)、胶片库、工作人员办公室和工作人员更衣室等都是必需的功能区，但它们可与其他部门共用。

四、主要功能区设计实例

1. 磁体室

磁体室的设计实例如图 34-1～图 34-4 所示。

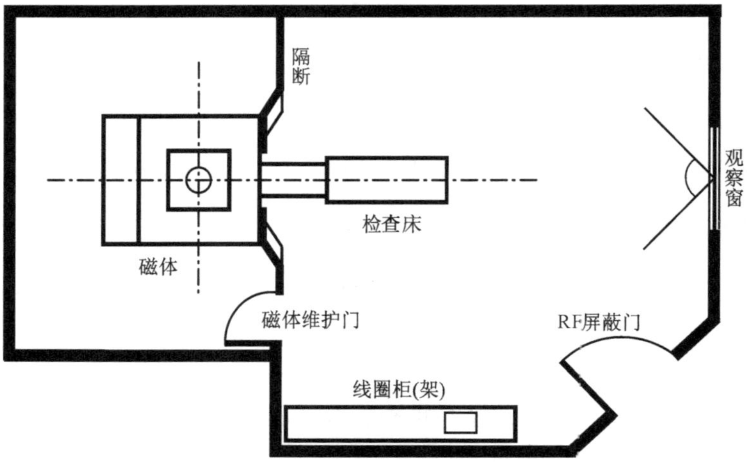

图 34-1　磁体室设计实例 1

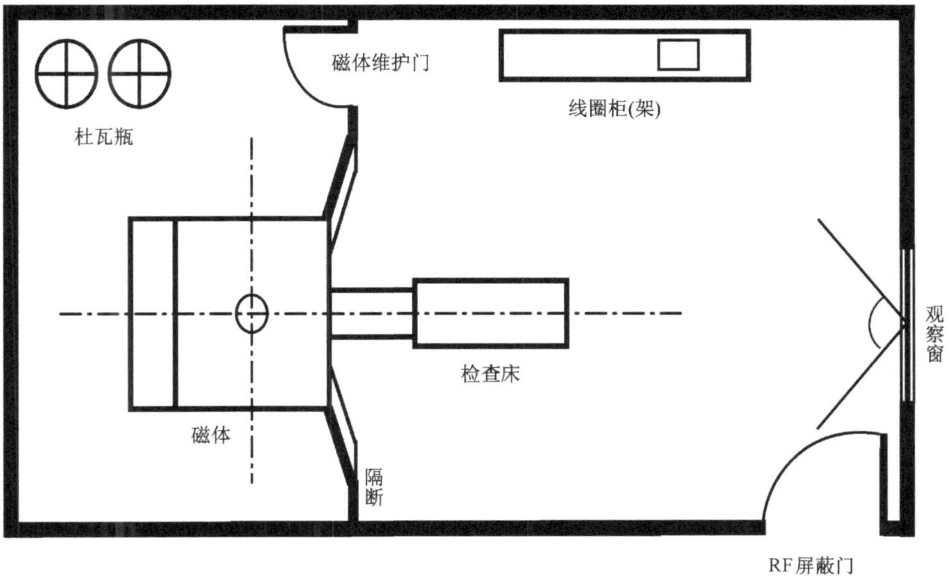

图 34-2　磁体室设计实例 2

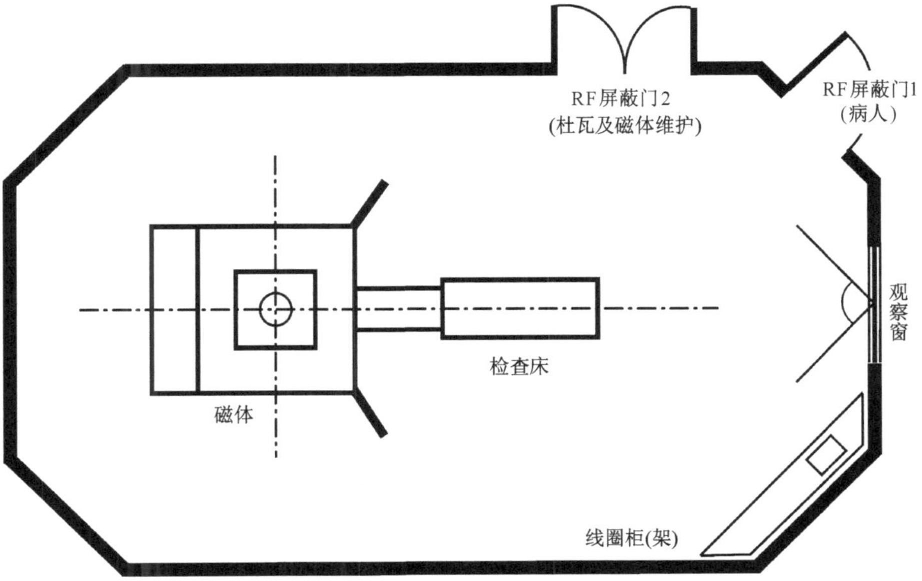

图 34-3　磁体室设计实例 3

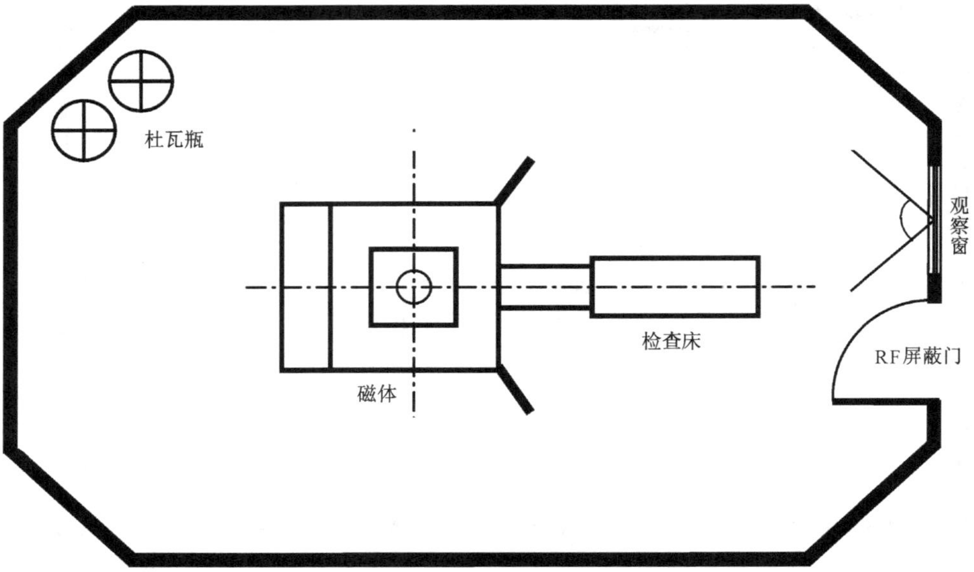

图 34-4　磁体室设计实例 4

2. 控制室

控制室设计实例如图 34-5～图 34-8 所示。

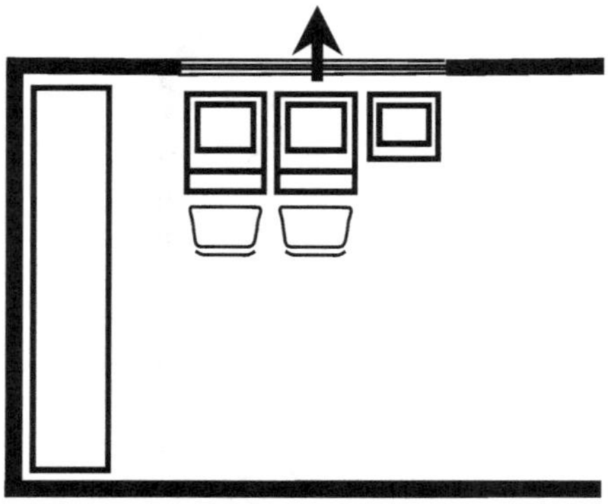

图 34-5　控制室设计实例 1

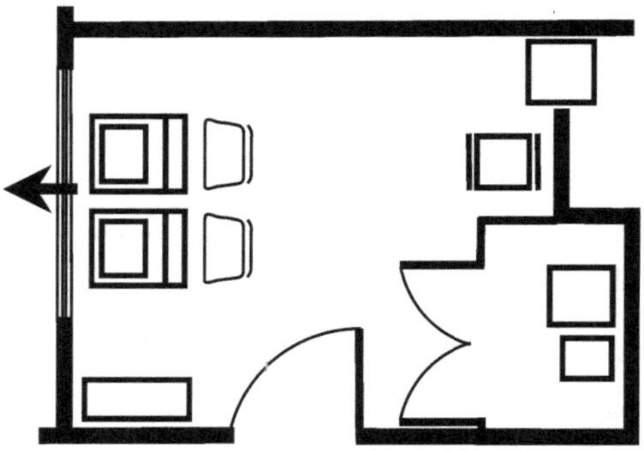

图 34-6　控制室设计实例 2

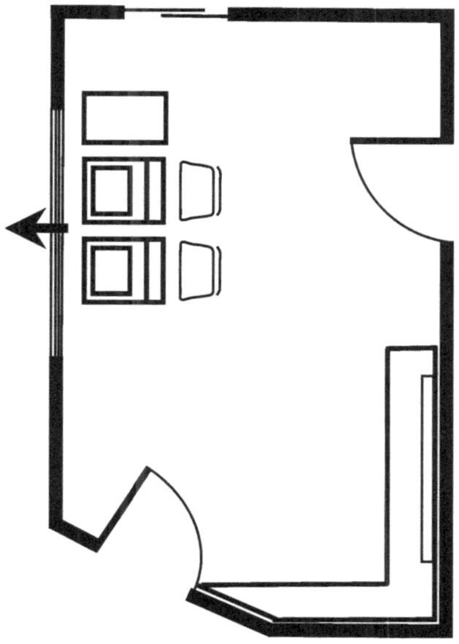

图 34-7　控制室设计实例 3

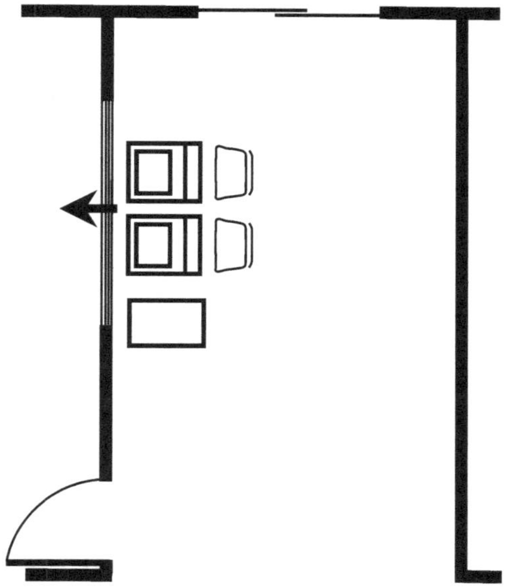

图 34-8　控制室设计实例 4

3. 设备室

设备室设计实例如图 34-9～图 34-12 所示。

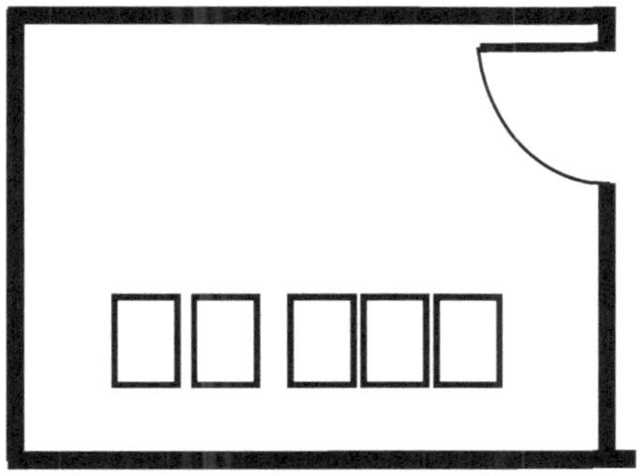

图 34-9　设备室设计实例 1

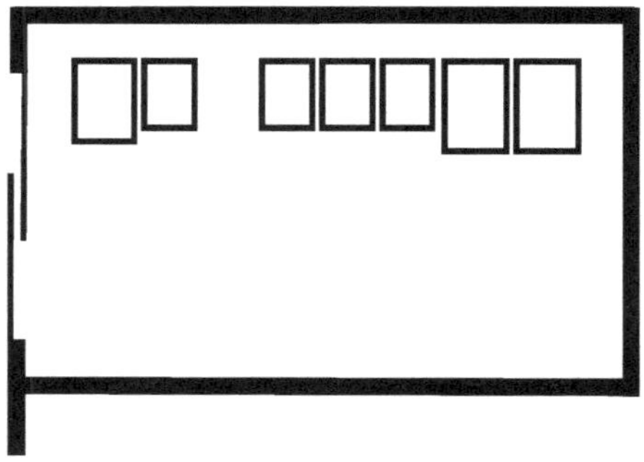

图 34-10　设备室设计实例 2

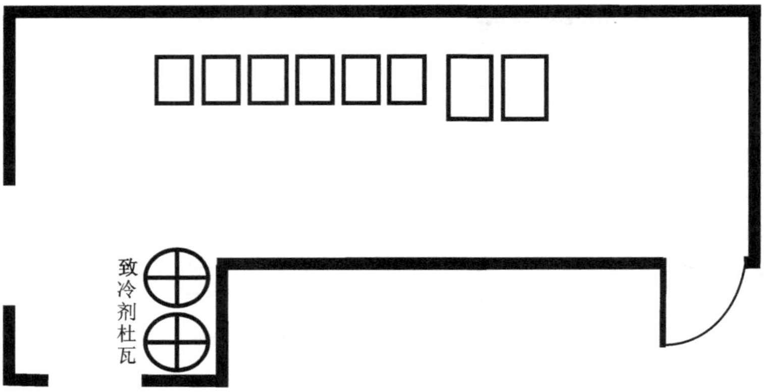

图 34-11　设备室设计实例 3

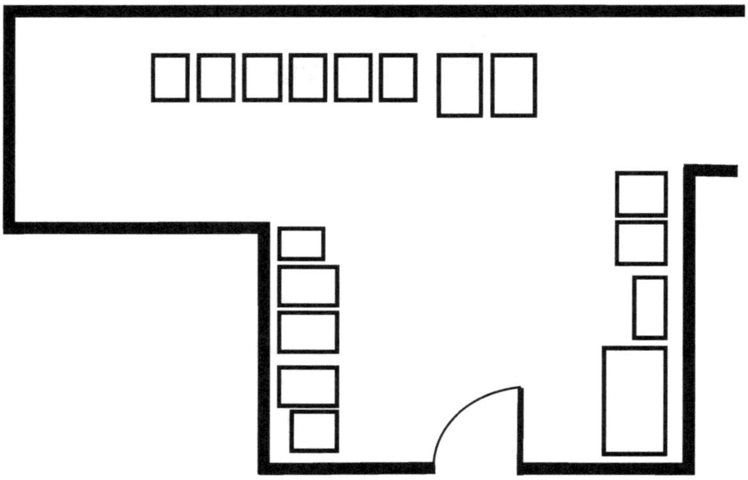

图 34-12　设备室设计实例 4

4. 诊断室

诊断室设计实例如图 34-13～图 34-16 所示。

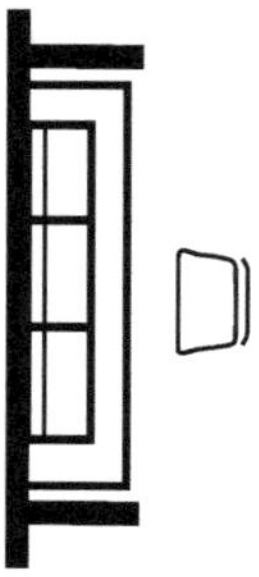

图 34-13　诊断室设计实例 1

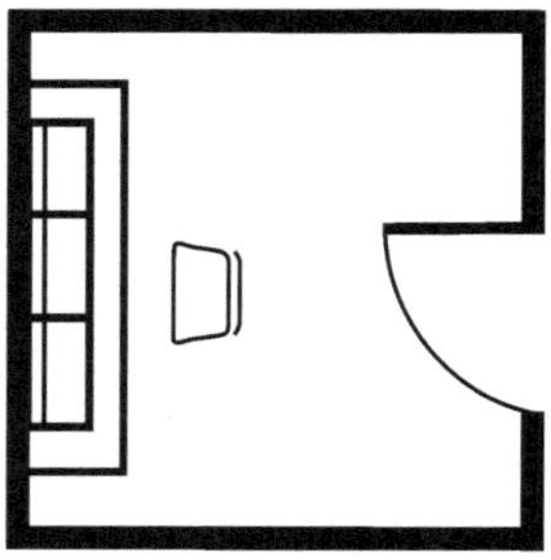

图 34-14　诊断室设计实例 2

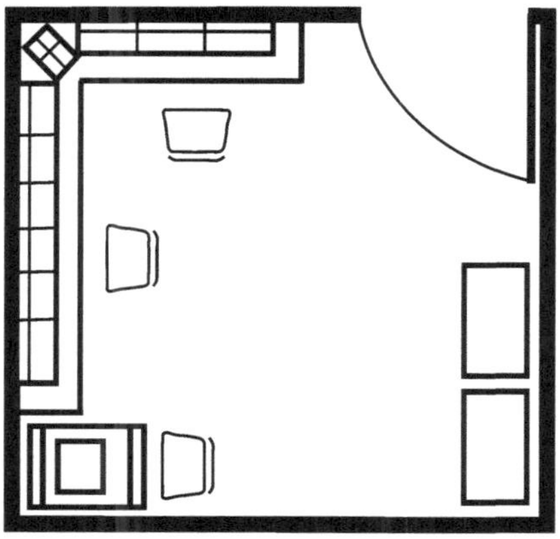

图 34-15　诊断室设计实例 3

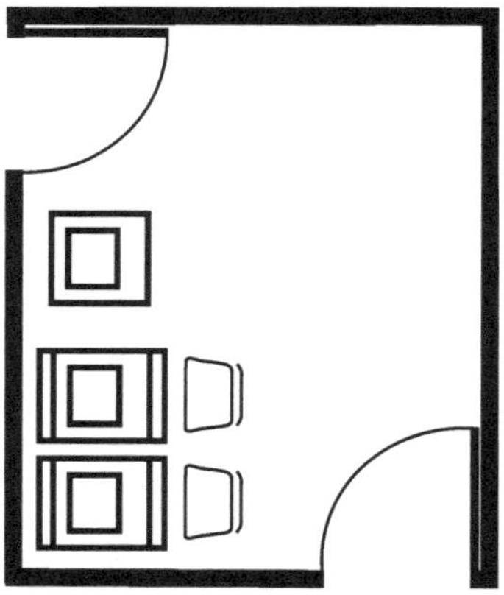

图 34-16　诊断室设计实例 4

5. 致冷剂杜瓦储藏室

致冷剂杜瓦储藏室设计实例如图 34-17～图 34-20 所示。

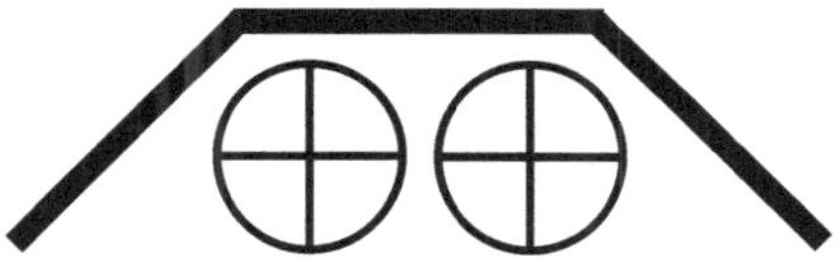

图 34-17　致冷剂杜瓦储藏室设计实例 1

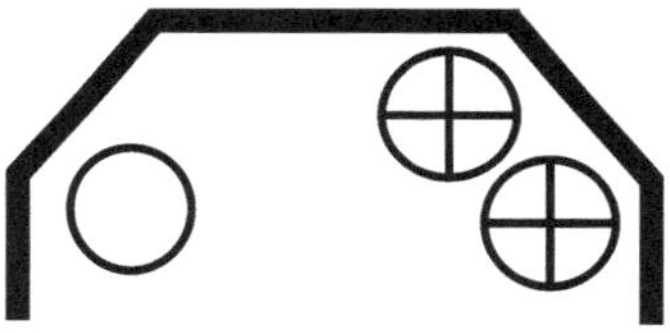

图 34-18　致冷剂杜瓦储藏室设计实例 2

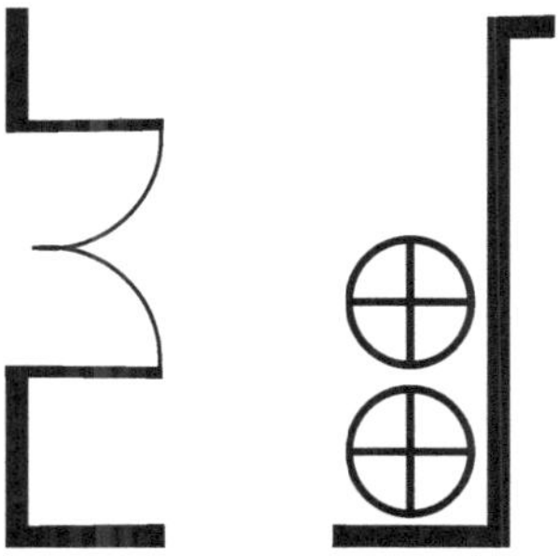

图 34-19　致冷剂杜瓦储藏室设计实例 3

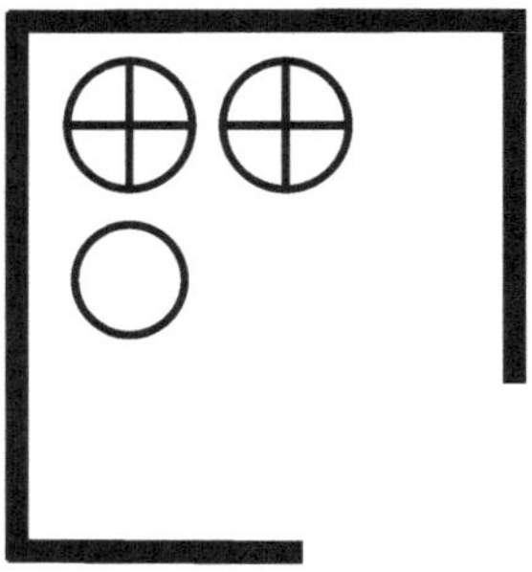

图 34-20　致冷剂杜瓦储藏室设计实例 4

第三节　MRI 设备运行场所综合设计实例

图 34-21～图 34-24 为 MRI 设备运行场所综合设计实例，图中所示均为一套设备专用一幢(层)建筑物的情形。如果计划在建筑物内安装两套 MRI 设备，则场所设计中还必须充分考虑建筑空间和功能区共享的问题。图 34-25 为一幢(层)建筑物内安装两台

MRI系统的场所设计图。由图可见，电子设备室、机械维修室、控制室、病人准备室、阅片室、办公室、过道、更衣室和卫生间等设施都是共用的，从而大大节省了空间、降低了建筑成本。

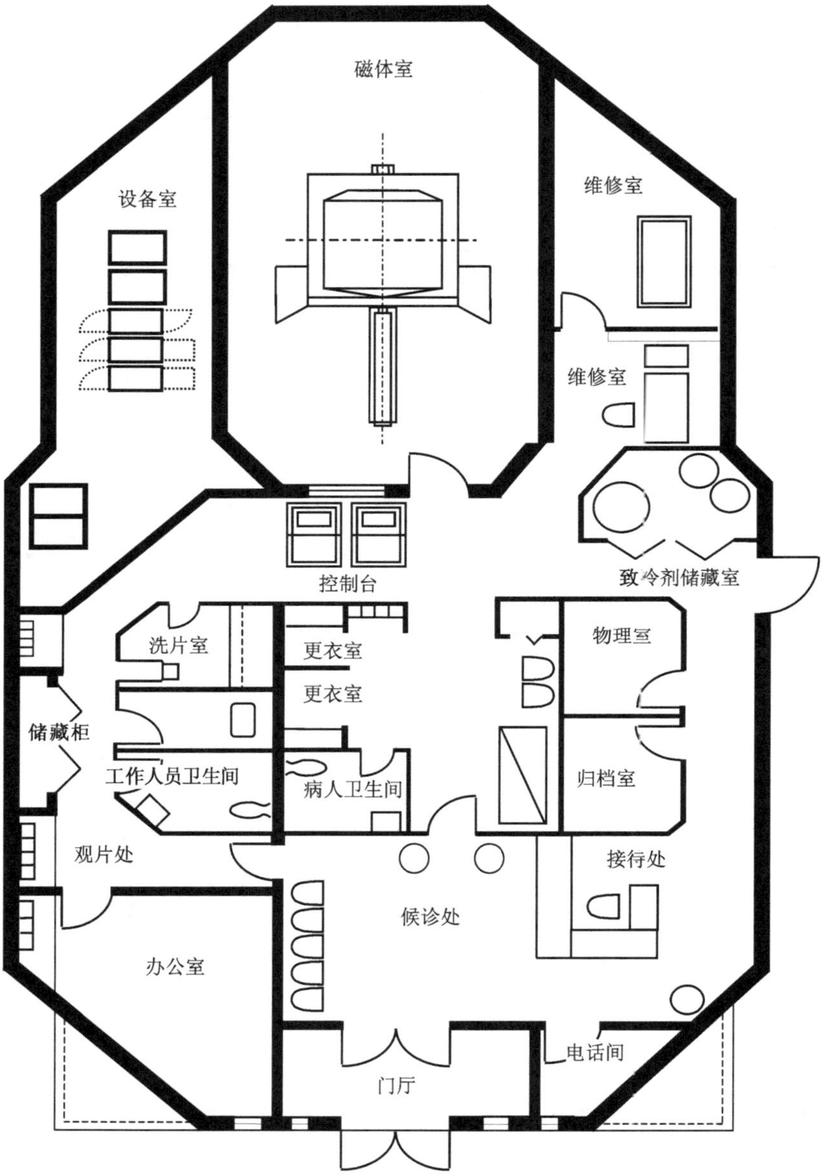

图 34-21　MRI设备运行场所设计实例 1

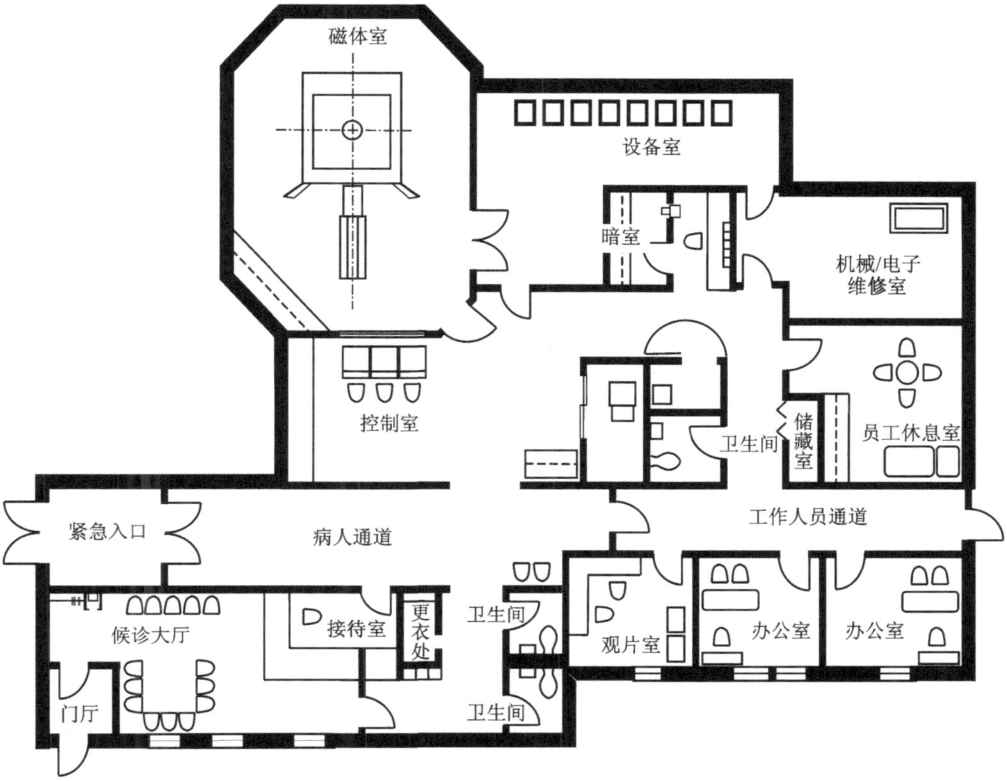

图 34-22　MRI 设备运行场所设计实例 2

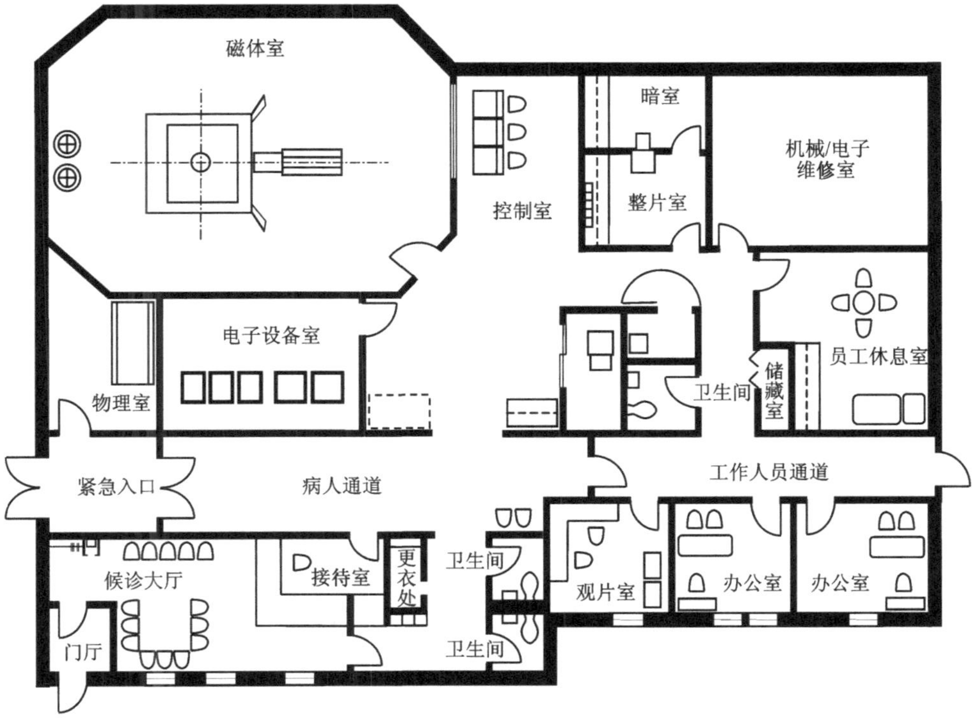

图 34-23　MRI 设备运行场所设计实例 3

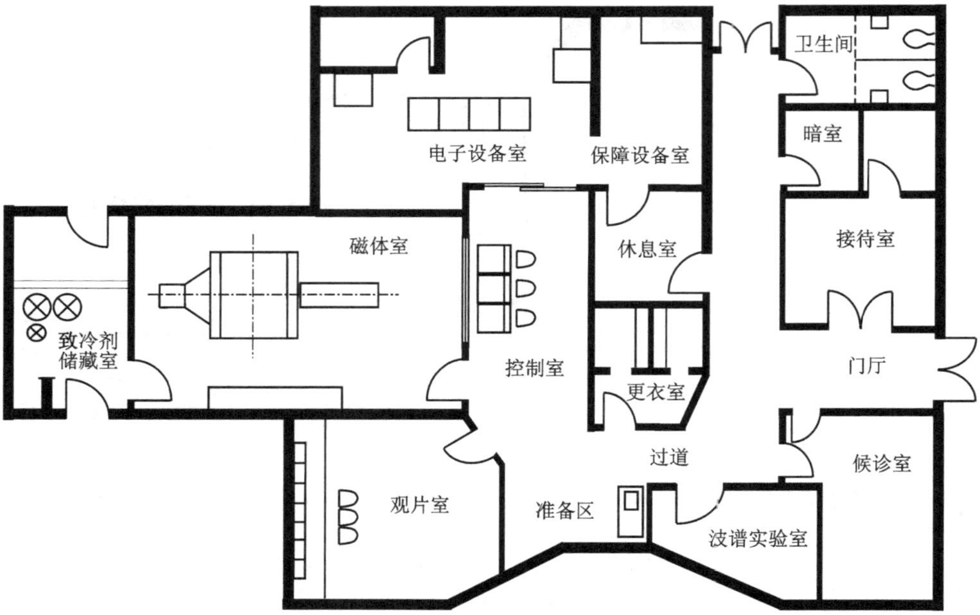

图 34-24　MRI 设备运行场所设计实例 4

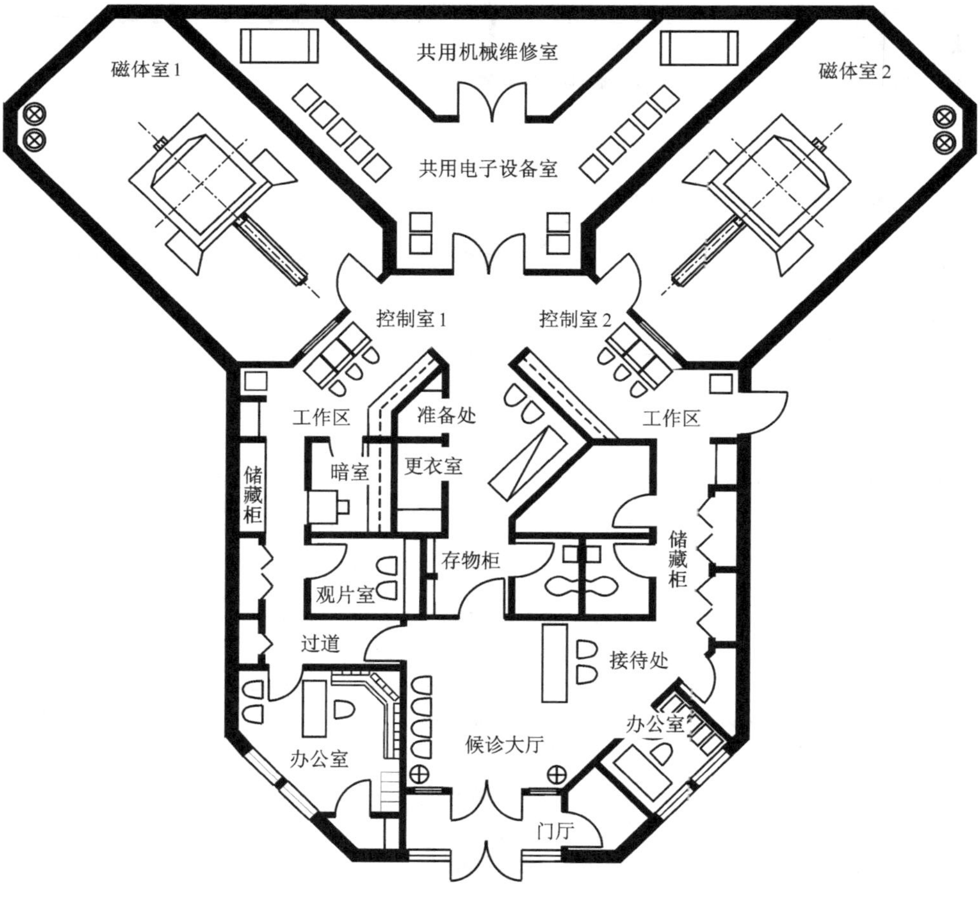

图 34-25　MRI 设备运行场所设计实例 5

MRI 设备有时还可能与 X 射线 CT 共用同一建筑物，图 34-26 所示场所设计即为此类应用的范例。

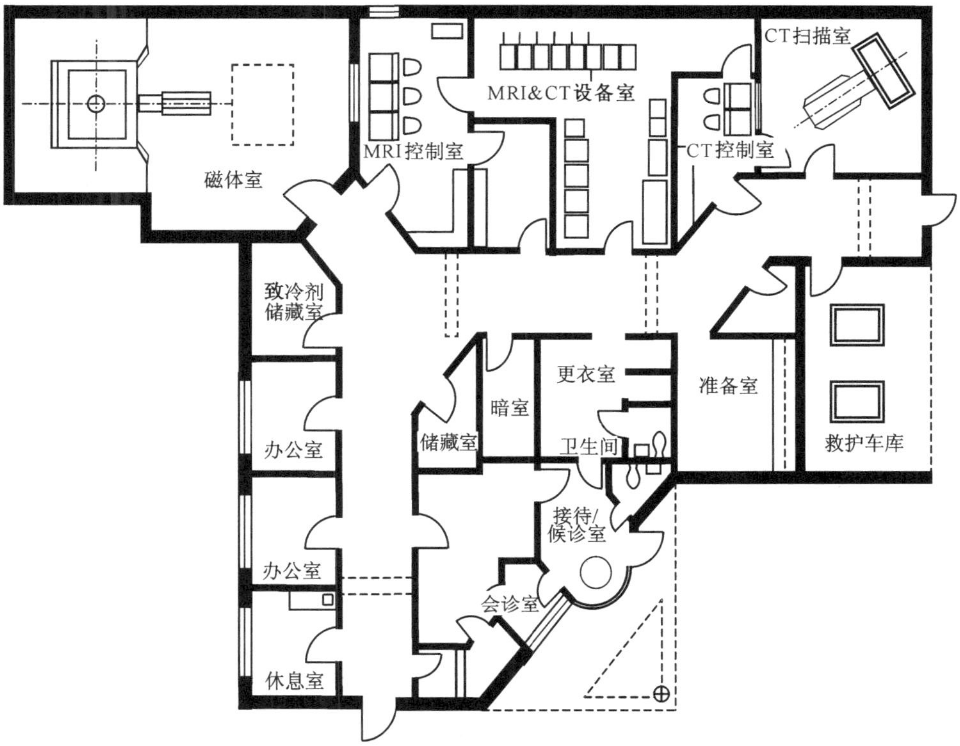

图 34-26　MRI 设备运行场所设计实例 6

图 34-21～图 34-26 是 MRI 设备运行场所或建筑物设计示意图。实际应用中，建筑物的面积和功能区的划分要根据具体设备杂散磁场的范围和用户的要求来确定。一般来说，场所设计完成后还必须取得 MRI 产品制造商的认可。

主要参考文献

宓子宏，徐在新．1983．物理学词典(电磁学分册)．北京：科学出版社

赵海涛，赵喜平，郭群恩．1995．超导磁共振成像系统的低温保障技术．实用放射学杂志，11(5)：287～288

赵喜平．2000．磁共振成像的特点及其局限性．中国医学影像技术，16(7)：102～104

赵喜平．2000．磁共振成像系统的原理及其应用．北京：科学出版社

赵喜平，郑崇勋，赵海涛．1998．超导磁共振成像系统中的低温技术．世界医疗器械，4(3)：40～45，76

赵喜平，郑崇勋．1997．磁共振成像系统与环境的关系．世界医疗器械，3(12)：48～51，54

Andrew E R，Szczesniak E．1989．Magnetic shielding of magnetic resonance systems．Magnetic Resonance in Medicine，10：373～387

Morneburg H．1983．Factors in the site determination and planning for a Magnetom．Electromedica，51(2)：65～72

附　　录

附录一　主要符号一览表

符号	意　　义	符号	意　　义
a_0	玻尔半径	J_c	临界电流密度
b	衰减系数	K_x	K 空间 x 坐标
$\boldsymbol{B}_0$	静磁场强度	K_y	K 空间 y 坐标
$\boldsymbol{B}_1$	射频磁场强度	K_z	K 空间 z 坐标
$\boldsymbol{B}_{\mathrm{eff}}$	有效射频磁场强度	L	电感或电感值，矩阵的行
BW	射频脉冲带宽	m	质量
$\mathrm{d}B/\mathrm{d}t$	磁场强度变化率	m_e	电子静质量
$\Delta\boldsymbol{B}$	变化的小磁场，梯度场	m_n	中子静质量
c	真空中光速	m_p	质子静质量
C	电容或电容值，矩阵的列，对比度	$\boldsymbol{M}$	磁化强度矢量
d	趋肤深度	$\boldsymbol{M}_0$	静磁化强度矢量
D	时延，扩散系数，直径	$\boldsymbol{M}_\perp$，$\boldsymbol{M}_{xy}$	磁化强度矢量的横向分量
D^*	伪扩散系数	M_x	磁化强度矢量的 x 分量
e	基本电荷	M_y	磁化强度矢量的 y 分量
E	磁能级	M_z	磁化强度矢量的 z 分量
ΔE	原子核在磁场中的能级差	$N(\mathrm{H})$	氢质子密度
$f(t)$	时域函数	N_{freq}	频率编码方向的像素数
f_0	拉莫尔频率或谐振频率	N_{phase}	相位编码方向的像素数
$f(T_1)$	T_1 对信号强度的贡献	N_{slab}	扫描带方向的像素数
$f(T_2)$	T_2 对信号强度的贡献	ΔN	不同能级上的核数差
F	力，组织平均血流量，傅里叶变换	p	气体的压强
F^-	傅里叶反变换	p_0	标准状态下的压强
$F(\omega)$	频域函数	$\boldsymbol{P}$	自旋角动量，动量矩，几率
g_e	电子的朗德因子	Q	线圈或谐振电路的品质因数
g_N	核的朗德因子	Q_e	电四极矩
G	高斯(磁感应强度单位)	r	半径
G_{ro}	读出(频率编码)梯度(脉冲)	R	电阻或电阻值，复数的实部，弛豫率
G_{pe}	相位编码梯度(脉冲)	R_1	T_1 弛豫率($1/T_1$)
G_{ss}	层面选择梯度(脉冲)	R_2	T_2 弛豫率($1/T_2$)
G_x	x 向梯度场	Re	雷诺数
G_y	y 向梯度场	S	面积，信号幅度，屏蔽因数
G_z	z 向梯度场	SNR	信噪比
h	普朗克常量	$\mathrm{SNR_t}$	单位时间信噪比
$h(t)$	排出分数	t	时间，摄氏温度
$\boldsymbol{H}$	磁场强度	T	特斯拉(磁感应强度单位)
$\boldsymbol{H}_0$	绝对零度下的临界磁场	T	热力学温度，力矩
$\boldsymbol{H}_c$	临界磁场	T_0	标准状态下的温度
I	自旋量子数，复数的虚部，电流	T_1	自旋-晶格弛豫时间(纵向弛豫时间)
I_c	临界电流	$1/T_1$	纵向弛豫率
J	转动惯量，耦合常数	T_2	自旋-自旋弛豫时间(横向弛豫时间)

续表

符号	意　义	符号	意　义
$1/T_2$	横向弛豫率	η	线圈的填充因数
T_2^*	磁场非均匀性引起的横向弛豫时间	Φ	磁通量
T_c	临界温度	ϕ	相角，进动相位
T'	序列中的等待时间	φ	相位差
u	磁化强度矢量的色散分量	φ_{ss}	选层方向的相位差
v	磁化强度矢量的吸收分量	φ_{ro}	频率编码方向的相位差
v_1	体内液体流速	φ_{pe}	相位编码方向的相位差
Δv	体素体积	γ	磁旋比
V	气体的体积	κ	玻尔兹曼常量
V_0	标准状态下的体积	δ	化学位移，梯度脉冲宽度
V_c	线圈容积	$\delta(t)$	δ函数
V_n	噪声电压	π	圆周率
V_s	样品的体积	θ	原子核的屏蔽常数，射频翻转角
V_t	组织血容量	ω	角频率
x	固定坐标系中的 x 坐标	ω_0	拉莫尔角频率或谐振角频率
y	固定坐标系中的 y 坐标	$\hbar$	约化的普朗克常量（$\hbar = h/2\pi$）
z	固定坐标系中的 z 坐标	ε	介电常数，感应电动势
x'	旋转坐标系中的 x 坐标	ε_0	真空介电常数
y'	旋转坐标系中的 y 坐标	χ	磁化率或复数磁化率
z'	旋转坐标系中的 z 坐标	χ_0	静态磁化率
Z_0	传输线的特性阻抗	χ'	复数磁化率实部
Z_i	入端阻抗	χ''	复数磁化率虚部
Z_L	负载阻抗	λ	波长，磁场穿透深度
Δz	层面厚度	λ_0	绝对零度下的磁场穿透深度
α	射频翻转角	σ	电导率
β	玻尔磁子	ρ	电阻率，反射系数
β_N	核磁子	τ	脉冲宽度，脉冲间隔时间，时间常数
μ	核磁矩，磁导率	τ_c	分子取向的相关时间
μ_0	真空磁导率	Γ	传播系数
μ_e	电子磁矩		

附录二 主要缩写词表

缩写词	英文全称	中文含义
ACR	the American College of Radiology	美国放射学会
ADC	analog to digital converter	模数转换器
ADC	apparent diffusion coefficient	表面扩散系数
ADP	adenosine diphosphate	二磷酸腺苷
AMP	adenosine monophosphate	一磷酸腺苷、腺苷酸
ANSI	the American National Standards Institute	美国国家标准协会
ATP	adenosine triphosphate	三磷酸腺苷
BBB	blood brain barrier	血脑屏障
BOLD	blood oxygenation level dependent	血氧合水平依赖性(成像法)
BW	bandwidth	(射频脉冲的)带宽
CBF	cerebral blood flow	脑血流量
CBV	cerebral blood volume	脑血容量
CHESS	chemical shift selection	化学位移选择(波谱法)
Cho	choline	胆碱
CNR	contrast to noise ratio	对比度噪声比
CNS	central nervous system	中枢神经系统
CPMG	Carr-Purcel-Meiboom-Gill sequence	序列名
CPU	central processing unit	(计算机的)中央处理器
Cr	creatine	肌酸
CRT	cathode ray tube	阴极射线管
CSF	cerebrospinal fluid	脑脊液
CSI	chemical shift imaging	化学位移成像
CW	continuous wave	连续波
DAC	digital to analog converter	数模转换器
dHb	deoxygenated hemoglobin	脱(去)氧血红蛋白
DICOM	Digital Imaging and Communications in Medicine	医学数字成像和通信(标准)
DMA	direct memory access	直接存储器存取(访问)
DRESS	depth resoluted surface coil spectrascopy	深度分辨表面线圈波谱(波谱法)
DTPA	diethylene-triamine pentaacetic acid	二亚乙基三胺五乙酸(对比剂螯合体)
DWI	diffusion weighted imaging	扩散加权成像
ECG	electrocardiogram	心电图或心电信号
EDTA	ethylene diaminetetraacetic acid	乙二胺四乙酸(对比剂螯合体)

续表

缩写词	英文全称	中文含义
EEG	electroencephalogram	脑电图
EPI	echo planar imaging	回波平面成象序列
EPR	electron paramagnetic resonance	电子顺磁共振
ERDU	emergency run-down unit	磁体急停单元
ESR	electron spin resonance	电子自旋共振
ETL	echo train length	回波链长度
ETS	echo train spacing	回波间隔时间
EVI	echo volume imaging	回波容积成像
FDA	the U. S. Food and Drug Administration	美国食品和药物管理局
FFT	fast Fourier transform	快速傅里叶变换
FID	free induction decay	自由感应衰减
FISP	fast imaging with steady precession	稳定进动快速成像(序列)
FLAIR	fluid attenuated inversion recovery	液体抑制反转恢复(序列)
FLASH	fast low angle shot	快速小角度激发(序列)
fMRI	functional magnetic resonance imaging	功能磁共振成像
FOV	field of view	成像野(扫描野)
FSE	fast spin echo	快速自旋回波(序列)
FT	Fourier transform	傅里叶变换
FWHH	full width at half height	半高点宽度
Gd-DTPA	gadolinium diethylen-triamine pentaacetic acid	对二亚乙基三胺五乙酸钆(对比度增强剂)
GMN	gradient moment nulling	梯度矩置零
GRASE	gradient and spin echo	序列名
GRASS	gradient recalled acquisition in the steady state	序列名
GRE	gradient echo	梯度回波或梯度回波序列
Hb	hemoglobin	血红蛋白
IOP	iron oxide particle	铁氧化物微粒
IR	inversion recovery	反转恢复(序列)
IRSE	inversion recovery spin echo	反转恢复自旋回波(序列)
ISIS	image selected in vivo spectroscopy	图像选择在体波谱(波谱法)
IUPAC	International Union of Pure and Applied Chemistry	国际理论与应用化学协会
IVIM	intravoxel incoherent motions	体素间的非相干运动
LAN	local area networks	局域网
LED	light emitting diode	发光二极管
LITT	laser-induced thermotherapy	激光热疗法
LMR	localized magnetic resonance	定域磁共振
MEG	magnetoencephalography	脑磁图
mI	myo-inositol 或 myo-Ins	肌醇
MIP	maximum intensity projection	最大密度投影(图像重建法)
MLSI	multiple line scan imaging	多线扫描成像
MnDPDP	manganese dipyridoxyl diphosphate	二吡啶氧基二磷酸锰(对比度增强剂)
MO disk	magnetic optical disk	磁光盘
MPR	multi-planar reconstruction	多平面重建
MRA	magnetic resonance angiography	磁共振血管成像
MRI	magnetic resonance imaging	磁共振成像
MRS	magnetic resonance spectroscopy	磁共振波谱学

续表

缩写词	英文全称	中文含义
MS-EPI	multi-shot EPI	多激发 EPI(序列)
MTC	magnetization transfer contrast	磁化转移对比度
MTT	mean transit time	(造影剂)平均转运时间
NAA	N-acetylaspartate	N-乙酰天门冬谷氨酸盐
NEMA	National Electronics Manufacturing Association	美国电子制造商学会
NEX	number of excitations	激励次数
NIH	the National Institutes of Health	(美国)国立卫生研究院
$(NMG)_2$-Gd-DTPA	gadolinium diethylentriaminepentaacetic acid dimeglumine	钆喷酸葡胺(俗名，对比度增强剂)
NMR	nuclear magnetic resonance	核磁共振
NRPB	the National Radiology Protection Board	(英国)国家放射保护委员会
NSA	number of signal averaged	信号平均(采集)次数
NTP	nucleotide triphosphate	核苷三磷酸
PACS	picture archiving and communication system	医学影像存档与通信系统
PC	phase contrast	相位对比(效应)
PCM	paramagnetic contrast media	顺磁性对比度增强剂
PCr	phosphocreatine	磷酸肌酸
PCSI	percentage change in signal intensity	信号强度变化率
PET	positron emission tomography	正电子发射断层成像术
Pi	inorganic phosphate	无机磷
PME	phosphomonoester	磷酸单酯
PRESS	point resolved spectroscopy	点分辨波谱(波谱法)
PS	partial saturation	部分饱和
PWI	perfusion weighted imaging	灌注加权成像
RAM	random access memory	随机存取存储器
RARE	rapid acquisition with relaxation enhancement	弛豫增强的快速采集(序列)
rCBF	relative cerebral blood flow	局部脑血流量
RF	radio frequency	射频(脉冲)
ROI	region of interest	感兴趣区
ROPE	respiratory ordered phase encoding	呼吸重排序相位编码
RSNA	Radiological Society of North America	北美放射学会
SAR	specific absorption rate	特殊吸收率
SCSI	small computer standard interface	小型计算机标准接口
SE	spin echo	自旋回波或自旋回波序列
SI	International System of units	国际单位制
SNR	signal to noise ratio	信噪比
SPECT	single photon emission computerized tomography	单光子发射计算机断层成像

续表

缩写词	英文全称	中文含义
SPIR	spectral presaturation with inversion recovery	预饱和反转恢复(序列)
SPM	statistical parametric mapping	统计参数图
SR	saturation recovery	饱和恢复(序列)
SS-EPI	Single Shot EPI	单激发 EPI(序列)
SSFP	steady state free precession	稳态自由进动
STEAM	stimulated-echo acquisition mode	激励回波探测法
STIR	short TI inversion recovery 或 short tau inversion Recovery	反转恢复序列之一
TE	echo time	回波时间
TI	inversion time	反转时间
TMR	topical magnetic resonace	局部共振(波谱法)
TOF	time of flight	时飞效应
TONE	tilted optimized nonsaturation excitation	倾斜优化非饱和激发
TR	repetition time	重复时间
UPS	uninterruptible power system	不间断电源
VENC	velocity encoding value	速率编码值
WORM	write-once-read-multiply	一次性写入(光盘)
2DFT	two dimensional Fourier transform	二维傅里叶变换
3DFT	three dimensional Fourier transform	三维傅里叶变换

附录三　物理常量表

物理常量	符号	数值(SI 单位)
真空中光速	c	$2.997\ 924\ 58\times10^{8}$m/s
真空磁导率	μ_0	$1.256\ 637\times10^{-6}$H/m
真空介电常量	ε_0	$8.854\ 188\times10^{-12}$F/m
质子静质量	m_p	$1.672\ 623\ 1\times10^{-27}$kg
电子静质量	m_e	$9.109\ 389\ 7\times10^{-31}$kg
中子静质量	m_n	$1.674\ 928\ 6\times10^{-27}$kg
基本电荷	e	$1.602\ 177\ 33\times10^{-19}$C
电子半径	r_e	$2.817\ 940\ 92\times10^{-15}$m
玻尔(Bohr)半径	a_0	$0.529\ 177\ 249\times10^{-10}$m
玻尔(Bohr)磁子	β_e	$9.274\ 015\times10^{-24}$A•m^2
核磁子	β_N	$5.050\ 786\ 6\times10^{-27}$A•m^2
质子磁旋比	γ_H	$2.675\ 221\ 28\times10^{8}$A•m^2 (J•S)
原子质量单位	u	$1.660\ 540\ 2\times10^{-27}$kg
质子朗德因子	g_H	5.585
电子朗德因子	g_e	2.002
摩尔体积，理想气体 (T_0=273.15K， P_0=1atm)	V_m	0.022 414 10m^3/mol
摩尔气体常量	R	8.314 510J/ (mol•)
气体常量	R	8.314 3J/ (mol•K)
万有引力常量	G_N	$6.672\ 59\times10^{-11}$m^3/ (kg•s^2)
普朗克(Planck)常量	h	$6.626\ 075\ 5\times10^{-34}$J•s
约化的普朗克(Planck)常量	$\hbar$	$1.054\ 57\times10^{-34}$J•s
玻尔兹曼(Boltzmann)常量	κ	$1.380\ 658\times10^{-23}$J/K
阿伏伽德罗(Avogadro)常量	N_A	$6.022\ 136\ 7\times10^{23}$mol^{-1}
里德伯(Rydberg)常量	R_∞	$1.097\ 373\ 153\ 4\times10^{7}$m^{-1}
法拉第(Faraday)常量	F	$9.648\ 530\ 9\times10^{4}$C mol

附录四　对核磁共振做出贡献的十七位诺贝尔奖得主简介

一、塞曼(Pieter Zeeman，1865～1943年，1902年获物理学奖)

荷兰物理学家。1865年5月24日生于宗内迈尔。早年毕业于莱顿大学，为著名物理学家洛伦兹的学生。1893年获博士学位。1890～1908年在莱顿大学任教。其间于1900年成为阿姆斯特丹大学物理学教授，后出任该校物理系主任。1908年被公推为阿姆斯特丹物理研究所所长。1921年成为英国皇家学会会员。此外，他还是法国科学院院士。许多国家的理化研究机构或团体曾授予其荣誉称号。

塞曼是以发现光与磁之间的联系即塞曼效应而闻名的。所谓塞曼效应，是指将产生光谱的光源置于足够强的磁场中时，原来的一条谱线分裂为几条的现象。或者说，塞曼效应就是在外加恒定磁场的作用下，核磁矩相对磁场进行 $2I+1$(I为自旋量子数)个取向的现象。谱线分裂后，各分谱线之间的间隔与磁场强度成正比。1896年，塞曼在莱顿大学的实验室中发现，当磁场作用于钠或锂的火焰光时发射光谱变宽(吸收光谱也有类似现象)；用钙所发出的狭窄的蓝绿色光谱线也能成功演示谱线分裂现象。当时塞曼年仅31岁。上述现象的发现及理论解释得到了洛伦兹的大力帮助。由于二人对磁光学的重大贡献，塞曼和他的老师洛伦兹同获1902年的诺贝尔物理学奖。

对塞曼效应的研究，使光谱学理论取得了重大进展，同时使量子理论得以推广。因为按照量子学理论，塞曼效应是由于外磁场方向与原子动量矩之间的夹角不同而使原子得到不同附加能量的缘故。塞曼还研究了光在水、石英及燧石等振动介质中的传播；测定了各种颜色的菲涅耳系数。此外，塞曼在根据原子光谱的超精细结构推导核磁矩等方面也作出了杰出贡献，而核磁共振现象的发现正是从探索核磁矩开始的。

二、昂尼斯(Heike Kamerlingh Onnes，1853～1926年，1913年获物理学奖)

荷兰物理学家。1853年9月21日生于格罗宁根。1870年考入格罗宁根大学，第二年便获科学学士学位。1871年进入德国的海德堡大学，在本生和基尔霍夫指导下从事研究工作。1873年回格罗宁根大学，从师于梅斯教授。1879年获该校博士学位。1882年任莱顿大学物理学教授。此后担任该校物理实验室负责人，时间长达42年之久。1883年，年仅30岁的昂尼斯当选为阿姆斯特丹皇家科学院院士。1916年被选为英国皇家学会会员。1920年成为法国科学院院士。此外，他还是哥本哈根、乌普萨拉、都灵、维也纳、格丁根、哈雷等科学院的院士以及巴黎、罗马科学院的外籍院士。昂尼斯还获得过许多爵位称号和多种奖章。

昂尼斯主要从事低温物理的研究。早年曾在著名物理学家、阿姆斯特丹大学教授范德瓦尔斯指导下研究大范围内温度、压力与液体及气体状态的关系，后集中精力研究其低温性质。1894 年，他在莱顿大学建立了著名的低温实验室即后来的“卡莫林·昂尼斯实验室”（1932 年更名）。1908 年，昂尼斯成功地使世界上最后一种气体氦(曾被称为“永久气体”)液化，从而对绝对零度的探索迈出了关键一步。昂尼斯的下一个目标是固化液氦，并为此而奋斗了多年。但是，由于他采用的是减压降温的办法，当温度下降到 0.83K 时氦仍未被固化。直到 1926 年，在他去世四个月之后，莱顿大学物理实验室的科梭姆在高压和低温同时存在的条件下，才实现了固化氦的目标。

金属的电阻问题是昂尼斯的另一重要研究领域。当时，关于纯金属的电阻在绝对零度附近的变化情况，是一个众说纷纭的问题。由于他已掌握液化氦的技术，便可以在液氦温度下进行实验，即具备了解决这一问题的条件。1911 年，他在检测纯汞的低温电阻时，发现随着温度的下降其电阻率并非像人们所期望的那样连续降低，而是在 4.173K 时突然消失。这是人们第一次观察到金属电阻为零的现象。经过进一步的研究，1913 年这种现象被确定为物质的“超导性”，从此诞生了超导物理这一学科。

几十年来，随着人们对超导物理学的深入研究，超导技术已在许多领域中得到极有价值的应用。昂尼斯发现超导电性的重大意义得以进一步显示。由于他对低温物理的杰出贡献，特别是超导现象的发现，昂尼斯获得了 1913 年的诺贝尔物理学奖。

现在，液氦和超导材料都已广泛应用于磁共振系统的磁体中。

三、拉比(Isidor Isaac Rabi，1898～1988 年，1944 年获物理学奖)

美国物理学家。分子束核磁共振现象的发现者。1898 年 7 月 29 日生于奥地利，两岁时随父迁往美国。先后就读于美国康奈尔大学和哥伦比亚大学，并取得康奈尔大学的化学学士学位(1919 年)和哥伦比亚大学的哲学博士学位(1927 年)。1927～1928 年任哥伦比亚大学研究员。此后曾到慕尼黑、哥本哈根、汉堡、莱比锡、苏黎世等地随索末菲、玻恩、斯特恩、海森堡和泡利等著名物理学家学习。1929 年回哥伦比亚大学任教，先后担任物理学讲师、助理教授、副教授，1937 年升任教授。1939～1965 年曾在阿伯丁科学顾问委员会弹道研究实验室兼职，其中于 1940～1945 年兼任麻省理工学院辐射实验室副主任。

拉比还兼任过许多社会职务，如真空管发展委员会主席、美国洛斯阿拉莫斯实验室顾问、美国物理学会委员会委员及理事长、美国科学院院士、共同研究和发展委员会顾问、原子能专门委员会总顾问委员会成员和主席等。1946 年后，拉比加入联合大学董事会，并于 1961～1962 年间任联合大学校长(1962 年成为该校董事会董事长)。1955～1958 年担任原子能和平利用国际会议副主席。除此之外，他还是美国总统科学顾问委员会、北大西洋公约组织科学顾问委员会、国际原子能机构科学顾问委员会成员及联合国科学委员会顾问。1971 年以后，任联合国和平利用原子能会议副主席。

拉比早年曾为斯特恩实验室的博士后工作人员，因而深受斯特恩影响，是其继承者。1910 年，杜诺叶(L. Dunoyer)产生分子束后斯特恩便开始了空间量子化的实验，并用分子束成功地测定了磁矩。1924 年，泡利(W. Pauli)在分析原子光谱时曾认为一些精细结构可能来自核的微弱磁矩。不久，核自旋和磁矩的存在被一系列实验方法所证实，其中包括由斯特恩创立的、拉比积极参与研究的分子或原子束磁偏转法和束磁重聚法。但是，上述束方法不久即被拉比于 1939 年创立的更为精确的分子束方法所取代。在这一方法中，拉比首次引入了均匀磁场、首次检测到了原子核在均匀场中的共振吸收，亦即首次完成了核磁共振实验。拉比是采用射频技术和真空技术设计出磁矩测量方法的。用这一方法，他不仅使以往测定过的核磁矩值得到精确修正，还使许多曾无法测定的核磁矩得以测定。

整个 20 世纪 30 年代，拉比将全部心血倾注于磁学、分子束流和量子力学的研究中。经过坚持不懈的努力，他发现原子的磁矩、核自旋的动量矩同轨道电子的动量矩一样，在恒定的外磁场中均能进行量子化取向，且在一定条件下，如果在磁场的垂直方向施加交变磁场，就能改变磁矩的方向，使磁矩体系有选择地吸收特定频率交变磁场的能量。这就是著名的核磁共振方法。由于拉比在共振法测量原子核磁性以及在探讨核力的固有性质、寻求适当核模型等方面的一系列卓越贡献，他获得了 1944 年度的诺贝尔物理学奖。他还获得过其他许多荣誉奖。

原子核磁矩的精确测定，在量子力学的发展以及空间量子化理论的建立等方面都具有重要意义。此外，拉比 1937 年对二能级系统暂态跃迁的讨论，如今已成为二能级原子物理学中的一个著名理论。该理论实际上是对核磁共振中磁化强度章动的正确描述。

四、珀塞尔(Edward Mills Purcell，1912～1997 年，1952 年获物理学奖)

美国物理学家。凝聚态物质磁共振现象(能量吸收法)的发现者。1912 年 8 月 30 日生于美国伊利诺伊州的泰勒斯维尔。先后在拍图大学、德国卡尔鲁斯厄高等技术学校和哈佛大学求学。1936 年获硕士学位。1938 年获哈佛大学博士学位。此后曾在哈佛任教。1940～1945 年在麻省理工学院战时辐射实验室从事雷达研究工作。1945 年回哈佛大学任物理学副教授，并于 1949 年升为教授。1958 年成为唐纳讲座科学教授。1960 年后任加德大学教授多年。与此同时，1950～1971 年一直任哈佛大学研究学会高级研究员。1957～1960 年兼任美国总统科学顾问委员会顾问。1970 年当选为美国物理学会理事长。他还是美国科学院院士、美国艺术与科学院院士及美国哲学学会会员。

珀塞尔主要从事电磁学、原子核物理等方面的研究并取得了显著成就。发表过许多学术论文和著作。其代表作有《微波电路原理》(1948 年)、《理工科用物理学》(1952 年)和《电子学与磁学》(1965 年)等。他最突出的贡献是 1946 年在哈佛大学进行的核磁共振测量。

探测核磁共振问题，是珀塞尔在麻省理工学院战时辐射实验室从事雷达研究时开始的。作为研究小组组长的珀塞尔与布洛赫共同开展了此项研究。第二次世界大战后二人分别回到哈佛大学和斯坦福大学，继续进行核磁共振研究。

1945 年 12 月 24 日，珀塞尔在写给《物理学评论》编辑部的信中首次报告了他在凝聚态物质中观察到的核磁共振现象：当他将大约 500g 石蜡作为被观察物置于强度为 0.71T 的磁场中并将线圈调谐至 30MHz(对磁场的扫描功率保持在 10^{-11}W)时，珀塞尔在位于 29.8MHz 处记录到了线宽为 40 000Hz 的核磁共振吸收谱线。

在首次核磁共振实验中，珀塞尔就注意了射频吸收的饱和问题。由于饱和因子与弛豫有关，小组便将弛豫机制作为重点进行研究。博士研究生布洛姆伯根（Nicolaas Bloembergen)在这方面做出了不平凡的贡献，即他对核磁弛豫进行了开创性研究，并代表小组发表了核磁吸收理论。

珀塞尔本人以第一作者名义发表的论文非常少而且都很短。在他为数不多的几篇论文中，有两篇堪称物理学史上的里程碑：一篇是首次报告核磁共振吸收信号的，另一篇是关于首次实现自旋粒子数反转的。然而，今天用一个 180°脉冲便可实现的反转，当年珀塞尔在实验中却经过了高场磁化、零场、交变场快通过反转、零场、高场检测的复杂过程(需时 2～3s)。

与此同时，斯坦福大学的布洛赫也取得了成功。因此，珀塞尔与布洛赫共同获得 1952 年的诺贝尔物理学奖。他们对核磁共振谱的研究，开辟了一个崭新的研究领域即磁共振波谱学。

值得一提的是，对于在构造几乎相同的实验装置中观察到的同样的信号，当初珀塞尔和布洛赫却用不同的理论进行了解释。珀塞尔是根据半经典的量子力学，用能量吸收的观点来看待核磁共振吸收信号的，而布洛赫是用经典的磁化矢量进动模型，从感应电流与检测线圈同相位的角度来解释核磁矩的共振吸收现象的。现在，这两种解释都已成为核磁共振教科书的重要内容。在这里，珀塞尔的解释通常仅作为入门的基本理论，布洛赫的解释则应用更为广泛；珀塞尔的理论与爱因斯坦的平衡辐射理论相联系，适合于平衡跃迁体系，布洛赫的解释则与拉比的暂态跃迁理论一脉相承，是时域核磁共振的实验基础。

珀塞尔还是一位颇有成就的天文学家。1951 年，他和罗德、尤恩共同研制出无线电望远镜。1952 年，他又同伊文共同探测到宇宙中中性原子氢的 21mm 谱线，描绘出宇宙中氢的分布图，从而揭示了星系内部和星系之间的氢云，为以后射电天文学的发展奠定了基础。

五、布洛赫(Felix Bloch，1905～1983 年，1952 年获物理学奖)

美国籍瑞士人，物理学家。凝聚态物质磁共振现象(核感应法)的发现者。1905 年 10 月 23 日生于瑞士苏黎世。1924～1927 年先后在苏黎世联邦技术学院和莱比锡大学学习。1928 年获莱比锡大学哲学博士学位后曾任苏黎世大学助教。1929～1930 年在荷兰攻读研究生。1931～1932 两年为丹麦哥本哈根奥斯特研究员。1932 年回莱比锡大学担任物理学讲师。1933～1934 年任意大利罗马大学洛克菲勒研究员。先后在欧洲几个主要物理实验室同海森伯、玻尔及费密等人一起从事固态物理、磁学以及固体同粒子间相互作用的研究。1934 年迁居美国，在位于加利福尼亚的斯坦福大学任物理学副教授，1936 年升任教授。1939 年加入美国籍。第二次世界大战期间曾在斯坦福大学、洛斯阿拉莫斯实验室以及哈佛大学从事战时研究。1948 年成为美国科学院院士。1954～1955 年兼任日内瓦欧洲核研究中心主任。1965～1966 年为美国物理学会理事长。1967 年兼任英国剑桥大学丘吉尔学院的研究员。后仍回斯坦福大学任教，1971 年成为该校的荣誉教授。格勒诺布尔大学和耶鲁大学等先后授予他荣誉科学博士学位。有人尊称其为“固态物理学之父”。

除教学外，布洛赫主要从事了原子物理、原子核物理及磁学方面的研究，其成果主要有由他发现或创立的布洛赫波函数、布洛赫自旋波、布洛赫壁和布洛赫方程等。早在斯坦福大学时(1939 年)，他就同加利福尼亚大学的美国物理学家阿耳雷茨一起成功地测量了中子磁矩。1940 年提出著名的 Bloch-Siegert 位移理论。第二次世界大战期间，布洛赫在新墨西哥州洛斯阿拉莫斯参加了原子弹的研制工作。1944～1945 年同哈佛大学的研究小组一起研究雷达对抗措施。

布洛赫最突出的贡献是 1946 年和汉森、帕卡德等人一起发现了测量原子核磁场的磁感应方法，即测量原子核磁矩所感应出的电动势的方法。1946 年 1 月 29 日，在珀塞尔的成果发表大约一个月之后，布洛赫也以短信的形式将他们小组在斯坦福发现水核磁共振信号的成果报告给美国《物理学评论》，其标题为《核感应》(Nuclear Induction)。布洛赫之所以称其为核感应，是因为当时他认为共振信号是磁场中进动的磁矢量所感应出的电动力(EMF，electromotive force)在射频线圈中的反映之故。这封信于 1946 年 2 月正式发表。尽管布洛赫和珀塞尔发表文献的时间略有差异，但两位学者确实是彼此独立地进行了同一研究。这一发现就是后来所说的核磁共振现象，从而开拓了磁共振波谱学这个未知领域。此外，它还有力地推动了磁场、晶体及各种物质磁性的研究。

在核磁共振的理论解释方面，相对于珀塞尔的简明量子力学吸收说，布洛赫的磁化矢量感应理论比较复杂，但它却更为成熟。在这里，布洛赫首次导入了纵向弛豫时间和横向弛豫时间的概念，并将二者唯象地引入到磁化矢量的动力学方程式中，构成了核磁共振中充满活力的中心论题——布洛赫方程。这是一组非线性的微分方程。尽管求解常常遇到困难，但它确实对自旋系统给出了十分直观的描述。对布洛赫方程进行各种简化和修饰，便可以获取各种有用的动力学信息，例如磁化矢量的章动、弛豫和化学交换等。布洛赫方程向光学的延展，构成了在相干光谱学或二能级系统原子分子物理学中占有重要地位的光学布洛赫方程。

由于对核磁共振的重大贡献，布洛赫和哈佛大学的珀塞尔共同获得了 1952 年度的诺贝尔物理学奖。

六、兰姆(Willis Eugene Lamb，1913～ ，1955 年获物理学奖)

美国物理学家。1913 年 7 月 12 日生于美国洛杉矶。1930 年考入加州大学伯克利分校，并于 1934 年和 1938 年分别获得学士学位和哲学博士学位，此后赴哥伦比亚大学任教。1943 年和 1947 年先后升任助理教授、副教授。1949 年成为哥伦比亚大学教授。1951～1956 年在斯坦福大学担任物理学教授。1956 年当选为美国科学院院士。同年应邀赴英国牛津大学担任教授兼研究员。1962 年返回美国后受聘于耶鲁大学，先后担任福特第Ⅱ讲座物理学教授和吉布斯讲座物理学教授。1974 年以后一直在亚利桑那大学任物理学和光学教授。美国宾夕法尼亚大学曾授予他荣誉科学博士学位，而英国牛津大学和美国耶鲁大学分别授予他荣誉博士学位。另外，他还获得过美国艺术与科学院授予的朗福德奖章等。

兰姆对量子力学理论有重要贡献。在哥伦比亚大学期间，他在卢瑟福的协助下对氢光谱进行了深入地研究。兰姆首先利用电子束使氢原子上升到各种激发态，然后对其能级分裂进行精确测量。他发现，以前狄拉克量子论所认为的、能量相等的两个状态间存在着差别。1947 年，兰姆精确测量了氢原子能级对预期值的微小偏移，从而发现了氢光谱的双线结构。这一发现被称为“兰姆移动定律”，它是对量子理论更加精确的补充。1951～1956 年，他在斯坦福大学继续研究氢原子与氦原子的精细结构，所得结果与美国物理学家库什对电子磁矩的测定结果一致。由于在光谱结构研究方面的杰出贡献，兰姆和库什共同获得 1955 年度的诺贝尔物理学奖。

当兰姆潜心研究核外电子对外磁场的屏蔽作用时，凝聚态的核磁共振现象还未被发现。然而，拉比的分子束磁共振实验需要准确知道外场在核处的有效场应有多大。为解决这一问题，兰姆进行了深入研究并发表了他著名的核磁屏蔽公式。按照兰姆的物理思想，处于外场中的核外电子在以核为球心的球壳上绕磁场方向运动，从而在球心处形成一个与外场相反的磁场。由于这一磁场会削弱外场的作用，故称其为核磁屏蔽。10 年之后，拉姆塞(rman F. Ramsey，1989 年诺贝尔物理学奖得主)用量子力学的演算证明了兰姆屏蔽项的存在。兰姆简明的物理概念在讨论化学位移中的电子密度效应及芳香环流等效应时特别适用。

兰姆还发展了β衰变和中子相互作用的理论、研究了磁控振荡器和激光器、发明了微波技术。

七、库什(Polykarp Kusch，1911～1993 年，1955 年获物理学奖)

美籍德国人，物理学家，美国科学院院士。1911 年 1 月 26 日生于德国布兰肯堡，1912 年迁居美国克利夫兰城，1922 年加入美国籍。随后就读于位于克利夫兰的凯斯理工学院，1931 年毕业，获理学士学位。后到伊利诺伊大学深造，于 1933 年获理学硕士学位。1936 年取得哲学博士学位。还曾获凯斯理工学院和俄亥俄州立大学的理学博士学位。1936 年成为明尼苏达大学的研究助理。1937 年赴哥伦比亚大学担任物理学讲师。第二次世界大战爆发后，受国防部委派，于 1941 年初到宾夕法尼亚州布卢姆费尔德的西屋实验室当工程师，对微波真空管进行改进。1942 年转至加利福尼亚大学辐射研究室开展研究工作。1944 年来到贝尔电话实验室，继续研究真空管和微波振荡器。这段经历对库什后来的成功起到了至关重要的作用，因为它不仅使库什掌握了微波技术，而且促使他开始考虑如何把真空管这一特殊技术应用于实验物理学的广阔领域。库什因此成为著名的实验物理学家。

1946 年，应拉比的邀请，库什再度回到哥伦比亚大学任物理学副教授。1949 年升为教授。1952 年成为该校辐射实验室主任，1960～1963 年担任物理系主任。1969～1972 年曾任哥伦比亚大学副校长兼教务长。美国凯斯大学、俄亥俄大学、伊利诺伊大学等均授予他荣誉科学博士学位。

库什对于原子物理、分子物理、原子核物理以及质谱学的研究颇有成效。作为拉比的弟子，他与拉比共同建造了世界上第一台束核磁共振装置，并利用这一装置精确测量了许许多多核磁矩。库什也在质子磁矩的测量方面进行了不懈努力。在哥伦比亚大学期间，他与兰姆进行合作，从不同角度对原子物理开展了研究。他发现，如果电子磁矩准确为一个玻尔磁子，则以这个标准通过原子光谱超精细结构得到的质子磁矩与用磁共振方法测得的磁矩应正好相差 1/400。这一发现促使他成功地进行了电子为 1.0001 个玻尔磁子的精确测定。1947 年，他还与弗利研制了一种能准确测定电子磁矩的仪器，证明电子磁矩大于理论预计的数值，从而进一步促进了核理论的发展。正是由于对电子磁矩的精确测量，使他和兰姆分享了 1955 年度的诺贝尔物理学奖。

八、汤斯(Charles Hard Townes，1915～　，1964 年获物理学奖)

美国物理学家。1915 年 7 月 28 日生于美国南卡罗来纳州。起初就读于美国富尔曼大学，1935 年转入杜溪大学。1937 年又进入加利福尼亚理工学院深造，并在那里先后获得文学士、理学士、硕士及博士学位。1939～1948 年在美国贝尔电话实验室从事技术研究工作。1948 年到哥伦比亚大学任物理学副教授，1950 年升为教授。1950～1952 年兼任该校辐射实验室主任，1952～1955 年任物理系主任，1959～1961 年任副校长兼国防部分析研究所所长。1961 年后任美国麻省理工学院院长兼物理学教授。1967 年回到加利福尼亚大学任教授。

汤斯多年从事微波光谱学、分子与核结构、天体物理学和量子电子学等方面的研究工作，取得了巨大成就。但是，他的最大贡献是 1954 年微波激射器的试制成功。在此基础上，他于 1958 年提出了激光器的制造方案。1960 年，休斯研究所实验室的梅曼按照这一方案研制成功了世界上第一个红宝石激光器。微波激射器和激光器的出现，对于天文学、宇航学、医学、通信等领域的发展有着不可估量的作用。在汤斯研制激光器的同时，原苏联物理学家巴索夫(N. G. Basov)和普罗霍夫(A. M. Prokhorov)也在独立地研制激光器且取得了重大成果。上述三人因此而分享了 1964 年度的诺贝尔物理学奖。

汤斯不仅是出色的激光物理学家，而且是核磁共振研究的积极参与者。他最为著名的成果，就是指出了金属磁共振中的奈特(Knight)位移机制。1949 年，奈特用核磁共振方法研究金属时，发现 ^{7}Li、^{23}Na 等有非同一般的化学位移。汤斯立刻指出，该位移可能来自导电电子的顺磁作用。根据其理论计算得到的顺磁效应果然与实验结果相吻合。20 世纪 40 年代末期，四极矩的研究非常热门，汤斯也通过深入研究而报道了大量有关核四极矩耦合常数的数据。

汤斯兼任过国内四种杂志的编委或理事、美国总统科学顾问委员会顾问及主席等十多种社会职务，同时又是美国光学学会荣誉会员和美国哲学学会、天文学会、法国物理学会、日本物理学会、英国皇家学会、比利时列日皇家科学学会的会员。汤斯的杰出贡献也为他赢得了诸多荣誉，例如，美国科学院院士、美国艺术与科学院院士等。汤斯还获得过美国科学院授予的康斯托克奖金等十多种奖励。另外，他也获得了许多大学授予的文学、科学、医学、法律学和人类学等博士或荣誉博士称号。

九、卡斯特勒(Alfred Kastler，1902～1984年，1966年获物理学奖)

法国物理学家。1902年5月3日生于法国盖布维莱尔。1920年进入巴黎高等师范学校，并取得理化教师学衔第一名。1926～1931年先后在米卢兹、科尔马和波尔多担任中学教师。1931年到波尔多大学研究院进行光谱学研究，1936年获科学博士学位。此后在克莱蒙费朗大学任讲师，1938年成为波尔多大学的副教授。1941年到高等师范学校指导实验室工作，并于1950年成为光谱学研究小组负责人。1952年提升为教授。1958～1972年担任法国科学研究中心原子钟实验室主任。1964年被推选为法国科学院院士。他还是比利时、波兰、德国、印度、荷兰、匈牙利等国的科学院院士。比利时卢万大学、法国巴黎大学、加拿大舍布鲁克大学和英国的牛津大学、爱丁堡大学、诺丁汉大学等均授予卡斯特勒荣誉博士学位。此外，他还获得过英国物理学会授予的霍尔维克奖章及奖金。

双共振方法是在核磁共振中广泛采用的实验技术。在丰富多彩的现代磁共振实验技术中，它几乎无处不在。最早提出双共振方法的学者就是卡斯特勒。1949年，卡斯特勒同他的学生布罗塞尔(J. Brossel)发明了所谓光抽运技术。这是一种利用光波把原子从吸收能级“抽到”非吸收能级或者说将原子激发到电子的激发态，然后选择性地激发核磁能级以观察核磁共振信号的技术。也可以说，它是把光的共振与磁的共振结合起来，使光束与射频电磁波发生双共振。虽然卡斯特勒的研究重点不是核磁共振本身，但他的双共振实验在核磁共振中具有非常重要的意义。随后发展起来的电子-核双共振(ENDOR)实验、动态核极化实验以及近代核磁共振中的极化转移、交叉极化、激光增强磁共振灵敏度等一系列技术都属于这一类。

由于对光和磁双共振实验方法的贡献，卡斯特勒获得了1966年度的诺贝尔物理学奖。

十、范弗莱克(John Hasbronck Van Vleck，1899～1980年，1977年获物理学奖)

美国物理学家。1899年3月13日生于美国康涅狄格州的米德尔城。1920年毕业于美国威斯康星大学。1921年和1922年分别在哈佛大学获得硕士学位和哲学博士学位，后留任哈佛大学物理学讲师。1923～1928年先后任明尼苏达大学助理教授、副教授和教授。1928年回到母校威斯康星大学任物理学教授。1935年重返哈佛大学，任教授。1943～1945年为该校无线电实验室理论组组长。1945～1949年任物理系主任。1950年成为该校数学和自然哲学霍利斯教授。1951～1957年任工程与应用物理系主任。1969年后成为哈佛大学的退休荣誉教授。他还兼任过荷莱斯讲座的数学与自然哲学教授以及荷兰莱顿大学、英国牛津大学的客座教授。是美国科学院、美国艺术与科学院及许多外国科学院的院士。1952年担任美国物理学会会长。曾担任美国科学促进会副主席。还是美国数学学会、哲学学会及其他外国学术团体的成员。

范弗莱克是当代美国著名科学家之一。作为一名出色的物理学家，早在 20 世纪 40 年代，他的知名度就在珀塞尔、布洛赫和兰姆之上。范弗来克的许多见解不仅对固体物理学的发展颇具意义，而且对化学和分子生物学的研究都极为重要。他对物理学中一些基础理论的阐述，也对核磁共振的发展产生过十分重要的影响。

20 世纪 30 年代初期，范弗莱克就创立了分子的磁化率理论，将分子中电子对磁化率的贡献分为原子核的抗磁贡献和成键电子的顺磁贡献。这一理论直接导致了拉姆塞的化学屏蔽理论的产生。1937 年，他又详细讨论了固体中的偶极-偶极相互作用，而这一理论正是核磁共振线宽理论的基础。1940 年，他写出了弛豫机制的长篇论文，在核磁共振现象发现之前就阐明了许多有关弛豫的基础问题。凝聚态核磁共振现象发现之后，范弗莱克引入的二次矩方法在早期宽线固体核磁共振中得到广泛应用。所有这些研究，是范弗莱克对原子分子物理和凝聚态物理所做贡献的主要组成部分。

由于他对磁学的卓越贡献，被誉为“现代磁学之父”。1930 年前后在威斯康星大学任教时，他即致力于磁性本质的研究。在 1932 年出版的《电极化率与磁极化率理论》一书中，他就以量子力学的表述方法，揭示了物质的磁性之谜。书中提出的关于外加磁场改变物质电子状态而产生顺磁性(称为范弗莱克顺磁性)的理论是其独创。他指出，顺磁离子的自旋-晶格弛豫，可以通过晶格振动对局部晶体的调制来解释；所观察到的自旋弛豫时间，之所以与计算值不符合，是由于同离子相互作用的那些声子数目增加的缘故。他还指出，一个外磁场可以将激发的顺磁状态掺和进另外的非磁性基态中，结果产生一个跟强度无关的磁化率，即范弗来克顺磁性。后来他在哈佛大学继续研究磁学，提出了晶体中磁相互作用的量子力学理论。

由于他阐明了固体的磁学性能，为现代计算机存储装置及电子相互作用的原理奠定了理论基础，范弗来克和美国物理学家安德逊、英国物理学家莫特共同获取了 1977 年度的诺贝尔物理学奖。此外，他还获得过美国国家科学奖章等多种奖励。

十一、布洛姆伯根(Nicolaas Bloembergen，1920～　，1981 年获物理学奖)

美籍荷兰人，物理学家。凝聚态核磁共振研究的先驱和波谱学的主要贡献者。早期从事核磁共振研究的重要活动家。1920 年 3 月 11 日生于荷兰的多德雷赫特。1941 年毕业于荷兰乌得勒支大学，获文学士学位。1943 年获文学硕士学位。1942～1945 年任乌得勒支大学助教。1948 年获得莱顿大学的哲学博士学位，同年任该大学研究员。1952 年移居美国，任哈佛大学副教授，1957 年成为教授。1958 年加入美国籍。为美国科学院和荷兰皇家科学院院士，美国物理学会、美国电气与电子工程师学会以及荷兰物理学会的会员。

布洛姆伯根主要从事光学和电磁学等方面的研究。在肖洛发明饱和吸收法和偏振光谱法的同时，他利用多束光的混频现象，发展了另一类非线性光谱学。其中最重要的是“四波混频法”，即利用三束相干光相互作用在另一方向上产生第四束光，以产生红外波段和紫外波段激光的方法。布洛姆伯根还提出了一个能够描述液体、半导体、金属等物质非线性光学现象的一般框架。由于他对高分辨率光谱学做出的重大贡献，布洛姆伯根和美国物理学家肖洛共同获得了 1981 年度的一半诺贝尔物理学奖(另一半由瑞典物理学家西格巴恩获得)。

布洛姆伯根的诺贝尔奖是由于其在非线性光学中的研究成果而获得的。但是，他对核磁共振、铁磁共振、单晶核磁共振和交叉弛豫等问题的研究也做出了巨大贡献。布洛姆伯根是第一个从事核磁共振弛豫研究的人。他仅用两年时间，便顺利完成了题为《核磁弛豫》的博士论文。在这一著名的学位论文中，可以发现一系列当今在核磁共振教科书中堪称精华的理论，如无规涨落相关函数和功率谱密度、谱的均匀增宽和非均匀增宽、弛豫相关时间图、偶极和四极弛豫机制等，其中与谱的非均匀增宽相关的“烧孔”实验，已发展成为激光物理学中一个非常宽阔的领域。1948 年，布洛姆伯根的《核磁弛豫》一书出版。获得博士学位后，布洛姆伯根仍然在核磁共振研究领域中辛勤耕耘。不久，他就发现了核磁共振中的辐射阻尼现象，并对这一 20 世纪 90 年代日益引起关注的问题进行了精辟论述。顺磁离子引起的各向同性位移也是由他最早报道的。

十二、陶布(Henry Taube，1915～　，1983 年获化学奖)

美国著名化学家。1915 年 11 月 30 日生于加拿大的诺伊多夫。1935 年毕业于萨斯喀彻温大学，获理学学士学位。1937 年获理学硕士学位，同年移居美国。1940 年获加利福尼亚大学哲学博士学位。1942 年加入美国籍。1940～1941 年任加利福尼亚大学讲师。1941～1946 年任康奈尔大学的讲师和助理教授。1946 年到芝加哥大学任助理教授，两年后转入斯坦福大学，历任副教授、教授。曾担任芝加哥大学教授及化学系主任。1961 年起任斯坦福大学无机化学教授，并于 1962 年后担任斯坦福大学化学系主任多年。美国科学院及美国艺术与科学院院士、美国化学会会员。

30 多年来，陶布一直致力于电子转移机理特别是简单无机化学体系及过渡金属配合物的研究。陶布等人对酸性介质中正价的一氯五氨合钴离子与正二价的六水合铬离子的化学反应进行了研究，证明反应生成物分别为正二价的六水合铬离子和一氯五水合铬离子。他们发现，钴从反应前的正三价变为反应后的正二价，而铬却从正二价变为正三价，即它失去一个电子后被氧化了。这说明铬的电子已转移到钴上。陶布在此基础上提出了关于氧化还原反应的电子转移机理。他的研究虽未同生物体系联系起来，但却架设了人们通向生物化学的桥梁。例如，他的研究成果对了解酶的动力学特性就具有深远意义，因为其理论可被用于解释酶是如何在不同的反应速率下进行不同反应以及反应速度是怎样随条件之变化而变化的。

核磁共振研究初期，含有过渡金属离子的溶液就引起了业界的广泛兴趣。不久，含有稀土元素的顺磁体系逐渐占据了更重要的位置，导致后来出现了稀土核磁共振位移试剂研究的繁荣时期。在从事无机化学反应的研究中，陶布首先使用了放射性核素标记氧，从而开拓了核磁共振在无机化学中的应用领域。1962 年，陶布等人对稀土高氯酸盐水溶液的 ^{17}O 进行了系统研究，发现对于抗磁的镧离子溶液，所有顺磁溶液的 ^{17}O 峰都发生了十分显著的位移。研究者认为，在稀土离子的水合物中，底物的配位原子以孤对电子的形式占据了包括 6s 轨道在内的稀土离子的空轨道，从而形成配位键。这样，稀土顺磁离子上的 4f 电子的自旋信息将通过费米接触作用经由这种配位键直接传递到核上，形成了顺磁离子和配位核之间的标量耦合。由于4f电子的快速弛豫，耦合产生的裂分消失了，代之而来的就是谱峰位置的移动。后来，陶布等人创立的接触位移理论成为研究稀土配位化合物结构的基础。

陶布在金属配位化合物电子转移机理研究方面的出色成果，使他独享了1983年度的诺贝尔化学奖。陶布还曾荣获美国国家科学奖章等多种奖励，并在20年内发表了200余篇学术论文。

十三、拉姆塞(Norman F. Ramsey，1915～ ，1989年获物理学奖)

美国物理学家。核磁共振波谱的先驱和化学位移理论的主要创始人。1915年8月27日生于华盛顿。其父曾为美国陆军五星上将，母亲做过堪萨斯大学的数学讲师。15岁中学毕业时，由于尚不足西点军校和麻省理工学院的法定入学年龄而未被录取。1931年进入哥伦比亚大学。六年后分别获得了哥伦比亚大学和坎布里奇大学的两个学士学位。1937年夏，拉姆塞来到他的博士生导师拉比身边，在其指导下从事研究工作(就在数周之前，拉比及其同事发现了核磁共振现象)。第二年夏天开始，拉姆塞便在哥伦比亚大学的实验室内独立地展开了研究工作，并成为世界上第一位观察射频波谱的科学家。于1940年获得博士学位。

几年后，拉姆塞和拉比研究组的其他成员共同获得了六峰谱。这是多线谱学中最早发现的相干电磁辐射谱。不仅射频谱，微波和激光的波谱也均有这种六谱特征。

拉姆塞提出过一系列革命性的化学分析理论对当时观测到的化学现象进行解释，如化学位移理论和耦合常数理论。他创立的理论几乎写进了所有的教科书。其中，1949年提出的化学位移理论最为重要。兰姆曾成功解释了孤立原子核核外电子的运动对核磁屏蔽的影响。但是，拉姆塞认为分子中的原子是不同于孤立原子的。受范弗莱克分子磁化率理论的启发，他在电子的哈密顿量中引入了核的磁矩项，从而成功导出了由成键电子所贡献的化学位移顺磁项，这就为化学位移理论奠定了基础。拉姆塞还创立了核核之间的标量耦合理论，首次阐明了键合电子在J耦合中所起的自旋信息传递作用。

在改进拉比分子束装置的基础之上，拉姆塞发明了分离场的磁共振实验技术。在拉比的分子束磁共振实验中，分子束或原子束被射入一静磁场和射频场同时存在的通道内。由于通道长度有限，内部的静磁场和交变场就不容易达到很高的均匀度，故所获磁共振信号分辨率差、核磁矩测量精度受到限制。分离场方法的巧妙之处在于将一个长的有场通道改为两个非常短的有场通道，且中间被一较长的无场(零场)通道所连接。由于长度缩短，两个有场短通道内的磁场均匀性就可以显著提高。显然，原子核在第一个有场通道中获得的磁偏转量在经过零场通道后仍然能够保留。进而，在第二个短通道处记录的共振信号的分辨率就可以大大提高(约提高一个数量级)。

40年后的1989年，拉姆塞因发展分子束独立振荡场方法即在分子束磁共振中发明交变场方法，并将这一方法用于氢原子微波激射器(atomic hydrogen maser)和其他原子钟的制造而获得了诺贝尔物理学奖。

在早期的磁共振文献中可以发现大量拉姆塞撰写的论文。可见在核磁共振基础研究中，他与布洛姆伯根一样，是一位非常活跃而富有成果的科学家。

十四、厄恩斯特(Richard R. Ernst，1933～ ，1991年获化学奖)

美籍瑞士人，化学家。1933年生于瑞士北部城市温特图尔一个教师家庭。其出生地距核磁共振先驱布洛赫的家乡仅10余英里远。高中毕业后在著名的苏黎世联邦技术学院求学并获得化学学士学位。1962年取得博士学位。后前往美国，在瓦里安公司开展核磁共振的实验研究和波谱仪的开发工作。1968年回到瑞士，成为苏黎世联邦技术学院的教授并领导核磁共振研究小组的工作。是傅里叶变换核磁共振和二维核磁共振谱的开拓者。是一位毕生从事核磁共振研究的学者，也是一位伟大的发明家。

厄恩斯特对核磁共振的贡献起源于在美国瓦里安工作的五年多经历。由于这家公司与斯坦福大学和布洛赫联系非常紧密，就为他后来的发展提供了极为便利的条件。用他自己的话说，就是当他到达那里的时候，“安德森(Weston Anderson)就要发明傅里叶变换谱了”。实际上，安德森当时正在用一个机械的轮式多频率发生器进行实验。在此之前，安德森已认定可用一连串短射频脉冲取代原来用以产生相干频带的方法。该方法与建立谱的拉塞尔变量傅里叶变换是实现傅里叶变换核磁共振的关键。厄恩斯特在上述方法的研究方面做了大量工作。因此，安德森说：“正是厄恩斯特设计的设备导致了这一新技术的成功”。1957年，路易(Irving Lowe)和诺伯哥(Richard Norberg)发表了题为“固体中的自由感应衰减”一文。文中指出，90°脉冲后出现的自由感应衰减正是稳定进动吸收谱的傅里叶变换。但是，当时还没有计算机以及快速傅里叶变换算法可供利用，因而上述二人的研究无法继续。1966年，厄恩斯特和安德森采用电子计算机进行快速傅里叶变换，终于有了重大发现。由此看来，路易和诺伯哥的研究成果亦对厄恩斯特的成功起了重要作用。1966～1968年是厄恩斯特在瓦里安工作的最后几年，但也是他最具收获的一段时间，因为在这几年中他开发出了许多用于自动波谱分析和数据处理的计算工具。

20世纪50年代，大量研究已经表明了核磁共振在分子结构分析中的巨大潜力。但是，信号灵敏度低这一缺点却大大制约了核磁共振的应用范围。早期的慢通过技术是在连续波谱仪上对样品进行缓慢的扫场(扫场法)或扫频(扫频法)，在一定范围内其信噪比与射频功率成正比。然而，由于饱和的出现，当射频场增至一定程度时信噪比不仅不能随之提高，反而会下降。当时的信号平均技术并不能彻底改善其信噪比。正在这时，厄恩斯特将布洛赫设想过的、汉恩(E. L. Hahn)首次实现的脉冲磁共振方法与早已成熟的傅里叶变换法结合起来，第一次得到了傅里叶变换谱。用这一方法获得全谱的时间在横向弛豫时间常数(T_2)的数量级即秒级，而用传统的连续波方法得到全谱却要数分钟。也就是说，在相同实验时间内，用傅里叶变换法可增加两个量级的信噪比。可见厄恩斯特的发明具有革命性意义。正是由于这一技术的出现，才使过去难以由连续波谱仪完成的实验得以完成。也正是它，才使核磁共振在化学的几乎所有分支中均得以应用。

傅里叶变换商品谱仪的问世引起了生物化学家的更大兴趣。核磁共振开始应用于生物大分子的结构解析。然而，谱峰的重叠却严重影响着谱的释读。实际上，重叠的图谱中所包含的信息是非常丰富的。如果能将这些信息加以提取，在分子生物学中的意义将非同小可。于是，厄恩斯特又对二维傅里叶变换法开展了研究。1974 年，厄恩斯特小组首次完成了二维的核磁共振实验，随后又发明了一系列二维测谱技术。这些技术为核磁共振的应用带来了又一次革命性进展，使得溶液中生物分子之三维空间结构的确定从此成为可能。

25 年后的 1991 年，由于他对傅里叶变换核磁共振及二维高分辨率磁共振波谱的重大贡献，厄恩斯特获得了当年的诺贝尔化学奖。

十五、维特里希(Kurt Wüthrich，1938～　，2002 年获化学奖)

瑞士化学家、生物物理学家。1938 年 10 月 4 日生于瑞士阿尔贝格。1957 年考入瑞士伯尔尼大学，1962 年获化学、物理学和数学硕士学位。此后转入贝塞尔大学，并于 1964 年取得无机化学专业博士学位。1964～1965 年和 1965～1967 年分别在贝塞尔大学和美国加利福尼亚大学伯克利分校进行博士后训练和研究。1967～1969 年在贝尔电话实验室生物物理部从事技术工作。1969 年进入瑞士联邦技术学院(ETH，Eidgenössische Technische Hochschule 或 Swiss Federal Institute of Technology)，先后任助教、助理教授和副教授，1980 年升任分子生物物理学教授。1995～2000 年担任 ETH 生物系主任。2000 年至今为美国加利福尼亚州拉霍亚市斯克利普斯研究所(TSRI，the Scripps Research Institute)结构生物学客座教授。

维特里希是许多学术机构的成员和数个国家的荣誉研究员，如欧洲分子生物学组织(EMBO)成员、印度国家科学院外籍研究员、美国国立科学院外籍研究员、美国艺术与科学院外籍荣誉研究员、日本生物化学学会荣誉会员、印度全国磁共振学会荣誉会员等。他还获得过瑞士苏黎世大学等机构的荣誉博士学位。2003 年，他先后成为英国世界创新基金会荣誉会员、英国皇家化学会荣誉会员、英国爱丁堡皇家协会荣誉会员和瑞士化学会荣誉会员。

维特里希的研究兴趣集中在生物学、分子结构生物学、蛋白质科学和结构蛋白组学(structural proteomics)等方面，并将主要精力用来研究可对液体中生物大分子结构和分子间相互作用进行观察的核磁共振(NMR)技术。是瑞士苏黎世国立结构生物学微生物研究中心(NCCR Structural Biology)的代理主任和主要研究者。先后出版的学术专著或论文集有生物学中的核磁共振：肽和蛋白质(1976)、蛋白质和核酸的核磁共振(1986)、结构生物学中的核磁共振(1995)等。此外，他还担任数十种学术期刊的编辑或编委。

核磁共振的应用当初曾因灵敏度低而受到限制。但是，1966 年瑞士化学家厄恩斯特发现，如果缓慢改变激发频率并使样品处于一种短而强的射频脉冲照射之下，便可使核磁共振的灵敏度戏剧性提高。研究证实，通过分析核磁共振谱，就能得到有关分子结构的信息。这一方法对于小分子很成功，而对于大分子，由于这时的核磁共振谱由无数个相互重叠的波峰所组成，分析起来难度就很大。最后解决这一问题的正是维特里希。

早在 20 世纪 80 年代初，维特里希就在考虑如何将核磁共振扩展至蛋白质这样的生物大分子。不久，他发明了一种可将生物大分子中的氢质子与核磁共振谱峰一一配对的新方法，这就是已成为当今核磁共振结构研究基础的连续分配(sequential assignment)法。后来，他又提出了逐一测量氢核之间的距离并用距离几何的有关理论来计算分子三维结构的方法。正如将房屋的所有拐角作为测量对象，测取所有相邻拐角间的距离和方位就能画出房子的三维结构一样，维特里希将生物大分子中的每个质子作为测量对象，连续测定所有相邻质子的距离和方位，并将所得数据输入计算机进行处理，就创建了生物大分子的三维结构图。1985 年，他用这种方法获得了第一幅完整的蛋白质结构图。目前，在全世界数千种已知的蛋白质结构中，约有 15%～20%是用核磁共振方法确定的(其他蛋白质的结构分别通过 X 射线晶体法、电子衍射法或中子衍射法而获得)。

核磁共振方法的最大优点是它可对溶液中的蛋白质、进而对活细胞中的蛋白质进行分析。也就是说，用它能获得“活”蛋白质的结构，其意义非常重大。因此，2002 年 10 月 9 日瑞典皇家科学院宣布将当年诺贝尔化学奖的一半授予维特里希，以奖励他“发明了利用核磁共振技术测定溶液中生物大分子三维结构的方法”。奖的另一半由美国化学家约翰·芬恩(John B. Fenn)、日本化学家田中耕一(Koichi Tanaka)分享，原因是他们“发明了对生物大分子的质谱分析法”。

2002 年诺贝尔化学奖由两个重要领域的化学家即核磁共振和质谱学所共享。三位获奖者所用的方法虽然有所不同，但均与生物大分子研究有关。如果说质谱学成果解决了“看清”生物大分子“是什么”和“有多少”的问题，那么核磁共振成果则解决了生物大分子看起来“是什么样子”的问题，这一革命性突破使化学生物学进入了大科学的时代。

十六、劳特伯(Paul C. Lauterbur，1929～　，2003 年获生理学或医学奖)

美国化学家、物理学家。1929 年 5 月 6 日生于美国俄亥俄州的小城悉尼。1951 年获凯斯理工学院化学专业学士学位。1962 年成为费城匹兹堡大学化学博士。1963～1985 年在纽约州立大学石溪分校化学和放射学系执教，其间于 1969 年升任教授。1985 年至今一直担任伊利诺伊大学乌尔班纳-尚佩恩分校(UIUC，University of Illinois，Urbana-Champaign，位于伊利诺伊州中东部，因乌尔班纳和尚佩恩两个城市而取名)医学院教授、生物医学磁共振实验室主任，同时于 1985～1990 年兼任位于芝加哥的伊利诺伊大学医学院教授。

劳特伯的研究范围涵盖了化学、生物物理学、生物工程学、医学信息学、计算生物学、分子和交互生理学以及神经科学等领域。但是，他最感兴趣的课题仍集中在化学尤其是它在生命起源中的作用方面，例如交键耦合的聚合体之结构特点、键联特性和催化活性等。目前的课题主要有：小分子在单一蛋白晶体水溶液中的扩散及其交互活动点和分子表面的核磁共振波谱学研究、聚合体小分子在生命前的作用研究等。是 UIUC 先进研究中心、医学信息科学系、化学、分子和交互生理学系、生物物理学和计算生物学系以及生物工程项目的教授；也是伊利诺伊大学医学院的优秀教授和放射学系的研究教授。此外，他还是贝克曼研究所磁共振成像和波谱学项目组成员。

早在纽约州立大学工作期间，劳特伯就致力于磁共振波谱及其应用的研究，在纯物质或试管内样品的波谱分析方面享有盛誉，但他并不满足于这一点。劳特伯认为，应用核磁共振原理，肯定存在可对物质进行选择性激发的方法。他为此而苦思冥想了数月。

1971 年 9 月的一天，当他坐在一家快餐店用餐时，一种全新的方案突然出现在眼前，那就是利用磁场梯度以获取样品中磁性核的二维或三维分布信息，用以创建被测体核磁共振图像的构思。劳特伯推测，如果在置有样品的强静磁场上叠加一可控的弱梯度场，同一频率的成像层就能被隔离，此时检测到的信号便可用来成像。劳特伯坚信，只要将常规磁体中的匀场系统加以改造，就可得到成像所需的 x、y 和 z 三个方向的线性梯度场；再对这三个梯度场进行恰当组合，便可在空间任意方向设置梯度场。当时，劳特伯只能用一台瓦里安的 A-60 波谱仪去实现自己的构想，其实验对象为两根直径 1mm 的充水毛细管。成像时，这两根毛细管被置于一个装有重水(D_2O)的、直径为 4.2mm 的玻璃试管中，加入的梯度场所对应的氢核共振频率为 700Hz/cm。在长达几个月的实验研究中，劳特伯通过逐点诱发信号的方法收集了大量数据。终于，他成功获取了一幅二维的核磁共振像。

1972 年 10 月，劳特伯将他的论文投给了《自然》杂志。在这篇文章中，他称自己所创立的技术为组合层析成像法(Zeugmatography，有人译为共轭成像法)。文章还说明了几个方向梯度场的用法以及通过反投影法用各方向梯度所产生的一维谱建立二维图像的方法。与此同时，文中还给出了他对弛豫时间的研究结果，以证明这一技术还可用于生物系统。1973 年 3 月，劳特伯的成果在《自然》杂志上发表。从此以后，劳特伯宣布采用三个线性梯度磁场 G_x、G_y 和 G_z 来选择性地激发样品，使之得到所需的成像层面。这三个梯度就是今天广泛使用的梯度磁场，它们分别由 x、y 和 z 向的三个梯度线圈产生。显然，这一成果为磁共振成像奠定了基础。

劳特伯的成果发表不到 10 年，世界范围的设备生产厂家已能大量制造可对人体任何部位进行高质量成像的磁共振扫描设备。20 年内，全球几乎所有的大医院都已装备磁共振成像系统(数量达 1 万台)，其投资与此前的核磁共振波谱仪无法相比。30 年后的今天，全球磁共振成像系统的装机量已达 2.2 万台，每年接受检查的病例数超过 6000 万。更有甚者，它使核磁共振进入了人们的日常生活，也使磁共振一词家喻户晓。

1988 年，当时的美国总统里根将象征最高荣誉的国家技术勋章赠给劳特伯，以奖励他“在构思和开发包括全身扫描和诊断图像在内的磁共振技术医学应用所做的独立贡献”。对磁共振成像和核磁共振谱的成就，还使劳特伯获得了其他许多荣誉和奖励，如医学磁共振学会金质奖章(1982)、阿尔伯特-拉斯可(Albert Lasker)临床研究奖(1984)、欧洲磁共振奖(1986)、伦琴奖章(1987)、北美放射学会金质奖章(1987)、国际医学磁共振学会奖(1992)、先进技术京都奖(1994)、欧洲放射学大会金质奖章(1999)、国际放射单位和测量委员会格雷奖章(1999)和 NAS 化学服务社会奖(2001)等。1985 年，他成为美国科学会会员。

2003 年，劳特伯获得了科学界的最高奖——诺贝尔奖。10 月 6 日下午，诺贝尔奖评委会在瑞典卡罗琳斯卡医学院宣布，由劳特伯和曼斯菲尔德分享当年的诺贝尔生理学或医学奖，以表彰他们在核磁共振成像领域的突破性成就。得知获奖喜讯后劳特伯说：“核磁共振成像技术最初只是一个想法，但随着各种可能性的浮现，这个想法就紧紧抓住了我，让我为之奋斗 20 多年。我一直相信这项技术可以帮助许多人。我很高兴瑞典科学院现在也这么认为。”

十七、曼斯菲尔德(Peter Mansfield，1933～　，2003 年获生理学或医学奖)

英国物理学家。1933 年 10 月 9 日生于英国伦敦。早年就读于威廉-佩恩学校，但中学未毕业便辍学离校(当时仅 15 岁)。曾在印刷厂做书籍装订工及印刷学徒工。服过兵役、在夜校读过书。第二次世界大战结束后进入大学学习物理学专业，并于 1959 年获伦敦大学玛丽女王学院理学士。1962 年取得伦敦大学物理学博士学位。1962～1964 年为美国伊利诺伊大学物理系助理研究员。1964 年回到英国诺丁汉大学，任物理系讲师，1968 年升任该系高级讲师。1972～1973 年为德国海德堡马克斯-普朗克研究所高级访问学者。1979 年成为诺丁汉大学物理系教授。现任诺丁汉大学物理和天文学院名誉教授。

曼斯菲尔德的研究兴趣主要集中在磁共振波谱和磁共振成像两个方面。20 世纪 60 年代及 70 年代早期，他一直在诺丁汉大学开发能够使固体谱线缩窄的多脉冲技术，是这一领域最活跃的学者之一。1972 年，曼斯菲尔德开始考虑用核磁共振技术来确定固体原子结构的可能性，因为多脉冲技术能从效果上彻底去除固体中的偶极相互作用。后来由于去了海德堡，这一想法未能付诸实施。

1975 年开始，曼斯菲尔德将其研究重点转移到带有选择性激发脉冲的开关梯度方法上。应用这一原理，每次可在成像层面内确定一个“条”，对应地，便可在图像中得到一条“线”。1977 年，曼斯菲尔德用这一方法获得了世界上第一幅反映解剖结构的在体手指断面像。为了在生物体中有效地应用其成像方法，曼斯菲尔德又开始了缩短扫描时间的研究。

1977 年，曼斯菲尔德发表他最著名的成像方法即回波平面成像法(EPI，echo planar imaging)。EPI 成像利用了他先前推出的层选择技术，但是，它要求在一次激发后从随之而来的一系列回波中得到整个成像容积的全部图像信息，而这一系列回波来自于梯度场非常快的重复开关过程。他指出，EPI 的概念与他先前研究过的在时域范围内应用傅里叶变换的方法相类似，而这里应用了一个周期的时间函数(回波信号)。

EPI 需要一个强而能快速开关的梯度场，这在当时很难满足。尽管如此，一年之内曼斯菲尔德还是和同事一道获取了一幅质量一般的水模像。1981 年，奥狄基(Ordidge)等人才真正拿出了 EPI 的实时运动图像，向世人进一步展示了它可冻结心脏运动的潜力。曼斯菲尔德以及他的小组继续工作，以进一步改进这一方法。后来，他们用所谓有源屏蔽梯度技术解决了快速梯度场开关中的许多实际问题。曼斯菲尔德的学生及其同事还迅速将这一技术推向多个国家的实验室和磁共振成像设备制造商。但是，直到 20 世纪 90 年代早期，EPI 才陆续在商业上占有了一席之地，从而与各种基于自旋回波的传统成像方法形成了竞争态势。

综上所述，曼斯菲尔德不仅发展了劳特伯的梯度场理论，为核磁共振成像技术的实际应用奠定了基础，而且在成像方法上进行了开拓性研究并发明了回波平面成像法，使得图像质量更好、成像过程更快。为此，曼斯菲尔德曾获得多项殊荣，例如，医学磁共振学会金质奖章(1983)、威尔康姆(Wellcome)奖章(1984)、欧洲磁共振奖(1988)、穆拉德(Mullard)奖章(1990)、欧洲放射学大会和欧洲放射学协会金质奖章(1995)。1987年成为英国皇家协会会员。1993年被授予爵士爵位。

2003年10月6日下午，诺贝尔奖评委会秘书汉斯·约恩瓦尔在瑞典卡罗琳斯卡医学院宣布，由曼斯菲尔德和劳特伯分享当年的诺贝尔生理学或医学奖。按照惯例，约恩瓦尔用瑞典语、英语、法语和德语宣布了当年获奖者的名字及获奖理由。他说，当年诺贝尔生理学或医学奖的两位获奖者发现了用核磁共振方法显示人体内部结构的技术。这些发现导致了后来在临床诊断和医学研究中具有突破意义的核磁共振成像仪的出现。诺贝尔奖评委会在为此而发布的公告中将磁共振成像的成就归结为如下几个方面：自诞生以来在医学领域获得了飞速发展；可对人体任何部位成像，但在脑和脊髓检查中具有特殊价值；由于可在三维空间内观察病变，使之成为重要的术前定位手段；有利于肿瘤的诊断、治疗和疗效追踪；可取代多种传统的创伤性造影方法，从而能减轻患者痛苦。显然，磁共振成像的发现，使神经科学、生理学和医学影像学均发生了巨大变革。

在得知获得本年度诺贝尔医学奖后，年已74岁的曼斯菲尔德说，“磁共振成像最初只是一种想法，但是一旦一个人产生了一种想法，许多可能性都会突现出来。在四分之一世纪长的时间内，这个想法一直牢牢地抓着我。”、“我想每个科学家都希望有一天，即他们可以被挑选出来获得这样一个荣誉。但我必须承认，就个人而言，几年前我就很想得到它了，但它总是擦肩而过。”

曼斯菲尔德以及他的英国同事确实应为此喜讯而高兴，因为多数人认为核磁共振技术是在美国研发的，这次的获奖正好确认了以曼斯菲尔德为首的英国物理学家在这个领域中的功绩。这比荣誉和金钱更加重要。

主要参考文献①

蔡华文，段玉然，王　谨．1985．诺贝尔奖金获得者传(第一卷～第三卷)．长沙：湖南科学技术出版社

刘　兵．1988．著名超导物理学家列传．北京：北京大学出版社

毛希安．1995．12位诺贝尔奖金得主对核磁共振波谱学的重要贡献．物理，24(6)：377～382

欧阳邻，金怀诚．1985．近代物理学家传记．北京：科学普及出版社

钱临照，许良英．1990．世界著名科学家传记(物理学家Ⅰ、Ⅱ、Ⅲ)．北京：科学出版社

吴景彦．1988．物理学史上的科学家．北京：劳动人事出版社

赵喜平．2000．磁共振成像系统的原理及其应用．北京：科学出版社

赵喜平，郑崇勋，石　梅．2000．磁共振成像的发展历程．世界医疗器械，6(10)：54～60

曾少潜．1988．科技名人词典．北京：中国青年出版社

中国大百科全书化学编辑委员会．1989．中国大百科全书——化学(Ⅰ、Ⅱ)．北京·上海：中国大百科全书出版社

① 除所列参考文献之外，本附录部分内容还编译自诺贝尔基金会的官方网站即 Nobel e-Museum，其网址为 http://www.nobel.se/nobel/index.html。此外，作者还参考了因特网上有关站点的下载信息，如诺贝尔奖获得者本人的个人网页等。

附录五　磁共振成像常用词汇

A

acoustic noise——噪声。扫描时梯度线圈及其支持物在洛伦兹力的作用下发出的机械振动。是梯度线圈中电流的变化与主磁场相互作用的结果。

acquisition matrix——采集矩阵。磁共振成像时扫描野两个方向的数据采集点数。在二维傅里叶成像法中，它代表频率编码和相位编码方向的步数。

acquisitions——信号采集或信号采集次数。见 NSA。

acquisition time——采集时间。获取足以重建一幅图像的全部数据所需的时间。在磁共振成像中，数据采集时间的长短与序列重复时间 TR、信号平均次数 NSA 以及相位编码步数有关。它与图像重建时间共同决定成像速度的快慢。

acquisition window——(信号)采集窗。序列周期中用于读取信号的时间段。又称模数转换时间。

ACR(the American College of Radiology)——美国放射学会。

activated image——受激图像。磁共振脑功能成像(fMRI)研究中专指在某种持续的功能性刺激过程中所获图像。

active shielding——有源(磁)屏蔽。通过使用屏蔽线圈而建立的磁屏蔽。屏蔽线圈一般置于磁体的低温容器中。这种线圈产生与主磁场方向相反的磁场，从而可部分或全部地抵消来自主磁场的杂散磁场。除了屏蔽主磁场外，还可用有源屏蔽线圈来屏蔽梯度场。

active shimming——有源匀场。通过适当调整匀场线圈中的电流来提高磁场均匀性的一种手段。参见 shimming 和 shim coils。

ADC——模数转换器。见 analog to digital converter。

ADC——表面扩散系数。见 apparent diffusion coefficient。

adiabatic fast passage——绝热快通过。一种连续波磁共振技术。在短于质子弛豫时间的间期内，用一定速度改变射频场的频率(扫频法)或外磁场强度(扫场法)，可使射频波频率经过共振频率(拉莫尔频率)，从而产生宏观磁化矢量的翻转。

adiabatic rapid passage——绝热快通过。见 adiabatic fast passage。

air-cored electromagnet——空心电磁铁。

aliasing——伪信号或混淆信号。以低于信号中最高频率两倍的频率即低于奈奎斯特频限进行信号采样时出现的一种失真效应。它还原后的信号中不再含有原来的高频成分，且常显示出虚假的低频信号(频谱上表现为谱线的重叠)。在傅里叶成像中，这种信号将导致图像在物体的实际位置对侧出现卷褶，称为卷褶伪影。

analog to digital converter(ADC)——模数转换器。一种能将模拟信号(如线圈中检测到的磁共振信号)转换为数字信号的装置。

angiography——血管成像。一种用于产生血管图像的磁共振成像术。

angular frequency——角频率。频率的另一表示法。以弧度/秒为单位。常用希腊字母 ω 表示。

angular momentum——角动量。一种矢量，可表示为质点动量与其位矢量的矢积。在无外力作用的情况下，角动量是守恒的，即旋转体将保持它的旋转轴不变。当受到力矩作用时，角动量的改变将导致旋转体的进动。原子核所固有的角动量称为自旋，它以普朗克常量的倍数来度量，因而是量子化的。角动量的概念在分析核磁共振原理时经常用到。

annotation——注解或注释。在磁共振成像技术中指对成像参数的记录，如序列类型、脉冲参数、信号平均次数、成像区域和扫描矩阵的大小、层面厚度等。

ANSI(the American National Standards Institute)——美国国家标准协会。

antenna——天线。发射或接收电磁波的装置。过去曾用来表示核磁共振信号的发射体或接收体，这是不恰当的。因为在核磁共振过程中，接收体与自旋核之间是通过磁化强度矢量发生耦合的。现在这一概念已被“线圈”一词所代替。

apparent diffusion coefficient(ADC)——表面扩散系数。在组织多向异性结构等影响因素存在的条件下通过实验观察到的扩散系数。

array coil——阵列线圈。由许多小线圈单元组成的射频线圈。这些线圈即可单独使用，也可同时使用。当它们被同时使用时，各单元之间有电耦合(通过传输线或互感)、电隔离两种关系。

array processor——阵列处理器。为了加快数据处理速度而特殊设计的计算机系统。磁共振成像系统的图像重建单元常采用这种结构的处理器。

ARRT(the American Registry of Radiologic Technologists)——美国放射技师注册管理处。

artifact——伪影。各种原因所致的图像干扰或图像变异。

attenuation——(信号)衰减或阻尼。电子系统中通过某种手段对信号功率的减弱过程。

attenuator——衰减器。用于减弱信号的电子器件。

autotuning——自动调谐。射频线圈在不同负载条件下自动达到最佳谐振匹配的工作方式。在体线圈等大功率线圈中，自动调谐通常要在电机的驱动下改变大容量可变电容的值才能达到。在其他线圈中，主要改变变容二极管的电容值来实现自动调谐。参见 tuning。

averages——信号平均次数。见 NSA。

axial——横轴位的、轴位的(扫描层面)。与受检者体轴相垂直的层面取向。轴位层面上可以表示的方位有前、后、左和右。

B

back projection——反投影。一种图像重建算法。

balancing gradient pulse——相位平衡梯度脉冲。为消除梯度脉冲的相位发散效应在有关梯度脉冲后施加的反向脉冲。可在某一梯度方向单独使用，也可在几个梯度方向同时使用。其宽度一般较小。

balancing pulse——相位平衡(梯度)脉冲。见 balancing gradient pulse。

banding artifact——带状伪影。

bandwidth——带宽。信号的频率范围或一个信号处理系统可通过的频率范围。

baseline——基线。在磁共振波谱实验中，与被测共振谱相比相对平滑的背景曲线。

baseline correction——基线校正。对于可能叠加于期望谱线之上的基线偏差进行处理的过程。

BBB——血脑屏障。见 blood brain barrier。

biomagnetic effect——生物磁效应。磁场对生物体的影响。磁共振成像系统中存在三种类型的磁场，即静磁场、梯度磁场和射频磁场。它们对生物体均有不同程度的影响。但是，目前对这一问题的研究还不够深入。一般认为在成像范围内所使用的强度还是相对安全的。

birdcage coil——笼式线圈。一种射频容积线圈。这种线圈由许多互相平行的、分布在一个圆柱体表面的导体所组成，导体两端连接在两个圆环(称为端环)上。在平行导体或圆环的不同位置接入电容，就构成所谓的高通型或低通型笼式线圈。当使用圆形极化的射频波进行激励时，这种线圈可作为正交线圈使用。笼式线圈可产生非常均匀的射频场，因而是体线圈的主要形式。

black blood——黑血流。对血管成像数据进行特殊处理和重建后血流在图像中的表现：血管结构呈现为黑色而背景表现为白色。参见 bright blood。

Bloch equations——布洛赫方程。描述宏观磁化强度矢量运动现象的经典方程。包括围绕磁场进动的效果以及 T_1、T_2 弛豫时间。

blood brain barrier(BBB)——血脑屏障。脑中仅允许氧、二氧化碳等小分子物质通透的血管壁膜。这种膜的破坏通常是某种疾病的表现。BBB 在磁共振脑灌注成像中有重要意义。

blood oxygenation level dependent(BOLD) ——血氧合水平依赖性(成像法)。简称血氧合水平成像法。血中的氧合血红蛋白和去氧血红蛋白在大脑皮层中相互转化即血液的氧合水平发生变化时，将伴随微弱的磁场变化。血氧合水平脑功能成像就是根据磁共振信号对上述弱磁场的高度敏感性而成像的技术。它是目前应用最为广泛的磁共振脑功能成像(fMRI)方法。

body coil——体线圈。主要用于体部成像的线圈。一般为既能发射又能接收的双向线圈。

body resonator——体线圈。同 body coil。

boil off rate——超导磁体致冷剂(主要指液氦)的挥发率。通常以升/小时的单位给出。磁体充磁时致冷剂的挥发率增大。对于使用有源屏蔽的磁体，扫描时的挥发率亦增大。它是超导磁体经济性能的指标之一。

BOLD——血氧合水平依赖性成像法。见 blood oxygenation level dependent。

Boltzmann distribution——玻尔兹曼分布。在粒子系统中，热平衡状态下粒子可通过磁碰撞而交换能量。如果能量分别为 E_1 和 E_2 的两个能级上的粒子数分别为 N_1 和 N_2，则玻尔兹曼分布可表示为

$$\frac{N_1}{N_2} = e^{-\frac{E_1 - E_2}{KT}}$$

式中，K 为玻尔兹曼常量；T 为热力学温度。质子在室温和 C.25T 的磁场内共振时，核磁矩与磁场方向一致的自旋数(低能态)和与磁场方向相反的自旋数(高能态)之差大约为百万分之一。低能态质子的这一微弱多数将对静磁化矢量做出贡献，因而是核磁共振现象的基础。

bolus injection of contrast agent——造影剂团块注射(成像法)。简称团块注射法或团注法。是利用静息和刺激状态下两次造影剂团块注射来检测脑血流变化以间接获取脑活动信息的功能成像方法。如果采用对血容量或血流敏感的成像序列在团注前后分别进行成像，将产生两幅(组)脑血容量或脑血流图。这两幅(组)图之差即可反映功能性刺激所引起的信号变化。

breath-hold——屏息。在数据采集期间令被检者屏住呼吸(通常仅数十秒)以有效抑制图像中呼吸运动伪影而采取的措施。

bright blood——亮血流。对血管成像数据进行特殊处理和重建后血流在图像中的表现：血管结构呈现为白色而背景表现为黑色。参见 black blood。

C

calculated T_1 and T_2 image——T_1 和 T_2 计算图像。从同一层面但不同 TR 的两幅磁共振图像中可求得 T_1 理论值，据此所获图像为 T_1 计算图像。类似地，从两幅同一层面但不同 TE 的图像中可解出 T_2 理论值，进而得到 T_2 计算图像。

cardiac gating——心脏门控。为减少成像时心脏搏动而形成的运动伪影，在受检者身上安置心电电极以获取心电信号，并用此信号来触发磁共振成像系统信号采集的方法。

cardiac tagging——心肌标记磁共振成像。通过测量心肌的机械运动情况来反映心肌受损范围与程度的方法。这种方法先采用磁化矢量空间调制法将部分磁化矢量旋转至水平方向，造成自旋质子的相位逸散。下次射频激发时部分自旋质子尚处于水平方向，因而在图像上产生网格状的黑色暗条。使用梯度回波电影扫描序列，可以显示心脏搏动过程中这些网格状条纹随着心肌运动而产生的位移。

cardiac triggering——心脏触发。见 cardiac gating。

Carr-Purcell-Meiboom-Gill sequence——卡尔-珀塞尔-梅布姆-吉尔序列。简称为CPMG序列。是 CP 序列(Carr-Purcel sequence)的改进序列。它在 180°脉冲之间加进一个 90°相移脉冲，从而减少了引进 180°脉冲后导致的相位累积效应，使序列得到的 T_2 值更加准确。

Carr-Purcel sequence——卡尔-珀塞尔序列。简称为 CP 序列。由一个 90°射频脉冲以及随后的一系列 180°射频脉冲组成。用于产生自旋回波。是测量 T_2 值常用的脉冲序列。

CBF——脑血流量。见 cerebral blood flow。

CBV——脑血容量。见 cerebral blood volume。

CE——对比度增强的。见 contrast enhanced。

CE-FAST——T_2加权的快速成像序列。与FISP序列相似，同时与STEAM序列相关。

central nervous system(CNS)——中枢神经系统。脑、脑干和脊髓的总称。

cerebral blood flow(CBF)——脑血流量。

cerebral blood volume(CBV)——脑血容量。

cerebrospinal fluid(CSF)——脑脊液。包围脑、脊索并填充脑室的水样液体。

chemical shift——化学位移。核处于分子中的不同位置时，由于化学束缚状态及电子轨道的磁屏蔽效应，使其拉莫尔频率发生的微小变化。用高分辨率磁共振谱仪，可通过化学位移来区分分子结构。现在，在磁共振成像系统中，也可进行化学位移测量，但需要配备专门的波谱仪。化学位移的量通常用ppm表示。

chemical shift artifact——化学位移伪影。化学位移现象所致伪影。它在图像中的表现为脂肪与水的分界处(沿频率编码方向)出现空间错位，形成一侧呈条形亮带、另一侧为条形暗带的失真图像。

chemical shift dispersion——化学位移弥散性。

chemical shift imaging(CSI，CS imaging)——化学位移成像。一种用化学位移信息进行成像的技术。通常根据氢核在不同分子结构中产生的化学位移量进行两维成像。这里波谱和位置信息是一起编码并同时采集的。为了得到足够大的化学位移量，它所要求的静磁场强度较高。与此同时，化学位移成像对磁场的均匀性要求也很高。例如，为了区分水和脂肪，磁场的均匀性表示值应小于3ppm。化学位移成像技术与波谱分析中所用的高分辨率磁共振谱仪相类似，但前者是按层面来显示化学位移信息的。

chemical shift reference——化学位移标准物。已知共振频率的化学物质。波谱分析中用来与被测化合物的化学位移相比较或作为参照物使用。

chemical shift selective(CHESS)——化学位移选择性(波谱分析法)。

CHESS——化学位移选择性(波谱分析法)。见chemical shift selective。

cine display——电影显示。将一组静止图像连续而反复地展示在显示屏上以产生动感的显示方法。是心脏成像、血管成像和动态关节成像最常用的图像显示形式。

CNR——对比度噪声比。见contrast to noise ratio。

CNS——中枢神经系统。见central nervous system。

coherence——相干性或同相性。质子磁化矢量的相位一致性。当所有磁化矢量的相位相干时可获得最大的信号幅度。质子相位相干性的丧失导致横向磁化矢量的减小进而磁共振信号的衰减。

coil——线圈。由单个或多个回路的电感、电容和导线或其他导体(如导体腔)构成的电路。该电路具有通过其中的电流产生磁场或通过其中感应出的电压变化检测磁场的功能。线圈是磁共振成像装置的重要组成部分。磁共振信号的激发和检测功能均由各种各样的线圈来完成。

coil array——相控阵线圈。见phase array。

coil hemogeneity——线圈均匀性。射频磁场在线圈有效空间内的均匀程度。

coil loading——线圈加载。磁共振成像中，被检者或受检部位置于射频线圈之中称为线圈的加载。由于人体的磁感应和电介损失效应，加载后线圈的品质因数通常会降低。与此同时，线圈的谐振频率将发生偏移，这也是线圈需要调谐的原因。

coil sensitivity——线圈灵敏度。接收线圈对输入信号的响应程度。

compression——(图像)压缩。为缩短影像文件传送所需的时间或减小影像存贮所需的计算机存贮容量而进行的影像数组的简化过程。图像压缩有多种算法，这些算法将产生无损和有损两种结果。无损压缩不仅可精简数据，而且能完好地恢复或重建原始图像；有损压缩在精简数据的同时会造成一定程度的数据损失，导致某些影像细节的丢失。

continuous wave MR——连续波磁共振。一种连续地施加射频波，并逐渐改变其频率(扫频法)或磁场强度(扫场法)来研究磁共振行为的技术。现在已基本被脉冲磁共振技术所取代。

contrast——影像对比度。两个相邻区域信号强度之差。有相对和绝对两种表示法。磁共振图像的对比度控制比较复杂，它不仅取决于质子密度、T_1、T_2 和血流等组织固有特性，还决定于所用的脉冲序列、序列时间参数和磁场强度等外在因素。

contrast agent——对比度增强剂。见 contrast enhancement agent。

contrast enhanced(CE)——对比度增强的。经常用在增强成像的场合，表示注射对比度增强剂后获得的图像。

contrast enhancement agent——磁共振对比度增强剂。能使磁共振图像信息含量增加的药物制剂。简称为造影剂、对比剂。它是随着磁共振临床应用的发展而产生的一种新型造影剂。可用于磁共振成像的造影剂种类很多，但应用最广泛的是所谓顺磁性造影剂。造影剂通常是通过改变组织弛豫时间来影响对比度的。

contrast media——对比度增强剂。见 contrast enhancement agent。

contrast reversal——对比逆转。专指在某种条件下磁共振图像中强、弱两种信号强度的组织发生反向变化的现象。

contrast to noise ratio(CNR)——对比度噪声比。

conventional magnet——常规磁体。见 resistive magnet。

coupled array coils——电耦合阵列线圈。阵列线圈的一种。这种线圈各单元产生的信号在系统处理之前已经以电耦合方式相结合。

coverage——成像区间。多层面成像时成像容积内从第一层到最后一层间的距离。它在数值上为层数与层厚之积加上所有的层间距之值。

CP——卡尔-珀塞尔(序列)。见 Carr-Purcel sequence。

CPMG——卡尔-珀塞尔-梅布姆-吉尔(序列)。见 Carr-Purcell-Meiboom-Gill sequence。

coronal——冠状位的(扫描层面)。与受检者前后轴相垂直的层面取向。冠状位层面上可以表示的方位有上、下、左和右。

Cr——肌酸。见 creatine。

creatine(Cr)——肌酸。质子磁共振谱中常见的一种代谢物。是一种含氮的有机酸，分子式为 $C_4H_9N_3O_2$。主要以磷酸肌酸的形式发现于脊椎动物的肌肉组织中，并可为肌肉提供能量。

cross contamination——层间干扰或层间交替失真。见 interference between slices。

crossed coil——交叉线圈。互相垂直的射频线圈对。这样设置的两个线圈其磁场也相互垂直，因而可最大限度地减少互感。

crossed ellipse coil——交叉椭圆线圈。由两个完全相同的椭圆单元交叉组合而成的线圈。

cryogen——低温致冷剂。液氮、液氦等温度非常低的液体。用于维持超导磁体的超导态。

cryomagnet——低温磁体。见 superconducting magnet。

cryoshielding——冷屏。环绕超导磁体液氦容器的金属屏，其作用是降低磁体的致冷剂挥发率。超导磁体中通常设置两个冷屏，且二者工作在一定的温度梯度下。

cryoshims——低温匀场。为了调节磁场的均匀性，需采用多组超导线圈，这些线圈称为匀场线圈。由超导匀场线圈产生的局部小磁场补偿整个磁场均匀度的方式就是低温匀场。

cryostat——低温恒温器。超导磁体所用的真空绝热容器。常用液氮及液氦(也可仅用液氦)作为致冷剂，以达到超导所需的超低温(4.2K 左右)。

CSF——脑脊液。同 cerebrospinal fluid。

CSI——化学位移成像。见 chemical shift imaging。

D

DAC——数模转换器。见 digital to analog converter。

data acquisition system——数据采集系统。是磁共振成像系统的重要组成部分。其作用是将线圈系统接收到的模拟共振信号数字化。

data sampling system——数据采集系统。同 data acquisition system。

DDR——偶极-偶极弛豫。见 dipole-dipole relaxation。

decoupling——去耦。阻止或防止两个以上的射频线圈通过互感而耦合所采用的方法。通常使无用的线圈在某一特定时间点上失谐为手段。去耦分为有源和无源两种。有源去耦是利用一种特殊的开关电路使未加选择的线圈失谐的；无源去耦是利用发射脉冲的射频能量使二极管组导通进而使相应线圈失谐的。

demodulator——解调器。

dephasing gradient——散相梯度(脉冲)。可使横向磁化矢量的相位在空间发生变化的梯度脉冲。

dephasing pulse——散相脉冲。使质子进动相位发散的射频脉冲或梯度脉冲。

detector——检波器。射频接收器的一部分。将射频磁共振信号解调后转换成低频信号。在磁共振成像系统中大量使用相敏检波器，可从中得到射频信号的相位信息。

detuning——(线圈的)失谐。参见 tuning。

dewar——杜瓦瓶。低温容器。用于盛放液氮、液氦等致冷剂。

dewar vessels——杜瓦瓶。同 dewar。

diamagnetic substance——抗磁质。磁化方向与磁场方向相反的物质。对磁铁具有排斥作用。

DICOM(Digital Imaging and COmmunications in Medicine)——医学数字成像和通信

标准。由美国放射学会(ACR)、美国电子制造商学会(NEMA)和 Mallinckrodt 大学联合制定。最初只有关于图像传输和图像头组成的内容，现已发展到网络协议、打印设备、归档功能以及数据库支持功能等标准的定义。它是目前唯一全球通用的医学影像通信标准。随着医学影像技术的发展，这一标准还将不断完善。

diethylene-triamine pentaacetic acid(DTPA)——对二亚乙基三胺五乙酸。用于减少顺磁性物质毒性的配体。

diffusion——扩散。建立在流动效应基础之上的物理现象。即分子一连串小的、随机的位移现象。组织中液体质子的扩散行为可以直接通过扩散加权成像序列进行检测。

diffusion effect——扩散效应。分子或其他粒子由于热运动而相互混合或迁移的过程。对于液体分子，特别是黏滞性比较小的分子，其磁矩的自旋回波不仅与 T_1、T_2 值有关，还与所谓扩散系数有关。液体分子的扩散加速了回波的衰减过程，因而磁共振信号的强弱还与分子的扩散运动有关。用磁共振技术可以测量液体的相对扩散系数。

diffusion imaging——扩散成像。见 diffusion weighted imaging。

diffusion weighted imaging(DWI)——扩散加权成像。又叫弥散成像或扩散成像。是研究(水)分子微观运动即扩散的成像方法。液体的扩散可用扩散系数来描述。扩散系数在病理情况下将发生变化，这就构成了扩散成像的病理生理学基础。扩散的敏感性可用一对匹配的梯度脉冲来取得。这对梯度脉冲叫扩散敏感梯度脉冲，其强度和间期要比那些用于标准成像的梯度脉冲大得多。由扩散敏感梯度造成的信号损失量随着分子运动量的增加而增加。扩散慢的质子，其信号强度的变化较小。而那些高速扩散的质子则显示出非常明显的信号衰减。脑脊液等大容量流动所致的信号衰减最大。扩散成像就是利用成像平面内水分子扩散系数的变化来产生图像对比度的成像技术。

Digital Imaging and COmmunications in Medicine(DICOM)——医学数字成像和通信标准。见 DICOM。

digital substract angiography(DSA) ——数字减影成像术。

digital to analog converter(DAC)——数模转换器。一种能把数字信号转换为模拟信号的装置。

Digital Versatile Video Disk(DVD)——数字视盘。一种新的工业标准光盘。其存储容量比普通 CD 大 10 倍。

digitization——数字化。将检测到的磁共振信号(电压)等模拟信号转换为数字信号(离散信号)的过程。这一过程通常利用模数转换器来实现。

digitization noise——数字化噪声。信号数字化过程中由于模数转换器电压分辨率的限制而引入的噪声。又叫量化噪声或量化误差。

dipole-dipole interaction——偶极-偶极作用。质子与其周围环境由于磁偶极矩而发生的联系。是弛豫时间的主要决定因素，尤其在固体或黏滞液体的弛豫中占有重要地位。

dipole-dipole relaxation(DDR)——偶极-偶极弛豫或对称振子弛豫。两个相邻质子间相互作用所产生的弛豫。

dipole field——偶极场。在邻近的异性带电离子或磁铁的南北极间形成的一种场。

display matrix——显示矩阵。数字图像是以二维数组的形式进行处理或在荧光屏上显示的，该数组即为显示矩阵。在显示矩阵中，每一像素的位置是固定的，这就有利于图像的处理或分析。

disturbed flow——湍流。又称扰动流。流动形式的一种。液体特别是黏度较大的血液在管道内流动时并非无限制地加速。当推动力大到一定程度或流速快到一定程度时，层流现象将被破坏。此时血浆分子会因振荡而多方向运动，导致流阻增大、流速变慢、血流量锐减。这种现象就是湍流。出现湍流时，相邻层面的流体不再简单滑动，而是相互混淆，并在两侧形成漩涡。与层流相反，其速度分布具有泄放特征，而且较均匀。

DRESS(depth resoluted surface coil spectrascopy)——磷谱研究所用空间定位法。又称深度分辨表面线圈波谱。

DSA——数字减影成像术。见 digital substract angiography。

DTPA——二亚乙基三胺五乙酸。见 diethylene-triamine pentaacetic acid。

DVD——数字视盘。见 Digital Versatile Video Disk。

DWI——扩散加权成像。见 diffusion weighted imaging。

dynamic range——动态范围。通过图像或波谱可以区分的信号强度范围。在电子线路中常指器件的信号分辨能力。

E

ECG——心电图。见 electrocardiogram。

ECG triggering——心电触发(扫描)。是一种以心电图的 R 波作为触发信号来控制磁共振扫描的技术。利用这一技术可有效排除磁共振图像中因心搏所造成的运动伪影，使心血管系统的成像成为可能。

echo——回波或回波信号。见 spin echo 和 gradient echo。

echo planar imaging(EPI)——回波平面成像。通过一次激发就可获得完整平面图像的成像技术。其主要特点是在保持相位编码方向梯度场不变的情况下，周期性地开关读出方向梯度场来读取信号。是当今最快速的成像方法。它通常可以在 30ms 之内采集一幅完整的图像，使每秒钟获取的图像达到 20 幅以上，因而是一种真正意义上的超快速成像法。用如此高的成像速度，就不仅能使运动器官“冻结”(以便清晰地观察胆囊、呼吸器官等的断层图像)，而且不用门控就能实时或准实时地显示心脏的动态图像。几乎对于所有的临床应用，EPI 都是最有前途的方法。此外，通过在脑功能成像、扩散成像和灌注成像等方面的应用，EPI 序列正在开拓着更多的应用领域。它为 MRI 技术提供的应用蓝图是极为广阔的。由英国物理学家曼斯菲尔德最早引入。参见 echo planar imaging sequence。

echo planar imaging sequence——回波平面成像(EPI)序列。使用回波平面成像技术的序列。在这种序列中，以读出方向连续施加梯度场的方法来产生多个梯度回波。这些回波信号被直接采样后填入 K 空间。需要的回波数与 K 空间的傅里叶线数相同。在典型的 EPI 序列中，读出梯度是一种按正弦波形式振荡的梯度，其振荡频率在 0.5～1KHz 之间。另一组短尖头脉冲作用于相位编码梯度上，以对所得信号进行相位编码。采样使用非线性方法，以对读出梯度幅度的变化进行校正。每个梯度回波均被分别进行编码，使得 64～128 条相位编码线可在 30～100ms 内收集。

echo time(TE)——回波时间。自旋回波或梯度回波序列从 90°脉冲中点至回波信号中点的时间。回波时间的大小将影响图像对比度及数据采集时间。

echo train length(ETL)——回波链长度。扫描层中每个 TR 时间内用不同相位编码来采样的回波数。RARE 类快速成像序列专用参数。

echo train spacing(ETS)——回波间隔时间。快速自旋回波序列回波链中两个相邻回波之间的时间间隔。

echo volume imaging(EVI)——回波容积成像。三维的回波平面成像。

eddy current——涡电流，简称涡流。交变磁场中的导体或磁场中的运动导体所感生的电流。电流的流线呈闭合的涡旋状，故名。磁场变化越快，感应电动势越大，涡电流也越强。强大的涡电流在导体内流动时会产生大量的焦尔热。在磁共振成像系统中，梯度磁场的快速改变而引起的涡流会引起许多问题，因而应设法避免或减弱。

eddy current compensation——涡流补偿。为了减弱涡电流对梯度脉冲的影响而在梯度放大器中采用的电子矫正措施。

EDTA——乙二胺四乙酸。见 ethylene diaminetetraacetic acid。

effective echo time(ETE) ——有效回波时间。最终图像中所表现的回波时间。

elastography——弹性成像。一种通过检测组织的弹性系数来显示组织结构的成像法。是在超声成像的基础上发展起来的新技术(曾作为超声诊断软组织病变和评价组织力学特征的研究方向)。用探头或挤压板对欲查组织施压，并沿着压力的轴向采集被压组织前、后方的射频信号，再利用时延估计法对所得信号进行分析，就可得到有关组织位移分布、应力分布以及弹性系数分布的相关信息。弹性成像引入了组织弹性这一新的成像参量。初步用在软组织结构与质地的显示方面，如软组织热损伤或冻伤的监测、软组织器官(肾、前列腺和肝等)的显示及软组织病变(乳腺癌和动脉粥样硬化等)的显示。是一种仍处于发展阶段的成像技术。

electric quadrupole moment——电四极矩。参见 quadrupole moment。

electrocardiogram——心电图(ECG)或心电信号。在磁共振成像中，作为心脏门控(触发)扫描的控制信号。也可用于扫描过程中危重病人的生理性监测。

electromagnet——电磁铁。同 conventional magnet。

electromagnetic field——电磁场。彼此联系的交变电场和磁场。参见 electromagnetic wave。

electromagnetic spectrum——电磁波谱。将所有电磁波按照波长的长短或频率的高低依次排列而成的图谱。

electromagnetic wave——电磁波。空间传播着的交变电磁场。由电荷的加速运动或振荡引起的扰动向四周传播而形成。电磁波在真空中的传播速度约为每秒 30 万公里。无线电波、红外线、可见光、紫外线、X 射线和 γ 射线等都是电磁波。

electron paramagnetic resonance(EPR)——电子顺磁共振。非成对电子的磁共振现象。在同样的静磁场条件下，其共振频率比核磁共振频率高得多。参见 magnetic resonance。

electron spin resonance(ESR)——电子自旋共振。参见 electron paramagnetic resonance。

emergency run-down unit(ERDU)——磁体急停单元(应急失超单元)。装在超导磁体附近，以便在紧急情况下能迅速将磁场削减为零的开关。是用人工失超的方法来削减磁场的。

energizing the magnet——励磁或充磁。在磁体电源控制下逐渐给超导线圈施加电流，从而建立预定磁场的过程。

energy level——能级。一个物理系统特别是量子机械系统在稳定状态下的能量分布特征。在磁场中，每个自旋都可能处于具有不同能量的不同状态下。能级的多少决定于自旋量子数。

EPI——回波平面成像(技术)。见 echo planar imaging。

EPR——电子顺磁共振。见 electron paramagnetic resonance。

ERDU——磁体急停单元(应急失超单元)。见 emergency run-down unit。

ESR——电子自旋共振。见 electron spin resonance。

equilibrium magnetization——平衡磁化。静磁化强度矢量的稳定状态。

ETE——有效回波时间。见 effective echo time。

ethylene diaminetetraacetic acid(EDTA)——乙二胺四乙酸。一种常见的对比剂配体。

ETL——回波链长度。见 echo train length。

ETS——回波间隔时间。见 echo train spacing。

even echo——偶数回波。在多回波情况下，第 2、第 4、……偶数次的回波。

even echo enhancement——偶数回波增强。用对称 SE 序列采集血流信号时，从偶数回波得到更强信号的现象。是层流独有的现象。

EVI——回波容积成像。见 echo volume imaging。

excitation——激励或激发。用拉莫尔频率的电磁波对自旋系统施加能量的过程。如果受激的核系统中产生了净磁化强度矢量，就可以获得磁共振信号。

excitations——激励次数或信号采集次数。见 NSA。

F

Faraday shield——法拉第屏蔽。置于线圈的发射器与接收器之间或线圈与受检者之间的良导体。用于隔离电场。

fast Fourier transform(FFT)——快速傅里叶变换。参见 Fourier transform。

Fast Low Angle SHot(FLASH)——快速小角度激发(序列)。该序列运用较小的翻转角($10°\sim15°$)进行快速重复激发，使序列所需的 TR 大大缩短。是一种快速成像序列。

fast spin echo(FSE)——快速自旋回波(序列)。

fat saturation——脂肪抑制。对脂肪组织发出的 NMR 信号进行压制，以避免化学位移伪影或在乳腺等部位成像中提高病变突出程度的技术。

FDA(the U. S. Food and Drug Administration)——美国食品和药物管理局。

FE(field echo)——场回波。同 GRE。

Feridex——菲立磁。一种超顺磁性氧化铁磁共振对比剂。商品名为 Ferumoxides。又名 AMI 25(AMI 是 Advance Magnetic Inc. 的缩写)。有多种名称，如 Resovist(先灵公司)、Biomag 和 Endorem(欧洲部分国家)等。晶体样的磁性内核被多层葡萄糖衣包裹而成，其中晶体核决定制剂的磁特征及弛豫效应、葡萄糖衣影响药物的生物学行为(巨噬细胞的摄取率等)。1980 年代中期开始研制，1988 年用于临末试验，1996 年经美国 FDA 批准进入市场。是已经证实的第一种肝组织特异性对比剂。进入人体后通常由网状内皮系统的巨噬细胞摄取并聚集(通常注射剂量的 70%左右聚集于肝脏)。组织器官对微粒的摄取率主要与微粒的大小有关。聚集的磁性微粒能加大质子自旋相位的失相作用、缩短 T_2 和 T_2^*。故它在 T_2 和 T_2^* 加权像上表现为对比剂聚集处的组织信号丢失而变黑。是一种典型的阴性对比剂。在血中的半衰期约为 2h。

ferrite——铁氧体(铁淦氧)。一种磁性材料。是氧化铁与二价金属氧化物的烧结物。可用其来制造永磁体。

ferromagnetic substance——铁磁质。磁性很强的物质。例如，铁、镍、钴、铁氧体及某些稀土元素。

FFT——快速傅里叶变换。见 fast Fourier transform。

FID——自由感应衰减。见 free induction decay。

field echo——场回波。见 gradient echo。

field gradient——场梯度。见 gradient magnetic field。

field inhomogeneities——空间磁场的非均匀性。

field lock——锁场。波谱仪通过反馈来保持静磁场场强恒定不变的过程。场强锁定后可进一步观察样品的共振频率或谱线。

field of view(FOV)——成像野。不引起图像失真的有效成像范围。在磁共振成像中，它取决于探测线圈的类型。在同一线圈中，成像野选取越小，其分辨率越高。

filling factor——填充因数。被检体占射频线圈容积的相对容量，即线圈中被检部位的体积与线圈容积之比。填充因数越大，线圈获得的信噪比越高。

film digitizer——胶片数字化仪。一种将普通 X 射线胶片转换成数字图像的设备。常用的胶片数字化仪多以激光束光栅扫描配以光电倍增管的模数转换器，生成 2048×2048×12 位或 4096×4096×12 位的像素点。最近出现的 CCD 胶片数字化设备，分辨率高达 6144×6144×12 位，可完全满足乳腺片数字化的精度要求。

filter——滤波器。一种能对信号中某些频率分量进行滤过处理的电子器件。分为模拟滤波器和数字滤波器两种，分别对模拟信号和数字信号进行处理。滤除磁共振信号中的高频分量再数字化可减弱相关噪声。

filtered back projection——滤波反投影。一种图像重建法。先用适当的数字滤波公式对各个投影分量进行校正，然后将处理过的投影分量反投回二维空间重建图像。

FISP(fast imaging with steady precession)——稳定进动快速成像(序列)。FLASH 序列的一种。数据采集后磁化被重聚而不是破坏。

FLAIR——液体抑制的反转恢复(序列)。见 fluid attenuated inversion recovery。

FLASH——序列名。见 Fast Low Angle SHot。

flexible surface coil——软表面线圈。近年来出现的一种新型表面线圈。其支撑体全部用软材料制作，因而在线圈放置时有最大的自由度。由于它可以与被检体充分接触，使得信噪比进一步提高。

flip angle——翻转角。在射频脉冲的作用下宏观磁化矢量偏离静磁场方向而翻转的角度。

flip angle anisotropy——翻转角的各向异性。在理想情况下，所有受激质子将整齐地翻转同一角度。但是，由于受射频脉冲均匀性的限制，实际上很难达到这一目的。处于层面边缘部分的质子更是如此。通常用翻转角的各向异性来描述受激系统的这一特性。据估计，不能理想翻转的质子约占总数的5％～10％。

flow compensation——流动补偿。一种减少流动效应从而在图像中削弱流动伪影影响的成像技术。

flow effect——流动效应。不同流动性质的流体，在不同成像序列或同一成像序列的不同参数下与周围静止组织产生不同对比度的现象。按照流动效应的产生机制，可将其分为两大类：第一类称为时间飞逝效应，是指与流动质子在成像层面内的停留时间和RF脉冲作用于成像层面的时间相错位有关的流动效应；第二类为相位效应，指的是与梯度场中运动质子和静止质子进动相位变化规律不同有关的流动效应。

flow factors——影响流体成像的因素。在磁共振流体(主要为血流)成像中，信号的大小与许多因素相关。这些因素有血液流向、血流速度及加速度、所用脉冲序列及脉冲参数、回波类型(奇数回波或偶数回波)、梯度场的方向和类型以及是否使用心脏门控触发等。

flow function——血流函数。描述信号随血液流速而变化的数学表达式，通常记为$f(v)$。自变量 v 为血液流速，可见 $f(v)$为矢量函数。

flow-related enhancement——流动相关增强。在某些磁共振成像技术中，由于饱和质子从成像区域的流出而观察到的关于血流或其他液体的信号增强现象。参见 flow effect。

fluid attenuated inversion recovery(FLAIR)——液体抑制的反转恢复序列。IR 序列的改进序列。其特点是取水弛豫曲线过零点处作为反转时间 TI。

fMRI——功能磁共振成像。见 functional magnetic resonance imaging。

Fourier coefficient——傅里叶系数。

Fourier space——傅里叶空间。见 K-space。

Fourier transform(FT)——傅里叶变换。一种将信号从时域变换到频域或从频域变换到时域的数学处理方法。是大部分成像技术的基础。

Fourier transform imaging——傅里叶变换成像。一种磁共振成像术。在这种成像技术中，读出方向的梯度通常进行频率编码，其余两个方向的梯度至少有一维进行相位编码，然后通过傅里叶变换对一系列的磁共振信号进行处理，以便重建图像。二维傅里叶变换成像法是最常用的磁共振成像方法。

Fourier transform technology——傅里叶变换技术。

FOV——成像野。见 field of view。

free induction decay(FID)——自由感应衰减(信号)。90°射频脉冲作用下形成的磁共振信号。习惯上将射频脉冲停止后磁化强度矢量的运动称为自由进动，而自由感应衰减指的是在探测线圈中感应出的自由进动，因此又叫自由进动衰减。自由感应衰减过程的时间常数为 T_2，但由于净磁场不可能绝对均匀，实际上它是按 T_2^* 衰减的。接收线圈中感应出的自由感应衰减信号有电动势 ε、感应电流 $i(t)$以及电路中的电压 $v(t)$三种形式，它们都正比于磁化强度矢量的横向分量。

free induction signal (FIS) ——自由感应信号。参见 free induction decay。

frequency——频率。单位时间内周期性过程的重复次数。在国际单位制中，电磁波频率的基本单位为赫兹(Hz)。

frequency domain——频(率)域。

frequency encoding——频率编码。利用梯度磁场造成相关方向上各磁化矢量进动频率的不同，并以此为依据来标记体素空间位置的编码方法。参见 Fourier transform imaging。

frequency resolution——频率分辨率。采样频率与采样步数之比。

frequency synthesizer——频率合成器。磁共振成像系统序列发生器的重要组成部分。产生序列要求的各种射频脉冲。

fringe field——杂散磁场。见 stray field。

FSE——快速自旋回波。见 fast spin echo。

FT——傅里叶变换。见 Fourier transform。

full width at half height(FWHH)——半高点宽度。简称半高宽。磁共振波谱一半波幅处的谱峰宽度。表示波峰的尖锐度。理想的共振吸收谱线应当无限窄，实际上许多因素均可使谱线加宽。因此，谱线总是具有一定宽度的。除了线宽之外，有时还用在点扩散函数或图像的分辨率中。

functional brain imaging——脑功能成像。利用各种医学成像技术对大脑功能活动进行显示的过程。

functional magnetic resonance imaging(fMRI)——功能磁共振成像。受试着接受某种类型的刺激后从同步获得的磁共振时间序列图像中寻找反映信息的影像学研究方法。

FWHH——半高点宽度。见 full width at half height。

G

gadodiamide(injection)——钆双胺(注射液)。一种非离子型顺磁性钆磁共振对比剂。商品名为欧乃影(Omniscan)。Gd-DTPA 同 BMA(polybutylmethacylate，聚甲基丙烯酸丁酯)进一步螯合而成，故常缩写为 BMA-Gd-DTPA。原奈克明公司(现属 Amersham Health 即安盛药业)产品。其 T_1 和 T_2 弛豫特性与 Gd-DTPA 类似，但由于它为非离子型，渗透压便大大降低(仅为 Gd-DTPA 的五分之二)。

gadolinium diethylen-triamine pentaacetic acid(Gd-DTPA)——对二亚乙基三胺五乙酸钆。一种磁共振成像对比度增强剂。是目前应用最广泛的对比剂。又称钆喷酸。

gadolinium diethylentriaminepentaacetic acid dimeglumine[$(NMG)_2$-Gd-DTPA]——钆喷酸葡胺。见 gadopentetate dimeglumine。

gadopentetate dimeglumine[$(NMG)_2$-Gd-DTPA]——钆喷酸葡胺。一种磁共振成像对比度增强剂。商品名为马根维显(Magnevist)。

gap——层间距。多层扫描中相邻层面间的距离。

gating——门控。使磁共振成像与心搏相位或呼吸周期相同步的技术。常用心电图、脉搏波或呼吸波来检测所需的心搏相位或呼吸周期。

gauss——高斯。CGS 单位制中磁感应强度的单位，简称为 G。因德国数学家、物理学家和天文学家高斯(Carl Friedrich Gauss，1777～1855 年)而得名。在均匀磁场中放置一根很长的直导线，并使其方向和磁场方向垂直；若导线中通过 1 磁安(10A)的电流，而每厘米长度的导线上受到 1dyn($1dyn=10^{-5}N$)的磁力作用时，该磁场的磁感应强度就规定为 1G。在 SI 单位制中 1T 为 CGS 单位制的 10 000G。地球表面不同地点的磁场强度大约在 0.5～1.0G 之间。

Gd-DTPA——对二亚乙基三胺五乙酸钆。见 gadolinium diethylen-triamine pentaacetic acid。

Gd-DTPA-BMA——聚甲基丙烯酸丁酯-Gd-DTPA。Gd-DTPA 的非离子形式。见 gadodiamide。

ghost——常指运动伪影。出现在相位编码方向上的不必要的单一或重复图像。

Gibb 's ringing——吉布斯环(伪影)。傅里叶变换或图像重建过程中所产生的伪影。又称为截断伪影。是由于采样不足即相位编码步太少所致，故可通过扩大扫描矩阵来加以控制。

global SAR——全身(射频)特殊吸收率。参见 specific absorption rate。

GM——灰质。见 gray matter。

GMC——梯度矩补偿。见 gradient moment compensation。

GMN——梯度矩置零。见 gradient moment nulling。

GMR——梯度矩重聚。见 gradient moment rephrasing。

gradient——梯度。一个物理量相对于另一给定变量(尤指距离)的变化率。磁共振成像中指磁场强度相对于距离的变化率。参见 gradient magnetic field。

gradient coils——梯度线圈。产生梯度磁场所需的线圈。在磁共振成像系统中，在 x、y、z 方向各有一个梯度线圈，以产生体素空间定位所需的三维坐标。

gradient compensation——相位补偿梯度。见 rephasing gradient。

gradient current——梯度电流。梯度线圈中的驱动电流。

gradient echo——梯度回波。通过梯度磁场的方向反转或使用平衡梯度脉冲而产生的回波信号。其中后者用于消除梯度场造成的位置依赖性相移积累。

gradient echo sequence——梯度回波序列。

gradient echo sequence family——梯度回波序列族。

gradient inverse pulse——梯度翻转脉冲。由两个幅度和宽度相等，但极性相反的梯度脉冲组合而成的脉冲。

gradient magnetic field——梯度磁场。简称梯度场。磁场强度沿某一方向变化的磁场。在磁共振成像技术中，这种磁场可用于层面的选择以及对磁共振信号的空间编码。x、y 和 z 方向的梯度磁场分别被称为 G_x、G_y 和 G_z。梯度场的强弱多以 T/m 或 mT/m 表示。参见 gradient coils。

gradient moment compensation(GMC)——梯度矩补偿。参见 motion artifact suppression technique。

gradient moment nulling(GMN) ——梯度矩置零。参见 motion artifact suppression technique。

gradient moment rephrasing(GMR)——梯度矩重聚。参见 motion artifact suppression technique。

gradient phase dispersion——梯度相位发散。由梯度场变化所致的质子进动相位发散。

gradient phase effect——梯度相位效应。参见 gradient phase dispersion。

gradient pulse——梯度脉冲。短时间施加的梯度磁场。

gradient recalled echo——梯度回波。见 gradient echo。

gradient reversal——梯度翻转。见 gradient inverse pulse。

gradients——梯度子系统。与梯度磁场有关的一切电路单元。参见 gradient coils。

gradient subsystem——梯度子系统。见 gradients。

GRASE(GRAdient and Spin Echo)——序列名。又叫 TGSE(Turbo Gradient Spin Echo)。是由 SE 和 GRE 序列组合而成的快速成像序列，也可以看作 TSE 和 EPI 的组合。它的一次激发中包含几个自旋回波，而每个自旋回波中又包含一系列梯度回波。由此可见，自旋回波是以梯度回波包络的形式出现的。

GRASS(Gradient Recalled Acquisition in the Steady State)——序列名。梯度回波类序列。

gray matter(GM)——灰质。脑和脊髓中浅棕灰色的神经组织。由神经细胞及其树突和一些相关支持组织组成。

grayscale——灰度级或灰阶。数字图像中像素显示亮度的分级单位。

GRE(Gradient Recalled Echo)——梯度回波(序列)。又称自旋翘曲(spin warp)数据采集。在一个明显小于 180°的选择或非选择性脉冲后磁化被编码并形成一个仅受梯度脉冲作用的回波。

gyromagnetic ratio(γ)——磁旋比。粒子的磁矩与角动量之比。每种核素的磁旋比是一个定值。也就是说，不同的核素具有不同的磁旋比。在同样的 $\boldsymbol{B}_0$ 下，磁旋比较大的核素具有较高的拉莫尔频率。

H

Hahn echo——汉恩回波(通过射频脉冲的重复激发而产生)，即通常所说的自旋回波。该回波由汉恩(Hahn)首先使用再聚焦脉冲而获得，故名。

half-Fourier imaging——半傅里叶成像。一种快速数据采集策略。其基本思想是：扫描时只采集一半的原始数据即标记其一半 K 空间，另一半则在扫描结束后根据 K 空间的数据对称原理计算并填补，从而使扫描时间大大缩短。

head coil——头线圈。头部成像专用线圈。一般既有发射功能，又有接收功能，因而是一种复合功能线圈。

helical scan——螺旋扫描。数据采集轨迹在 K 平面上为螺旋状排列。为了实现螺旋扫描，读出梯度和相位编码梯度必须以连续变化的方式施加。

Helmholtz coil——亥姆霍兹线圈。由半径相同而且结构完全一样的两个圆形线圈组成。两线圈平行共轴放置，线圈平面之间的距离等于其半径。

hemomagnetic effect——血磁效应。血液在磁场中的沉积现象。这种现象在正常循环的血液中难以观察到。

hemospoil——破坏脉冲。用于有效消除剩余横向磁化的梯度脉冲。参见 spoiling gradient。

highpass birdcage——高通型笼式线圈。

high resolution spectra——高分辨率谱。

homogeneity——均匀性。在磁共振成像系统中专指静磁场的均匀性，即磁场强度在一定容积内的同一性。它是磁体的重要指标，也是图像质量的决定因素之一。一般来说，谱仪或成像、波谱分析两用系统对磁体的均匀性要求比单成像系统为高。

HPG-MRI——超极化气体磁共振成像术。见 hyper-polar gas-MRI。

hybrid magnet——混合型磁体。由载流线圈和永磁体共同组成的复合磁体系统。

hyper-polar gas-MRI——超极化气体磁共振成像术。是一种对充满气体(氦-3 和氙等)的受检对象(如肺及其他多孔性物质)进行成像的新技术。

hysteresis——磁滞(现象)。见 magnetic hysteresis phenomenon。

hysteresis loop——磁滞回线。

I

image——图像。有数字图像与模拟图像之分。数学图像由许许多多的像素所构成。磁共振图像是典型的数字图像。

image acquisition time——图像数据采集时间。见 acquisition time。

image orientation——图像取向。标准的图像取向有横轴位(transverse 或 transaxial)、矢状位(sagittal)和冠状位(coronal)三种。

image reconstruction time——图像重建时间。从数据采集完成到图像得以显示的时间。参见 acquisition time。

image selected in vivo spectroscopy(ISIS)——图像选择在体波谱(波谱法)。利用信号预备期中 3 个方向梯度脉冲的不同组合与 180°选层脉冲相配合而实现空间定位的波谱法。在每个预备期过后进行一次采样，然后将所得信号进行一定的加、减处理，便得到所求的定域谱。也就是说，为了达到三维空间定位的目的，ISIS 同时激发 3 个方向的核，然后利用相位循环(phase cycling)技术消除非感兴趣域内的信号。

image set reconstruction time——图像组重建时间。从多层面成像或容积成像的数据采集完成到所有图像得以显示的时间。

impedance matching——阻抗匹配。使用匹配网络等技术使两个电路的电阻抗相等或接近的过程。

implants and devices——体内植入物。泛指通过各种渠道进(置)入体内并长期驻留体内的异物(包括某些具有特殊功能的机械或电子器件)。弹片、铁砂、假牙、动脉夹、人工股骨头、人工血管、心脏起搏器或除颤器、人工心脏瓣膜、人工耳蜗、神经刺激器、骨增长刺激器、植入性药物泵、探查电极和避孕环等是最常见的体内植入物。根据体内植入物在磁场中的表现，一般可将其分为铁磁性和非铁磁性两大类。非铁磁性植入物又有金属性和非金属性之分。

infoRAD——放射信息学。见 informatics in radiology。

informatics in radiology(infoRAD)——放射信息学。以数字放射图像的获取、存储、传输和检索等为主要研究对象的新兴学科。包含医院信息系统、放射信息系统、图像归档及通信系统、远程医疗和病床监护等子系统。

inhomogeneity——非均匀性。磁共振成像系统中专指静磁场的非均匀性，即静磁场空间各点对其平面值的偏差程度。

intensity of magnetization——磁感应强度。

interference between slices——层间干扰或层间交替失真。由于扫描层面选取不当(如层距过小)而造成的图像失真。

interleaved multislice imaging——隔层多层面成像。一种先扫描奇(偶)数层、后扫描偶(奇)数层的多层面成像技术，类似于电视中的隔行扫描。利用这种技术可有效防止层面相接区出现的饱和现象。

International System of Units(SI)——国际单位制。作为国际标准的物理单位制。

interpulse time——脉冲间隔时间。脉冲序列中连续射频脉冲之间的时间间隔。特别地，在反转恢复序列中为反转时间、在自旋回波序列中为 90°脉冲和 180°脉冲之间的时间。

interventional magnetic resonance imaging——介入磁共振成像。以磁共振成像实现精确定位及图像引导，以达到某种治疗目的的技术。是磁共振成像的一个新兴应用领域。

interventional MRI——介入磁共振成像。见 interventional magnetic resonance imaging。

intracavitary coil——腔内线圈。又称体内线圈。可置于人体某些体腔内以便对深部器官或结构实施高分辨成像的线圈，如食道线圈、直肠线圈等。是近年来出现的一种新型线圈。由于其体积很小，插入时病人的痛苦并不大。为了缩小体积，腔内线圈的线圈体和调谐电路是分开设计的，即它通常由可插入体内的探头和工作于体外的调谐盒两部分组成。

inverse Fourier transform——傅里叶反变换。与傅里叶变换方向相反的过程。一般来说，傅里叶变换是将时域函数转换至频域进行分析，傅里叶反变换则是将频域信号转至时域。

inversion——反转状态。宏观磁化强度矢量指向静磁场反方向的状态。是一种非平衡状态。多数情况下这种状态均由 180°射频脉冲所引起。也可由梯度反转脉冲产生。

inversion pulse——反转脉冲。可使磁化强度矢量与磁场方向反向，即使其倒向 180°非平衡状态的射频脉冲。又叫 180°激发脉冲。

inversion recovery(IR)——反转恢复(序列)。这种序列以 180°射频脉冲为激励源，先使选择层面内质子的静磁化强度矢量翻转至主磁场反方向，并在其恢复过程中施以 90°重聚脉冲，用以检测自由感应衰减信号。常用来测量 T_1 值。

inversion recovery spin echo(IRSE)——反转恢复自旋回波(序列)。通过检测自旋回波来形成反转恢复图像的序列。在这种序列的图像中，当 TE 短于 T_2 弛豫时间时，T_2 对信号强度的影响很小；当 TE 长于 T_2 弛豫时间时，T_2 对信号的影响非常显著。

inversion time(TI)——反转时间。反转恢复序列中反转脉冲与其后用以形成反转恢复信号的 90°脉冲间的间隔时间。一般在 20～2000ms 之间选取。

inversion transfer——反转传递或转移。见 saturation transfer。

IOP——铁氧化物微粒。见 iron oxide particle。

IR——反转恢复(序列)。见 inversion recovery。

iron-cored electromagnet——铁芯电磁铁。

iron oxide particle(IOP)——铁氧化物微粒。特指典型直径为 20～30nm 内的、作为对比剂材料使用的超顺磁性 Fe_2O_3 微粒。

IRSE——反转恢复自旋回波(序列)。见 inversion recovery spin echo。

ISIS——图像选择在体波谱(波谱法)。参见 image selected in vivo spectroscopy。

isolated array coils——分离阵列线圈。阵列线圈的一种。其中各单元线圈的信号始终被分别地进行处理。

isotope——放射性核素。两个或更多具有相同原子序数却具有不同质量数的原子中的一个。^1H、^2H 和 ^3H 就是氢的三种放射性核素，分别被命名为质子(氕核)、氘核和氚核。不同的放射性核素具有不同的核磁矩，因而其共振频率不同。另外，许多放射性核素无核磁矩，故不能通过核磁共振进行观察。

isotropic motion——各向同性运动。所有方向上都相同的运动。经常用来说明分子的扩散或旋转运动情况。分子的运动形式与其弛豫时间有关。

J

J-coupling——J-耦合。参见 spin-spin coupling。

Joint Photographic Experts Group(JPEG)——直译为联合静止图像专家组(标准)，正式名称为连续色调静态数字图像压缩和编码(Digital Compression and Coding of Continuostone Still Images)(标准)。JPEG 是一个通用的静态图像压缩和编码标准。该标准制定了有损和无损两种压缩和编码方案。在互联网上，JPEG 的综合性能优于 GIF(图形交换)图像格式。

JPEG——静止数字图像压缩和编码(标准)。见 Joint Photographic Experts Group。

K

keyhole imaging——钥孔成像。一种快速数据采集策略。

K-space——K 空间。表示图像傅里叶变换的数学空间。又叫傅里叶空间、空间频率空间或原始数据空间。对 K 空间数据进行一次傅里叶反变换，就得到所需的图像数据。每幅磁共振图像都明确地与自己的 K 空间数据组相联系。也就是说，图像及其 K 空间数据可以通过傅里叶变换互相转换。二维 K 空间又称 K 平面。

K-space reordering——K 空间重组。以傅里叶行为单位，通过某种方式对 K 空间数据进行重新排列的技术。

L

laminar flow——层流。液体的分层流动现象。多存在于血管中心部及流速较慢的血管中：流速每秒几厘米的血流在大血管中形成层流；静脉中的血流以层流为主。由此可见，血液在血管内流动时血柱的各层并非以同样的速度向前流动，而是愈近中轴的血液流得愈快、愈近管壁的血液流得愈慢，正如拉杆天线的拉伸一样。

Larmor equation——拉莫尔方程。核磁共振的基本关系式。可表示为：$\omega_0=-\gamma B_0$(弧度/s)或 $f_0=-\frac{\gamma B_0}{2\pi}$(Hz)。反映了静磁场与进动频率之间的关系。

Larmor frequency——拉莫尔频率。可表示为 ω_0 或 f_0。由拉莫尔方程所决定的频率，也是核磁矩在静磁场中绕 $\boldsymbol{B}_0$ 进动的频率。参见 Larmor equation。

Larmor precession——拉莫尔进动。核磁矩在静磁场 $\boldsymbol{B}_0$ 中的进动。

laser camera——激光相机。影像硬拷贝输出设备。

lattice——晶格。核子与之交换能量的磁环境和热环境。源于固体磁共振。

line imaging——线成像。见 sequential line imaging。

line of magnetic force——磁力线。物理学中为形象表示磁场中各点的磁场强度而使用的一组曲线。这些曲线上任意一点的切线都同磁场方向相一致，且规定磁场中某点的磁力线密度等于该点磁场强度的大小。

line scanning——线扫描或线成像。见 sequential line imaging。

line width——线宽。磁共振波谱的谱线宽度。通常在半高点上测定，并以频率单位为量纲。其大小与横向弛豫时间的倒数即弛豫率有关。

linearity——线性。系统输出对输入信号的保真度。是梯度和射频子系统经常使用的指标之一。也经常用其来表达成像容积内梯度场的空间均匀性。由于受涡流的影响，梯度场的线性有静态和动态之分。二者与静磁场均匀性共同决定成像容积的几何准确性。

linear magnetic field gradient——线性梯度场。

liquifier——液化器。低温气体的液化系统。如果恰当地用于超导磁体的低温保障系统，则有可能使磁体的致冷剂挥发率降为零。

LMR——定域磁共振。见 localized magnetic resonance。

loading——线圈加载。见 coil loading。

localized in-vivo NMR spectroscopy analyze——在体定域磁共振波谱分析。

localized magnetic resonance(LMR)——定域磁共振。从特定区域中获取核磁共振谱的方法。

localization techniques——定位技术。选择一个有限区域进行信号获取的方法。

local SAR——局部特殊吸收率。参见 specific absorption rate。

longitudinal magnetization——纵向磁化(矢量)。宏观磁化矢量沿静磁场方向的分量，常用 $\boldsymbol{M}_z$ 表示。射频激励脉冲过后，它将以时间常数 T_1 恢复至其稳定值(平衡值)$\boldsymbol{M}_0$。

longitudinal relaxation——纵向弛豫。受激后的纵向磁化强度矢量恢复至平衡态的过程。是一个自旋核与晶格交换能量的过程。又称 T_1 弛豫。参见 relaxation time。

longitudinal relaxation time——纵向弛豫时间，即 T_1。参见 relaxation time。

Lorentzian line——洛伦兹线。核磁共振谱线的一般形状。

low angle ——小角度翻转或小角度激励。见 small flip angle。

lowpass birdcage——低通型笼式线圈。

M

macroscopic magnetic moment——宏观磁矩。见 macroscopic magnetization vector。

macroscopic magnetization vector——宏观磁化矢量。单位体积内的净磁矩。所有单个微观磁矩之和。

magnetic conductivity——磁导率。见 permeability。

magnetic density——磁场强度。同 magnetic strength。

magnetic dipole——磁偶极子。基于磁荷观点的磁媒质理论。磁媒质的最小单位是磁偶极子。它是一对相距极近的等量异号点磁荷所组成的体系。描写磁偶极子本身特性的物理量是磁偶极矩。

magnetic domain——磁畴。铁磁质内部原已存在的许多自发饱和的小区域。量子力学的有关理论指出，正是由于铁磁质相邻原子间存在着非常强的电子“交换耦合作用”，才使相邻原子的磁矩形成坚固的、平行排列的和大小不一的磁畴。

magnetic field——磁场。电磁场的一个方面。是磁体或通电导体周围能量的一种存在形式。其最基本的特点是对位于场中的运动电荷或电流施以作用力。磁场既可由电流激发，又可由变化着的电场激发(位移电流)。它是一个矢量。电磁铁、永磁体及超导磁体均能产生磁场。磁场对自旋核的作用是核磁共振的基础。在磁共振成像系统中，主磁场常用 $\boldsymbol{B}_0$ 表示，其单位为高斯(Gauss)或特斯拉(Tesla)。特斯拉为国际标准单位。

magnetic field gradient——磁场梯度。同梯度磁场。见 gradient magnetic field。

magnetic field strength——磁场强度。同 magnetic density。

magnetic forces——磁力。磁场相互作用所产生的力。是磁场磁化铁磁性物质的结果。脉动的梯度磁场与主磁场的作用使梯度线圈发出特有的响声。在主磁场的巨大磁力吸引下，磁体周围的铁磁性物体可以以一定速度投向磁体，从而形成所谓的铁磁性投射物。这种铁磁性投射物不仅可能破坏磁共振成像系统，而且有可能伤害磁体附近的人员。磁力的大小因铁磁性物体在磁场中的位置而异，即越靠近磁体越大、越远离磁体越小。磁力的大小还与被吸引物体的磁饱和特性、形状和质量有关。除此之外，在靠近磁体的过程中，铁磁性物体还将受到一种力矩的作用，称为磁扭矩。

magnetic fringe field——杂散磁场。发散于磁体以外的磁场。由于磁场的物理特性，穿过磁体有用空间的磁力线将返回磁体以形成闭合回路。即在磁体附近存在磁场。由于这种磁场将对磁体的周围环境产生磁干扰，应通过磁屏蔽加以衰减。

magnetic gastroenterography——磁共振胃肠造影。

magnetic hysteresis phenomenon——磁滞现象。磁化强度 $\boldsymbol{M}$ 的变化总是落后于磁化场场强 $\boldsymbol{H}$ 的现象。

magnetic induction intensity——磁感应强度($\boldsymbol{B}$)。表示磁场对位于磁场中的运动电荷有作用力这一基本性质的物理量，是一个矢量。一般说来，它的大小和方向均随空间和时间变化，因而是空间位置和时间的函数。当 $\boldsymbol{B}$ 不随时间变化时称为“静磁场”。如果静磁场中空间各点处磁感应强度的大小和方向都相同，则称为“均匀磁场”。在磁共振成像中，常用 $\boldsymbol{B}_0$ 表示静磁场(主磁场)。$\boldsymbol{B}_0$ 是高度均匀的匀强磁场。

magnetic media——磁介质。一切可影响磁场的物质。

magnetic moment——磁矩。物体或粒子净磁性的度量。是一个矢量。电子、质子、中子等基本粒子均有自旋特性，因而都具有磁矩。中子虽然呈中性，但由于内部电荷分布不均匀而具有磁矩。原子中的电子绕核运动而形成的磁矩称为"轨道磁矩"。电子绕它自身的轴旋转对应的磁矩为"自旋磁矩"。当原子核内的核子数为偶数时，它们的磁矩会互相抵消；当原子核内的核子数为奇数时，该原子核才存在净磁矩，且这一磁矩在外加恒定磁场中取与外场趋于一致的方向。

magnetic pole——磁极。磁体或条形磁铁两端磁性最强的区域。磁极总是成对出现。

magnetic resonance——磁共振。处于静磁场内的核受到适当射频电磁场激励后产生共振吸收的现象。其共振频率由拉莫尔方程给出(与静磁场强度成正比)。可见上述能量吸收过程具有强烈的频率选择性，即仅当激励电磁波的频率等于拉莫尔频率时吸收的能量最大。磁共振在本质上是一种能级间跃迁的量子效应。它与物质的磁性有密切关系。只有非零自旋的核才可发生磁共振。当它用于原子核时称为核磁共振，用于电子时称为电子自旋共振。

magnetic resonance angiography(MRA)——磁共振血管成像。利用磁共振成像对血流的特殊敏感性进行血管造影的技术。是一种无创的血管成像法。

magnetic resonance contrast media(MRCM)——磁共振对比剂。见 contrast enhancement agents。

magnetic resonance elastography——磁共振弹性成像。一种新的、非常规的 MRI 技术。该技术使用一种同步、环行运行的编码梯度作相位对比成像，用于测量声学剪力波在特定组织空间内的传播规律及其分布。由于声学剪力波的传播速度和波长依赖于组织的弹力模数，故可以通过影像推算出有关组织弹性的定量图像，进而显示组织的性质。

magnetic resonance imaging(MRI)——磁共振成像。利用核磁共振现象成像的方法。它最广泛而直接的应用是根据体内氢质子的分布进行成像，称为医学磁共振成像。目前，这种磁共振成像已成为医学成像技术的重要组成部分。

magnetic resonance microscopy(MRM)——磁共振微成像。

magnetic resonance spectroscopy(MRS)——磁共振波谱学。研究样品或组织磁共振特性的方法之一。其结果用频谱的形式表示。

magnetic resonance spectroscopy imaging(MRSI)——磁共振波谱成像。利用磁共振波谱信息进行成像的技术。

magnetic resonance venography(MRV)——磁共振静脉造影。

magnetics——磁学。研究物质磁性及其应用的学科。是物理学的一个分支。

magnetic screen——磁屏蔽。见 magnetic shielding。

magnetic shielding——磁屏蔽。对磁体周围的磁力线加以限制的方法。分为无源和有源两大类。无源磁屏蔽是一种用高磁导率的铁磁材料包容磁体(称自屏蔽)或将屏蔽材料安装于墙壁内(称房间屏蔽)对杂散磁场进行屏蔽的方法；有源屏蔽则是利用一个反向线圈产生的磁场对主磁体的杂散磁场进行抵消的方法。磁屏蔽不仅能大大削减杂散磁场的分布，又可防止铁磁性物质对磁场均匀性的影响。

magnetic strength——磁场强度。同 magnetic density。

magnetic susceptibility——磁化率。表征磁媒质属性的物理量，常用符号 χ_m 表示。它等于磁化强度 $\boldsymbol{M}$ 与磁场强率 $\boldsymbol{H}$ 之比。

magnetism——磁性。磁铁能吸引铁、钴、镍等物质的性质。是物质的固有属性。

magnetization——磁化或磁化强度。在磁场作用下原来不呈现磁性的物体呈现出磁性的过程称为磁化。磁化强度则是描写磁媒质磁化状态(磁化程度和磁化方向)的物理量。磁化强度是一个矢量，常用 $\boldsymbol{M}$ 表示。

magnetization prepared rapid acquisition gradient echo(MP-RAGE)——三维的 Turbo FLASH 序列，即磁化准备的快速采集梯度回波序列。

magnetization transfer(MT)——磁化转移。多自旋系统中其中之一受到选择性干扰时磁化的变化。这一变化可通过信号强度的相对变化来观察。在磁共振成像中最常见的磁化干扰形式为选择性饱和的应用。

magnetization transfer contrast(MTC)——磁化转移对比度。通过磁化转移产生的相对信号强度变化而取得的图像对比度。

magnetization vector——磁化强度矢量。简称磁化矢量。单位体积内所有核磁矩的矢量和。常用 $\boldsymbol{M}$ 表示。又将物体在恒定磁场方向的磁化稳定值称为平衡磁化强度矢量，用 $\boldsymbol{M}_0$ 表示。

magnetogyric ratio——磁旋比。见 gyromagnetic ratio。

magnetohemodynamic effect——动态血磁效应。

magnetohydrodynamic effect——磁流体动力学效应。磁场对血流及其他流体的生物效应。

magnetophosphene——磁致光幻视。又叫光幻视或磁幻视。是指在梯度场作用下被检者眼前出现闪光感或色环的现象。目前被认为是电刺激视网膜感光细胞后形成的视觉紊乱，为梯度场最敏感的生理反应之一。与梯度场变化率和静磁场强度均有关，且在梯度场停止后自动消失。当双眼暴露于 4.0T 以上的静磁场中时，正常人在扫描中很容易产生磁幻视。

magnetostatic field——静磁场。磁感应强度不随时间而变化的磁场。

magnet stability——磁体稳定性。磁场的时间稳定性，即磁场随时间的变化率。影响磁场稳定性的因素有：永磁体材料的热稳定性、阻抗型磁体的电源稳定性等。超导磁体工作于持续电流模式，因而其时间稳定性非常高。

magnet stop——磁体急停开关。一般安装于超导磁体附近的墙上。该开关一旦被启动，超导磁体立刻失超。

Magnevist——马根维显。见 gadopentetate dimeglumine。

Mangafodipir trisodium——锰福地吡三钠。二磷酸吡哆醛锰(M_nDPDP)的别名。见 manganese dipyridoxyl diphosphate。

manganese dipyridoxyl diphosphate——二磷酸吡哆醛锰。一种磁共振成像对比度增强剂(肝细胞特异性阳性对比剂)。常缩写为 MnDPDP。其别名为锰福地吡三钠(Mangafodipir trisodium)，商品名为泰乐影(Teslascan)，化学组成为 $C_{22}H_{27}MnN_4Na_3O_{14}P_2$，是 Mn^{2+} 与磷酸吡哆醛基的螯合物。由安盛药业(Amersham Health，原奈克明)公司生产。Mn^{2+} 含有不成对电子，故有较强的顺磁性。进入体内的 MnDPDP 中的 Mn^{2+} 先在血液中 Zn^{2+} 等 2 价阳离子的促进下离解，并被 Zn^{2+} 所置换；游离的 Mn^{2+} 与血清清蛋白等大分子相结合，然后经 Ca^{2+} 通道被肝细胞所摄取。进入肝组织的 Mn^{2+} 将产生显著的 T_1 弛豫效应，从而增强 T_1 加权像上的肝信号。不含功能性肝细胞的肝脏病变以及其他组织便形成明显对比，使病变检测更为敏感。含有或保留功能性肝细胞的肝内病变也可因不同程度地摄取 Mn^{2+} 而有所强化。少数血供丰富的或有分泌功能的肝外结构或病变，如胰腺、肾上腺、胃黏膜和胰岛细胞瘤等也可被强化。临床剂量的 MnDPDP 对 T_2 几无影响。MnDPDP 对肝组织的强化作用可持续 2～4h。其后大部分经胆汁排泄，还有约 20%经尿排出，其余经胰腺和胃黏膜分泌入胃肠道。DPDP 不影响 Mn^{2+} 的转运，但可通过限制血浆游离锰的水平、增加 Mn^{2+} 的尿路排泄和减少心脏对 Mn^{2+} 的摄取等机制来降低药物毒性。

MAST——运动伪影抑制技术。参见 motion artifact suppression technique。

matching network——匹配网络。由电容和电感元件组成的电路单元。其作用是将给定的输入阻抗值转换为另一量值的输出阻抗值。常作为高阻抗的射频线圈与低阻抗的传输线(通常为 50Ω)之间的接口使用。在磁共振成像系统中，送入线圈的射频能量以及线圈检测到的磁共振信号都是通过射频传输线进行传输的。

maximum intensity projection(MIP)——最大密度投影(重建法)。从血管成像的二维或三维图像数据中选择出高信号值，并将其投影到二维平面上的图像重建方法。

Maxwell coil——马克思威尔线圈。一种特殊类型的梯度线圈。常用于产生沿主磁场方向的梯度磁场。

mean transit time(MTT)——平均转运时间。造影剂在组织中转运快慢最常用的指标。包括造影剂进入系统、混合以及从组织排出的总时间。

meglumine——N-甲基葡胺。合成造影剂最常用的配体之一。

MESA——多回波谱采集(波谱法)。见 multiple echo spectroscopy acquisition。

mI(myo-inositol 或 myo-Ins)——肌醇。在质子波谱中可见的代谢物。

MIP——最大密度投影重建法。见 maximum intensity prcjection。

multiple echo spectroscopy acquisition(MESA)——多回波谱采集(波谱法)。第一个 90°脉冲为化学位移选择性且紧接着以三个 180°层选脉冲来定义信号采集空间的方法。

MIP——最大密度投影(重建法)。见 maximum intensity projection。

missile effect——投射效应。铁磁性物体在磁共振成像系统强磁场的吸引下从磁体以外的地方投向磁体的现象。它可使铁磁性物体从远处，甚至从毫无准备的人手中以非常快的速度“飞”向磁体，从而造成人员或机器的伤害。投射效应既可作用于小物体(衣针、别针、改锥、扳手等)，也可作用于氧气瓶、吸尘器、工具箱等大物体。磁体的场强不同，投射效应的作用范围就不同，铁磁性投射物“飞”向磁体时的加速度随之不同。

MLSI——多线扫描成像法。见 multiple line scan imaging。

MnDPDP——二磷酸吡哆醛锰(manganese dipyridoxyl diphosphate)。一种肝脏特异性磁共振成像对比度增强剂。见 manganese dipyridoxyl diphosphate。

modulator——调制器。一种可将信号转变为适于传输的被调制信号的功能装置。

moment——力矩。一个力和从参照点到它垂直距离的乘积。

moment of momentum——动量矩。见 angular momentum。

momentum——动量。物体质量与速度的乘积。

motion artifact suppression technique(MAST)——运动伪影抑制技术。应用多个梯度波形控制运动伪影的方法。

MPR——多平面重建。见 multi-planar reconstruction。

MP-RAGE——磁化准备的快速采集梯度回波序列。见 magnetization prepared rapid acquisition gradient echo。

MRA——磁共振血管成像。见 magnetic resonance angiography。

MRCM——磁共振对比剂。见 magnetic resonance contrast media。

MRI——磁共振成像。见 magnetic resonance imaging。

MRM——磁共振微成像。见 magnetic resonance microscopy。

MRS——磁共振波谱(学)。见 magnetic resonance spectroscopy。

MRSI——磁共振波谱成像。见 magnetic resonance spectroscopy imaging。

MRV——磁共振静脉造影。见 magnetic resonance venography。

MS-EPI——多(次)激发的 EPI。见 Multi-Shot EPI。

MT——磁化转移。见 magnetization transfer。

MTC——磁化转移对比度。见 magnetization transfer contrast。

MTT——平均转运时间。见 mean transit time。

multi-coil——由一个以上线圈组成的多线圈系统。每个线圈均有自己的前置放大器和匹配网络。

multi-echo acquisition technique——多回波采集技术。在施加 90°脉冲之后，再用多个 180°重聚焦脉冲，使磁化矢量在 xOy 面上发生多次相位相干以产生多个回波信号的技术。参见 multi-echo imaging。

multi-echo imaging——多回波成像。利用多个回波组成的回波链成像的自旋回波成像法。一般情况下，回波链中的每个回波均可产生一幅图像。

multi-format camera——多格式相机。又叫多幅相机。影像硬拷贝输出设备。

multiple line scan imaging(MLSI)——多线扫描成像法。线成像的改进方法。在等待前一扫描线弛豫而趋于平衡的同时，对邻线进行选择激励而成像。多线扫描成像法使成像总时间缩短。另一种 MLSI 是用不同的相位编码同时激励两条或更多的扫描线，通过解码获取各线信号。

multi-planar reconstruction(MPR)——多平面重建。根据多平面图像数据或 3D 图像数据在任意方向重建平面图像的方法。

multiple plane imaging——多平面成像。序列平面成像技术的改进方法。在等待前一平面弛豫而趋于平衡的同时，对邻面进行选择激励而成像。多平面成像法使总的成像时间缩短。

multiple sensitive point imaging——多敏感点成像法。一种早期使用过的顺序线成像技术。

multiple slice imaging——多层面成像。旨在提高扫描效率的成像方法。受激层面纵向磁化的恢复需要一定时间。因此，在第一个层面的 T_1 恢复等待时间内，可以穿插下一层面的射频激发或接收。这种在一段时间内依次激发不同层面，并逐个接收各层面信号的成像方法就是多层面成像。

multiple spin echo——多自旋回波技术。一种在单次激发后可产生多个自旋回波的脉冲序列。

multiple turn solenoid——多匝螺线管(线圈)。

multiply tuned coil——多谐线圈。能以两种或两种以上共振频率工作的射频线圈。使用多谐线圈便可达到用同一线圈对多种核进行磁共振观察的目的。

Multi-Shot EPI(MS-EPI)——多(次)激发的 EPI。一种通过改进 EPI 的数据采取方法，使 EPI 软件在普通梯度的机器上也能运行的技术。一般来说，单激发 EPI 对机器硬件尤其是梯度系统的要求特别高：梯度的转换速度要达到今天常规梯度的 4 倍，梯度的幅值也需高出 1 倍。多激发 EPI 解决了单激发 EPI 对梯度要求过于苛刻的问题。

multi-slab——多层块。常用在容积采集技术中，故有隔层块采集的概念。参见 slab。

multi-slice acquisition technique——多层面采集技术。见 multi-slice imaging。

multi-slice imaging——多层面成像。见 multiple slice imaging。

multi spin echo——多自旋回波技术。见 multiple spin echo。

N

NAA(N-acetylaspartate)——N-乙酰天门冬谷安酸盐。正常人脑质子谱中可见的主要代谢物。其功能尚未阐明，但据认为与神经元的存在有关。

National Electronics Manufacturing Association(NEMA)——美国电子制造商学会。

natural abundance——自然丰度。又叫相对含量。化学元素中各种放射性核素所占核数的百分比。

NEMA(National Electronics Manufacturing Association)——美国电子制造商学会。

net magnetization vector——静磁化强度矢量。磁化强度矢量 $\boldsymbol{M}$ 的平衡矢量。常用 $\boldsymbol{M}_0$ 表示。

NEX(number of excitations)——激励次数。见 NSA。

niobium-titanium——铌-钛复合超导体。超导磁体线圈绕制最常用的超导材料。

$(NMG)_2$-Gd-DTPA——钆喷酸葡胺。见 gadopentetate dimeglumine。

NMR——核磁共振。见 magnetic resonance。

NMR imaging——核磁共振成像。见 magnetic resonance imaging。

NMRS——核磁共振波谱学。见 nuclear magnetic resonance spectroscopy。

NMR signal——(核)磁共振信号。见 nuclear magnetic resonance signal。

noise——噪声。一些未知过程给图像重建的信号或波谱所造成的随机干扰。不能将噪声与各种伪影相混淆，因为后者并不是随机的。在排除伪影的条件下，噪声特性通常用它与均匀物体(水模)信号强度的标准差来说明。

noise figure——噪声因数。磁共振信号接收器等放大器或放大器链路噪声性能的度量。在磁共振成像系统中，前置放大器必须有非常低的噪声因数，以有效提高系统的信噪比。

non-resonant gradient system——非振荡梯度系统。能够产生任何通用梯度波形的梯度系统。要求它具有通过编程来控制其波形的灵活性。非振荡梯度一旦实现，就不仅能够满足日常扫描序列的需要，使 TSE 等快速序列的采集速度成倍提高，更重要的是它会方便螺旋扫描等新技术的研究和应用。它所提供的多样性波形在新脉冲序列的开发方面也能起到促进作用。

nonselective excitation——非选择性激励。控制射频脉冲的频谱，使人体成像区域的全部或部分均被激励而发生共振的激励方式。

NRPB(the National Radiology Protection Board)——英国国家放射保护委员会。

NSA(number of signal averaged)——信号(叠加)平均次数。每个相位编码步中信号收集的次数。当 NSA>1 时，序列对每次收集到的信号值采用叠加平均的办法进行处理，以提高信噪比。NSA 取得越大，所需的扫描时间就越长。同义词有 acquisitions、data sets、averages、NEX、excitations、repetitions、projections、views 和 profiles。

NTP(nucleotide triphosphate)——核苷三磷酸。磷波谱中可见的代谢物。

nuclear magnetic resonance(NMR)——核磁共振。见 magnetic resonance。

nuclear magnetic resonance signal——核磁共振信号。质子横向磁化矢量进动所产生的、频率在射频范围的电磁波在线圈中感应出的电压信号。该信号经接收器放大和检波后供数据采集系统使用。

nuclear magnetic resonance spectroscopy(NMRS)——核磁共振波谱学。见 magnetic resonance spectroscopy。

nuclear spin——核自旋。某些核(磁性核)所固有的特性。它给核以相应的本征角动量和磁矩。

nuclear spin quantum number——核自旋量子数。原子核的一个特性。原子核的自旋运动具有一定的角动量(自旋角动量)，其大小与自旋量子数有关。不同的原子核有不同的自旋量子数。自旋量子数不为零的原子核才能发生磁共振。

nucleon——核子。质子或中子，尤指原子核的组成部分。

number of excitations(NEX) ——激励次数。见 NSA。

number of signal averaged(NSA) ——信号平均(采集)次数。见 NSA。

number of views(NV)——信号采集次数。见 NSA。

nutation——章动。核磁矩在静磁场中的进动轨迹描绘出一个圆锥体。在射频脉冲的作用下，自旋轴将偏离原来的进动轴。也就是说，静磁化强度矢量在较快地绕静磁场转动的同时，又较慢地绕射频场转动。这后一种运动就称为章动。进动的速度总是快于章动。章动的描述在旋转坐标系内比较简单，而在固定坐标系内比较复杂。

NV——信号采集次数。见 number of views。

Nyquist limit——奈奎斯特频限。系统中传输脉冲信号的最高频率。如果 B 是系统的有效带宽(以 Hz 为单位)，那么 $2B$ 就是每秒内能确切接收到的最大码元数，即奈奎斯特频率。

O

Ominiscan——欧乃影。一种非离子型顺磁性钆磁共振对比剂。见 gadodiamide。

orientation——成像方向或取向。3 个互为垂直的标准层面为横轴位、冠状位和矢状位。上述 3 个方向还可组合，从而实现对任意方位的取向。3 个基本的解剖方向是右至左、后至前和脚至头。在取标准层面的前提下，横轴位像上图像的顶为解剖的前侧，图像的左为解剖的右侧；冠状位像上图像的顶为解剖的头侧，图像的左为解剖的右侧；矢状位像上图像的顶为解剖的头侧，图像的左为解剖的前侧。

oscillated gradient——振荡梯度。见 resonant gradient。

oscillating field gradient——振荡场梯度。见 resonant gradient。

P

pacemaker effect——心脏起搏器效应。心脏起搏器等体内植入物的磁场敏感特性。在磁共振成像系统中，不仅静磁场对植入体内的各种铁磁性物体有磁力作用，射频场及梯度脉冲还可能在这些部件中引起电流。因而，它是磁共振成像安全性的一个重要方面。一般来说，植有心脏起搏器的病人是禁止进入 0.5mT 线区域的。

PACS(Picture Archiving and Communication System)——医学影像存档与通信系统。是近年来随着数字成像技术、计算机技术和网络技术的进步而迅速发展起来的、旨在全面解决医学图像的获取、显示、存储、传送和管理的综合系统，也是放射信息学的重要组成部分。

paramagnetic contrast media(PCM)——顺磁性对比度增强剂。见 contrast enhancement agents。

paramagnetic enhancement accentuated by chemical shift(PEACH)——突出化学位移的顺磁性增强。为发现乳腺肿瘤而采用化学位移选择法进行脂肪抑制的对比剂增强成像法。

paramagnetic impurity effect——顺磁杂质效应。

paramagnetic substance——顺磁质。磁化方向与磁场方向相同的物质。将顺磁质移近磁铁时将受到吸引力的作用。顺磁质的磁化率为正值，即有 $\chi_m>0$。水中加入少量顺磁质会大大缩短其弛豫时间。典型的顺磁质通常具有不成对电子。大部分过渡元素、稀土元素、某些金属的原子或离子形式、分子氧、自由基等都是顺磁质。顺磁质可制成磁共振成像的对比度增强剂。

partial Fourier imaging——部分傅里叶成像。在 K 空间对称采样的情况下，用部分数据代替整个数据组来重建图像的技术。由于减少了所需的相位编码步，用这种方法可有效缩短数据采集时间。此外，它还有利于用短 TE 进行成像。这种方法将使图像的信噪比降低。

partial saturation(PS)——部分饱和。一种在小于 T_1 或与 T_1 相近的时间内重复施加 90°射频脉冲的激励技术。在磁共振成像系统中，这一技术虽然使信号幅度减小，但有可能使弛豫时间不同的组织间的图像对比度增加。

partial saturation spin echo(PSSE)——部分饱和自旋回波。利用自旋回波信号的部

分饱和技术。尽管使用了自旋回波，但 T_2 弛豫时间对图像对比度的贡献并不大，除非序列的回波时间 TE 长于 T_2 或与 T_2 相当。

partial volume coil——部分容积线圈。由全容积线圈和表面线圈相结合而成的线圈。

partial volume effect——部分容积效应。在磁共振成像中，当选择的扫描层较厚或病变较小而又位于层与层之间时，周围组织的信号就会掩盖小病变或出现伪影。部分容积效应就是指这种现象。

particulate contrast enhancing media——微(颗)粒型对比度增强剂。一种由超顺磁性微粒或晶体与适当配体螯合后形成的磁共振对比剂。

passive shielding——无源屏蔽。用高磁导率材料制作的磁场屏蔽(体)。

passive shimming——无源匀场。见 shimming。

Pb EDTA——乙二胺四乙酸铅对比剂。

PC(phase contrast)——相位对比(效应)。见 phase contrast。

PCM——顺磁性对比度增强剂。见 paramagnetic contrast media。

PCr(phosphocreatine)——磷酸肌酸。质子和磷波谱中均可出现的代谢物。

PCSI——信号强度变化率。见 percentage change in signal intensity。

PD——质子密度。见 proton density。

PDCE——质子检测碳编辑。见 proton detected carbon edited。

PDW——质子密度加权。见 proton density weighted。

PEACH——突出化学位移的顺磁性增强。见 paramagnetic enhancement accentuated by chemical shift。

PEDRI——质子-电子双共振成像。见 proton-electron double resonance imaging。

percentage change in signal intensity(PCSI)——信号强度变化率。磁共振脑功能成像(fMRI)实验中指定区域内信号强度在刺激前后的变化率。

perfusion——灌注。说明液性分子在组织中微观运动的物理概念。

perfusion imaging——灌注成像。建立在流动效应基础之上的成像方法。有两个方面的内容，一是通过注射造影剂来研究器官、组织或病灶的微血管灌注循环情况；二是使用对水分子微量运动特别敏感的成像序列来观察微循环灌注情况。它的观察对象不是血液流动的宏观运动而是分子的微观运动。一般来说，血容量或血流将引起很微弱的 T_1 值变化，灌注成像正是根据这一变化来产生对比度的。由于灌注成像研究的是机体的动态过程，因而需要快速成像技术。

perfusion weighted imaging——灌注加权成像。见 perfusion imaging。

permanent magnet——永磁体。由永磁材料构筑的磁体。其磁场在永磁体的气隙间获得。其优点是不消耗电力。它的缺点主要是笨重，难以达到高均匀性、高稳定性和高磁场强度的要求。

permeability——磁导率。表示物质被磁化程度的物理量。为磁媒质中的磁感应强度 $\boldsymbol{B}$ 与磁场强度 $\boldsymbol{H}$ 之比。

permeability of free space——真空磁导率。参见 permeability。

persistent mode——持续电流模式。超导磁体的电流工作模式。在超导磁体中，励磁一但结束就可通过超导开关切断供电电源，以后强大的电流便在超导线圈中永无休止地流动起来，从而产生高稳定度的磁场。超导物理中把这种工作状态称作持续电流模式。据推算，磁共振成像用磁体持续电流的时间常数大约为 1000 年。因此，可以认为线圈中的电流是永不衰减的。磁共振波谱仪对磁体的电流衰减速度要求更为严格，即每小时的衰减不超过 10^{-8}，也就是一亿分之一，其时间常数相当于 110 个世纪。

PET——正电子发射断层成像术。见 positron emission tomography。

phantom——测试体(水)模。由已知特性的材料制成的、具有一定几何尺寸的模型。用于模拟人体的解剖和物理结构来测试成像装置的性能，如对比度、分辨率、均匀度、失真度和信噪比等。磁共振成像装置中使用的测试模型又称为水模。

phase——相位或相角。周期函数中自变量相对于该周期中某一参考值所变动的量。

phase array——相控阵线圈。由两个以上的小线圈或线圈单元组成的线圈阵列。这些线圈可以彼此邻接，组成一个大的成像区间，使其有效空间增大。各线圈单元也可相互分离。但无论哪一种连接方法，其中的每个小线圈均可同时接收对应小区域的 NMR 信号，且在测量结束后，使小区域的信号有机地联系在一起。这里，每个线圈单元都可看作独立线圈，其信号噪声仅来源于它所对应的小区域。由此看来，相控阵线圈可从较大的范围内获取数据，而其 SNR 却与每个独立线圈的 SNR 相同。这与单线圈成像的情况大不一样。

phase coherence——相位相干。受激质子的核磁矩在同一相位上进动的状态。

phase contrast(PC)——相位对比。沿梯度场方向分布的质子群由于所经历的磁场不同而出现进动相位差的现象。它在宏观上表现为横向磁化的变化。常用这一现象进行血管成像。

phase contrast imaging——相位对比成像。从信号探测的角度讲，常规的自旋回波及反转恢复脉冲序列采用所谓“同相位”技术。相位对比成像是一种“反相位”成像技术。相位对比成像时，图像的对比度不仅取决于 T_1 和 T_2，而且取决于质子的化学位移情况。因此，使用该技术可以对水和脂肪加以分辨。

phase correction——相位校正。成像技术中为了使图像不同部分的信号具有相同相位而进行的相位调整；波谱分析中为了使不同频率的谱线均具有吸收型相位而对谱进行的校正性处理。

phase cycling——相位循环。使射频激发脉冲或重聚脉冲的相位进行周期性变化的信号激发技术。对这种射频脉冲作用下产生的信号进行适当组合，可达到减弱或消除图像中某种伪影的目的。

phase-display technique——相位显示技术。

phase encoding——相位编码。先利用相位编码梯度造成质子有规律的进动相位差，然后用此相位差来标定体素空间位置的方法。参见 Fourier transform imaging。

phase encoding step——相位编码步。相位编码梯度的一次变化。

phase sensitive detector——相敏检波器。见 detector。

phosphomonoester(PME)——磷酸单酯。磁共振磷波谱中出现的代谢物。许多代谢物的在体波谱中都会检出其高峰值，且难以分辨。常用质子去耦技术来提高线分辨率。

Picture Archiving and Communication System(PACS)——医学影像存档与通信系统。见 PACS。

PIN diode——PIN 二极管。一种射频电阻能随直流偏置电流而改变的半导体器件。它是射频线圈在发射或接收方式之间快速切换的基本元件，也是线圈去耦的常用器件。

pixel——像素。数字图像中构成图像的基本单位。

PME——磷酸单酯。见 phosphomonoester。

point imaging——点成像。见 sequential point imaging。

point resolved spectroscopy(PRESS)——点分辨波谱(波谱法)。由一个 90°和两个 180°选择性射频脉冲与 3 个梯度场共同作用来选定感兴趣空间的波谱定位方法。

polarization——(电磁波的)极化或偏振。电磁波的电场强度 $\boldsymbol{E}$ 保持在某一固定方向或按某一规律旋转的现象。有线极化、椭圆极化和圆极化三种方式。

pole piece——极靴(磁极片)。为了形成均匀的磁场空间而在磁体的适当位置使用的高磁导率材料。一般用于永磁体。

pole tip——极靴(磁极片)。同 pole piece。

population——特定能级上的粒子总数。在热平衡条件下，能级上的粒子总数服从玻尔兹曼分布。

positron emission tomography(PET)——正电子发射断层成像术。

postcontrast imaging——对比度增强后图像。注射磁共振对比度增强剂之后获得的图像。

preamplifier——前置放大器。一种可放大低水平信号的放大器件。一般紧靠信号源。由于它是整个系统电子噪声的主要决定因素，故要求其噪声水平非常低。在磁共振成像系统中，前置放大器的输入阻抗一般为 50Ω，且在它与线圈之间接有阻抗匹配网络。前置放大器一般以场效应管为输入级。

precession——进动。从力学的观点讲，只要角动量受到一垂直力矩的作用就会产生进动，其表现是角动量的矢端将沿一圆周转动。例如，旋转陀螺在地球引力场中的运动。自旋核均有一定的自旋角动量和核磁矩。核磁矩在静磁场的作用下不仅围绕自己的旋转轴旋转，它的旋转轴还离开主轴成一角度，从而描绘出一个圆锥型轨迹。自旋核的这种运动形式称为进动。进动的角频率就是拉莫尔频率。

precession frequency——进动频率。见 Lamor frequency。

precontrast imaging——对比度增强前图像。注射磁共振对比度增强剂之前获得的图像。

preemphasis——预补偿。通过改变输入函数对系统的非理想输出进行补偿的技术。在梯度子系统中，经常采用该技术对梯度电流进行预补偿，以获得理想的梯度脉冲。

prepolarized MRI——预极化磁共振成像。一种新的、非常规的磁共振成像技术。

presaturation——预饱和。序列执行之前对全部或部分成像区进行的饱和激发。在血管成像中经常用来对成像区上游的血流进行处理，以避免该区域的流动效应所致伪影。在小 FOV(小于成像体的自然尺寸)成像时也用它来消除可能产生的折叠伪影。参见 saturation。

prescan——预扫描。成像序列数据采集开始前进行的扫描操作。旨在稳定磁化信号。

PRESS——点分辨波谱(波谱法)。见 point resolved spectroscopy。

primary parameters——初级(序列)参数。在序列中可以直接定义的参数，如 FOV、TR、TE、TI、α、扫描层数、层厚等。参见 secondary parameters。

profiles——数据采集次数。见 NSA。

projections——数据采集次数。见 NSA。

prospective cardiac gating——预期性心脏门控。在采集 K 空间每条数据线的同时记录病人的腹部位置信号并以此为依据对 K 空间数据进行重排以消除运动影响的门控方法。

proton density(PD)——质子密度。单位体积组织内的质子数。

proton density weighted(PDW)——质子密度加权。结果对比度主要由质子密度函数所决定的成像序列。典型质子密度加权序列的参数为长 TR(＞2000ms)和短 TE(＜30ms)。

proton detected carbon edited(PDCE)——质子检测碳编辑。根据存在的碳代谢来编辑质子谱以检测碳代谢的技术。

proton-electron double resonance imaging(PEDRI)——质子-电子双共振成像。

probe——探头。磁共振波谱仪的一部分。包括样品容器、射频线圈以及相应的电气部分。

projectile——投射物。见 missile effect。

projectile effect——投射效应。同 missile effect。

projection profile——投影轮廓。

projection reconstruction——投影重建。一种数据采集方法。与霍斯弗尔德(Hounsfield)发明 X 射线 CT 时最早使用的方法完全相似。在 MRI 中，它具有快速数据采集的能力。

proton density image——质子密度加权像。见 proton density-weighted image。

proton density-weighted image——质子密度加权像。磁共振信号是质子密度、T_1、T_2 等组织特性参数的函数。通过脉冲序列参数的选择，可使信号中上述组织特性参数的信息有所不同。质子密度加权像就是主要以质子密度信息为对比度而形成的图像。采用长 TR(1500～2500ms)和短 TE(15～25ms)的脉冲序列进行扫描，便可获得质子密度像。长 TR 使组织的纵向磁化矢量在下个激励脉冲到来之前充分弛豫，以削减 T_1 对信号的影响；短 TE 的作用主要是削减 T_2 对图像的影响。

proton relaxation enhancement——质子弛豫增强。

PS——部分饱和。见 partial saturation。

pseudo-gating——伪门控。利用心电门控技术采集动脉血管数据时，心脏收缩期获得低信号(血流迅速之故)、心脏舒张期获得高信号(血流缓慢之故)。如果选取与心动周期相同的序列重复时间，则即使不用心电门控，数据采集也会自动与心搏同步，使得动脉在心脏舒张期像上出现高信号，如同使用心电门控一样。这种现象就是心脏舒张伪门控，简称伪门控。但是，由于序列周期不可能始终与心搏保持同步，完全意义上的伪门控是不可能出现的。

PSSE——部分饱和自旋回波。见 partial saturation spin echo。

pulse，90°——90°射频脉冲。又叫 π/2 脉冲。是最常用的射频激发脉冲形式。它能使宏观磁化矢量的旋转轴倒向与主磁场成直角的方向，从而引起横向磁化和自由感应衰减。

pulse，180°——180°射频脉冲。又叫 π 脉冲。也是常用的射频脉冲形式。它能使宏观磁化矢量的旋转轴反转或倒置，从而指向静磁场的反方向。

pulse envelope——脉冲包络。

pulse NMR——脉冲核磁共振。采用射频脉冲和信号傅里叶变换的核磁共振方法。它已在很大程度上取代连续波磁共振法。

pulse program——脉冲序列。见 pulse sequence。

pulse programmer——脉冲程序器。谱仪或磁共振成像装置的一部分，用来控制射频脉冲或梯度脉冲的宽度、幅度、施加时间、脉冲个数等。

pulse sequence——脉冲序列。按一定时间顺序排列的射频脉冲和梯度脉冲串。用于激发和获取磁共振信号，进而形成图像。各种成像技术都将体现在脉冲序列中。常用的脉冲序列有饱和恢复序列、反转恢复序列、自旋回波序列和梯度回波序列等。

pulse sequence notation——脉冲序列记号。在 ACR 建议(ACR 的 NMR 词汇，芝加哥，1983)基础上形成的序列记法。它具有 SE 1500/50 的形式，其中的前两个字母表示序列，如 SE＝自旋回波、PS＝部分饱和、IR＝反转恢复等；第一个数字是重复时间(TR)；第二个数字为形成回波的时间(TE)；第三个数字(如果存在)则为反转恢复序列的反转时间。还可根据序列需要来定义第三个以后的数字。在这一记号体系中，水和脂肪间的化学位移可写为 3.4～3.5 的形式。

pulse width——脉冲宽度(脉宽)。脉冲波的持续时间。对于拉莫尔频率附近的射频脉冲，其脉宽越宽，激发时宏观磁化强度矢量旋转的角度就越大。

Q

quadrature coil——正交线圈。由两个互相垂直的线圈对组成的线圈。它产生圆形极化的射频场。是一类新型线圈。当正交线圈作为发射线圈使用时，可比线极化的线圈节省一半功率；当它作为接收线圈使用时，其信噪比可提高 $\sqrt{2}$倍。用正交线圈发射激励波时，所需的功率没有其他线圈大，故病人所承受的射频功率有所减小。正交线圈的应用比较广泛。

quadrature detector——正交检波器。一种相敏检波器或解调器。

quadrupole moment——四极矩。度量核的电荷分布非对称性的物理量。有些原子核的电荷呈球对称分布，它们的电偶极矩为零，如自旋量子数 I 为零或 1/2 的核。但是，大多数原子核($I>1/2$)的电荷分布不是球对称的。四极矩的存在将使弛豫时间变短、谱线加宽。

quality factor——品质因数。简称 Q 值。描述电子线路(如线圈)性能的物理量。在谐振电路中，其定义为谐振电路特性阻抗 ρ 与回路电阻 R 之比。也可定义为谐振电路每个周期储能与耗能之比。当满足谐振条件($\omega=\omega_0$)时，谐振电路的输出电压是输入电压的 Q 倍(对于串联谐振)，可见 Q 值是反映谐振电路性质的重要指标。磁共振成像的线圈实际上由各种谐振电路组成，因而它也有 Q 值。Q 值越大，表示线圈在工作频率即共振频率下对信号的放大能力越强，线圈对某一频率信号的选择性也就越好。但是，线圈的通频带却随着 Q 值的增大而变窄。

quench——失超。超导体因某种原因突然失去超导特性而进入正常态的过程。工作于超导态的超导磁体失超后将完全丧失磁性。超导磁体在失超的同时，一般还伴有大量液氦的损失。因此，失超是要设法避免的。失超和磁体去磁是两个完全不同的概念。去磁只是通过磁体的特殊电路慢慢泄去其储存的巨大能量，使线圈内电流逐渐减小为零，但线圈仍处于超导态。失超后不仅磁场消失，而且线圈失去超导性。

quench tube——失超管。从磁体上端直通室外的管道。平时只用于排除废气。失超发生时磁体中近千升液氦所挥发的氦气将全部经其喷出。

R

radial scan——辐射扫描。K 空间的标记轨迹呈放射状分布的数据采集方法。

radio frequency(RF)——射频(波)。无线电波或广播频率。无线电波的波长比较长，可由几千米到几毫米，因而电磁波性特别显著。作为核磁共振信号激励源的 RF 波有些位于超短波即米波段(高场系统)，有些则处在短波段(中低场系统)，其频率或波长依系统的拉莫尔频率而定。例如，对于主磁体场强为 0.5T 和 1.5T 的磁共振成像系统，其拉莫尔频率分别为 21.3MHz 和 63.9MHz，波长为 14.08m 和 4.69m，属于短波和超短波。在进行磁共振信号采集前，须用相应频率的 RF 磁场对成像部位的质子进行激发。射频磁场的能量主要以热的形式散发于人体。RF 波通常是由电磁振荡电路产生并通过天线辐射的。

Radiology Information System(RIS)——放射信息管理系统。供放射科人员计划工作、完成病人检查、产生报告等使用的计算机系统。

Radiological Society of North America(RSNA)——北美放射学会。1915 年 12 月 15～16 日在美国芝加哥市中心 Sherman 旅馆创立的非赢利性学术机构。其宗旨是通过教学和科研来不断促进放射学及其相关学科的高水平发展。学会也追求并鼓励放射学家之间以及放射学家与其他人类健康相关学科之间的紧密合作。RSNA 的年会每年 11 月底至 12 月初即感恩节后的第一个星期在美国芝加哥 McCormick Place(会议中心)举行，迄今已召开 88 届。从 2006 年起，年会将在美国南北部城市交替举行。参加会议的代表来自世界各地，其中大部分为放射科医生，其他为相关学科的研究人员和参展厂商。科研交流和产品展销是会议的两大主题。RSNA 及其年会是全球规模最大、影响最大、最具权威性的机构和会议。

ramp time——上升时间。磁场强度或梯度场强度改变所需的时间。通常以特斯拉/分或特斯拉/秒表示。它的快慢取决于磁体电源或梯度放大器的设计。

apid acquisition with relaxation enhancement(RARE)——弛豫增强的快速采集方法。更广泛的名称为快速自旋回波。最早由德国 Freiberg 大学的海宁(J. Henning)及其同事于 1984 年提出，其成果发表在 1986 年 12 月的医学磁共振杂志(Magnetic Resonance in Medicine)上。与标准的 SE 序列有些类似，即序列仍以 90°脉冲开始，但随后不是用一个而是用一系列 180°脉冲来产生多个回波信号。它所生成的回波在 4～30 个之间，比标准的多回波 SE 序列多得多。

RARE——弛豫增强的快速采集方法。见 rapid acquisition with relaxation enhancement。

receiver——接收器。检测和放大射频信号的装置。是磁共振成像系统的重要组成部分，包括接收线圈、前置放大器和检波器。

receiver coil——接收线圈。用于接收磁共振信号的装置。

receiver dead time——接收死期。射频激发后的一段时间。这段时间内检测不到FID 信号。多层面成像技术中正是用这段时间激发其他层面的。

reconstruction from projections imaging——投影重建成像。一种图像重建方法。在施加一系列梯度脉冲的同时观察磁共振信号，然后用与 X 射线 CT 类似的方法，对得到的投影轮廓数据进行重建。

reference compound——标准物质。为了说明给定核的化学位移而选取的已知谱线的标准化合物。根据 ASTM(American Society for Testing Materials)即美国试验材料学会的建议，^{1}H 和^{31}P 分别选 TMS(tetramethylsilane)即四甲基硅烷和磷酸(phosphoric acid)作为标准物质。在生物应用研究中还将水和磷酸肌酸分别作为^{1}H 和^{31}P 谱的第二标准物。

refocusing——相位重聚。见 spin echo。

refocusing phase-encoding gradient——重聚焦相位编码梯度。于数据采集结束后在相位编码方向施加的一个大小与相位编码梯度相同但方向相反的梯度脉冲。在它的作用下，质子的相位相干一直得以保持。

refrigerator——制冷机。超导磁体系统中的有源制冷结构。如果它所提供的冷量用于冷却磁体冷屏(二级制冷)，则可使磁体液氦的消耗降至零，同时使液氦的蒸发量大大降低。如果它所提供的冷量还直接用于冷却超导线圈(三级制冷)，则可使磁体液氦的消耗也降至接近于零。

region of interest(ROI)——感兴趣区。从整幅图像中划出的某一感兴趣区域(通常是病灶所在区)。ROI 可供放大、面积计算以及 T_1、T_2 和质子密度等信息的分析计算用。

relative permeability——相对磁导率。参见 permeability。

relaxation——弛豫。在能级分裂的量子力学系统中，弛豫可理解为粒子受到激发之后，以非辐射的方式回到基态而达到玻尔兹曼平衡的过程。弛豫过程中能量的交换是通过热能进行的。从理论上讲，自旋核周围局部场的任何波动，只要其频率与自旋核的共振频率相当，均可引起核系统的弛豫。因此，弛豫的种类很多。生物系统的弛豫就更复杂。但是，在多数情况下，根据自旋核与外界交换能量的形式，仅考虑自旋-晶格弛豫和自旋-自旋弛豫。弛豫过程所需要的时间称为弛豫时间。弛豫时间内释放能量所形成的信号称为自由感应衰减信号，即磁共振信号。

relaxation agent——弛豫剂。可改变质子弛豫率的物质，例如，顺磁性物质。

relaxation rate——弛豫率。弛豫时间的倒数。其单位为秒$^{-1}$。

relaxation time——弛豫时间。射频激励后，磁化强度矢量 $\boldsymbol{M}$ 的弛豫应该包括两个方面，即纵向分量的恢复和横向分量的消失。通常又将纵向磁化强度矢量的恢复称为纵向弛豫，它是自旋-晶格弛豫的反应。纵向弛豫是以 T_1 为时间常数进行的。横向磁化强度矢量的恢复称为横向弛豫，它是自旋-自旋弛豫的宏观表现。纵向弛豫是以 T_2 为时间常数进行的。由此可见，弛豫时间是由 T_1 和 T_2 决定的。由于它们是组织的固有参数，因而不同的组织具有不同的弛豫时间。

relaxivity——克分子弛豫率。度量顺磁性物质对质子弛豫率影响程度的物理量。通常用 r 表示。

remanence——剩磁。见 remanent magnetism。

remanent magnetism——剩磁现象。磁场撤去后铁磁体中尚有剩余磁化强度存在的现象。

repetition time(TR)——重复时间。单个脉冲序列所经历的时间。它不仅决定图像的对比度，还决定整个数据的采集时间。TR 一般在 100～2000ms 范围为选取。

rephasing gradient——相位重聚梯度。施加选择性射频激励脉冲后，沿所选梯度方向分布的自旋磁矢量之间就会出现相位差。如果在该梯度的反方向再施加一个短促的梯度脉冲，上述相位差就有可能消失，从而使自旋相位趋于一致。这种反向的梯度脉冲就叫相位重聚梯度。又叫相位补偿脉冲。其作用就是促使"零相位"的出现。

rephasing pulse——相位重聚脉冲或相位再聚焦脉冲。一种短暂的射频脉冲或梯度脉冲。使有相差的自旋相位重聚而形成自旋回波或梯度回波。核磁矩的进动相位差是由磁场的不均匀引起的。由于这种不均匀总会存在，故相位重聚脉冲在多种序列中均有所应用。

resistive magnet——常导型磁体。又叫阻抗型磁体或常规磁体。是一种由通电线圈产生磁场的磁体。

resolution——分辨率。视觉显示中可区分或测度的最小细节或图像中分辨组织细节的能力。分为对比度分辨率(灰度级)和空间分辨率(线对或毫米)。由于应用的物理原理不同，各种影像设备生成图像的灰阶数(对比度分辨率)与像素数(空间分辨率)也不同。但是，根据 DICOM3.0 标准的规定，现在医学影像的对比度已全部用 12 位二进制数表示，使对比度分辨率成为 4096 个灰阶($2^{12}=4096$)。

resonance——共振。在机械或电子系统中，当一个相对小的激励在其频率接近或等于系统的固有共振频率时将引起系统很大幅度的振动，称为共振。在磁共振的条件下，人体内的氢质子也会在拉莫尔频率下发生共振。

resonance frequency——共振频率。发生共振现象的激励频率。对于射频电路，它由电路中的电感和电容共同决定。对于核磁共振，它由拉莫尔方程决定，见 Larmor frequency。

resonant circuit——谐振电路。是磁共振射频线圈的电路基础。

resonant gradient——振荡梯度。为了在一次激发后获取重建图像的所有数据，要求读出梯度在整个回波链的读取时间(50～80ms)内进行上百次(取决于图像的相位编码步数)的连续振荡。能以这种方式工作的梯度系统称为振荡梯度。它由低阻的梯度线圈和可以快速切换的梯度放大器等组成。振荡梯度是单激发 EPI 序列的关键技术，又称 EPI 梯度技术。由于涡流等因素的影响，实现梯度场方向的快速改变是很困难的。

respiratory gating——呼吸门控。利用呼吸波来控制磁共振系统的采样，以大大减弱呼吸运动所致伪影的技术。

respiratory ordered phase encoding(ROPE)——呼吸重排序相位编码。旨在校正腹部

运动伪影的成像方法。是一种典型的运动伪影抑制技术。利用类似原理但略有差别的概念还有 COPE、POPE、RESCOMP、RSPF、PEAR、FREEZE 和 phase reordering 等。

resting image——静息图像。磁共振脑功能成像研究中专指在非刺激状态即静息状态下所获图像。

retune——(线圈的)再调谐。参见 tuning。

retrospective synchronization——回顾性同步。根据数据采集时心动周期或呼吸节律的时相对所获数据进行异步地排序和处理，以重建一组时相相关性图像的过程。

rewinding phase-encoding gradient——重聚焦相位编码梯度。同 refocusing phase-encoding gradient。

RF——射频。见 radio frequency。

RF coil——射频线圈。用来发射射频脉冲或/和接收核磁共振信号的装置。

RF pulse——射频脉冲。由射频发射器发出的射频磁场脉冲串。用于选择性或非选择性射频激励。当射频脉冲的频率接近拉莫尔频率时，它会使宏观磁化矢量偏离平衡位置一定角度。该角度与射频脉冲的强度及宽度有关。常用射频脉冲有 90°和 180°两种。此外，在各种快速成像序列中还广泛使用小角度激励技术。

RF resonator——射频线圈。同 RF coil，但多指射频体线圈。

RF shielding——射频屏蔽。又称电磁屏蔽。在共振频率附近将磁共振系统与周围环境相隔离的导体。

RF spoiling——射频破坏脉冲。相位和时间都不断变化的射频脉冲。在快速激发磁共振成像等情况下用于破坏剩余横向磁化或阻止稳定状态自由进动的形成。

RIS——放射信息管理系统。见 Radiology Information System。

ROI——感兴趣区。见 region of interest。

room shielding——房屋屏蔽。磁屏蔽的一种。在磁体室的墙壁、地板及天花板中安装高磁导率材料而形成的屏蔽。房屋屏蔽可以是完整的(由六面体构成的空间)，也可是定向的(仅在某个方向或某些方向的墙壁中安装)。

ROPE——呼吸重排序相位编码。见 respiratory ordered phase encoding。

rotating frame of reference——旋转参照坐标系。简称旋转坐标系。经典核磁共振理论宏观磁化矢量运动规律分析中引入的一种坐标系统。该坐标系绕静磁场 $\boldsymbol{B}_0$ 的方向旋转，其旋转频率为激励电磁场 $\boldsymbol{B}_1$ 的频率。显然，实验室坐标系中的旋转矢量 $\boldsymbol{B}_1$ 在旋转坐标系中仿佛静止，从而使计算过程得以简化。

rotational inertia——转动惯量。

RSNA(Radiological Society of North America)——北美放射学会。见 Radiological Society of North America。

S

saddle coil——鞍型线圈。当静磁场方向与人体轴向相同时经常采用的线圈结构。

saddle-shaped RF antenna——鞍型线圈。见 saddle coil。

safety——磁共振成像的安全性。需要考虑的因素有静磁场效应、梯度磁场效应、心脏起搏器、留置体内的金属异物的磁矩、噪声损伤以及铁磁性物体的投射效应等。参见 missile effect。

sagittal——矢状位的(扫描层面)。与受检者左右轴相垂直的层面取向。矢状层面上可以表示的方位有上、下、前和后。

sampling——采样。以特定的时间间隔对模拟信号进行的一系列离散化测量(测量结果被转换为数字值存放)。通过模/数转换器实现。如果采样的速率低于信号最高频率的二倍，则还原后的信号不再含有原始信号的高频成分，并将显示出虚假的低频信号。也就是说，只有满足了采样速率大于信号最高频率两倍的条件，才能不失真地从采样信号还原原始信号。采样时间间隔的大小决定采样信号的频率分辨率。

sampling window——采样窗口。见 acquisition window。

SAR——(射频)特定吸收率。见 specific absorption rate。

saturation——饱和。一种核磁共振的非平衡状态。在这种状态下，与静磁场同向及反向的自旋在数量上相等，所以静磁化强度矢量为零。重复地施加一系列射频脉冲，且当脉冲间隔小于 T_1 时便可形成这种状态。用于饱和感兴趣区以外区域的磁化。例如，血管成像时用来去除流动物质如血液的流空伪影；当成像野较小时用来避免图像的折叠。

saturation pulses——饱和脉冲。为使一个或数个指定的成像区域达到饱和状态，采用选择性激发技术而设计的射频脉冲序列。与磁共振波谱分析中采用的谱抑制技术相似。如果利用这一技术对成像区域上游的血管实施饱和激发，便可对图像中的血流信号进行压制。

saturation recovery(SR)——饱和恢复(序列)。为部分饱和脉冲序列的特殊形式。先用一个饱和脉冲使自旋处于饱和状态。下一个射频脉冲到来时，自旋从没有磁化的初始条件下开始恢复。但是，实践中使样品恰当地或完全地饱和是很困难的。某些组织，特别是液体不可能通过一般的脉冲重复时间得以全面恢复。因此，用“部分恢复”来表示不可能获得一个完全的磁共振信号更为确切。饱和恢复与部分饱和常常混用在一起。

saturation transfer——饱和传递或转移。在化学反应过程中原子核能保持其磁化取向的特性。为进入饱和，一般对自旋系统施加频率与原子核在某种化学状态下的化学位移相当的射频激励脉冲。当化学反应在弛豫时间内将原子核转移至另一具有不同化学位移的化学状态中时，核磁共振谱中对应的、未激励的谱线将表现为饱和效应。利用这一技术可对某些分子的反应动力学进行研究。类似地，反转现象也可以传递或转移。

scalar——标量。一个完全由其大小决定而没有方向的数量，如质量、长度或速率等。

scalar relaxation——标量弛豫或阶弛豫。质子与邻近电子间相互作用所产生的弛豫。

scoutview——定位像。正式扫描前获取的用于确定扫描区间和切层位置的参考像。通常分辨率不高，但成像时间极短。

SE——自旋回波或自旋回波法。见 spin echo。

sections——层面。同 slice。

secondary parameters——二级或导出(序列)参数。由初级参数所限定的序列参数，如空间分辨率、SNR 及成像时间等。参见 primary parameters。

segmented Turbo FLASH——分段采集的 Turbo FLASH(序列)。将 K 空间分为若干个数据段，则该序列每次激发后所获数据正好填充其中的一个数据段。

selective excitation——选择性激励(发)。在施加梯度场的同时控制射频脉冲的频谱，仅使人体局部区域(通常为一个层面)被激励而产生共振的激励方法。常用这一技术来激发一个唯一的区域。在磁共振波谱分析中，选择性射频脉冲还被用来激励特定的谱线或谱线组(不使用梯度场)。如果将射频脉冲和梯度脉冲加以组合，便可实现对于空间区域的激励。

selective irradiation——选择性照射。同选择性激发。见 selective excitation。

selective radiation——选择性照射。同选择性激发。见 selective excitation。

self-shielding——自屏蔽。用于削弱主磁场杂散磁场的磁屏蔽。有有源和无源两种形式。参见 active shielding 和 passive shielding。

sensitive plane——敏感面。利用振荡梯度场选一平面并滤除信号中的时间变量进行顺序面成像的技术。使用的梯度场应与期望的平面垂直，且其幅度在期望平面恰巧为零。

sensitive point——敏感点。利用三个互相垂直的梯度场选择点元进行顺序点成像的技术。在这种条件下，除了期望点之外成像容积内的局部场处处都是时变的。

sensitive volume——敏感容积。需优先采集磁共振信号的空间区域。

sequential line imaging——顺续线成像。每次采集一条扫描线数据的磁共振成像方法。在各种线成像采集方案中，扫描线首先被振荡的梯度场或选择性射频脉冲所隔离，然后对线上的 FID 信号或自旋回波信号进行位置编码及采集。

sequential plane imaging——顺续面成像。由连续层面构成整个成像体的磁共振成像法。在各种成像方案中，层面的选择一般利用振荡梯度或选择性激发技术。

sequential point imaging——顺续点成像。对每个成像体素的信号逐一进行测量的磁共振成像法。在各种点成像方案中，成像点总是被振荡梯度所隔离，形成所谓的敏感点。

shielded gradient coils——屏蔽的梯度线圈。像冷屏和氦容器一样置于超导磁体低温容器内的载流梯度线圈。其屏蔽常由第二个有源驱动线圈或连接至梯度线圈的无源屏蔽体组成。上述两种方式均可有效减弱梯度系统产生的涡电流。

shielding——屏蔽。见 magnetic shielding、cryoshielding、RF-shielding 和 Faraday shield。

shift agent——相移剂。可使原子核的共振频率发生偏移的顺磁性化合物。许多稀土元素的氧化物被用做相移剂。

shift reagent——相移剂。同 shift agent。

shim coils——匀场线圈。主磁场线圈的附加线圈组。在这些线圈中通以小电流就可利用其产生的辅助磁场来补偿主磁场的非均匀性。

shimming——匀场。使磁共振成像系统的主磁场均匀性得以提高的措施。是改善图像质量的重要手段。匀场的方法主要有有源匀场和无源匀场两种。前者通过改变匀场线圈中的电流来提高磁场均匀性，而后者是指在磁场内壁贴补不同面积的小铁片。通过匀场，静磁场的均匀性可以达到百万分之几的水平。

short TI inversion recovery——短 TI 反转恢复(序列)。IR 序列的改进序列。因使用非常短的 TI 而得名。

SI——国际单位制。见 International System of Units。

signal averaging——信号平均。对同一层面反复采样(重复执行某一脉冲序列),并对所得信号进行叠加平均以提高信噪比的方法。由于来自人体的磁共振信号很弱,噪声水平又较高,故经常采用上述方法。显然,随着采样次数的增加,成像时间会成倍延长。

signal filtering——信号滤波。

signal intensity——信号强度。

signal response——信号响应。

signal to noise ratio(SNR 或 S/N)——信噪比。信号水平与叠加在信号之上的噪声水平之比。提高信噪比是一切磁共振成像系统生产厂家所追求的目标之一。除了受机器硬件条件的影响外,信噪比还受许多扫描参数的控制,如层面厚度、采样次数、扫描矩阵等。

simultaneous volume imaging——容积成像术。见 volume imaging。

Single Shot EPI(SS-EPI)——单激发 EPI(序列)。EPI 序列的标准形式。该序列可在一次激发后获得图像重建的全部数据,但它需要 EPI 专用型梯度系统即振荡梯度系统的配合。

single shot Turbo FLASH——单激发的 Turbo FLASH(序列)。

single turn solenoid——单匝螺线管(线圈)。由整块薄导体材料卷制而成。

site planning——场所计划或规划。磁共振成像系统机房的选址、设计和机器安装等一系列问题的规划。磁屏蔽、电磁屏蔽、系统和人身的安全性、工程建筑的金属用量以及地面的承重等都属于场所计划的范围。

skin depth——趋肤深度。定量描述趋肤效应大小的物理量。有关计算表明,电流密度随深度 d 的增加按指数规律衰减。趋肤深度就是电流密度减小到表面处振幅值的 $1/e$ 或 36.8%时所达到的深度。除了同频率和导体的磁导率有关外,趋肤深度还与导体的电阻率或电导率有关。导体的电阻率越小或电导率越大,趋肤深度就越小,这说明它的趋肤效应就越显著。也就是说,越是良导体,其趋肤效应就越明显。由于人体也属于导体,在磁共振成像系统的设计中,趋肤深度成为提高静磁场或射频频率的限制因素之一。趋肤深度也会影响线圈的品质因数值。参见 skin effect。

skin effect——趋肤效应。在直流电路里,均匀导线横截面上的电流密度是均匀的。但在交流电路里,随着频率的增加,导线截面上的电流分布越来越向导线表面集中。这种电流密度的分布随频率而变化的现象称为趋肤效应。参见 skin depth。

slab——层块或节段。可由与其选择方向平行的相位编码进一步分为若干层面的组织块。常用在容积采集技术中。多层块是与多层面类似的概念,因而有所谓隔块采集技术。

slice——(成像)层面。由整齐排列的体素所构成。层面的厚度为体素的高度。层面的大小则由体素的大小以及长和宽两个方向上体素的个数共同决定。

slice gap——层间距。见 gap。

slice select gradient——选层梯度(脉冲)。

slice space——层间距。见 gap。

slice profile——层面形状。层面垂直方向上图像处理敏感性的空间分布。理想情况下层面形状应呈矩形。当其与矩形出现偏差时，层厚方向便不可能提供足够的图像细节。

slice thickness——层厚。扫描层的厚度。

SLIT DRESS——可进行多层面采集的 DRESS。参见 DRESS。

slotted tube resonator——管状谐振器(STR 线圈)。一种根据传输线的驻波谐振特性而构成的射频线圈。

small flip angle——小角度翻转或小角度激励。一种采用小于 90°的射频脉冲进行激励的技术。这一技术在梯度回波序列中广为使用。

SnapShot EPI(SS-EPI)——单激发 EPI。同 Single Shot EPI。

SNR——信噪比。见 signal to noise ratio。

solenoidal RF antenna——螺线管线圈。见 solenoid coil。

solenoid coil——螺线管线圈。一种绕成圆柱状的线圈。当电流通过这些线圈时，管内可获得比较均匀的磁场。是大部分磁体线圈和射频体线圈所采用的形式。当静磁场与体轴相垂直时射频线圈也采用螺线管的形式。

solid state imaging(SSI)——固态成像。

SPAMM——磁化矢量的空间调制。见 spatial modulation of magnetization。

spatial frequency space——空间频率空间。见 K-space。

spatially localized spectroscopy——空间定域磁共振谱(波谱法)。通过对特定组织区域的选择性采样而获取相关空间内磁共振谱的方法。该方法可用于单一空间区域(单体素法)，也可同时用于多空间区域(多体素法)。进行空间选择的方法较多，如表面线圈法、表面线圈与射频梯度结合法、射频脉冲与开关梯度磁场结合法等。破坏感兴趣区外区域的磁化相干性也可实现所需的空间选择性。与此类似，在多体素空间定域波谱分析中可采用的空间编码方案也很多。

spatial misregistration——空间错位。种种原因所致的磁共振信号定位错误。图像中表现为多种类型的伪影。

spatial modulation of magnetization(SPAMM)——磁化矢量的空间调制。组织运动的显示技术。

spatial resolution——空间分辨率。图像中可以分辨的两个点之间的最小距离。代表图像的锐利度。通常用长度单位或每毫米距离中的黑白线对数表示。该指标可通过特定的实验方法用水模进行测定。

specific absorption rate(SAR)——特殊吸收率(单位为 W/kg)。时变电磁场的能量主要以热能的形式在生物体内沉积，这是最主要的生物效应机制。SAR 被定义为每公斤体重生物组织中所吸收的射频能量。它是对组织中电磁能量吸收值或射频功率沉积值的度量。由于射频电磁场是非均匀的，身体的被检部位可能经受更强的射频辐射。因此，特殊吸收率又有局部和全身之分。

SPECT(single photon emission computerized tomography)——单光子发射计算机断层

成像。

spectral line——谱线。

spectral presaturation with inversion recovery(SPIR)——谱预饱和反转恢复(序列)。采用预饱和技术的反转恢复脉冲序列。

spectral width——谱宽。观察一个特定核磁共振谱所需的总频宽。

spectrometer——谱仪。进行磁共振波谱分析的设备。现常看作发生核磁共振现象和采集磁共振信号的设备。通常包括磁体、探头、梯度线圈以及射频电子装置等。由于它由磁共振信号产生和获取的一系列部件组成，就可认为磁共振成像系统是由谱仪和控制计算机两大模块构成的。狭义的谱仪仅指射频控制器、梯度控制器和数据采集系统。

spectroscopy——磁共振波谱学。见 magnetic resonance spectroscopy。

spectrum——频谱。又称波谱或光谱。磁共振信号各频率分量的大小按照频率顺序的排列。在波谱中，不同共振频率的核将显示为不同的频率坐标值。当共振频率差不是很小时，它们表现为一个个单独的谱峰或谱线。除了弛豫时间以外，波谱中谱线的相对强度还受选择性射频激发后磁化转移等因素的影响。某些谱线的频率还与区部 pH 有关。利用磁共振波谱可进行化学成分分析。

spin——自旋。自旋为基本粒子或粒子系统如核子的本征角动量，也是粒子或原子核具有磁矩的原因。核自旋具有固定的特征值。

spin angular momentum——自旋角动量。具有自旋特性的微观粒子的角动量。

spin density——自旋密度。样品或被检体成像区域内自旋的多少。它对来自该区域的磁共振信号强度起着决定性作用：自旋密度愈高信号愈强，反之亦然。在 SI 单位制中，自旋密度的单位为 mol/m^3。例如，水的氢质子密度约为 $1.1\times10^5 mol/m^3$ ($0.11 mol/cm^3$)。真正的组织自旋密度是无法通过成像而获取的，但它可以根据几次的测量结果间接进行计算。在医学磁共振成像中，自旋密度就是氢质子密度。

spin density image——质子密度加权像。见 proton density weighted image。

spin density weighted image——质子密度加权像。见 proton density weighted image。

spin echo(SE)——自旋回波。通常由间隔为二分之一 TE 的两个射频脉冲产生：第一个为 90°射频脉冲，它把 $\boldsymbol{M}_0$ 激至横向平面并产生自由感应衰减信号；第二个为 180°射频脉冲，其作用是把横向磁化的散相运动转变为聚相运动，并在 TE 时刻形成回波峰值。由于磁场非均匀性的存在，宏观磁化矢量总会有相位差，使得上述自由感应衰减信号减弱并迅速消失。但是，通过施加 180°脉冲又可使磁化矢量在某一瞬间重新会聚，从而形成所谓的“自旋回波”。这一过程称为磁化矢量的“再聚焦”或“重聚焦”(rephasing)。自旋回波信号不仅比 FID 信号强，而且持续时间长，并可通过反复聚焦而多次出现，因而能提高探测效率。其产生与空间编码梯度无关。

spin echo imaging——自旋回波成像。一切利用自旋回波信号(而不是自由感应衰减信号)成像的技术。可直接得到 T_2 加权像，条件是 TE 不小于体素内组织的 T_2。

spin echo sequence family——自旋回波序列族。以自旋回波序列为基础发展起来的一大类脉冲序列。

spin-lattice relaxation——自旋-晶格弛豫。弛豫的一种形式。又叫热弛豫。

spin-lattice relaxation time——自旋-晶格弛豫时间。见 relaxation time。

spin quantum number——自旋量子数(I)。原子核的固有特性。与自旋角动量的度量有关。不同的核具有不同的 I 值。根据量子力学的计算，I 只能取整数或半整数，即它只能取 0，1/2，1，3/2 等，而不能取别的值。I 的取值与构成原子核的中子数和质子数有关。

spin-spin coupling——自旋-自旋耦合。核磁共振谱可能由若干组多重谱线组成。这种多重谱结构代表核能级特性的细微差别，并以自旋-自旋耦合常数 J 来表征。物理学上将导致核能级分裂的相互作用过程称为自旋-自旋耦合。

spin-spin relaxation——自旋-自旋弛豫。弛豫的一种形式。

spin-spin relaxation time——自旋-自旋弛豫时间。见 relaxation time。

spin tagging——自旋标记。如果处于磁场中的核子同时伴有机械运动，则在一段时间内(T_1 数量级)它仍能保持其磁化方向。根据这一原理，就可用某一区域内改变了自旋取向的核子来“标记”有关的机械运动，从而达到追踪液体运动的目的，这就是自旋标记。自旋标记在磁共振血流测量以及心血管成像中有重要应用。

spin warp——自旋翘曲。一种最早由阿伯丁大学开发的序列。由一个梯度脉冲及其随后的反转梯度脉冲产生回波信号并在回波形成过程中采集数据；在第二个方向应用一系列等间隔但幅度不断增加的梯度脉冲来标记 K 空间。参见 GRE。

SPIR——谱预饱和反转恢复(序列)。见 spectral presaturation with inversion recovery。

spiral scan——螺旋扫描。见 helical scan。

SPM——统计参数图。见 statistical parametric mapping。

spoiled FFE——采用破坏脉冲的 GRE 类序列。见 spoiled FLASH。

spoiled FLASH——用额外的梯度脉冲或射频脉冲破坏剩余相干磁化的 FLASH 序列。

spoiled gradient echo——spoiled FLASH 序列的变种。

spoiler pulse——扰相(梯度)脉冲或相位破坏(梯度)脉冲。见 spoiling gradient。

spoiling gradient——扰相梯度或相位破坏梯度(脉冲)。梯度回波类序列中为快速改变横向磁化矢量在梯度场方向的进动相位，以有效消除剩余磁化而施加的梯度脉冲。一般于信号读出后至下一个 α 脉冲出现前的时段内从 3 个梯度方向同时加入。

spoiling gradient pulse——扰相梯度或相位破坏梯度脉冲。同 spoiling gradient。

SR——饱和恢复法。见 saturation recovery。

SS-EPI——单激发 EPI。见 Single Shot EPI。

SSFP——稳态自由进动。见 steady state free precession。

SSI——固态成像。见 solid state imaging。

statistical parametric mapping(SPM)——统计参数图。磁共振脑功能成像研究中对所获功能图像进行统计学处理后由统计量所构成的图像。

STE(stimulated echo)——受激回波。见 STEAM。

steady state coherent technique(SSC)——稳定状态相干技术。梯度回波序列处理剩余横向磁化经常采用的技术之一。其目的是设法对剩余磁化进行相位重聚，使之在下一周期为回波信号做出贡献。相位重聚最常用的办法，就是于数据采集结束后在相位编码梯度中增加一大小与相位编码梯度相同但方向相反的梯度脉冲。在该脉冲的作用下，质子的相位相干一直得以保持。系统的这一状态称为稳定进动。

steady state free precession(SSFP)——稳态自由进动。一种通过迅速、重复地施加一系列间隔小于 T_1 和 T_2 的射频脉冲而进行磁共振激励的方法。在这种激励方式下，不仅每个射频脉冲均生成回波信号，紧接着还可获得一个额外的 FID 信号：回波信号的强度决定于组织的 T_2，FID 信号的强度则取决于射频脉冲间隔时间(TR)、组织的 T_1 和射频脉冲翻转角。它可用于快速激发磁共振成像。如果辅之以适当的去相梯度，就既可以在射频脉冲前、又可以在射频脉冲后很短时间内观察到频率编码的梯度回波信号：前者获得高度 T_2 加权的信号，后者则取得 T_1 及 T_2 加权信号(假设在序列中未采取破坏信号重聚或阻止稳态自由进动形成的措施)。另一方面，在应用快速重复激发技术时，为了防止稳态进动自由状态的形成，就应设法破坏激励间的相位相干性，如不断改变射频脉冲的相移或时间间隔、使用相位破坏梯度等。

steady state incoherent technique(SSI)——稳定状态散相(不相干)技术。梯度回波序列处理剩余横向磁化经常采用的技术之一。其目的是使用梯度或射频脉冲消除前一周期内形成的剩余横向磁化。

STEAM(STimulated Echo Acquisition Method of spatial localization)——空间定域的受激回波采集序列。用连续 3 个 90°选择性脉冲激发 3 个垂直平面的交叉体来确定感兴趣空间并采集其受激回波的波谱定位技术。

stimulated echo——受激回波。由三个射频脉冲构成的序列所产生的自旋回波。其中第一个射频脉冲称为原始激发脉冲，它将磁化矢量激至横向平面。之后磁化在横向散相。第二个 90°脉冲又将磁化矢量激发至纵向，然后它以 T_1 时间常数衰减。最后一个 90°脉冲再将剩余的纵向磁化激至横向，这时相位分散的自旋会重新会聚而形成一个回波即激发回波。不仅 90°脉冲可产生激发回波，除 180°以外的任何射频脉冲均可产生这种回波。激发回波是产生信号伪影的根源之一。但是，它也可被用来成像，且具有一些独特的优点。

STIR——短 TI 反转恢复(序列)。见 short TI inversion recovery。

stochastic model of diffusion——随机扩散模型。

stray field——杂散磁场。见 magnetic fringe field。

superconducting magnet——超导磁体。磁体线圈由超导线绕制而成的磁体。这种磁体的线圈必须安装在充有液氦的低温恒温器中才能正常工作。因此，它的构造很复杂。但是，只有超导磁体才能取得足够高的磁场强度。超导磁体代表着磁体的发展方向。

superconductivity——超导电性。在低温状态下某些物质的电阻突然消失的现象。

superconductor——超导体。电阻是描述导体导电性能的重要特性。一切导体都具有电阻。但是，某些物质的电阻却能在一定条件(如极低温)下消失。这种电阻突然“消失”的现象被命名为超导电性或超导性。具有超导性的物质就是超导体。超导体从呈现一定电阻的正常态转变为电阻为零的超导态时所处的温度，称为临界温度(T_c)。现已发现数十种金属、5000 多种合金和化合物具有超导性。目前磁共振成像系统磁体超导线圈的绕制材料主要为铌-钛合金。

superparamagnetic material——超顺磁质。各种磁性微粒或晶体。其磁性界于铁磁性和顺磁性之间。这种微粒或晶体也由磁畴所组成。在外加磁场中，聚集为粒子的每一微粒(单个磁畴)或小晶体也同顺磁质那样倾向于排列成序。但由于这种粒子或晶体的磁矩要比电子磁矩高出上千倍，其磁性和磁化率就要比顺磁质大得多。超顺磁质在外磁场中更易于磁化。在外加磁场不存在的情况下，超顺磁质微粒或晶体仍具有较大磁矩，但由于各磁畴是随机排列的，这时它对外的净磁矩表现为零。也就是说，外场不存在时超顺磁质的磁性消失。超顺磁质在构成新型磁共振对比度增强剂方面有潜在用途。

suppression——抑制。为削减被检信号中的特定分量而采取的措施之一。在磁共振成像中常用其压制水或脂肪的强大信号。

surface coil——表面线圈。一种可紧贴成像部位放置的接收线圈。主要用于表浅组织和器官(脊柱、颞颌关节、眼和耳等)的成像。由于其作用半径一般较小，或者说接收野较局限，故只适用于小范围成像。这种线圈的最大优点是信噪比高。但是，它所形成的射频发射场和接收场极不均匀，表现为越靠近线圈轴线射频场越强、偏离其轴线后射频场急剧下降。场强的不均匀直接导致了接收信号的不均匀，表现在图像中就是距线圈越近的组织越亮、越远的组织越暗。表面线圈的常见结构为扁平型或微曲型。

susceptibility——磁化率。见 magnetic susceptibility。

susceptibility sensitive——磁化率敏感性。序列尤其是梯度回波序列的特性之一。

switchable coil——可开关线圈。由数个分别谐振的线圈单元组成的线圈阵列。其中的任一个线圈单元在某一时刻都可作为接收线圈使用，而其他未使用的单元均处于失耦状态。用其进行全脊柱成像时毋须改变病人位置。颞颌关节和双 FOV 成像亦适用可开关线圈。

synergy coil——相控阵线圈。见 phase array。

T

tailored pulse——定形脉冲。一种经过整形的、符合激励对频率要求的射频脉冲。其幅度随时间的变化事先经过精心设计。

targeted MIP——靶最大密度投影。血管成像中一种将 3D 原始数据空间缩小至感兴趣空间后仅重建该空间血管像的技术。由于感兴趣空间以外的数据被删除，利用这种技术便可减少与目标血管无关的信号对重建图像的影响。

TE——回波时间。见 echo time。

temperature effect——温度效应。静磁场对哺乳动物体温的影响。是磁共振成像技术出现后最早受到关注的生物效应之一。现已证明静磁场对人的体温无明显影响。

temporomandibular joint(TMJ) coil——双颞颌关节线圈。简称 TMJ 线圈。

tesla——特斯拉。SI 单位制中磁感应强度的单位，简称为 T。因美国物理学家特斯拉(Nikola Tesla，1856～1943 年)而得名。在均匀磁场中放置一根很长的直导线，若导线中通过 1A 的电流，且当每米长度的导线上受到 1N 的磁力作用时，该磁场的磁感应强度就规定为 1T。SI 单位制中的 1T 为 CGS 单位制中的 10 000G。

Teslascan——泰乐影。一种磁共振成像对比度增强剂。别名为锰福地吡三钠。见 manganese dipyridoxyl diphosphate。

the American College of Radiology(ACR)——美国放射学会。

the American National Standards Institute(ANSI)——美国国家标准协会。

the American Registry of Radiologic Technologists (ARRT) ——美国放射技师注册管理处。

the National Radiology Protection Board(NRPB) ——英国国家放射保护委员会。

the U. S. Food and Drug Administration(FDA) ——美国食品和药品管理局。

thermal equilibrium——热平衡。物质的一种物理状态。在这种状态下，系统的各部分处于相同的有效温度下，且各部分间没有热流的流进或流出。在磁学中，热平衡表示自旋按外磁场的取向仅仅决定于系统的热能，即这时自旋的取向服从玻尔兹曼统计规律。

thermal relaxation——热弛豫。见 spin-lattice relaxation。

three dimensional imaging(3D imaging)——三维成像。将整个成像容积作为一个整体来考虑的成像方法。又叫容积成像、三维容积成像和三维体积成像，简称为 3D 成像。用 3D 技术获得的数据可以按任意方向重建出断层图像，而不受观察方向的限制，也不会因为重建方向的改变而损失分辨率。如果说 2D 图像在层面内有足够的分辨率，那么它在层间(切层方向)的分辨率却因受层厚和层间距的限制难以提高。但是，3D 图像在层面内和切层间可以保持同样的分辨率，即用它能获得甚至小于 1mm 层厚的图像。在三维成像技术中，整个成像容积被分解为 $n_x \times n_y \times n_z$ 个体素。每个体素所需要的空间坐标系仍然由三个方向的梯度场所组成。现在，如果采用最新的短 TR 快速扫描序列，一次 128×256×256 的 3D 采集可在不到4min的时间内完成。利用这些数据，可在计算机工作站上重建出任意方向的高分辨图像。由于 3D 成像中不采用与 2D 方法类似的层面选择技术，因而不用选择性激励。3D 方法中，通常用一个带宽范围较大的 RF 脉冲进行激发，使整个三维容积内的质子同时受到激励，然后用施加梯度的方案依次读取各体素所发出的磁共振信号。

three-dimensional volume imaging——三维容积(体积)成像。见 three-dimensional imaging。

TI——反转时间。见 inversion time。

tilted optimized nonsaturation excitation(TONE)——倾斜优化非饱和激发(时飞效应血管成像法)。又称信号等量分配法或变换翻转角血管成像法。随血流在成像容积内的不断深入而逐步改变 RF 翻转角大小进行射频激励的方法。在 3D TOF MRA 中，当血流刚进入扫描空间时，运动质子完全弛豫、流入增强效应明显；当血流深入成像容积一定距离后，运动质子因多次受到激励而处于一个稳定的饱和状态。TONE 是为削弱或完全克服这种饱和效应所采用的方法之一。

time domain——时(间)域。

time of flight(TOF)——时间飞越效应或时间飞逝效应。简称时飞效应。在磁共振成像中，流动的质子在受到激发(被标记)至被检出这段时间内其位置将发生变化的现象。这一现象常被用来进行磁共振血管成像，称为时飞法血管成像。其中流动质子的标定可采用多种技术，如磁化翻转、磁化饱和等。

time reversal——时间反演。首先使被激自旋受到一梯度场的作用，然后倒置梯度场方向产生梯度回波的技术。它不是真正的时间反演，而是有效的时间反演。所有产生回波的方法在某种意义上都可视作有效的时间反演。

tip angle——翻转角。见 flip angle。

TM——STEAM 序列中第二和第三个射频脉冲之间的时间间隔。

TMJ (temporomandibular joint)coil——双颞颌关节线圈。

TMR——局部磁共振(波谱法)。见 topical magnetic resonace。

TOF——时飞效应。见 time of flight。

topical magnetic resonace(TMR)——局部磁共振(波谱法)。一种利用主磁场 $\boldsymbol{B}_0$ 和另一由专门线圈产生的附加磁场通过改变感兴趣空间内外磁场均匀性而定位的波谱技术。

TONE——倾斜优化非饱和激发(时飞效应血管成像法)。见 tilted optimized nonsaturation excitation。

torque——力矩。使物体旋转的有效性的度量。是一个矢量，其值等于力的大小及力所作用的位矢(位置矢量)的矢积。原子核具有磁矩，因而它在磁场中会受到力矩的作用。这种力矩是产生拉莫尔进动的原因。

TR——重复时间。见 repetition time。

transmit coil——发射线圈。单独发射电磁波的线圈。在磁共振成像系统中也可称为激励线圈。

transmitter——发射器。产生和发出电磁波的装置。是磁共振成像系统的重要组成部分。

transversal——横轴位的、轴位的(扫描层面)。见 axial。

transverse magnetization——横向磁化(矢量)。宏观磁化矢量在静磁场垂直方向的分量。常用 $\boldsymbol{M}_{xy}$或 $\boldsymbol{M}_{\perp}$表示。射频激励脉冲过后，它将以时间常数 T_2 或 $T_2{}^*$ 衰减至零。

transverse relaxation——横向弛豫。受激后横向磁化强度矢量消失的过程。又称 T_2 弛豫。参见 relaxation time。

transverse relaxation time——横向弛豫时间，即 T_2。见 relaxation time。

triggering——触发。根据生理信号(心电、呼吸波或脉搏波)的特定时相产生一控制信号并对脉冲序列的数据采集进行同步的技术。

truncation artifact——截断伪影。图像靠近边界处的波纹状改变或波谱中的削尖效应。忽略信号中的高频分量所致，如傅里叶变换或采用所谓“填零”技术代替信号高频分量的采样等。

TSE——快速自旋回波(序列)。见 Turbo SE。

tuning——调谐。调节射频线路(线圈)的共振频率，使之等于拉莫尔频率的过程。一般来说，当线圈加载，即成像体(人体或水模)置入线圈后其谐振频率将发生变化。这主要是线圈中存在电容以及线圈进入磁体后其等效电感变小之故。为此，线圈加载并置入磁体后一定要进行调谐。但是，由于加载的电容效应是使谐振频率降低，而线圈进磁体后的电感效应是使谐振频率提高，二者在一定程度上可以抵消。可见线圈的失谐通常不是很严重。如果采用可变电容，调谐就变得简单多了。

Turbo methods——任何重复执行时间很快的序列(TR$\ll T_1$)。具有一系列同义词，如 snapshot FLASH、Turbo FLASH、MPRAGE、FSPGR 和 TFE 等。这些方法在磁化

准备方面基本相同。

Turbo SE(TSE)——快速自旋回波(序列)。见 RARE。

turbulence——涡流。层流和湍流并存的流动形式。血管局部堵塞区(如动脉瘤等)下游的血流及颈动脉窦中的血流都属于涡流。

turbulency——涡流。同 turbulence。

turbulent flow——涡流。同 turbulence。

two dimensional Fourier transform(2DFT) imaging——二维傅里叶变换成像。一种用傅里叶变换原理标记空间点和重建图像的平面成像技术。目前该技术广泛应用于几乎所有的商品磁共振成像设备中。

two dimensional imaging(2D imaging)——二维成像。又叫平面成像，简称为 2D 成像。是使用选择性激励技术将被检组织分割为一个个成像层来获取信号并重建图像的成像方法。所得图像以层为单位从切层正面进行观察。2D 方法具有成像速度快和容易实现的优点，其技术已相当成熟。二维成像主要有以下几个方面的缺点：一是每次扫描只能得到一个观察方向的切面；二是层厚和层间距有限制；三是信号仅取自成像层面，而噪声却来源于整个成像容积，使得它的 SNR 降低。如今临床常规扫描中主要使用二维法成像。二维傅里叶变换成像(2DFT)是最常用的二维成像法。

T_1-weighted image——T_1 加权像。主要对比度决定于组织间或组织状态间 T_1 差别的磁共振图像。采用短 TR(<500ms)和短 TE(<25ms)的扫描序列来取得。取短 TR 进行扫描时，脂肪等短 T_1 组织尚可充分弛豫，而脑脊液等长 T_1 组织在给定 TR 时间内的弛豫量相对较少。因此，它们在下个 RF 脉冲出现时对能量的吸收程度也就不同：短 T_1 组织因吸收能量多而显示强信号，长 T_1 组织则因饱和而不能吸收太多的能量，进而表现出低信号。组织间信号强度的这种变化必然使图像的 T_1 对比度得到增强。

T_2-weighted image——T_2 加权像。主要对比度决定于组织间或组织状态间 T_2 差别的磁共振图像。采用长 TR(1500～2500ms)和长 TE(90～120ms)的扫描序列来取得。在长 TR 的情况下，扫描周期内纵向磁化矢量已按 T_1 时间常数充分弛豫。采用长的 TE 后，信号中的 T_1 效应也被进一步排除。长 TE 的另一作用是突出液体等横向弛豫较慢的组织之信号。一般病变部位都会出现大量水的聚集，用 T_2 加权像可以非常满意地显示这些水的分布。因此，T_2 加权像在确定病变范围上有重要作用。

U

ultrafast imaging——超高(快)速成像。成像速度在 30～50ms 范围内的成像技术。又叫毫秒级成像。在这种成像速度下，不仅能够观察机体的各种动态过程，还能获取人体的功能信息，并彻底消除运动(包括各种生理运动、自主或不自主运动)对图像的影响。目前能够达到这一速度的成像技术主要是各种快速梯度回波序列和回波平面序列。10 多年来，人们在快速成像技术的研究方面取得了举世瞩目的成就，使成像时间由常规扫描序列的分级提高到了秒级、亚秒级。

ultrafast scanning——超高(快)速扫描。见 ultrafast imaging。

uniformity——(磁场或射频场的)均匀性。同 homogeneity。

uniform magnetic field——均匀磁场或匀强磁场。空间各点磁感应强度的大小和方向均相同的静磁场。

uninterruptible power system(UPS)——不间断电源。一种位于市电和用户负载之间的、可连续高质量供电的新型电源设备。

UPS——不间断电源。见 uninterruptible power system。

V

vector——矢(向)量。具有大小和方向的物理量。磁共振成像中的自旋、宏观磁化矢量、磁矩、静磁场和射频磁场等都是矢量。

velocity encoding value(VENC)——速率编码值。当流动敏感梯度使目标血管的信号最强时，就说此时的序列对目标血管中的血流敏感性最高。改变流动敏感梯度的强度，就可调整 PC MRA 序列对不同流速的敏感性，进而使不同的目标血管得以显示。速率编码值就是 PC MRA 序列所选定的目标流速或称最佳流速范围(optimal velocity range)。由此可见，通常是根据目标血管的流速来决定流动敏感梯度大小的。VENC 是 PC MRA 方法的重要参数。

VHD——可视人体数据。见 Visible Human Data。

views——采样次数。见 NSA。

Virtual Radiology Department (VRD)——虚拟放射科。具备网络传送能力的无胶片数字化影像科室。

Visible Human Data (VHD)——可视人体数据俗称“透明”人。美国政府建立的供公众使用的巨大数字图像库。其中包括尸体的 CT、MRI 和低温断层图像(层距为 1mm)。研究人员可由它构成人体有关部位的图像细节。

VOI——感兴趣空间。见 volume of interest。

volume coil——容积线圈。能容纳身体的部分或全部的射频线圈。

volume imaging——容积成像。又叫三维成像。见 three-dimensional imaging。

volume of interes(VOI)——感兴趣空间。尤指定域磁共振波谱采集信号的空间域。

volume selective excitation(VSE)——容积选择性激发。对整个感兴趣空间同时进行激发的技术。参见 slice selective excitation。

vortex flow——涡流。同 turbulence。

voxel——体素或体元。与图像中每个像素所对应的、组成体层的基本单元。由于体层具有一定厚度，所以体素是三维的(长方体或正方体)。磁共振信号实际上来自体素内的所有组织，也就是说它是体素内所有宏观磁化矢量的平均结果。

voxel volume——体素体积或容积。表征体素大小的指标。

VRD——虚拟放射科。见 Virtual Radiology Department。

VSE——容积选择性激发。见 volume selective excitation。

W

wash-in effect——流入效应。血流等长 T_1 组织流入感兴趣容积后因完全弛豫而表现出的信号增强现象。参见 wash-out effect。

wash-out effect——流出效应。部分或完全饱和的流体如血流流出感兴趣空间后发生的信号流空现象。参见 wash-in effect。

water suppression sequence——水信号拟制序列。

weighted image(WI) ——加权像。通过序列参数的调整而得到的突出某一对比度的图像。

whole body SAR——全身特殊吸收率。参见 specific absorption rate。

whole-volume coil——全容积线圈。能够整个地包容或包裹一个成像部位的柱状线圈。

WI——加权像。见 weighted image。

window——数据采集窗或显示窗。

white blood——亮血流。见 bright blood。

white matter(WM)——白质。脑及脊髓中的白色神经组织。主要由有髓鞘的神经纤维组成。

WM——白质。见 white matter。

Z

Zeeman effect——塞曼效应。基态能级在外场 $\boldsymbol{B}_0$ 中发生分裂的现象。又叫塞曼劈裂、塞曼分裂或能级分裂。

zero filling——填零技术。在进行傅里叶变换之前对未测量的数据点赋以零值，以形成完整数据组的处理过程。其算法与内插法相似。

zeugmatography——磁共振轭合成像或磁共振组合层析摄影。早期指磁共振成像。源于希腊词“zeugma”，意为“组合”。这里指梯度场与射频场在空间某一指定区域内轭合而发生磁共振现象并将其用于成像。

2DFT——二维傅里叶变换。

2DFT imaging——二维傅里叶变换成像。见 two dimensional Fourier transform imaging。

2D imaging——二维成像。见 two-dimensional imaging。

3D imaging——三维成像。见 three-dimensional imaging。

后　记

写《磁共振成像》的计划，从我的第一本专著《磁共振成像系统的原理及其应用》交付出版的那一刻就产生了。原因很简单，就是因为受当时条件所限，那本著作留下的遗憾太多，如书中除脑功能成像一章外未涉及其他 MRI 的特殊应用领域、缺少质量控制和保证方面的内容、物理基础和工程技术两方面所占比重过大等。

为了顺利完成拙作，我很早就开始搜集参考资料。从中国国家图书馆、解放军医学图书馆、中国康复中心图书馆、西安交通大学图书馆、第四军医大学图书馆直到加拿大的温尼伯图书馆都曾留下我的足迹。2000 年 3 月和 12 月，我先后两次应邀到加拿大国家研究院（NRC，National Research Council）生物诊断研究所（IBD，Institute for Biodiagnostics）讲学，并以访问学者身份进行长达一年半的合作研究。IBD 坐落在加拿大中部城市温尼伯，包括红外波谱、生物信息学和磁共振（磁共振波谱和磁共振成像）三个部门，其中尤以后者名震北美。IBD 的图书馆藏有大量磁共振成像方面的图书和信息资料，这为我从事新的写作计划提供了优厚的条件。

虽然《磁共振成像》是在《磁共振成像系统的原理及其应用》的基础上写成的，但其工作量并不亚于后者。原因是这本书增加的近八十万字内容，如磁共振波谱、扩散成像和灌注成像等不仅比较新，而且尚处在发展之中，写起来有相当的难度。为此，我几乎花费了所有的业余时间。坦白地说，留学期间我并没有领略到太多的北美风光，而是吃尽了写作之苦。

我早年师从于第四军医大学物理学教授吴作舟先生和生理学教授朱妙章先生攻读心血管物理专业的硕士学位，可以说从那时起就与物理学结下了不解之缘。由于该专业属于医学和工学的交叉学科，它也注定了我日后的专业发展方向。1995 年秋，我考入西安交通大学，在郑崇勋教授的指导下攻读生物医学工程专业的博士学位。在上述求学生涯中，先生们的治学精神和学术造诣给了我战胜一切困难并不断创新的勇气。

1996 年 10 月，北京大学举办核磁物理讲习班暨研讨会，邀请一批富有成就的青年华人磁共振成像专家前来讲学。在这次盛会上，我不仅了解到磁共振成像的最新发展动态，而且有幸结识了胡小平、马竞飞、廉建禹、梁正荣和陈津渡等一批旅美华人学者。与此同时，我还聆听了冯义廉、高元桂、俎栋林教授的精彩演讲，领略了他们作为我国一代磁共振成像先驱的风采。

我之所以能够涉足磁共振研究领域，起源于一次偶然的机会。1993 年初，由于时任第四军医大学西京医院院长的李焕章教授的举荐，才使我有幸加入到 MRI 从业者的队伍中。同年 5 月，我被派往北京中国康复中心磁共振室进修。该中心徐鹏和王本固两位高工在此期间给了我非常有益的启迪。应该说，他们就是我的入门老师。我正是从这时起对磁共振成像产生浓厚兴趣的。

科学发展的过程说明，一项在实验室诞生的新知识，往往需要 10 年以上的时间才能进入教科书。即便在信息技术高度发达的今天，新知识的诞生、发展、成熟直至为人们所普遍接受，都需要漫长的时间。在本书的编写过程中，虽然作者力图引用最新资料以保证著作的时效性，但无奈磁共振成像正处于一个新技术层见叠出、新概念与日俱增和研究报告浩如烟海的时代，要完全做到这一点又谈何容易！如今，每个从事 MRI 研究的学者几乎都会发出同一种感叹，那就是 MRI 技术的发展如此之快，以至于人们无法赶上它的步伐。因此，本书写作的目的，并不在于囊括 MRI 发展的所有动态，而在于汇集作者所见所想，以期抛砖引玉。如果能对祖国的磁共振成像应用和磁共振成像产业献出一份微薄之力，那就算尽到了自己的责任！

赵喜平

2003 年 11 月 12 日于西安